INFORMACIÓN DE SALUD PARA LOS CONSUMIDORES

Edited by Alan M. Rees
with
Irene Affranchino-Miniello

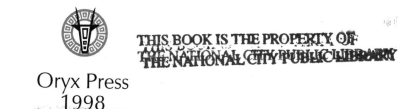

Oryx Press
1998

The rare Arabian Oryx is believed to have inspired the myth of the unicorn. This desert antelope became virtually extinct in the early 1960s. At that time several groups of international conservationists arranged to have 9 animals sent to the Phoenix Zoo to be the nucleus of a captive breeding herd. Today the Oryx population is over 800 and nearly 400 have been returned to reserves in the Middle East.

Library of Congress Cataloging-in-Publication Data
Información de la salud para los consumidores / edited by Alan M.
Rees, with Irene Affranchino-Miniello.
     p. cm.
Includes bibliographical references and index.
ISBN 1-57356-166-5 (alk. paper)
     1. Hispanic Americans—Health and hygiene. 2. Medicine, Popular.
I. Rees, Alan M. II. Affranchino-Miniello, Irene.
RA778.4.H57I54 1998
610—dc21   98-7803
                                                                            CIP

ÍNDICE

■ ■ ■

PRÓLOGO

■ ■ ■

La población hispana de los Estados Unidos está creciendo rapidamente. En este momento el 10 por ciento del total de la población está integrada por hispanos quienes suman aproximadamente 31 millones si se incluyen los 3.5 millones que viven en Puerto Rico. Se calcula que para el año 2000, el número de hispanos aumentará a 39 millones lo cual correspondería al 15 por ciento del total de la población de Estados Unidos. Este ritmo de crecimiento convertirá a los hispanos en el grupo minoritario más grande. El índice de crecimiento es más de cinco veces el de la población total de los Estados Unidos y cerca de ocho veces más que el de los no latinos. El 70 por ciento de los hispánicos reside en cuatro estados—California, New York, Texas y Florida.[1]

El alcance de la programación radial y televisiva en español es ahora bastante extenso. Galavisión y Univisión son canales televisivos sumamente populares que cuentan con una audiencia muy amplia. Recientemente la cadena televisiva "Home Shopping Network" ha anunciado que el servicio de compras en español iniciará su transmisión en el primer cuatrimestre de 1998. Sin embargo la difusión de información sobre la salud a través de radio y televisión está todavia en sus comienzos. Existen, en número limitado, programas como "Cuidando Su Salud" del Doctor Elmer Huerta, especialista en prevención del cáncer, que se transmiten hasta cuatro veces por semana en 29 estaciones radiales de lengua española a lo largo de Estados Unidos. El Dr. Huerta también tiene un programa de televisión por cable "Hablemos de Salud" en una estación televisiva en Virginia.[2]

El U.S. Department of Health and Human Services (HHS) [Departamento de Servicios Humanos y Salud de los Estados Unidos] ha emprendido un número de iniciativas destinadas a enfocar los requerimientos de salud de la población hispana/latina. La Office of Minority Health (OMH) [Oficina de Salud de Minoría] fue creada en 1985 para fomentar una salud mejor entre las poblaciones minoritarias y étnicas. Los requerimientos de salud de los hispanos fueren abordados en 1993 por la entonces Surgeon-General Dra. Antonia Novello [Cirujana General], quien convocó reuniones regionales en varias ciudades estadounidenses con alta densidad de hispanos. En estas reuniones, los líderes hispanos juntos con profesionales de sanidad, identificaron una serie completa de temas de salud específicos de cada región y desarrollaron recomendaciones basadas en cada comunidad para lograr solucionar los problemas identificados.

Las reuniones regionales resultaron en la publicación de un informe-guía titulado *La Iniciativa de Salud Nacional Hispana/Latina del Cirujano General, TODOS (Together Organized Diligently Offering Solidarity) TODOS/[Todas Organizados Diligentemente Ofreciendo Solidaridad]: Una Visión-Recomendaciones del Cirujano General para Mejorar la Salud Hispana/Latina* (Junio de 1993). TODOS se concentró en cinco problemas de salud críticos: incrementar el acceso al cuidado de la salud; mejor recolección de datos; mayor representación en las profesiones de sanidad y ciencias; desarrollo de una agenda de salud completa y pertinente; y promoción de la salud y prevención de enfermedades. TODOS documentó, especialmente, la disparidad entre las poblaciones de hispanos/latinos y no hispanos/latinos, señalando la alta incidencia de enfermedades cardíacas, SIDA, cáncer, diabetes, asma, bronquitis, envenenamiento con plomo y abuso de sustancias.

Cumplir con los requisitos de salud de los Hispanos también ha sido activamente fomentado por COSSMHO (The National Coalition of Hispanic Health and Human Services Organization)/[La Alianza Nacional de Organización de Servicios Humanos y Salud Hispanos]), la cual está dedicada a mejorar la salud y el bienestar de la población Hispana de la nación. COSSMHO ha centrado la atención en asuntos de salud primordiales para la comunidad Hispana, relacionados con enfermedades crónicas, salud mental, prevención de enfermedades y promoción de salud, abuso de sustancias, salud materno-infantil, y acceso a la atención médica.

El idioma es una barrera significativa para los hispanos que necesitan acceder al cuidado de la salud. El español es el idioma principal de la comunidad hispana y se habla en los hogares de más de 17 millones de personas. Muchos de los pacientes de habla hispana están aislados por la barrera del lenguaje con serias consequencias derivadas de la falta de comunicación. A este respecto, un artículo reciente del *New York Times*,[3] mientras describía la situación en la ciudad de New York, señaló que "los pacientes se ponen más enfermos por la falta de cumplimiento de los regímenes de tratamiento que no entienden. No acuden a las citas. Transmiten enfermedades infecciosas porque no saben con que frecuencia deben tomar los medicamentos o cuando deben volver para un control". Las dificultades en la comunicación, también hacen desistir a las personas con un inglés limitado, de la búsqueda de atención médica preventiva. El artículo del *Times* concluye que "un intérprete capacitado en el campo médico es la mejor opción cuando el médico y el paciente no pueden comunicarse directamente. Pero muy pocos lugares cuentan con semejante lujo".

Publicaciones sobre la salud en español

Hay una escasez obvia de información en español sobre la salud que sea lingüística y culturalmente concordante. Mientras algunas agencias federales han hecho un esfuerzo importante para traducir sus publicaciones de salud del consumidor del inglés al español, el número total de dichas publicaciones es todavía pequeño. Tan pocos como el 10 por ciento de los panfletos, folletos, y cuadernillos de salud del consumidor en inglés estan disponibles en español.

Sin embargo, varias agencias, hicieron un esfuerzo de mancomunado para llegar hasta los consumidores de habla hispana. El National Cancer Institute [Instituto Nacional del Cáncer] ofrece un listado completo de informes sobre tratamiento del cáncer PDQ y otras publicaciones en español. Otras agencias que distribuyen materiales en Español son la Agency for Health Care Policy and Research [Agencia para Normas del Cuidado de la Salud e Investigación], National Heart, Lung, and Blood Institute [Instituto Nacional de Corazón, Pulmón, y Sangre], Food and Drug Administration [Administración de Drogas y Alimentos], National Institute of Mental Health [Instituto Nacional de Salud Mental], National Clearinghouse for Deafness and Communication Disorders [El Centro de Información Nacional para la Sordera y Trastornos de Comunicación], National Institute of Dental Research [Instituto Nacional de Investigación Dental], y el National Maternal and Child Health Information Clearinghouse [Centro de Información de Salud Materno-infantil Nacional].

Conocedora de las muchas deficiencias en el servicio que se le brinda a los americanos hispanos, la Secretaria HHS, Donna Shalala, lanzó en Septiembre de 1996 una iniciativa titulada "Hispanic Agenda for Action: Improving Services to Hispanic Americans" ["Agenda Hispana para la Acción: Mejorando los Servicios a los Americanos Hispanos"]. Esta agenda reflejó un renovado énfasis para lograr el cumplimiento de los requisitos de salud específicos, identificados en el informe TODOS de 1993. Un Grupo de Trabajo Departamental especificó que "el Departamento HHS debe ahora comenzar a reestructurar muchos de sus programas para que eficazmente se facilite el acceso a y se demuestre una asociación con los Americanos Hispanos en toda la nación". El Grupo de Trabajo notó que ha pesar de que algunas agencias HHS "han dado algunos pasos para encarar la cuestión de traducción del material de los programas para los hispanos, cuya lengua principal es el español, otras mejoras son todavía necesarias para asegurar el acceso a los servicios de departamento de las poblaciones no expertas en inglés". Esta declaración repitió una conclusión clave del informe TODOS se puede hacer mucho para mejorar la salud de la población hispana si todos los programas de salud

pública patrocinados por HHS ponen en práctica, con mensajes en español que sean adecuados y culturalmente sensibles, las medidas de prevención de enfermedades y promoción de la salud.

En Septiembre de 1996, el HHS congregó a nivel nacional un Simposio de Salud Hispana: Construyendo una Nación Sana, en el cual los participantes analizaron el acceso al cuidado de la salud, la atención médica administrada, y la prevención de enfermedades y promoción de la salud bilingüe. El objetivo del Simposio fue crear una Agenda para Acción Hispana HHS siendo auspiciado conjuntamente por HHS, Centers for Disease Control [Centros de Control de Enfermedades], Food and Drug Administration [Administración de Drogas y Alimentos], Health Resources and Services Administration [Administración de Servicios y Recursos de Salud], Office of Minority Health (NIH)[Oficina de Salud de Minoría], y la Office of Minority Health of HHS [Oficina de Salud de Minoría del HHS].

En el sector privado, la disponibilidad de publicaciones en español está limitada severamente por la falta de medios necesarios encargados de traducir el material en inglés. Muy pocas organizaciones como la March of Dimes-Birth Defects Foundation [Fundación de Defectos Congénitos-Marcha de Dimes], American Heart Association [Asociación Cardíaca Americana], y la Muscular Dystrophy Association [Asociación de Distrofia Muscular] tienen una cantidad razonable de publicaciones en español. Otras asociaciones de salud voluntarias han intentado traducir al menos una o dos de sus publicaciones generales más importantes que tienen en inglés. Aquellos que al menos ofrecen una o dos publicaciones son la Leukemia Society of America [Sociedad Americana de Leucemia], American Diabetes Association [Asociación Americana de Diabetes], AARP, Alzheimer's Association [Asociación de Alzheimer], Thyroid Foundation of America [Fundación de la Tiroides de America], American Tinnitus Association [Asociación American de Tinnitus], National Hemophilia Foundation [Fundación de Hemofilia Nacional], Crohn's and Colitis Foundation of America [Fundación de Enfermedad de Crohn y Colitis de America] National Psoriasis Foundation [Fundación Nacional de Psoriasis], Tourette Syndrome Association [Asociación del Síndrome de Tourette], Lupus Foundation of America [Fundación de Lupus de America], American Kidney Fund [Fondo Renal Americano], National Multiple Sclerosis Society [Sociedad Nacional de Esclerosis Múltiple], y la Spina Bifida Association of America [Asociación de Espina Bífida de America].

Otras fuentes de publicaciones en Español incluyen hospitales como el New York University-Cornell Medical Center y el Mt. Sinai School of Medicine quienes ofrecen una lista de publicaciones en Español para sus pacientes. Del mismo modo, organizaciones de asistencia médica administrada como Aetna-U.S. Healthcare ofrecen publicaciones en español para sus socios. Varios estados han hecho un esfuerzo enorme al traducir las publicaciones para sus ciudadanos de habla Hispana. Especialmente el Departamento de Salud del Estado de New York ha recopilado para posterior distribución numerosas publicaciones en Español de una considerable variedad de temas siendo la mayoría distribuidas sin cargo. Algunas asociaciones profesionales tambíen ofrecen una escasa cantidad de publicaciones en Español. Dichas publicaciones se pueden conseguir de la American Academy of Dermatology [Academia Americana de Dermatología], American Academy of Facial, Plastic, and Reconstructive Surgery [Academia Americana de Cirugía Facial, Plástica, y Reconstructiva], American-Speech-Language-Hearing Association [Asociación Americana de Audición-Lenguaje-Habla], American Digestive Health Foundation [Fundación Americana de Salud Digestiva], American Academy of Ophthalmology [Academia Americana de Oftalmología], y el American College of Obstetricians and Gynecologists [Colegio Americano de Obstetras y Ginecólogos].

Krames Communications, productor comercial de folletos de educación del paciente, posee 57 publicaciones en español relacionadas a la promoción de la salud, el manejo de enfermedades crónicas, medicare/salud de ancianos, salud de mujeres, salud materno-infantil, salud de los hombres, medicaid, enfermedades de transmisión sexual (STDs), salud conductual y tensión nerviosa, y prevención de lesiones. Del mismo modo, Mosby ofrece varios folletos en español sobre educación del paciente.

Una excelente fuente de español se encuentra en NOAH bilingüe [New York Online Access to Health] web site <www.noah.cuny.edu>. Auspiciado en parte por la City University of New York (CUNY) [Universidad de la Ciudad de New York], la New York Academy of Medicine [Academia de Medicina de New York], y la New York Public Library [Biblioteca Pública de New York], en cooperación con la March of Dimes-Birth Defects Foundation [Fundación de Defectos Congénitos-Marcha de Dimes], U.S. Healthcare, y el New York Hospital-Cornell Medical Center, NOAH ofrece una amplia variedad de textos completos, tanto gubernamentales como privados, sobre múltiples temas de salud. Algunos de los contenidos en español provienen de organizaciones e instituciones médicas de España, México, y otros países. Dicho contenido puede que sea o no pertinente y apropiado con la práctica del cuidado de la salud en Estados Unidos.

El próposito de este libro

Este volúmen representa el primer intento de agrupar en un solo lugar diversos materiales provenientes de mas de 50 fuentes y hacer que, una amplia información sobre salud en español, sea mas asequible a los consumidores y pacientes. Incluidas hay publicaciones producidas por agencias estatales y federales, asociaciones de salud voluntarias, compañías farmacéuticas y otras organizaciones relacionadas con la salud. La selección publicada en este volúmen proviene aproximadamente de un total de 300 publicaciones. Los documentos disponibles en español reflejan las iniciativas estatales y federales en cuanto a normas de salud; viéndose claramente el énfasis puesto en el tratamiento y la prevención del SIDA, diabetes, cáncer, nutrición, vacunación, y envenenamiento con plomo. Estas iniciativas que predominan en las normas de salud resultan en una abultada literatura en algunas áreas, con casi absoluta ausencia de publicaciones en otras áreas de interés e importancia para la salud. En este volúmen se ha hecho un esfuerzo mancomunado para asegurar la representación de una extensa recopilación de temas. La mayoría de las publicaciones incluidas son breves y están redactadas a un nivel comparativamente simple.

Adaptaciones

Las publicaciones han sido ordenadas alfabéticamente bajo 32 temas finalizando con el capítulo "Misceláneo" que incluye aquellos pocos artículos que no corresponden con los temas de los encabezamientos. El libro finaliza con 2 apéndices; el primero describe el sistema de información computarizada del PDQ (Averiguación de Datos de los Médicos) del Instituto Nacional del Cáncer; el segundo enumera el nombre y la dirección de las fuentes de publicaciones en español.

Se incluyen 3 índices para ayudar al lector a ubicar la información. El índice de títulos enumera los títulos de los documentos en forma alfabética. El índice de fuentes de documentos ubica la información por agencia, enumerando primero las agencias privadas seguida por las agencias gubernamentales. También se incluye un extenso índice de temas que ayuda a los lectores a identificar con precisión la información importante.

Reconocimientos

Gracias a Cheryl E. Weinstein M.D. del Department of General Internal Medicine, Cleveland Clinic Foundation [Departamento de Medicina Interna General] cuya ayuda fue incalculable; a Irene Affranchino-Miniello, traductora de español del International Center, Cleveland Clinic Foundation [Centro Internacional] por su habilidad para traducir y aclarar dudas; a las muchas organizaciones relacionadas con la salud que han dado permiso para reimprimir sus publicaciones; y finalmente, pero no por eso los últimos, a mis editores Jennifer Ashley, Susan Slesinger, y Anne Thompson de Oryx Press.

Alan Rees

Referencias

1. Population Projections for States, by Age, Race, and Sex: 1993–2020. U.S. Bureau of the Census, Current Population Reports. P25–111. U.S. Government Printing Office, 1994.

2. Skolnik, Andrew A. "'Hard to Reach' Hispanics Get Health News via Physician's Radio, TV Shows." *JAMA,* 278 (4) July 23/30 1997. pp. 269–271.

3. Fein, Esther B. "Language Barriers Are Hindering Health Care." *The New York Times,* November 23, 1997. A1, 20.

PREFACE
■ ■ ■

The Hispanic population in the United States continues to grow rapidly. An estimated 31 million Hispanics, including 3.5 million in Puerto Rico, now comprise 10 percent of the total U.S. population. By the year 2000, the number of Hispanics is projected to increase to 39 million, representing about 15 percent of the total U.S. population. This rate of growth, which is more than five times that of the total U.S. population and about eight times that of non-Latinos, will make Hispanics the largest minority group. Seventy percent of Hispanics currently reside in four states—California, New York, Texas, and Florida.[1]

The extent of Spanish-language television and radio programming is now quite extensive. Galavisión and Univisión are highly popular television channels with a wide audience. Most recently, the Home Shopping Network announced that a Spanish-language shopping service will begin broadcasting in the first quarter of 1998. Dissemination of health information through radio and television is, however, still in its infancy. A small number of programs do exist, such as "Cuidando Su Salud," broadcast by Dr. Elmer Huerta, a cancer prevention specialist, up to four times weekly on 29 Spanish-language radio stations across the United States. Dr. Huerta also has a cable television show "Hablemos de Salud" broadcasting in Virginia.[2]

The U.S. Department of Health and Human Services (HHS) has launched a number of initiatives designed to address the health needs of the Hispanic/Latino population. The Office of Minority Health (OMH) was established in 1985 to promote improved health among racial and minority populations. The health needs of Hispanics also were specifically addressed in 1993 by the then Surgeon-General, Dr. Antonia Novello, who convened regional meetings in a number of U.S. cities with high concentrations of Hispanics. At these meetings, Hispanic leaders and health professionals identified a broad range of Hispanic health issues specific to each region and developed community-based recommendations to address the identified issues.

The regional meetings resulted in the publication of a landmark report entitled *The Surgeon-General's National Hispanic/Latino Health Initiative, TODOS (Together Organized Diligently Offering Solidarity/TODOS (Todas Organizados Diligentemente Ofreciendo Solidaridad): One Vision —Recommendations to the Surgeon-General to Improve Hispanic/Latino Health* (June 1993). TODOS focused on five critical health concerns: improved access to health care; better data collection; increased representation of Hispanics in the science and health professions; development of a relevant and comprehensive health agenda; and health promotion and disease prevention efforts. In particular, TODOS documented the disparity between the Hispanic/Latino and Non-Hispanic/ Latino populations in the high incidence of heart disease, AIDS, cancer, diabetes, asthma, bronchitis, lead poisoning, and substance abuse.

Meeting the health needs of Hispanics also has been actively promoted by COSSMHO (The National Coalition of Hispanic Health and Human Services Organization), which is dedicated to improving the health and well-being of the nation's Hispanic population. COSSMHO has focused attention on leading health concerns in the Hispanic community relating to chronic diseases, mental health, health promotion and disease prevention, substance abuse, maternal and child health, and access to health care.

Language is a significant barrier for Hispanics who need access to health care. Spanish is the language of most of the Hispanic community and is spoken at home by more than 17 million people. Many Spanish-speaking patients are isolated by language barriers, with serious consequences stemming from medical miscommunication. In this connection, a recent article in *The New York Times*[3] describing the situation in New York City noted that "patients become sicker because they fail to stick to treatment regimens that they do not understand. They miss appointments. They pass on infectious diseases because they do not know how often to take their medications or when to return for follow-up care." Communication difficulties also discourage people with limited English from seeking preventive care. The *Times* article concluded that "a trained medical interpreter is the best option when a doctor and patient cannot communicate directly. But few places have that luxury."

Spanish-Language Health Publications

There is a clear shortage of linguistically and culturally concordant health information available in Spanish. While some federal agencies have launched a major effort in translating their English-language consumer health publications into Spanish, the total number of such publications is still quite small. As few as 10 percent of English language consumer health pamphlets, brochures, and booklets are available in Spanish.

Several agencies have, however, made a concerted effort to reach Spanish-speaking consumers. The National Cancer Institute offers the full range of PDQ cancer treatment statements and other publications in Spanish. Other agencies that distribute Spanish-language materials are the Agency for Health Care Policy and Research; National Heart, Lung, and Blood Institute; Food and Drug Administration; National Institute of Mental Health; National Clearinghouse for Deafness and Communication Disorders; National Institute of Dental Research; and the National Maternal and Child Health Information Clearinghouse.

Cognizant of the many federal deficiencies in serving Hispanic Americans, HHS Secretary Donna Shalala launched, in September 1996, an initiative entitled "Hispanic Agenda for Action: Improving Services to Hispanic Americans." This agenda reflected a renewed emphasis on meeting the specific health needs identified in the TODOS report of 1993. A departmental working group stated that "the Department [HHS] must now begin to reengineer many of its programs to effectively facilitate access to and communicate a partnership with Hispanic Americans throughout the nation." The working group noted that although some HHS agencies "have taken some steps to address the issue of translating program materials for their Hispanic customers whose primary language is Spanish, further improvements are still needed to ensure access to department services for limited English-proficient populations." This statement echoed a key conclusion of the TODOS report that much can be done to improve the health of the Hispanic population by implementing health promotion and disease prevention interventions through culturally sensitive and competent Spanish-language messages in all public health education programs funded by HHS.

In September 1996, HHS convened the national Hispanic Health Symposium: Building a Healthy Nation, in which participants reviewed problems relating to access to health care, managed care, bilingual health promotion, and disease prevention. The symposium's objective was to produce an HHS Hispanic Agenda for Action and was jointly sponsored by HHS, Centers for Disease Control, Food and Drug Administration, Health Resources and Services Administration, Office of Minority Health (NIH), and the Office of Minority Health of HHS.

In the private sector, the availability of Spanish publications is severely limited by the lack of funding to undertake translation of English-language materials. A few organizations such as the March of Dimes—Birth Defects Foundation, American Heart Association, and the Muscular Dystrophy Association have a fair number of Spanish publications available. Other voluntary health associations have endeav-

ored to translate at least a few of their key overview publications. Those offering at least one or two publications include the Leukemia Society of America, American Diabetes Association, AARP, Alzheimer's Association, Thyroid Foundation of America, American Tinnitus Association, National Hemophilia Foundation, Crohn's and Colitis Foundation of America, National Psoriasis Foundation, Tourette Sydrome Association, Lupus Foundation of America, American Kidney Fund, National Multiple Sclerosis Society, and the Spina Bifida Asssociation of America.

Other producers of Spanish-language health publications include hospitals such as the New York University—Cornell Medical Center and Mt. Sinai School of Medicine, which offer a range of Spanish publications to their patients. Likewise, managed care organizations such as Aetna—U.S. Healthcare offer Spanish publications to their members. Several states have made a major commitment to translating publications for their Spanish-speaking citizens. In particular, the Department of Health of the State of New York has brought together for distribution a large number of valuable Spanish-language publications on a variety of topics, and most are distributed without charge. A few professional associations also offer a limited number of publications in Spanish. Such publications are available from the American Academy of Dermatology; American Academy of Facial, Plastic, and Reconstructive Surgery; American Speech-Language-Hearing Association; American Digestive Health Foundation; American Academy of Ophthalmology; and the American College of Obstetricians and Gynecologists.

Krames Communications, a commercial producer of patient education booklets, has 57 current titles available in Spanish relating to health promotion, chronic disease management, senior health/Medicare, women's health, maternal and child health, men's health, Medicaid, STDs, stress and behavioral health, and injury prevention. Likewise, Mosby offers a number of patient education booklets in Spanish.

An excellent source of Spanish-language materials is the bilingual NOAH (New York Online Access to Health) Web site <www.noah.cuny.edu>. Sponsored in part by the City University of New York (CUNY), the New York Academy of Medicine, and the New York Public Library, in cooperation with the March of Dimes—Birth Defects Foundation, U.S. Healthcare, and New York Hospital—Cornell Medical Center, NOAH offers a wide assortment of full-text documents, both government and private, on multiple health topics. Some of the Spanish-language content is derived from medical organizations and institutions in Spain, Mexico, and other countries. Such content may or may not be relevant and applicable to U.S. health care practice.

The Purpose of this Book

This volume represents the first attempt to make a wide assortment of Spanish-language health information more readily accessible for consumers and patients by assembling in one place diverse materials available from publications produced by federal and state agencies, voluntary health associations, pharmaceutical companies, and other health-related organizations. The selections published in this volume were derived from a total of approximately 300 publications from some 50 sources. However, the availability of Spanish-language documents reflects federal and state health policy initiatives, so that there is a clear emphasis on AIDS prevention and treatment, diabetes, cancer, nutrition, heart disease, pregnancy, child care, substance abuse, communicable diseases, immunization, and lead poisoning. These targeted health policy initiatives result in a heavy concentration of printed materials in a few select areas with an almost total absence of publications in other areas of health interest and concern. A concerted effort has been made in this volume to ensure a representation of the widest assortment of topics. Most of the publications included are short and written at a comparatively simple level.

Arrangement

Publications are arranged under 32 topical headings, presented in alphabetical order, followed by a "Miscellaneous" chapter that encompasses those few articles that did not fit into the topic scheme. Two appendices close the book; the first describes the National Cancer Institute's PDQ (Physician Data Query) computerized information system; the second lists names and addresses of sources of Spanish-language publications.

Three indexes are included to help the user locate information. A title index lists documents alphabetically by title. The document source index locates information by agency, listing private agencies first, followed by goverment agencies. An extensive subject index is also included to assist users in pinpointing important information.

Acknowledgements

My thanks are due to Cheryl E. Weinstein M.D., Department of General Internal Medicine, Cleveland Clinic Foundation for a most helpful suggestion that made all the difference; to Irene Affranchino-Miniello, Spanish translator at the International Center, Cleveland Clinic Foundation, for her translation skills and explanations; to the many health-related organizations that have granted permission to reprint their publications; and finally, but not at all least, to my editors Jennifer Ashley, Susan Slesinger, and Anne Thompson at the Oryx Press.

Alan Rees

References

1. Population Projections for States, by Age, Race, and Sex: 1993–2020. U.S. Bureau of the Census, Current Population Reports. P25–111. U.S. Government Printing Office, 1994.

2. Skolnik, Andrew A. "'Hard to Reach' Hispanics Get Health News via Physician's Radio, TV Shows." *JAMA,* 278 (4) July 23/30 1997. pp. 269–271.

3. Fein, Esther B. "Language Barriers Are Hindering Health Care." *The New York Times,* November 23, 1997. A1, 20.

ABUSO DE SUSTANCIAS (SUBSTANCE ABUSE)

■ ■ ■

¡ROMPA CON EL HÁBITO DE FUMAR!

(Kick the Smoking Habit)

Deje de fumar por la salud y el bienestar suyo y el de su familia.

"El fumar teniendo alta presión me puede causar un ataque al corazón. Yo dejé de fumar porque quería seguir cumpliendo con las obligaciones que tengo con mi familia. Esto me ayudó a usar mi fuerza de voluntad para dejar de fumar para siempre".

Don Carlos

"Mi esposo y yo dejamos de fumar hace un mes. El humo de nuestros cigarrillos le causaba a nuestro hijo muchos resfriados y ataques de asma. No podíamos seguir enfermando a nuestro hijito. Dejar de fumar no fue fácil, pero lo logramos".

María Rosales

Rompa con el hábito. Usted puede dejar de fumar.

El humo de un cigarrillo deja en el aire más de 4.000 sustancias dañinas. Cuando fuma usted pone en peligro su salud y la de su familia. El fumar cigarrillo le aumenta el riesgo de tener ataque al corazón, enfermedades de los pulmones, derrame cerebral y cáncer.

Consejos para dejar de fumar

1. Escoja un día para dejar de fumar.
2. Siga recordándose por qué usted quiere dejar de fumar.
3. Tire a la basura todos los cigarrillos, los encendedores y los ceniceros.
4. Tome agua o chupe hielo en vez de fumar.
5. Mastique chicle (goma de mascar) sin azúcar o coma un pedazo de fruta en vez de fumar.
6. Manténgase activo. Salga a caminar cuando tenga deseo de fumar. Pronto se le pasará el deseo.

Haga un plan para no volver a fumar.

- Al comienzo, evite los lugares que le dan deseo de fumar.
- Dígale a sus familiares y amigos que no fumen a su alrededor.
- En las fiestas, trate de estar con amigos que no fuman.
- Si le ofrecen cigarrillos, responda: "No, gracias, yo no fumo". Muy pronto se verá como una persona que no fuma.
- Sea optimista. Si fuma un cigarrillo no se desanime. Recuerde las razones por las que desea dejar de fumar y trate de dejarlo otra vez.

¡Siga tratando!

La nicotina del cigarrillo crea adicción. Dejar de fumar no es fácil. Si no puede dejar de fumar la primera vez que lo intenta siga tratando.

Si necesita más ayuda para dejar de fumar pregúntele a su médico acerca de los parches con nicotina o chicles con nicotina.

¡Deje de fumar hoy! *Más vale prevenir que lamentar.*

■ National Heart, Lung, and Blood Institute
NIH Publication No. 964048
Septiembre de 1996

ROMPA CON EL VICIO: UNA GUÍA PARA DEJAR DE FUMAR

(Breaking the Habit: A Guide to Quitting Smoking)

¿Por qué debo dejar de fumar?

Todo fumador tiene sus razones para querer dejar el cigarrillo. Lea las siguientes razones y marque las que considere más importantes:

Cuidar la salud y el bienestar de mi familia

- Dar un mejor ejemplo a mis hijos
- Prevenir las enfermedades en mis hijos, como la bronquitis y los resfriados
- Mejorar las relaciones con mis seres queridos
- Ahorrar dinero
- Evitar los incendios y las quemaduras en los muebles
- Vivir muchos años para poder disfrutar con mis hijos y mis nietos

Mejorar mi salud inmediatamente

- Respirar mejor
- Tener menos resfriados y menos tos
- Sentirme con más energía

Evitar problemas graves de salud en el futuro

- Evitar el cáncer del pulmón y otros tipos de cáncer
- Evitar las enfermedades del corazón

Mejorar mi apariencia física

- Eliminar el mal aliento
- Tener un sabor más agradable en la boca
- Quitarme el color amarillo de los dientes y de los dedos
- Evitar quemaduras en la ropa

¿Cómo afecta el cigarrillo a la salud?

Los venenos del cigarrillo afectan a todo el cuerpo. El humo del cigarrillo contiene más de 4,000 sustancias químicas dañinas, como el monóxido de carbono, el cianuro, el formol, la nicotina y el plomo. Los venenos del cigarrillo pueden producir:

- **El cáncer del pulmón y otros tipos de cáncer**
  El fumar cigarrillos es la causa principal de cáncer del pulmón. Además, el fumar también puede causar otros tipos de cáncer.
- **Los ataques cardíacos**
  La nicotina del cigarrillo hace que el corazón trabaje más rápido. El cigarrillo también causa un bloqueo de las arterias del corazón, ocasionando un ataque cardíaco.
- **Un derrame cerebral**
  Los venenos del cigarrillo bloquean las arterias y ocasionan derrames cerebrales.
- **Enfisema del pulmón**
  El fumar causa enfermedades de los pulmones, como la bronquitis crónica y el enfisema. Estas enfermedades disminuyen la cantidad de oxígeno que el cuerpo recibe porque la respiración se hace más difícil.
- **Las úlceras estomacales**
  La nicotina hace más difícil la digestión, lo cual causa úlceras en el estómago y mucha acidez después de comer.
- **La osteoporosis o debilidad de los huesos**
  El cigarrillo hace que el cuerpo no utilice bien el calcio. Esto aumenta el riesgo de padecer de osteoporosis, o debilidad de los huesos, lo cual causa fracturas en las personas mayores de edad, particularmente entre las mujeres.
- **El vicio**
  El cigarrillo contiene nicotina, una droga que produce una dependencia tan fuerte como la heroína o la cocaína.
- **Las manchas en los dientes**
  El alquitrán del cigarrillo produce manchas y caries en los dientes y problemas en las encías que pueden provocar la caída de los dientes.
- **El fumar durante el embarazo**
  El fumar durante el embarazo aumenta el riesgo de que su bebé nazca con problemas de salud. Las madres que fuman durante el embarazo tienen más probabilidad de tener niños con bajo peso, lo que afecta la buena salud del bebé. El fumar durante el embarazo también afecta a largo plazo el crecimiento y el desarrollo intelectual de los niños.
- **El aborto**
  El cigarrillo puede causar el aborto espontáneo en la mujer embarazada.

¿Qué gano si dejo de fumar?

Muchos estudios médicos demuestran que al dejar de fumar su cuerpo empieza a mejorarse casi inmediatamente aunque haya fumado por muchos años. Al dejar de fumar:

- Su familia no se enfermará por estar expuesta al humo del cigarrillo.
- Su familia no mirará con más respeto.
- Sus niños no aprenderán de usted el mal hábito o vicio de fumar cigarrillos.
- Tendrá menos resfriados.
- Se cansará menos ya que su cuerpo recibirá más oxígeno.
- Ya no malgastará el dinero comprando cigarrillos. Un fumador promedio ahorrará aproximadamente $1,000.00 por año.

- Gozará de mejor salud y más años para compartir con sus seres queridos.

¿Cómo afecta el cigarrillo a mis seres queridos?

El fumar no sólo daña su salud, sino que pone en peligro la salud y el bienestar de las personas a su alrededor. El humo de su cigarrillo perjudica seriamente a las personas que no fuman:

En su casa

- Los niños que están expuestos al humo del cigarrillo corren más riesgos de enfermarse de bronquitis y pulmonía.
- Los niños que están expuestos al humo del cigarrillo corren más riesgos de contraer infecciones de oído.
- Los niños asmáticos que están expuestos al humo del cigarrillo sufren de ataques de asma más fuertes.

En su trabajo

- El humo del cigarrillo en el medio ambiente es un carcinógeno para los pulmones.
- El humo del cigarrillo aumenta el riesgo de cáncer del pulmón en las personas que están a su alrededor.
- El humo del cigarrillo es responsable cada año de aproximadamente 3,000 muertes por cáncer del pulmón en personas que no fuman.

¿Cómo puedo prepararme para dejar de fumar?

Si usted desea dejar de fumar, hay varias cosas que puede hacer. Lea la lista a continuación y escoja aquellas cosas que le gustaría poner en práctica.

Reduzca su consumo de cigarrillos

- *No compre cigarrillos*
  Al no tener cigarrillos a la mano, fumará menos.
- *Fume menos cigarrillos que el día anterior*
  Cada día fume dos o tres cigarrillos menos que el día anterior. Por ejemplo, si generalmente fuma 20 cigarrillos al día, mañana trate de fumar 17, al día siguiente fume 15 y así sucesivamente.
- *Fije una fecha para dejar el cigarrillo por completo*
  Decídase a fijar una fecha para dejar de fumar cigarrillos por completo.

Aprenda a resistir el deseo de fumar

- *Cuando sienta deseos de fumar, espere cinco minutos antes de encender un cigarrillo*
  A medida que pasa el tiempo, el deseo de fumar será menor.
- *No fume en su casa*

Si siente deseos de fumar mientras está en casa, salga a la calle, de una caminata y trate de resistir el deseo de fumar.
- *No vaya a sitios donde hay muchos fumadores tales como bares, bailes o salones de fiestas*
- *Hable con personas que han dejado de fumar*
  Pregúntele a sus amigos que dejaron de fumar cómo lo hicieron y pídales que le ayuden a dejar de fumar.

Considere los efectos dañinos del cigarrillo

- *Dése cuenta del malestar físico que le produce el cigarrillo*
  Cada vez que fume un cigarrillo fíjese en la quemazón que siente en su garganta, en el ardor en los ojos y en la irritación de sus pulmones. El fumar no es tan agradable como se piensa.
- *Coleccione las colillas en una botella*
  Coloque en una botella todos los cigarrillos usados o las colillas. Añada agua y tápela. Cada vez que tenga deseos de fumar, mire la botella y ábrala para que sienta el olor tan desagradable de los venenos del cigarrillo.
- *Recuerde cómo afecta el cigarrillo la salud*
  Si siente deseos de fumar, recuerde todos los efectos dañinos que el cigarrillo tiene sobre su salud.

Consiga la ayuda de sus amigos y de su médico

- *Dígale a sus amigos y parientes que quiere dejar de fumar*
  Dígale a sus amigos y parientes que va a dejar de fumar para que le apoyen. Pídales que no le ofrezcan cigarrillos y que no fumen en su presencia.
- *Dígale a su médico que quiere dejar de fumar*
  Su médico o la enfermera podrá darle sugerencias y apoyo sobre cómo dejar de fumar.
- *Pídale a su médico un tratamiento para combatir su adicción a la nicotina*
  Si su vicio a la nicotina es muy fuerte, su médico le podrá recetar un parche de nicotina (nicotine patch) que le ayudará a dejar de fumar. Su doctor también podrá referirle a un grupo que ofrezca un programa de apoyo en donde le podrían ayudar a dejar de fumar.
- *Comuníquese con un grupo que le ayude a dejar de fumar*
  Si prefiere recibir ayuda de expertos en los métodos para dejar de fumar, llame a un grupo o asociación dedicada a esta labor. Por ejemplo, comuníquese con la Asociación Americana del Pulmón (American Lung Association), la Sociedad Americana contra el Cáncer (American Cancer Society), la Asociación Americana del Corazón (American Heart Association), el Departamento de la Salud en su ciudad o llame gratis al Servicio de Información sobre el Cáncer del Instituto Nacional del Cáncer al 1-800-422-6237 (1-800-4-CANCER).

- Recuérdele que el cigarrillo no calma los nervios. Después de unos minutos los venenos del cigarrillo le causarán más nerviosismo que antes.
- Recomiéndele que tenga una excusa o razón para no fumar cuando le ofrezcan un cigarrillo, por ejemplo: "Gracias, pero no quiero fumar" o "estoy tratando de dejar el cigarrillo".
- Invítele a hacer ejercicios, a caminar o ir al parque cuando él sienta deseos de fumar.
- No le regañe. Felicítelo por sus esfuerzos al intentar dejar de fumar. Déle su apoyo.
- Pregúntele como se siente. Demuéstrele su preocupación y aprecio por los esfuerzos que hace para dejar de fumar.
- Si su amigo vuelve a fumar, déle su apoyo. Dígale que casi todos los exfumadores han tenido que intentar dejar de fumar más de una vez. Dígale que en cada intento el fumador aprende a controlar más los deseos de fumar. Asegúrele que en el próximo intento tendrá más éxito en dejar de fumar.
- Ayúdelo a reemplazar el cigarrillo por otras actividades placenteras como el ir al cine o llevar los niños al parque. Además, puede hacer algo romántico, como preparar una comida especial.

La versión anterior la produjo el Programa Latino Para Dejar de Fumar de San Francisco, California, con fondos recibidos del Acta de Protección de la Salud, Impuestos al Tabaco de 1988.

Proposición 99, bajo la subvención 9011575 del Estado de California (Gerardo Marín, Ph.D., Universidad de San Francisco, Investigador Principal). La versión original se produjo con la subvención No. CA39260 del Instituto Nacional del Cáncer (Eliseo J. Pérez-Stable, M.D., Bárbara V. Marín, Ph.D., y Gerardo Marín, Ph.D., Investigadores Principales). Agradecemos la contribución de Fabio Sabogal, Ph.D., Regina OteroSabogal, Ph.D., y Ricardo Muñoz, Ph.D. en la producción de las versiones anteriores de la Guía Para Dejar de Fumar. Agradecemos también la colaboración de los varios voluntarios que aparecen en las fotografías, de los individuos que revisaron el texto, así como del personal del Programa Latino Para Dejar de Fumar y del "Mission Neighborhood Health Center" de San Francisco. Sandra Stein, B.A., coordinó la producción de la versión anterior de esta revista y Archer Design de San Francisco el diseño gráfico. Las fotografías de ésta y las versiones anteriores son productos de Alex Viarnés.

Si desea recibir copias de esta Guía o si desea más detalles sobre cómo dejar de fumar, por favor comuníquese con el Servicio de Información sobre el Cáncer del Instituto Nacional del Cáncer al 18004226237 (18004CANCER). La llamada es gratis. Este servicio tiene personal que habla español.

■ Instituto Nacional de Cáncer
Publicación del NIH Número 943001
Noviembre de 1993

SI QUIERE, PUEDE DEJAR DE FUMAR

(If You Want to, You Can Quit Smoking)

La nicotina: una adicción difícil de vencer

Si alguna vez ha tratado de dejar de fumar, ya debe saber lo difícil que es. Esto se debe a que la nicotina es una droga que causa una adicción difícil de vencer y, en algunos casos, puede llegar a ser tan adictiva como la cocaína o la heroína. Algunos segundos después de inhalar el humo, la nicotina llega al cerebro y hace que éste produzca sustancias químicas que hacen que el cuerpo desee más humo.

Dejar de fumar es difícil. Generalmente, la gente intenta dejar de fumar 2 ó 3 veces, y a veces aún más, antes de lograr dejarlo definitivamente. Los estudios científicos indican que cada intento de dejar de fumar prepara al individuo para la siguiente vez; ya que aprende sobre las cosas que ayudante que no ayudan a dejar el hábito.

Cualquier persona puede dejar de fumar sin importar la edad, el estado de salud o el estilo de vida. La decisión de dejar el hábito y sus probabilidades de tener éxito dependen en gran medida de qué tanto desea ya no fumar.

La mitad de todas las personas que empiezan a fumar, dejan este hábito.

Propósito de esta publicación

Esta publicación le da información sobre cómo puede aumentar la probabilidad de tener éxito al tratar de dejar de fumar y vencer su adicción a la nicotina. Explica cómo puede trabajar con un proveedor de cuidado médico para encontrar la mejor manera de dejar de fumar en su caso. Le da recomendaciones para evitar volver a fumar y proporciona información en cuanto a las preocupaciones más comunes entre las personas que dejan de fumar, por ejemplo, el temor de aumentar de peso. También le proporciona los nombres y las direcciones de las organizaciones en los Estados Unidos que le pueden proporcionar ayuda en sus esfuerzos.

Existen muchas fuentes de ayuda

- Muchos proveedores de cuidado médico le pueden ayudar a dejar de fumar: El médico de cabecera, el dentista, el pediatra, la enfermera, el psicólogo, el farmacéutico, los especialistas en terapias respiratorias, y otros.
- Existen programas especiales para dejar de fumar dirigidos por ciertos proveedores de cuidado médico. Su médico o enfermera de cabecera le puede indicar la manera de encontrar un programa adecuado.

Tres métodos para dejar de fumar

Los expertos están de acuerdo en que existen tres métodos que pueden funcionar. La persona que quiere dejar de fumar tiene mejores probabilidades de lograrlo si:

- Use el parche o el chicle de nicotina
- Busque apoyo moral y ánimo
- Aprenda a resistir la tentación de fumar, y a tolerar las tensiones emocionales.

1. Use el parche o el chicle de nicotina

El parche y el chicle de nicotina ayudan a reducir la tentación de fumar. Ambos entran al cuerpo a través de la piel, o la mucosa de la boca, y así reducen el deseo por la nicotina cuando una persona deja de fumar. Es importante que lea cuidadosamente las instrucciones en la caja de estos productos, o que pida a su proveedor de cuidado médico que le dé las recomendaciones e información necesarias para usarlos de una manera adecuada.

Aunque sienta la tentación de fumar ¡No lo haga mientras esté usando el parche o el chicle de nicotina!

¿Quién debe usar el parche o el chicle de nicotina?

Los estudios científicos indican que casi todos los fumadores se pueden beneficiar con el uso de estos productos.

Si está embarazada, o tiene problemas cardíacos o de los vasos sanguíneos, su proveedor de cuidado tomará ciertas precauciones en la manera de administrarle o recomendar el uso del parche o el chicle de nicotina.

¿Cómo sé cuál es la dosis adecuada en mi caso?

El parche: La mayoría de los fumadores deberían empezar usando el parche de más alta dosis (1522 mg. de nicotina) diariamente por un período de 4 a 6 semanas. Después de esto, algunos fumadores tienen que usar un parche de menor dosis durante otras 2 a 4 semanas (es decir, uno de 714 mg. de nicotina).

El chicle: Muchos fumadores empiezan con el chicle de 2 mg. Sin embargo, en los siguientes casos, la persona debería usar el chicle de 4 mg:

- Si fuma más de 20–25 cigarrillos al día.
- Si fuma tan pronto despierta en la mañana.
- Si sufre un síndrome de abstinencia severo cuando no puede fumar.
- Si una dosis menor no le ha dado buenos resultados.

Si no fuma demasiado (menos de 10–15 cigarrillos al día), o si tiene problemas de salud, el proveedor de cuidado médico le indicará la dosis adecuada.

¿Debería usar el parche o el chicle de nicotina?

Una vez que haya decidido dejar de fumar, ambos tratamientos pueden ayudarle. Usted puede elegir uno u otro. A algunas personas no les gusta el sabor del chicle, o no les gusta masticar (mascar) chicle en público y, por lo tanto, prefieren el parche. Otras no han podido dejar de fumar con el parche y deciden intentar usar el chicle. A continuación le damos información que le ayudará a decidir cuál podría ser lo mejor en su caso.

> **Usted duplica la probabilidad de éxito si usa el parche o el chicle.**

El parche de nicotina

Instrucciones de uso

Al principio del día, se coloca un nuevo parche en cualquier parte del cuerpo entre el cuello y la cintura y, para evitar irritaciones de la piel, al día siguiente se lo coloca en otra parte.

Período de tratamiento

Generalmente se usa por un período de 6 a 8 semanas.

Efectos secundarios

A algunas personas les causa irritación de la piel en el lugar en donde han colocado el parche, pero por lo regular, estas irritaciones son leves y de tratamiento sencillo. Cambiar el lugar donde coloca el parche generalmente ayuda.

Cómo se obtiene

El parche se puede comprar sin necesidad de receta médica, o con receta médica.

El chicle de nicotina

Instrucciones de uso

Debe masticar el chicle de una manera específica para que éste funcione. Se debe masticar lentamente hasta percibir un sabor "apimentado" y entonces, se lo tiene que colocar entre la mejilla y la encía. Cada chicle se debe masticar por un período aproximado de 30 minutos.

Período de tratamiento

Frecuentemente las personas no mastican suficientes chicles por día, ni usan el chicle por un período de tiempo que permita los mayores beneficios. Para obtener mejores resultados, puede seguir un itinerario fijo (por lo menos masticar un chicle cada 12 horas y por lo menos durante un período de 13 meses).

Efectos secundarios

Algunas personas presentan efectos secundarios leves, tales como el hipo, malestar estomacal, o dolor de mandíbula. Cuando se usa correctamente, la mayoría de estos efectos secundarios desaparecen.

Cómo se obtiene

El chicle de nicotina se puede comprar sin necesitar receta médica. Para no correr riesgos, debe de leer cuidadosamente las instrucciones que vienen en el paquete. También, puede hablar con su proveedor de cuidado médico sobre cómo usarlo y por cuánto tiempo.

Reporte a su médico o enfermera cualquier efecto secundario que le provoque el chicle o el parche de nicotina.

Inhalador de nicotina

En 1966, un nuevo producto conocido como inhalador de nicotina se puso a la disposición del público pero sólo con receta médica. Este inhalador parece funcionar con la misma eficacia que el chicle o el parche.

2. Busque apoyo moral y ánimo

La consejería puede ayudarle a aprender a hacer su vida como un no fumador, y la persona que le ofrezca esta consejería podría ser su proveedor de cuidado médico. Probablemente también desearía participar en un programa para dejar de fumar. Los estudios científicos de las personas que han dejado de fumar indican que las personas que obtienen mayores servicios de consejería, tienen mayor probabilidad de éxito. Lo siguiente es lo que debería buscar en un programa para dejar de fumar:

- Duración de las sesiones: por lo menos 20–30 minutos.
- Número de sesiones: por lo menos 47 sesiones.
- Número de semanas: por lo menos 2 semanas.

No sienta temor de expresar sus sentimientos, su temor de no tener éxito en sus esfuerzos, o problemas con sus amigos y familiares. Su familia, amigos, o proveedor de cuidado médico pueden ser una fuente de apoyo y ánimo. También existe una variedad de materiales de autoayuda y líneas telefónicas de ayuda para personas como usted.

Si siente la tentación de fumarse un cigarrillo llame a alguien, de preferencia a un exfumador, para que esa persona le convenza de no hacerlo. Use las siguientes líneas para escribir el nombre y número de teléfono de las personas a quienes puede llamar.

Nombre   Número de teléfono

_____

_____

_____

3. Aprenda a resistir la tentación de fumar y las tensiones emocionales

Note las cosas y circunstancias que le hacen querer fumar. Por ejemplo:

- Estar cerca de otros fumadores.
- Estar de prisa y con presiones de tiempo.
- Involucrarse en un argumento o pelea.
- Sentir tristeza o frustración.
- Beber alcohol.

Mientras que esté tratando de dejar de fumar, evite las situaciones difíciles y trate de reducir su nivel de tensión emocional. Tome el tiempo necesario para hacer cosas que disfrute. Haga ejercicio físico, como caminar, correr, andar en bicicleta, jugar fútbol, o cualquier otra actividad física. En las siguientes líneas, escriba los eventos, sentimientos, o actividades que le hacen desear fumar. Probablemente deseará hablar sobre estas situaciones con su proveedor de cuidado médico, un amigo, o su grupo de apoyo.

_____

_____

Lo mejor que puede hacer para pasar la tentación de fumar, es el distraerse de los pensamientos o sentimientos que le incitan a fumar. Por ejemplo:

- Hable con alguien.
- Ocúpese con alguna tarea.
- Lea algún libro.

A continuación, escriba tres tipos de distracciones que le ayudarían.

_____

_____

_____

Otros métodos

Existen otros métodos para dejar de fumar. Aunque han sido eficaces para ciertas personas, no se ha comprobado científicamente que sean útiles en todos los casos. Estos métodos incluyen:

- La hipnosis.
- La acupuntura.

Necesitan cuidado especial

Las mujeres embarazadas/nuevas madres: El fumar aumenta el riesgo de que su bebé sufra del síndrome de muerte súbita, desarrollo pulmonar deficiente, asma, e infecciones.

Pacientes hospitalizados: El fumar hace más lenta la recuperación de una enfermedad o de una cirugía. Hace más lenta la curación de fracturas y lesiones. Además, en la mayoría de los hospitales no se permite fumar.

Pacientes que han tenido ataques cardíacos: Las personas que continúan fumando tienen mayor probabilidad de sufrir un segundo ataque cardíaco.

Pacientes de cáncer del pulmón, cabeza, y cuello: A pesar de haber recibido tratamiento eficaz, el fumar puede causar un segundo cáncer.

Niños y adolescentes: Los jóvenes que fuman pueden hacerse adictos más rápido que los adultos. Los que viven con fumadores tienen mayor riesgo de sufrir de problemas respiratorios.

Establezca metas

- Establezca una fecha para dejar de fumar.
- Dígale a familiares, amigos y compañeros de trabajo que va a dejar de fumar y cuándo. Pídales cooperación y apoyo.
- Haga citas médicas durante el transcurso de la primera o segunda semana después de dejar de fumar, y cúmplalas.

Haga cambios antes de dejar de fumar

- Cambie su medio ambiente. Tire los cigarrillos y ceniceros en su casa, auto y lugar de trabajo. Elimine el olor de cigarrillo en su auto y en su casa; y evite otros productos del tabaco como los puros, las pipas, y el tabaco de masticar.
- Empiece a cambiar sus hábitos. Evite fumar en lugares en donde pasa mucho tiempo, como en su casa y en el auto.
- Analice sus intentos previos de dejar de fumar. Piense en lo que le ayudó y lo que no le ayudó

Recuerde, deje de fumar el día que fijó . . . no fume ni siquiera un poco.

Asuntos que debe considerar

Responda a las siguientes preguntas antes de tratar de dejar de fumar. Probablemente deseará hablar sobre estos asuntos con su proveedor de cuidado médico. Escriba sus respuestas en los espacios después de cada pregunta.

1. ¿Por qué quiere dejar de fumar?

   _____

2. Cuando intentó dejar de fumar en el pasado ¿qué le ayudó y qué no le ayudó?

   _____

3. ¿Cuáles serán las situaciones más difíciles después de dejar de fumar? ¿Cómo piensa manejarlas?

   _____

4. ¿Quién le podría ayudar durante los momentos difíciles? ¿Su proveedor de cuidado médico, familia, amigos, otras personas que ya no fuman?

   _____

5. ¿Cuáles son los placeres de fumar en su caso? ¿Por qué cree que los podría dejar?

   _____

Las siguientes son algunas preguntas para su proveedor de cuidado médico, y espacio suficiente para anotar las respuestas. También hay espacio para otras preguntas que se le ocurran.

1. ¿Cómo me sentiré cuando deje de fumar? ¿Cómo se siente el síndrome de abstinencia del cigarrillo?

   _____

2. ¿Cómo me puede ayudar a tener éxito en este intento de dejar de fumar?

   _____

3. ¿Qué debería hacer si necesito más asistencia?

   _____

Escriba sus otras preguntas a continuación:

   _____

Hechos sobre el fumar, dejar de hacerlo, y aumentar de peso

- El aumento de peso varía de una persona a otra. Las personas aumentan un promedio de menos de 10 libras (5 kgs.).
- En comparación con los riesgos de salud que provoca el fumar, el aumento de peso representa un riesgo leve.
- Las mujeres tienden a aumentar más de peso que hombres. Los afroamericanos, personas menos de 55 años de edad, y los que fuman mucho, son los que tienen mayor riesgo de aumentar de peso, pero su experiencia individual puede ser diferente.
- Hacer ejercicio, comer muchas frutas, verduras, granos y pasta, evitar comer grasas, y dormir bien, pueden ayudarle.
- El chicle de nicotina parece ayudar a prevenir o retardar el aumento de peso.

La buena apariencia incluye otros elementos además del peso del individuo. Tener un olor más limpio, el que su ropa no huela a cigarrillo, y el aliento fresco, le pueden hacer más atractivo(a). Además, que si se siente mejor, se verá mejor.

Primero piense en la importancia de dejar de fumar, y después tendrá tiempo para pensar en el posible aumento de peso.

El rapé ("snuff") y el tabaco de masticar son malos para la salud

- Usar estos productos puede ser tan malo para la salud que simplemente fumar. El uso de estos productos lo puede llevar a una rápida adicción.
- Al igual que el fumar, el usar rapé o masticar tabaco tiene serios efectos para la salud, incluyendo el cáncer de la boca, problemas de las encías, perder los dientes, y problemas del corazón.
- Si quiere dejar el rapé y el tabaco de masticar, siga las mismas recomendaciones que para dejar de fumar: La consejería, la ayuda y apoyo para tolerar situaciones difíciles, y probablemente el parche o el chicle de nicotina.

Cómo evitar el volver a fumar

La mayoría de las personas que vuelven a fumar lo hacen durante los 3 primeros meses. No se sienta derrotado si vuelve a fumar. Recuerde, la mayoría de las personas intentan varias veces antes de lograr tener éxito. Explore diferentes maneras de romper los malos hábitos. Probablemente tendrá que enfrentar y tolerar los siguientes factores precipitantes:

- **Alcohol.** Considere limitar o dejar las bebidas alcohólicas mientras trata de dejar de fumar.
- **Otros fumadores en su hogar.** Trate de que su esposo(a) o compañeros de casa dejen de fumar al mismo tiempo que usted. Hable con los otros fumadores para evitar su presencia mientras fuman.
- **Aumento de peso.** Haga una cosa a la vez. Primero deje de fumar. Considere el uso del chicle de nicotina para retardar el aumento de peso. (Recuerde que no necesariamente tiene que aumentar de peso.)
- **Mal humor o depresión.** Si estos síntomas persisten, hable con su proveedor de cuidado médico ya que es posible que necesite recibir tratamiento para la depresión.
- **Síndrome de abstinencia severo.** Su cuerpo sufre muchos cambios cuando deja de fumar. Puede presentar los siguientes síntomas: Resequedad de la boca, tos, irritación de la garganta y tensión emocional. El parche o el chicle pueden ayudarle a tolerar el impulso urgente de fumar.
- **La mente.** No piense en los cigarrillos. Haga las cosas que normalmente disfruta o haga ejercicio.
- **Mantenga una lista.** Haga una lista de los momentos en que "casi" fracasó, lo que lo puso en este dilema y lo que aprendió de esa ocasión.

¡Si quiere, puede dejar de fumar!

Otros recursos

Podría desear consultar a las siguientes organizaciones para obtener información sobre el hábito del fumar y cómo dejarlo (pregunte si cuentan con materiales o programas en español):

Para información general:

- American Heart Association
  7272 Greenville Avenue
  Dallas, TX 75231
  800-242-8721
- American Cancer Society
  1599 Clifton Road, NE
  Atlanta, GA 30329
  (404) 320-3333
- American Lung Association
  1740 Broadway, 14th Floor
  New York, NY 10019

(212) 315-8700
- National Cancer Institute
  Bethesda, MD 20894
  (800) 422-6237

Para las mujeres embarazadas:
- American College of Obstetricians and Gynecologists
  409 12th Street, SW
  Washington, DC 20024
  (202) 638-5577

Se imparten programas para dejar de fumar en hospitales y centros de salud. Llame a su departamento de salud local para solicitar información sobre estos programas en su estado (y lo que está disponible en español).

Escriba su propia lista de los servicios, grupos de apoyo, líneas telefónicas de ayuda y otros recursos locales/estatales:

_____

_____

Para más información

La información en este folleto se tomó de la ***Clinical Practice Guideline on Smoking Cessation.*** La guía fue escrita por un panel de expertos (que no trabajan con el gobierno federal) patrocinados por la "Agency for Health Care Policy and Research", una agencia del gobierno federal de los Estados Unidos. También se recibió ayuda de los Centers for Disease Control and Prevention. En el futuro, la agencia escribirá y publicará guías sobre otros problemas de salud comunes. Para obtener más información sobre las guías, o para recibir más copias de este folleto, llame gratis al: 800-358-9295 o escriba a

Agency for Health Care Policy and Research
Publications Clearinghouse
P.O. Box 8547
Silver Spring, MD 20907

Esta y otras guías están disponibles a través del servicio "online" de computadora a través del "World Wide Web site" de la Agencia: http://www.ahcpr.gov/

Para obtener copias gratuitas de esta y otras publicaciones para el público a través del fax, llame al InstantFAX, que funciona las 24 horas del día cada día de la semana. Si tiene una máquina de fax con marcador telefónico, llame al 301-594-2800, presione el número 1 y luego siga las instrucciones para recibir una lista de publicaciones.

■ Agency for Health Care Policy and Research
2101 East Jefferson Street, Suite 501
Rockville, MD 20852
Pub. No AHCPR 960696
Rev. Marzo de 1997

ANCIANIDAD
(ELDERLY)

■ ■ ■

LA AUDICIÓN Y LAS PERSONAS MAYORES

(Hearing Loss and the Elderly)

Cerca de la tercera parte de los estadounidenses de entre 65 y 74 años de edad y la mitad de los de 85 años o más tienen problemas para oír. Pueden confundir las palabras durante una conversación, no oír algunas notas musicales durante un concierto o no responder al timbre de la puerta. Los problemas de audición pueden ser mínimos (no escuchar algunos sonidos) o graves (incluida la sordera total).

Algunas personas pueden no admitir que tienen problemas para oír. Pero si a estos problemas no se les hace caso o no se tratan, pueden empeorar. Las personas mayores que no pueden oír bien se deprimen o se retraen del trato con los demás para evitar la frustración o la vergüenza de no entender lo que se está diciendo. Pueden desconfiar de los amigos y familiares porque creen que estos hablan entre dientes o no hablan claro a propósito. Es fácil calificar erróneamente a las personas mayores de estar confundidas, o de ser indiferentes o poco cooperativas, cuando en realidad simplemente no oyen bien.

Si usted tiene problemas para oír, puede conseguir ayuda. Acuda a su médico. Algunas de las opciones que pueden ayudar a las personas con problemas de audición son la capacitación especial, los audífonos, algunos medicamentos y la cirugía.

Signos Comunes de Problemas de la Audición

Acuda a su médico si:
- le es difícil entender palabras,
- al hablar otra a persona le parece que está arrastrando las palabras o hablando entre dientes, sobre todo si esto empeora cuando hay ruido de fondo,
- ciertos sonidos son demasiado molestos o fuertes,
- escucha un silbido o un zumbido de fondo,
- disfruta cada vez menos de los programas de televisión, los conciertos y las fiestas porque le cuesta trabajo oír bien.

Diagnóstico de los problemas de la audición

La pérdida auditiva puede ser causada por exposición a ruidos muy fuertes durante un tiempo prolongado, infecciones víricas o bacterianas, enfermedades del corazón o apoplejías, traumatismos de la cabeza, tumores, ciertos medicamentos, factores hereditarios o cambios en el oído que ocurren con el envejecimiento.

Si usted tiene problemas para oír, acuda a su médico familiar. En algunos casos, el diagnóstico y el tratamiento pueden hacerse en el consultorio de este, o puede ser que lo envíe donde un **otolaringólogo**. Este es un médico especializado en trastornos de oídos, nariz y garganta y otras áreas relacionadas con la cabeza y el cuello. Él o ella le preguntará su historial clínico, en especial si algún otro miembro de su familia también tiene problemas de audición, lo examinará y ordenará los estudios necesarios.

El **audiólogo** es un profesional de la salud que puede identificar y medir la pérdida auditiva. Puede trabajar junto con el otolaringólogo. El audiólogo usa un aparato llamado audiómetro para examinar su capacidad para oír sonidos a diferentes tonos y volúmenes. Las pruebas no son dolorosas. El audiólogo no prescribe medicamentos ni practica intervenciones quirúrgicas.

Tipos de pérdida auditiva

La **presbiacusia** es el problema auditivo más común de la gente mayor. De hecho, en las personas mayores de 50 años es de esperar que pierdan un poco de audición cada año. La presbiacusia es una pérdida continua de la audición que está ligada a ciertos cambios en el oído interno. Las personas con este tipo de pérdida auditiva pueden tener dificultades para oír lo que otros dicen o no soportar ruidos muy fuertes. La pérdida es lenta. Así como el pelo encanece con distinta rapidez en las personas, la presbiacusia aumenta a un ritmo diferente.

El **tinnitus** (tintineo de oídos) es también común en las personas mayores. Es un síntoma asociado con una gran variedad de enfermedades y trastornos del oído. Las personas que lo padecen perciben tintineo, zumbidos u otros sonidos dentro de los oídos. Esto puede ser causado por el cerumen, una infección en el oído, el consumo de demasiada aspirina o ciertos antibióticos o un trastorno del nervio auditivo. A menudo, la causa del tinnitus no se descubre. La molestia puede ir y venir o puede desaparecer por completo.

Indicios para reconocer la pérdida de audición

Acuda a su médico si usted tiene:

- dificultad para oír en el teléfono,
- problemas para entender una conversación cuando dos o más personas hablan al mismo tiempo,
- quejas de otras personas porque usted pone la televisión con un volumen muy alto,
- que esforzarse para entender las conversaciones,
- problemas para oír si hay ruido de fondo,
- la sensación de que los demás hablan entre dientes,
- dificultad para entender a las mujeres y niños cuando hablan.

La **pérdida auditiva de conducción** se presenta en algunas personas mayores cuando se bloquea la conducción del sonido entre el tímpano (membrana timpánica) y el oído interno. Entre las causas de esta pérdida se encuentran el cerumen en el conducto auditivo externo, la presencia de líquido en el oído medio, un crecimiento óseo anormal o una infección del oído medio.

La **pérdida auditiva neurosensorial** se presenta cuando se lesionan ciertas partes del oído interno o el nervio auditivo. El grado de pérdida de la audición puede variar de una persona a otra. La pérdida auditiva neurosensorial puede ser causada por malformaciones congénitas, traumatismos de la cabeza, tumores, enfermedades, ciertos medicamentos que se venden con receta, mala circulación sanguínea, hipertensión o apoplejía.

Si usted conoce a alguien que tiene un problema de audición

- Póngase frente a la persona y hable claramente.
- Párese en un lugar bien iluminado y con poco ruido de fondo.
- Pronuncie claramente y a una velocidad razonable; cuando hable, no se tape la boca, ni coma ni mastique chicle.
- Válgase de expresiones faciales o gestos para dar indicios útiles de lo que dice.
- Si es necesario, repita con otras palabras lo que haya dicho.
- Sea paciente, mantenga una actitud positiva y relajada
- Pregunte cómo puede ayudar a la persona que lo escucha.
- Cuando organice reuniones, procure que todos los que hablan en público puedan ser vistos o puedan usar un micrófono.
- Cuando hable sobre una persona que tiene problema de audición hágala participar en la conversación para evitar que se sienta aislada.

Si usted tiene un problema de audición

- Dígale a los demás que tiene problemas para oír.
- Pídale a los demás que se coloquen de frente a usted, que hablen más despacio y claro, y que no griten.
- Ponga atención a lo que se dice y a las expresiones faciales y gestos.
- Hágale saber a la persona con la que está hablando si no entiende lo que dice; pídale que lo repita o lo diga con otras palabras.

Audífonos

Si usted tiene problemas para oír, el médico le puede aconsejar que use un audífono. Se trata de un pequeño aparato que se pone en el oído para aumentar la intensidad de los sonidos. Antes de comprar un audífono, debe usted obtener una evaluación médica por escrito o firmar una dispensa en donde diga que no desea dicha evaluación.

Existen muchos tipos de audífonos. El audiólogo considerará el grado de audición que usted tiene, su capacidad para entender lo que se dice, la comodidad para usar los controles y su preocupación sobre cómo se verá. Él le sugerirá el diseño, modelo y marca determinados del audífono más apropiado a las necesidades de usted.

Cuando compre un audífono, recuerde que está adquiriendo un producto y un servicio. Necesitará ajustes para adaptarlo, instrucciones sobre cómo usarlo y reparaciones durante el período de garantía.

Asegúrese de comprar un audífono que tenga solamente las características que usted necesite. El producto más caro puede no ser el mejor modelo para usted, mientras que uno más barato tal vez le resulte mejor. Tenga presente que los controles de muchos audífonos son muy pequeños y pueden ser muy difíciles de ajustar. Esto a menudo mejora con la práctica. Escoja un concesionario (distribuidor) de audífonos que tenga la paciencia y los conocimientos requeridos para ayudarlo durante el mes, más o menos, que necesitará para adaptarse a su nuevo aparato.

Para Mayor Información

Las organizaciones enumeradas a continuación pueden proporcionarle más información acerca de la pérdida de audición.

American Academy of Otolaryngology—Head and Neck Surgery, Inc. (AAOHNS)
(Academia Estadounidense de OtolaringologíaCirugía de Cabeza y Cuello, S.A.)
One Prince Street
Alexandria, VA 22314
Teléfono: 703-836-4444
703-519-1585 (TTY) (máquina teleescribiente)
La AAOHNS es una organización de médicos que se especializan en la atención de problemas de oídos, nariz, garganta, cabeza y cuello. Póngase en contacto con la AAOHNS para conocer los nombres de médicos que podrían atenderlo a usted. Para recibir ejemplares de las publicaciones de la AAOHNS, envíe para cada ejemplar un sobre por correo con su nombre, dirección y estampilla postal.

American Speech-Language-Hearing Association (ASHA)
(Asociación Estadounidense del Habla, el Lenguaje y la Audición)

10801 Rockville Pike
Rockville, MD 20852
Teléfono de ayuda de la ASHA:
1-800-638-8255 (voz y TTY)
La ASHA es una organización sin fines de lucro de profesionales interesados en las ciencias y en los trastornos de la comunicación. La ASHA proporciona información sobre audífonos y sobre pérdida de audición y problemas de la comunicación en las personas de edad. Puede proporcionar una lista de audiólogos certificados y de especialistas en trastornos del habla y del lenguaje.

American Tinnitus Association (ATA)
(Asociación Estadounidense de Lucha contra el Tinnitus)
P.O. Box 5
Portland, OR 972070005
Teléfono: 1-800-634-8978
La ATA proporciona información acerca del tinnitus y de especialistas que pueden tratar el problema. La ATA respalda una red de grupos de autoayuda en todo el país para las personas con tinnitus y sus familiares. La información para el público incluye materiales sobre la prevención y el tratamiento del tinnitus.

Self Help for Hard of Hearing People, Inc. (SHHH)
(Autoayuda para Personas Duras de Oído, S. A.)
7910 Woodmont Avenue
Suite 1200
Bethesda, MD 20814
Teléfono: 301-657-2248
301-657-2249 (TTY)
La SHHH es una organización internacional de voluntarios, compuesta por personas duras de oído, así como sus familiares y amigos. Proporciona programas de autoayuda y referencias sobre sus subsidiarias locales. Póngase en contacto con la SHHH para obtener una lista de sus publicaciones.

National Information Center on Deafness (NICD)
(Centro Nacional de Información sobre la Sordera)
Gallaudet University
800 Florida Avenue, N.E.
Washington, DC 20002
Teléfono: 202-651-5051
202-651-5052 (TTY)
El NICD le proporciona hojas informativas, listas de recursos y listas bibliográficas sobre todos los aspectos de la sordera y pérdida de audición, incluidos programas educativos, capacitación vocacional, programas de lenguaje por señas, asuntos legales, tecnología y recursos visuales para sordos.

National Institute on Deafness and Other Communication Disorders (NIDCD)
(Instituto Nacional de la Sordera y Otros Trastornos de la Comunicación)
National Institutes of Health (Institutos Nacionales de Salud)
31 Center Dr MSC 2320
Bethesda, MD 20892-2320
Centro de Intercambio de Información del NIDCD:
Teléfono: 1-800-241-1044
1-800-241-1055 (TTY)
EL NIDCD lleva a cabo y apoya investigaciones y capacitiación en biomedicina y sobre la conducta, así como la difusión de información sobre trastornos de la audición, el equilibrio, el olfato, el gusto, la voz, el habla y el lenguaje. El Centro de Intercambio de Informción del NIDCD ofrece información a profesionales de la salud, pacientes, representantes de la industria y el público.

Para obtener mayor información acerca de la salud y el envejecimiento, diríjase a:

National Institue on Aging
(Instituto Nacional del Envejecimiento)
Information Center (Centro de Información)
P.O. Box 8057
Gaithersburg, MD 20898-8057
Teléfono: 1-800-222-2225
1-800-222-4225 (TTY)

■ **Institutos Nacionales de Salud**
Instituto National del Envejecimiento
1995

¿SOLO EN CASA? OPCIONES RESIDENCIALES PARA PERSONAS MAYORES

(Alone in the House? Residential Options for the Elderly)

La gran mayoría de personas mayores pasarán sus años de retirados viviendo en sus propias casas, independientes y seguros. No hay otro lugar como la casa de uno. Sin embargo, para vivir independientemente, una persona debe ser capaz de manejar un vehículo o usar transporte público, de hacer sus compras, preparar sus comidas, y de hacer una gran variedad de tareas domésticas. Otra alternativa es tener una persona que viva con uno y se ocupe de estas actividades. A medida que la edad avanza, algunos individuos pierden la capacidad de desempeñar estas tareas debido a una enfermedad o fragilidad. Ese es el momento de considerar otras opciones residenciales donde se provean mayores servicios para la persona que ya no puede hacer estas cosas por si misma.

Muchas de estas opciones residenciales requieren que la persona se mude. Por eso, antes de discutir estas opciones, consideremos aquellas que no necesitan traslado. Por ejemplo, servicios a domicilio. Estos servicios incluyen uno o más trabajadores que vienen a la casa a preparar comidas, limpiar, hacer reparaciones, o cuidado personal o de enfermería. Esta opción es muy atractiva para muchas personas, pero requiere mucha supervisión y coordinación para asegurar que todos los servicios se provean como fueron previstos. El costo puede ser considerable si se necesitan muchos servicios. La ventaja de estos servicios es que permite a la persona permanecer en su propia casa con todas sus comodidades y conveniencias.

Para aquellos que tienen que trasladarse, hay muchos tipos de residencias opcionales y cada opción presenta sus características particulares. Según el nivel de servicios que se provean, existen tres categorías de residencias: 1) Comunidades para retirados que proveen residencia en un ambiente comunitario, así como "residencia asistida" si estos son necesarios, todos en el mismo lugar y bajo los mismos arreglos administrativos; 2) residencias asistidas independientes y 3) hogares de ancianos.

Comunidades para retirados

Estas comunidades por lo general se llaman "Comunidades para Retirados con Servicio Continuo" o "Comunidades de Servicio Permanente". Su nombre indica que se proveen una variedad de niveles de servicio, todos en el mismo ambiente. Los residentes ocupan apartamentos individuales, con una o más comidas al día, servicios de mucama, transporte a negocios y a citas con el médico, acceso a piscinas o canchas de tenis, y una variedad de actividades recreativas y sociales. Estas instituciones llegan a tener su banco, salón de belleza, peluquería, lugar para votar, o biblioteca. Algunos de estos lugares ofrecen apartamentos para visitas donde pueden hospedarse familiares y amigos de visita.

Estas instituciones requieren una cantidad substancial de dinero para cubrir el costo de admisión, así comó una cuota mensual de mantenimiento. La admisión asegura el uso de por vida del apartamento y cualquier tipo de asistencia que sea necesaria, incluyendo el hogar de ancianos, sin cargos extras. Recientemente, se han creado arreglos de pago que no requieren un compromiso por vida, pero si cuidados especiales se hacen necesarios, estos son provistos a un costo adicional. Cada uno de estos arreglos tiene sus ventajas, algunos dependen del riesgo compartido, y otros de la capacidad del individuo de cubrir sus propios gastos.

Residencia asistida

Estas residencias proveen a los ancianos más debilitados cuidado, supervisíon personal, alojamiento y comidas. La asistencia incluye el manejo de la medicación, y el aseo personal. Las residencias asistidas van desde alojamientos de tipo pensión para dos o tres personas en un ambiente hogareño a instituciones para doce o cien residentes.

Hogares de ancianos

Para aquellos que están incapacitados al punto de requerir asistencia regular con las actividades cotidianas, los hogares de ancianos proveen cuidado completo. A pesar de que la mayoría de las personas de edad y sus familiares ven a los hogares de ancianos como el último recurso, esta puede ser la mejor elección para personas incapacitadas con problemas múltiples que requieren variedad de servicios médicos y terapéuticos.

Otras opciones residenciales

Viviendas comunales: Estas facilitan la vida independiente y privada en una casa compartida por varias personas mayores que comparten el costo de la renta, servicio doméstico, comidas, y electricidad.

Viviendas compartidas: Los propietarios de una casa ofrecen compartirla con otros. La provision de servicios debe ser negociada caso por caso.

Cuidado de dependientes adultos: Esto se refiere a una familia que cuida a una persona dependiente (que no tiene familiares o amigos que se encargan de ella) en su casa. La persona encargada provee las comidas, aseo de la casa y ayuda con el aseo y cuidado personal. El departamento local de servicios sociales puede facilitar información sobre este tipo de residencia en su comunidad.

Mudarse o no Mudarse

La mayor ventaja de vivir en algún tipo de residencia compartida es la seguridad. Otra atracción, especialmente para aquellos con mobilidad limitada, son los contactos sociales y actividades disponibles. Los expertos aseguran que el contacto social aumenta la satisfacción de vivir y tiene impacto positivo en la salud física. Finalmente, otros ancianos aprecian más que nada el relevo de los quehaceres diarios.

La comparación de las ventajas de las residencias asistidas con la independencia ofrecida, por la vivienda familiar es difícil. Todo depende de la situación en que se encuentre la persona. La mejor manera de encarar estas decisiones es obtener la mayor información posible sobre las opciones disponibles.

■ **Suncoast Gerontology Center, University of South Florida**
12901 Bruce B. Downs Boulevard
MDC Box 50
Tampa, Florida 33612-4799
(813) 974-4355
Fax (813) 974-4251
Enero de 1994

ANTICONCEPCIÓN
(CONTRACEPTION)

■ ■ ■

TUS ALTERNATIVAS ANTICONCEPTIVAS

(Your Contraceptive Alternatives)

Tus necesidades anticonceptivas pueden cambiar a través de tu vida.

Para decidir cuál método utilizar ahora, considera cuál de las siguientes opciones mejor funcionará para ti:

- ¿Este método se ajustará adecuadamente a tu estilo de vida?
- ¿Será efectivo?
- ¿Será seguro?
- ¿Será el precio accesible?
- ¿Será reversible?
- ¿Me protejerá contra las infecciones transmitidas sexualmente?

Aquí tienes un poco de información para ayudarte a decidir. . . .

Si tu escoges abstinencea continua . . .

. . . no tendrá relaciones sexuales. Esto evitará que la esperma se una con el óvulo.

Efectividad

100%

Es efectivo contra las infecciones transmitidas sexualmente.

Ventajas

- Ningunos efectos secundarios medicinales u hormonales.
- Muchas religiones respaldan la abstinencia para las personas solteras. (Vea **"abstinencia periódica".**)

Problemas posibles

- Dificultad para muchas personas de abstenerse de tener relaciones sexuales por largos períodos de tiempo.
- Las personas muchas veces se olvidan de protegerse contra el embarazo o contra la infecciones transmitidas sexualmente cuando dejan de abstenerse.

Costo

Ninguno.

Si tu escognes relaciones sexuales sin coito . . .

. . . tendrás relaciones sexuales sin penetración vaginal. Esto evitaró que la esperma se una con el óvulo.

Efectividad

Casi el 100%

Hay posibilidad de embarazo si el semen o la eyaculación prematura se derrama en la vulva.

Es efectivo contra el VIH (virus inmunodeficiencia humana), el virus que puede causar el SIDA (síndrome de inmunodeficiencia adquirida), y otras serias infeciones, a menos que se intercambien liquidos corporales a través del sexo oral o anal.

Ventajas

- Ningunos efectos secundarios medicinales u hormonales.
- Puede usarse como sexo seguro si no se intercambian líquidos corporales.
- Puede prolongar la estimulación sexual y realizar los orgasmos.
- Puede ser usado cuando no hay otros métodos disponibles.

Problemas posibles

- Dificultad para muchas personas de abstenerse de coito vaginal por largos períodos de tiempo.
- Las personas muchas veces se olvidan de protegerse contra el embarazo o contra las infecciones transmitidas sexualmente cuando dejan de abstenerse.

Costo

Ninguno.

- Use los condones de látex como buena protección contra las infecciones transmitidas sexualmente.

Si tu escoges esterilización. . .

. . . tendrás una operación para evitar que la esperma se una con el óvulo.

Ligación de las trompas: Su propósito es bloquear permanentemente las trompas de falopio en la mujer donde se reúnen el óvulo y la esperma.

Vasectomía: Su propósito es bloquear permanentemente los conductos del hombre que transportan la esperma.

Efectividad

99.6%-99.8%

No es efectivo contra las infecciones transmitidas sexualmente.

Ventajas

- Protección permanente contra el embarazo.
- Ningún efecto secundario duradero.
- No tiene ningún efecto en el placer sexual.
- Protege aquellas mujeres cuya salud sería seriamente afectada por el embarazo.

Problemas posibles

- Sangrando leve o infección inmediatamente después de la operación.
- Después de la operación, algunas personas se arrepienten de haber perdido su capacidad de procrear.
- Reacción alérgica a la anestesia.
- No se garantiza que la operación sea reversible.
- Raras veces, los conductos vuelven a ábrirse, permitiendo así el embarazo.
- Los embarazos que occuren en rara ocasión tienen mayor posibilidad de ser en las trompas (embarazos ectópicos).

Ligación de las trompas

- Hematomas donde se hace la incisión.
- En casos muy raros podría ocurrir una lesión en las venas o en el intestino.

Vasectomía

- Infección o coágulo de sangre en o cerca de los testículos.
- Hematomas temporales, hinchazón o sensibilidad en el escroto.
- Derrámes de esperma pueden formar pequeños bultos temporales cerca de los testículos.

Costo

Ligación de trompas: $1,000-$2,500.

Vasectomía: $240-$520.

(La vasectomía cuesta menos porque es una operación más simple.)

Si tu escoges Norplant . . .

. . . tu médico o clínico pondrá seis pequeñas cápsulas debajo de la piel en la parte superior de tu brazo. Estas cápsulas constantemente liberan pequeñas cantidades de hormona que:

- previenen la ovulación (la liberación del óvulo)
- engruesen el moco cervical para impedir que la esperma pueda unirse con el óvulo.

Norplant puede ser removido en cualquier momento. Debe de ser hecho por personal médico.

Efectividad

99.96%

No es efectivo contra las infecciones transmitidas sexualmente.

Ventajas

- Protege contra el embarazo por cinco años.
- No hay que tomar una pastilla diariamente.
- No hay nada que colocar antes del coito.
- Puede ser usado al estar amamantando comenzando seis semanas después del parto.
- Puede ser usado por mujeres que no pueden tomar la píldora.

Problemas posibles

- Los efectos secundarios incluyen sangrando irregularmente y otros malestares, como: dolores de cabeza, náusea, depresión, nerviosismo, mareos y aumento o reducción de peso.
- Posible tener una cicatriz o decoloración de preso.
- Posible tener una cicatriz o decoloración de la piel en la zona de la inserción.
- Raramente, hay una infección en el lugar de la inserción.
- Los embarazos que ocurren en rara ocasión tienen mayor posibilidad de ser en las trompas (embarazos ectópicos).

Costo

$500-$600: examen, implantes, y inserción.
$100-$200: removida.
Consúlte a su clínica local de planificación familiar para mayor información.

Si tu escoges Depo-Provera . . .

. . . tu médico o clínico te pondrá una inyección hormonal en tu brazo o en los glúteos cada 12 semanas para:

- prevenir la ovulación (la liberación del óvulo)
- engruesar el moco cervical para impedir que la esperma se una con el óvulo
- evitar que el óvulo fertilizado se implante en el útero.

Efectividad

99.7%
No es efectivo contra las infecciones transmitidas sexualmente.

Ventajas

- Protege contra el embarazo por doce semanas.
- Reduce los cólicos menstruales.
- No hay que tomar una pastilla diariamente.
- No hay nada que colocar antes del coito.
- Puede ser usado por mujeres que no pueden tomar la píldora.
- Protege contra: cáncer en las paredes del útero y contra la anemia debida a una deficiencia de hierro.
- Puede ser usado al estar amamantando comenzando seis semanas después del parto.

Problemas posibles

- Los efectos secundarios incluyen sangrando irregularmente y otros malestares como: aumento de apetito, dolores de cabeza, depresión, dolor abdominal y un aumento o reducción en el deseo sexual.
- Los efectos secundarios no pueden revertirse hasta que el medicamento inyectado esté completamente consumido (hasta doce semanas).
- Puede causar demoras al tratar de embarazarse despúes de suspender las inyecciones.
- Los embarazos que ocurren en rara ocasión tienen mayor posibillidad de ser en las trompas (embarazos ectópicos).

Costo

$30-$75 por inyección. Es posible que cueste menos en las clínicas. $35-$125: exámen. Algunas clínicas de planificación familiar cobran según los ingresos de sus clientes. $20-$40: visitas subsecuentes más el precio de medicamentos.

Si tu escoges el IU (dispositivo intrauterino) . . .

. . . tu médico o clínico colocará un pequeño aparato hecho de plástico dentro de tu útero. El DIU contiene cobre u hormonas que:

- Evitan que la experma se una con el óvulo
- Previenen que el óvulo fertilizado se implante en el útero.

Efectividad

97.4%-99.2%
No es efectivo contra las infecciones transmitidas sexualmente.

Ventajas

- No hay nada que colocar antes del coito.
- El DIU de cobre puede dejarse colocado hasta 10 años.
- No hay que tomar una pastilla diariamente.
- El DIU con hormonas puede reducir los cólicos menstruales y puede dejarse colocado hasta un año.

Problemas posibles

- Aumento temporal de cólicos menstruales.
- Manchando o sangrando entre períodos menstruales.
- Períodos menstruales más largos y pesados.
- Aumento del riesgo de obtener infecciones en las trompas (que pueden causar esterilidad) en aquellas mujeres con nuevos compañeros sexuales, en mujeres con más de un compañero sexual, o en mujeres las cuales sus compañeros tienen otros compañeros sexuales.
- En rara ocasiones, pueden perforarse las paredes del útero.
- Los embarazos que ocurren en rara ocasión tienen mayor posibilidad de ser en las trompas (embarazos ectópicos).

Costo

$150-$300: examen, inserción y visita de seguimiento. Algunas clínicas de planificación familiar cobran según los ingresos de sus clientes.
Usa siempre condones de látex además de tu otro método anticonceptivo para protegerte contra las infecciones transmitidas sexualmente.

Si tu escoges la Píldora . . .

. . . tu médico o clinico te recetará la píldora más adecuada para ti. Tomarás una pastilla una vez al día. Deberás de tomar un paquete de pastillas cada mes. Las píldoras combinadas contienen estrógeno progesterona. Las mini-píldoras contienen sólo progesterona. Las píldoras contienen hormonas que funcionan en diferentes maneras.

- Las píldoras combinadas previenen la liberación del óvulo.
- Ambos tipos de píldoras engruesen el moco cervical para evitar que la esperma se una con el óvulo.
- Ambos tipos también previenen que el óvulo fertilizado se implante en el útero.

Efectividad

97%-99.9%
No es efectivo contra las infecciones transmitidas sexualmente.

Ventajas

- No hay nada que colocar antes del coito.
- Períodos menstruales más regulares.
- Menos: cólicos menstruales, acné, anemia debida a una deficiencia de hierro, tensión debida a una deficiencia de hierro, tensión premenstrual, flujo menstrual y artritis reumatoidea.
- Protege contra: cáncer en los ovarios y en el endometrio, enfermedad inflamatoria pélvica, tumores no-cancerosos en los senos, quistes en los ovarios y osteoporosis (adelgazamiento de los huesos).
- Menos embarazos en las trompas (embarazos ectópicos).

Problemas posibles

- Debe tomarse diariamente.
- Raramente ocurren riesgos serios a la salud, incluyendo: coágulos de sangre, ataques cardíacos y derrames cerebrales. La mujeres que se encuentran en mayor riesgo son aquellas que tienen 35 años de edad o más y fuman, y aquellas que tienen 35 años o más y están marcadamente sobre peso.
- Los efectos secundarios incluyen sangrando irregularmente, depresión, náusea y otros malestares.

Costo

$15-$25: mensual por un paquete de pastillas en la farmacia. Muchas veces son más baratas en las clínicas.

$35-$125: examen. Algunas clinicas de planificación familiar cobran según los ingresos de sus clientes.

Si tu escognes el condón . . .

. . . cubriás el pene con una funda antes del coito para evitar que la espema se una con el óvulo. La funda puede ser hecha de látex fino, de plástico o de tejido animal. Debes lubricar los condones con espermicida para inmovilizar las espermas.

Efectividad

88%-98%

Los condones de látex son efectivos contra las infecciones transmitidas sexualmente—incluyendo el VIH, el virus que puede causar el SIDA.

Aumenta tu protección:
- Usa espermicidas también.
- No uses lubricantes con base de aceite, como Vaseline, en los condones de látex.
- Úsalos correctamente: Colóca una gota o dos de lubricante con base de agua, como K-Y jelly, en la punta del condón. Colóca el condón enrollado en la punta del pene erecto. Deje un espacio de media pulgada en la punta del condón. Jala hacia atrás el prepucio y desenrolla el condón para cubrir el pene. Alisa el condón para quitar todas las burbujas de aire.
- Después del coito: Presiona el borde del condón firmamente hacia el pene al retirarlo.

Ventajas

- Fácil de comprar en las farmacias, supermercados, etc.
- Puede ayudar con el problema de eyaculación prematura.
- El ponerlo puede ser parte de la estimulación sexual.
- Puede ser usado con otros métodos para prevenir las infecciones transmitidas sexualmente.

Problemas posibles

- Alergias.
- Pérdida de sensación.
- Rupturas.

Costo

25¢ o más: sin lubricación.
50¢ o más: lubricado.
$2.50 o más: plástico, tejido animal, con textura.

Algunos centros de planificación familiar los regalan o cobran muy poco por ellos.

Si tu escoges el diafragma o capuchón cervical . . .

. . . tu médico o clínico medirá tu cuello cervical y ajustará una copa redonda hecha de látex y de poca profundidad (diafragma) o una copa de látex en forma de dedal (capuchón cervical). Tu médico también te enseñará cómo cubrir el diafragma o capuchón con espermicida y colocarlo en la vagina para evitar que la esperma se una con el óvulo.

Efectividad

82%-94%—diafragma
82%-91%—capuchón cervical para mujeres que no han tenido hijos
64%-74%—capuchón cervical para mujeres que han tenido hijos
No es efectivo contra las infecciones transmitidas sexualmente.

Ventajas

- No hay riesgos mayores de salud.
- Pueden durar varios años.

Problemas posibles

- La aplicación de espermicida puede ser desordenada.
- Alergias al látex o espermicida.
- No puede ser usado cuando hay sangrando vaginal o durante infecciones.

Diafragma:

- Aumenta el riesgo de infección en la vejiga.

Capuchón cervical:

- Dificil de usar para algunas mujeres.
- Sólo viene en cuatro tamaños. Dificil de ajustar en algunas mujeres.

Costo

$13-$25: diafragma o capuchón cervical.
$50-$125: examen.
Pueden costar menos en las clínicas de planificación familiar.
$4-$8: el equipo de aplicación de jaleas o cremas espermicidas.

Si tu escoges retiro del pene . . .

. . . el hombre retira el pene de la vagina antes de eyacular para evitar que la esperma se una con el óvulo.

Efectividad

81%-96%.
El embarazo es posible si el semen o la eyaculación prematura se derrama en la vulva.
No es efectivo contra las infecciones transmitidas sexualmente.

Ventajas

Puede usarse para prevenir el embarazo cuando no hay ningún otro método disponible.

Problemas Posibles

- Requiere mucho control, experiencia y confianza.
- No es un método adecuado para hombres que tienden a tener eyaculaciones "prematuras".
- No es adecuado para hombres que no saben cuándo deben retirar el pene.
- No se recomienda a hombres sin experiencia sexual.
- No se recomienda para los adolescentes.

Costo

Ninguno.

Si tu escoges métodos anticonceptivos, sin receta, para mujeres . . .

. . . seguirás las instrucciones del paquete e insertarás el saco vaginal (condón femenino) o espermicidas—espuma, crema, jalea, telas o supositorios anticonceptivos—profundamente dentro de tu vagina un poco antes del coito para evitar que la esperma se una con el óvula. Los espermicides inmovilizan la esperma.

Sigue las instrucciones del paquete para remover el saco vaginal. Los otros métodos se disuelven en la vagina.

Efectividad

72%-97% espuma, cremas, jalea, película o supositorios
70%-95% saco vaginal
El saco vaginal provee cierta protección contra las infecciones transmitidas sexualmente, incluyendo el VIH. Usa un condón de látex con todos los otros métodos para protegerte contra las infecciones transmitidas sexualmente.

Ventajas

- Fácil de comprar en las farmacias, supermercados, etc.
- La inserción puede ser parte de la estimulación sexual.
- Una erección no es necesaria para mantener el saco vaginal en su lugar.

Problemas posibles

- La aplicación de espermicida puede ser desordenada.
- Alergias; pueden irritar la vagina o el pene.
- El borde del saco vaginal podría deslizarse dentro de la vagina durante el coito.
- Dificultad para insertar el saco vaginal.

Costo

$2.50: saco vaginal.
$8-$18: el equipo de aplicación de las espumas y jaleas.
$4-$8: repuestos.
Precios similares: telas y supositorios.

Si tu escoges abstinencia periódica o MCF . . . (Métodos de conocimiento de la fertilidad)

. . . un profesional te enseñará cómo llevar un registro de tus ciclos menstruales y cómo detectar ciertos signos físicos que te ayudarán a predecir los días "peligrosos". Tendras que abstenerte del coito (abstinencia periódica) o tendras que usar anticonceptivos de barrera (MCF) durante los nueve o más días "peligrosos".

Estos métodos incluyen:

- revisar tu temperatura diariamente
- revisar tu moco cervical diariamente
- llevar un registro de tus ciclos menstruales en un calendario.

Efectividad

80%-99%
No es efectivo contras las infecciones transmitidas sexualmente.

Ventajas

- Ningunos efectos secundarios medicinales u hormonales.
- Los calendarios, tremómetros y libretas para llevar el registro son fáciles de conseguir.
- La mayoría de las religiones respaldan la abstinencia periódica.

Problemas Posibles

- Compañeros que no quieren cooperar.
- Tomar riesgos durante los días "peligrosos".
- Llevar un registro deficiente de los datos.
- Las enfermedades y la falta de sueño afectan la temperatura del cuerpo
- Las infecciones y las duchas vaginales cambian el moco cervical.
- No pueden ser usados con períodos irregulares ni con cambios irregulares en la temperatura del cuerpo.

Costo

$5-$8 o más: el equipo necesario para tomar la temperatura (en farmacias).

Grátis: clases en centros de salud y en iglesias.

Planned Parenthood Federation of America, Inc., es la organización de planificación familiar voluntaria más grande en el mundo. Nosotros creemos que cada persona tiene el derecho de decidir cuando o si quiere procear—y que cada niño sea deseado y amado.

Las organizaciones afiliadas a Planned Parenthood operan 900 centros de salud a nivel nacional. Cada año, ellos proveen servicios médicos y educación sobre la sexualidad a millones de hombres, mujeres y adolescentes—sin importar su raza, edad, sexualidad, incapacidad o ingreso. Planned Parenthood también presta servicios a mujeres y hombres a través del mundo.

Para hacer una cita en el centro de salud de Planned Parenthood más cercano a ti, puedes llamar sin costo al: 1-800-230-PLAN.

Apoye los derechos de la salud reproductiva y sexual para mujeres y hombres a nivel mundial. Llame al centro de salud de Planned Parenthood más cercano para averiguar cómo.

Visite Planned Parenthood en el World Wide Web en http://www.ppfa.org/ppfa

Planned Parenthood. El nombre de mayor confianza para la salud de la mujer.

Para recibir un catálogo gratuito de las publicaciones y otros productos de Planned Parenthood sobre la salud sexual o por descuentos al comprar por mayoréo, lláme sin costo al 1-800-669-0156. Para copias individuales de este o cualquier de los siguientes folletos, mande $3.00 para cubrir los gastos de envío a:

Marketing Group
Planned Parenthood Federation of America, Inc.
810 Seventh Avenue
New York, New York 10019

Publicaciones en inglés Número del Artículo

Facts About Birth Control	1800
Norplant and You	1802
Is Depo-Provera For You?	2640
Understanding IUDs	0771
You and the Pill	1562
Smoking or the Pill	1609
Diaphragms and Cervical Caps	1556
All About Tubal Sterilization	1552
All About Vasectomy	1537
The Condom	1550
Birth Control Choices for Teens	3625
Emergency Contraception	2675

©Version modificada en español Abril de 1997 Planned Parenthood Federation of America, Inc. Derechos de autor 1993 PPFA. Todos los detechos reservados.

Planned Parenthood y su logotipo de "nested Ps" son marcas registradas de PPFA.

Tus Alternativas Anticonceptivas is reprinted with permission from Planned Parenthood Federation of America, Inc.© 1997 PPFA. All rights reserved. Precipo: $30/100; $125/500; $200/1,000

■ Planned Parenthood Federation of America, Inc.
810 Seventh Avenue
New York, NY 10019
2015 4/97-50 2.1

ASISTENCIA MÉDICA DE FALSOS PROFESIONALES DE LA SALUD—CURANDERISMO (HEALTH CARE QUACKERY)

■ ■ ■

HECHOS PARA CONSUMIDORES: NO SE DEJE ENGAÑAR POR INFORMES FALSOS SOBRE LA SALUD

(Facts for Consumers: Don't Be Fooled by False Information about Health)

Trágicamente, miles millones de dólares de los consumidores son malgastados en tratamientos y productos no comprobados, inútiles y fraudulentamente puestos al mercado para el cuidado de la salud. Además de malgastar el dinero, algunos de los consumidores con problemas serios de salud gastan tiempo valioso antes de buscar el tratamiento adecuado. Para agravar aún más la situación, algunos productos pueden causar daños serios y hasta poner en peligro la vida.

Afortunadamente, existen maneras de reconocer si afirmaciones hechas con respecto a la salud son legítimas. Este folleto le ayudará reconocer los alegatos falsos y sin respaldo. Estas páginas describen algunas de las áreas típicas donde florece el fraude y cómo usted puede protegerse.

Descubriendo las promesas falsas

Recuerde la regla más elemental para evaluar las afirmaciones sobre la salud. Afirmaciones de beneficios exagerados usualmente no resultan ciertas. Aprenda a reconocer las frases típicas y las artimañas comúnmente usadas en el mercado para engañar a los consumidores:

- Se anuncia el producto como una rápida y efectiva cura para un gran número de enfermedades, o para un dolor que no ha sido diagnosticado.

- Usa el vendedor ciertas palabras claves como "descubrimiento científico", "cura milagrosa", "producto exclusivo", "ingrediente secreto", o "remedio antiguo".
- Alega el vendedor que la profesión médica o investigadores científicos han conspirado para suprimir el producto.
- La propaganda usada incluye testimonios sin documentación alguna, que aseguran que el producto ha dado resultados sorprendentes.
- Se anuncia el producto como "disponible solo de una fuente" y por lo tanto se requiere pago adelantado.

Además, desconfíe de clínicas que requieren que el paciente viaje lejos para ser tratado. Mientras que muchas clínicas ofrecen tratamientos efectivos, algunas ofrecen "curas" que no han sido comprobadas ni autorizadas, curas que son completamente inútiles y posiblemente peligrosas. Por otra parte, los médicos que ejercen en tales clínicas a veces trabajan sin licencia o sin la especialización necesaria. Por estas razones, antes de comprometerse con una de ésas clínicas, debería usted hacer una cuidadosa investigación de la clínica por medio de las autoridades de la salud en el área donde se encuentre la clínica.

Finalmente, desconfíe de las promesas que "garantizan devolución de su dinero". Muchos negocios que hacen falsas afirmaciones sobre productos o tratamientos de la salud tienen una existencia transitoria o efímera; por lo tanto, operadores de este tipo de negocio no estarán presentes para responder a una demanda por la devolución de dinero.

Causas del éxito de los fraudes de la salud

El fraude de la salud es un negocio que trafica en esperanzas falsas. Acecha principalmente a las personas que padecen enfermedades que no tienen cura como el SIDA, la artritis, el esclerosis múltiple y algunas formas de cáncer. Prospera de las ilusiones de quienes buscan la vía fácil y los atajos para perder peso o mejorar la apariencia personal. Los vendedores que se dedican a realizar estos fraudes hacen enormes ganancias porque prometen curas rápidas y soluciones fáciles para mejorar la salud y el atractivo personal.

Problemas médicos que frecuentemente atraen los fraudes de la salud

Cáncer

Debido a que un diagnóstico de cáncer puede causar sentimientos de ansiedad y desesperación, muchas personas con este mal se inclinan a recurrir a remedios que no han sido comprobados o a clínicas que prometen la curación. Aunque algunos pacientes de cáncer hayan encontrado algún alivio por su participación en legítimas pruebas clínicas de terapias experimentales, otros han malgastado su dinero y su tiempo en tratamientos ineficaces y fraudulentos.

Para evaluar mejor los alegatos de las curas del cáncer, hay que recordar que hasta ahora no existe aparato alguno o remedio capaces de tratar todos los tipos de cáncer. La palabra "cáncer" es tan sólo un nombre que se le ha dado a un vasto número de enfermedades que requieren diferentes formas de tratamiento que deben ser recetadas por un médico.

Para más información sobre las primeras señales del cáncer, llame a la oficina de la Sociedad Americana del Cáncer, listada en las Páginas Amarillas de su guía telefónica. Si desea ordenar publicaciones sobre la investigación científica del cáncer y el tratamiento de esta enfermedad, llame al Servicio de Información del Instituto Nacional del Cáncer al 1-800-422-6237.

SIDA y HIV

Personas diagnosticadas con el SIDA y la infección del HIV también pueden sentir la presión de probar drogas o tratamientos "experimentales." Aunque existen tratamientos legítimos que pueden ayudar a extender la vida y mejorar la calidad de ésta en los pacientes del SIDA, hasta ahora no hay cura para la enfermedad. Probar drogas o tratamientos que no han sido comprobados es peligroso, costoso y demora cuidados médicos apropiados, además de que generalmente los gastos no son cubiertos por los seguros de salud.

No permita que nadie le presione para que tome una decisión inmediata para probar un producto o tratamiento que no ha sido comprobado. Pida tiempo para pensarlo y para obtener más información de un médico o profesional de la salud informado. Los profesionales legítimos de la salud no se negarán a que el paciente busque información adicional. El gobierno de los Estados Unidos ha establecido un Servicio de Información Para el Tratamiento de SIDA-HIV, el cual se puede alcanzar llamando al 1-800-HIV-0440. Esta línea de información está atendida por especialistas en proveer información sobre la salud, quienes hablan inglés y español.

Artritis

Si usted se encuentra entre los 37 millones de estadounidenses que sufren alguna de las muchas formas de la artritis, no olvide que esta enfermedad invita la inundación de ofertas de productos y servicios fraudulentos. Esto se debe a que, hasta ahora, la ciencia médica no ha encontrado cura para la artritis. La Fundación de la Artritis aconseja que los síntomas de la enfermedad deben ser vigilados por un médico debido a que la condición se puede agravar si no se obtiene tratamiento apropiado.

Se ha calculado que alrededor de dos mil millones de dólares se gastan anualmente en remedios por la artritis que no han sido comprobados. Miles de "curas" basadas en suplementos dietéticos y naturales se venden para la artritis–extractos de mejillón, pastillas de vitaminas, píldoras de hígado deshidratado y mezclas de miel y vinagre. Muchos científicos opinan que todavía no existe evidencia médica suficiente que indique que la falta de vitaminas y minerales es la causa de la artritis, o que suplementos dietéticos alivian esta enfermedad. Para obtener una publicación gratis acerca de los remedios no comprobados, llame a la Fundación de la Artritis al teléfono 1-800-283-7800 (9:00 a.m. a 7:00 p.m., hora del este, de lunes a viernes), o escriba a: Arthritis Foundation, P.O. Box 19000, Atlanta, Georgia, 30326.

Precauciones con los suplementos dietéticos

Existen miles de suplementos dietéticos en el mercado. Muchos contienen minerales y vitaminas para suplementar la cantidad de estos nutrientes que se obtiene por medio de los alimentos. También hay una gran variedad de productos en el mercado que contienen substancias tales como aminoácidos de alta potencia, sustancias botánicas, hierbas, extractos de animales y bioflavonoides.

Algunos suplementos dietéticos tienen beneficios documentados; los beneficios de otros todavía no han sido verificados y, por lo tanto, afirmaciones relacionadas con esos suplementos pueden ser falsos o engañosos. Por ejemplo, afirmaciones de que una persona puede comer todo lo que quiera y a la vez perder peso sin ningún esfuerzo, simplemente no son ciertas. Si usted desea perder peso, es preciso reducir el consumo de calorías en los alimentos o aumentar los ejercicios físicos para quemar las calorías. La mayoría de los expertos recomiendan ambos métodos. De la misma manera, no hay producto que tonifique los músculos sin esfuerzo o logre aumentar la consistencia muscular sin la ayuda de los ejercicios. Argumentos sobre lo contrario son falsos. Otras afirmaciones dudosas se relacionan con productos que se anuncian como efectivos para curar el insomnio, hacer retroceder la calvicie, calmar sentimientos de ansiedad, curar la impotencia, aumentar la memoria y la vista, y retardar el proceso de la vejez.

Además de carecer de efectividad documentada, algunos de los suplementos dietéticos pueden ser peligrosos bajo ciertas condiciones de uso. Reportes de reacciones adversas a estos productos son vigilados por la Administración de Alimentos y Drogas para identificar problemas emergentes.

Según la Administración de Alimentos y Drogas, los ingredientes que se encuentran en suplementos dietéticos y que han causado serias dudas sobre su seguridad incluyen chaparral, consuelda, yohimbina, lobelia, camedrio, la corteza del sauce, la goma de guar, jin bu huan, ma huang, L-triptófano, fenilalanina, y germanio. Por otra parte, algunas vitaminas minerales al tomarlos en dosis excesivas pueden ser causa de problemas en algunas personas. Entre ellos están incluídos vitamina A, niacina, vitamina B6, vitamina C, vitamina D, hierro y ácido fólico. No olvide que una etiqueta que indica que un producto es "natural" no garantiza la seguridad o la efectividad del producto.

Los consumidores que deciden tomar suplementos dietéticos deben siempre leer las etiquetas de los productos para determinar el porcentaje del Consumo Diario recomendado de varias vitaminas y minerales que contienen los productos. Consulte con un profesional de la salud antes de tomar cualquier suplemento dietético, en particular si son para niños, adolescentes, personas de edad avanzada, enfermos crónicos y mujeres que están embarazadas o amamantando a un bebé.

Cómo obtener más información o reportar un problema

- Para determinar el valor de un producto o tratamiento de salud, consulte con su farmacéutico, doctor u otro profesional de la salud.
- Para reportar a una compañía que usted cree que está haciendo propaganda fraudulenta sobre sus productos o tratamientos de salud, escriba a: Correspondence Branch, Federal Trade Commission, Washington, DC 20580.
- Para reportar a una compañía porque usted cree que sus productos están incorrectamente rotulados o porque ha sufrido efectos adversos serios asociados con el uso de algún suplemento dietético, llame a la oficina local de la Administración de Drogas y Alimentos.
- Para obtener información sobre algún hospital, clínica o centro de salud en particular, póngase en contacto con las autoridades de salud locales o del estado donde está ubicada la institución. Si la institución se encuentra en otro país, póngase en contacto con las autoridades de salud del gobierno de ese país para asegurarse de que la institución esté autorizada para ejecer y esté adecuadamente equipada para ofrecer el tratamiento. Para recibir información sobre instituciones de salud en México, llame a la Secretaría de Salud del estado mejicano donde se encuentra la institución, de acuerdo con el siguiente listado telefónico de los estados mexicanos fronterizos con los Estados Unidos:

Baja California	(112) 20138
Sonora	(62) 134281
Chihuahua	(41) 133805
Coahuila	(84) 155733
Nuevo León	(8) 3433137
Tamaulipas	(131) 22293

- Usted también puede ponerse en contacto con el Procurador General del estado o con la agencia local de consumidores para obtener más información o reportar algún problema. Estas oficinas se encuentran en su guía telefónica.

SEDE DE LA FTC
6th & Pennsylvania Avenue, N.W.
Washington, D.C. 20580
(202) 326-2222
TDD (202) 326-2502

OFICINAS REGIONALES DE LA FTC
1718 Peachtree Street, N.W., Suite 1000
Atlanta, Georgia 30367
(404) 347-4836
101 Merrimac Street, Suite 810
Boston, Massachusetts 021144719
(617) 424-5960
55 East Monroe Street, Suite 1860
Chicago, Illinois 60603
(312) 353-4423
668 Euclid Avenue, Suite 520A
Cleveland, Ohio 44114
(216) 522-4207
100 N. Central Expressway, Suite 500
Dallas, Texas 75201
(214) 767-5501
1961 Stout Street, Suite 1523
Denver, Colorado 80294
(303) 844-2271
11000 Wilshire Boulevard, Suite 13209
Los Angeles, California 90024
(310) 2354000
150 William Street, Suite 1300
New York, New York 10038
(212) 264-1207
901 Market Street, Suite 570
San Francisco, California 94103
(415) 356-5270
2806 Federal Bldg., 915 Second Ave.
Seattle, Washington 98174
(206) 2206363

Producido con la cooperación de la Administración de Alimentos y Drogas. 961249S

- **Comisión Federal de Comercio**
  Oficina de Protección al Consumidor
  Oficina de Educación del Consumidor y de los Negocios (202)326-3650
  Mayo de 1996

SEA CUIDADOSO AL ESCOGER LOS TRATAMIENTOS MÉDICOS

(Be Careful in Choosing a Medical Treatment)

Escogiendo tratamientos para mejorar la salud

No siempre es fácil encontrar pronta mejoría cuando usted está enfermo. La verdad es que hay diferentes medicinas y maneras para tratar los problemas de la salud.

Es posible que un amigo le recomiende un remedio, usted vea un anuncio en un periódico o en la televisión, o su médico recomiende un tratamiento para su salud.

La misión de la Administración de Drogas y Alimentos (FDA) es la de asegurarse que los medicamentos y tratamientos para la salud sean efectivos y seguros. La mayoría son aprobados por la FDA, otros no.

Algunos medicamentos son falsos y sólo sirven para malgastar el dinero. Otros pueden agravar al paciente. El anunciar un producto no es prueba de que su eficacia es segura como lo dice el anuncio.

Tratamientos inefectivos

A veces no hay tratamientos aprobados por la FDA que puedan ayudarlo. Generalmente esto es cierto cuando se trata de enfermedades serias como algunos tipos de cáncer, el SIDA, o enfermedades de larga duración como la artritis. Entonces es posible que usted oiga de tratamientos que todavía están a prueba.

Hay muchos tratamientos sin aprobación y es posible que usted haya oído de algunos de ellos. Por ejemplo:

- Imaginación (Por medio de la imaginación, usted puede aprender a verse a sí mismo de distinta manera; como una persona fuerte y saludable y su enfermedad como algo débil y fácil de destruir.)
- Hipnotismo (Estado de semiconsciencia inducido artificialmente).
- Retroalimentación (Con este método usted puede tratar de aprender a ejercer control de ciertas funciones de su cuerpo–el ritmo del corazón, la temperatura y el relajamiento muscular.)

Si usted quiere ensayar un tratamiento que no ha sido aprobado, haga primero lo siguiente:

- Hable con personas que hayan ensayado el tratamiento. Pregunte acerca de todo lo sucedido–bueno o malo–antes, durante, y después del tratamiento.
- Pregúntele a la persona que hace los tratamientos, qué clase de entrenamiento ha tenido y durante cuánto tiempo ha estado haciéndolo.
- ¿Cuánto dinero cuesta el tratamiento? Algunas compañías de seguros de salud no pagan por tratamientos sin aprobación.
- Hable con su médico acerca del nuevo tratamiento que usted desea ensayar.

La mejor manera de ensayar un tratamiento que no ha sido aprobado es visitando una clínica experimental, en donde se investigan los tratamientos para ver si son seguros y eficaces. Los procedimientos que estas clínicas ofrecen deben ser exactos para protección de los pacientes. Su médico puede ayudarle a encontrar una de ellas.

¡Cuídese de los tratamientos fraudulentos!

¿Cómo sabe usted si una medicina o tratamiento son falsos? Una manera es observando las tretas que usan los estafadores para ganar su confianza ... y robarle su dinero.

Desconfíe de anuncios que prometen:

- fórmulas secretas (Los científicos verdaderos siempre comparten los resultados de sus triunfos.)
- descubrimientos sorprendentes o curas milagrosas (Los resultados importantes no suceden cada día pero cuando llegan, no se consideran sorprendentes ni milagrosos.)
- pérdida de peso fácil (La mayoría de las personas logran perder peso con una dieta balanceada y más ejercicio físico para poder controlar el consumo de las calorías.)
- curas garantizadas, rápidas y sin dolor

No lo olvide

- Los medicamentos y los tratamientos falsos sirven solamente para robarle su dinero, y aunque algunos no causan daños, tampoco traen nada bueno.
- Algunos tratamientos falsos pueden causar serios daños a la salud. El mejor consejo es: **Si la promesa suena demasiado tentadora para ser cierta, seguramente no lo es.**
- Consulte con su médico o farmacéutico, acerca del tratamiento más adecuado para usted.

¿Desea más información acerca de algún tipo de **tratamiento médico?** La Administración de Drogas y Alimentos (FDA) puede tener una oficina cerca de usted. Consulte las páginas azules de su directorio telefónico o escriba una carta a:

FDA
HFE-88
Rockville, MD 20857

¿Desea más información **sobre medicinas o clínicas experimentales?** Consulte con su médico o escriba una carta a:

National Institutes of Health
Office of Alternative Medicine
6120 Executive Boulevard, EPS
Suite 450, Rockville, MD 20852
(301) 402-2466

(Adaptación del Inglés por Carlos Aranguren FDA Office of Public Affairs)

La Administración de Drogas y Alimentos (FDA) es parte del Gobierno de los Estados Unidos. Parte del trabajo de la FDA es el de asegurarse que las drogas y otros tratamientos médicos son seguros y eficaces.

■ **Administración de Drogas y Alimentos**
5600 Fishers Lane, (HF-I40)
Rockville, MD 20857
Agosto de 1996
Pub. No. (FDA)96-1248S

AUDICIÓN Y LENGUAJE (HEARING AND SPEECH)

■■■

INFORMACIÓN SOBRE TINITUS PARA LA FAMILIA

(Information about Tinnitus for Your Family)

¿Es el tinitus un problema comun?

Milliones de gente tienen tinitus: aproximadamente el 20% de la población ha tenido tinitus en su vida. Tinitus (se puede decir tín-itus o tin-ítus) es la percepción de sonido cuando realmente no hay. Aunque su ocurrencia es común, no es común que la mayoría de gente conozca la condición por su nombre, y es aún menos común que la gente entienda cómo les afecta a quienes lo padecen. Para algunos es solamente una incomodidad; para otros es una condición de estrés que altera su vida.

¿Como es tener tinitus?

El tinitus, descrito como zumbido en los oídos, varía mucho de persona a persona. Algunos oyen un siseo, zumbido, o el sonido de humo escapando de un radiador. Algunos oyen un tono; otros oyen varios tonos. Los que no tienen tinitus pueden imaginárselo al pensar en el sonido de emergencia por radio, el tono de alta frecuencia de sesenta segundos que se presenta muy a menudo por radio o televisión. Las personas con tinitus oyen ruidos parecidos a ese tono las 24 horas del día.

¿Como se siente una persona con tinitus?

Al inicio del tinitus, mucha gente está preocupada y tal vez asustada, especialmente si nunca ha oído sobre el tinitus ni has conocido a alguien que se lo haya mencionado. Imagínese tratando de explicar que está oyendo algo que nadie más puede oír. Es normal preocuparse de que otros puedan pensar que usted está imaginando cosas. Mucha gente con tinitus se preguntan: ¿Tienen otras personas este problema? ¿Cómo voy a explicárselo a mi familia y amigos? ¿Me van a enten-

der? ¿Se va a desaparecer? ¿Que va pasarme si empeora? Perderé mi audición? ¿Cómo voy a dormir con tanto ruido?¿Cómo voy a trabajar? ¿Hay gente que se siente igual? ¿Cómo puedo manejarlo?

Estos pensamientos pueden ser muy molestos cuando el tinitus es nuevo. Muy a menudo ayuda mucho que la persona con temores reciba una explicación verdadera de un professional especializado en audición. Pero, por otra parte, puede ser que las preguntas concernientes a pensamientos interiores y temores pueden ser contestadas por alguien que padece de tinitus, ya que ha experimentado los mismos tipos de pensamientos y ha aprendido a vivir con ellos.

¿Cual es la causa del tinitus?

Actualmente, la causa o causas fisiológicas de tinitus no son claras. Algunas factores que se han conocido como causas de tinitus o que pueden emperorar el tinitus ya existente son las siguientes: exposición al ruido, acumulación de cera en el oído, algunos medicamentos (aspirina, algunos antibióticos, etc.), infección/congestió del oído o senos, alergias, trastorno de la articulación mandibular (TMJ), enfermedad cardiovascular, un tumor del nervio auditivo, otosclerosis, tiroide subactiva, o trauma del cuello o cabeza.

¿Se puede tratar el tinitus?

Hay varias opciones para tratar el tinitus que pueden proporcionar alivio:

1. **Amplificación (audífonos).** Si un paciente tiene pérdida auditiva y el tinitus está en los tonos bajos o medios, un audífono frecuentemente permite que el usario pueda escuchar los sonidos ambientales que pueden desviar el enfoque y alejarlo del tinitus.
2. **Enmascaramiento.** Los enmascaradores del tinitus se parecen a los audífonos y producen un sonido placentero propio para enmascarar el clamor de tinitus. Se puede ajustar los enmascaradores en cualquier momento, proporcionando al usario en elemento de control. Para las personas que necesitan amplifica-

ción y enmascaramiento, un instrumento de tinitus (una combinación de los dos) es una opción. A veces el enmascaramiento provee la gratificación de cancelar el tinitus por diferentes espacios de tiempo cuando se apaga el enmascarador. Este fenómeno es llamado "inhibición residual". Las unidades de enmascaradores de cama emiten sonidos para que una persona pueda dormir. También se puede lograr el efecto de enmascaramiento al encender un ventilador o una radio o el televisor a un volumen bajo. Se pueden obtener cintas de grabadoras y discos compactos (CDs) que tienen sonidos ambientales como la lluvia, cataratas o el mar. Se puede grabar cintas especiales. En este tipo de enmascaramiento no es predecible el éxito o fracaso de un enmascarador ajustado por un profesional.

3. **Bioretroalimentación (Biofeedback).** Este entrenamiento de bioretroalimentación enseña la habilidad de controlar las acciones específicas del cuerpo, como la presión de la sangre, latido del corazón y la temperatura de la piel. También enseña el manejo del estrés, lo cual puede ser una ayuda en la adaptación a su tinitus.

4. **Terapia de comportamiento cognoscitivo** está basada en conceptos refentes a la conducta. La manera en que un paciente piensa de su tinitus afecta su habilidad para manejar su situación. Esta técnica común y exitosamente usada por pacientes con dolores crónicos, ayuda a los pacientes a identificar y alterar los pensamientos y comportamientos equívocos.

5. **Habituación Auditiva.** Esta terapia intenta reentrenar el oído a ignorar (o habituarse a) su tinitus. Los pacientes se ponen un aparato similar a un audífono que emite un sonido de banda ancha no tan alto como su tinitus. Este curso de tratamiento puede durar más de un año.

6. **Terapia de Drogas.** Se han investigado muchos medicamentos en el tratamiento de tinitus. Hoy en día, los medicamentos son usados primordialmente para ayudar a liviar la ansiedad, depresión y problemas de insomnio. Tratando estos problemas se puede ayudar indirectamente al paciente con tinitus.

Tome en cuenta que el tinitus de cada persona responde en diferente manera a los intentos para encontrar alivio. Entonces, muy a menudo es necesario probar varias terapias antes de encontrar la mejor o una combinación de ellas. Las personas no deben desanimarse o darse por vencidas solamente porque algo en el pasado no funcionó.

¿Hay ciertas cosas que empeoran el tinitus?

Sí la manera en que el oído y el tinitus reaccionan a situaciones diferentes varían mucho de persona a persona, pero cada persona debe estar consciente de lo siguiente:

1. **Sobre-exposición al ruido** puede causar y hacer peor el tinitus y pérdida de audición. Es muy importante, especialmente si uno ya tiene tinitus, evitar o disminuir la exposición al ruido. Cuando esté cerca de ruido o anticipando un evento ruidoso, siempre traiga y use la protección adecuada para el oído (tapónes o auriculares). Recuerde el peligro potencial del ruido proveniente de fuentes comúnes como cortadoras de césped, estereos, sierras eléctricas, motocicletas, conciertos, películas y ruido en el trabajo.

2. **Medicamentos específicos.** Muchas drogas son ototóxicas prejudiciales al oído y pueden empeorar el tinitus. En consecuencia, los pacientes con tinitus deben comunicarle a su médico (no solamente al otorrinolaringólogo) su condición y sobre cualquier receta u OTC medicamento que estén tomando.

3. **El alcohol/nicotina/cafeína** pueden exacerbar el tinitus. Algunos pacientes con tinitus también descubren que su tinitus empeora al consumir ciertos alimentos. (Se han mencionado queso, sal, y vino rojo.) Para determinar si un alimento especial o sustancia causa una reacción alérgica, se sugiere que se evite por un mes el alimento o sustancia sospechosa, y después reintroducirlo poco a poco en la dieta o rutina diaria. Si se pone peor después de reintroducirlo tiene que anotarlo en un diario para una referencia futura.

4. **Estrés.** El tinitus causa estrés; el estrés causa el tinitus y ello puede ser un ciclo vicioso. Cualquier cosa que usted pueda hacer para reducir el estrés, puede ayudar a romper el ciclo. Terapias de relajación como yoga, meditación y ejercicio pueden ser útiles.

¿Como puede la familia ayudar?

La familia debe tratar de expresar entendimiento, no demostrando piedad sino comprensión.

El tinitus puede distraer e irritar a la persona y puede afectar el carácter y habilidad de concentración y el sueño.

Reconozca el tinitus como una condición verdadera invisible para usted pero real para la persona que lo padece.

Recuerde que a veces es difícil oír bien para quienes padecen de tinitus y pueden perder o mal entender parte de las conversaciones. Sea paciente.

Aprenda tanto como sea posible sobre el tinitus. No solamente le ayudará a entender la condición sino que mostrará a la persona con tinitus que usted está preocupado e interesado en ayudarle.

Explíqueles el tinitus a otros miembros de la familia, amigos y compañeros de trabajo para que ellos pueden entender y ayudar.

Aprenda a reconocer y a evitar los cosas que agravan el tinitus del familiar afectado. Respete que las personas con tinitus deben evitar la exposición al ruido y entienda cuando rechazan invitaciones a ciertos eventos.

Trabaje en su comunidad para reducir la exposición involuntaria a ruidos fuertes. Altoparlantes ambulantes de carros abiertos o boom boxes (radios portátiles de alto volumen) llevados en público pueden y deben ser declarados ilegales. (Los adolescentes están perdiendo su audición en proporciones epidémicas debido a estas y otros ruidos excesivos.) Disminuya el ruido innecesario en su casa.

Promueve el involucramiento de su familiar afectado de tinitus a un grupo de apoyo e involúcrese usted mismo. Un grupo de apoyo para tinitus es un lugar seguro para ventilar preocupaciones y puede beneficiar a todos aprender destrezas para hacer frente a su tinitus. Los pacientes de tinitus y sus familiares ofrecen el tipo de entendimiento que solamente las experiencias compartidas pueden inspirar. ATA ofrece una red nacional del voluntarios disponibles y de mucha ayuda por medio de grupos de apoyo, contactos telefónicos, y amigos por correo. ATA ofrece materiales y asistencia continua a todos sus participantes en la red de apoyo. Para información sobre como asociarse a la red, escriba a ATA para obtener un paquete de autoayuda.

Por último, podría ser útil escuchar los sonidos como la persona afectada de su famila los oye. ATA tiene una cinta disponible que presenta unos de los "sonidos de tinitus". Posiblemente un audiólogo podría producir unos de los sonidos para usted también.

¿Que se esta haciendo para contrarrestar el tinitus?

ATA provee información sobre tinitus a pacientes y al público en general través de su revista, *Tinnitus Today* (Tinitus Hoy) y varios folletos, anuncios y seminarios profesionales. ATA tiene una red nacional de profesionales del campo de la salud auditiva quienes tienen un interés especial en el tratamiento de los pacientes con tinitus. Lo más importante es que ATA patrocina investigaciones sobre tinitus para encontrar mejores tratamientos y su curación. Adicionalmente otros proyectos son patrocinados por el Instituto Nacional de Sorder y Otros Trastornos de Comunicación (NIDCD) y varias fundaciones privadas.

¿Como puede usted luchar contra el tinitus?

Usted puede ser miembro de ATA. Su contribución anual ayudará a patrocinar investigaciones y educación sobre el tinitus. También la dará la información más reciente sobre proyectos de investigaciones y tecnologías para el alivio del tinitus. Escriba a ATA para detalles de membresia y beneficios adicionales.

Comite cientifico de consejo

Ronald G. Amedee, M.D.
New Orleans, Louisiana

Robert E. Brummett, Ph.D.
Portland, Oregon

Jack D. Clemis, M.D.
Chicago, Illinois

Robert A. Dobie
San Antonio, Texas

John R. Emmett, M.D.
Memphis, Tennessee

Chris B. Foster, M.D.

La Jolla, California

Barbara Goldstein, Ph.D.
New York, New York

Richard L. Goode, M.D.
Stanford, California

John W. House, M.D.
Los Angeles, California

Robert M. Johnson, Ph.D.
Portland, Oregon

William H. Martin
Philadelphia, Pennsylvania

Gale W. Miller, M.D.
Cincinnati, Ohio

J. Gail Neely, M.D.
St. Louis, Missiouri

Jerry L. Northern, Ph.D.
Denver, Colorado

Robert E. Sandlin, Ph.D.
El Cajon, California

Alexander J. Schleuning, M.D.
Portland, Oregon

Abraham Shulman, M.D.
Brooklyn, New York

Mansfield Smith, M.D.
San Jose, California

Directores Honorados

The Honorable Mark O Hatfield
United States Senate

Tony Randall
New York, New York

William Shatner
Los Angeles, California

Consul Legal

Henry C. Breithaupt
Stoel, Rives, Boley, Jones & Grey

Junta Directiva

Philip O. Morton, Chairman
Portland, Oregon

Edmund J. Grossberg
Northbrook, Illinois

W.F.S. Hopmeier
St. Louis, Missouri

Paul Meade
Tigard, Oregon

Aaron I. Osherow
Clayton, Missouri

Gloria E. Reich, Ph.D.
Executive Director
Portland, Oregon

Una agencia voluntaria de salud humana y bienestar sin fines de lucro bajo 26 USC 501 (c)(3) ©ATA(1096)

■ **Asociación Americana de Tinitus**
Post Office Box 5
Portland, OR 97207-0005

Tel. (503) 248-9985
Fax. (503) 248-0024

LA SORDERA Y LA PÉRDIDA DE LA CAPACIDAD AUDITIVA

(Deafness and Hearing Loss)

Definición

El Acta para la Educacion de los Individuos con Discapacidades ("Individuals with Disabilities Education Act," o IDEA), anteriormente el Acta para la Educacion de los Impedidos (la Ley Publica 94-142), incluye "impedimento del oído" y "sordera" como dos de las categorias bajo las cuales los ninos con discapacidades pueden ser elegibles para los programas de educación especial y servicios relacionados. A pesar de que el término "impedimento auditivo" ("hearing impairment") a menudo es usado para describir una gran variedad de perdidas de la capacidad auditiva, incluyendo la sordera, los reglamentos de IDEA definen la perdida de la capacidad auditiva y la sordera por separado.

"Impedimento auditivo" se define en IDEA como "un impedimento del oído, tanto permanente o fluctuante, que perjudique el rendimiento escolar del nino".

"La sordera" se define como "un impedimento del oído que es tan severo que el nino resulta impedido en procesar imformación lingüística a través del oído, con o sin amplificación".

Por lo tanto, la sordera puede ser vista como una condición que evita que un individuo reciba sonido en todas o casi todas sus formas. En contraste, un niño con perdida de la capacidad auditiva generalmente puede responder a los estímulos auditivos, incluyendo el lenguaje.

Frecuencia

La perdida de la capacidad auditiva y la sordera afectan a individuos de todas las edades y pueden ocurrir en cualquier momento desde la infancia hasta la vejez. El Departamento de Educación de los Estados Unidos (1995) informa que durante el ano escolar 1993-94, 64,249 alumnos de 6 a 21 años de edad (o 1.3 por ciento de todos los alumnos con discapacidades) recibieron servicios de educación especial bajo las categorías combinadas de "impedimento del oído" y "sordera". Sin embargo, el numero de niños con perdida de la capacidad auditiva y sordera es sin duda mayor, ya que muchos de estos alumnos además pueden tener otras discapacidades y pueden recibir servicios bajo otras categorías.

Características

Es útil saber que el sonido se mide por su volumen o intensidad (se mide por unidades llamadas decibelios, dB) y su frecuencia o intensidad (se mide en unidades llamadas hertzios, Hz). Los impedimentos del oído pueden ocurrir en cualquiera o ambas areas, y pueden existir en un solo oído o en ambos oídos. La perdida de la capacidad auditiva generalmente se describe como leve, benigna, moderada, severa o profunda, dependiendo de lo bien que una persona pueda escuchar las intensidades o frecuencias mayormente asociadas con el lenguaje. Generalmente, solo los niños cuya perdida de la capacidad auditiva es mayor a 90 decibelios (dB) son considerados sordos para los propósitos de la ubicación escolar.

Hay cuatro tipos de perdida de la capacidad auditiva. Las perdidas de la capacidad auditiva conductivas son causadas por enfermedades u obstrucciones en el oído exterior o medio (las vías de conducción a través de las cuales el sonido llega al oído interior). Las perdidas de la capacidad auditiva conductivas usualmente afectan todas las frecuencias del oído uniformemente y no resultan en perdidas severas. Una persona con una perdida de la capacidad auditiva conductiva bien puede usar dispositivos acusticos (o aparatos para sordos) o puede ser ayudada por médicos o intervenciones quirúrgicas.

Las perdidas de la capacidad auditiva sensorioneurales resultan de daño a las delicadas células capilares sensoriales del oído interno o a los nervios que lo abastecen. Estas perdidas de la capacidad auditiva pueden abarcar desde perdidas leves a profundas. A menudo afectan la habilidad de la persona para escuchar ciertas frecuencias más que otras. Por lo tanto, aun con amplificación para aumentar el nivel del sonido, una persona con perdida de la capacidad auditiva de tipo sensorioneural puede percibir los sonidos distorcionados, que a veces hacen imposible el uso de dispositivos acústicos.

Las perdidas de la capacidad auditiva mixtas se refieren a una combinación de perdidas conductivas y sensorioneurales y significa que ocurre un problema tanto en el oído externo, o medio y el oído interno. Una perdida de la capacidad auditiva central resulta de daño o impedimento a los nervios o nucleo del sistema nervioso central, ya sea en las vías al cerebro o en el mismo cerebro.

Repercusiones educacionales

La perdida de la capacidad auditiva o sordera no afecta la capacidad intelectual ni la habilidad para aprender. Sin embargo, los ninos que tienen dificultad para oír o que son sordos generalmente requieren alguna forma de servicios de educación especial para recibir una educación adecuada. Tales servicios pueden incluir:

- entrenamiento regular de elocución, lenguaje, y auditivo por parte de un especialista;
- sistemas de amplificación;
- servicios de intérprete para aquellos alumnos que utilizen la comunicación manual;
- un asiento favorable para facilitar la lectura hablada en la sala de clases;
- películas y videos con subtítulos;
- la asistencia de una persona que tome notas para el alumno con perdida de la capacidad auditiva, para que así el alumno pueda concentrarse totalmente en la instrucción;

- instrucción para el maestro y compañeros sobre métodos opcionales de comunicación, tales como los signos manuales; y
- orientación individual.

Los niños con perdida de la capacidad auditiva encontrarán más dificultad para aprender vocabulario, gramática, orden alfabético, expresiones idiomáticas, y otros aspectos de la comunicación verbal que los niños con el oído normal. Para los niños que son sordos o tienen severas perdidas de la capacidad auditiva, el uso consciente, temprano, y consistente de visibles métodos de comunicación (tales como los signos manuales, el alfabeto manual, y la Palabra Complementada) y la amplificación y entrenamiento oral o rehabilitación auditiva pueden ayudar a disminuir un atraso en el lenguaje. A la edad de cuatro o cinco años, la mayoría de los niños que son sordos están matriculados en la escuela el día completo y hacen trabajo especial para el desarrollo de la comunicación y lenguaje. Es importante que los maestros y audiologos trabajen juntos para enseñarle al niño a utilizar su capacidad de oído residual al máximo alcance posible, aunque el medio de comunicación preferido sea manual. Como la gran mayoría de los niños sordos (más del 90 por ciento) nacen de padres con el oído normal, los programas deben proporcionar instrucción para los padres sobre las implicaciones de la sordera en la familia.

Las personas con perdida de la capacidad auditiva usan medios orales o manuales para la comunicación o una combinación de ambos. La comunicación oral incluye lenguaje, lectura hablada, y el uso de la capacidad de oído residual. La comunicación manual tiene que ver con los signos manuales y el alfabeto manual. La Comunicación Total, como método de instrucción, es una combinación del método oral más los signos manuales y el alfabeto manual.

Los individuos con perdida de la capacidad auditiva, incluyendo aquellos que son sordos, ahora tienen muchos aparatos útiles a su alcance. Los telefonos de texto (conocidos como TT, TTY, o TDD) permiten que las personas escriban de télefono a télefono a través de la red de telefonos. El Servicio de Interpretación de Telecomunicaciones ("Telecommunications Relay Service", o TRS), requerido ahora por ley, hace posible que los usuarios se comuniquen con casí cualquiera (y vice versa) por medio del télefono. El Centro de Intercambio de Información del Instituto Nacional para la Sordera y Otros Desórdenes de la Comunicación (Teléfono: 1-800-241-1044, voz; 1-800-241-1055, TT) tiene disponibles listas de números de TRS por estado.

Recursos

Adams, J.W. (1988). *You and your hearing-impaired child: A self-instructional guide for parents*. Washington, DC: Gallaudet University. (Telefono: 1-800-451-1073.)

Luterman, D.M. (1991). *When your child is deaf: A guide for parents*. Parkton, MD: York Press. (Teléfono: 1-800-962-2763.)

Ross, M. (Ed.) (1990). *Hearing-impaired children in the mainstream*. Parkton, MD: York Press. (Teléfono: 1-800-962-2763.)

Schwartz, S. (Ed.) (1996). *Choices in deafness: A parents' guide to communication options*. Rockville, MD: Woodbine House. (Telefono: 1-800-843-7323.)

Shhh Journal. Publicacion bimenstral de la organización Self Help for Hard of Hearing People (SHHH). La dirección y número de télefono de SHHH aparece más abajo.

Organizaciones

Alexander Graham Bell Association for the Deaf, Inc.
3417 Volta Place, NW, Washington, DC 20007.
Télefono: (202) 337-5220 (Voice/TT).
E-mail: agbell2@aol.com

American Society for Deaf Children
2848 Arden Way, Suite 210, Sacramento, CA 95825-1373.
Télefono:1-800-942-2723 (Voz/TT).
E-mail: asdc1@aol.com

American Speech-Language Hearing Association
10801 Rockville Pike, Rockville, MD 20852.
Télefono: (301) 897-5700 (Voz/TT);
1-800-638-8255 (Linea de ayuda)

National Information Center on Deafness
Gallaudet University, 800 Florida Avenue N.E.
Washington, DC 20002-3695.
Télefono: (202) 651-5051 (Voz); (202) 651-5052 (TT).
E-mail: nicd@gallux.gallaudet.edu Web site:
http://www.gallaudet.edu/~nicd

National Institute on Deafness and Other Communication Disorders Clearinghouse,
One Communication Avenue, Bethesda, MD 20892-3456.
Télefono: 1-800-241-1044 (Voz); 1-800-241-1055 (TT).
E-mail: nidcd@aerie.com

Self Help for Hard of Hearing People (SHHH)
7910 Woodmont Avenue, Suite 1200, Bethesda, MD 20814.
Télefono:(301) 657-2248 (Voz); (301) 657-2249 (TT).
E-mail:shhh.nancy@genie.com

El uso del término "discapacidad"

El término "discapacidad" fue aceptado por la Real Academia Española de la Lengua hace diez años y aparece en el diccionario de la lengua española de esta. En reconocimiento del gran poder del lenguaje para influir y crear impresiones, NICHCY utiliza el termino "discapacidad" en todas sus publicaciones.

Otras terminos quizás más comunes—como, por ejemplo, "incapacidad", "minusválido", e "inválido"—pueden dar a entender que las personas con discapacidades son personas "sin habilidad", de "menor valor", o "sin valor".

En comparación, discapacidad quiere decir una falta de habilidad en algún ramo específico. El uso del término reconoce que todos los individuos con discapacidades tienen mucho que contribuir a nuestra sociedad y al mismo tiempo esta de acuerdo con cambios similares en el lenguaje de la ley estadounidense.

Este documento fue desarrollado a través del Acuerdo Cooperativo #H030A30003 entre la Academia para el Desarrollo Educacional

(Academy for Educational Development) y la Oficina de Programas de Educación Especial del Departamento de Educación de los Estados Unidos. El contenido de este documento no refleja necesariamente las opiniones o politicas del Departamento de Educacion, y el hecho de mencionar nombres registrados, productos comerciales, u organizaciones no implica el endorso por parte del Gobierno de los Estados Unidos.

Fundada en 1961, la Academia para el Desarrollo Educacional (Academy for Educational Development) es una organización sin fines de lucro dedicada a los servicios para tratar las necesidades del desarrollo humano en los Estados Unidos y a través del mundo. En sociedad con sus clientes, la Academia aspira a enfrentarse con los desafíos sociales, económicos, y ambientales a través de la educacion y desarrollo de recursos humanos; aplicar los mejores métodos existentes para la educación, entrenamiento, investigación, tecnología, administración, análisis de la conducta, y mercadeo social, para resolver problemas; y mejorar el conocimiento y destrezas a través del mundo como los más efectivos medios para estimular el crecimiento, reducir la pobreza, y promover los ideales democráticos y humanitarios.

- **El Centro Nacional de Información Para Niños y Jóvenes con Discapacidades**
  PO Box 1492
  Washington, DC 20013
  1-800-695-0285 (Voz/TT)
  (202) 884-8200 (Voz/TT)
  E-mail: nichcy@aed.org
  URL: http://www.nichcy.org
  FS3-SP, en espanol
  Octubre de 1996

SI USTED TIENE TINITUS: LOS PRIMEROS PASOS PARA SEGUIR

(If You Have Tinnitus: What You Should Do First)

Un estimado de 12 milliones de americanos tienen tinitus severo, un zumbido crónico u otro ruido penoso en los oídos o cabeza. Aunque no haya cura, hay tratamientos que pueden ayudar. Muchas personas con tinitus no son conscientes que existen tratamientos útiles.

Si usted está interesado en un programa de tratamiento pero está inseguro de cómo buscar el cuidado apropiado, los siguientes pasos pueden ayudarle a iniciar el proceso.

Paso #1

Tome nota de los detalles que rodean el comienzo de su tinitus.

¿Usaba una medicación nueva cuando comenzó? ¿Fue herido o expuesto a un ruido excesivo inmediatamente antes de que comenzara? ¿Está el tinitus en un oído, en los dos oídos o percibe estar en la cabeza? ¿Fluctúa o es constante? ¿Tiene usted una pérdida de audición?

Estos son aspectos valiosos de información que potencialmente pueden orientar al profesional de la salud hacia una solución y a usted a un alivio.

Paso #2

Viste a un médico.

Hay varias causas orgánicas de titnitus—como la presión alta de sangre, un tiroide subactivo, excesiva cera del oído, y, en casos raros, un tumor en el nervio auditivo. El control de estos problemas médicos pueden dar alivio a su tinitus.

Mucha gente elige ver a un especialista de oídos, nariz garganta, referido como **otorrinolaringólogo.** Un **otólogo** es un especialista que solamente atiende los oídos. Los otorrinolaringólogos y otólogos pueden ejecutar pruebas médicas; investigar alergias, Sindrome de Meniere, u otra patologia (enfermedad o malformación); realizar cirugía, y recetar drogas. En algunas situaciones, los médicos pueden pedir pruebas neurológicas (ej. MRI o CT). Cuando una causa patológica estógica esté eliminada, algunos médicos canalizan a sus pacientes a un audiólogo para una evalución adicional y tratamiento de su tinitus.

Paso #3

Tenga su audición revisada.

Un **audiólogo** es un especialista de audición con licenciatura advanzada (siempre con una maestria, a menudo un doctorado y por lo general un CCC-A—"Competencia de Certificación Clinica-Audiológica"). Los audiólogos pueden ejecutar todas las pruebas audiológicas y evaluaciones de audición. Ellos pueden, también, si tienen su licencia, adaptar audífonos de amplificación (que pueden amplificar los sonidos diarios para cubrir o "emascarar" el tinitus), "enmascaradores" de tinitus (que es un tipo de audífono que produce un sonido más placentero que el tinitus del paciente), e instrumentos de tinitus (una unidad que es una combinación e incluye los enmascaradores y los audífonos de amplificación). Algunos audiólogos ofrecen consejeria, estrategias de relajacón, bioretroalimentación y una terapia de entrenamiento de la percepción del tinitus llamada "habituación auditiva" que usa un generador de ruido a nivel del oído para ayudar con el proceso.

Los médicos y audiólogos pueden ejecutar las pruebas diagnósticas—repuesta por el tallo cerebral auditivo (ABR), electrocochleographia (EcoG), electronystagmographia (ENG), emisiones otoacousticos (OAE), y otros—para determinar mejor la función del oído medio y oído interno.

Los especialistas de aparatos auditivos (audífonos) con un BC-HIS que es una certificación recibida del Consejo Nacional de Certificación en Sciencias de Instrumentos de Audición son entrenados y licenciados para adaptar audífonos, ejecutar pruebas audiométricas y evaluaciones del uso de aparatos y ofrecer seguimiento pos-adaptación. Ellos pueden también adaptar enamscaradores e instrumentos de tinitus y ofrecer unidades que sirven como enmascaradores de cama o cintas para enmascarar. Muchos de ellos ofrecen audífonos y unidades de tinitus por un período de prueba.

Sea consciente que no todos los médicos, audiólogos o especialistas de aparatos auditivos (audífonos) son capaces de proveer todos los servicios mencionados en la lista. Hay también muchos profesionales de salud que no están familiarizados con todos los tratamientos y procedimientos para el tinitus.

La RED Profesional de Referencia de ATA incluye los nombres, direcciones, y números telefónicos de los profesionales de la salud quienes toman un interés especial en los pacientes de tinitus y quienes hacen un esfuerzo para informarse sobre los tratamientos e investigaciones nuevas sobre el tinitus. (Se ofrece la lista a nuestros miembros como un recurso—no como una recomendación.)

Paco #4

Hable con su profesional de la salud.

Le puede ayudar entendiendo sus opciones y darle la confianza que necesita. Se le puede realizar las siguientes preguntas a los profesionales de la salud antes o durante una visita (Recuerdo anotar las respuestas por escrito y repetirlas si es necesario.)

- ¿Cuáles son los tratamientos para tinitus que usted usa en su práctica médica?
- ¿Cuál es mi diagnóstico exacto?
- ¿Cuál es su plan de tratamiento para mí?
- ¿Podemos descartar un tumor para que yo pueda dejar de preocuparme?
- ¿Cuáles pruebas requiere o sugiere usted?
- ¿Cuál es el objetivo de la prueba diseñada?
- ¿Va a ser incómoda la prueba?, y si sí, ¿para cuánto tiempo?
- ¿Cuánto va a costar la prueba?
- Si me he realizado la prueba en otro lado, ¿tengo que repetirla?
- ¿Cuáles son las instrucciones para tomar esta medicación? (alimentos, otras drogas que se evitan)
- ¿Cuáles son los riesgos/efectos secundarios del tratamiento o uso de drogas?
- ¿Cuáles expectativas puedo tener para un alivio o mejoramiento de mi audición?
- ¿Puede ser que el tinitus esté causado por un problema de TMJ (trastorno de la articulación de la mandíbula)?
- ¿Consiguiendo un audífono (o re-adaptando mi audífono) afectará mi tinitus?
- ¿Qué más puedo hacer por mí mismo para aliviarlo? (Dieta, ejercicio, cambios de ambiente)
- ¿Cuántas visitas piensa usted que voy a necesitar?
- ¿Qué parte de este tratamiento será cubierta por seguro?
- ¿Usted tiene información escrita para el paciente sobre el tinitus?
- Si tengo que ajustarme a tolerar el ruido, ¿cómo puedo aprender a hacerlo?
- ¿Puede usted referirme a un consejero?

- Si usted no puede ayudarme, ¿conoce usted a alguien que pueda?
- ¿Hay un grupo de apoyo de tinitus aquí en esta ciudad?
- ¿Es usted un mienbro de la Asociación Americana de Tinitus (ATA)?

(Incluya sus propias preguntas también.)

Además de una lista de preguntas, se sugiere que lleve con usted cuando visite a su profesional de la salud los siguientes datos:

- Una lista completa de sus síntomas.
- Copias de todos sus resultados de los éxamenes y audiogramas.
- Una lista escrita de TODOS sus medicamentos (sin receta y con receta) que usted está tomando actualmente o ha tomado hace poco.

Paso #5

¡Pruebe Algo!

- Audífonos y/o enmascaradores, terapia por drogras y habituación auditiva han sido probados con algún éxito.
- Los consejos le pueden ayudar. La depresión y/o ansiedad a veces acompaña el tinitus en sus primeras etapas.
- La terapia cognoscitiva es usada para cambiar la manera en que los pacientes reaccionan a su tinitus por la identificación de pensamientos negativos y patrones de comportamiento.
- La terapia por bioretroalimentación ayuda a que los pacientes controlen conscientemente su respiración, su velocidad del corazón, su presión de sangre y la tensión muscular por un monitor electrónico. Por lo general este tratamiento es unido con terapia de apoyo y otras técnicas de reducción de estrés.
- Algunos casos de tinitus parecen ser de origen de TMJ (trastorno de la articulación temporomandibular). Un dentista especializado en TMJ puede realizar esta evaluación. La terapia puede incluir ortodoncia o un aparato separable dentro de la boca.

Preube un tratamiento de nuevo. Algo que no funcionó la primera vez puede funcionar la segunda vez. Para algunos pacientes, una combinación de terapias es más efectiva que una terapia sola.

Paso #6

Cuídese

- Use protectores de oído (moldes o auriculares) cuando esté en ruido. El tinitus empeora si no se evita la exposición escesiva al ruido.
- Aprenda a relajarse bien. Ejercicio, yoga, meditacíon, y cintas del ambiente (la lluvia, las olas del mar, etc.) son herramientas que pueden reducir el estrés y promover relajación y reducir cansacio. Puede ser que

usted se dé cuenta que se puede tolerar mejor el tinitus cuando esté relajado.

- Duerma bien. Mucha gente puede dormir cuando escucha la estática de la radio FM, un ventilador eléctrico o un emascarador de cama. La cafeína, alcohol, cigarrillos, y algunas drogas pueden interferir con su sueño.
- Escriba en un diario. Puede ser que encuentre una relación entre su tinitus y sus actividades físicas, con ciertos alimentos o algunas drogas que está tomando.

Paso #7

Participe en una red social.

Muy a menudo las personas que se han adaptado con éxito a su tinitus son los que están ocupados con pasatiempos y trabajo, ellos que usan una red social en forma regular y dan y reciben apoyo, y los que aprenden tanto como sea posible de su tinitus.

Si usted tiene interés en ayudar a otros por teléfono, por correo o como un líder de un grupo de apoyo, por favor escríbanos para más detalles. ATA patrocina una red de grupos de apoyo, amigos por correspondencia, y contactos telefónicos por todos los Estados Unidos y en el mundo.

Paso #8

Únase con la Asociación Americana de Tinitus (ATA).

ATA es una organización sin fines de lucro, apoyada por donacioes, dedicada a ayudar a los pacientes con tinitus y patrocina las investigaciones importantes de tinitus. Su contribución anual le da derecho a nuestra revista trimestral *Tinnitus Today (Tinitus Hoy)*, descuentos para los libros, y referencias a profesionales y contactos de ayuda propia en su área.

Escriba a ATA para una lista complete de servicios, materiales de recursos y beneficios de membrecía.

Comite Cientifico De Consejo

Ronald G. Amedee, M.D.
New Orleans, Louisiana

Robert E. Brummett, Ph.D.
Portland, Oregon

Jack D. Clemis, M.D.
Chicago, Illinois

John R. Emmett, M.D.
Memphis, Tennessee

Chris B. Foster, M.D.
La Jolla, California

Barbara Goldstein, Ph.D.
New York, New York

Richard L. Goode, M.D.
Stanford, Calfornia

John W. House, M.D.
Los Angeles, California

Robert M. Johnson, Ph.D.
Portland, Oregon

William H. Martin, Ph.D.
Philadelphia, Pennsylvania

Gale W. Miller, M.D.
Cincinnati, Ohio

J. Gail Neely, M.D.
St. Louis, Missouri

Jerry L. Northern, Ph.D.
Denver, Colorado

Robert E. Sandlin, Ph.D.
El Cajon, California

Alexander J. Schleuning, M.D.
Portland, Oregon

Abraham Shulman, M.D.
Brooklyn, New York

Mansfield Smith, M.D.
San Jose, California

Directores Honorados

The Honorable Mark O. Hatfield
United States Senate

Tony Randall
New York, New York

William Shatner
Los Angeles, Calfornia

Consul Legal

Henry C. Breithaupt
Stoel, Rives, Boley, Jones & Grey

Junta Directiva

Philip O. Morton, Chairman
Portland, Oregon

Edmund J. Grossberg
Northbrook, Illinois

W.F.S. Hopmeier
St. Louis, Missouri

Paul Meade
Tigard, Oregon

Aaron I. Osherow
Clayton, Missouri

Gloria E. Reich, Ph.D.
Executive Director
Portland, Oregon

Una agencia voluntaria de salud humana y bienestar sin fines de lucro bajo 26 USC 501 (c)(3) ©ATA(1096)

■ **Asociación Americana de Tinitus
Post Office Box 5
Portland, OR 97207-0005
Tel. (503) 258-9985
Fax. (503) 248-0024**

TRASTORNOS DEL HABLA Y LENGUAJE

(Speech and Language Disorders)

Definición

Un "trastorno del habla y lenguaje" se refiere a los problemas de la comunicación u otras areas relacionadas, tales como las funciones motoras orales. Estos atrasos y trastornos varian desde simples substituciones de sonido hasta la inhabilidad de comprender o utilizar el lenguaje o mecanismo motor-oral para el habla y alimentación. Algunas causas de los trastornos del hable y lenguaje incluyen la perdida auditiva, trastornos neurológicos, lesión cerebral, retraso mental, abuso de drogas, impedimentos tales como labio leporino, y abuso o mal uso vocal. Sin embargo, con mucha frecuencia se desconoce la causa.

Incidencia

La cuarta parte de los alumnos que participan en los programas de educación especial de las escuelas públicas (casi 1 millon de niños participaron durante el año escolar de 1993-94) fueron categorizados de impedidos en el habla y lenguaje. Esta cantidad no incluye aquellos niños que tienen problemas del habla y lenguaje secundarios a las otras condiciones como, por ejemplo, la sordera. Los trastornos del lenguaje pueden estar relacionados a otras discapacidades como el retraso mental, el autismo, o la parálisis cerebral. Se estima que los trastornos de la comunicación (incluyendo desordenes del habla, lenguaje, y audición) afectan a una de cada 10 personas en los Estados Unidos.

Características

La comunicación del niño se considera atrasada cuando el niño está notablemente atrasado en comparación a sus compañeros en la adquisición de destrezas del habla o lenguaje. A veces el niño puede tener una mayor habilidad receptiva (comprensión) que expresiva (el habla), pero no siempre es así.

Los trastornos del habla se refieren a las dificultades en la producción de los sonidos requeridos para hablar o problemas con la calidad de la voz. Estos se pueden caracterizar por una interrupción en el flujo o ritmo del habla como, por ejemplo, el tartamudeo o falta de fluencia. Los trastornos del habla pueden constituir problemas con la formacion de sonidos, los cuales se llaman trastornos de la articulación o fonológicos, o pueden incluir dificultades con el tono, volúmen, o calidad de la voz. Puede haber una combinacion de varios problemas. Las personas con trastornos del habla pueden tener problemas para utilizar algunos sonidos requeridos para hablar, lo que podría ser síntoma de un retraso. Estos individuos pueden decir una palabra por otra o tener dificultad con pronunciar la "l" o la "r". Puede resultar difícil comprender lo que dice una persona con un trastorno del habla. Las personas con trastornos de la voz pueden tener dificultad con el sonido de su voz.

Un trastorno del lenguaje es un impedimento en la habilidad para comprender o utilizar las palabras en unión, verbal y no-verbalmente. Algunas características de los trastornos del lenguaje incluyen el uso impropio de palabras y sus significados, la inhabilidad de expresar ideas, modelos gramaticales impropios, un vocabulario reducido, y la inhabilidad de seguir instrucciones. Una de estas características o una combinación de estas puede ocurrir en los niños que sean afectados por discapacidades en el aprendizaje del lenguaje o atrasos en el desarrollo del lenguaje. Algunos niños pueden escuchar o ver una palabra pero no pueden comprender su significado; y al mismo tiempo, pueden tener dificultades al tratar de comunicarse con los demás.

Repercusiones educacionales

Ya que todos los trastornos de la comunicación tienen el potencial de aislar a los individuos de sus alrededores sociales y educacionales, es esencial encontrar una intervención justa y apropiada. Aunque muchos patrones del habla y lenguaje se pueden caracterizar de lenguaje infantil y forman parte del desarrollo normal del niño, estos pueden causar problemas si no se pasan a tiempo. De esta manera un atraso en el padrón de lenguaje inicial puede convertirse en un trastorno que causa dificultades en el aprendizaje. A causa de la manera en la cual el cerebro se desarrolla, es mas fácil aprender las destrezas del lenguaje y comunicación antes de los 5 anos de edad. Cuando los niños tienen trastornos musculares, problemas en la audición, o atrasos del desarrollo, su adquisición del habla, lenguaje, y destrezas relacionadas puede ser afectada.

Los patólogos del habla y lenguaje asisten a los niños que tienen trastornos de la comunicación de varias maneras. Proporcionan terapia individual para el niño; consultan con el maestro del niño sobre las maneras más efectivas de facilitar la comunicación del niño dentro de la sala de clases; y trabajan de muy cerca con la familia para desarrollar metas y métodos para una terapia efectiva en la sala de clases y el hogar. La tecnología puede ayudar a aquellos niños cuyas condiciones físicas hacen la comunicación difícil. El uso de sistemas de comunicación electrónicos permite que la gente que no habla y las personas con severas discapacidades físicas aumentan su participación en la discusión del pensamiento.

El vocabulario y desarrollo de conceptos continua durante los años que los niños están en la escuela. Se les enseña a leer y escribir, y mientras maduran los alumnos, la comprensión y uso del lenguaje se hace mas complejo. Las destrezas para la comunicación están al centro de la experiencia educacional. La terapia del habla o lenguaje puede continuar a través del año escolar en la forma de terapia directa o a través de un especialista. El pátologo del habla y lenguaje puede asistir a los maestros vocacionales y asesores en establecer metas de la comunicación relacionadas a las experiencias de trabajo de los alumnos y sugerir estrategias que sean efectivas para la importante transición de la escuela al empleo y la vida adulta.

La comunicación tiene muchos componentes. Todos sirven para aumentar la manera en la cual la gente aprende del mundo que les rodea y utiliza sus conocimientos y destrezas, y comparte con sus colegas, familias, y amigos.

Recursos

Berkowitz, S. (1994). *The cleft palate story: A primer for parents of children with cleft lip and palate.* Chicago, IL: Quintessence. (Teléfono: 1-800-621-0387.)

Bernthal, J.E. & Bankson, N.W. (1993). *Articulation and phonological disorders* (3rd ed). Englewood Cliffs, NJ: Prentice Hall. (Teléfono: 1-800-947-7700.)

Beukelman, D.R., & Mirenda, P. (1992). *Augmentative and alternative communication: Management of severe communication disorders in children and adults.* Baltimore, MD: Paul H. Brookes. (Teléfono: 1-800-638-3775.)

Organizaciones

Alliance for Technology Access
2175 E. Francisco Blvd., Suite L
San Rafael, CA 94901
(415) 455-4575

Cleft Palate Foundation
1218 Grandview Ave.
Pittsburgh, PA 15211
(412) 481-1376; 1-800-242-5338

American Speech-Language-Hearing Association (ASHA)
10801 Rockville Pike
Rockville, MD 20852
(301) 897-5700 (V/TT); 1-800-638-8255

Learning Disabilities Association of America (LDA)
4156 Library Road
Pittsburgh, PA 15234
(412) 341-1515; (412) 341-8077

Division for Children with Communication Disorders
c/o Council for Exceptional Children (CEC)
1920 Association Drive
Reston, VA 20191-1589
(703) 620-3660

National Easter Seal Society
230 West Monroe Street, Suite 1800
Chicago, IL 60606-4802
(312) 726-6200; (312) 726-4258 (TT)
1-800-221-6827

Scottish Rite Foundation
Southern Jurisdiction, U.S.A., Inc.
1733 Sixteenth Street, N.W.
Washington, DC 20009-3199
(202) 232-3579

Trace Research and Development Center
University of Wisconsin - Madison
S-151 Waisman Center
Madison, WI 53705-2280
(608) 262-6966; (608) 263-5408 (TT)

El uso del termino "discapacidad"

El término "discapacidad" fue aceptado por la Real Academia Española de la Lengua hace diez anos y aparece en el diccionario de la lengua española de esta. En reconocimiento del gran poder del lenguaje para influir y crear impresiones, NICHCY utiliza el termino "discapacidad" en todas sus publicaciones.

Otras terminos quizas mas comunes—como, por ejemplo, "incapacidad", "minusvalido", e "invalido"—pueden dar a entender que las personas con discapacidades son personas "sin habilidad", de "menor valor", o "sin valor".

En comparacion, discapacidad quiere decir una falta de habilidad en algún ramo específico. El uso del termino reconoce que todos los individuos con discapacidades tienen mucho que contribuir a nuestra sociedad y al mismo tiempo está de acuerdo con cambios similares en el lenguaje de la ley estadounidense.

Por favor comparta su ideas y comentarios con nuestro personal a través de la correspondencia con nuestra editora.

Este documento fue desarrollado a través del Acuerdo Cooperativo #H030A30003 entre la Academia para el Desarrollo Educacional (Academy for Educational Development) y la Oficina de Programas de Educación Especial del Departamento de Educación de los Estados Unidos. El contenido de este documento no refleja necesariamente las opiniones o políticas del Departamento de Educación, y el hecho de mencionar nombres registrados, productos comerciales, u organizaciones no implica el endorso por parte del gobierno de los Estados Unidos.

Fundada en 1961, la Academia para el Desarrollo Educacional (Academy for Educational Development) es una organización sin fines de lucro dedicada a los servicios para tratar las necesidades del desarrollo humano en los Estados Unidos y a través del mundo. En sociedad con sus clientes, la Academia aspira a enfrentarse con los desafíos sociales, económicos, y ambientales a través de la educación y desarrollo de recursos humanos; aplicar los mejores métodos existentes para la educación, entrenamiento, investigación, tecnología, administración, análisis de la conducta, y mercadeo social, para resolver problemas; y mejorar el conocimiento y destrezas a través del mundo como los más efectivos medios para estimular el crecimiento, reducir la pobreza, y promover los ideales democráticos y humanitarios.

■ **El Centro Nacional de Información Para Niños y Jóvenes con Discapacidades**
PO Box 1492
Washington, DC 20013
E-Mail: nichcy@aed.org
URL: http://www.nichcy.org
1-800-695-0285 (Voz/TT)
(202) 884-8200 (Voz/TT)
FS11-SP, en espanol
Octubre de 1996

CÁNCER
(CANCER)

■ ■ ■

ABUSANDO DE LOS RAYOS DEL SOL

(Excessive Exposure to Sunlight)

por Devera Pine

En los días más calurosos del verano nada mejor que una temporada a la orilla de un lago o en la playa frente al mar. La brisa refrescante, el tranquilizante calor del sol y el agua que acaricia. Sin embargo, toda esta belleza tiene sus problemas.

La piel canela es un placer breve con efectos adversos y de larga duración. Los rayos solares aunque agradables, en exceso no son saludables. Dañan la piel y parte de las lesiones que causan son inmediatas y evidentes: quemaduras, ampollas, erupciones de la piel, dolor, y a veces daños en los ojos. Resultados más serios se presentan después para ser pagados a plazos, como el deterioro prematuro de la piel, el debilitamiento de los músculos, las arrugas y finalmente en muchos casos, el cáncer de la piel.

Hay personas más susceptibles que otras a los rayos solares. Para algunos, estar bajo el sol excesivamente pudiendo evitarlo es una imprudencia sin razón. Las personas de edad avanzada, los obesos, los diabéticos y los enfermos del corazón por ejemplo, deben ser especialmente precavidos y tomar los rayos solares con moderación.

Buscando protección

Los rayos ultravioletas responsables por los daños en la piel, son los A (UVA) y los B (UVB). Los UVB enrojecen la piel con rapidez causando quemaduras y contribuyen a cambios en las células de la piel que más tarde pueden convertirse en cáncer. Los rayos UVA que por mucho tiempo se creyó que eran "inofensivos" están estrechamente ligados a la enfermedad. Los frecuentes baños de sol queman la piel y como la intensidad de los rayos UVA penetra hasta la dermis o segunda capa de la piel, son los principales responsables por el avejentamiento de ésta.

La primera línea de defensa contra los rayos solares es buscando la manera de gozarlos con prudencia y de bloquearlos por medio de ropas adecuadas y otros medios, o permaneciendo a la sombra cuando ya se ha disfrutado de ellos suficientemente. El uso de lociones, ungüentos y otros productos fabricados con el mismo fin, también ofrece alguna protección. La Administración de Drogas y Alimentos (FDA) controla estos productos obtenibles fácilmente sin receta médica.

Los expertos recomiendan el uso de productos bloqueadores, especialmente los que ofrecen un factor de protección solar, (SPF) de 15, o más. Este factor de protección significa que es posible permanecer bajo el sol 15 veces más antes de quemarse sin el beneficio de la protección. El factor protector filtra los rayos UVB y parte de los UVA, dice el doctor Vincent DeLeo, dermatólogo del Centro Médico Presbiteriano en Nueva York.

Para mayor protección, las partes del cuerpo más expuestas al sol deben ser cubiertas con ropas de materiales opacos y la cabeza con un sombrero de ala ancha. Los parasoles de playa y las ropas semitransparentes no ofrecen protección adecuada. Otra manera de hacerlo es evitando el contacto directo con el sol de las 10 a.m. a las 2 p.m., cuando los rayos son más intensos.

Los niños también deben ser protegidos contra los rayos solares. Estudios han indicado que las quemaduras de sol durante la niñez o la adolescencia más tarde pueden aumentar el riesgo de desarrollar una melanoma, un tipo de cáncer de la piel.

Los efectos del sol y las medicinas

Conviene ser cuidadoso y no exponerse demasiado a los rayos solares si al mismo tiempo está tomando medicinas. La combinación de algunas de ellas con la luz solar puede fomentar erupciones de la piel, salpullidos, quemaduras, arrugamiento prematuro de la piel daños en los vasos sanguíneos, cáncer de la piel, alergias y consecuencias aún más serias como la disminución de las defensas naturales del cuerpo. Se ha determinado que el excesivo contacto con los rayos solares puede ser la causa de los problemas mencionados y de que la efectividad de ciertos medicamentos sea seriamente afectada.

Entre las medicinas que pueden causar varios tipos de reacciones debido a los efectos de los rayos solares están los productos antihistamínicos, los derivados de carbón y el alquitrán (presentes en algunos productos para el pelo), los anticonceptivos que contienen estrógenos, drogas antiinflamatorias como el ibuprofen, tranquilizantes, antibióticos, diuréticos y otros.

Aliviando las quemaduras del sol

Además de las precauciones mencionadas, hay en el mercado una variedad de productos de uso externo para el tratamiento de las quemaduras del sol, que neutraliza los efectos y alivia el dolor temporalmente. Humectantes como la manteca de cacao y el petrolato ayudan a aliviar el resecamiento cuando la piel quemada comienza a desprenderse. En caso de quemaduras severas o si la piel se ha ampollado, es necesaria la intervención médica.

Los Anteojos de sol ideales

La protección de los ojos contra los rayos ultravioletas durante el verano y en general durante todo el año es de gran importancia. Los rayos ultravioletas aumentan el peligro de las cataratas en los ojos, por lo cual es prudente hacer uso de lentes protectores.

La FDA define los anteojos de sol como lentes que protegen el ojo humano de la brillantez de los rayos solares. La agencia ha sugerido la revisión voluntaria de una regla fija para los anteojos de sol. Las características recomendadas para esta regla incluyen:

- Los lentes de sol deben bloquear el 99 por ciento de los rayos ultravioletas B (UVB). Un lente capacitado para proteger este porcentaje de rayos solares en circunstancias moderadas de brillantez, comunes en áreas urbanas no muy elevadas, se considera protección adecuada para los ojos.
- Lentes capaces de bloquear hasta el 99 por ciento de los rayos ultravioletas A y B y adecuados para proteger el ojo humano en áreas de luz solar intensa y brillante como en las bajas elevaciones, en los campos cubiertos de nieve y en ciertas playas. Estos lentes deben también estar suficientemente capacitados para bloquear y reducir el fulgor deslumbrante de una luz intensa, aumentado la comodidad visual. Adecuado reconocimiento de las señales de tráfico debe ser proveído por estos lentes.
- Para ser considerado protección adecuada para los ojos durante el prolongado uso de luz solar extremadamente brillante, existente en campos cubiertos de nieve, elevaciones altas o en las arenas de playas ecuatoriales, el lente debe bloquear del 92 al 97 por ciento de luz y estar equipado con protectores laterales. Los protectores son necesarios en lugares donde

la luz es extremadamente brillante, para evitar que el reflejo de los rayos ultravioletas llegue hasta los ojos. Este tipo de anteojos no es muy efectivo para reconocer las luces del tráfico y pueden ser causa de poca visibilidad en lugares donde la luz es débil.
- Los lentes de sol no deben ser usados en la obscuridad, en túneles ni en lugares en donde la luz es escasa o débil.
- El único testimonio médico permitido con respecto a los lentes de sol es el de que protegen los ojos y ayudan a prevenir las cataratas y la inflamación de la córnea o queratitis.
- Todos los anteojos de sol deben pasar por una prueba de seguridad contra rotura exigida por la FDA.
- Los consumidores deben verificar la etiqueta del producto o exigir que el comerciante determine si los anteojos de sol que vende son adecuados para ser usados conforme a las condiciones requeridas.

■ **Administración de Drogas y Alimentos**
5600 Fishers Lane
Rockville, MD 20857
BGS 952
Agosto de 14, 1995

CÁNCER DE LA PRÓSTATA

(Prostate Cancer)

Descripción

¿Qué es el cáncer de la próstata?

El cáncer de la próstata, un tipo común de cáncer, es una enfermedad en la que se encuentran células cancerosas (malignas) en la próstata. La próstata, una de las glándulas sexuales masculinas, está ubicada exactamente debajo de la vejiga (el órgano que recoge y vacía la orina) y en frente del recto (la parte inferior del intestino). La próstata tiene aproximadamente el tamaño de una nuez. Rodea parte de la uretra, el tubo que transporta la orina de la vejiga al exterior del cuerpo. La próstata produce el líquido que se convierte en parte del semen (el líquido blanco que contiene esperma).

El cáncer de la próstata se da con mayor frecuencia en hombres mayores. A medida que pasan los años, la próstata puede aumentar de tamaño y bloquear la uretra o la vejiga, pudiendo así causar dificultad para orinar o interferir con las funciones sexuales. Este trastorno se llama hiperplasia prostática benigna (BPH), y aunque no es un cáncer, usted quizás necesite someterse a una cirugía para corregirlo. Los síntomas de la BPH o de otros problemas en la próstata pueden ser similares a los síntomas del cáncer de la próstata.

Usted deberá ver a un médico si tiene cualquiera de los siguientes síntomas: flujo débil o interrumpido de la orina, urinación frecuente (especialmente en la noche), dificultad al orinar, dolor o ardor al orinar, sangre en la orina o dolor constante en la espalda, caderas o pelvis. A menudo el cáncer prematuro de la próstata no presenta ningún síntoma. Para examinarlo, su médico por lo general se pondrá un guante e insertará un dedo en el recto (un examen rectal) para hacer un examen de palpamiento con el fin de determinar la presencia de alguna protuberancia en la próstata. También se puede llevar a cabo un examen de ultrasonido, una prueba especial en la que se utilizan ondas sonoras para hacer una imagen de la vejiga.

Si el médico detecta alguna anormalidad, quizás tenga que extraer células de la próstata para examinarlas en el microscopio. El médico generalmente hará esto a través de una aguja colocada en la próstata. Para llegar a la próstata, el médico puede colocar la aguja a través del recto o a través del espacio entre el escroto y el ano (el perineo). Este procedimiento se llama una aspiración de aguja fina o una biopsia por aguja.

La probabilidad de su recuperación (pronóstico) y elección de tratamiento dependen de la etapa del cáncer (si se encuentra localizado exactamente en la próstata o se ha diseminado a otras partes del cuerpo) y de su salud en general.

Explicación de las etapas

Etapas del cáncer de la próstata

Una vez detectado el cáncer de la próstata (diagnosticado), se llevarán a cabo otros exámenes para determinar si las células cancerosas se han diseminado de la próstata a los tejidos situados alrededor o a otras partes del cuerpo. Este procedimiento se llama clasificación por etapas. Su médico necesita saber la etapa en la que se encuentra su enfermedad para planificar el tratamiento adecuado. Las siguientes etapas se emplean para la clasificación del cáncer de la próstata:

Etapa I (A)

El cáncer de la próstata en esta etapa no se siente y no causa ningún síntoma. El cáncer se encuentra solamente en la próstata y se detecta generalmente por accidente cuando la cirugía se ha realizado por otras razones, como por ejemplo a causa de hiperplasia prostática benigna. También se puede encontrar por medio de una biopsia por aguja, la cual se realiza tras los resultados de un examen de sangre (conocido como examen de antígeno prostático específico [PSA, siglas en inglés]) que muestran niveles de PSA elevados. Las células cancerosas se pueden encontrar en una o varias áreas de la próstata.

Etapa II (B)

El tumor puede detectarse por medio de una biopsia por aguja, la cual se realiza tras los resultados de niveles elevados de PSA mostrados en un examen de sangre. También se puede palpar en la próstata a través de un examen rectal, aunque las células cancerosas se encuentren en la glándula prostática únicamente.

Etapa III (C)

Las células cancerosas se han diseminado fuera del recubrimiento (cápsula) de la próstata a los tejidos alrededor de la próstata. Las glándulas que producen semen (las vesículas seminales) pueden tener cáncer.

Etapa IV (D)

Las células cancerosas se han diseminado (por metástasis) a los ganglios linfáticos (cerca o lejos de la próstata) o a los órganos y tejidos situados lejos de la próstata tales como los huesos, el hígado o los pulmones.

Recurrente

La enfermedad recurrente significa que el cáncer ha vuelto a aparecer (recurrido) después de haber sido tratado. Puede reaparecer en la próstata o en otra parte del cuerpo.

La clasificación de la próstata también se puede describir usando T (tamaño del tumor), N (extensión de diseminación a los ganglios linfáticos) y M (extensión de diseminación a otras partes del cuerpo).

Aspectos de las opciones del tratamiento

Tratamiento del cáncer de la próstata

Existen tratamientos para todos los pacientes con cáncer de la próstata. Cuatro clases de tratamientos se emplean comúnmente:

cirugía (extracción del cáncer)

radioterapia (uso de altas dosis de rayos X u otros rayos de alta energía para eliminar las células cancerosas)

terapia hormonal (uso de hormonas para detener el crecimiento de las células cancerosas)

terapia biológica (uso del sistema inmune del cuerpo para combatir el cáncer).

La cirugía es un tratamiento común para el cáncer de la próstata. Su médico puede extraer el cáncer empleando alguna de las siguientes operaciones.

Prostatectomía radical. Consiste en la extracción de la próstata y parte del tejido que la rodea. Su médico puede realizar la cirugía mediante una incisión en el espacio situado entre el escroto y el ano (el perineo) a través de una operación conocida como prostatectomía perineal o mediante una incisión en el abdomen inferior a través de una operación conocida como prostatectomía retropúbica. La prostatectomía radical se lleva a cabo únicamente si el cáncer no se ha diseminado fuera de la próstata. Por lo general, antes de llevar a cabo la prostatectomía, el médico realizará una cirugía para extraer los ganglios linfáticos de la pelvis para determinar la presencia de cáncer. Este procedimiento se llama una disección de ganglios linfáticos pélvicos. Si los ganglios linfáticos contienen cáncer, el médico por lo general no efectuará la prostatectomía y tal vez recomiende otro tipo de terapia. Los hombres que han sido tratados con cirugía pueden sufrir de impotencia y derrames de orina por la vejiga.

Resección transuretral. Consiste en la extracción del cáncer de la próstata empleando un instrumento con una presilla de alambre en el extremo el cual se introduce en la próstata a través de la uretra. Esta operación a veces se hace para aliviar los síntomas causados por el tumor antes de aplicar otro tratamiento o en los hombres que no pueden soportar una prostatectomía radical debido a la edad u otra enfermedad.

Criocirugía. Un tipo de cirugía en el que el cáncer se destruye por congelamiento.

La radioterapia consiste en el uso de rayos X de alta energía para destruir células cancerosas y reducir tumores. La radiación puede provenir de una máquina situada fuera del cuerpo (radioterapia externa) o de materiales que producen radiación (radioisótopos) a través de tubos plásticos delgados aplicados al área donde se encuentran las células cancerosas (radioterapia interna). Los hombres que han sido tratados con radioterapia pueden sufrir de impotencia.

La terapia hormonal consiste en el uso de hormonas para detener el crecimiento de las células cancerosas. La terapia hormonal para el cáncer de la próstata puede tomar varias formas. Las hormonas masculinas (especialmente la testosterona) pueden contribuir al crecimiento del cáncer de la próstata. Para detener el crecimiento del cáncer, se pueden administrar hormonas femeninas o unos medicamentos llamados agonistas LHRH que reducen la cantidad de hormonas masculinas. En algunas ocasiones se lleva a cabo una operación para extraer los testículos (orquiectomía) con el fin de impedir que éstos produzcan testosterona. Este tratamiento se usa generalmente en hombres con cáncer de la próstata avanzado. El crecimiento de tejido del seno es un efecto secundario común de la terapia con hormonas femeninas (estrógenos). Entre otros efectos secundarios que pueden ocurrir después de realizadas una orquiectomía y otras terapias hormonales están calores fogosos, función sexual impedida y pérdida del deseo sexual.

La quimioterapia consiste en el uso de medicamentos para eliminar las células cancerosas. La quimioterapia se puede tomar en forma oral, o puede introducirse en el cuerpo a través de una aguja que se inserta en una vena o músculo. La quimioterapia se denomina un tratamiento sistémico ya que el medicamento se introduce al torrente sanguíneo, viaja a través del cuerpo y puede destruir las células cancerosas afuera de la próstata. Hasta la fecha, la quimioterapia no ha surtido ningún efecto significativo en el tratamiento del cáncer de la próstata; no obstante, se están llevando a cabo pruebas clínicas para encontrar medicamentos más efectivos.

El propósito de la terapia biológica es el de tratar de que su mismo cuerpo combata el cáncer. En la terapia biológica se utilizan materiales producidos por su propio cuerpo o fabricados en un laboratorio para reforzar, dirigir o restaurar las defensas naturales del cuerpo contra la enfermedad. La terapia biológica también se conoce como terapia modificadora de la respuesta biológica (BMR).

Tratamiento por etapas

El tratamiento del cáncer de la próstata dependerá de la etapa en la que se encuentra su enfermedad, su edad y su salud en general. Su médico puede optar por supervisar la enfermedad más de cerca en lugar de iniciar un tratamiento de inmediato. Esta decisión dependerá de si usted ha manifestado algún síntoma de la enfermedad, está en una edad avanzada, tiene alguna otra enfermedad más seria o si las células tumorales son apenas anormales.

Usted podría recibir tratamiento que se considera estándar según los resultados obtenidos por varios pacientes en pruebas anteriores, o usted podría optar por participar en una prueba clínica. No todos los pacientes se curan con terapia estándar y algunos tratamientos estándar podrían tener más efectos secundarios de los deseables. Por estas razones, las pruebas clínicas están diseñadas para encontrar mejores maneras de tratar a los pacientes con cáncer y se basan en la información más actualizada. Se están llevando a cabo pruebas clínicas en la mayor parte del país para la mayoría de las etapas del cáncer de la próstata. Si usted desea obtener más información, llame al Servicio de Información sobre el Cáncer al 1-800-4-CANCER (1-800-422-6237); TTY 1-800-332-8615, en los Estados Unidos.

Cáncer de la prostata—Etapa I (A)

Su tratamiento dependerá de si las células cancerosas se encuentran en una o más áreas de la próstata.

Si las células cancerosas se encuentran solamente en un área de la próstata y usted es mayor, su médico podría observarlo cuidadosamente sin necesidad de efectuar ningún tratamiento. Su médico podría elegir esta opción debido a que su cáncer no está causando ningún síntoma o problema y podría estar presentando un crecimiento lento. Si usted es menor, es posible que a usted se le someta a una cirugía para extraer la próstata y el tejido alrededor (prostatectomía radical) o a radioterapia externa.

Si las células cancerosas se encuentran en más de un área de la próstata, usted podría recibir alguno de los siguientes tratamientos:

1. Si usted es mayor o tiene otra enfermedad más seria, su doctor podría examinarlo de cerca sin efectuar ningún tratamiento.
2. Radioterapia externa.
3. Cirugía para extraer la próstata y el tejido de alrededor (prostatectomía radical), con o sin las nuevas técnicas para preservar los nervios necesarios para producir una erección o prevenir el derrame de orina de la vejiga (técnica de preservación del nervio). Cualquier cirugía podría causar derrames. Generalmente también se extraerán algunos de los ganglios linfáticos de la pelvis (disección de ganglios linfáticos pélvicos). Se podría administrar radioterapia en algunos casos después de la cirugía.
4. Una prueba clínica de radioterapia interna, a menudo además de disección de ganglios linfáticos pélvicos.
5. Una prueba clínica de radioterapia externa usando nuevas técnicas para proteger los tejidos normales de la radiación.
6. Otras pruebas clínicas.

Cáncer de la prostata—Etapa II (B)

Usted podría recibir alguno de los siguientes tratamientos:

1. Cirugía para extraer la próstata y el tejido de alrededor (prostatectomía radical) con o sin las nuevas técnicas para preservar los nervios necesarios para pro-

ducir una erección o prevenir el derrame de orina de la vejiga (técnica de preservación del nervio). Cualquier cirugía podría causar derrames. Generalmente también se extraerán algunos de los ganglios linfáticos de la pelvis (disección de ganglios linfáticos pélvicos). Se podría administrar radioterapia en algunos casos.

2. Radioterapia externa. Se están evaluando nuevos tipos de radiación en pruebas clínicas.
3. Si usted es mayor o tiene otra enfermedad más seria, su doctor podría examinarlo de cerca sin efectuar ningún tratamiento. Su médico podría elegir esta opción debido a que su cáncer no está causando ningún síntoma o problema y podría estar presentando un crecimiento lento.
4. Una prueba clínica de radioterapia interna, a menudo además de la disección de ganglios linfáticos pélvicos.
5. Una prueba clínica de radioterapia externa usando nuevas técnicas para proteger los tejidos normales de la radiación.
6. Una prueba clínica de criocirugía.
7. Otras pruebas clínicas.

Cáncer de la prostata—Etapa III (C)

Usted podría recibir alguno de los siguientes tratamientos:

1. Terapia de hormonas.
2. Radioterapia externa.
3. Cirugía para extraer la próstata y el tejido de alrededor (prostatectomía radical). Generalmente también se extraen algunos de los ganglios linfáticos de la pelvis (disección de ganglios linfáticos pélvicos). Se podría administrar radioterapia luego de la cirugía.
4. Observación cuidadosa sin tratamiento inmediato.

Si usted no puede recibir cirugía o radioterapia para curarlo de la enfermedad, su médico podría administrarle tratamientos paliativos (tratamientos para aliviar los síntomas de la enfermedad, como problemas para orinar). En este caso, usted podría recibir alguno de los siguientes tratamientos:

1. Radioterapia para aliviar síntomas.
2. Terapia hormonal.
3. Cirugía para extraer el cáncer de la próstata empleando un instrumento con una presilla de alambre en el extremo que se introduce en la próstata a través de la uretra (resección transuretral).
4. Pruebas clínicas de otras formas de radioterapia.
5. Pruebas clínicas de criocirugía.
6. Otras pruebas clínicas.

Cáncer de la prostata—Etapa IV (D)

Usted podría recibir alguno de los siguientes tratamientos:

1. Terapia hormonal.
2. Radioterapia externa. Se están evaluando nuevas formas de radiación. Se podría administrar terapia hormonal además de radiación.
3. Radioterapia para aliviar síntomas.

4. Cirugía para aliviar síntomas.
5. Si usted es mayor o tiene otra enfermedad más seria, su doctor podría examinarlo de cerca sin efectuar ningún tratamiento. Su médico podría elegir esta opción debido a que su cáncer no está causando ningún síntoma o problema y podría estar presentando un crecimiento lento.
6. Otros tipos de radioterapia.
7. Pruebas clínicas de cirugía para extraer la próstata y el tejido de alrededor (prostatectomía radical) y cirugía para extraer los testículos (orquiectomía).
8. Una prueba clínica de quimioterapia.

Cáncer de la prostata—Recurrente

Su tratamiento dependerá de varios factores, incluyendo el tratamiento recibido anteriormente.

Si a usted le hicieron una cirugía para extraer la próstata (prostatectomía) y el cáncer recurre en tan sólo un área pequeña, usted podría recibir radioterapia. Si la enfermedad se ha diseminado a otras partes del cuerpo, usted probablemente recibirá terapia hormonal. La radioterapia o quimioterapia podrían administrarse para aliviar síntomas, como el dolor en los huesos. Usted también podría optar por participar en una prueba clínica de quimioterapia o terapia biológica.

Para aprender más

PARA APRENDER MÁS LLAME AL 1-800-4-CANCER (en los Estados Unidos)

Para aprender más sobre el cáncer de la próstata, llame al Servicio de Información sobre el Cáncer del Instituto Nacional del Cáncer al 1-800-4-CÁNCER (1-800-422-6237); TTY 1-800-332-8615, en los Estados Unidos. Si usted llama a este número, que es gratis dentro de los Estados Unidos, usted podrá hablar con alguien que le contestará sus preguntas.

El Servicio de Información sobre el Cáncer también puede enviarle folletos. El siguiente folleto para el cáncer de la próstata puede serle útil:

- *What You Need To Know About Prostate Cancer*

Los siguientes folletos sobre temas generales relacionados con el cáncer también pueden serle útiles:

- *What You Need To Know About Cancer*
- *Taking Time: Support for People with Cancer and the People Who Care About Them*
- *What Are Clinical Trials All About?*
- *Chemotherapy and You: A Guide to Self-Help During Treatment*
- *Radiation Therapy and You: A Guide to Self-Help During Treatment*
- *Eating Hints for Cancer Patients*
- *Advanced Cancer: Living Each Day*
- *When Cancer Recurs: Meeting the Challenge Again*

Los siguientes folletos disponibles en español pueden serle útiles:

- *Datos sobre el tratamiento de quimioterapia contra el cáncer,* (12 páginas)
- *El tratamiento de radioterapia: Guía para el paciente durante el tratamiento,* (48 páginas)

Hay muchos otros lugares donde es posible encontrar información acerca de los tratamientos para el cáncer y de los servicios que pueden serle útiles. Diríjase a la oficina de servicio social de su hospital donde le suministrarán listas de organismos locales o nacionales que pueden ayudarle a resolver problemas de dinero, de traslado de su casa al hospital durante el tratamiento, de atención médica a domicilio y en general a manejar sus problemas.

Además, puede escribir al National Cancer Institute a la siguiente dirección:

National Cancer Institute
Office of Cancer Communications
31 Center Drive, MSC 2580
Bethesda, MD 20892-2580

Para mayor información sobre tratamiento y ensayos clínicos sobre cáncer llame al Servicio de Información sobre Cáncer del Instituto Nacional de Cáncer:1-800-4-CANCER. El llamado es gratis y un asesor conversara con usted.

■ **Instituto Nacional de Cáncer**
Servicio de Información Sobre Cáncer
31 Center Drive, MSC 2580
Bethesda, MD 20892-2580
Date Last Modified: 10/97

CÁNCER DE LA TIROIDES
(Thyroid Cancer)

Descripción

¿Qué es el cáncer de la tiroides?

El cáncer de la tiroides es una enfermedad en la que se encuentran células cancerosas (malignas) en los tejidos de la glándula tiroides. La glándula tiroides está situada en la base de la garganta. Tiene dos lóbulos, uno en el lado derecho y uno en el lado izquierdo. La glándula tiroides produce hormonas importantes que le ayudan al cuerpo a funcionar normalmente.

El cáncer de la tiroides es más común en las mujeres que en los hombres. La mayoría de los pacientes se encuentran entre las edades de 25 y 65 años. Las personas que han estado expuestas a grandes cantidades de radiación o que han sido sometidas a un tratamiento de radiación a causa de problemas médicos en la cabeza y el cuello tienen una mayor posibilidad de padecer de cáncer de la tiroides. El cáncer quizás no ocurra hasta después de 20 años o más de efectuado el tratamiento de radiación.

Como la mayoría de cánceres, el cáncer de la tiroides se trata mejor cuando se detecta (diagnostica) pronto. Usted deberá ver al médico si tiene una masa o edema en la parte del frente del cuello, o en otras partes del cuello.

Si usted tiene síntomas, el médico palpará la tiroides en busca de masas en el cuello. El médico puede ordenar exámenes de sangre y una gammagrafía especial para determinar si hay una masa en la tiroides que está produciendo demasiadas hormonas. Sería bueno que el médico extrajera una pequeña cantidad de tejido de la tiroides. Este procedimiento se conoce como biopsia. Para llevar a cabo este procedimiento, se inserta una aguja pequeña en la tiroides, en la base de la garganta, y se extrae algo de tejido. El tejido luego se analiza en el microscopio donde se determinará la presencia de cáncer.

Existen cuatro tipos principales de cáncer de la tiroides (según el aspecto de las células cancerosas en el microscopio): papilar, folicular, medular y anaplásico. La probabilidad de su recuperación (pronóstico) dependerá del tipo de cáncer de la tiroides que usted tenga, si se encuentra en la tiroides o si se ha diseminado a otras partes del cuerpo (etapa), su edad y salud en general. Algunos tipos de cáncer de la tiroides crecen mucho más rápido que otros.

Los genes en las células son los portadores de la información genética que usted heredó de sus padres. Se ha detectado un gen anormal en los pacientes que sufren de alguna forma de cáncer de la tiroides. Si usted tiene cáncer medular de la tiroides, es posible que usted haya nacido con un gen defectuoso el cual pudo haber causado el cáncer. Existe la posibilidad de que algunos de los miembros de su familia también hayan heredado este gen defectuoso. Se han desarrollado pruebas para identificar a los portadores de este defecto genético mucho antes de que aparezca el cáncer. Es importante que usted y los miembros de su familia (hijos, nietos, padres, hermanos, hermanas, sobrinas y sobrinos) consulten al médico para que éste les indique acerca de las pruebas disponibles para determinar la presencia de este gen defectuoso. Estas pruebas son confidenciales, y pueden facilitar la ayuda que el médico le preste a usted y a su familia. Los miembros de la familia, incluyendo los niños pequeños, que no tienen cáncer, pero que tienen este gen defectuoso, pueden reducir las posibilidades de desarrollar cáncer medular de la tiroides sometiéndose a una cirugía para extraer la tiroides sin ningún riesgo (tiroidectomía).

Explicación de las etapas

Etapas del cáncer de la tiroides

Una vez detectado el cáncer de la tiroides (diagnosticado), se harán más pruebas para determinar si las células cancerosas se han diseminado a otras partes del cuerpo. Este procedimiento se llama clasificación por etapas. El médico necesita saber la etapa en la que se encuentra la enfermedad para planificar el tratamiento adecuado.

Las siguientes etapas se emplean para la clasificación de los cánceres papilares de la tiroides:

Etapa I papilar

El cáncer se encuentra en la tiroides únicamente, y puede encontrarse en uno o ambos lóbulos.

Etapa II papilar

En pacientes menores de 45 años de edad:
- El cáncer se ha diseminado fuera de la tiroides.

En pacientes mayores de 45 años de edad:

- El cáncer se encuentra en la tiroides únicamente, y mide más de 1 centímetro (aproximadamente 1/2 pulgada).

Etapa III papilar

El cáncer se encuentra en pacientes mayores de 45 años de edad y se ha diseminado fuera de la tiroides (pero no fuera del cuello) o se ha diseminado a los ganglios linfáticos.

Etapa IV papilar

El cáncer se encuentra en pacientes mayores de 45 años de edad y se ha diseminado a otras partes del cuerpo, como los pulmones y los huesos.

Las siguientes etapas se emplean para la clasificación de los cánceres foliculares de la tiroides:

Etapa I folicular

El cáncer se encuentra en la tiroides únicamente, y puede ser encontrado en uno o ambos lóbulos.

Etapa II folicular

En pacientes menores de 45 años de edad:
- El cáncer se ha diseminado fuera de la tiroides.

En pacientes mayores de 45 años de edad:

- El cáncer se encuentra en la tiroides únicamente, y mide más de 1 centímetro (aproximadamente 1/2 pulgada).

Etapa III folicular

El cáncer se encuentra en pacientes mayores de 45 años de edad y se ha diseminado fuera de la tiroides (pero no fuera del cuello) o se ha diseminado a los ganglios linfáticos.

Etapa IV folicular

El cáncer se encuentra en pacientes mayores de 45 años de edad y se ha diseminado a otras partes del cuerpo, como los pulmones y los huesos.

Otros tipos o etapas de cáncer de la tiroides incluyen los siguientes:

Etapa medular I

El cáncer mide menos de 1 centímetro (aproximadamente 1/2 pulgada).

Etapa medular II

El cáncer mide entre 1 y 4 centímetros (entre 1/2 y 1-1/2 pulgadas).

Etapa medular III

El cáncer se ha diseminado a los ganglios linfáticos.

Etapa medular IV

El cáncer se ha diseminado a otras partes del cuerpo.

Anaplásico

No hay sistema de clasificación para el cáncer anaplásico de la tiroides. Este tipo de cáncer de la tiroides crece más rápido que los otros tipos.

Recurrente

La enfermedad recurrente significa que el cáncer ha vuelto a aparecer (recurrido) después de haber sido tratado. Puede volver a aparecer en la tiroides o en otra parte del cuerpo.

Aspectos de las opciones del tratamiento

Tratamiento del cáncer de la tiroides

Existen tratamientos para todos los pacientes con cáncer de la tiroides. Se emplean cuatro tipos de tratamiento: cirugía (extracción del cáncer) radioterapia (uso de altas dosis de rayos X u otros rayos de alta energía para eliminar las células cancerosas) terapia hormonal (uso de hormonas para detener el crecimiento de las células cancerosas) quimioterapia (uso de medicamentos para eliminar las células cancerosas)

La cirugía es el tratamiento más común para el cáncer de la tiroides. El médico puede eliminar el cáncer empleando alguna de las siguientes operaciones:

- Lobectomía. Operación en la que se extrae sólo el lado de la tiroides donde se encuentra el cáncer. Se pueden extraer ganglios linfáticos en el área (a través de una biopsia) para determinar si contienen cáncer.
- Tiroidectomía casi total. Operación en la que se extrae toda la tiroides salvo una pequeña parte.
- Tiroidectomía total. Operación en la que se extrae toda la tiroides.
- Disección de ganglios linfáticos. Operación en la que se extraen los ganglios linfáticos en el cuello que contienen cáncer.

La radioterapia consiste en el uso de rayos X de alta energía para eliminar células cancerosas y reducir tumores. La radiación para el cáncer de la tiroides puede provenir de una máquina fuera del cuerpo (radioterapia externa) o bebiendo un líquido que contiene yodo radiactivo. Debido a que la tiroides absorbe yodo, el yodo radiactivo se acumula en cualquier tejido de la tiroides que quede en el cuerpo y elimina las células cancerosas.

La terapia hormonal consiste en el uso de hormonas para detener el crecimiento de células cancerosas. En el tratamiento de cáncer de la tiroides se pueden emplear hormonas para que el cuerpo deje de producir otras hormonas que pueden causar el crecimiento de células cancerosas. Las hormonas por lo general se administran por pastillas.

La quimioterapia consiste en el uso de medicamentos para eliminar células cancerosas. La quimioterapia se puede tomar en forma oral, o se puede administrar en el cuerpo con una aguja en una vena o músculo. La quimioterapia se considera un tratamiento sistémico ya que el medicamento es introducido al torrente sanguíneo, viaja a través del cuerpo y puede eliminar células cancerosas afuera de la tiroides.

Tratamiento por etapas

El tratamiento para el cáncer de la tiroides dependerá del tipo y la etapa de su enfermedad, su edad y salud en general.

Usted podría recibir un tratamiento considerado estándar que se basa en la efectividad del tratamiento según los resultados recibidos por varios pacientes en pruebas anteriores o usted podría optar por participar en una prueba clínica. No todos los pacientes se curan con terapia estándar y algunos tratamientos estándar podrían tener más efectos secundarios de los deseables. Por estas razones, las pruebas clínicas están diseñadas para encontrar mejores maneras de tratar a los pacientes con cáncer y se basan en la información más actualizada. Se están llevando a cabo pruebas clínicas en varias partes del país para algunos pacientes con cáncer de la tiroides. Si usted desea obtener más información, llame al Servicio de Información sobre el Cáncer al 1-800-4-CANCER (1-800-422-6237); TTY 1-800-332-8615, en los Estados Unidos.

Cáncer papilar de la tiroides—Etapa I

Usted podría recibir alguno de los siguientes tratamientos:

1. Cirugía para extraer un lóbulo de la tiroides (lobectomía), seguido por terapia hormonal. También se puede administrar yodo radioactivo después de cirugía.
2. Cirugía para extraer la tiroides (tiroidectomía total).

Cáncer folicular de la tiroides—Etapa I

Usted podría recibir alguno de los siguientes tratamientos:

1. Cirugía para extraer la tiroides (tiroidectomía total).
2. Cirugía para extraer un lóbulo de la tiroides (lobectomía), seguido de terapia hormonal. También se puede administrar yodo radioactivo después de cirugía.

Cáncer papilar de la tiroides—Etapa II

Usted podría recibir alguno de los siguientes tratamientos:

1. Cirugía para extraer un lóbulo de la tiroides (lobectomía) y los ganglios linfáticos que contienen cáncer, seguido por terapia hormonal. También se puede administrar yodo radioactivo después de cirugía.
2. Cirugía para extraer la tiroides y (tiroidectomía total).

Cáncer folicular de la tiroides—Etapa II

Usted podría recibir alguno de los siguientes tratamientos:

1. Cirugía para extraer la tiroides (tiroidectomía total).

2. Cirugía para extraer un lóbulo de la tiroides (lobectomía) y los ganglios linfáticos que contienen cáncer, seguido por terapia hormonal. También se puede administrar yodo radioactivo después de cirugía.

Cancer papilar de la tiroides—Etapa III

Usted podría recibir alguno de los siguientes tratamientos:

1. Cirugía para extraer la tiroides en su totalidad (tiroidectomía total) y los ganglios linfáticos donde el cáncer se ha diseminado.
2. Tiroidectomía total seguida por radioterapia con yodo radiactivo o radioterapia de haz externo. Cancer Folicular de la Tiroides—Etapa III

Usted podría recibir alguno de los siguientes tratamientos:

1. Cirugía para extraer la tiroides en su totalidad (tiroidectomía total) y los ganglios linfáticos u otros tejidos alrededor de la tiroides donde el cáncer se ha diseminado.
2. Tiroidectomía total seguido de yodo radiactivo o radioterapia de haz externo.

Cáncer papilar de la tiroides—Etapa IV

Usted podría recibir alguno de los siguientes tratamientos:

1. Yodo radiactivo.
2. Radioterapia de haz externo.
3. Terapia hormonal.
4. Una prueba clínica de quimioterapia.

Cáncer folicular de la tiroides—Etapa IV

Usted podría recibir alguno de los siguientes tratamientos:

1. Yodo radiactivo.
2. Radioterapia de haz externo.
3. Terapia hormonal.
4. Una prueba clínica de quimioterapia.

Cáncer medular de la tiroides

Su tratamiento probablemente consista en una cirugía para extraer la tiroides en su totalidad (tiroidectomía total) a menos que el cáncer se haya diseminado a otras partes del cuerpo. Si los ganglios linfáticos en el cuello contienen cáncer, se extraerán los ganglios linfáticos en el cuello (disección de ganglios linfáticos). Si el cáncer se ha diseminado a otras partes del cuerpo, se puede administrar quimioterapia.

Cáncer anaplásico de la tiroides

Usted podría recibir alguno de los siguientes tratamientos:

1. Cirugía para extraer la tiroides y los tejidos alrededor de ésta. Debido a que este cáncer a menudo se disemina muy rápidamente a otros tejidos, el médico puede tener que sacar parte del tubo a través del cual usted respira. El médico luego hará una vía respiratoria en la garganta para que usted pueda

respirar. Este procedimiento se llama una traqueostomía.

2. Tiroidectomía total para reducir los síntomas si la enfermedad permanece en el área de la tiroides.
3. Radioterapia de haz externo.
4. Quimioterapia.
5. Pruebas clínicas en las que se evalúan nuevos métodos de tratamiento para el cáncer de la tiroides.

Cáncer de la tiroides—Recurrente

Su elección de tratamiento dependerá del tipo de cáncer de la tiroides que usted tenga, la clase de tratamiento que usted haya recibido en el pasado, y el lugar donde el cáncer haya vuelto a aparecer. Su tratamiento podría consistir en alguno de los siguientes:

1. Cirugía con o sin yodo radioactivo.
2. Radioterapia de haz externo para aliviar los síntomas causados por el cáncer.
3. Quimioterapia.
4. Yodo radioactivo.
5. Radioterapia administrada durante cirugía.
6. Pruebas clínicas.

Para aprender más

PARA APRENDER MÁS LLAME AL 1-800-4-CANCER (en los Estados Unidos).

Para aprender más sobre el cáncer de la tiroides, llame al Servicio de Información sobre el Cáncer del Instituto Nacional del Cáncer al 1-800-4-CANCER (1-800-422-6237); TTY 1-800-332-8615, en los Estados Unidos. Si usted llama a este número, que es gratis en los Estados Unidos, usted podrá hablar con alguien que le contestará sus preguntas.

El Servicio de Información sobre el Cáncer también puede enviarle folletos. El siguiente folleto sobre el cáncer de la tiroides puede serle útil:

- *In Answer to Your Questions About Thyroid Cancer*

Los siguientes folletos contienen preguntas generales relacionadas con el cáncer que le pueden serle útiles:
- *What You Need To Know About Cancer*
- *Taking Time: Support for People with Cancer and the People Who Care About Them*
- *What Are Clinical Trials All About?*
- *Chemotherapy and You: A Guide to Self-Help During Treatment*
- *Radiation Therapy and You: A Guide to Self-Help During Treatment*
- *Eating Hints for Cancer Patients*
- *Advanced Cancer: Living Each Day*
- *When Cancer Recurs: Meeting the Challenge Again*

Los siguientes folletos disponibles en español pueden serle útiles:
- *Datos sobre el tratamiento de quimioterapia contra el cáncer,* (12 páginas)
- *El tratamiento de radioterapia: Guía para el paciente durante el tratamiento,* (48 páginas)

Hay muchos otros lugares donde es posible encontrar información acerca de los tratamientos para el cáncer y de los servicios que pueden serle útiles. Diríjase a la oficina de servicio social de su hospital donde le suministrarán listas de organismos locales o nacionales que pueden ayudarle a resolver problemas de dinero, de traslado de su casa al hospital durante el tratamiento, de atención médica a domicilio y en general a manejar sus problemas.

Además, puede escribir al National Cancer Institute a la siguiente dirección:

National Cancer Institute
Office of Cancer Communications
31 Center Drive, MSC 2580
Bethesda, MD 20892-2580

Para mayor información sobre tratamiento y ensayos clínicos sobre cancer llame al Servicio de Información sobre Cancer del Instituto Nacional de Cáncer:1-800-4-CANCER. El llamado es gratis y un asesor conversará con usted.

■ **Instituto Nacional de Cáncer**
Servicio de Información Sobre Cáncer
Office of Cancer Communications
31 Center Drive, MSC 2580
Bethesda, MD 20892-2580
Date Last Modified: 10/97

CÁNCER DE LA URETRA
(Cancer of the Urethra)

Descripción

¿Qué es cáncer de la uretra?

El cáncer de la uretra, un tipo de cáncer poco común, es una enfermedad en la cual las células cancerosas (malignas) se encuentran en la uretra. La uretra es el tubo por el cual se vacía orina de la vejiga, el órgano hueco en la parte inferior del abdomen que almacena la orina. En las mujeres, la uretra mide cerca de 1 1/2 pulgadas en longitud y se abre al exterior del cuerpo arriba de la vagina. En los hombres, la uretra mide cerca de 8 pulgadas de largo, pasa por la glándula prostática y luego a través del pene al exterior del cuerpo. El cáncer de la uretra afecta más frecuentemente a mujeres que a hombres.

Como la mayoría de cánceres, el cáncer de la uretra se trata mejor cuando se encuentra (diagnostica) pronto. Puede no haber síntomas de cáncer temprano de la uretra. Usted deberá ver al médico si tiene una masa o crecimiento en la uretra, dolor o hemorragia cuando orina, o si orina con dificultad.

Si usted tiene síntomas, el médico le examinará y buscará masas en la uretra. En los hombres, el médico puede insertar en el pene un tubo delgado con una luz en el extremo llamado cistoscopio para que pueda mirar dentro de la uretra. Si el médico encuentra células u otros signos anormales, es posible que extraiga una muestra pequeña de tejido (procedimiento conocido como biopsia) para observarla a través del microscopio en busca de células cancerosas.

Las posibilidades de recuperación (pronóstico) y elección de tratamiento dependerán de la etapa en que se encuentra el cáncer (si se encuentra en una sola área o si se ha diseminado a otros lugares del cuerpo) y su estado general de salud.

Explicación de las etapas

Etapas del cáncer de la uretra

Una vez que se encuentra el cáncer de la uretra, se harán pruebas adicionales para determinar si las células cancerosas se han diseminado a otras partes del cuerpo. Este proceso se conoce como clasificación por etapas. El médico necesita saber la etapa en que se encuentra la enfermedad para planificar el tratamiento adecuado. Para cáncer de la uretra, los pacientes se agrupan por etapas según la ubicación del tumor y si hay diseminación del cáncer a otros lugares del cuerpo. Se emplean los siguientes grupos de clasificación para cáncer de la uretra:

Cáncer de la uretra anterior

La parte de la uretra que está más cerca de la región externa del cuerpo se llama uretra anterior y los cánceres que comienzan aquí se llaman cánceres uretrales anteriores.

Cáncer de la uretra posterior

La parte de la uretra que se une a la vejiga se llama la uretra posterior y cánceres que comienzan aquí se llaman cánceres uretrales posteriores. Debido a que la uretra posterior está más cerca de la vejiga y de otros tejidos, los cánceres que comienzan aquí tienen una mayor probabilidad de crecer en el recubrimiento interno de la uretra y afectar los tejidos vecinos.

Cáncer de la uretra relacionado con cáncer invasor de la vejiga

Ocasionalmente, los pacientes que tienen cáncer de la vejiga también tienen cáncer de la uretra. Esto se llama cáncer de la uretra relacionado con cáncer invasor de la vejiga.

Cáncer recurrente de la uretra

Cuando la enfermedad es recurrente, significa que el cáncer ha regresado (recaída) después de haber sido tratado. Puede volver a aparecer en el mismo lugar o en otra parte del cuerpo.

Aspectos de las opciones de tratamiento

Tratamiento del Cáncer de la Uretra

Existen tratamientos para todos los pacientes con cáncer de la uretra. Se emplean tres tipos de tratamiento:

cirugía (extracción del cáncer en una operación)

radioterapia (uso de rayos X de dosis elevadas u otros rayos de alta energía para eliminar las células cancerosas)

quimioterapia (uso de medicamentos para eliminar las células cancerosas).

La cirugía es el tratamiento más común en pacientes con cáncer de la uretra. El médico extraerá el cáncer empleando una de las siguientes operaciones:

La electrofulguración es un procedimiento que emplea una corriente eléctrica para eliminar el cáncer. El tumor y el área circundante se queman y luego se remueven con un instrumento agudo.

La terapia de rayo láser es un procedimiento en el que se emplea un haz concentrado de luz intensa para eliminar las células cancerosas.

La cistouretrectomía consiste en la extracción de la vejiga y la uretra.

En los hombres, quizás se tenga que remover la parte del pene que contiene la uretra afectada por cáncer por medio de una operación llamada penectomía parcial. A veces se remueve todo el pene (penectomía). Usted quizás necesite cirugía plástica para formar un nuevo pene si se le quita todo o parte del pene. También puede ser que se quiten la vejiga y la próstata en una operación llamada cistoprostatectomía. También pueden extraerse los ganglios linfáticos de la pelvis (disección de ganglios linfáticos). Los ganglios linfáticos son estructuras pequeñas en forma de frijol que se encuentran en todo el cuerpo y cuya función es producir y almacenar células que combaten las infecciones.

En las mujeres, también se puede llevar a cabo una cirugía para extraer la uretra, la vejiga y la vagina (exenteración anterior). Se pueden extraer los ganglios linfáticos de la pelvis (disección de ganglios linfáticos). Puede ser necesaria la cirugía plástica para formar una nueva vagina después de esta operación.

Si se quita la uretra, el médico tendrá que hacer una vía nueva para que pueda pasar la orina del cuerpo. Este procedimiento se llama desviación urinaria.

Si se quita la vejiga, el médico necesitará hacer una vía nueva para que usted almacene y pase la orina. Existen varias formas de llevar a cabo este procedimiento. A veces el médico empleará parte del intestino delgado para hacer un tubo mediante el cual pueda pasar la orina por una abertura (estoma) ubicada en el exterior del cuerpo. Esto a veces se llama ostomía o urostomía. Si usted se somete a una ostomía, usted tendrá que usar una bolsa especial para recoger la orina. Esta bolsa especial, que se pega a la piel alrededor del estoma con una goma especial, puede desecharse después de usarse. Esta bolsa no se ve debajo de la ropa y la mayoría de la gente atiende las bolsas por si sola. Su médico también puede usar parte del intestino delgado para formar una nueva bolsa de almacenamiento (un depósito de reserva) dentro del cuerpo en el cual se recoge la orina. Usted luego tendría que emplear un tubo (catéter) para drenar la orina a través de un estoma.

La radioterapia consiste en el uso de rayos X u otros rayos de alta energía para eliminar células cancerosas y reducir tumores. La radiación puede provenir de una máquina afuera del cuerpo (radioterapia externa) o de materiales que producen radiación (radioisótopos) y que se ponen a través de tubos plásticos delgados (radioterapia interna) en el área en donde se encuentran las células cancerosas. La radiación se puede usar sola o con cirugía o quimioterapia.

La quimioterapia consiste en el uso de medicamentos para eliminar células cancerosas. La quimioterapia puede tomarse en forma oral o puede administrarse en el cuerpo por medio intravenoso o intramuscular. Se dice que la quimioterapia es un tratamiento sistémico porque el medicamento entra en el torrente sanguíneo, viaja a través del cuerpo y puede eliminar células cancerosas fuera de la uretra.

Tratamiento por etapas

Su tratamiento dependerá de la ubicación del cáncer, si se ha diseminado a otras áreas del cuerpo, su sexo, su edad y estado general de salud.

Usted podría recibir un tratamiento que se considera estándar en base a su efectividad en un número determinado de pacientes en estudios anteriores, o usted podría optar por tomar parte en una prueba clínica. No todos los pacientes se curan con terapia estándar y algunos tratamientos estándar pueden tener más efectos secundarios de los deseados. Por estas razones, las pruebas clínicas están diseñadas para encontrar mejores maneras de tratar a los pacientes con cáncer y se basan en la información más actualizada. En muchas partes del país hay varias pruebas clínicas en curso para el tratamiento de pacientes con cáncer de la uretra. Si usted desea más información, llame al Servicio de Información sobre el Cáncer al 1-800-4-CANCER (1-800-422-6237); TTY 1-800-332-8615, en los Estados Unidos.

Cáncer de la uretra anterior

El tratamiento es diferente para hombres y mujeres. Si usted es mujer, su tratamiento podría consistir en alguno de los siguientes:

1. Electrofulguración.
2. Terapia de rayo láser.
3. Radioterapia externa y/o interna.
4. Radioterapia seguida de cirugía o cirugía sola para extraer la uretra y los órganos en la pelvis inferior (exenteración anterior), o el tumor solamente, si es pequeño. Se hace un nuevo conducto para que la orina pase hacia afuera del cuerpo (desviación urinaria).

Si usted es hombre, su tratamiento podría consistir en alguno de los siguientes:

1. Electrofulguración.
2. Terapia de rayo láser.
3. Cirugía para extraer una parte del pene (penectomía parcial).
4. Radioterapia.

Cáncer de la uretra posterior

El tratamiento es diferente para hombres y mujeres.

Si usted es mujer, su tratamiento probablemente consista en radioterapia seguida de cirugía o cirugía sola para extraer la uretra y los órganos de la pelvis inferior (exenteración anterior), o sólo el tumor, si es pequeño. Generalmente, se extraen los ganglios linfáticos de la pelvis (disección de los ganglios linfáticos), y pueden o no extraerse los ganglios linfáticos del muslo superior. Se hace una nueva vía para que la orina pase hacia afuera del cuerpo (desviación urinaria).

Si usted es hombre, probablemente reciba radioterapia seguida de cirugía o cirugía sola para extraer la vejiga, la próstata (cistoprostatectomía) el pene y la uretra (penectomía). Generalmente, se extraen los ganglios linfáticos de la pelvis (disección de ganglios linfáticos), y pueden o no extraerse los ganglios linfáticos del muslo. Se hace una nueva vía para que la orina pase hacia afuera del cuerpo (desviación urinaria).

Cáncer de la uretra relacionado con cáncer invasor de la vejiga

Debido a que las personas que padecen de cáncer de la vejiga a veces también tienen cáncer de la uretra, la uretra puede extraerse al mismo tiempo que se quita la vejiga (cistouretrectomía). Si la uretra no se extrae cuando se lleva a cabo la cirugía para cáncer de la vejiga, el médico lo vigilará muy de cerca para que usted pueda recibir tratamiento en caso de que contraiga cáncer de la uretra.

Cáncer recurrente de la uretra

Su tratamiento dependerá del tipo de tratamiento que usted recibió anteriormente. Si usted recibió cirugía, podría recibir radioterapia y cirugía para eliminar el cáncer. Si se le administró radioterapia, se le podría hacer una operación para extraer el cáncer. Se está evaluando en pruebas clínicas la quimioterapia para cáncer de la uretra que se ha diseminado a otras partes del cuerpo.

Para aprender más

PARA APRENDER MÁS LLAME AL 1-800-4-CANCER (en los Estados Unidos)

Para aprender más sobre el cáncer de la uretra, llame al Servicio de Información sobre el Cáncer del Instituto Nacional del Cáncer al 1-800-4-CANCER (1-800-422-6237); TTY 1-800-332-8615, en los Estados Unidos. Si usted llama a este número, que es gratis en los Estados Unidos, podrá hablar con alguien que podrá responder sus preguntas.

El Servicio de Información sobre el Cáncer también puede enviarle folletos. Los siguientes folletos generales sobre temas relacionados con el cáncer pueden ser útiles:

- *What You Need To Know About Cancer*
- *Taking Time: Support for People with Cancer and the People Who Care About Them*
- *What Are Clinical Trials All About?*
- *Chemotherapy and You: A Guide to Self-Help During Treatment*
- *Radiation Therapy and You: A Guide to Self-Help During Treatment*
- *Eating Hints for Cancer Patients*
- *Advanced Cancer: Living Each Day*

- *When Cancer Recurs: Meeting the Challenge Again*

Los siguientes folletos están disponibles en español y pueden ser útiles:

- *Datos sobre el tratamiento de quimioterapia contra el cáncer,* (12 páginas)
- *El tratamiento de radioterapia: Guía para el paciente durante el tratamiento,* (48 páginas)

Hay muchos otros lugares donde es posible encontrar información acerca de los tratamientos para el cáncer y de los servicios que pueden serle útiles. Diríjase a la oficina de servicio social de su hospital donde le suministrarán listas de organismos locales o nacionales que pueden ayudarle a resolver problemas de dinero, de traslado de su casa al hospital durante el tratamiento, de atención médica a domicilio y en general a manejar sus problemas.

Además, puede escribir al National Cancer Institute a la siguiente dirección:

National Cancer Institute
Office of Cancer Communications
31 Center Drive, MSC 2580
Bethesda, MD 20892-2580

Para mayor información sobre tratamiento y ensayos clínicos sobre cáncer llame al Servicio de Información sobre Cáncer del Instituto Nacional de Cáncer: 1-800-4-CANCER. El llamado es gratis y un asesor conversará con usted.

■ **Instituto Nacional de Cáncer**
Servicio de Información Sobre Cáncer
31 Center Drive, MSC 2580
Bethesda, MD 20892-2580
Date Last Modified: 10/97

CÁNCER DE LA VEJIGA

(Bladder Cancer)

Descripción

¿Qué es el cáncer de la vejiga?

El cáncer de la vejiga es una enfermedad en la cual se encuentran células cancerosas (malignas) en la vejiga. La vejiga, un órgano hueco situado en la parte inferior del abdomen, almacena la orina. Tiene forma de globo pequeño y tiene una pared muscular que le permite agrandarse o encogerse. La orina es el líquido producido por los riñones después de haber limpiado la sangre. La orina pasa de los dos riñones a la vejiga a través de dos tubos llamados uréteres. Cuando la vejiga se vacía durante la evacuación de la orina, la orina pasa de la vejiga al exterior del cuerpo a través de otro tubo llamado la uretra.

Como la mayoría de cánceres, el cáncer de la vejiga se trata mejor cuando se detecta (diagnostica) pronto. Consulte al médico si tiene alguno de los siguientes síntomas: sangre en la orina (orina de color rojo brillante o rojizo), dolor al orinar, urinación frecuente o sensación de necesidad de orinar sin poder hacer nada.

Si tiene algún síntoma, el médico puede usar varias pruebas para determinar si usted tiene cáncer de la vejiga. La orina se puede enviar a un laboratorio donde se harán exámenes para determinar la presencia de células cancerosas. El médico también puede llevar a cabo un examen interno de palpamiento con el dedo, utilizando guantes, en la vagina y/o en el recto para determinar la presencia de protuberancias. El médico puede ordenar después un tipo de radiografía especial llamada pielografía intravenosa (IVP). Para esta radiografía, se administra un colorante especial que contiene yodo a través de una aguja insertada en una vena. El colorante luego pasa a la orina, haciendo que la vejiga se vea mejor en las radiografías. Ud. probablemente sienta calor cuando el colorante es administrado.

El médico también puede mirar directamente en la vejiga a través de un tubo delgado, iluminado llamado cistoscopio. El cistoscopio se inserta en la vejiga a través de la uretra. Si se encuentra tejido que no es normal, el médico tendrá que cortar un pedazo pequeño para examinarlo en el microscopio con el fin de determinar la presencia de células cancerosas. Este procedimiento se conoce como biopsia. También se pueden llevar a cabo otros tipos de radiografías especiales para ayudar a diagnosticar el cáncer de la vejiga.

La probabilidad de su recuperación (pronóstico) y la elección de tratamiento dependerán de la etapa en la que se encuentra el cáncer (si se encuentra en el recubrimiento de la vejiga únicamente o si se ha diseminado a otros lugares del cuerpo) y de su estado de salud en general.

Explicación de las etapas

Etapas del cáncer de la vejiga

Una vez diagnosticado el cáncer de la vejiga, se harán otras pruebas para determinar si las células cancerosas se han diseminado a otras partes del cuerpo (clasificación por etapas). El médico necesita saber la etapa en la que se encuentra su enfermedad para planificar el tratamiento adecuado. Las siguientes etapas se emplean para la clasificación del cáncer de la vejiga:

Etapa 0 o carcinoma in situ

El cáncer en etapa 0 es un cáncer temprano. El cáncer se encuentra en el recubrimiento interno de la vejiga únicamente. Después de haberse extraído el cáncer, no se palpará ningún edema o protuberancia durante un examen interno.

Etapa I

Las células cancerosas se han diseminado un poco más adentro de la capa interna de la vejiga, pero no se han diseminado a la pared muscular de la vejiga.

Etapa II

Las células cancerosas se han diseminado a la capa interior de los músculos que recubren la vejiga.

Etapa III

Las células cancerosas se han diseminado por toda la pared muscular de la vejiga, a la capa de tejido que se encuentra alrededor de la vejiga y/o a los órganos reproductores cercanos. El médico puede palpar una hinchazón o protuberancia después de que usted haya recibido una operación para extraer el cáncer.

Etapa IV

Las células cancerosas se han diseminado a la pared del abdomen o pelvis o a los ganglios linfáticos en el área. (Los ganglios linfáticos son estructuras pequeñas, en forma de frijol que se encuentran por todo el cuerpo y cuya función es producir y almacenar células que combaten la infección.) El cáncer puede también haberse diseminado a ganglios linfáticos y otras partes del cuerpo lejos de la vejiga.

Recurrente

La enfermedad recurrente significa que el cáncer ha vuelto a aparecer (recaído) después de haber sido tratado. Puede reaparecer en el lugar de origen o en otra parte del cuerpo.

Aspectos de las opciones del tratamiento

Tratamiento del cáncer de la vejiga

Existen tratamientos para todos los pacientes con cáncer de la vejiga. Se emplean cuatro clases de tratamiento: cirugía (extracción del cáncer en una operación) radioterapia (uso de rayos X en dosis altas u otros rayos de alta energía para destruir células cancerosas y reducir tumores) quimioterapia (uso de medicamentos para destruir las células cancerosas) terapia biológica (uso del sistema inmunológico del cuerpo para combatir el cáncer).

Un nuevo tipo de tratamiento llamado terapia fotodinámica está siendo evaluado en pruebas clínicas.

La cirugía es un tratamiento común para el cáncer de la vejiga. El médico puede extraer el cáncer utilizando alguna de las siguientes operaciones:

- Resección Transuretral. Operación en la que se emplea un cistoscopio insertado en la vejiga a través de la uretra. El médico luego emplea un instrumento con una presilla pequeña de alambre en uno de los extremos para eliminar el cáncer o para quemar el tumor con electricidad de alta energía (fulguración).
- Cistectomía Segmentada. Operación en la que se extrae la parte de la vejiga donde se encuentra el cáncer. Puesto que el cáncer de la vejiga a menudo ocurre en más de una parte de la vejiga, esta operación se emplea sólo en aquellos casos en los que el cáncer se encuentra en solamente un área.
- Cistectomía. Operación en la que se extrae la vejiga.
- Cistectomía radical. Operación en la que se extrae la vejiga y el tejido situado alrededor de ésta. En las mujeres, también se extraen el útero, los ovarios, las trompas de Falopio, parte de la vagina y la uretra. En los hombres, la próstata y las glándulas que producen líquidos que forman parte del semen (vesículas seminales) también se extraen al igual que la uretra. También pueden extraerse los ganglios linfáticos de la pelvis (disección de ganglios linfáticos pelvianos).
- Desviación urinaria. Operación en la que se hace que la orina salga del cuerpo sin pasar por la vejiga. Se emplea para aliviar los síntomas de la vejiga cuando el tumor se ha diseminado.

Si se llegara a extraer la vejiga, el médico tendrá que ingeniarse un nuevo método para almacenar y expulsar la orina. Existen varias maneras de hacer esto. A veces el médico empleará parte del intestino delgado para hacer un tubo mediante el cual la orina pueda salir del cuerpo a través de una abertura (estoma) en el exterior del cuerpo.

Este procedimiento por lo general se conoce como ostomía o urostomía.

Si usted se somete a una ostomía, usted tendrá que usar una bolsa especial para recoger la orina. Esta bolsa especial, que se pega a la piel situada alrededor del estoma con una goma especial, se puede botar después de haber sido usada. La bolsa no se nota debajo de la ropa y la mayoría de las personas la cuidan por sí mismas. El médico también puede emplear parte del intestino delgado para hacer una nueva bolsa de almacenamiento (un depósito para la orina) dentro del cuerpo donde la orina pueda depositarse. Usted luego tendrá que emplear un tubo (catéter) para drenar la orina a través del estoma. Métodos más recientes emplean una parte del intestino delgado para hacer una nueva bolsa de almacenamiento que se conecta a la parte que queda de la uretra, si ésta no ha sido extraída. La orina luego sale del cuerpo a través de la uretra, haciendo innecesario el estoma.

La quimioterapia consiste en el uso de medicamentos para eliminar las células cancerosas. La quimioterapia se puede tomar en forma oral, o puede introducirse en el cuerpo a través de una aguja insertada en una vena o músculo. La quimioterapia se denomina un tratamiento sistémico ya que el medicamento se introduce al torrente sanguíneo, viaja a través del cuerpo y puede destruir las células cancerosas que se encuentran afuera de la vejiga. La quimioterapia también puede administrarse a través de un líquido que se pone en la vejiga por medio de un tubo que atraviesa la uretra (quimioterapia intravesical).

Si el médico elimina todo el cáncer visible durante la operación, existe la posibilidad de que se le administre quimioterapia después de la cirugía para eliminar cualquier célula cancerosa que pueda haber quedado. La quimioterapia administrada después de una operación a una persona que no tiene células cancerosas visibles se llama quimioterapia adyuvante. Para el cáncer de la vejiga, la quimioterapia a veces se administra antes de la cirugía para tratar de mejorar los resultados o tratar de preservar la vejiga. La quimioterapia administrada de esta manera se denomina quimioterapia neoadyuvante. La quimioterapia neoadyuvante está siendo evaluada concienzudamente en una prueba clínica patrocinada por el Instituto Nacional del Cáncer.

La radioterapia consiste en el uso de rayos X de alta energía para eliminar células cancerosas y reducir tumores. La radiación puede provenir de una máquina situada afuera del cuerpo (radioterapia externa) o de materiales que producen radiación (radioisótopos) a través de tubos plásticos delgados aplicados al área donde se encuentran las células cancerosas (radioterapia interna).

El propósito de la terapia biológica es el de tratar de que el cuerpo combata el cáncer. En la terapia biológica se emplean materiales producidos por el cuerpo o fabricados en un laboratorio para impulsar, dirigir o restaurar las defensas naturales del cuerpo contra la enfermedad. La terapia biológica también se conoce con el nombre de terapia modificadora de la respuesta biológica o inmunoterapia (BRM). La terapia biológica puede ser administrada en un fluido que es puesto dentro de la vejiga por un tubo que entra a través de la uretra (terapia biológica intravesical).

La terapia fotodinámica es un tipo de tratamiento más reciente en el que se emplean medicamentos especiales y luz para eliminar las células cancerosas. Un medicamento que hace las células cancerosas más sensibles a la luz se pone en la vejiga, y se emplea una luz especial para iluminar la vejiga. Esta terapia está siendo estudiada para ser aplicada en las etapas tempranas del cáncer de la vejiga.

Tratamiento por etapas

El tratamiento para el cáncer de la vejiga dependerá de la etapa de la enfermedad, el tipo de enfermedad, su edad y condición en general.

Usted podría recibir un tratamiento que se considera estándar en base a su eficacia en varios pacientes en pruebas anteriores, o usted podría optar por participar en una prueba clínica. No todos los pacientes se curan con la terapia estándar, y algunos tratamientos estándar podrían tener más efectos secundarios de los deseados. Por estas razones, las pruebas clínicas están diseñadas para encontrar mejores maneras de tratar a los pacientes con cáncer y están basadas en la información más actualizada. Se están llevando a cabo pruebas clínicas en la mayor parte del país para la mayoría de las etapas del cáncer de la vejiga. Si usted desea obtener más información, llame al Servicio de Información sobre el Cáncer al 1-800-4-CANCER (1-800-422-6237); TTY 1-800-332-8615, en los Estados Unidos.

Cáncer de la vejiga—Etapa 0

Tratamientos podrían ser cualquiera de los siguientes:

1. Extracción del cáncer empleando un cistoscopio insertado a través de la uretra para cortar el tumor y quemar cualquier célula cancerosa que quede (resección transuretral con fulguración).
2. Resección transuretral con fulguración seguido por quimioterapia intravesical o terapia biológica.
3. Cirugía para extraer parte de la vejiga (cistectomía segmentada).
4. Quimioterapia intravesical o terapia biológica intravesical sola. Se están evaluando en pruebas clínicas nuevos agentes para ser administrados de esta manera.
5. Cirugía para extraer toda la vejiga y los órganos situados a su alrededor (cistectomía radical).
6. Una prueba clínica de terapia fotodinámica.
7. Una prueba clínica de terapia biológica intravesical.

8. Después de que usted haya recibido un tratamiento para el cáncer, se le podrían administrar medicamentos para prevenir que el cáncer regrese.

Cáncer de la vejiga—Etapa I

Tratamientos podrían ser cualquiera de los siguientes:

1. Extracción del cáncer empleando un cistoscopio insertado a través de la uretra para cortar el tumor y quemar cualquier célula cancerosa que quede (resección transuretral con fulguración).
2. Resección Transuretral y fulguración seguidos de quimioterapia intravesical o terapia biológica.
3. Quimioterapia intravesical o terapia biológica sola.
4. Cirugía para extraer parte de la vejiga (cistectomía segmentada).
5. Cirugía para extraer toda la vejiga y los órganos situados alrededor de ésta (cistectomía radical).
6. Radioterapia interna con o sin radioterapia de haz externo.
7. Una prueba clínica de medicamentos para prevenir que el cáncer regrese después de que usted haya recibido tratamiento para el cáncer.
8. Una prueba clínica de terapia intravesical.

Cáncer de la vejiga—Etapa II

Tratamientos podrían ser cualquiera de los siguientes:

1. Cirugía para extraer toda la vejiga y los órganos situados alrededor de ésta (cistectomía radical). También pueden extraerse los ganglios linfáticos de la pelvis (disección de ganglios linfáticos).
2. Radioterapia de haz externo sola.
3. Radioterapia interna antes o después de radioterapia de haz externo.
4. Radioterapia de haz interno sola.
5. Extracción del cáncer empleando un cistoscopio insertado a través de la uretra para cortar el tumor y quemar cualquier célula cancerosa que quede (resección transuretral con fulguración).
6. Cirugía para extraer parte de la vejiga (cistectomía segmentada).
7. Pruebas clínicas de quimioterapia sistémica antes de la cistectomía (quimioterapia neoadyuvante) o después de la cistectomía (quimioterapia adyuvante).
8. Una prueba clínica de quimioterapia sistémica más radioterapia

Cáncer de la vejiga—Etapa III

Tratamientos podrían ser cualquiera de los siguientes:

1. Cistectomía radical. También se pueden extraer los ganglios linfáticos en la pelvis (disección de ganglios linfáticos pélvicos).
2. Radioterapia externa
3. Radioterapia de haz externo y radioterapia interna.
4. Cirugía para extraer parte de la vejiga (cistectomía segmentada).
5. Radioterapia interna.
6. Radioterapia de haz externo y quimioterapia.

7. Una prueba clínica de quimioterapia sistémica antes de la cistectomía (quimioterapia neoadyuvante) o después de la cistectomía (quimioterapia adyuvante).
8. Una prueba clínica de quimioterapia y radioterapia para permitirle conservar la vejiga.

Cáncer de la vejiga—Etapa IV

Si el cáncer de la vejiga se encuentra en etapa IV que se ha diseminado a los tejidos o ganglios linfáticos vecinos, pero no a otras partes del cuerpo, su tratamiento podría consistir en alguno de los siguientes:

1. Cistectomía radical.
2. Radioterapia de haz externo.
3. Cirugía para permitir que la orina salga del cuerpo sin pasar por la vejiga (desviación urinaria) para reducir síntomas.
4. Cirugía para extraer la vejiga (cistectomía) para aliviar síntomas.
5. Quimioterapia sistémica sola o además de cirugía.
6. Una prueba clínica de quimioterapia sistémica antes de la cistectomía (quimioterapia neoadyuvante) o después de la cistectomía (quimioterapia adyuvante).
7. Una prueba clínica de quimioterapia y radioterapia para permitirle conservar la vejiga.

Si el cáncer se encuentra en los ganglios linfáticos o en otros lugares lejos de la vejiga, su tratamiento podría consistir en alguno de los siguientes:

1. Radioterapia de haz externo.
2. Cirugía para hacer que la orina salga del cuerpo sin pasar por la vejiga (desviación urinaria), para reducir síntomas.
3. Cirugía para extraer la vejiga (cistectomía) y para hacer una desviación urinaria para reducir síntomas.
4. Quimioterapia sistémica sola o además de la cirugía.
5. Una prueba clínica de quimioterapia.

Cáncer de la vejiga—Recurrente

Si el cáncer reaparece sólo en la vejiga, el tratamiento podría consistir en cirugía, quimioterapia o radioterapia, dependiendo del tratamiento recibido cuando se contrajo el cáncer. Si el cáncer reaparece después de la cirugía que se hizo para extraer toda la vejiga, usted podría recibir quimioterapia. Usted también quizás decida participar en una prueba clínica.

Para aprender más

PARA APRENDER MÁS LLAME AL 1-800-4-CANCER (en los Estados Unidos).

Para aprender más sobre el cáncer hepático primario en adultos, llame al Servicio de Información sobre el Cáncer del Instituto Nacional del Cáncer al 1-800-4-CANCER (1-800-422-6237); TTY 1-800-332-8615, en los Estados Unidos. Si usted llama a este número, que es gratis en los Estados Unidos, un especialista entrenado con información le contestará sus preguntas.

El Servicio de Información sobre el Cáncer también tiene folletos acerca del cancer que son disponibles para el publico y pueden ser enviados por pedido. Los siguientes folletos sobre temas generales relacionados con el cáncer del higado pueden serle útiles:

- *What You Need to Know About Bladder Cancer*

Los siguientes folletos sobre preguntas generales acerca del cáncer pueden serle útiles:

- *What You Need To Know About Cancer*
- *Taking Time: Support for People with Cancer and the People Who Care About Them*
- *What Are Clinical Trials All About?*
- *Chemotherapy and You: A Guide to Self-Help During Treatment*
- *Radiation Therapy and You: A Guide to Self-Help During Treatment*
- *Eating Hints for Cancer Patients*
- *Advanced Cancer: Living Each Day*
- *When Cancer Recurs: Meeting the Challenge Again*

Los siguientes folletos disponibles en español pueden serle útiles:

- *Datos sobre el tratamiento de quimioterapia contra el cáncer,* (12 páginas)
- *El tratamiento de radioterapia: Guía para el paciente durante el tratamiento,* (48 páginas)

Hay muchos otros lugares donde es posible encontrar información acerca de los tratamientos para el cáncer y de los servicios que pueden serle útiles. Diríjase a la oficina de servicio social de su hospital donde le suministrarán listas de organismos locales o nacionales que pueden ayudarle a resolver problemas de dinero, de traslado de su casa al hospital durante el tratamiento, de atención médica a domicilio y en general a manejar sus problemas.

Además, puede escribir al National Cancer Institute a la siguiente dirección:

National Cancer Institute
Office of Cancer Communications
31 Center Drive, MSC 2580
Bethesda, MD 20892-2580

Para mayor información sobre tratamiento y ensayos clínicos sobre cáncer llame al Servicio de Información sobre Cáncer del Instituto Nacional de Cáncer: 1-800-4-CANCER. El llamado es gratis y un asesor conversara con usted.

■ **Instituto Nacional de Cáncer**
Servicio de Información Sobre Cáncer
31 Center Drive, MSC 2580
Bethesda, MD 20892-2580
Date Last Modified: 11/97

CÁNCER DE LA VESÍCULA BILIAR

(Gallbladder Cancer)

Descripción

¿Qué es el cáncer de la vesícula biliar?

El cáncer de la vesícula biliar, un tipo de cáncer poco común, es una enfermedad en la que se encuentran células cancerosas (malignas) en los tejidos de la vesícula biliar. La vesícula biliar es un órgano en forma de pera ubicado debajo del hígado en la parte superior del abdomen. La bilis es un líquido fabricado por el hígado que se almacena en la vesícula biliar. Cuando los alimentos se están descomponiendo (están siendo digeridos) en el estómago y los intestinos, la vesícula biliar suelta bilis a través de un tubo llamado conducto biliar. El conducto biliar conecta la vesícula biliar y el hígado con la primera parte del intestino delgado. La bilis ayuda a digerir las grasas.

El cáncer de la vesícula biliar es más común en las mujeres que en los hombres. Es también más común en las personas que han tenido acumulaciones de material duro en la vesícula biliar (cálculos biliares).

El cáncer de la vesícula biliar es difícil de detectar (diagnosticar) debido a que la vesícula biliar está escondida detrás de otros órganos en el abdomen. El cáncer de la vesícula biliar a veces es detectado accidentalmente, después de que se ha extraído la vesícula biliar por otras razones. Los síntomas del cáncer de la vesícula biliar pueden ser similares a otras enfermedades de la vesícula, como por ejemplo los cálculos biliares o las infecciones, y puede no presentar ningún síntoma en las etapas iniciales. Usted deberá consultar al médico si tiene dolor arriba del estómago, pierde peso sin intentarlo, tiene una fiebre constante o la piel se torna amarilla (ictericia).

Si usted tiene tales síntomas, el médico podría ordenar radiografías y otras pruebas para determinar lo que anda mal. Sin embargo, el cáncer por lo general no se puede encontrar a menos que usted se someta a una cirugía. Durante la cirugía, se hace un corte en el abdomen para que la vesícula biliar y otros órganos y tejidos vecinos puedan ser examinados.

La probabilidad de su recuperación (pronóstico) y elección de tratamiento dependerán de la etapa en la que se encuentra el cáncer (si se encuentra únicamente en la vesícula biliar o se ha diseminado a otros lugares) y de su salud en general.

Explicación de las etapas

Etapas del cáncer de la vesícula biliar

Una vez detectado el cáncer de la vesícula biliar, se harán otras pruebas para determinar si las células cancerosas se han diseminado a otras partes del cuerpo. El médico necesita saber la etapa del cáncer para poder planificar el tratamiento adecuado. Las siguientes etapas se emplean para la clasificación del cáncer de la vesícula biliar:

Localizado

El cáncer se encuentra sólo en los tejidos que constituyen la pared de la vesícula biliar y puede extraerse por completo en una operación.

Irresecable

El cáncer no se puede eliminar del todo en una operación. El cáncer se ha diseminado a los tejidos situados alrededor de la vesícula biliar, como el hígado, el estómago, el páncreas o el intestino y/o los nódulos linfáticos en el área. (Los nódulos linfáticos son estructuras pequeñas, en forma de frijol, que se encuentran por todo el cuerpo y cuya función es producir y almacenar células que combaten la infección.)

Recurrente

La enfermedad recurrente significa que el cáncer ha vuelto a aparecer (recurrido) después de haber sido tratado. El cáncer puede reaparecer en la vesícula biliar o en otra parte del cuerpo.

Aspectos de las opciones del tratamiento

Tratamiento del cáncer de la vesícula biliar

Existen tratamientos para todos los pacientes con cáncer de la vesícula biliar. Se emplean tres tratamientos:

cirugía (extracción del cáncer o alivio de los síntomas del cáncer a través de una operación)

radioterapia (uso de altas dosis de rayos X para eliminar las células cancerosas)

quimioterapia (uso de medicamentos para eliminar el cáncer).

La cirugía es un tratamiento común para el cáncer de la vesícula biliar si éste no se ha diseminado a los tejidos adyacentes. El médico puede extraer la vesícula biliar en una operación llamada colecistectomía. También se puede extraer la parte del hígado situada alrededor de la vesícula biliar y los nódulos linfáticos en el abdomen.

Si el cáncer se ha diseminado y no puede ser eliminado, el médico puede efectuar una cirugía para aliviar los síntomas. Si el cáncer está bloqueando los conductos biliares y la bilis se acumula en la vesícula biliar, el médico puede llevar a cabo una cirugía con el fin de esquivar (bypass) el cáncer. Durante esta operación, el médico cortará la vesícula biliar o conducto biliar y lo coserá al intestino delgado. Este procedimiento se conoce como bypass biliar. También se puede llevar a cabo una cirugía u otros procedimientos para poner un tubo (catéter) para hacer salir (drenar) la bilis que se ha acumulado en el área. Durante estos procedimientos, el médico puede poner el catéter de tal manera que drene a través de un tubo hacia el exterior del cuerpo o de tal manera que pase alrededor del área bloqueada y drene la bilis hacia el intestino delgado.

La radioterapia consiste en el uso de rayos X de alta energía para eliminar células cancerosas y reducir tumores. La radiación para el cáncer de la vesícula biliar proviene por lo general de una máquina situada afuera del cuerpo (radioterapia de haz externo). La radiación se puede administrar sola o se puede utilizar además de una cirugía.

La quimioterapia consiste en el uso de medicamentos para eliminar las células cancerosas. La quimioterapia para el cáncer de la vesícula biliar se administra por lo general al cuerpo mediante una aguja insertada en una vena. La quimioterapia se denomina un tratamiento sistémico ya que el medicamento se introduce en el torrente sanguíneo, viaja a través del cuerpo y puede eliminar células cancerosas situadas fuera de la vesícula biliar. Se pude administrar quimioterapia u otros medicamentos junto con la radioterapia para incrementar la sensibilidad de las células cancerosas a la radiación (radiosensibilizadores).

Tratamiento por etapas

Los tratamientos para el cáncer de la vesícula biliar dependerán de la etapa de la enfermedad y de su estado de salud en general.

Usted podría recibir tratamiento que se considera estándar en base a los resultados obtenidos por varios pacientes en pruebas anteriores o usted podría optar por formar parte de una prueba clínica. La mayoría de los pacientes con cáncer de la vesícula biliar no se curan con terapia estándar y algunos tratamientos estándar podrían tener más efectos secundarios de los deseados. Por estas razones, las pruebas clínicas se han diseñado para encontrar mejores maneras de tratar a los pacientes con cáncer y están basadas en la información más actualizada. Se están llevando a cabo pruebas clínicas en varias partes del país para los pacientes con cáncer de la vesícula biliar. Si usted desea obtener más información, llame al Servicio de Información sobre el Cáncer al 1-800-4-CANCER (1-800-422-6237); TTY 1-800-332-8615, en los Estados Unidos.

Cáncer de la vesicula biliar—Localizado

Usted podría recibir cualquiera de los siguientes tratamientos:

1. Cirugía para extraer la vesícula biliar y algunos de los tejidos situados alrededor de ella (colecistectomía).
2. Radioterapia de haz externo.
3. Cirugía seguida por radioterapia de haz externo.
4. Pruebas clínicas de radioterapia más quimioterapia, o de medicamentos para aumentar la sensibilidad de las células cancerosas a la radiación (radiosensibilizadores).

Cáncer de la vesicula biliar—Irresecable

Usted podría recibir cualquiera de los siguientes tratamientos:

1. Cirugía u otros procedimientos para aliviar los síntomas.
2. Radioterapia de haz externo con o sin cirugía u otros procedimientos para aliviar síntomas.
3. Quimioterapia para aliviar síntomas. Se están evaluando nuevos medicamentos quimioterapéuticos en pruebas clínicas.
4. Pruebas clínicas de radioterapia más quimioterapia o medicamentos para aumentar la sensibilidad de las

células cancerosas a la radiación (radiosensibilizadores).

Cáncer de la vesicula biliar—Recurrente

El tratamiento para el cáncer recurrente de la vesícula biliar dependerá del tipo de tratamiento que usted haya recibido anteriormente, del lugar donde el cáncer haya vuelto a aparecer y de otros factores relacionados con el cáncer y su salud en general. Usted debería considerar el formar parte de una prueba clínica.

Para aprender más

PARA APRENDER MÁS LLAME AL 1-800-4-CANCER (en los Estados Unidos).

Para aprender más sobre el cáncer de la vesícula biliar, llame al Servicio de Información sobre el Cáncer del Instituto Nacional del Cáncer al 1-800-4-CANCER (1-800-422-6237); TTY 1-800-332-8615, en los Estados Unidos. Si usted llama a este número, que es gratis dentro de los Estados Unidos, usted podrá hablar con alguien que podrá responder sus preguntas.

El Servicio de Información sobre el Cáncer también puede enviarle folletos. Los siguientes folletos sobre temas generales relacionados con el cáncer pueden serle útiles:

- *What You Need To Know About Cancer*
- *Taking Time: Support for People with Cancer and the People Who Care About Them*
- *What Are Clinical Trials All About?*
- *Chemotherapy and You: A Guide to Self-Help During Treatment*
- *Radiation Therapy and You: A Guide to Self-Help During Treatment*
- *Eating Hints for Cancer Patients*
- *Advanced Cancer: Living Each Day*
- *When Cancer Recurs: Meeting the Challenge Again*

Los siguientes folletos disponibles en español pueden serle útiles:

- *Datos sobre el tratamiento de quimioterapia contra el cáncer,* (12 páginas)
- *El tratamiento de radioterapia: Guía para el paciente durante el tratamiento,* (48 páginas)

Hay muchos otros lugares donde es posible encontrar información acerca de los tratamientos para el cáncer y de los servicios que pueden serle útiles. Diríjase a la oficina de servicio social de su hospital donde le suministrarán listas de organismos locales o nacionales que pueden ayudarle a resolver problemas de dinero, de traslado de su casa al hospital durante el tratamiento, de atención médica a domicilio y en general a manejar sus problemas.

Además, puede escribir al National Cancer Institute a la siguiente dirección:

National Cancer Institute
Office of Cancer Communications
31 Center Drive, MSC 2580
Bethesda, MD 20892-2580

Para mayor información sobre tratamiento y ensayos clínicos sobre cáncer llame al Servicio de Información sobre Cáncer del Instituto Nacional de Cáncer:1-800-4-CANCER. El llamado es gratis y un asesor conversará con usted.

- **Instituto Nacional de Cáncer**
  Servicio de Información Sobre Cáncer
  31 Center Drive, MSC 2580
  Bethesda, MD 20892-2580
  Date Last Modified: 10/97

CÁNCER DE TESTÍCULO

(Testicular Cancer)

Descripción

¿Qué es el cáncer testicular?

El cáncer del testículo (también llamado testis), un tipo de cáncer poco común en los hombres, es una enfermedad en la cual se encuentran células cancerosas (malignas) en los tejidos de uno o ambos testículos. Los testículos son redondos y un poco más pequeños que una bola de golf. El esperma (las células germinativas masculinas que al unirse con un óvulo femenino pueden llegar a formar un bebé) y las hormonas masculinas se producen en los testículos. Hay dos testículos localizados dentro del escroto (una bolsa de piel suelta que se encuentra suspendida directamente debajo del pene). Los testículos son similares a los ovarios en las mujeres (las bolsas pequeñas que contienen los óvulos femeninos).

El cáncer del testículo es el cáncer más común en los hombres entre los 15 y los 35 años de edad. Los hombres que tienen un testículo que no ha descendido (un testículo que nunca ha bajado al escroto) corren mayor riesgo de desarrollar cáncer testicular que los hombres cuyos testículos han descendido al escroto. Este riesgo sigue existiendo aun cuando se haya efectuado cirugía para colocar el testículo en el lugar correspondiente dentro del escroto.

Como la mayoría de cánceres, el cáncer testicular se puede tratar mejor cuando se detecta (diagnostica) pronto. Usted deberá ver al médico si el escroto presenta alguna hinchazón. El médico le hará un examen de los testículos y hará un palpamiento para determinar la presencia de masas. Si el escroto no se siente normal, el médico quizás tenga que realizar un examen por ultrasonido, en el que se usan ondas de sonido para tomar una imagen del interior de los testículos. El médico puede tener que extraer el testículo y observarlo en el microscopio para determinar la presencia de células cancerosas. Es muy importante que esto se haga correctamente.

La probabilidad de su recuperación (pronóstico) y selección de tratamiento dependerán de la etapa en que se encuentra el cáncer (si se encuentra en el testículo únicamente o si se ha diseminado a otros lugares) y su estado de salud en general.

Explicación de las etapas

Etapas del cáncer del testículo

Una vez que se haya diagnosticado el cáncer testicular, se harán más pruebas para determinar si el cáncer se ha diseminado del testículo a otras partes del cuerpo (clasificación por etapas). El médico necesita saber la etapa en la que se encuentra la enfermedad para planificar el tratamiento adecuado. Las siguientes etapas se usan para la clasificación del cáncer del testículo:

Etapa I

El cáncer se encuentra en el testículo únicamente.

Etapa II

El cáncer se ha diseminado a los ganglios linfáticos en el abdomen (los ganglios linfáticos son estructuras pequeñas en forma de frijol que se encuentran por todo el cuerpo y cuya función es producir y almacenar células que combaten la infección).

Etapa III

El cáncer se ha diseminado fuera de los ganglios linfáticos en el abdomen. El cáncer puede expandirse a partes del cuerpo lejos de los testículos, como por ejemplo los pulmones y el hígado.

Recurrente

Enfermedad recurrente significa que el cáncer ha vuelto a aparecer (recurrido) después de haber sido tratado. Puede volver a aparecer en el mismo lugar o en otra parte del cuerpo. Usted deberá examinarse el otro testículo regularmente por muchos años después de su tratamiento por la posibilidad de que la enfermedad recurra. Usted podría tener que hacerse exámenes médicos una vez al mes durante el primer año después de la cirugía, un mes sí y otro no durante el año siguiente, y con menor frecuencia posteriormente.

Aspectos de las opciones del tratamiento

Tratamiento del cáncer testicular

Existen tratamientos para todos los pacientes con cáncer del testículo, y la mayoría de los pacientes pueden curarse con los tratamientos disponibles. Se emplean cuatro clases de tratamientos:

cirugía (extracción del cáncer en una operación)

radioterapia (uso de rayos X de alta energía u otros rayos de alta energía para eliminar las células cancerosas)

quimioterapia (uso de medicamentos para eliminar las células cancerosas)

trasplante de médula ósea.

La cirugía es un tratamiento común para la mayoría de las etapas del cáncer del testículo. El médico puede eliminar el cáncer extrayendo uno o ambos testículos mediante una incisión (corte) en la ingle. Este procedimiento se llama orquiectomía inguinal radical. También se pueden extraer algunos de los ganglios linfáticos en el abdomen (disección de ganglios linfáticos).

La radioterapia consiste en el uso de rayos X de alta energía para eliminar células cancerosas y reducir tumores. La radioterapia para el cáncer testicular por lo general proviene de una máquina fuera del cuerpo (radiación de haz externo).

La quimioterapia consiste en el uso de medicamentos para eliminar células cancerosas. La quimioterapia puede tomarse en forma oral o puede administrarse en el cuerpo con una aguja en una vena. La quimioterapia se considera un tratamiento sistémico ya que el medicamento es introducido al torrente sanguíneo, viaja a través del cuerpo y puede eliminar células cancerosas fuera del testículo.

El trasplante de médula ósea es un tipo de tratamiento más reciente. Durante un trasplante de médula ósea autólogo, se toma médula ósea del paciente la cual es sometida a tratamientos con medicamentos para eliminar las células cancerosas. La médula se congela y el paciente luego recibe quimioterapia en dosis elevadas con o sin radioterapia para destruir toda la médula que queda. La médula congelada que fue guardada es descongelada y administrada con una aguja en una vena para reemplazar la que fue destruida.

Tratamiento por etapas

El tratamiento para el cáncer del testículo dependerá de la etapa y tipo de células que conforman la enfermedad, su edad y estado de salud en general.

Usted podría recibir un tratamiento considerado estándar que se basa en la efectividad del tratamiento según los resultados recibidos por varios pacientes en pruebas anteriores, o usted podría optar por formar parte de una prueba clínica. No todos los pacientes se curan con terapia estándar y algunos tratamientos estándar podrían tener más efectos secundarios de los deseados. Por estas razones, las pruebas clínicas están diseñadas para encontrar mejores formas de tratamiento para los pacientes con cáncer y están basadas en la información más actualizada. Se están llevando a cabo pruebas clínicas en varias partes del país para todas las etapas del cáncer testicular. Si usted desea obtener más información, llame al Servicio de Información sobre el Cáncer al 1-800-4-CANCER (1-800-422-6237); TTY 1-800-332-8615, en los Estados Unidos.

Cáncer testicular—Etapa I

Su tratamiento dependerá del aspecto que tengan las células cancerosas en el microscopio (el tipo de célula). Si usted tiene un tumor llamado seminoma, su tratamiento probablemente consista en una cirugía para extraer el testículo (orquiectomía inguinal radical), seguido de radiación de haz externo a los ganglios linfáticos en el abdomen. También se están llevando a cabo pruebas clínicas de orquiectomía inguinal radical sola seguido de exámenes concienzudos para determinar si el cáncer ha regresado.

Si usted tiene un tumor llamado no seminoma, usted podría recibir alguno de los siguientes tratamientos:

1. Orquiectomía inguinal radical y extracción de algunos de los ganglios linfáticos en el abdomen (disección

de los ganglios linfáticos). Usted podría ser sometido a una cirugía en la que se preservará la fertilidad. Se deberán realizar exámenes de sangre y radiografías del tórax una vez al mes durante el primer año después de la operación y por lo menos cada 2 meses durante el segundo año. También se podría realizar una tomografía axial computarizada, un tipo de radiografía especial. Si los resultados de las pruebas no parecen normales y el cáncer ha vuelto a aparecer (recurrido), el médico le administrará quimioterapia sistémica tan pronto como sea posible.

2. Orquiectomía inguinal radical sola seguida de exámenes concienzudos para determinar si el cáncer recurre. El médico deberá examinarlo y hacerle exámenes de sangre y radiografías cada mes durante 2 años. Esta opción se elige sólo si el tumor tiene ciertas características especiales.

Cáncer testicular—Etapa II

El tratamiento dependerá del aspecto que tengan las células cancerosas en el microscopio (el tipo de célula). Si usted tiene un tumor llamado seminoma y el tumor no es voluminoso (no se puede sentir ningún nódulo linfático en el abdomen y no hay ningún nódulo linfático bloqueando los uréteres [los tubos que transportan orina del riñón a la vejiga]), el tratamiento probablemente consista en una cirugía para extraer el testículo (orquiectomía inguinal radical). Se administrará entonces radiación de haz externo a los ganglios linfáticos en el abdomen.

Si usted tiene un tumor llamado seminoma y el tumor es voluminoso (se pueden sentir ganglios linfáticos en el abdomen y/o los ganglios linfáticos están bloqueando los uréteres, o si una tomografía axial computarizada muestra que son voluminosos), su tratamiento probablemente consista en orquiectomía inguinal radical seguida de quimioterapia sistémica o radioterapia de haz externo.

Si usted tiene un tumor llamado no seminoma, su tratamiento probablemente consista en alguno de los siguientes:

1. Orquiectomía inguinal radical y extracción de los ganglios linfáticos en el abdomen (disección de ganglios linfáticos). El médico lo examinará todos los meses y le hará exámenes de sangre, radiografías del tórax y tomografías axiales computarizadas. Si los resultados de los exámenes no son normales, usted probablemente sea sometido a quimioterapia sistémica.

2. Orquiectomía inguinal radical y disección de ganglios linfáticos, seguida de quimioterapia sistémica. Se deberán hacer exámenes de sangre y radiografías del tórax una vez por mes durante el primer año después de la operación. También se realizarán tomografías axiales computarizadas regularmente.

3. Orquiectomía inguinal radical seguida de quimioterapia sistémica. Si las radiografías muestran que el cáncer permanece después de la quimioterapia, se puede llevar a cabo una cirugía para eliminar el cáncer. Después de la operación, el médico lo controlará todos los meses y le hará

exámenes de sangre, radiografías del tórax y tomografías computarizadas. En algunos casos, la quimioterapia puede ser administrada antes de la orquiectomía inguinal radical.

4. Pruebas clínicas de quimioterapia sistémica en lugar de disección de ganglios linfáticos (en pacientes seleccionados).

Cáncer Testicular—Etapa III

Su tratamiento dependerá del aspecto que tengan las células cancerosas en el microscopio (el tipo de célula). Si usted tiene un tumor llamado seminoma, su tratamiento probablemente consista en cirugía para extraer el testículo (orquiectomía inguinal radical), seguida de quimioterapia sistémica. Se está estudiando en pruebas clínicas orquiectomía inguinal radical seguida de quimioterapia sistémica. Si usted tiene un tumor llamado no seminoma, el tratamiento probablemente consista en alguno de los siguientes:

1. Quimioterapia sistémica. Se están llevando a cabo pruebas clínicas en las que se están evaluando nuevos medicamentos quimioterapéuticos.
2. Quimioterapia sistémica, seguida de cirugía para extraer cualquier masa que permanezca para determinar si queda alguna célula cancerosa. Si quedan células cancerosas, usted probablemente sea sometido a más quimioterapia sistémica.
3. Pruebas clínicas de quimioterapia sistémica.
4. Pruebas clínicas de quimioterapia sistémica en dosis elevadas con trasplante de médula ósea autólogo (en algunos pacientes).

Cáncer Testicular—Recurrente

Su tratamiento dependerá de la apariencia que tengan las células cancerosas en el microscopio, el lugar donde haya recurrido (vuelto) el cáncer, y otros factores. Entre las opciones de tratamiento se encuentran quimioterapia sistémica, quimioterapia sistémica en dosis elevadas con trasplante autólogo de médula ósea, cirugía, y se están evaluando en pruebas clínicas nuevos medicamentos quimioterapéuticos.

Para aprender más

PARA APRENDER MÁS LLAME AL 1-800-4-CANCER (en los Estados Unidos).

Para aprender más sobre el cáncer del testículo, llame al Servicio de Información sobre el Cáncer del Instituto Nacional del Cáncer al 1-800-4-CANCER (1-800-422-6237); TTY 1-800-332-8615, en los Estados Unidos. Si usted llama a este número, que es gratis dentro de los Estados Unidos, usted podrá hablar con alguien que le contestará sus preguntas.

El Servicio de Información sobre el Cáncer también puede enviarle folletos. Los siguientes folletos sobre cáncer del testículo pueden serle útiles:

- *What You Need To Know About Testicular Cancer*
- *Testicular Self-Examination*

Los siguientes folletos sobre preguntas generales relacionadas con el cáncer también pueden serle útiles:

- *What You Need To Know About Cancer*
- *Taking Time: Support for People with Cancer and the People Who Care About Them*
- *What Are Clinical Trials All About?*
- *Chemotherapy and You: A Guide to Self-Help During Treatment*
- *Radiation Therapy and You: A Guide to Self-Help During Treatment*
- *Eating Hints for Cancer Patients*
- *Advanced Cancer: Living Each Day*
- *When Cancer Recurs: Meeting the Challenge Again*

Los siguientes folletos están disponibles en español y pueden serle útiles:

- *Datos sobre el tratamiento de quimioterapia contra el cáncer,* (12 páginas)
- *El tratamiento de radioterapia: Guía para el paciente durante el tratamiento,* (48 páginas)

Hay muchos otros lugares donde es posible encontrar información acerca de los tratamientos para el cáncer y de los servicios que pueden serle útiles. Diríjase a la oficina de servicio social de su hospital donde le suministrarán listas de organismos locales o nacionales que pueden ayudarle a resolver problemas de dinero, de traslado de su casa al hospital durante el tratamiento, de atención médica a domicilio y en general a manejar sus problemas.

Además, puede escribir al National Cancer Institute a la siguiente dirección:

National Cancer Institute
Office of Cancer Communications
31 Center Drive, MSC 2580
Bethesda, MD 20892-2580

Para mayor información sobre tratamiento y ensayos clínicos sobre cáncer llame al Servicio de Información sobre Cáncer del Instituto Nacional de Cáncer: 1-800-4-CANCER. El llamado es gratis y un asesor conversará con usted.

■ **Instituto Nacional de Cáncer**
Servicio de Información Sobre Cáncer
31 Center Drive, MSC 2580
Bethesda, MD 20892-2580
Date Last Modified: 10/97

CÁNCER DEL COLON

(Colon Cancer)

Descripción

Qué es cáncer del colon?

El cáncer del colon, una forma común de cáncer, es una enfermedad en la cual se encuentran células cancerosas (malignas) en los tejidos del colon. El colon forma parte del aparato digestivo del cuerpo. La función del aparato digestivo es absorber los nutrientes (vitaminas, minerales y proteínas) de los alimentos ingeridos y almacenar los desechos hasta que sean eliminados del cuerpo. El aparato digestivo está constituido por el esófago, el estómago y por los intestinos delgado y grueso. Los últimos 6 pies del intestino se conocen con el nombre de intestino grueso o colon.

Los genes son marcadores en las células asociados con rasgos hereditarios. Se han encontrado genes anormales en pacientes con alguna forma de cáncer rectal y del colon. Se están desarrollando pruebas para determinar quiénes son portadores de estos genes anormales mucho antes que aparezca el cáncer.

Como en la mayoría de los cánceres, el cáncer del colon se trata mejor cuando se detecta (diagnostica) pronto. Debido a esto, deberán hacerse regularmente exámenes de detección (como la prueba rectal, proctoscopia y colonoscopia) en pacientes que tienen mayor peligro de contraer cáncer. Estas pruebas se pueden hacer en pacientes mayores de 50 años; que tienen una historia clínica de cáncer del colon, del recto o de los órganos femeninos en la familia; que han tenido pequeños crecimientos no cancerosos (pólipos) en el colon; o que tienen una historia clínica de colitis ulcerosa (úlceras en el recubrimiento del intestino grueso). El médico podría recetar estas pruebas para la detección del cáncer, si usted tiene algún cambio en hábitos de deposición o si tiene hemorragia del recto.

El médico generalmente empezará por hacerle un examinación del recto. Durante un examen rectal, el médico usa guantes delgados, inserta en el recto un dedo lubricado y suavemente trata de buscar masas anormales. A continuación, examina el material en busca de sangre.

El médico también quizás desee observar dentro del recto y colon inferior con un instrumento especial llamado un sigmoidoscopio o un proctosigmoidoscopio. Esta examinación, llamada prueba de proctoscopia o de procto, descubre cerca de la mitad de los cánceres del colon y el recto. Generalmente, la prueba se hace en el consultorio médico. Durante esta prueba, usted podría sentir una leve presión, pero generalmente no siente dolor.

Es posible que su médico quiera mirar dentro del recto y de todo el colon (colonoscopia) con un instrumento especial llamado colonoscopio. Esta prueba también se hace en el consultorio del médico. Durante esta prueba, usted podría sentir una leve presión pero generalmente no se siente dolor.

Si se encuentra tejido anormal, el médico necesitará extraer un pedazo pequeño y observarlo a través del microscopio para determinar la presencia de células cancerosas. Este procedimiento se conoce como biopsia. Generalmente, las biopsias se hacen durante la proctoscopia o colonoscopia, en el consultorio médico.

Su pronóstico (perspectiva de recuperación) y elección de tratamiento dependerán de la etapa en que se encuentra el cáncer (si se encuentra en el recubrimiento interno del colon o si se ha diseminado a otros sitios) y del estado general de su salud. Después del tratamiento, le podrían hacer una prueba de sangre (para medir la cantidad de antígeno carcinoembrionario-CEA—siglas en inglés—en la sangre) y pruebas de rayos X para determinar si el cáncer ha recurrido.

Explicación de las etapas

Etapas del cáncer del colon

Una vez que se descubre el cáncer del colon (diagnostica), se harán pruebas adicionales para determinar si las células cancerosas se han diseminado a otras partes del cuerpo (clasificación por etapas). El médico necesita saber la etapa en que se encuentra su enfermedad para planificar el tratamiento adecuado. Se emplearán las siguientes etapas para el cáncer del colon:

Etapa 0 o carcinoma in situ

El cáncer del colon en etapa 0 es un cáncer muy temprano. El cáncer sólo se encuentra en la capa más interna del colon.

Etapa I

El cáncer se ha diseminado fuera de la capa más interna del colon a la segunda y tercera capas y complica la pared interior del colon, pero no se ha diseminado a la pared exterior del colon o fuera de él.

Cáncer del colon en etapa I a veces se denomina cáncer del colon Dukes A.

Etapa II

El cáncer se ha extendido fuera del colon a los tejidos vecinos, pero no a los ganglios linfáticos. (Los ganglios linfáticos son estructuras pequeñas en forma de frijol que se encuentran por todo el cuerpo y cuya función es la de producir y almacenar células que combaten la infección.)

El cáncer del colon en etapa II a veces se denomina cáncer del colon Dukes B.

Etapa III

El cáncer se ha diseminado a los ganglios linfáticos vecinos, pero no a otras partes del cuerpo.

El cáncer del colon en etapa III a veces se denomina cáncer del colon Dukes C.

Etapa IV

El cáncer se ha diseminado a otras partes del cuerpo.

El cáncer del colon en etapa IV a veces se denomina cáncer del colon Dukes D.

Recurrente

Cuando la enfermedad es recurrente significa que el cáncer ha vuelto (recaído) después de haber sido tratado. Puede volver al colon o a otra parte del cuerpo. El cáncer recurrente del colon a menudo se encuentra en el hígado y/o en los pulmones.

Aspectos de las opciones del tratamiento

Tratamiento del cáncer del colon

Existen tratamientos para todos los pacientes con cáncer del colon. Existen tres clases de tratamientos disponibles:

cirugía (extracción del cáncer)

radioterapia (uso de rayos X de alta energía u otros rayos de alta energía para eliminar las células cancerosas).

quimioterapia (uso de medicamentos para eliminar las células cancerosas).

La cirugía es el tratamiento más común para todas las etapas de cáncer del colon. El médico podría extraer el cáncer del colon empleando alguno de los siguientes:

Si el cáncer se encuentra en una etapa muy inicial, el médico podría extraer el cáncer sin hacer una escisión en el abdomen. En lugar, el médico podría poner un tubo por el recto hasta el colon y cortar el tumor. Este procedimiento se llama escisión local. Si el cáncer se encuentra en un espacio pequeño de tejido prominente (llamado pólipo), la operación se llama polipectomía.

Si el cáncer es de mayor tamaño, el médico extirpará el cáncer y una cantidad pequeña del tejido sano que lo circunda (resección del colón o del intestino). A continuación, se cosen las partes normales del colon (anastomosis). El médico también extraerá los ganglios linfáticos próximos al intestino y los observará en el microscopio para determinar la presencia de cáncer.

Si el médico no puede unir el colon después de la operación, hará una abertura (estoma) al exterior del cuerpo para poder pasar desechos fuera del cuerpo. Este procedimiento se llama colostomía. A veces, sólo se necesitará efectuar una colostomía hasta que el colon sane y luego se podría revertir el procedimiento. Sin embargo, el médico quizás necesita extirpar toda la parte inferior del colon, haciendo permanente la colostomía. Si usted es sometido a una colostomía, necesitará usar una bolsa especial para recoger los desechos corporales. Esta bolsa especial, que se pega a la piel alrededor del estoma con una goma especial, puede desecharse después de cada uso. La bolsa no se nota debajo de la ropa y la mayoría de las personas atienden el uso de las bolsas ellas mismas.

La radioterapia consiste en el uso de rayos X de alta energía para eliminar células cancerosas y reducir tumores. La radiación podría provenir de una máquina fuera del cuerpo (radioterapia externa) o podría aplicarse por medio de materiales que contienen radiación a través de tubos plásticos delgados (radioterapia interna) en el área del intestino. La radioterapia podría usarse sola o junto con cirugía y/o quimioterapia.

La quimioterapia consiste en el uso de medicamentos para eliminar células cancerosas. La quimioterapia podría tomarse en forma oral o administrarse en el cuerpo insertando una aguja en una vena. Se le podría administrar la quimioterapia a través de un tubo que se dejará instalado en la vena mientras una bomba pequeña le proporciona tratamiento continuo por un período de semanas. La quimioterapia se considera un tratamiento sistémico ya que el medicamento es introducido al torrente sanguíneo, viaja a través del cuerpo y puede eliminar células cancerosas fuera del colon. Si el cáncer se ha esparcido al hígado, se le podría administrar quimioterapia directamente en la arteria que conduce al hígado.

Si el médico elimina todo el cáncer que puede verse en el momento de la operación, se le podría administrar quimioterapia después de la cirugía para eliminar cualquier célula cancerosa que permanezca. La quimioterapia que se administra después de una operación a una persona que no tiene células cancerosas visibles se llama quimioterapia co-adyuvante.

El tratamiento biológico es un procedimiento en el que se intenta que el cuerpo combata el cáncer. Se emplean materiales producidos por el cuerpo o producidos en un laboratorio para impulsar, dirigir o restaurar las defensas naturales del cuerpo contra la enfermedad. El tratamiento biológico también se conoce con el nombre de terapia modificadora de la respuesta biológica (BRM) o inmunoterapia.

Tratamiento por etapas

Los tratamientos para cáncer del colon dependerán de la etapa en que se encuentra su enfermedad y su estado general de salud.

Usted podría recibir un tratamiento considerado estándar que se basa en la efectividad del tratamiento usado en varios pacientes en pruebas anteriores o usted podría elegir formar parte de una prueba clínica. No todos los pacientes se curan con terapia estándar y algunos tratamientos estándar podrían tener más efectos secundarios de los deseados. Por estas razones, las pruebas clínicas están diseñadas para encontrar mejores maneras de tratar a los pacientes con cáncer y se basan en la información más actualizada. En muchas partes del país hay varias pruebas clínicas en curso para el tratamiento de pacientes con cáncer del colon. Si usted desea más información, llame al Servicio de Información sobre el Cáncer al 1-800-4-CANCER (1-800-422-6237); TTY 1-800-332-8615, en los Estados Unidos.

Cáncer del colon–Etapa 0

A Ud. se le podría someter a cualquiera de los siguientes tratamientos:

1. Escisión local o polipectomía simple con el fin de extraer todo el cáncer.
2. Resección intestinal.

Cáncer del colon–Etapa I

Generalmente, el tratamiento consiste en cirugía (resección intestinal) para eliminar el cáncer y unir las terminaciones del intestino.

Cáncer del colon–Etapa II

A Ud. se le podría someter a cualquiera de los siguientes tratamientos:

1. Generalmente, el tratamiento consiste en cirugía (resección intestinal) para eliminar el cáncer.
2. Pruebas clínicas de quimioterapia, radioterapia o terapia biológica después de cirugía.
3. Si su tumor se ha diseminado a un tejido vecino, también podría recibir quimioterapia y/o radioterapia después de cirugía.

Cáncer del colon–Etapa III

A Ud. se le podría someter a cualquiera de los siguientes tratamientos:

1. Generalmente, el tratamiento es cirugía (resección intestinal) para eliminar el cáncer seguido por quimioterapia.
2. Pruebas clínicas de quimioterapia, radioterapia y/o terapia biológica después de cirugía.

Cáncer del colon–Etapa IV

A Ud. se le podría someter a cualquiera de los siguientes tratamientos:

1. Cirugía (resección intestinal) para eliminar el cáncer o para hacer que el colon pase por fuera del cáncer para que continúe funcionando.
2. Cirugía para extraer partes de otros órganos como el hígado, los pulmones y los ovarios, lugares a donde se puede haber diseminado el cáncer.
3. Radioterapia para aliviar síntomas.
4. Quimioterapia para aliviar síntomas.
5. Pruebas clínicas con quimioterapia o terapia biológica.

Cáncer del colon–Recurrente

Si el cáncer ha vuelto (recaída) a una sola parte del cuerpo, el tratamiento podría consistir en una operación para extraer el cáncer. Si el cáncer se ha diseminado a varias partes del cuerpo, el médico podría administrarle quimioterapia o radioterapia. Usted también podría elegir formar parte de una prueba clínica que evalúa nuevos medicamentos quimioterapéuticos o terapia biológica.

Para Aprender Más

PARA APRENDER MÁS LLAME AL 1-800-4-CANCER (en los Estados Unidos)

Para aprender más sobre cáncer del colon, llame al Servicio de Información sobre el Cáncer del Instituto Nacional del Cáncer al 1-800-4-CANCER (1-800-422-6237); TTY 1-800-332-8615, en los Estados Unidos. Si usted llama a este número, su llamada es gratuita en los Estados Unidos, hablará con alguien que podrá responder sus preguntas.

El Servicio de Información sobre el Cáncer también puede enviarle folletos. El siguiente folleto acerca de cáncer del colon puede serle útil:

- *What You Need To Know About Cancer of the Colon and Rectum*

Los siguientes folletos generales sobre temas relacionados con el cáncer también pueden serle útiles:

- *What You Need To Know About Cancer*
- *Taking Time: Support for People with Cancer and the People Who Care About Them*
- *What Are Clinical Trials All About?*
- *Chemotherapy and You: A Guide to Self-Help During Treatment*

- *Radiation Therapy and You: A Guide to Self-Help During Treatment*
- *Eating Hints for Cancer Patients*
- *Advanced Cancer: Living Each Day*
- *When Cancer Recurs: Meeting the Challenge Again*

Los siguientes folletos están disponibles en español y pueden ser útiles:

- *Datos sobre el tratamiento de quimioterapia contra el cáncer,* (12 páginas)
- *El tratamiento de radioterapia: Guía para el paciente durante el tratamiento,* (48 páginas)

Hay muchos otros lugares donde es posible encontrar información acerca de los tratamientos para el cáncer y de los servicios que pueden serle útiles. Para saber más acerca del cuidado de colostomías, usted puede ponerse en contacto con la Asociación Unida de Ostomía, cuya oficina está listada en el directorio telefónico. Usted puede acudir a la oficina de servicio social de su hospital para recibir información sobre agencias locales y nacionales que pueden ayudarle a resolver problemas de dinero, de traslado de su casa al hospital y de regreso durante el tratamiento, cuidado médico a domicilio, y en el manejo de sus problemas.

También puede escribir al Instituto Nacional del Cáncer a la siguiente dirección

National Cancer Institute
Office of Cancer Communications
31 Center Drive, MSC 2580
Bethesda, MD 20892-2580
U.S.A.

Para mayor información sobre tratamiento y ensayos clínicos sobre cáncer llame al Servicio de Información sobre Cáncer del Instituto Nacional de Cáncer:1-800-4-CANCER. El llamado es gratis y un asesor conversará con usted.

■ **Instituto Nacional de Cáncer**
Servicio de Información Sobre Cáncer
Office of Cancer Communications
31 Center Drive, MSC 2580
Bethesda, MD 20892-2580
Date Last Modified: 10/97

CÁNCER DEL ENDOMETRIO

(Uterine Cancer)

Descripción

¿Qué es el cáncer del endometrio?

El cáncer del endometrio, un tipo de cáncer común en la mujer, es una enfermedad en la que se encuentran células cancerosas (malignas) en el recubrimiento del útero (endometrio). El útero es el órgano hueco, en forma de pera, en el que crece el feto.

El cáncer del endometrio es diferente al cáncer del músculo del útero, llamado sarcoma del útero. Un documento por separado que contiene información sobre el sarcoma del útero también se encuentra disponible en PDQ.

Como la mayoría de los cánceres, el cáncer del endometrio se trata mejor cuando se detecta (diagnostica) pronto. Usted deberá ver al médico si tiene cualquiera de los siguientes problemas: hemorragia o flujo no relacionados con el período (menstruación), dificultad o dolor al orinar, dolor durante el coito y dolor en el área de la pelvis.

El cáncer del endometrio se ha detectado en algunas pacientes con cáncer del seno que han sido tratadas con la hormona tamoxifeno. Si usted toma esta hormona, usted deberá visitar al médico una vez al año para hacerse un examen de la pelvis, y reportar cualquier sangrado vaginal que no esté relacionado con el período menstrual lo más pronto posible.

El médico puede usar varias pruebas para determinar si usted tiene cáncer, empezando generalmente con un examen interno (pélvico). Durante el examen, el médico hará un palpamiento para detectar masas o cambios en la forma del útero. El médico luego llevará a cabo una prueba de Papanicolaou, empleando un pedazo de algodón, un cepillo o un palillo de madera para raspar suavemente el exterior del cuello uterino (abertura del útero) y la vagina para recolectar células.

Debido a que el cáncer del endometrio se origina dentro del útero, generalmente no aparece en la prueba de Papanicolaou. Por esta razón, el médico también puede llevar a cabo una dilatación y curetaje (D & C) o una prueba similar para extraer pedazos del recubrimiento del útero. Durante un D & C, la abertura del cuello uterino se expande con un instrumento en forma de cuchara y las paredes del útero se raspan suavemente para extraer todo crecimiento. Este tejido luego se examina para detectar células cancerosas.

La probabilidad de su recuperación (pronóstico) y selección de tratamiento dependerán de la etapa en la que se encuentra el cáncer (si sólo se encuentra en el endometrio o si se ha diseminado a otras partes del útero u otras partes del cuerpo) y su estado de salud en general. La probabilidad de su recuperación puede depender también del aspecto que tengan las células en el microscopio. Si su cáncer se encuentra en una etapa prematura, su pronóstico también podría depender de si las hormonas femeninas (progesterona) están afectando el crecimiento del cáncer.

Explicación de las etapas

Etapas del cáncer del endometrio

Una vez detectado el cáncer del endometrio, se harán más pruebas para determinar si el cáncer se ha diseminado del endometrio a otras partes del cuerpo (clasificación por etapas). El médico necesita saber la etapa en la que se encuentra su enfermedad para planificar el tratamiento adecuado. Las siguientes etapas se emplean para la clasificación del cáncer del endometrio:

Etapa I

El cáncer se encuentra en la parte principal del útero únicamente (no se encuentra en el cuello uterino).

Etapa II

Las células cancerosas se han diseminado al cuello uterino.

Etapa III

Las células cancerosas se han diseminado fuera del útero pero no se han diseminado fuera de la pelvis.

Etapa IV

Las células cancerosas se han diseminado fuera de la pelvis, a otras partes del cuerpo, al recubrimiento de la vejiga (la bolsa que almacena la orina) o al recto.

Recurrente

La enfermedad recurrente significa que el cáncer ha vuelto a aparecer (recurrido) después de haber sido tratado.

Aspectos de las opciones del tratamiento

Tratamiento del cáncer del endometrio

Existen tratamientos para todas las pacientes con cáncer del endometrio. Se emplean cuatro clases de tratamiento:
cirugía (extracción del cáncer en una operación)
radioterapia (uso de altas dosis de rayos X u otros rayos de alta energía para eliminar las células cancerosas)
quimioterapia (uso de medicamentos para eliminar las células cancerosas)
terapia hormonal (uso de hormonas femeninas para eliminar las células cancerosas).

La cirugía es el tratamiento más común del cáncer del endometrio. El médico puede extraer el cáncer empleando alguna de las siguientes operaciones.

- Histerectomía abdominal total y salpingooforectomía bilateral: la operación consiste en la extracción del útero, las trompas de falopio y los ovarios mediante un corte en el abdomen. También se pueden extraer los ganglios linfáticos en la pelvis (disección de los ganglios linfáticos). (Los ganglios linfáticos son estructuras pequeñas, en forma de frijol, que se encuentran por todo el cuerpo y cuya función es producir y almacenar células que combaten la infección; sin embargo, éstos pueden contener células cancerosas.)
- Histerectomía radical: la operación consiste en la extracción del cuello uterino, el útero, las trompas de Falopio, los ovarios y parte de la vagina. También se pueden extraer los ganglios linfáticos en el área (disección de los ganglios linfáticos).

La radioterapia consiste en el uso de rayos X de alta energía para eliminar células cancerosas y reducir tumores. La radiación puede provenir de una máquina fuera del cuerpo (radioterapia externa) o de materiales que producen radiación (radioisótopos) a través de tubos plásticos delgados que se aplican al área donde se encuentran las células cancerosas (radioterapia interna). La radioterapia se puede usar sola, o antes o después de una cirugía.

La quimioterapia consiste en el uso de medicamentos para eliminar células cancerosas. La quimioterapia puede tomarse en forma oral, o puede administrarse en el cuerpo insertando una aguja en una vena. La quimioterapia se dice que es un tratamiento sistémico ya que el medicamento se introduce al torrente sanguíneo, viaja a través del cuerpo y puede eliminar células cancerosas fuera del útero.

La terapia hormonal consiste en el uso de hormonas, por lo general administradas en forma oral, para eliminar las células cancerosas.

Tratamiento por etapas

El tratamiento para el cáncer del endometrio dependerá de la etapa en la que se encuentra su enfermedad, el tipo de enfermedad, su edad y su condición general.

Usted podría recibir un tratamiento considerado estándar que se basa en la efectividad del tratamiento según los resultados recibidos por varias pacientes en pruebas anteriores o usted podría optar por formar parte de una prueba clínica. No todas las pacientes se curan con terapia estándar y algunos tratamientos estándar podrían tener más efectos secundarios de los deseados. Por estas razones, las pruebas clínicas están diseñadas para encontrar mejores maneras de tratar a los pacientes con cáncer y están basadas en la información más actualizada. Se están llevando a cabo pruebas clínicas en la mayor parte del país para la mayoría de las etapas del cáncer del endometrio. Si usted desea obtener más información, llame al Servicio de Información sobre el Cáncer al 1-800-4-CANCER (1-800-422-6237); TTY 1-800-332-8615, en los Estados Unidos.

Cáncer del endometrio—Etapa I

Usted podría recibir cualquiera de los siguientes tratamientos:

1. Cirugía para extraer el útero, los dos ovarios y las dos trompas de Falopio (histerectomía abdominal total y salpingooforectomía bilateral) junto con la extracción de algunos de los ganglios linfáticos en la pelvis y el abdomen para determinar la presencia de cáncer.
2. Histerectomía abdominal total y salpingooforectomía bilateral junto con la extracción de algunos de los ganglios linfáticos en la pelvis y el abdomen para determinar la presencia de cáncer, seguida por radioterapia a la pelvis.
3. Pruebas clínicas de radiación y/o quimioterapia después de la cirugía.
4. Radioterapia sola para pacientes seleccionadas.

Cáncer del endometrio—Etapa II

Usted podría recibir cualquiera de los siguientes tratamientos:

1. Histerectomía abdominal total, salpingooforectomía bilateral y la extracción de algunos de los ganglios linfáticos en la pelvis y el abdomen para determinar la presencia de cáncer, seguida de radioterapia.

2. Radioterapia de haz interno y externo seguida de cirugía para extraer el útero, los dos ovarios y las dos trompas de falopio (histerectomía abdominal total y salpingooforectomía bilateral). También se extraen algunos de los ganglios linfáticos en la pelvis y el abdomen para determinar la presencia de cáncer.
3. Cirugía para extraer el cuello uterino, el útero, las trompas de Falopio, los ovarios y parte de la vagina (histerectomía radical). También se pueden extraer los ganglios linfáticos en el área (disección de ganglios linfáticos).

Cáncer del endometrio—Etapa III

Usted podría recibir cualquiera de los siguientes tratamientos:

1. Cirugía para extraer el cuello uterino, el útero, las trompas de Falopio, los ovarios y parte de la vagina (histerectomía radical). También se pueden extraer los ganglios linfáticos en el área (disección de los ganglios linfáticos). La cirugía por lo general está seguida por radioterapia.
2. Radioterapia de haz interno y externo.
3. Terapia hormonal.

Cáncer del endometrio—Etapa IV

Usted podría recibir cualquiera de los siguientes tratamientos:

1. Radioterapia de haz interno y externo.
2. Terapia hormonal.
3. Pruebas clínicas de quimioterapia.

Cáncer del endometrio—Recurrente

Si su cáncer ha vuelto a aparecer, su tratamiento puede consistir en alguno de los siguientes procedimientos:

1. Radioterapia para aliviar síntomas, como dolor, náusea y funciones intestinales anormales.
2. Terapia hormonal.
3. Pruebas clínicas de quimioterapia.

Para aprender más

PARA APRENDER MÁS LLAME AL 1-800-4-CANCER (en los Estados Unidos).

Para aprender más sobre el cáncer del endometrio, llame al Servicio de Información sobre el Cáncer del Instituto Nacional del Cáncer al 1-800-4-CANCER (1-800-422-6237); TTY 1-800-332-8615, en los Estados Unidos. Si usted llama a este número, que es gratis dentro de los Estados Unidos, usted podrá hablar con alguien que le contestará sus preguntas.

El Servicio de Información sobre el Cáncer también puede enviarle folletos. El siguiente folleto le puede ser útil:

- *What You Need To Know About Cancer of the Uterus*

Los siguientes folletos sobre temas generales relacionados con el cáncer también pueden serle útiles:

- *What You Need To Know About Cancer*
- *Taking Time: Support for People with Cancer and the People Who Care About Them*
- *What Are Clinical Trials All About?*
- *Chemotherapy and You: A Guide to Self-Help During Treatment*
- *Radiation Therapy and You: A Guide to Self-Help During Treatment*
- *Eating Hints for Cancer Patients*
- *Advanced Cancer: Living Each Day*
- *When Cancer Recurs: Meeting the Challenge Again*

Los siguientes folletos disponibles en español pueden serle útiles:

- *Datos sobre el tratamiento de quimioterapia contra el cáncer,* (12 páginas)
- *El tratamiento de radioterapia: Guía para el paciente durante el tratamiento,* (48 páginas)

Hay muchos otros lugares donde es posible encontrar información acerca de los tratamientos para el cáncer y de los servicios que pueden serle útiles. Diríjase a la oficina de servicio social de su hospital donde le suministrarán listas de organismos locales o nacionales que pueden ayudarle a resolver problemas de dinero, de traslado de su casa al hospital durante el tratamiento, de atención médica a domicilio y en general a manejar sus problemas.

Además, puede escribir al National Cancer Institute a la siguiente dirección:

National Cancer Institute
Office of Cancer Communications
31 Center Drive, MSC 2580
Bethesda, MD 20892-2580

Para mayor información sobre tratamiento y ensayos clínicos sobre cáncer llame al Servicio de Información sobre Cáncer del Instituto Nacional de Cáncer: 1-800-4-CANCER. El llamado es gratis y un asesor conversará con usted.

■ **Instituto Nacional de Cáncer**
  Servicio de Información Sobre Cáncer
  31 Center Drive, MSC 2580
  Bethesda, MD 20892-2580
  Date Last Modified: 11/97

CÁNCER DEL ESTÓMAGO

(Stomach Cancer)

Descripción

¿Qué es cáncer del estómago?

El cáncer del estómago, también conocido como cáncer gástrico, es una enfermedad en la que células cancerosas (malignas) se encuentran en los tejidos del estómago. El estómago es un órgano en forma de J que se encuentra en la parte superior del abdomen donde los alimentos se descomponen (digestión).

Los alimentos llegan al estómago a través de un tubo llamado esófago el cual conecta la boca con el estómago. Después de pasar por el estómago, los alimentos parcialmente digeridos pasan al intestino delgado y luego al intestino grueso o colon.

A veces el cáncer puede encontrarse en el estómago durante mucho tiempo y crecer considerablemente antes de que cause síntomas. En las etapas iniciales del cáncer del estómago, usted podría sufrir de indigestión y malestar estomacal, sentirse inflamado después de comer, tener náusea leve, pérdida de apetito o acidez. En las etapas más avanzadas del cáncer del estómago, Ud. podría presentar sangre en las heces, vómito, pérdida de peso o dolor de estómago. La probabilidad de que a usted le dé cáncer del estómago es más alta si usted tiene una infección del estómago causada por Helicobacter pylori, entre más edad tenga usted, si es hombre, si usted fuma cigarrillos o si ha consumido una dieta de comida seca y salada durante su vida. Otros factores que aumentan la probabilidad de cáncer del estómago son un trastorno del estómago llamado gastritis atrófica, la enfermedad de Ménétrier, un trastorno de la sangre llamado anemia perniciosa o un estado hereditario de crecimiento (pólipos) en el intestino grueso.

Si usted tiene síntomas, el médico generalmente ordenará una radiografía de la región gastrointestinal superior (también conocida como serie GI superior). Para este examen, a usted le darán a beber un líquido que contiene bario, el cual permite que se observe el estómago con mayor facilidad en la radiografía. Generalmente, esta prueba se realiza en la oficina del médico o en el departamento de radiología del hospital.

El médico también puede mirar dentro del estómago con un tubo delgado, iluminado que se llama gastroscopio. Este procedimiento, conocido con el nombre de gastroscopia, detecta la mayoría de los cánceres del estómago. Para este examen, se inserta el gastroscopio por la boca y se dirige hacia el estómago. El médico puede aplicarle un anestésico local (un medicamento que causa adormecimiento durante un período corto) en la garganta o administrarle otra medicina para relajarle antes del examen para que no sienta dolor.

Si el médico observa tejido anormal, quizás tenga que extraer un pedazo pequeño para observarlo en el microscopio con el fin de determinar la presencia de células cancerosas. Este procedimiento se conoce como biopsia. Generalmente, las biopsias se hacen durante la gastroscopia.

Su probabilidad de recuperación (pronóstico) y la selección de tratamiento dependerán de la etapa en la que se encuentre el cáncer (si se encuentra en el estómago o si se ha diseminado a otros lugares del cuerpo) y su estado de salud general.

Explicación de las etapas

Etapas del cáncer del estómago

Una vez que se encuentra cáncer en el estómago, se harán pruebas adicionales para determinar si las células cancerosas se han diseminado a otras partes del cuerpo. Este proceso se denomina clasificación por etapas. El médico necesita saber la etapa en la que se encuentra la enfermedad para poder planificar el tratamiento adecuado. Las siguientes etapas se emplean en la clasificación del cáncer del estómago:

Etapa 0

El cáncer del estómago en etapa 0 es un cáncer temprano. El cáncer sólo se encuentra en la capa más interior de la pared estomacal.

Etapa I

El cáncer se encuentra en la segunda o tercera capa de la pared estomacal y no se ha diseminado a los nódulos linfáticos cerca del cáncer o se encuentra en la segunda capa de la pared estomacal y se ha diseminado a los nódulos linfáticos que se encuentran cerca del tumor. (Los nódulos linfáticos son estructuras pequeñas en forma de frijol que se encuentran en todo el cuerpo y cuya función es producir y almacenar células que combaten la infección.)

Etapa II

Se pueden presentar cualquiera de las siguientes situaciones:

1. El cáncer se encuentra en la segunda capa de la pared estomacal y se ha diseminado a los nódulos linfáticos que se encuentran lejos del tumor.
2. El cáncer sólo se encuentra en la capa muscular (la tercera capa) del estómago y se ha diseminado a los nódulos linfáticos muy cerca del tumor.
3. El cáncer se encuentra en las cuatro capas de la pared estomacal pero no se ha diseminado a los nódulos linfáticos u otros órganos.

Etapa III

Se pueden presentar cualquiera de las siguientes situaciones:

1. El cáncer se encuentra en la tercera capa de la pared estomacal y se ha diseminado a los nódulos linfáticos que se encuentran lejos del tumor.
2. El cáncer se encuentra en las cuatro capas de la pared estomacal y se ha diseminado a los nódulos linfáticos o muy cerca del tumor o lejos del tumor.
3. El cáncer se encuentra en las cuatro capas de la pared estomacal y se ha diseminado a tejidos cercanos. El cáncer puede o no haberse diseminado a los nódulos linfáticos muy cerca del tumor.

Etapa IV

El cáncer se ha diseminado a los tejidos cercanos y a los nódulos linfáticos que se encuentran lejos del tumor o se ha diseminado a otras partes del cuerpo.

Recurrente

Enfermedad recurrente significa que el cáncer ha vuelto (recurrido) después de haber sido tratado. Puede volver al estómago o a otra parte del cuerpo como el hígado o los nódulos linfáticos.

Aspectos de las opciones del tratamiento

Tratamiento del cáncer del estómago

Existen tratamientos para la mayoría de los pacientes con cáncer del estómago. Se emplean dos clases de tratamiento: cirugía (extracción del cáncer en una operación) quimioterapia (uso de medicamentos para eliminar las células cancerosas).

La radioterapia y la terapia biológica están siendo evaluadas en pruebas clínicas.

La cirugía es un tratamiento común para todas las etapas del cáncer del estómago. El médico puede eliminar el cáncer empleando uno de los siguientes procedimientos:

- En una gastrectomía subtotal se extrae la parte del estómago que contiene cáncer y parte de otros tejidos y órganos cerca del tumor. También se extraen nódulos linfáticos cercanos (disección de nódulos linfáticos). El bazo (un órgano en el abdomen superior que filtra la sangre y extrae glóbulos viejos) puede extraerse si fuera necesario.
- En una gastrectomía total se extrae todo el estómago y partes del esófago, el intestino delgado y otro tejido cerca del tumor. El bazo se extrae en algunos casos. También se extraen nódulos linfáticos cercanos (disección de nódulos linfáticos). El esófago se conecta al intestino delgado para que usted pueda continuar comiendo y tragando.

Si sólo se extrae parte del estómago, usted podrá seguir comiendo de una manera bastante normal. Si el estómago se extrae en su totalidad, usted quizás tenga que comer comidas pequeñas a menudo y comer alimentos bajos en azúcar y altos en grasa y proteínas. La mayoría de los pacientes pueden ajustarse a este nuevo régimen alimenticio.

La quimioterapia consiste en el uso de medicamentos para eliminar células cancerosas. La quimioterapia se puede administrar por pastillas o ponerse en el cuerpo con una aguja en una vena o músculo. La quimioterapia se denomina un tratamiento sistémico debido a que el medicamento se introduce al torrente sanguíneo, viaja a través del cuerpo y puede eliminar células cancerosas fuera del estómago.

El tratamiento administrado después de la cirugía, cuando no se pueden ver células cancerosas, se llama terapia adyuvante. La terapia adyuvante para el cáncer del estómago está siendo evaluada en pruebas clínicas.

La radioterapia consiste en el uso de rayos X de alta energía para eliminar células cancerosas y reducir tumores. La radiación puede provenir de una máquina fuera del cuerpo (radioterapia externa) o de materiales que producen radiación (radioisótopos) administrados a través de tubos plásticos delgados en el área donde se encuentran las células cancerosas (radioterapia interna).

El propósito de la terapia biológica es tratar de que el mismo cuerpo elimine el cáncer. Se emplean materiales hechos por el cuerpo o elaborados en un laboratorio para impulsar, dirigir o restaurar las defensas naturales del cuerpo contra la enfermedad. La terapia biológica también se conoce como terapia modificadora de la respuesta biológica (BRM) o inmunoterapia.

Tratamiento por etapas

El tratamiento para cáncer del estómago dependerá de la etapa de la enfermedad, la parte del estómago dónde se encuentra el cáncer y su salud en general.

Usted podría recibir tratamiento que se considera estándar basado en su efectividad en varios pacientes en pruebas pasadas o usted podría optar por formar parte de una prueba clínica. Muchos pacientes con cáncer del estómago no se curan con terapia estándar y algunos tratamientos estándar podrían tener más efectos secundarios de los deseados. Por estas razones, las pruebas clínicas están diseñadas para encontrar mejores maneras de tratar a los pacientes con cáncer y se basan en la información más actualizada. Se están llevando a cabo pruebas clínicas en varias partes del país para varias de las etapas del cáncer del estómago. Si usted desea mayor información, llame al Servicio de Información sobre el cáncer al 1-800-4-CANCER (1-800-422-6237); TTY 1-800-332-8615, en los Estados Unidos.

Cáncer gástrico—Etapa 0

A Ud. se le podría someter a cualquiera de los siguientes tratamientos:

1. Cirugía para extraer parte del estómago (gastrectomía subtotal).
2. Cirugía para extraer el estómago entero y parte del tejido alrededor del estómago (gastrectomía total).

Los nódulos linfáticos alrededor del estómago también pueden extraerse durante cirugía (disección de nódulos linfáticos).

Cáncer gástrico—Etapa I

A Ud. se le podría someter a cualquiera de los siguientes tratamientos:

1. Cirugía para extraer parte del estómago (gastrectomía subtotal). Con extraccion del nodulo linfatico adyacente (Linfadenoctomia).
2. Cirugía para extraer el estómago entero y parte del tejido alrededor del estómago (gastrectomía total).
3. Con extracción de los nódulos linfáticos adyacentes (Linfadenoctomia).

Cáncer gástrico—Etapa II

A Ud. se le podría someter a cualquiera de los siguientes tratamientos:
1. Cirugía para extraer parte del estómago (gastrectomía subtotal).
2. Cirugía para extraer el estómago entero y parte del tejido alrededor del estómago (gastrectomía total).
3. Una prueba clínica de cirugía seguida por radioterapia adyuvante y/o quimioterapia.

También se pueden extraer los nódulos linfáticos alrededor del estómago (disección de nódulos linfáticos).

Cáncer gástrico—Etapa III

A Ud. se le podría someter a cualquiera de los siguientes tratamientos:

1. Cirugía para extraer el estómago entero y parte del tejido alrededor del estómago (gastrectomía total). Los ganglios linfáticos también pueden ser extraídos.
2. Una prueba clínica de cirugía seguida de radioterapia adyuvante y/o quimioterapia.
3. Una prueba clínica de quimioterapia con o sin radioterapia.

Cáncer gástrico—Etapa IV

A Ud. se le podría someter a cualquiera de los siguientes tratamientos:

1. Cirugía para aliviar los síntomas, reducir hemorragias o para extraer un tumor que está bloqueando el estómago.
2. Quimioterapia para aliviar los síntomas.

Cáncer gástrico—Recurrente

A Ud. se le podría someter a un tratamiento de quimioterapia para aliviar los síntomas. Hay pruebas clínicas en curso que están probando nuevos medicamentos quimioterapéuticos y terapia biológica.

Para aprender más

PARA APRENDER MÁS LLAME AL 1-800-4-CANCER (en los Estados Unidos).

Para aprender más sobre el cáncer del estómago, llame al Servicio de Información sobre el cáncer del Instituto Nacional del Cáncer al 1-800-4-CANCER (1-800-422-6237); TTY 1-800-332-8615, en los Estados Unidos. Si usted llama a este número, que es gratis en los Estados Unidos, podrá hablar con alguien que podrá responder a sus preguntas.

El Servicio de Información sobre el Cáncer también puede enviarle folletos. El siguiente folleto sobre el cáncer gástrico puede serle útil:

- *What You Need To Know About Stomach Cancer*

Los siguientes folletos generales sobre temas relacionados con el cáncer también pueden serle útiles:

- *What You Need To Know About Cancer*
- *Taking Time: Support for People with Cancer and the People Who Care About Them*
- *What Are Clinical Trials All About?*
- *Chemotherapy and You: A Guide to Self-Help During Treatment*
- *Radiation Therapy and You: A Guide to Self-Help During Treatment*
- *Eating Hints for Cancer Patients*
- *Advanced Cancer: Living Each Day*
- *When Cancer Recurs: Meeting the Challenge Again*

Los siguientes folletos disponibles en español pueden serle útiles:

- *Datos sobre el tratamiento de quimioterapia contra el cáncer,* (12 páginas)
- *El tratamiento de radioterapia: Guía para el paciente durante el tratamiento,* (48 páginas)

Hay muchos otros lugares donde es posible encontrar información acerca de los tratamientos para el cáncer y de los servicios que pueden serle útiles. Diríjase a la oficina de servicio social de su hospital donde le suministrarán listas de organismos locales o nacionales que pueden ayudarle a resolver problemas de dinero, de traslado de su casa al hospital durante el tratamiento, de atención médica a domicilio y en general a manejar sus problemas.

Además, puede escribir al National Cancer Institute a la siguiente dirección:

National Cancer Institute
Office of Cancer Communications
31 Center Drive, MSC 2580
Bethesda, MD 20892-2580

Para mayor información sobre tratamiento y ensayos clínicos sobre cáncer llame al Servicio de Información sobre Cáncer del Instituto Nacional de Cáncer: 1-800-4-CANCER. El llamado es gratis y un asesor conversará con usted.

■ **Instituto Nacional de Cáncer**
Servicio de Información Sobre Cáncer
31 Center Drive, MSC 2580
Bethesda, MD 20892-2580
Date Last Modified: 11/97

CÁNCER DEL PÁNCREAS

(Cancer of the Pancreas)

Descripción

¿Qué es el cáncer del páncreas?

El cáncer del páncreas es una enfermedad en la cual células cancerosas (malignas) se encuentran en los tejidos del páncreas. El páncreas mide cerca de 6 pulgadas y se parece a una pera delgada, más ancho en un extremo y más alargado al otro. El páncreas se encuentra detrás del estómago, dentro de un circuito formado por parte del intestino delgado. El extremo ancho al lado derecho del páncreas se llama la cabeza, la sección media se llama el cuerpo y el extremo angosto izquierdo se llama la cola.

El páncreas cumple dos funciones básicas en el cuerpo. Produce jugos que permiten la descomposición (digestión) de los alimentos y hormonas (como la insulina) que regulan la forma en que el cuerpo almacena y usa los alimentos. El área del páncreas que produce jugos digestivos se llama el páncreas exocrino. Cerca del 95% de los cánceres pancreáticos se originan en el páncreas exocrino. El área productora de hormonas del páncreas se llama páncreas endocrino. Sólo cerca del 5% de los cánceres pancreáticos se originan ahí. Este documento contiene información sobre cáncer del páncreas exocrino. Para obtener más información sobre el cáncer del páncreas endocrino (también llamado cáncer de células de los islotes) consulte el documento de información para el paciente de PDQ sobre carcinoma de células de los islotes.

Es difícil encontrar (diagnosticar) el cáncer del páncreas ya que el órgano está escondido detrás de otros órganos. Los órganos alrededor del páncreas incluyen el estómago, intestino delgado, conductos biliares (tubos por los cuales la bilis, un jugo digestivo producido por el hígado, fluye del hígado al intestino delgado), vesícula biliar (una bolsa pequeña debajo del hígado que almacena bilis), el hígado y el bazo (el órgano que almacena los glóbulos rojos y que filtra sangre para extraer exceso de células sanguíneas). Los signos del cáncer pancreático son similares a los que se observan en muchas otras enfermedades y pueden no presentarse en las primeras etapas de la enfermedad. Usted deberá ver al médico si usted tiene cualquiera de los siguientes síntomas: náusea, pérdida de apetito, pérdida de peso sin tratar de perder peso, dolor en la región superior o media del abdomen o si la piel se le pone amarillenta (ictericia).

Si usted tiene síntomas, el médico le examinará y ordenará pruebas para ver si usted tiene cáncer y cuál deberá ser su tratamiento. Usted puede hacerse una prueba de ultrasonido en la cual se usan ondas de sonido para la detección de tumores. También puede hacerse una tomografía axial computarizada, un tipo especial de radiografía en la que se emplea una computadora para sacar una imagen del interior del abdomen. También puede hacerse otro examen especial, llamado examen clínico de resonancia magnética por imágenes (MRI), cuyas ondas magnéticas se utilizan para sacar una imagen del interior del abdomen.

También puede hacerse una prueba llamada ERCP (colangiopancreatografía endoscópica retrógrada). Durante esta prueba, se introduce un tubo flexible por la garganta a través del estómago y hacia el intestino delgado. El médico puede mirar por el tubo e inyectar un colorante en el tubo de drenaje (conducto) del páncreas para que el área pueda verse con mayor claridad en una radiografía. Durante el ERCP, el médico también puede meter una aguja fina en el páncreas para extraer algunas células. Este procedimiento se conoce como biopsia. Luego, las células pueden observarse en el microscopio para ver si contienen cáncer.

PTC (colangiografía transhepática percutánea) es otra prueba que ayuda a detectar el cáncer del páncreas. Durante esta prueba, se inserta una aguja delgada en el hígado por el lado derecho. Se inyecta colorante en los conductos biliares del hígado para que se puedan ver los bloqueos en rayos X.

En algunos casos, puede insertarse una aguja en el páncreas durante una radiografía o ultrasonido para poder extraer células y ver si contienen cáncer.

Usted puede necesitar cirugía para determinar si tiene cáncer del páncreas. Si este es el caso, el médico hará un corte en el abdomen y observará el páncreas y los tejidos de alrededor para determinar la presencia de cáncer. Si usted tiene cáncer y no parece haberse propagado a otros tejidos, el médico puede eliminar el cáncer o aliviar los bloqueos causados por el tumor.

Explicación de las etapas

Etapas del cáncer del páncreas

Una vez que se encuentra el cáncer pancreático, se harán más pruebas para determinar si el cáncer se ha diseminado del páncreas a los tejidos de alrededor o a otras partes del cuerpo. Este proceso se llama clasificación por etapas. Las siguientes etapas se usan para la clasificación del cáncer del páncreas:

Etapa I

El cáncer sólo se encuentra en el páncreas, o ha comenzado a diseminarse sólo a los tejidos próximos al páncreas, como el intestino delgado, el estómago o el conducto biliar.

Etapa II

El cáncer se ha diseminado a los órganos vecinos como el estómago, el bazo o el colon, pero no ha llegado a los ganglios linfáticos. (Los ganglios linfáticos son estructuras pequeñas en forma de frijol que se encuentran en todo el cuerpo y cuya función es producir y almacenar células que combaten la infección).

Etapa III

El cáncer se ha diseminado a los ganglios linfáticos cerca del páncreas. El cáncer puede o no haberse diseminado a los órganos vecinos.

Etapa IV

El cáncer se ha diseminado a lugares lejos del páncreas, como el hígado o los pulmones.

Recurrente

Enfermedad recurrente significa que el cáncer ha vuelto (recurrido) después de haber sido tratado. Puede volver al páncreas o a otra parte del cuerpo.

Aspectos de las opciones del tratamiento

Tratamiento del cáncer pancreático

Existen tratamientos para todos los pacientes con cáncer del páncreas. Se emplean tres clases de tratamiento:

cirugía (extracción del cáncer o alivio de los síntomas causados por el cáncer)

radioterapia (uso de rayos X de dosis elevadas u otros rayos de alta energía para eliminar las células cancerosas)

quimioterapia (uso de medicamentos para eliminar células cancerosas)

Se está probando el uso de terapia biológica para el cáncer pancreático (uso del sistema inmunológico del cuerpo para combatir el cáncer).

Puede emplearse cirugía para extraer el tumor. El médico puede extraer el cáncer por medio del uso de una de las siguientes operaciones:

- Una operación de Whipple en la cual se extrae la cabeza del páncreas, parte del intestino delgado y algunos de los tejidos de alrededor. Una porción suficiente del páncreas permanece para continuar su función de producción de jugos digestivos e insulina.
- Una pancreatectomía total en la cual se extrae todo el páncreas, parte del intestino delgado, parte del estómago, el conducto biliar, la vesícula biliar, el bazo y la mayoría de los ganglios linfáticos del área.
- Una pancreatectomía distal en la cual se extrae el cuerpo y la cola del páncreas.

Si el cáncer se ha diseminado y no puede ser extraído, el médico puede efectuar una cirugía para aliviar los síntomas. Si el cáncer está bloqueando el intestino delgado y se acumula bilis en la vesícula biliar, el médico puede efectuar una cirugía para desviar todo o parte del intestino delgado. Durante esta operación, el médico cortará la vesícula biliar o el conducto biliar y lo unirá al intestino delgado. Este procedimiento se conoce como desvío biliar. También puede realizarse una cirugía o procedimientos de radiografía para instalar un tubo (catéter) con el fin de drenar la bilis que se ha acumulado en el área. Durante este procedimiento, el médico puede drenar el catéter por medio de un tubo externo o el catéter puede pasar alrededor del área bloqueada y drenar la bilis en el intestino delgado. Además, si el cáncer está bloqueando el flujo de alimentos al estómago, el estómago puede unirse directamente al intestino delgado para que usted pueda continuar comiendo normalmente.

La radioterapia consiste en el uso de rayos X de alta energía para eliminar células cancerosas y reducir tumores. La radiación puede provenir de una máquina fuera del cuerpo (radioterapia externa) o de materiales que producen radiación (radioisótopos) a través de tubos plásticos delgados que se aplican al área donde se encuentran las células cancerosas (radioterapia interna).

La quimioterapia consiste en el uso de medicamentos para eliminar células cancerosas. La quimioterapia puede tomarse en forma oral o puede administrarse en el cuerpo por medio de una aguja en una vena o músculo. La quimioterapia se considera un tratamiento sistémico ya que el medicamento se introduce al torrente sanguíneo, viaja a través del cuerpo y puede eliminar células cancerosas afuera del páncreas.

El propósito de la terapia biológica es el de tratar de que el cuerpo combata el cáncer. En ella se emplean materiales hechos por el cuerpo o elaborados en un laboratorio para impulsar, dirigir o restaurar las defensas naturales del cuerpo contra la enfermedad. La terapia biológica también se conoce como terapia modificadora de la respuesta biológica (BRM) o inmunoterapia. La terapia biológica está siendo evaluada en pruebas clínicas.

Tratamiento por etapas

El tratamiento para el cáncer del páncreas dependerá de la etapa en que se encuentra la enfermedad, su edad y estado de salud en general.

Usted podría recibir un tratamiento considerado estándar que se basa en la efectividad del tratamiento usado en varios pacientes en estudios anteriores o usted podría optar por formar parte de una prueba clínica. La mayoría de los pacientes con cáncer pancreático no se curan con terapia estándar y algunos tratamientos estándar podrían tener más efectos secundarios de los deseados. Por estas razones, las pruebas clínicas están diseñadas para encontrar mejores maneras de tratar a los pacientes con cáncer y se basan en la información más actualizada. Se están llevando a cabo pruebas clínicas para todas las etapas del cáncer del páncreas en la mayor parte del país. Si usted desea obtener más información, llame al Servicio de Información sobre el Cáncer al 1-800-4-CANCER (1-800-422-6237); TTY 1-800-332-8615, en los Estados Unidos.

Cáncer pancreatico—Etapa I

A Ud. se le podría someter a cualquiera de los siguientes tratamientos:

1. Cirugía para extraer la cabeza del páncreas, parte del intestino delgado y algunos de los tejidos de alrededor (la operación de Whipple).
2. Cirugía para extraer todo el páncreas y los órganos de alrededor (pancreatectomía total).
3. Cirugía para extraer el cuerpo y la cola del páncreas (pancreatectomía distal).
4. Cirugía seguida de quimioterapia y radioterapia.
5. Pruebas clínicas con radioterapia con o sin quimioterapia administrada antes, durante o después de la cirugía.

Cáncer pancreatico—Etapa II

A Ud. se le podría someter a cualquiera de los siguientes tratamientos:

1. Cirugía u otros tratamientos para reducir los síntomas.
2. Radioterapia externa con o sin quimioterapia.
3. Cirugía para extraer todo o parte del páncreas con o sin quimioterapia y radioterapia.
4. Pruebas clínicas de radioterapia y quimioterapia administradas antes de cirugía.
5. Pruebas clínicas con radioterapia más medicamentos para que las células cancerosas sean más sensibles a la radiación (radiosensibilizadores).
6. Pruebas clínicas de quimioterapia.
7. Pruebas clínicas con radioterapia administrada durante cirugía con o sin radioterapia interna.

Cáncer pancreatico—Etapa III

A Ud. se le podría someter a cualquiera de los siguientes tratamientos:

1. Cirugía u otros tratamientos para reducir los síntomas.
2. Radioterapia externa con o sin quimioterapia.
3. Cirugía para remover todo o parte del páncreas con o sin quimioterapia o radioterapia.
4. Pruebas clínicas de radioterapia administrada antes de cirugía.
5. Pruebas clínicas de cirugía más radioterapia más medicamentos para que las células cancerosas sean más sensibles a la radiación (radiosensibilizadores).
6. Pruebas clínicas de quimioterapia.

7. Pruebas clínicas de radioterapia administrada durante la cirugía con o sin radioterapia interna.

Cáncer pancreatico—Etapa IV

A Ud. se le podría someter a cualquiera de los siguientes tratamientos:

1. Cirugía u otros tratamientos para reducir los síntomas.
2. Tratamientos para el dolor.
3. Quimioterapia.
4. Pruebas clínicas con quimioterapia o terapia biológica.

Cáncer pancreatico—Recurrente

A Ud. se le podría someter a cualquiera de los siguientes tratamientos:

1. Quimioterapia.
2. Cirugía u otros tratamientos para reducir los síntomas.
3. Radioterapia externa para reducir los síntomas.
4. Tratamientos para el dolor.
5. Otros cuidados médicos para reducir los síntomas.
6. Pruebas clínicas de quimioterapia o terapia biológica.

Para aprender más

PARA APRENDER MÁS LLAME AL 1-800-4-CANCER (en los Estados Unidos).

Para aprender más sobre el cáncer del páncreas, llame al Servicio de Información sobre el Cáncer del Instituto Nacional del Cáncer al 1-800-4-CANCER (1-800-422-6237); TTY 1-800-332-8615, en los Estados Unidos. Si usted llama a este número que es gratis en los Estados Unidos, podrá hablar con alguien que le contestará sus preguntas.

El Servicio de Información sobre el Cáncer también puede enviarle folletos. Los siguientes folletos acerca del cáncer del páncreas pueden serle útiles:

- *What You Need To Know About Cancer of the Pancreas*
- Research Report: Cancer of the Pancreas

Los siguientes folletos generales sobre temas relacionados con el cáncer también pueden serle útiles:

- *What You Need To Know About Cancer*
- *Taking Time: Support for People with Cancer and the People Who Care About Them*
- *What Are Clinical Trials All About?*
- *Chemotherapy and You: A Guide to Self-Help During Treatment*
- *Radiation Therapy and You: A Guide to Self-Help During Treatment*
- *Eating Hints for Cancer Patients*
- *Advanced Cancer: Living Each Day*
- *When Cancer Recurs: Meeting the Challenge Again*

Los siguientes folletos disponibles en español pueden serle útiles:

- *Datos sobre el tratamiento de quimioterapia contra el cáncer,* (12 páginas)

- *El tratamiento de radioterapia: Guía para el paciente durante el tratamiento,* (48 páginas)

Hay muchos otros lugares donde es posible encontrar información acerca de los tratamientos para el cáncer y de los servicios que pueden serle útiles. Diríjase a la oficina de servicio social de su hospital donde le suministrarán listas de organismos locales o nacionales que pueden ayudarle a resolver problemas de dinero, de traslado de su casa al hospital durante el tratamiento, de atención médica a domicilio y en general a manejar sus problemas.

Además, puede escribir al National Cancer Institute a la siguiente dirección:

National Cancer Institute
Office of Cancer Communications
31 Center Drive, MSC 2580
Bethesda, MD 20892-2580

Para mayor información sobre tratamiento y ensayos clínicos sobre cáncer llame al Servicio de Información sobre Cáncer del Instituto Nacional de Cáncer:1-800-4-CANCER. El llamado es gratis y un asesor conversará con usted.

- ■ **Instituto Nacional de Cáncer**
  Servicio de Información Sobre Cáncer
  31 Center Drive, MSC 2580
  Bethesda, MD 20892-2580
  Date Last Modified: 10/97

CÁNCER DEL SENO (MAMA)

(Breast Cancer)

Descripción

¿Qué es el cáncer del seno?

En este documento se discute el tratamiento del cáncer del seno. El PDQ también tiene otros documentos sobre prevención pruebas para detectar el cáncer del seno.

El cáncer del seno, un cáncer común en las mujeres, es una enfermedad en la cual se encuentran células cáncerosas (malignas) en los tejidos del seno. Cada seno tiene entre 15-20 secciones llamadas lóbulos, los cuales a su vez se dividen en secciones más pequeñas llamadas lobulillos. Los lóbulos y lobulillos se conectan por tubos delgados llamados conductos. El cáncer ductal, el tipo de cáncer más común del seno, se encuentra en las células de los conductos. El cáncer que se origina en los lóbulos o lobulillos se llama carcinoma lobular. El carcinoma lobular es el tipo más común de cáncer que afecta los dos senos. El cáncer inflamatorio del seno es un tipo de cáncer poco común. En esta enfermedad, el seno se observa cálido, enrojecido e hinchado.

El cáncer del seno hereditario comprende aproximadamente del 5 por ciento-10 por ciento de todos los casos del cáncer del seno. Los genes en las células son los portadores de la información genética que se hereda de los padres. Algunas veces, se puede llevar a cabo un análisis para detectar la presencia de un gen que pueda estar asociado con un rasgo genético en particular. Recientemente, se detectó la presencia

de un gen defectuoso en 5 por ciento de las pacientes con cáncer del seno. Los parientes de las pacientes con cáncer del seno que son portadores de este gen defectuoso, tienen una mayor probabilidad de desarrollar cáncer del seno o del ovario. Se están desarrollando análisis para identificar a los portadores de este defecto genético antes de que aparezca el cáncer.

Otro factor digno de consideración son los anticonceptivos hormonales. Las ultimas investigaciones sugieren que hay una conexión entre el uso de los anticonceptivos y el desarrollo del cáncer.

Se deberá ver a un médico si observa cambios en los senos, este puede recomendarle que le hagan una mamografía. La mamografía es un tipo especial de rayos-X los senos que pueden encontrar tumores que son muy pequeños para ser detectados mediante el tacto. Si usted tiene una masa en el seno, su médico quizás tenga que cortar un pedazo pequeño y observarlo en el microscopio para determinar la presencia de células cáncerosas. Este procedimiento se conoce como biopsia. Algunas veces, la biopsia se hace insertando una aguja en el seno con el propósito de extraer parte del tejido del seno. Si la biopsia indica que hay cáncer, es importante que se hagan algunos análisis de las células cáncerosas (llamados análisis de receptores de estrógeno y progesterona).

Los análisis de receptores de estrógeno y progesterona pueden determinar el efecto de las hormonas en el crecimiento de las células cáncerosas. También pueden proporcionar mayor información sobre la probabilidad de que el tumor vuelva (recurra). Los resultados permiten que su médico decida si deberá emplear terapia hormonal para detener el crecimiento del cáncer. Se deberá llevar tejido del tumor a un laboratorio para que se efectúen análisis de estrógeno y progesterona durante la biopsia, ya que puede ser difícil conseguir suficientes células cáncerosas más adelante. No obstante, se pueden emplear nuevas técnicas con tejido que no esté fresco.

Aproximadamente 15 por ciento-20 por ciento de los cánceres del seno se les llama, a veces, carcinomas in situ. Estos pueden ser carcinoma ductal in situ (a veces llamado carcinoma intraductal) o carcinoma lobular in situ. Algunas veces el carcinoma lobular in situ se encuentra al llevar a cabo una biopsia para detectar otra masa o cuando se encuentra una anormalidad en el mamograma. Aunque a este carcinoma se le refiere como cáncer, éste no es realmente un cáncer. Sin embargo, las pacientes con esta condición tienen una probabilidad del 25 por ciento de desarrollar cáncer del seno en cualquiera de los senos en los próximos 25 años.

La probabilidad de recuperación (pronóstico) y selección de tratamiento dependerán de la etapa en la que se encuentra el cáncer (si sólo se encuentra en el seno o si se ha diseminado a otros lugares del cuerpo), el tipo de cáncer del seno, ciertas características de las células cáncerosas y si el cáncer se encuentra en el otro seno. La edad, peso, estado menopáusico (si tiene o no aún período menstrual) y salud en general también pueden afectar pronóstico y selección de tratamiento.

Explicación de las etapas

Etapas del cáncer del seno

Una vez detectado el cáncer del seno, se harán más análisis para determinar si el cáncer se ha diseminado del seno a otras partes del cuerpo. Este procedimiento se conoce con el nombre de clasificación por etapas. Para planear el tratamiento, el médico necesitará saber la etapa en la que se encuentra la enfermedad. Las siguientes etapas se emplearán para la clasificación del cáncer del seno.

Cáncer del seno in situ

Cerca del 15 por ciento a 20 por ciento de los cánceres del seno son cánceres tempranos. A veces se les llama carcinomas en situ. Existen 2 tipos de cáncer del seno in situ. Un tipo es el carcinoma ductal en situ (también conocido con el nombre de carcinoma intraductal); el otro tipo es el carcinoma lobular en situ. El carcinoma lobular in situ no es cáncer, pero para fines de clasificación de la enfermedad, se le llama cáncer del seno en situ, carcinoma en situ o cáncer del seno en etapa 0. Algunas veces el carcinoma lobular en situ se encuentra cuando se está llevando a cabo una biopsia para la detección de otra masa o anormalidad en el mamograma. Las pacientes con esta condición tienen una probabilidad del 25 por ciento de desarrollar cáncer del seno en cualquiera de los senos en los próximos 25 años.

Etapa I

El cáncer no mide más de 2 centímetros (cerca de 1 pulgada) y no se ha extendido fuera del seno.

Etapa II

Se pueden presentar cualquiera de los siguientes casos:

- El cáncer no mide más de 2 centímetros pero se ha diseminado a los ganglios linfáticos debajo del brazo (los ganglios linfáticos axilares).
- El cáncer mide entre 2 y 5 centímetros (de 1 a 2 pulgadas). El cáncer puede o no haberse diseminado a los ganglios linfáticos axilares.
- El cáncer mide más de 5 centímetros (más de 2 pulgadas), pero no se ha diseminado a los ganglios linfáticos axilares.

Etapa III

La etapa III se divide en etapa IIIA y IIIB.

La etapa IIIA se reconoce por cualquiera de las siguientes características:

- El cáncer mide menos de 5 centímetros y se ha diseminado a los ganglios linfáticos axilares, y los ganglios linfáticos están unidos entre si o a otras estructuras.
- El cáncer mide más de 5 centímetros y se ha diseminado a los ganglios linfáticos axilares.

La etapa IIIB se reconoce por cualquiera de las siguientes características:

- El cáncer se ha diseminado a tejidos cerca del seno (la piel o la pared torácica, incluyendo las costillas y los músculos del tórax).
- El cáncer se ha diseminado a los ganglios linfáticos dentro de la pared torácica cerca del esternón.

Etapa IV

El cáncer se ha diseminado a otros órganos del cuerpo, con mayor frecuencia a los huesos, pulmones, hígado o cerebro. O, el tumor se ha diseminado localmente a la piel y a los ganglios linfáticos dentro del cuello, cerca de la clavícula.

Cáncer inflamatorio del seno

El cáncer inflamatorio del seno es un tipo especial de cáncer del seno que suele ser raro. El seno da la impresión de estar inflamado pues presenta una apariencia rojiza y una temperatura tibia. La piel puede tener signos de surcos, ronchas o huecos en general. El cáncer inflamatorio del seno tiende a diseminarse rápidamente.

Recurrente

La enfermedad recurrente significa que el cáncer ha vuelto (recurrido) después de haber sido tratado. Puede volver al seno, a los tejidos blandos del tórax (la pared torácica) o a otra parte del cuerpo.

Aspectos de las opciones del tratamiento

Tratamiento del cáncer del seno

Existen tratamientos para todas las pacientes con cáncer del seno. Se emplean cuatro tipos de tratamiento:
cirugía (extracción del cáncer en una operación)
radioterapia (uso de dosis elevadas de rayos X para eliminar las células cáncerosas)
quimioterapia (uso de fármacos para eliminar las células cáncerosas)
terapia hormonal (uso de hormonas para detener el crecimiento de las células cáncerosas).

Se están evaluando en pruebas clínicas la terapia biológica (uso del sistema inmunológico para combatir el cáncer) y el trasplante de médula ósea.

Las mayoría de pacientes con cáncer del seno se someten a una cirugía con el fin de extraer el cáncer del seno. Se emplea para extraer el cáncer del seno. Generalmente, también se extraen algunos ganglios linfáticos axilares los cuales se analizan en el microscopio con el fin de detectar la presencia de células cáncerosas.

Se emplean varios tipos diferentes de operaciones:

Cirugía para conservar el seno

- Lumpectomía (a veces denominada biopsia escisional o escisión amplia) consiste en la extracción del tumor del seno y parte del tejido de alrededor. Generalmente, es seguida por un tratamiento con radioterapia a la parte del seno que permanece después de la operación.

La mayoría de los médicos también extraen algunos de los ganglios linfáticos axilares.

- Mastectomía parcial o segmentada consiste en la extracción del cáncer y parte del tejido de alrededor del tumor y el recubrimiento de los músculos del tórax debajo del tumor. Generalmente se extraen algunos ganglios linfáticos axilares. En la mayoría de los casos, este procedimiento es seguido por radioterapia.

Otros tipos de cirugía

- Mastectomía total o simple consiste en la extracción de todo el seno. Algunas veces también se extraen los ganglios linfáticos axilares.
- Mastectomía radical modificada consiste en la extracción del seno, algunos de los ganglios linfáticos axilares, el recubrimiento sobre los músculos del tórax, y algunas veces, parte de los músculos de la pared torácica. Esta es la operación más común para cáncer del seno.
- Mastectomía radical (también llamada mastectomía radical de Halsted) consiste en la extracción del seno, los músculos del tórax y todos los ganglios linfáticos axilares. Esta fue la operación que más se usó durante varios años, pero en la actualidad sólo se emplea cuando el tumor se ha diseminado a los músculos del tórax.

La radioterapia consiste en el uso de rayos X de alta energía para eliminar células cáncerosas y reducir tumores. La radiación puede provenir de una máquina fuera del cuerpo (radioterapia externa) o de materiales que producen radiación (radioisótopos) administrados a través de tubos plásticos delgados que se aplican al área donde se encuentran las células cáncerosas (radioterapia interna).

La quimioterapia consiste en el uso de medicamentos para eliminar células cáncerosas. La quimioterapia puede tomarse en forma oral, o puede administrarse en el cuerpo insertando una aguja en una vena o músculo. La quimioterapia se considera un tratamiento sistémico ya que el medicamento es introducido al torrente sanguíneo, viaja a través del cuerpo y puede eliminar células cáncerosas fuera del área del seno.

Si los exámenes muestran que las células del cáncer del seno tienen receptores de estrógeno y receptores de progesterona, podría recibir terapia hormonal. La terapia hormonal se emplea para cambiar el comportamiento de las hormonas en el cuerpo el cual contribuye al crecimiento del cáncer. Esto puede lograrse por medio del uso de fármacos que cambian la forma en que funcionan las hormonas o por medio de cirugía, para extraer los órganos que producen hormonas, como los ovarios. La terapia hormonal con tamoxifeno se administra por 5 años entre pacientes con etapas tempranas de cáncer del seno (sin complicación de los ganglios linfáticos). La terapia hormonal con tamoxifeno o estrógenos puede actuar sobre todas las células del cuerpo y puede incrementar sus posibilidades de adquirir cáncer del útero. La paciente deberá ir al médico para hacerse una prueba de la pelvis cada año, y deberá informarle lo más pronto posible a su médico sobre cualquier tipo de sangrado vaginal que no esté relacionado con su período menstrual.

Si el médico extrae todo el cáncer que se puede ver durante la operación, se le podría administrar radioterapia, quimioterapia o terapia hormonal después de la cirugía para eliminar todas las células cáncerosas que puedan haber quedado. La terapia que se administra después de una operación cuando no hay células cáncerosas visibles se llama terapia adyuvante.

El propósito de la terapia biológica es el de tratar de que el cuerpo combata el cáncer. Se utilizan materiales producidos por el cuerpo o elaborados en un laboratorio para impulsar, dirigir o restaurar las defensas naturales del cuerpo contra la enfermedad. La terapia biológica es conocida a veces con el nombre de terapia modificadora de la respuesta biológica (BRM) o inmunoterapia. En la actualidad, este tratamiento está siendo administrado únicamente en pruebas clínicas.

El trasplante de médula ósea es un nuevo tipo de tratamiento que está siendo estudiado en pruebas clínicas. Algunas veces el cáncer del seno se hace resistente al tratamiento de radioterapia y quimioterapia. Por lo tanto, se podrían tener que usar dosis elevadas de quimioterapia para tratar este tipo de cáncer. Puesto que las dosis elevadas de quimioterapia podrían destruir la médula ósea, antes de iniciar el tratamiento se extraerá una cantidad de médula ósea de los huesos. A continuación, se congelará la médula ósea extraída y la mujer será tratada con dosis elevadas de quimioterapia con o sin radioterapia para el tratamiento del cáncer. La médula que se le había extraído se descongelará y se le administrará con una aguja que se inserta en una vena para reemplazar la médula destruida por el tratamiento. Este tipo de trasplante se denomina un trasplante autólogo. Si la médula que se le administra es extraída de otra persona, se llama un trasplante alogénico.

Existe otro tipo de trasplante autólogo conocido con el nombre de trasplante de célula madre periférica. En este procedimiento, la sangre se pasa por una máquina que extrae las células madres (las células inmaturas de las cuales se derivan todos los glóbulos) y luego se devuelve la sangre al cuerpo. Este procedimiento se llama leucoféresis y por lo general dura 3 ó 4 horas. Las células madres se tratan con medicamentos para eliminar cualquier célula cáncerosa, y luego se congelan hasta que sean trasplantadas. Este procedimiento se puede llevar a cabo por sí solo o puede ir acompañado de un trasplante de médula ósea autólogo.

Su probabilidad de recuperación es mayor si el médico escoge un hospital en el que se llevan a cabo más de cinco trasplantes de médula ósea al año.

Tratamiento por etapa

El tratamiento de cáncer del seno dependerá del tipo y etapa de la enfermedad, la edad, menopausia y estado de salud en general.

La paciente podría recibir un tratamiento considerado estándar que se basa en la efectividad del tratamiento usado en varias pacientes en estudios anteriores o podría optar por formar parte de una prueba clínica. No todas las pacientes se curan con terapia estándar y algunos tratamientos estándar podrían tener más efectos secundarios de los deseados. Por estas razones, las pruebas clínicas están diseñadas para encontrar mejores maneras de tratar a las pacientes con cáncer y se basan en la información más actualizada. En la actualidad se están llevando a cabo pruebas clínicas para el tratamiento de pacientes con cáncer del seno en varias partes del país. Si usted desea mas información, llame al Servicio de Información sobre el Cáncer al 1-800-4-CANCER (1-800-422-6237); TTY al 1-800-332-8615, en los Estados Unidos.

Cáncer del seno in situ

El tratamiento dependerá de si tiene carcinoma ductal in situ o carcinoma lobular in situ. Ya que es difícil distinguir entre estos dos tipos, podría ser útil obtener una segunda opinión haciendo que sus preparaciones de biopsia (portaobjetos) sean analizadas por un patólogo en otro hospital.

Si es carcinoma ductal in situ, podría recibir alguno de los siguientes tratamientos:

1. Cirugía para extraer todo el seno (mastectomía total).
2. Cirugía para extraer únicamente el cáncer (lumpectomía) seguida por radioterapia.
3. Prueba clínica de una cirugía para extraer sólo el cáncer (lumpectomía) seguida por radioterapia con o sin terapia hormonal.

Rara vez también podrían extraerse algunos ganglios linfáticos axilares durante las cirugías anteriormente mencionadas.

Si le van a hacer una mastectomía, podría considerar la posibilidad de hacerse una reconstrucción del seno (hacer una nueva elevación del seno). Esta podría efectuarse al mismo tiempo que la mastectomía, o en el futuro. El seno podría hacerse con su propio tejido (tejido no del seno) o por medio de implantes. Se podrían usar distintos tipos de implantes. La Administración de Alimentos y Drogas (FDA) ha anunciado que los implantes rellenos de gel de silicona pueden usarse únicamente en pruebas clínicas. Los implantes rellenos de solución salina, que contienen agua salada en vez de gel de silicona, también pueden ser usados. Antes de que decida hacerse un implante, llame a la FDA al (1-800-532-4440) para obtener información adicional, para luego discutir con su médico cualquier pregunta que tenga.

Si la paciente tiene carcinoma lobular in situ (LCIS), tiene un riesgo mas alto de desarrollar un cáncer invasivo en ambos senos: una probabilidad de cerca de 25 por ciento en un período de 25 años. LCIS no es cáncer del seno, y muchas mujeres con LCIS nunca desarrollan cáncer del seno. Las opciones de tratamiento para LCIS son varias y bastante debatidas. Usted podría recibir cualquiera de los siguientes tratamientos:

1. Biopsia para diagnosticar el LCIS seguida por exámenes y mamografías anuales para detectar cualquier cambio lo más pronto posible.
2. La terapia hormonal con la droga tamoxifeno está siendo evaluada en una prueba clínica extensa para determinar si puede prevenir el cáncer. Llame al Servicio de Información sobre el Cáncer al (1-800-4-CANCER) para obtener mas información.
3. Cirugía para extraer ambos senos (mastectomía total)

Cáncer del seno en etapa I

La paciente podría recibir cualquiera de los siguientes tratamientos:

1. Cirugía para eliminar únicamente el cáncer y algunos tejidos alrededor del seno (lumpectomía) o para extraer parte del seno (mastectomía parcial segmentada); ambas cirugías son seguidas por radioterapia. También se extraen algunos ganglios linfáticos axilares. Este tratamiento provee tasas de curación a largo plazo idénticas a las de la mastectomía. Las recomendaciones de su médico acerca del procedimiento a llevarse a cabo dependerán del tamaño del tumor, la localización y la apariencia en el mamograma.
2. Cirugía para extraer todo el seno (mastectomía total) o todo el seno y el recubrimiento sobre los músculos del tórax (mastectomía radical modificada). También se extraen algunos ganglios linfáticos axilares.

Terapia adyuvante (administrada además de los tratamientos mencionados anteriormente):

1. Quimioterapia.
2. Terapia hormonal. Si recibe un medicamento llamado tamoxifeno, quizás lo tome por 5 años.
3. Pruebas clínicas de terapia adyuvante en ciertos pacientes.
4. Pruebas clínicas de terapia no adyuvante para pacientes con una buena posibilidad de recuperación (pronóstico).
5. Pruebas clínicas de un tratamiento para evitar que los ovarios funcionen.

Si la paciente se va a hacer una mastectomía, podría considerar la posibilidad de hacerse una reconstrucción del seno (hacer una nueva elevación del seno). Esta puede hacerse al mismo tiempo que la mastectomía, o en el futuro. El seno podría hacerse con su tejido (tejido no del seno) o por medio de implantes. Se podrían usar distintos tipos de implantes. La Administración de Alimentos y Drogas (FDA) ha anunciado que los implantes rellenos de gel de silicona pueden usarse únicamente en pruebas clínicas. Los implantes rellenos de solución salina, que contienen agua salada en vez de gel de silicona, también pueden ser usados. Antes de que usted decida hacerse un implante, debería llamar a la FDA al (1-800-532-4440) para obtener información adicional, para luego discutir con su médico cualquier pregunta que usted tenga.

Cáncer del seno en etapa II

La paciente podría recibir cualquiera de los siguientes tratamientos:

1. Cirugía para eliminar únicamente el cáncer y algunos tejidos alrededor del seno (lumpectomía) o para extraer parte del seno (mastectomía parcial segmentada). También se extraen algunos ganglios linfáticos axilares. Se administra radioterapia después de la cirugía. Este tratamiento provee tasas de

curación a largo plazo idénticas a las de la mastectomía. Las recomendaciones de su médico acerca de los procedimientos a llevarse a cabo están basadas en el tamaño del tumor, la localización y la apariencia en el mamograma.

2. Cirugía para extraer todo el seno (mastectomía total) o todo el seno y el recubrimiento sobre los músculos del tórax (mastectomía radical modificada). También se extraen algunos ganglios linfáticos axilares.

Terapia adyuvante (después de la cirugía):

1. Quimioterapia con o sin terapia hormonal.
2. Terapia hormonal. Si recibe un medicamento llamado tamoxifeno y los ganglios linfáticos no están implicados, usted quizás lo tome por 5 años.
3. Pruebas clínicas de quimioterapia antes de la cirugía (terapia neoadyuvante).
4. Pruebas clínicas de dosis elevadas de quimioterapia con trasplante de médula ósea para las pacientes con cáncer en más de tres nódulos linfáticos.

Si le van a hacer una mastectomía, podría considerar la posibilidad de hacerse una reconstrucción del seno (hacer una nueva elevación del seno). Esta puede hacerse al mismo tiempo que la mastectomía, o en el futuro. El seno podría hacerse con su tejido (tejido no del seno) o por medio de implantes. Se podrían usar distintos tipos de implantes. La Administración de Alimentos y Drogas (FDA) ha anunciado que los implantes rellenos de gel de silicona pueden usarse únicamente en pruebas clínicas. Los implantes rellenos de solución salina, que contienen agua salada en vez de gel de silicona, también pueden ser usados. Antes de que decida hacerse un implante, debería llamar a la FDA al (1-800-532-4440) para obtener información adicional, para luego discutir con su médico cualquier pregunta que usted tenga.

Cáncer del seno en etapa III

El cáncer del seno en etapa III se divide en etapa IIIA (puede operarse) y etapa IIIB (la biopsia es generalmente la única cirugía que se realiza).

Cáncer en Etapa IIIA:

1. La paciente puede recibir cualquiera de las siguientes cirugías para el tratamiento: Cirugía para extraer todo el seno y el recubrimiento sobre los músculos del tórax (mastectomía radical modificada) o todo el seno y los músculos del tórax (mastectomía radical). También se extraen algunos ganglios linfáticos axilares.
2. Radioterapia administrada después de la cirugía.
3. Quimioterapia con o sin terapia hormonal administrada con cirugía y radioterapia.
4. Hay pruebas clínicas donde se está probando una nueva quimioterapia con o sin fármacos hormonales; también se está probando la quimioterapia antes de la cirugía (terapia neoadyuvante).
5. Pruebas clínicas de dosis elevadas de quimioterapia con trasplante de médula ósea o trasplante de célula madre periférica.

Cáncer en etapa IIIB

El tratamiento probablemente consistirá en una biopsia seguida por radioterapia al seno y a los ganglios linfáticos. En algunos casos se podría llevar a cabo una mastectomía después de la administración de radioterapia.

1. Quimioterapia para disminuir el tumor, seguido por cirugía y/o radioterapia.
2. Terapia hormonal seguido por más terapia.
3. Se están llevando a cabo pruebas clínicas donde se están probando nuevos medicamentos quimioterapéuticos, terapia biológica, nuevas combinaciones de medicamentos y nuevas formas de administración de quimioterapia.
4. Pruebas clínicas de dosis elevadas de quimioterapia con trasplante de médula ósea o trasplante de célula madre periférica.

Cáncer del seno en etapa IV

A la paciente probablemente se le hará una biopsia y luego uno de los siguientes:

1. Radioterapia o, en algunos casos, una mastectomía para reducir los síntomas.
2. Terapia hormonal con o sin cirugía para extraer los ovarios.
3. Quimioterapia.
4. Hay pruebas clínicas donde se está probando una nueva quimioterapia y fármacos hormonales, y nuevas combinaciones de medicamentos y terapia biológica.
5. Pruebas clínicas de dosis elevadas de quimioterapia con trasplante de médula ósea o trasplante de célula madre periférica.

Cáncer del seno inflamatorio

El tratamiento probablemente consistirá en la combinación de quimioterapia, terapia hormonal y radioterapia, quizás seguida por cirugía para extraer el seno. Generalmente, el tratamiento se asemeja al que se utiliza para cáncer del seno en etapa IIIB ó IV.

Cáncer del seno—Recurrente

El cáncer del seno que vuelve (recurre) a menudo podría ser tratado, pero generalmente no curado si recurre en otra parte del cuerpo. Sin embargo, algunas pacientes con recurrencia en el seno podrían ser curadas. La elección de tratamiento dependerá de los niveles de los receptores hormonales, el tipo de tratamiento que tuvo anteriormente, el tiempo de duración desde el primer tratamiento hasta que el cáncer reapareció, el sitio de recurrencia, si aún tiene Ud. períodos menstruales y otros factores.

La paciente podría recibir cualquiera de los siguientes tratamientos:

1. Terapia hormonal con o sin cirugía para quitar los ovarios.

2. Para el grupo pequeño de pacientes cuyo cáncer recurrió a un sólo lugar, cirugía y/o radioterapia.
3. Radioterapia para ayudar a aliviar el dolor debido a la propagación del cáncer a los huesos y otros lugares.
4. Quimioterapia.
5. Una prueba clínica con nuevos medicamentos quimioterapéuticos, nuevos medicamentos hormonales, terapia biológica o trasplante de médula ósea.

Para aprender más

PARA APRENDER MÁS LLAME AL 1-800-4-CANCER (en los Estados Unidos).

Para aprender más acerca del cáncer del seno, llame al Servicio de Información sobre el Cáncer del Instituto Nacional del Cáncer al 1-800-4-CÁNCER (1-800-422-6237); TTY 1-800-332-8615, en los Estados Unidos. Si usted llama a este número que es gratis en los Estados Unidos, podrá hablar con un especialista en información que puede responder sus preguntas.

El Servicio de Información sobre el Cáncer también puede enviarle folletos que están a la disposición del publico y se envían a petición del cliente.

Los siguientes folletos acerca del seno puede serle útiles:

- *What You Need To Know About Breast Cancer*
- *What You Need To Know About Cancer*
- *Chemotherapy and You: A Guide to Self-Help During Treatment*
- *Radiation Therapy and You: A Guide to Self-Help During Treatment*
- *Eating Hints for Cancer Patients*
- *Taking Time: Support for People with Cancer and the People Who Care About Them*
- *What Are Clinical Trials All About?*
- *Advanced Cancer: Living Each Day*
- *When Cancer Recurs: Meeting the Challenge Again*
- *Research Report: Bone Marrow Transplantation*

Los siguientes folletos están disponibles en español y pueden serle útiles:

- *Datos sobre el tratamiento de quimioterapia contra el cáncer, (12 páginas)*
- *El tratamiento de radioterapia: Guía para el paciente durante el tratamiento, (48 páginas)*

Hay muchos otros lugares donde es posible encontrar información acerca de los tratamientos para el cáncer y de los servicios que pueden serle útiles. Diríjase a la oficina de servicio social de su hospital donde le suministrarán listas de organismos locales o nacionales que pueden ayudarle a resolver problemas de dinero, de traslado de su casa al hospital durante el tratamiento, de atención médica a domicilio y en general a manejar sus problemas.

Además, puede escribir al National Cancer Institute a la siguiente dirección:

National Cancer Institute
Office of Cancer Communications
31 Center Drive, MSC 2580
Bethesda, MD 20892-2580

Para obtener más información sobre implantes del seno, escriba a la FDA a la siguiente dirección:

Breast Implants
Food and Drug Administration
HFE-88
Rockville, MD 20857

La FDA tiene una linea de información sobre implantes de silicona. Si desea aprender mas llame al 1-800-532-4440, de lunes a viernes, de 9 a.m. a 7 p.m. hora del este.

■ **Instituto Nacional de Cáncer**
Servicio de Información Sobre Cáncer
31 Center Drive, MSC 2580
Bethesda, MD 20892-2580
Date Last Modified: 12/97

CÁNCER EPITELIAL DE LOS OVARIOS

(Ovarian Cancer)

Descripción

¿Qué es el cáncer del ovario?

El cáncer del ovario es una enfermedad en la cual se encuentran células cancerosas (malignas) en los ovarios. Aproximadamente 25,000 mujeres en los Estados Unidos son diagnosticadas con esta enfermedad cada año. El ovario es un órgano pequeño situado en la pelvis. El ovario produce hormonas femeninas y contiene los óvulos que, al ser fecundados, pueden llegar a producir un bebé. Hay dos ovarios: uno ubicado en el lado izquierdo del útero (el órgano hueco, en forma de pera donde crece el bebé) y otro ubicado al lado derecho. Este resumen de PDQ contiene información sobre el cáncer que se da en el recubrimiento (epitelio) del ovario. El cáncer que se encuentra en las células productoras de óvulos en el ovario se llama tumor de células germinales del ovario, y se explica por separado en un resumen de PDQ de información para el paciente.

Como la mayoría de los cánceres, el cáncer ovárico se trata mejor cuando se detecta (diagnostica) pronto. Desafortunadamente, la gran mayoría de mujeres con cáncer del ovario son diagnosticadas con enfermedad avanzada. Aunque algunas veces las mujeres con cáncer del ovario temprano tienen síntomas, como por ejemplo una molestia gastrointestinal leve, presión en la pelvis y dolor; con mayor frecuencia las mujeres con cáncer del ovario temprano no tienen síntomas o tienen síntomas muy leves y no específicos. Por lo general, cuando los síntomas se manifiestan, las mujeres con cáncer del ovario ya presentan enfermedad avanzada.

Puesto que el cáncer ovárico puede diseminarse al saco en el abdomen (peritoneo) que recubre los intestinos, el útero y los ovarios, en muchas mujeres con cáncer ovárico se puede presentar una acumulación de líquido dentro del peritoneo (ascitis) causando hinchazón en el abdomen. Si el cáncer se ha diseminado al músculo situado debajo del pulmón el cual controla la respiración (el diafragma), se puede acumular líquido debajo de los pulmones y causar dificultades en la respiración.

Algunas mujeres tienen un riesgo mayor de desarrollar cáncer ovárico debido a que tienen una historia familiar de cáncer del ovario. Las mujeres que tienen dos o más familiares afectadas con cáncer ovárico pueden ser víctimas de un síndrome de cáncer de familia y deberán ser asesoradas por un especialista que tenga conocimiento en los riesgos que cada mujer tiene como individuo. Una mujer que tenga una familiar afectada (madre, hermana o hija) tiene un riesgo de 5.0% por el resto de su vida de contraer cáncer del ovario. El riesgo, por el resto de la vida, para una mujer que no tenga familiares afectadas es de 1.5%. En el presente, con el conocimiento y tecnología obtenidos, no se pueden recomendar los exámenes de detección del cáncer ovárico para las mujeres con una o dos familiares que tienen cáncer ovárico.

La probabilidad de su recuperación (pronóstico) y selección de tratamiento dependerán de su edad, estado de salud en general, el tipo y el tamaño del tumor y la etapa en que se encuentra el cáncer.

Explicación de las etapas

Etapas del cáncer ovárico

Una vez detectado el cáncer epitelial ovárico, se harán otras pruebas para determinar si el cáncer se ha diseminado a otras partes del cuerpo (clasificación por etapas). Una operación conocida con el nombre de laparotomía se lleva a cabo en la mayoría de pacientes para averiguar la etapa en la que se encuentra la enfermedad. El médico deberá hacer un corte en el abdomen y mirar cuidadosamente todos los órganos para ver si éstos tienen cáncer. Durante la operación, el médico cortará pedazos pequeños de tejido (biopsia) para analizarlos en el microscopio y determinar si tienen cáncer. Generalmente, durante la laparotomía el médico extraerá el cáncer y otros órganos que contengan cáncer (véase la sección sobre el tratamiento del cáncer epitelial ovárico). El médico necesita saber la etapa de la enfermedad para poder planificar el tratamiento adicional adecuado. Las siguientes etapas se emplean para la clasificación del cáncer ovárico:

Etapa I

El cáncer se encuentra sólo en uno o en ambos ovarios.

Etapa II

El cáncer se encuentra en uno o ambos ovarios y/o se ha diseminado al útero, y/o las trompas de falopio (el conducto que usa el óvulo para pasar del ovario al útero) y/o a otras partes del cuerpo dentro de la pelvis.

Etapa III

El cáncer se encuentra en uno o ambos ovarios y se ha diseminado a los nódulos linfáticos o a otras partes del cuerpo dentro del abdomen, como por ejemplo la superficie del hígado o el intestino. (Los nódulos linfáticos son estructuras pequeñas en forma de frijol que se encuentran por todo el cuerpo y cuya función es producir y almacenar células que combaten la infección.)

Etapa IV

El cáncer se encuentra en uno o ambos ovarios y se ha diseminado fuera del abdomen o se ha diseminado al interior del hígado.

Recurrente o refractario

Enfermedad recurrente significa que el cáncer ha vuelto a aparecer (recurrido) después de haber sido tratado. Enfermedad refractaria significa que el cáncer ya no responde a tratamiento.

Aspectos de las opciones de tratamiento

Tratamiento del cáncer epitelial ovárico

Existen tratamientos para todas las pacientes con cáncer epitelial ovárico. Se emplean tres clases de tratamientos:

cirugía (extracción del cáncer en una operación)

radioterapia (aplicación de rayos X de alta energía para eliminar las células cancerosas)

quimioterapia (uso de medicamentos para eliminar las células cancerosas)

La terapia primaria para el carcinoma ovárico tiene que consistir obligatoriamente en una intervención quirúrgica que sea adecuada y completa, permitiendo así obtener una clasificación exacta, un diagnóstico preciso y una reducción óptima del tumor (citorreducción o extracción de la mayor cantidad posible de tumor). Dicha operación por lo general involucra una histerectomía total, una salpingooforectomía bilateral (extracción de las trompas de falopio y los ovarios), una omentectomía (extracción de tejido de recubrimiento grasoso dentro del abdomen) y una linfadenectomía (extracción de ganglios linfáticos para llevar a cabo un muestreo). Es importante adoptar un enfoque agresivo en la reducción del tumor del cáncer ovárico, ya que la mejoría en la supervivencia está asociado con la mayor cantidad de tumor extraído. La persona ideal para efectuar el procedimiento es un oncólogo especialista en ginecología (un cirujano ginecólogo especializado en cáncer de la pelvis).

La radioterapia consiste en el uso de rayos X de alta energía para eliminar células cancerosas y reducir tumores. La radiación puede provenir de una máquina situada fuera del cuerpo (radioterapia de haz externo) o puede colocarse directamente en el saco que recubre el abdomen (peritoneo) a través de un líquido que sea radiactivo (radiación intraperitoneal).

La quimioterapia consiste en el uso de medicamentos para eliminar células cancerosas. La quimioterapia puede tomarse en forma oral o puede ser administrada en el cuerpo insertando una aguja en una vena. La quimioterapia se denomina un tratamiento sistémico ya que los medicamentos se introducen al torrente sanguíneo, viajan a través del cuerpo y eliminan las células cancerosas situadas afuera de los ovarios. La quimioterapia también puede ser administrada con una aguja a través de la pared abdominal en el peritoneo (intraperitonealmente).

Tratamiento por etapas

El tratamiento para el cáncer epitelial ovárico dependerá de la etapa y tipo de enfermedad, su edad y condición en general.

Usted podría recibir tratamiento como parte de una prueba clínica en progreso para el cáncer ovárico. Las pruebas clínicas están diseñadas para encontrar mejores maneras de tratar a los pacientes con cáncer y están basadas en la información más actualizada. Se están llevando a cabo pruebas clínicas para la mayoría de las etapas del cáncer ovárico en varias partes del país. Si hay una prueba clínica que no está a su disposición, o en la que usted escoge no participar, existen tratamientos considerados estándar, según el papel que desempeñaron en pruebas clínicas previas. Si usted desea obtener más información, llame al Servicio de Información sobre el Cáncer al 1-800-4-CANCER (1-800-422-6237); TTY 1-800-332-8615, en los Estados Unidos.

Cáncer epitelial ovarico—Etapa I

Todas las mujeres que tienen cáncer del ovario deberán someterse a una clasificación quirúrgica concienzuda. La mayoría de mujeres que tienen cáncer ovárico en etapa I se someterán a una histerectomía abdominal total/salpingooforectomía bilateral, una omentectomía y una biopsia de los ganglios linfáticos y otros tejidos en la pelvis y abdomen. Dependiendo de la interpretación del patólogo sobre las células tumorales, el tipo de célula específico involucrado y el grado del tumor (qué tan maligno aparece en el microscopio), se recomendará tratamiento adicional después de la cirugía. El tratamiento podría constar en quimioterapia sistémica o radioterapia intraperitoneal. En pacientes seleccionados, una observación cuidadosa sin tratamiento inmediato también puede ser recomendada.

Cáncer epitelial ovarico—Etapa II

Su tratamiento probablemente conste de cirugía para extraer ambos ovarios, ambas trompas de Falopio, el útero y la mayor cantidad posible de cáncer (histerectomía abdominal total y salpingooforectomía bilateral con citorreducción de tumor). Durante la cirugía, se extraerán muestras de ganglios linfáticos y otros tejidos en la pelvis y abdomen para detectar la presencia de cáncer. Después de la operación, a Ud. se le podría someter a cualquiera de los siguientes tratamientos:

1. Quimioterapia sistémica. Se están evaluando nuevos medicamentos y combinaciones de medicamentos en pruebas clínicas.
2. Radioterapia de haz externo al abdomen y pelvis.
3. Radioterapia intraperitoneal cuando sólo se encuentra una cantidad pequeña de tumor.

Cáncer epitelial ovarico—Etapa III

Su tratamiento incluirá cirugía para extraer ambos ovarios, ambas trompas de Falopio, el útero y la mayor cantidad posible de cáncer (histerectomía abdominal total y salpingooforectomía bilateral con citorreducción de tumor). Durante la cirugía, se extraerán muestras de los ganglios linfáticos y otros tejidos de la pelvis y abdomen (biopsia) para detectar la presencia de cáncer. Después de la operación, a Ud. se le podría someter a cualquiera de los siguientes tratamientos:

1. Quimioterapia sistémica. Se están evaluando nuevos medicamentos y combinaciones de medicamentos en pruebas clínicas.
2. Pruebas clínicas de quimioterapia intraperitoneal.

El médico podría operarla de nuevo en busca de remanentes de cáncer.

Cáncer epitelial ovarico—Etapa IV

Su tratamiento probablemente consista en cirugía para eliminar la mayor cantidad posible de cáncer (citorreducción de tumor), seguida de quimioterapia sistémica. Se están evaluando nuevos medicamentos y combinaciones de medicamentos en pruebas clínicas.

Cáncer epitelial ovarico—Recurrente

Si el cáncer vuelve a aparecer, a Ud. se le podría someter a cualquiera de los siguientes tratamientos:

1. Quimioterapia sistémica. Se están evaluando nuevos medicamentos y combinaciones de medicamentos en pruebas clínicas.
2. Cirugía para aliviar síntomas.
3. Pruebas clínicas de quimioterapia intraperitoneal.

Para aprender más

PARA APRENDER MÁS LLAME AL 1-800-4-CANCER (en los Estados Unidos). Para aprender más sobre el cáncer epitelial ovárico, llame al Servicio de Información sobre el Cáncer del Instituto Nacional del Cáncer al 1-800-4-CANCER (1-800-422-6237); TTY 1-800-332-8615, en los Estados Unidos. Si usted llama a este número, que es gratis dentro de los Estados Unidos, Ud. podrá hablar con alguien que le contestará sus preguntas.

El Servicio de Información sobre el Cáncer también puede enviarle folletos. El siguiente folleto sobre el cáncer ovárico puede serle útil:

- *What You Need To Know About Ovarian Cancer*

Los siguientes folletos generales sobre temas relacionados con el cáncer también pueden serle útiles:

- *Taking Time: Support for People with Cancer and the People Who Care About Them*
- *What Are Clinical Trials All About?*

- *Chemotherapy and You: A Guide to Self-Help During Treatment*
- *Radiation Therapy and You: A Guide to Self-Help During Treatment*
- *Eating Hints for Cancer Patients*
- *What You Need To Know About Cancer*
- *Advanced Cancer: Living Each Day*
- *When Cancer Recurs: Meeting the Challenge Again*

Los siguientes folletos están disponibles en español y pueden serle útiles:

- *Datos sobre el tratamiento de quimioterapia contra el cáncer,* (12 páginas)
- *El tratamiento de radioterapia: Guía para el paciente durante el tratamiento, (48 páginas)*

Hay muchos otros lugares donde es posible encontrar información acerca de los tratamientos para el cáncer y de los servicios que pueden serle útiles. Diríjase a la oficina de servicio social de su hospital donde le suministrarán listas de organismos locales o nacionales que pueden ayudarle a resolver problemas de dinero, de traslado de su casa al hospital durante el tratamiento, de atención médica a domicilio y en general a manejar sus problemas.

Además, puede escribir al National Cancer Institute a la siguiente dirección:

National Cancer Institute
Office of Cancer Communications
31 Center Drive, MSC 2580
Bethesda, MD 20892-2580

Para mayor información sobre tratamiento y ensayos clínicos sobre cáncer llame al Servicio de Información sobre Cáncer del Instituto Nacional de Cáncer:1-800-4-CANCER. El llamado es gratis y un asesor conversará con usted.

■ **Instituto Nacional de Cáncer**
Servicio de Información Sobre Cáncer
31 Center Drive, MSC 2580
Bethesda, MD 20892-2580
Date Last Modified: 12/97

DATOS SOBRE EL TRATAMIENTO DE QUIMIOTERAPIA CONTRA EL CÁNCER

(Facts about Chemotherapy for the Treatment of Cancer)

El tratamiento de quimioterapia consiste en el uso de medicamentos para tratar las enfermedades relacionadas con el cáncer. Se usan más de 50 medicamentos para combatir el cáncer y prevenir el crecimiento, multiplicación y diseminación de las células cancerosas. El paciente de cáncer puede recibir tratamiento con un sólo medicamento o con una combinación de medicamentos. Las medicinas que se administrarán dependerán del tipo de cáncer, su localización y el estado general de la salud del paciente. También se pueden usar otros tratamientos para combatir el cáncer, tales como la cirugía y la radioterapia, conjuntamente con los medicamentos.

¿Cómo se administra la quimioterapia?

Los medicamentos contra el cáncer generalmente se administran por la boca o por medio de una inyección en el músculo o en la vena. Estos medicamentos se pueden dar diaria, semanal o mensualmente. La dosis varía según los diferentes tipos de cáncer y la reacción del paciente a los medicamentos.

Algunas personas toman los medicamentos contra el cáncer en la casa; mientras que otras siguen tratamientos en el consultorio del médico, en el hospital o en la clínica. A veces es necesaria una breve estadía en el hospital, al comienzo del tratamiento, para que el médico pueda observar los efectos de los medicamentos y ajustar la dosis.

¿Qué efectos secundarios produce este tratamiento?

Las células cancerosas crecen y se reproducen muy rápidamente, por lo tanto, los medicamentos que se usan para el tratamiento de quimioterapia son aquellos que atacan las células de crecimiento rápido.

Los medicamentos que se usan para combatir el cáncer también pueden afectar las células normales que crecen rápidamente, y en ocasiones causan efectos secundarios indeseables. Estos efectos secundarios pueden variar mucho de un paciente a otro, y la posibilidad de desarrollarlos o no desarrollarlos no afecta el resultado del tratamiento.

Las náuseas y vómitos, la fatiga (cansancio) y la caída del cabello son los efectos secundarios de los que los pacientes se quejan más frecuentemente. Algunos medicamentos pueden producir efectos que el paciente no nota, tales como la disminución del número de glóbulos rojos en la sangre o la disminución del esperma. Los exámenes frecuentes de sangre y otros tipos de exámenes permiten que el médico esté alerta a los cambios que ocurren durante el tratamiento.

Algunos efectos secundarios se presentan sólo cuando se combinan los medicamentos contra el cáncer con otras medicinas, con ciertos alimentos o con el alcohol. El médico o el farmacéutico puede informar a los pacientes si deben limitar el uso de ciertos alimentos o el consumo de alcohol durante el tratamiento, ya que a veces estos pueden cambiar los efectos de los medicamentos contra el cáncer. Por esa razón los pacientes deben siempre consultar al médico antes de tomar cualquier medicina, ya sea para el dolor de cabeza, fiebre, resfrío o cualquier otro síntoma.

¿Cómo se tratan los efectos secundarios?

La mayoría de los efectos secundarios desaparecen cuando termina el tratamiento y las células sanas tienen la oportunidad de reproducirse para alcanzar su nivel normal. Mientras tanto, hay varios métodos que los pacientes pueden usar para ayudar a controlar ciertos problemas menores. En los casos de efectos secundarios severos, el médico puede sugerir varias maneras de aliviar las sensaciones desagradables. Por lo general, las personas tienden a sentirse mejor durante el tratamiento del cáncer si descansan bastante y siguen un régimen alimenticio equilibrado. Muchos pacientes necesitan dormir más, así como también ingerir una cantidad mayor de proteínas y calorías, para ayudar al cuerpo a recuperarse. Tal vez comer más le parezca difícil, especialmente cuando los medicamentos que toma le causan pérdida de apetito, náuseas u otros problemas. A veces un cambio en la alimentación o un cambio de las horas de las comidas es suficiente para aliviar el malestar del estómago.

La caída del cabello durante el tratamiento no constituye una amenaza para la salud, pero puede ser un hecho muy difícil de aceptar; por eso muchas personas prefieren usar una peluca o cubrirse la cabeza durante el tratamiento.

Debido a que la quimioterapia puede causar sensibilidad en la boca y en la garganta, es necesario cuidarlas bien. Muchas veces se aconseja a los pacientes que visiten al dentista antes de comenzar el tratamiento. El dentista le puede informar acerca de los efectos secundarios que pueden causar los medicamentos contra el cáncer. El también le puede enseñar a los pacientes la mejor manera de limpiarse los dientes y las encías y puede sugerir maneras de aliviar el malestar de las llagas que pueden aparecer en la boca.

Con frecuencia, las personas que padecen cáncer quieren saber lo más posible acerca de dicha enfermedad y su tratamiento, antes de comenzar el mismo. De este modo saben qué pueden esperar y cómo pueden enfrentar los problemas que surjan. En la página a siguientes aparecen algunas de las preguntas que los pacientes y sus familiares hacen con frecuencia acerca del tratamiento de quimioterapia contra el cáncer.

¿Qué problemas emocionales puede causar el tratamiento?

Es común que los pacientes con cáncer experimenten sentimientos de temor, enojo y depresión. Al enfrentarse a los cambios que la quimioterapia puede causar, es conveniente que los pacientes y los familiares o amigos cercanos aprendan a reducir la tensión que sienten. A veces las personas que padecen cáncer deben aprender a expresar sus problemas y sentimientos. El hablar con un amigo íntimo, un miembro de la familia o con alguien del equipo médico puede ayudar a reducir la angustia.

Durante el tratamiento contra el cáncer los pacientes deben conservar sus energías, y planificar su tiempo para descansar y usar sus fuerzas solamente para las actividades más importantes. El aprender técnicas de relajamiento físico y mental puede ayudar a reducir el cansancio.

Muchas organizaciones, tales como la Sociedad Americana contra el Cáncer (American Cancer Society [ACS]), ofrecen apoyo emocional a través de programas diseñados para las personas con preocupaciones particulares. Muchas personas se han beneficiado con el sólo hecho de saber que otros se han enfrentado con éxito a problemas similares. El Servicio de Información sobre el Cáncer (Cancer Information Service [CIS]) del Instituto Nacional del Cáncer provee información acerca de los folletos disponibles y los grupos de personas que ayudan a los pacientes con cáncer, a sus familias y amigos.

Preguntas frecuentes sobre el tratamiento de quimioterapia:

- ¿Qué beneficios pueden esperarse de este tratamiento?
- ¿Qué medicamentos se usarán?
- ¿Cuánto tiempo durará el tratamiento?
- ¿Qué efectos secundarios pueden producirse y cuánto tiempo durarán?
- ¿Cuáles son los efectos secundarios que se deben reportar al médico o a la enfermera?
- ¿Está bien tomar otros medicamentos?
- ¿Es necesario limitar algún alimento de la dieta habitual? ¿Y el alcohol?
- ¿Cuán seguido se requieren los exámenes médicos y las diversas pruebas?

Otras preguntas:

_____

_____

Notas

Nombre del doctor: _____
Teléfono: _____

Nombre de los medicamentos:

_____

_____

Citas médicas
Fecha_____Hora_____

Instrucciones especiales:

_____

_____

Para más información...

El Instituto Nacional del Cáncer ha desarrollado el "PDQ" (Physician Data Query), un sistema que usan los médicos para obtener información sobre el cáncer. El PDQ es una base de datos computarizada que da a los médicos acceso rápido y fácil a la siguiente información:

- tratamientos más recientes para la mayoría de los tipos de cáncer;
- descripciones de programas de investigación clínica que aceptan pacientes; y
- nombres de organizaciones y médicos que participan en el tratamiento del cáncer.

Para tener acceso al PDQ, un médico puede usar una computadora de oficina con conexión telefónica ("modem") y un código de acceso. También puede usar los servicios de una biblioteca médica que tenga la computadora adecuada con entrada directa al PDQ. La mayoría de las oficinas del Servicio Información sobre el Cáncer (Cancer Information Service) ofrecen al médico el uso inicial de acceso al sistema de PDQ, gratuitamente. El CIS también le puede informar al médico cómo obtener la información del PDQ regularmente. Los pacientes le pueden pedir a su médico que utilice el PDQ. También pueden llamar gratis al número de teléfono del CIS, 1-800-422-6237 (1-800-4-CANCER). Los especialistas del CIS usarán la información del PDQ y de otras fuentes para contestar sus preguntas sobre la prevención, el diagnóstico y el tratamiento del cáncer.

Chemotherapy and You es un folleto del Instituto Nacional del Cáncer (National Cancer Institute [NCI]) que provee detalles a los pacientes y a todos los que desean obtener más información sobre el tratamiento del cáncer con el uso de medicamentos. Otro folleto titulado *Eating Hints* ofrece consejos sobre cómo planificar las comidas para tener más apetito y cómo controlar los problemas del estómago durante el tratamiento contra el cáncer. Estas dos publicaciones están disponibles en inglés solamente.

■ **Instituto Nacional de Cáncer**
Publicaíon del NIH Número 92-3232S
Revisada en Octobre de 1991
Reimpreso en Septiembre de 1992

EL CONTROL DEL DOLOR CAUSADO POR EL CÁNCER

(Management of Cancer Pain)

El propósito de esta publicación

Esta publicación presenta información sobre los mejores tratamientos existentes para controlar el dolor causado por el cáncer; aunque debe aclararse que no todas las personas que padecen esta enfermedad sufren de dolor.

Si sufre dolor causado por el cáncer, esta publicación le va a ayudar a:

- Entender que controlar el dolor es importante para su bienestar.
- Cooperar con su médico y enfermera para encontrar el mejor método para controlar el dolor en su caso.
- Hablar con el médico y la enfermera sobre su tratamiento para controlar el dolor, y determinar si éste le está ayudando.

¿Por qué es importante dar tratamiento contra el dolor?

El dolor le afecta de muchas maneras. Puede impedirle realizar actividades, dormir y comer bien, o disfrutar de la compañía de amigos y familiares. El dolor le puede hacer sentir temor y depresión. Su familia y amistades probablemente se preocuparán si notan que está sufriendo debido al dolor.

Con los tratamientos adecuados se pueden aliviar casi todos los tipos de dolor causados por el cáncer. Al sentir menos dolor, probablemente estará más activo e interesado en realizar las actividades que siempre ha disfrutado.

Si padece de cáncer y tiene dolor, es importante que se lo diga al médico o la enfermera de inmediato. Recibir tratamiento inmediato puede ayudar a que éste tenga mejores resultados.

¿Cuáles son las causas del dolor?

En el cáncer, el dolor es el resultado de muchas causas. En la mayoría de los casos, es debido a la presión de un tumor canceroso en los huesos, los nervios o los órganos del cuerpo. Los tratamientos contra el cáncer también pueden provocar dolor.

También es posible que usted tenga dolores que no están relacionados en nada con el cáncer o su tratamiento. Como cualquier otra persona, probablemente a veces tiene dolores de cabeza, dolores musculares y otras dolencias. Debido a que probablemente usted estará tomando algún tipo de medicamento contra el dolor o contra el cáncer, es importante que consulte con el médico o la enfermera antes de usar cualquier otro remedio (incluyendo tés, hierbas, compresas, emplastos o infusiones).

Otros problemas de salud como la artritis también pueden causarle dolor. Puede ser que reciba tratamientos para estos problemas al mismo tiempo que lo tratan contra el cáncer. Nuevamente, es importante que hable con su enfermera o médico sobre sus antecedentes de salud. Ellos le podrán indicar los mejores tratamientos para cada uno de sus problemas de salud.

El tratamiento contra el dolor causado por el cáncer

El tratamiento más común para aliviar el dolor causado por el cáncer son los medicamentos. Además de los medicamentos se pueden usar la cirugía, la radioterapia y otros tratamientos para dar mayor alivio contra el dolor. Pregunte al médico o la enfermera si cualquiera de estos tratamientos podría ser útil en su caso.

Seleccionar el medicamento adecuado

Los tratamientos contra el dolor tienen diferente efecto en cada paciente. Incluso cuando el médico recomienda el medicamento y tratamiento adecuados, puede ser que en su caso no resulte en el alivio necesario. Durante su tratamiento contra el dolor, es importante que hable con el médico sobre cómo se siente y si el tratamiento está surtiendo efecto. Esto permitirá encontrar las mejores alternativas.

Su médico y enfermera tratarán de encontrar los medicamentos más adecuados para aliviar su dolor, puede hablar con ellos sobre los siguientes temas:

- Los medicamentos contra el dolor que ha tomado en el pasado, y si éstos le han ayudado.

- Los tratamientos y medicamentos que toma para el cáncer y otros problemas de salud. Hable sobre todos los remedios que usa sin receta médica (incluyendo ciertos alimentos, vitaminas, tés, hierbas, emplastos, infusiones, compresas). Es importante que el médico y la enfermera sepan sobre estos tratamientos o medicamentos, ya que hay veces que éstos pueden causar problemas e interferir con el efecto del tratamiento médico principal. **Sólo el médico o la enfermera le puede decir cuáles son los tratamientos contra el dolor más adecuados en su caso.**
- Las alergias que padece, o si es alérgico a algún medicamento específico.
- Las preocupaciones e inquietudes que tiene en cuanto a los medicamentos o el tratamiento contra el cáncer. El médico puede responder a sus dudas y ayudarle a sentirse mejor.

Tipos de medicamentos contra el dolor causado por el cáncer

Existen muchos medicamentos que se pueden usar en el tratamiento para aliviar el dolor causado por el cáncer y su médico le puede recetar uno o varios de ellos. La lista a continuación describe las diferentes categorías o tipos de medicamentos que probablemente le darán y el tipo de dolor que alivian. Pregunte al médico o enfermera los detalles sobre los medicamentos que le receten o recomienden.

No inicie el uso de ningún medicamento sin hablar con su médico o enfermera. Incluso la aspirina puede ocasionar problemas en algunos pacientes que están recibiendo tratamiento contra el cáncer.

- **Para el dolor leve a moderado**
  Medicamentos no derivados del opio (no opiáceos): Acetaminofén o antiinflamatorios no esteroides, como la aspirina y el "ibuprofen". Puede comprar algunos de estos medicamentos sin necesitar una receta médica, otros de ellos tienen que ser recetados por el médico.
- **Para el dolor moderado a severo**
  Opiáceos (derivados del opio): Morfina, hidromorfina, oxicodona, o codeína. Todos estos medicamentos se tienen que obtener con receta médica. Los medicamentos opiáceos y no opiáceos se pueden usar en combinación para el tratamiento del dolor moderado a severo.
- **Para el dolor con picazón (hormigueante) o el dolor con ardor**
  Antidepresivos: Amipriptilina, imipramine, doxepina o trazodona. Todos estos medicamentos se tienen que obtener con receta médica. El usar estos medicamentos no quiere decir que usted padece de depresión o que tiene una enfermedad mental.
  Anticonvulsivos Carbamazepina y fenitoína. Estos medicamentos se tienen que obtener con receta médica. El tomar estos medicamentos no quiere decir que usted podría tener convulsiones.
- **Para el dolor causado por la hinchazón**

Esteroides: Prednisona, dexametasona. Estos medicamentos se tienen que obtener con receta médica.

Los efectos secundarios

Todos los medicamentos pueden causar efectos secundarios, pero éstos no necesariamente afectan a todas las personas. Los efectos secundarios afectan a cada paciente de diferentes maneras. La mayoría ocurren durante las primeras horas después que se ha iniciado el uso del medicamento y desaparecen gradualmente con el tiempo. Algunos de los efectos secundarios más comunes de los medicamentos contra el dolor son los siguientes:

- **Estreñimiento** (no poder ir al baño). La mejor manera de evitar esta molestia es beber muchos jugos, agua, otros líquidos no alcohólicos, y comer más frutas y verduras. El ejercicio también lo ayudará. El médico o la enfermera le puede recomendar algún medicamento para suavizar el excremento, o un laxante.
- **Náusea y vómito.** Generalmente esto sólo sucede durante los primeros dos días después de iniciar el medicamento. Reporte al médico o la enfermera sobre estos problemas; ya que ellos le pueden dar algo para aliviarlos.
- **Sueño.** Algunos pacientes que toman medicamentos derivados del opio se sienten mareados y tienen sueño cuando inician el uso del medicamento, pero esto no dura mucho tiempo. Hable con el médico si tiene este problema.
- **Ritmo de la respiración más lento.** Esto por lo general sucede cuando se ha aumentado la cantidad de medicamento que tiene que tomar. Su médico o enfermera le puede decir qué esperar y cuándo es necesario que reporte este problema.

Los efectos secundarios más severos causados por los medicamentos para aliviar el dolor son poco frecuentes. Al igual que los otros problemas, sólo se presentan durante las primeras horas después de iniciar su uso e incluyen problemas para respirar, mareo e irritaciones de la piel. Si tiene cualquiera de estos problemas tiene que hablar con el médico o la enfermera de inmediato.

Forma de administración (uso) de los medicamentos contra el dolor

La mayoría de estos medicamentos se toman en forma oral (por la boca), son fáciles de tomar y menos costosos que otros tipos de medicina. La mayoría de los medicamentos orales vienen en forma de tableta (pastilla) o en jarabe que puede beber. Si por alguna razón no puede tragar la tableta o el jarabe, existen otras maneras de administrar el medicamento. Estas incluyen las siguientes:

- **Supositorios rectales** (medicamentos que se introducen por el recto para que los absorba el cuerpo a través del intestino).
- **Parches que contienen medicamento y se colocan en la piel para que los absorba el cuerpo** (parches transdermales).

- **Inyecciones.** Existen muchos tipos de inyecciones para administrar los medicamentos para aliviar el dolor. La aguja de la jeringa se usa para introducir el medicamento al cuerpo. Puede ser de las siguientes maneras:

  Inyección subcutánea: El medicamento se administra justo debajo de la piel usando una aguja corta.

  Inyección intravenosa: El medicamento se administra directamente en la vena usando una aguja que permanece colocada en la vena (como un suero).

  Epidural (intratecal): El medicamento se administra directamente al interior de la columna vertebral usando un pequeño tubo.

Las inyecciones administran medicamentos para el dolor que le darán alivio por muchas horas.

Las inyecciones intramusculares y subdermales: son aquéllas en las que la aguja penetra más profundamente en la piel o el músculo. El uso regular de estas inyecciones no es recomendable para el tratamiento prolongado del dolor causado por el cáncer; ya que el recibirlas frecuentemente puede causar molestias o dolor. También, el efecto de estas inyecciones puede tardar y el paciente tiene que esperar para sentir alivio.

Cuándo tomar el medicamento contra el dolor

La siguientes recomendaciones probablemente ayudarán a que logre el mayor alivio con sus medicamentos contra el dolor:

- Tome los medicamentos con un itinerario (horario) constante. Tomar los medicamentos regularmente y seguir las instrucciones del médico le permitirá mantener el dolor bajo control. No olvide tomar ni siquiera una dosis del medicamento y no espere hasta que el dolor empeore antes de tomarlo.
- Tome una dosis adicional del medicamento antes de realizar una actividad que probablemente le causará dolor. Por ejemplo, algunos pacientes sienten más dolor cuando viajan en un automóvil. Consulte con su médico o enfermera en cuanto a tomar una mayor cantidad del medicamento. El propósito del uso de estos medicamentos es EVITAR que empiece el dolor; ya que una vez que ha empezado, es más difícil aliviarlo.

Dar tratamiento contra el dolor es importante y existen muchos medicamentos y tratamientos que se pueden usar. Si uno de ellos no ayuda en su caso, es posible encontrar otro que sea eficaz. También se pueden hacer cambios en el horario y administración del medicamento para encontrar el más adecuado para su caso.

Probablemente le ayudará mantener notas sobre la manera en la que le ha afectado o ayudado el medicamento. Mantener notas le ayudará a hablar con el médico para encontrar los tratamientos más adecuados.

Otros tratamientos

Para lograr más alivio del dolor, el médico y la enfermera probablemente recomendarán otros tratamientos que usará al mismo tiempo que los medicamentos. Los ejercicios de relajamiento, las compresas frías, los cojines calientes, los masajes y el descanso pueden ayudar a reducir el dolor. La música o la televisión lo pueden distraer. Su familia y amigos le pueden ayudar a usar estos métodos y probablemente le ayudarán a que los medicamentos sean más eficaces. Recuerde que estos tratamientos no se usan para reducir la dosis de los medicamentos contra el dolor, sino como un complemento.

Tratamientos no medicinales

Estos son algunos ejemplos de tratamientos que le pueden ayudar a aliviar el dolor. Úselos además de sus medicamentos regulares y consultando al médico o la enfermera:

- "Biofeedback" (una técnica en la que el paciente aprende a controlar su reacción al dolor con el uso de una máquina que le permite lograr mejor relajamiento).
- Ejercicios de respiración y relajamiento.
- Ejercicios de meditación.
- Masajes, puntos de presión, masajes de vibración.
- Estimulación transcutánea de los nervios (en inglés "TENS").
- Distracciones.
- Compresas frías o calientes.
- Descanso.

Hable con su médico o enfermera sobre estos tratamientos. Los servicios de apoyo y de consejería que se presentan en la página 16 también le darán información.

Cuando el medicamento contra el dolor no es suficiente

Algunos pacientes con cáncer no sienten el alivio necesario cuando toman medicamentos contra el dolor. Cuando esto sucede, se pueden usar otros tratamientos para ayudarlos:

- **Radioterapia.** Este tratamiento proporciona alivio porque reduce el tamaño de los tumores. Para algunos pacientes, una sola dosis de radioterapia puede ser suficiente.
- **Medicamentos para bloquear los nervios.** Se inyecta medicamento directamente alrededor del nervio o en la columna vertebral (espina) para bloquear a los nervios que envían la señal de dolor al cerebro.
- **Neurocirugía.** Se cortan los nervios que transmiten el dolor (normalmente los que se encuentran en la columna vertebral).
- **Cirugía.** Cuando el tumor presiona los nervios u otros órganos del cuerpo, la cirugía se usa para sacar parte o todo el tumor y así lograr alivio.

Hable con el médico sobre las mejores opciones en su caso.

El primer paso

Lo más importante es que hable con su médico o enfermera sobre su tipo de dolor. Le preguntará cuánto dolor tiene, en dónde lo siente y exactamente cómo siente el dolor. Contestar las siguientes preguntas le ayudará a describir mejor su dolor. Probablemente deseará escribir las respuestas aquí para después dárselas al médico.

- **¿En dónde me duele?** Probablemente le dolerá en más de un lugar del cuerpo. Es importante que anote todas las áreas del cuerpo en donde siente dolor.

_____

_____

_____

- **¿Cómo siento el dolor?** ¿Es un dolor persistente (que no se quita)? ¿Es un dolor pulsante (que aumenta y disminuye rítmicamente, como si fuera un latido)? ¿Es una picazón (hormigueo)? Trate de describir su dolor con éstas u otras palabras que le ayuden a explicarlo mejor.

_____

_____

_____

- **¿Qué tanto dolor siento?** Puede describir el dolor con un número en una escala de intensidad. La escala es del 0 al 10. El 0 quiere decir que no hay dolor, mientras que el 10 es el dolor más severo (fuerte). Dependiendo del grado de dolor que siente, puede usar la escala para describirlo. También puede describir la intensidad del dolor con palabras como leve (poco), medio, moderado, severo e intolerable (el peor dolor posible).

_____

_____

_____

- **¿Qué reduce o aumenta el dolor?** Probablemente usted ya ha encontrado maneras de reducir su dolor usando compresas frías o calientes, o tomando ciertos medicamentos. Probablemente también habrá notado que el sentarse o acostarse en ciertas posiciones, o realizar cierto tipo de actividades tiene un efecto en su dolor.

_____

_____

_____

- **Si le están dando un tratamiento contra el dolor ¿qué tal está funcionando?** Una manera de describir la eficacia del tratamiento es decir qué tanto ha reducido el dolor: Lo ha reducido totalmente, casi totalmente, no lo ha reducido, etc.

- **Si le están dando un tratamiento contra el dolor ¿qué tal está funcionado?**
- **¿Ha cambiado el tipo de dolor?** Probablemente notará que su dolor cambia con el tiempo. Puede mejorar o empeorar, o puede ser diferente. Por ejemplo, en un principio el dolor probablemente era persistente pero no muy severo (fuerte) y después cambió a una picazón (hormigueo). Los cambios en el tipo e intensidad del dolor son muy importantes, pero no necesariamente indican que el cáncer ha regresado o que haya crecido. Si ha notado cambios en el tipo de dolor, trate de describirlos al médico o la enfermera.

_____

_____

Después de hablar sobre su dolor, el médico probablemente lo examinará o recomendará rayos-X y otros exámenes. Esto le ayudará a encontrar la causa del dolor.

Plan de tratamiento

Puede cooperar con el médico y la enfermera para desarrollar un plan de tratamiento que responda a sus necesidades. Junto con ellos puede planificar las actividades que puede utilizar para controlar el dolor. El plan incluirá un horario para tomar medicamentos, las ocasiones en las que tiene que tomar más medicamentos y otras alternativas que le permitan reducir o prevenir el dolor. El médico o la enfermera también le puede indicar los medicamentos o tratamientos que puede utilizar para los dolores causados por otros problemas de salud o para aliviar los efectos secundarios.

Encontrar un plan de tratamiento adecuado

Para algunos pacientes, el primer plan de tratamiento no es el más adecuado. Si este es su caso, hable con el médico ya que él puede cambiar el plan de tratamiento en cualquier momento. Las siguientes preguntas le pueden ayudar.

- ¿Le es difícil seguir las instrucciones del plan de tratamiento?

_____

_____

- ¿Hay algo que no entiende?

_____

_____

- ¿Le ha dado buen resultado el tratamiento?

_____

_____

- Use un supositorio de glicerina cada mañana (esto puede ayudar a que no le duela cuando trate de ir al baño).

Métodos no medicinales para controlar el dolor:

Otras instrucciones:

Números de teléfono importantes:

Mi médico:

Mi enfermera(s):

Mi farmacia:

En caso de emergencias:

Llame al médico o la enfermera de inmediato si aumenta el dolor, o si siente un dolor que antes no tenía. No olvide llamar con anticipación al médico para que le dé una receta para comprar más medicamentos. Nunca deje que su ración de medicamento sea menor que lo que necesitará para 3 o 4 días.

Para obtener más información

Esta información se obtuvo de la *Clinical Practice Guideline on Management of Cancer Pain*. La guía fue desarrollada por un panel de expertos patrocinados por la Agency for Health Care Policy and Research (AHCPR), una agencia del Servicio de Salud Pública de los Estados Unidos. Existen y se están desarrollando otras guías para pacientes en inglés y en español sobre diversos problemas de la salud.

Para más información, o para recibir más copias de esta publicación, llame gratis al 1-800-422-6237, o escriba a

AHCPR Publications Clearinghouse
P.O. Box 8547
Silver Spring, MD 20907

■ **Agency for Health Care Policy and Research**
Executive Office Center, Suite 501
2101 East Jefferson Street
Rockville, MD 20852
AHCPR Publication No. 940596
Marzo de 1994

EL TRATAMIENTO DE RADIOTERAPIA

(Radiation Therapy)

Introducción

Esta publicación es para usted si está recibiendo radioterapia contra el cáncer. El propósito principal de la publicación es proveer información sobre lo que puede esperar y cómo cuidarse durante el tratamiento. Se describen los tipos de radioterapia más comunes, la radioterapia externa e implantes radioactivos, información sobre los métodos e radioterapia y los efectos generales del tratamiento. También se dan recomendaciones para aliviar los efectos secundarios.

Si no desea leer toda esta información de una sola vez, hojéela y lea las secciones de más interés en estos momentos. Lea las otras secciones cuando las necesite. La información es general y puede que algunas secciones no le interesen, ya que su tratamiento es diseñado especialmente para usted y el tipo de cáncer que le afecta.

El tratamiento de radioterapia puede variar de médico a médico y de hospital a hospital. Por esta razón, el programa de tratamiento y las recomendaciones de su médico (oncólogo de radiación) pueden ser diferentes a las que se dan en esta publicación. Asegúrese de hacer sus preguntas. Hable de sus preocupaciones con el médico, enfermera, o radiólogo. Pregunte si tienen otras publicaciones que le puedan ayudar.

Al final encontrará secciones muy útiles. El "Glosario" da una lista de palabras con definiciones relacionadas a la radioterapia y otros aspectos sobre el cuidado del cáncer. Saber el significado de las palabras le ayudará a entender mejor su enfermedad y el papel que desempeñan las personas encargadas de su cuidado. La sección de "Recursos para pacientes y sus familias" indica cómo obtener más información y los servicios que existen para los pacientes con cáncer. Esta sección también ofrece títulos de otras publicaciones gratuitas del Instituto Nacional del Cáncer sobre el cáncer y sus tratamientos.

La Radiación en el tratamiento del cáncer

¿Qué es la radioterapia?

La radiación es un tipo de energía especial que se transmite a través de ondas. La radiación puede generarse en máquinas especiales o de substancias radioactivas. Hace muchos años los médicos aprendieron a usar esta energía para ver dentro del cuerpo humano y para encontrar enfermedades. Probablemente usted ha visto radiografías (rayos-X) del pecho, o de sus dientes o huesos. Cuando la radiación se usa en niveles muy altos, como los que se usan muchas veces en exámenes de rayos-X, esta energía se puede utilizar para tratar el cáncer y otras enfermedades. Se usan equipos especializados para dirigir la radiación hacia los tumores o áreas del cuerpo donde se encuentra la enfermedad. El uso de estos rayos de alta energía para tratar la enfermedad se llama radioterapia. Algunas veces se le llama terapia de rayos-X, terapia de cobalto, oterapia de electrones dirigidos o irradiación.

Cómo funciona la radioterapia?

Los niveles altos de radiación pueden destruir las células o impedir que crezcan y se dividan. La radioterapia es un método útil para tratar el cáncer porque las células cancerosas crecen y se dividen más rápidamente que muchas de las células normales que las rodean. Además, la mayoría de las células normales paracen recuperarse mejor de los efectos de la radiación que las células cancerosas. Los médicos limitan cuidadosamente la intensidad de los tratamientos y la cantidad de tejido normal que se trata, de manera que las células cancerosas sean las más afectadas.

¿Cuáles son los beneficios de la radioterapia?

La radioterapia es una forma efectiva de tratar muchos tipos de cáncer en casi cualquier parte del cuerpo. La mitad de las personas con cáncer son tratadas con radiación, y cada vez más pacientes con cáncer han sido curados con este tratamiento. Para muchos pacientes, la radiación es el único tratamiento que necesitan. Miles de personas se curan del cáncer después de recibir solamente la radioterapia, o combinaciones de este tratamiento con la cirugía, quimioterapia y terapia biológica.

Los médicos pueden usar radiación antes de la cirugía, la radioterapia se usa para detener el crecimiento de cualquier célula cancerosa que todavía permanezca en el cuerpo. En algunos casos los médicos usan la radiación con medicinas anticancerosas, en vez de la cirugía, para destruir el cáncer.

Aún cuando no es posible curar el cáncer, la radioterapia puede dar alivio. Muchos pacientes encuentran que su calidad de vida mejora cuando se usa la radioterapia para reducir el tamaño de los tumores y para bajar la presión, reducir hemorragias, dolor u otros síntomas del cáncer. A esto se le conoce como tratamiento paliativo.

¿Cuáles son los riesgos?

Al igual que en otros tratamientos que se usan para combatir enfermedades, existen riesgos para los pacientes que están recibiendo radioterapia. Las breves, pero altas dosis de radiación que destruyen las células cancerosas pueden también dañar las células normales. Cuando esto sucede, el paciente sufre efectos secundarios. Estos efectos secundarios y lo que se debe hacer respecto a ellos se discuten más adelante. El riesgo de sufrir los efectos secundarios es usualmente menor que los beneficios que se consiguen al destruir las células cancerosas.

El médico no recomendará ningún tratamiento a menos que los beneficios, como el control de la enfermedad y alivio de los síntomas, sean mayores que los riesgos conocidos. Aunque los científicos todavía no saben todos los riesgos posibles de la radioterapia, sí saben que la radioterapia puede controlar el cáncer y ayudar a prevenir que éste se extienda por todo el cuerpo.

¿Cómo se administra la radioterapia?

La radioterapia se administra en dos formas: externa e internamente. Algunos pacientes reciben las dos, una después de la otra.

La mayoría de las personas que reciben radioterapia para el cáncer reciben radioterapia externa. Normalmente la radioterapia externa se le administra a pacientes durante las consultas médicas, ya sea en un hospital o en un centro de tratamiento. En la terapia externa, una máquina dirige rayos de alta energía al tumor canceroso y a un área del tejido normal alrededor de éste.

Un tipo de máquina que se usa para la radioterapia es el acelerador lineal. Esta máquina produce radiación de alta energía para el tratamiento de radioterapia. Los rayos de alta energía también pueden provenir de máquinas que contienen substancias radioactivas como cobalto 60. Algunas personas lo llaman terapia de cobalto, pero ésta es sólo una de las muchas formas de radioterapia.

Las diferentes máquinas que se usan para la radiación externa funcionan de distintas maneras. Algunas máquinas son mejores para tratar el cáncer cerca de la superficie de la piel; mientras que otras tratan mejor el cáncer que está a mayor profundidad. Su médico decidirá qué máquina es mejor para usted.

En la radioterapia interna se usa una substancia o fuente radioactiva que se sella en pequeños recipientes, parecidos a alambres delgados o tubos, llamados implantes. El implante se coloca directamente dentro del tumor o en una cavidad del cuerpo. Algunas veces, después de que el tumor se ha eliminado con cirugía, los implantes se colocan dentro del área alrededor de la incisión para destruir cualquier célula cancerosa que haya quedado.

Otro tipo de radioterapia interna utiliza fuentes de radioactividad sin sellar. Este tipo de radioterapia se puede tomar en forma oral (por la boca) o se inyecta en el cuerpo. Si usted recibe este tipo de tratamiento, probablemente se quedará en el hospital por varios días.

¿Quién administra los tratamientos de radioterapia?

Un médico que ha recibido entrenamiento especial en el uso de radiación para tratar la enfermedad, llamado oncólogo de radiación, le recetará el tipo y la cantidad de tratamiento que necesite. El oncólogo de radiación es la persona que llamaremos "su médico" a través de esta publicación.

El oncólogo de radiación está encargado de un equipo médico altamente entrenado. El equipo médico de radioterapia puede estar compuesto de las siguientes personas:

- El fisioterapista de radiología, quien se asegura que el equipo funcione adecuadamente y que las máquinas emitan la dosis correcta de radiación.
- El dosimetrista, quien ayuda a realizar el plan de tratamiento, calcula el número de tratamientos y cuánto tiempo debe tomar cada uno.
- La enfermera de radioterapia, quien da cuidado de enfermería y le ayuda a entender su tratamiento y cómo controlar los efectos secundarios.

- El radioterapista, quien lo prepara para los tratamientos y maneja el equipo de radiación. Algunos hospitales y centros de tratamiento le llaman al radioterapista "técnico de radiación".

Usted también puede usar los servicios de un especialista en dietética, fisioterapista, trabajador o trabajadora social, y otros profesionales de la salud.

¿Es costosa la radioterapia?

El tratamiento de radiación para el cáncer puede ser costoso. El tratamiento requiere el uso de equipo muy complejo, al igual que los servicios de muchos profesionales de la salud. El costo exacto de la radioterapia depende del tipo y número de tratamientos que necesite.

La mayoría de los seguros de salud, incluyendo la parte B del "Medicare", cubren los costos de la radioterapia. Consulte con el personal de la oficina de su médico o con la oficina de administración del hospital sobre su seguro y cómo será pagado el costo de la radioterapia.

En algunos estados el programa del "Medicaid" puede ayudarle a pagar los tratamientos. La oficina de servicios sociales de su ciudad o condado le podrá informar si usted cumple con los requisitos para ser beneficiario del "Medicaid" y si este programa cubre los gastos de la radioterapia.

Si necesita ayuda económica, comuníquese con la oficina de servicios sociales del hospital, con el Servicio de Información sobre el Cáncer, o con las oficinas de la Sociedad Americana contra el Cáncer de su localidad. Ellos lo pueden dirigir a los lugares que ofrecen ayuda.

La radioterapia externa: Lo que debe esperar

¿Cómo planifica el médico su tratamiento?

La radiación que se usa en la terapia puede provenir de varias fuentes. Su médico puede escoger entre los rayos-X, rayos de electrones, o rayos gamma de cobalto 60. El tipo de energía de radiación que se usa depende del tipo del cáncer y a qué profundidad del cuerpo quiere el médico que la radiación penetre. La radiación de alta energía se usa para tratar ciertos tipos de enfermedades de la piel.

Después de realizar un examen físico, y estudiar el historial médico, el oncólogo de radiación decide si necesita hacer exámenes especiales para determinar el área que necesita tratamiento. Durante un proceso llamado "simulación", le piden que se acueste en una mesa y no se mueva, mientras el terapista utiliza una máquina especial de rayos-X para definir el área de tratamiento. Este es el lugar exacto en su cuerpo hacia donde el tratamiento debe ser dirigido. Puede haber más de un área de tratamiento. La simulación puede tomar de media hora a dos horas aproximadamente.

Usando una tinta de color semipermanente, el terapista marca el área de tratamiento en su piel con pequeños puntos. Así se delinea el área del tratamiento. Tenga cuidado al bañarse porque las marcas *no* deben borrarse hasta que termine el tratamiento. Si empiezan a borrarse, dígale al terapista y él las marcará de nuevo para que se vean fácilmente. En casa, *no* trate de marcar encima de las líneas que estén un poco

borradas, a menos que se vayan a borrar totalmente antes de su próxima visita. Si usted reemplaza las marcas, asegúrese de informárselo al terapista en la próxima visita.

Los resultados de la simulación, otros exámenes, y su historial médico son analizados por el médico, el fisioterapista de radiación y el dosimetrista. El médico decide cuánta radiación es necesaria, cómo debe ser administrada y cuántos tratamientos son necesarios. Este proceso casi siempre toma varios días.

Después de comenzar los tratamientos, el médico observará su progreso por lo menos una vez por semana, verificando cómo responde al tratamiento y su bienestar total. Si es necesario, su médico puede variar el plan. Es muy importante que reciba todos los tratamientos programados para poder recibir el máximo beneficio de su terapia.

¿Cuánto dura el tratamiento?

La radioterapia normalmente se administra 5 días a la semana, durante 6 ó 7 semanas. Cuando se usa radiación para tratamientos paliativos, el tratamiento es de 2 ó 3 semanas. Este plan ayuda a distribuir la dosis de radiación para proteger los tejidos sanos del cuerpo. El descanso durante el fin de semana permite que las células normales se recuperen. La dosis total de radiación y el número de tratamientos necesarios dependen del tamaño y el lugar del cáncer, el tipo de tumor, su estado de salud y cualquier otro tratamiento que esté recibiendo.

¿Qué sucede en cada visita durante el tratamiento?

Antes de comenzar el tratamiento es necesario que se cambie a una bata de hospital. Se recomienda que use ropa fácil de quitar y poner.

En la sala de tratamiento el terapista utiliza las marcas en su piel para localizar el área de tratamiento. Usted se sienta en una silla especial o se acuesta en una mesa durante su tratamiento. En cada sesión de radioterapia externa usted permanece en la sala de tratamiento entre 15 y 30 minutos, pero la dosis de radiación sólo dura de 1 a 5 minutos.

Es posible que el terapista use un forro protector especial entre la máquina y ciertas partes de su cuerpo, para proteger los tejidos y órganos sanos. También puede usar moldes plásticos o de yeso para ayudarle a mantenerse exactamente en la posición correcta. Es importante mantenerse quieto durante el tratamiento para que la radiación llegue solamente al área donde se necesita y para que el área de tratamiento sea siempre la misma. No tiene que aguantar la respiración, sólo respirar normalmente.

El terapista se retira de la sala de tratamiento antes de encender la máquina. La máquina se controla desde un pequeño cuarto, al lado de la sala de tratamiento. Usted será observado en una pantalla de televisión o a través de una ventana desde el cuarto de control. Aunque se sienta solo, acuérdese que el terapista lo puede ver y oir en todo momento, y también le puede hablar a través de un altoparlante (altavoz).

Las máquinas que se usan para los tratamientos de radiación son muy grandes. Hacen ruidos al moverse para apuntar los rayos al área de tratamiento desde distintos ángulos. Al principio, el tamaño y el movimiento de estas máquinas pueden intimidarlo. Recuerde que estas máquinas las mueve y las controla su radioterapista. Las máquinas se revisan constantemente para asegurarse que funcionan bien. Si le preocupa algo que suceda en la sala de tratamiento, pídale al terapista que le explique.

Usted no verá ni oirá la radiación, y probablemente no sentirá nada. Si se siente mal o incómodo durante el tratamiento, dígale a su terapista inmediatamente. El puede parar la máquina en cualquier momento.

¿Qué es radioterapia hiperfraccionada?

La radiación se administra normalmente una vez al día, en una dosis basada en el tipo de tumor y el lugar del cuerpo en que se encuentra. En la radioterapia hiperfraccionada, la dosis diaria se divide en dosis más pequeñas que se administran más de una vez al día. Los médicos están estudiando la terapia hiperfraccionada para ver si es tan efectiva para combatir el cáncer y reducir los efectos secundarios, como la terapia que se da una vez al día.

¿Qué es radiación intraoperativa?

La radiación intraoperativa combina la cirugía y la radioterapia. El cirujano extrae la mayor parte del tumor y aplica una dosis alta de radiación directamente en el lugar donde estaba el tumor y sus alrededores, donde las células cancerosas pueden haberse esparcido. En algunos hospitales hay una sala de operaciones en el departamento de radioterapia; en otros, llevan al paciente al departamento de radioterapia para el tratamiento y luego regresan a la sala de operaciones donde el cirujano termina la operación. Algunas veces se usan dosis muy altas de radiación intraoperativa, además de radioterapia externa, para darle a las células cancerosas mayor cantidad de radiación de la que reciben con la radioterapia externa solamente.

¿Cuáles son los efectos del tratamiento?

La radioterapia externa *no* hace que su cuerpo se convierta en un agente radioactivo. Usted no tiene que dejar de estar con otras personas durante su tratamiento. Puede abrazar, besar o tener relaciones sexuales, sin el riesgo de exponer a otras personas a la radiación.

Los efectos secundarios de la radioterapia están mayormente relacionados al área de tratamiento. Su médico y enfermera le indicarán cuáles son los efectos o reacciones que debe esperar y cómo sobrellevarlos. Debe comunicarse con su médico o enfermera si tiene algún síntoma raro durante el tratamiento, como tos, sudores, fiebre o dolores fuera de lo común. La mayoría de los efectos que ocurren durante la radioterapia, aunque desagradables, no son graves y se pueden controlar con medicamentos o dieta. Normalmente estos efectos desaparecen a las pocas semanas de haber terminado el tratamiento. Sin embargo, algunos efectos secundarios pueden durar más tiempo. Muchos pacientes no tienen ningún efecto secundario como resultado del tratamiento. En la sección titulada "Control de efectos secundarios", le damos recomendaciones para sobrellevar los efectos secundarios que puedan ocurrir durante y después de su terapia.

Durante el tratamiento, su oncólogo de radiación revisará los efectos del tratamiento. Usted tal vez no note los cambios en su cáncer, pero podrá notar menos dolor, sangrado u otras incomodidades que haya tenido. Para ver si el tumor se está reduciendo, en algunos tipos de cáncer el médico quizás ordene un examen de rayos-X o tomografía ("computerized tomography [CT]") una técnica de rayos-X que proporciona radiografías muy precisas. Los tumores grandes y más densos alrededor del tejido normal se pueden ver con rayos-X comunes. Su médico probablemente recomendará algunos exámenes para asegurarse que la radiación esté causando el menor daño posible a las células normales. Se deben hacer exámenes de sangre rutinariamente para revisar los niveles de las células blancas y las plaquetas de la sangre, los cuales probablemente estén más bajos de lo normal durante el tratamiento.

¿Qué puedo hacer para cuidarme durante la terapia?

El cuerpo de cada paciente reacciona de manera diferente a la radioterapia. Por esa razón el médico debe planificar, y a veces modificar, los tratamientos para cada paciente. Además, su médico o enfermera le dará instrucciones de cómo cuidarse en casa. Estas instrucciones serán específicas para su tratamiento y los efectos secundarios que éste pueda causar.

La mayoría de los pacientes que reciben radioterapia necesitan cuidarse para así proteger su salud y ayudar a que el tratamiento sea exitoso. Estos son algunos de los puntos que debe recordar.

- Asegúrese de descansar lo suficiente. Duerma tan frecuentemente como sea necesario. Su cuerpo usará mucha más energía durante el tratamiento y puede sentirse más cansado.
- La buena alimentación es indispensable. Trate de tener una alimentación balanceada para evitar bajar de peso. La sección titulada "El control de los efectos secundarios" ofrece recomendaciones prácticas para pacientes que tienen problemas de apetito o problemas en la planificación de su alimentación.
- Evite usar ropa apretada, como fajas o cuellos apretados, sobre el área bajo tratamiento. Es mejor usar ropa vieja que sea cómoda y que pueda lavar y desechar si se mancha de tinta.
- Sea extremadamente cuidadoso con la piel en el área bajo tratamiento.
  - Use ropa suelta de algodón sobre estas áreas.
  - No almidone su ropa.
  - No frote ni restriegue la piel del área bajo tratamiento.
  - No use jabones, lociones, desodorantes, medicinas, perfumes, cosméticos, talco o cualquier otra substancia en el área bajo tratamiento, sin antes consultar con su médico.
  - No use cinta adhesiva en la piel tratada. Si necesita vendajes, use cinta de papel. Trate de colocar la cinta fuera del área bajo tratamiento.

- No aplique calor ni frío (bolsa caliente o bolsa de hielo, etc.) al área bajo tratamiento. Sólo use agua tibia para lavar el área, ya que el agua caliente puede lastimarle la piel.
- Use afeitadora eléctrica si necesita afeitarse el área tratada, pero no sin antes consultar con su médico o enfermera. No use lociones para antes de afeitarse, ni cremas depiladoras.
- Proteja el área bajo tratamiento de los rayos del sol. Si es posible, cubra la piel bajo tratamiento con ropa liviana o con un sombrero. Pregunte a su médico si debe usar una loción que contenga protección contra el sol. Use un protector conocido como PABA con factor de protección 15 o un bloqueador solar, aún después de que su piel haya sanado después de terminar la radioterapia. Continúe protegiendo su piel del sol por lo menos 1 año después de la radioterapia.
- Dígale a su médico si está tomando o necesita tomar medicinas antes de comenzar el tratamiento, aunque sólo sea una aspirina.
- Pregúntele a su médico, enfermera o terapista cualquier duda que tenga. Ellos son los únicos que pueden aconsejarle sobre su tratamiento, los efectos secundarios, cuidado en la casa y cualquier otra preocupación médica que pueda tener.

La radioterapia interna: Qué se debe esperar

¿Cuándo se usa la radioterapia interna?

Es posible que su médico decida que la radiación intensa a un área de su cuerpo sea la mejor manera de atacar el cáncer. La radioterapia interna coloca la fuente de rayos de alta energía lo más cerca posible a las células cancerosas. De esta manera se exponen menos células normales a la radiación. Con la radioterapia interna el médico puede dar una dosis completa de radiación intensa en menos tiempo de lo que se necesitaría hacerlo con tratamientos externos. En vez de usar una máquina de radiación grande, el material radioactivo se coloca directamente dentro del área afectada o lo más cerca posible. Algunas de las substancias radioactivas que se usan en el tratamiento de radiación interna incluyen radio, cesio, iridio, yodo y fósforo.

La radioterapia interna se usa frecuentemente para tratar el cáncer de la cabeza y cuello, seno, útero, tiroides y próstata. Su médico le puede recomendar una combinación de radioterapia interna y externa.

En esta publicación la palabra implante de radiación significa lo mismo que radioterapia interna. También oirá otros términos, tales como radiación intersticial, radiación intracavitaria o braquiterapia. Cada uno de estos términos se refiere a una forma de radioterapia interna. En el implante de radiación y la radiación intersticial la fuente de radiación se coloca en el tejido afectado, en pequeños tubos o recipientes. Cuando se usa la radiación intracavitaria, se coloca un recipiente de material radioactivo en una cavidad del cuerpo, como el útero. Braquiterapia significa terapia de corta distancia. En este caso, la fuente radioactiva, sellada en un recipiente pequeño, se coloca en la superficie del cuerpo cerca del tumor, o a poca distancia del área afectada. Algunas personas usan el término braquiterapia cuando se refieren a la radioterapia interna. La radiación interna también se puede aplicar inyectando una solución radioactiva en la sangre o en una cavidad del cuerpo.

¿Cómo se coloca el implante en el cuerpo?

En la mayoría de los casos en que se usan implantes, usted deberá estar en el hospital y recibir anestesia general o local mientras el médico coloca el recipiente radioactivo en el cuerpo. En muchos hospitales el material radioactivo se coloca en un recipiente que se implanta en su cuerpo hasta después que regresa a su habitación. De esta manera se evita que otras personas se expongan a la radiación.

Para lograr que la radiación esté lo más cerca posible al cáncer, es probable que los doctores usen implantes donde el material radioactivo está sellado en alambres, semillas, cápsulas o agujas. El tipo de implante y la manera en que éste se coloca dependen del lugar y el tamaño del cáncer. Los implantes se pueden colocar justo en el tumor, en aplicadores especiales dentro de una cavidad del cuerpo, en la superficie del tumor, o en el área de donde se ha sacado el tumor.

¿Puede el implante transmitir radiación a otras personas?

La substancia radioactiva del implante puede trasmitir rayos fuera de su cuerpo. Puede que el hospital requiera que usted se quede en un cuarto privado mientras recibe su terapia de implante. Usted recibirá todo el cuidado que necesite, aún cuando las enfermeras y otro personal no puedan estar mucho tiempo en su habitación. Llame a la enfermera si la necesita, pero recuerde que ella le hablará desde la puerta en vez de venir al lado de su cama.

También se limitarán las visitas mientras tenga un implante. La mayoría de los hospitales no permiten que niños menores de 18 años, ni mujeres embarazadas, visiten pacientes con implantes. La visita deberá sentarse por lo menos a seis pies de la cama y deberá quedarse sólo un corto tiempo, de 10 a 30 minutos cada día.

¿Habrán efectos secundarios?

Lo más seguro es que no tenga dolores fuertes, ni se sienta enfermo mientras recibe terapia de implante. Sin embargo, si hay un aplicador sosteniendo el implante, éste puede ser incómodo. Si es necesario, el doctor ordenará medicamentos que le ayuden a relajarse o aliviar el dolor. Algunos pacientes se sienten mareados, débiles o con náuseas después de recibir la anestesia para colocar el implante, pero estos efectos no duran mucho.

Asegúrese de decirle a la enfermera si tiene efectos secundarios, como sensación de ardor, sudor, o cualquier otro síntoma irregular. La sección titulada "El control de los efectos secundarios" presenta recomendaciones de cómo cuidar la piel y lo que puede hacer sobre los problemas que pueden ocurrir después del implante.

¿Cuánto tiempo permanece el implante dentro del cuerpo?

Generalmente, los implantes permanecen en el cuerpo de la 7 días. El programa de tratamiento depende del tipo de cáncer, el lugar en el cuerpo donde se encuentra, el estado de salud general del paciente y otros tratamientos previos para el cáncer. Cuando se coloca el implante en ciertas áreas del cuerpo, a veces es necesario que se quede en cama sin moverse mucho, para evitar que el implante se mueva.

En algunas ocasiones, el implante se deja permanentemente. Si el implante es permanente, puede que tenga que quedarse por unos días en la habitación, lejos de otras personas en el hospital, mientras la radiación está más activa. El implante pierde energía cada día, de manera que cuando regresa a su casa la radiación del cuerpo es mucho menor. El doctor le dirá si debe tomar precauciones especiales en casa.

¿Qué sucede cuando el implante se saca del cuerpo?

Normalmente no se necesita anestesia para sacar el implante. En la mayoría de los casos el implante se puede sacar en la habitación del paciente. Si tiene que estar en cama durante la terapia de implante, quizás tenga que quedarse en el hospital uno o dos días más después que le saquen el implante. La radioactividad desaparece del cuerpo inmediatamente después que se saca el implante del cuerpo. Desde ese momento, las enfermeras y visitas ya no tienen restricciones.

El médico le dirá si debe limitar sus actividades después que salga del hospital. A la mayoría de los pacientes se les permite hacer lo que deseen. Tal vez necesite dormir o descansar más durante los primeros días en casa, pero se recuperará rápidamente.

El área que ha sido tratada con un implante puede permanecer adolorida o sensitiva por algún tiempo después de la terapia. El médico puede limitar las actividades deportivas y sexuales por un tiempo, si estas actividades causan irritación al área bajo tratamiento.

El control de los efectos secundarios

¿Se presentan los mismos efectos secundarios en todos los pacientes?

Los efectos secundarios del tratamiento de radioterapia son diferentes para cada paciente. Durante el curso de su terapia, puede que no tenga efectos secundaríos o que éstos sean muy leves. Hay personas que tienen problemas severos con los efectos secundarios. La intensidad de los efectos secundarios depende de la dosis de tratamiento y de la parte del cuerpo bajo tratamiento. Su estado general de salud también puede afectar cómo reacciona su cuerpo a la radioterapia y si llega a tener efector secundarios. Antes de comenzar su tratamiento, pregunte a su médico y enfermera sobre los efectos secundarios que podría tener, cuánto tiempo podrían durar y cuán graves podrían ser.

Los efectos secundarios más comunes son el cansancio, cambios en la piel y pérdida de apetito. Estos pueden resultar a causa del tratamiento a cualquier parte del cuerpo. Otros efectos secundarios están relacionados con el tratamiento de áreas especificas. Por ejemplo, la caída del cabello es característica del tratamiento de radiación a la cabeza. Esta sección describe primero los efectos secundarios más comunes y luego los efectos secundarios relacionados con áreas especificas del cuerpo.

Afortunadamente, la mayoría de los efectos secundarios desaparecen a medida que pasa el tiempo. Mientras tanto, hay muchas maneras de aliviar las molestias que puedan causar. Si tiene algún efecto secundario que sea especialmente severo, el médico puede interrumpir el tratamiento por un tiempo, o cambiar el tratamiento.

Asegúrese de informar al médico, enfermera o radioterapista sobre cualquier efecto secundario que note. Ellos pueden ayudarle a tratar los problemas y le dirán cómo reducir la probabilidad de que estos efectos secundarios vuelvan a ocurrir. La información en este folleto puede servir como una guía para ayudarle a controlar algunos efectos secundarios. Sin embargo, el folleto no puede reemplazar la comunicación necesaria entre usted y su equipo médico.

¿Puede limitar la actividad física los efectos secundarios?

No necesariamente. Todo depende de los efectos secundarios y cuán severos sean. Muchos pacientes pueden trabajar, mantener la casa y disfrutar de actividades recreativas mientras reciben radioterapia. Otros necesitan más descanso que de costumbre y no pueden hacer muchas cosas. Deben hacer las actividades que quieran, mientras no se sientan muy cansados.

El médico puede sugerir que limite las actividades que puedan irritar el área tratada. En la mayoría de los casos el paciente puede tener relaciones sexuales si así lo desea. Puede ser que el deseo de intimidad física sea menor debido a que la radioterapia puede afectar los niveles de hormonas y hacer que el paciente se sienta más cansado que de costumbre.

¿Qué causa el cansancio?

Durante le radioterapia, el cuerpo utiliza mucha energía para curarse. La tensión relacionada con su enfermedad, viajes diarios para recibir los tratamientos y los efectos de la radiación a las células normales contribuyen al cansancio. La mayoría de las personas se sienten más cansadas que de costumbre unas semanas después de comenzar la radioterapia. La sensación de debilidad y cansancio desaparece gradualmente después de terminar el tratamiento.

Durante la radioterapia, debe tratar de no hacer demasiadas cosas. Cuando sienta cansancio, limite las actividades y use el tiempo libre para descansar. No piense que tiene que hacer todas las cosas que hacía anteriormente. Trate de dormir más durante la noche y, si puede, descanse durante el día.

Si está trabajando, quizás desee continuar. Aunque las visitas para recibir tratamiento consumen mucho tiempo, puede pedir al médico o al departamento de radioterapia que programen los tratamientos de acuerdo a su horario de trabajo.

Algunos pacientes prefieren tomar unos días libres mientras están recibiendo radioterapia. Otros trabajan menos horas. Quizás deba hablar francamente con su jefe sobre sus deseos y necesidades durante este tiempo. Tal vez pueda trabajar parte del tiempo o llevarse trabajo a su casa. Regrese a trabajar o no, es buena idea que le pida a familiares y amigos que lo ayuden con los quehaceres diarios, compras, cuidado de niños, labores domésticas, o manejar el auto. Los vecinos pueden ayudar a comprar los comestibles que necesite cuando ellos hacen sus compras. Además, le puede pedir a alguien que lo lleve y lo traiga de sus tratamientos, para que conserve su energía.

¿Cómo se tratan los problemas de la piel?

Puede notar que la piel alrededor del área tratada empieza a verse enrojecida, irritada, quemada o bronceada. La terapia causa sequedad de la piel después de varias semanas. Pregunte al médico o a la enfermera cómo aliviar la picazón y la molestia. Con algunos tipos de radioterapia, la piel tratada puede desarrollar una "reacción húmeda", especialmente en áreas donde la piel se dobla. Cuando esto sucede, la piel se humedece y se puede inflamar. Es importante notificar al médico o a la enfermera si la piel desarrolla esta reacción húmeda. Ellos le informarán qué hacer para mantener secas estas áreas.

Durante la radioterapia se debe ser extremadamente cuidadoso con la piel en el área tratada y evitar irritación. Cuando se lave, use agua tibia y un jabón suave. No debe usar ropa apretada sobre el área tratada. Es importante no frotar, restregar o raspar las áreas sensitivas. Evite también ponerse cosas muy calientes o muy frías, tales como bolsas calientes o bolsas de hielo sobre la piel tratada. No use polvos, cremas, perfumes, desodorantes, aceites para el cuerpo, ungüentos (pomadas), lociones o remedios caseros mientras recibe terapia o durante unas cuantas semanas después de terminar la terapia, a menos que sea aprobado por el médico o la enfermera. Muchos productos para la piel dejan una capa que puede interferir con la radioterapia o la cicatrización.

Proteja el área tratada de los rayos del sol durante la terapia y por lo menos un año después de terminar el tratamiento. Debe ser muy cuidadoso si va a estar al sol por más de unos minutos. Use ropa que lo proteja, tal como un sombrero con visera ancha o camisa de mangas largas, y un bloqueador solar. Pregunte al médico o a la enfermera sobre el uso de lociones que bloquean los rayos solares.

La mayoría de las reacciones de la piel a la radioterapia desaparecen unas cuantas semanas después de terminar el tratamiento. En algunos casos, la piel tratada se queda más oscura de lo que era antes.

¿Qué se puede hacer sobre la caída de pelo?

La radioterapia puede causar caída de pelo, pero sólo en el área tratada. Por ejemplo, el tratamiento a la cadera no causa caída de pelo de la cabeza. La radiación a la cabeza causa la caída de parte o todo el cabello. Aunque el cabello crece después de terminar los tratamientos, para la mayoría de los pacientes es muy difícil acostumbrarse a la caída de pelo, ya sea de la cabeza, cara o cuerpo.

Aunque el cráneo puede estar sensitivo después de la caída del cabello, se puede cubrir la cabeza con un sombrero, turbante o pañuelo durante el tratamiento. Si prefiere un tupé o una peluca, asegúrese que el forro de ésta no le lastime el cráneo. Si necesita peluca a causa del tratamiento para cáncer, ésta se puede deducir de sus impuestos y puede que su seguro cubra parte del costo. Si piensa comprar una peluca, es mejor conseguirla al principio del tratamiento para tener tiempo de emparejar el color y peinarla como su cabello natural.

¿Qué efectos secundarios causa la radioterapia en la sangre?

A veces la radioterapia puede causar disminución de células blancas o niveles bajos de plaquetas. Estas células de la sangre ayudan a su cuerpo a combatir infecciones y a prevenir hemorragias. Si sus análisis de sangre muestran este efecto secundario, es posible que su tratamiento sea suspendido una semana, hasta que el conteo sanguíneo aumente nuevamente.

¿Qué sucede si hay problemas de apetito?

Muchos de los efectos secundarios pueden causar problemas al comer y digerir la comida. Por esta razón se debe tratar de comer lo suficiente para así ayudar a reponer los tejidos dañados. Es muy importante no bajar de peso durante el tratamiento de radioterapia. Trate de comer raciones pequeñas más frecuentemente y una variedad de alimentos. Su médico o enfermera le dirá si el tratamiento requiere una alimentación especial. Un especialista en dietética también le puede dar ideas que le ayuden a mantener su peso.

Tolerar problemas de alimentación temporalmente puede ser más fácil de lo que piensa. Hay muchas guías alimenticias y folletos con recetas para pacientes que necesitan ayuda para los problemas alimenticios. La publicación del Instituto Nacional del Cáncer titulada *"Eating Hints"* indica cómo obtener más calorías y proteínas sin necesidad de comer más. También ofrece otras ideas para disfrutar de la comida. Las recetas en *"Eating Hints"* se pueden servir a toda la familia y están clasificadas para problemas específicos, como por ejemplo, para una alimentación baja en sal o baja en lactosa. La Sociedad Americana contra el Cáncer también ofrece asesoramiento y recetas para los pacientes.

Si le duele cuando mastica y traga, su médico le puede sugerir que use un suplemento alimenticio en forma líquida o en polvo. Muchos de estos productos, disponibles en varios sabores, se venden en las farmacias y no necesitan receta médica. Estos productos son sabrosos cuando se toman solos. También se pueden combinar con otras comidas, tales como puré de frutas o añadidos a batidas (malteadas). Algunas de las compañías que producen estos suplementos alimenticios han desarrollado folletos con recetas para ayudarle a aumentar la cantidad de nutrientes que consume. Pídale a su dietista o farmaceuta más información sobre este tema.

Tal vez pierda el interés en la comida durante su tratamiento. La pérdida de apetito ocurre cuando hay cambios en las células normales. Muchas personas simplemente no quieren comer debido a la tensión que les causa la enfermedad o porque el tratamiento hace que el paciente note cambios en el sabor de las comidas. Aún cuando no tenga mucha hambre, es importante que se esfuerce por consumir grandes cantidades de proteínas y calorías. Los médicos han notado que los pacientes que comen bien pueden controlar mejor su cáncer y los efectos secundarios del tratamiento.

La siguiente lista presenta varias sugerencias para aumentar el apetito cuando esté desganado, y para aprovechar sus alimentos al máximo cuando *sienta* deseos de comer.

- Coma cuando tenga hambre, aunque no sea la hora de comer.
- Haga varias comidas pequeñas durante el día, en lugar de hacer tres comidas pesadas.
- Asegúrese que el lugar donde coma esté bien alumbrado y tenga la presentación que más le agrade. Por ejemplo, decore su mesa con manteles de colores alegres, ponga música suave, o añada el acento decorativo que a usted más le agrade.
- Varíe su dieta lo más que pueda y pruebe nuevas recetas.
- Si le gusta comer acompañado, trate de comer con la familia o con los amigos. También disfrute de la radio o la televisión.
- Consulte con su médico o enfermera si puede tomar un vaso de vino o cerveza antes de comer, con el fin de aumentar el apetito.
- Cuando se sienta con ánimos de cocinar, prepare bastante comida sencilla y guárdela en el congelador para comerla más adelante.
- Mantenga a la mano bocadillos saludables, que le apetezcan cuando sienta deseos de comer algo.
- Si alguien se ofrece a cocinar para usted, acepte y no vacile en decirle cuál es su comida favorita.
- Si vive solo(a), quizás desee participar en el programa "Comidas sobre Ruedas" (Meals on Wheels). Este programa lleva comida hasta su casa. Pregunte a su médico, enfermera, la Sociedad Americana contra el Cáncer ("American Cancer Society"), o al Servicio de Información sobre el Cáncer (Cancer Information Service), sobre este servicio de comidas. El programa "Comidas sobre Ruedas" generalmente lo ofrecen en las comunidades o ciudades grandes.

Si sólo puede comer pequeñas cantidades de comida, puede aumentar el número de calorías en cada ración si sigue las siguientes recomendaciones:

- Agregue mantequilla o margarina, si le gusta su sabor.
- Añada crema ligera o leche a sus sopas enlatadas, en vez de agua.
- Entre comidas, tome licuados de leche preparados con huevo, batidas o malteadas, o suplementos dietéticos líquidos.
- Añada cremas o queso derretido a sus vegetales.

Algunas personas toleran los productos en forma líquida en grandes cantidades, aún cuando no sienten deseos de comer alimentos sólidos. Si este fuera su caso, aproveche cada vaso de alimento añadiéndole leche en polvo enriquecida, yogurt, miel, o suplementos en forma líquida ya preparados.

¿Afecta emocionalmente al paciente la radioterapia?

Por lo general, casi todos los pacientes que reciben tratamientos para el cáncer ocasionalmente se sienten afectados emocionalmente. Por ejemplo, no es raro sentirse un poco deprimido, asustado, enojado, frustrado, aislado, o indefenso. La radioterapia también puede afectar las emociones indirectamente, con el cansancio y algunos cambios o desniveles hormonales. Sin embargo, el tratamiento en sí no causa aflicción mental.

Algunos pacientes sienten alivio expresando sus sentimientos a un amigo cercano, familiar, sacerdote o miembro de organizaciones religiosas, enfermera, trabajadora social, o psicólogo. Tal vez le quiera preguntar a su médico o enfermera sobre algunos métodos o ejercicios de relajación que puedan ayudarle a sentirse mejor y a tolerar y desahogar sus sentimientos.

La Sociedad Americana contra el Cáncer ("American Cancer Society [ACS]") ofrece programas de asistencia tales como "Reach to Recovery", "Can Surmount", y "I Can Cope" en todo el país. Otros grupos, como la Asociación Unida de Ostomía y el "Lost Chord Club", ofrecen la oportunidad de que los individuos se conozcan y que compartan los mismos problemas e inquietudes. Algunos centros médicos han formado grupos semejantes de ayuda mutua, con el fin de que los pacientes se reúnan, compartan sus sentimientos, y se inspiren mutuamente.

Existen varios libros y materiales sobre este tema. El Servicio de Información sobre el Cáncer ("Cancer Information Service [CIS]") puede darle información sobre las publicaciones y otros servicios en su área.

¿Qué efectos secundarios ocurren con la radioterapia al área de la cabeza y el cuello?

Ocasionalmente, algunas personas que reciben radiación en el área de la cabeza y cuello sienten cierta irritación en la parte interior de la boca. También se les seca la boca, tienen dificultad al tragar o beber, sienten cambios en el gustos o sabor de la comida, o sufren de náuseas. Trate de que estos síntomas no le impidan continuar alimentándose.

Otros problemas que pueden presentarse al recibir el tratamiento directamente a la cabeza y el cuello son la pérdida del sentido del gusto o sabor, dolores de oído causados por el endurecimiento de la cerilla en el oído, e inflamación o apariencia de caída de la piel en el área bajo la barbilla. También se pueden presentar cambios en la textura de la piel. Puede notar que su mandíbula se siente rígida y que no puede abrir la boca como lo hacía antes del tratamiento. Existen ejercicios para aliviar el dolor en la mandíbula que pueden ayudar a este problema. Infórmele a su médico o enfermera sobre cualquier efecto secundario, y pídale que le aconseje sobre las alternativas para aliviarlos.

Si está recibiendo radioterapia al cerebro, boca, cuello, o parte superior del pecho, debe cuidar muy bien sus dientes, incluyendo las encías y otros tejidos de la boca. Los efectos secundarios que pueden resultar de un tratamiento a estas áreas, en su mayoría, están relacionados con la boca.

Las siguientes recomendaciones pueden ayudarle a combatir estos problemas:

- Evite comidas muy condimentadas, al igual que comidas ásperas, como vegetales crudos, galletas de soda, y nueces.
- No fume, mastique tabaco o tome bebidas alcohólicas.
- Evite comidas altas en azúcar que causan deterioro dental.
- Limpie con frecuencia su boca y dientes, usando el método que su médico o dentista le haya recomendado.
- No use enjuagues bucales embotellados; el alcohol que estos contienen puede secar los tejidos de la boca.

El cuidado dental

El tratamiento de radiación para el cáncer en la cabeza y cuello puede aumentar las posibilidades de que desarrolle caries dentales. La higiene bucal está diseñada principalmente para prevenir problemas y será una parte vital de su tratamiento. Antes de comenzar la radioterapia, consulte a su dentista y planifique un chequeo dental y oral completo. Pídale a su dentista que se comunique con su oncólogo de radiación si necesita que se le hagan algún trabajo dental antes de comenzar el tratamiento de radiación.

Su dentista probablemente le pedirá que lo visite con frecuencia durante su tratamiento de radioterapia. El dentista puede darle instrucciones más detalladas sobre el cuidado de su boca y dientes. Esto le ayudará a reducir el riesgo de desarrollar caries dentales, y así prevenir posibles problemas como la inflamación de los tejidos de su boca. Es importante, para su bienestar, que siga los consejos de su dentista, al mismo tiempo que recibe el tratamiento de radioterapia. Su dentista posiblemente le sugerirá que:

- Limpie sus dientes y encías cuidadosa y extensamente con un cepillo suave después de cada comida, y por lo menos una vez más durante el día.
- Use pasta dental con fluoruro y sin abrasivos.
- Limpie cuidadosamente entre sus dientes con hilo dental todos los días.
- Use soluciones o pastillas efervescentes que revelen la posibilidad de sarro o residuos que no haya limpiado con el cepillo.
- Enjuague bien la boca con sal y bicarbonato después de cada cepillada. Use 1/2 cucharadita de sal y 1/2 de bicarbonato en un litro de agua (4 tazas).
- Use fluoruro regularmente, de acuerdo a lo recomendado por su dentista.

Su dentista puede explicarle cómo usar las pastillas y soluciones que revelan el sarro, y cómo mezclar la sal y el bicarbonato para enjuagar la boca. También le indicará cómo usar el mejor tratamiento de fluoruro para usted. Es muy probable que le den instrucciones por escrito en la oficina de su dentista. El Servicio de Información sobre el Cáncer ("Cancer Information Service [CIS]") ofrece información sobre el cuidado de la boca para pacientes con cáncer.

El control de los problemas de la boca y la garganta

Después de la segunda o tercera semana de radioterapia externa, puede que sienta inflamación en la boca o garganta. Es posible que esta inflamación disminuya después de la quinta semana, y que finalmente desaparezca en su totalidad uno o dos meses después de terminar su tratamiento. Puede que también tenga dificultad al tragar alimentos o líquidos durante este tiempo, debido a la sequedad de su boca. Su médico o dentista puede recetarle medicamentos para disminuir el problema, y recomendarle otros métodos para aliviar otros problemas de la boca.

Si usa dentadura postiza, puede que ésta no se adapte bien a sus encías. Esto puede suceder si el tratamiento de radiación causa inflamación en sus encías. Es importante que no permita que sus dentaduras causen llagas en su boca porque pueden infectarse. Quizás tenga que dejar de usar su dentadura postiza hasta que su radioterapia termine.

Es posible que sus glándulas salivales produzcan menos saliva que lo normal. Esto hace que su boca se sienta muy seca. Es conveniente tomar bebidas frías frecuentemente. Muchos pacientes que reciben radioterapia dicen que tomar bebidas gaseosas les ayuda a aliviar los síntomas de sequedad en la boca. Los caramelos o chicles sin azúcar también pueden ayudarle. Evite el tabaco y bebidas alcohólicas porque éstos harán que se resequen e irriten aún más los tejidos de su boca. Humedezca las comidas con salsas para que sean más fáciles de comer. Si estas medidas no fueran suficientes, pregúntele a su dentista sobre la saliva artificial. La sequedad en la boca puede continuar aún cuando el tratamiento haya terminado.

Recomendaciones para comer

La sequedad o inflamación en su boca o garganta puede hacer difícil el comer. Seleccione comidas que sepan bien y que sean fáciles de comer. Los medicamentos que le recete su médico para el dolor también pueden ayudar. Si masticar y tragar comida fuera muy doloroso, trate de tomar más líquidos y alimentos semisólidos.

Si su sentido del gusto cambia durante la radioterapia, trate métodos diferentes para preparar sus comidas. Hay varias sugerencias muy útiles en *"Eating Hints"*, una publicación del Instituto Nacional del Cáncer (NCI).

¿Que efectos secundarios ocurren con la radioterapia al área del pecho y los senos?

Los tratamientos de radiación en el área del pecho pueden causar varios cambios. Notará que es difícil tragar o que tragar le causa dolor. También puede desarrollar tos. Si el área que recibe tratamiento es extensa, el conteo sanguíneo puede disminuir. Su médico y enfermera estarán atentos a estos cambios para ayudarle a tolerarlos.

Si está bajo tratamiento de radioterapia, después de una mastectomía de un tumor en el seno se le recomienda que use sostenes (brassieres) de algodón suave y sin alambre, o sencillamente que deje de usar sostenes lo más posible durante el tratamiento. Esto evita la irritación de la piel en el área de tratamiento. Puede notar un pequeño bulto o masa en la garganta, o una tos seca. Si su hombro se siente tieso, consulte con su médico o enfermera sobre ejercicios que le pueden ayudar a mover el brazo sin dificultad. Otros efectos secundarios que pueden aparecer son la inflamación e hinchazón de los senos por la acumulación de liquido en el área tratada. Estos efectos secundarios, al igual que el enrojecimiento o apariencia de bronceado en la piel, desaparecen en 4 ó 6 semanas. Si la acumulación de líquido continúa, su médico le informará qué medidas deberá tomar.

Las mujeres que reciben radioterapia después de la extracción de un tumor el el seno pueden notar otros cambios en el seno después de la terapia. Estos efectos de larga duración pueden continuar por un año o más después del tratamiento. El enrojecimiento de la piel desaparece poco a poco y norará que su piel queda ligeramente más oscura, igual que un bronceado de sol. Se pueden agrandar los poros y ser más visibles. Algunas mujeres han reportado más sensibilidad en la piel del seno; y otras han reportado menos sensibilidad. La piel y el tejido grasos del seno pueden sentirse más gruesos. También puede notar que el seno está más firme que antes del tratamiento de radiación. Algunas veces el tamaño del seno cambia, puede agrandarse debido a la acumulación de líquido, o disminuir debido al desarrollo de tejidos fibrosos. Sin embargo, la mayoría de las mujeres notan poco o ningún cambio en el tamaño de los senos.

Parte del plan de radioterapia puede incluir el implante de material radioactivo después de una o dos semanas de terminado el tratamiento externo. Puede notar sensibilidad o sensación de rigidez mientras los implantes estén en el seno. Una vez que los implantes se sacan, es posible que sienta algunos de los efectos que ocurren con el tratamiento externo. De ser así, siga el consejo anteriormente mencionado, e minforme a su médico sobre cualquier problema que continúe.

Después de 10 ó 12 meses, no hay más cambios causados por la radioterapia. Si después de este tiempo llega a notar cambios en el tamaño, forma, apariencia o textura del seno, infórmele a su médico inmediatamente.

¿Que efectos secundarios ocurren con la radioterapia al área del estómago y el abdomen?

Si está recibiendo tratamiento de radiación al estómago, o alguna parte del abdomen, quizás tenga problemas de náusea, malestar estomacal, o diarrea. Su médico puede recetarle medicamentos para aliviar estos problemas. No tome remedios caseros durante su tratamiento sin antes consultar con su médico o enfermera.

Las náuseas y cómo tolerarlas

Algunos pacientes reportan sentirse mareados unas cuantas horas después de haber recibido la radioterapia al estómago o abdomen. Si usted tiene este problema, no coma por varias horas antes de recibir el tratamiento. Tal vez note que puede tolerar mejor el tratamiento con el estómago vacío. Si los problemas continúan, pídale a su médico que le recete un medicamento para evitar las náuseas.

Si siente malestar estomacal antes de recibir el tratamiento, trate de comer algo ligero, como pan tostado o galletas de soda (saladas), y jugo de manzana, antes de su cita. Esta clase de efectos secundarios puede estar directamente relacionado con sus emociones y preocupaciones originadas por el tratamiento. Trate de relajarse antes de recibir el tratamiento. Si tiene que estar en una sala de espera, lea un libro, escriba una carta, o llene un crucigrama para mantenerse tranquilo.

Las siguientes son algunas recomendaciones que pueden ayudarle a tolerar mejor el malestar estomacal:

- Manténgase en la dieta especial que su médico o especialista en dietética le haya recomendado.
- Coma porciones pequeñas.
- Coma frecuentemente y trate de comer y beber despacio.
- Evite comidas fritas o altas en grasas.
- Tome bebidas frías entre comidas.
- Coma alimentos que no sean muy aromáticos y que puedan servirse fríos o a temperatura ambiente.
- Para malestares severos, trate de mantenerse en una dieta líquida como caldos, consomé y jugos, o comidas suaves y fáciles de digerir, tales como pon tostado o gelatina.

Cómo controlar la diarrea

La diarrea generalmente comienza durante la tercera o cuarta semana de tratamiento externo. Su doctor puede recetarle medicamentos, o darle instrucciones específicas para ayudarle con este problema. Informe a su médico o enfermera si el medicamento no le está controlando la diarrea. También pueden ayudar los siguientes cambios en su alimentación:

- Tan pronto como comience la diarrea, o cuando sienta que está por comenzar, empiece una dieta líquida (agua, té suave, jugo de manzana, consomé o caldos, o gelatina).
- Pídale a su médico o enfermera que le diga cuáles productos en forma líquida debe evitar para que no empeore su diarrea. El jugo de manzana, néctar de durazno (melocotón), té suave, y consomé o caldos, son las sugerencias más comunes.
- Evite las comidas altas en fibra o que puedan causar dolor o gases, como algunas frutas o vegetales crudos, café, frijoles (habichuelas), repollo (col), productos de harina integral, dulces o comidas muy condimentadas.
- Coma porciones pequeñas frecuentemente.
- Evite leche y/o productos de leche si estos le irritan los intestinos.
- A los primeros síntomas de mejoría, trate de comer pequeñas cantidades de alimentos bajos en fibra, como arroz, plátanos o guineos, puré de manzana, puré de papas, queso requesón ("cottage cheese") bajo en grasa y pan tostado.
- Asegúrese que su alimentación incluya comidas altas en potasio, un mineral importante que se pierde al tener diarrea. Los plátanos o guineos, papas y albaricoques (chabacanos) son algunas comidas altas en potasio.

La planificación de una dieta es una parte importante del tratamiento de radiación al estómago o abdomen. Recuerde que estos problemas disminuyen cuando el tratamiento termina. Mientras tanto, trate de consumir más nutritivos en varias comidas pequeñas. Esto le ayudará a consumir suficientes calorías y alimentos nutritivos vitales para su salud.

¿Qué efectos secundarios ocurren con la radioterapia a la pelvis?

Si está recibiendo radioterapia en cualquier parte del área entre las caderas, conocida como la pelvis, puede tener uno o más de los problemas digestivos descritos anteriormente. También puede sentir irritación de la vejiga. Esta irritación puede causarle incomodidad o deseos de orinar frecuentemente. Su médico puede recetarle medicamentos para aliviar estos síntomas.

También ocurren ciertos efectos secundarios que se presentan sólo en los órganos reproductivos. Los efectos de la radioterapia en la función de los órganos sexuales y reproductivos dependen de qué órgano recibe tratamiento. Algunos de los efectos secundarios más comunes entre los hombres y las mujeres no duran mucho después de terminar el tratamiento. Otros tienen efectos a largo plazo o permanentes. Antes de comenzar su tratamiento, debe hablar con su médico sobre los posibles efectos secundarios, incluyendo su duración.

Consecuencias a la fertilidad

Los científicos continúan estudiando los efectos que tiene el tratamiento de radiación sobre la fertilidad. Si usted es una mujer en sus años fértiles, debe consultar con su médico las posibles medidas que debe tomar para evitar el embarazo. No es recomendable quedar embarazada durante el tratamiento de radioterapia. La radiación puede lastimar al feto. Además, el embarazo, nacimiento, y cuidado de un niño pequeño puede contribuir al desgaste físico y emocional que puede producir el cáncer. Si está embarazada antes de comenzar el tratamiento de radioterapia debe tomar medidas especiales para tratar de proteger al feto de la radiación.

Dependiendo de la dosis de radiación, las mujeres que reciben tratamiento de radioterapia en el área de la pelvis pueden dejar de menstruar y tener otros síntomas menopáusicos. El tratamiento también puede causar picazón en la vagina, sensación de ardor y sequedad. Debe reportar estos síntomas a su médico o enfermera quienes sugerirán algún tratamiento.

Para los hombres, la radioterapia en el área de los testículos puede producir cambios, tanto en el número de espermas como en su habilidad de fecundar. Esto no significa que no se puede concebir. Si usted está bajo este tipo de terapia, hable con su médico sobre sus preocupaciones y las medidas de control de natalidad. Si usted deseara tener un hijo, y le preocupa la reducción de su fertilidad, antes del tratamiento puede averiguar la opción de guardar su esperma en congelación, con el fin de usarlo en el futuro.

Las relaciones sexuales

Durante el tratamiento a la pelvis, a algunas mujeres se les recomienda no tener relaciones sexuales. Otras mujeres notan que las relaciones sexuales durante este tiempo son dolorosas. Hay una gran posibilidad de que pueda continuar sus actividades sexuales después de unas semanas de haber terminado su tratamiento.

Cierto encogimiento de los tejidos de la vagina ocurren durante la radioterapia. Después de haber terminado su tratamiento, su médico le aconsejará sobre las relaciones sexuales con la ayuda de un dilatador. El dilatador es un aparato que sirve para estirar suavemente los tejidos de la vagina.

En la mayoría de las radioterapias, es probable que ni el hombre ni la mujer sufra cambios en su habilidad de disfrutar el sexo. Ambos sexos, sin embargo, pueden notar una disminución de interés. Es muy probable que esto se deba más a la tensión de tener cáncer que a los efectos de la radioterapia. Este problema posiblemente desaparecerá cuando el tratamiento termine. Por esta razón, no le debe causar mayor pre-ocupación. La Sociedad Americana contra el Cáncer (ACS) ofrece un folleto gratis sobre la sexualidad y el cáncer. Hay versiones diferentes para hombres y mujeres.

El cuidado posterior

¿Qué significa "cuidado posterior" o cuidado después de terminar el tratamiento de radioterapia?

Una vez terminado el tratamiento de radioterapia, es muy importante tener un examen periódico para revisar los resultados de su tratamiento. No importa qué tipo de cáncer haya tenido, tendrá que someterse a revisiones periódicas, al igual que a rayos-X y análisis de laboratorio. Su oncólogo radiólogo debe verlo por lo menos una vez después de terminado su tratamiento. El médico que lo refirió para el tratamiento de radioterapia le programará visitas periódicas, conforme sea necesario. El cuidado posterior, además de verificar los resultados de su tratamiento, también puede incluir tratamientos adicionales para el cáncer, rehabilitación y asesoramiento. Después de haber terminado su tratamiento de radiación es importante cuidarse a sí mismo como parte del proceso de recuperación.

¿Quién provee cuidado después de la terapia?

La mayoría de los pacientes regresan a consultar con el oncólogo radiólogo como parte normal de sus visitas de cuidado posterior. A otras personas se les refiere al médico original, a un cirujano, o a un médico oncólogo, quien está entrenado para administrar la quimioterapia o tratamiento con medicinas contra el cáncer. Su cuidado posterior depende del tipo de cáncer que haya tenido, y también de los tratamientos que haya recibido o que necesite en el futuro.

¿Qué otros cuidados pueden ser necesarios?

Así como cada paciente es diferente, el tratamiento posterior varía. El médico le recetará y programará el tratamiento posterior necesario. No vacile en preguntarle acerca de los exámenes y tratamientos que el médico le ordene. Haga todo lo que debe hacer para cuidarse a sí mismo.

Las siguientes son algunas preguntas que quizás quiera hacerle a su médico después de haber terminado la radioterapia:

- ¿Con qué frecuencia debo hacerme las revisiones médicas?
- ¿Por qué necesito más radiografías, exámenes exploratorios, análisis de sangre, etc.? ¿Qué información resultará de estos exámenes?
- ¿Necesitaré quimioterapia, cirugía, u otros tratamientos?
- ¿Cómo sabré si me he curado del cáncer? ¿Cuáles son las posibilidades de que el cáncer recurra?
- ¿Cuándo puedo regresar a mis actividades regulares?
  - ¿Trabajo?
  - ¿Actividades sexuales?
  - ¿Deportes?
- ¿Debo tomar precauciones especiales?
- ¿Debo tener una alimentación especial?
- ¿Debo participar en programas de ejercicios?
- ¿Puedo usar una prótesis (sustituto artificial o postizo de una parte del cuerpo u órgano)?
- ¿Cuándo puedo hacerme cirugía reconstructiva?

¿Qué sucede cuando hay mucho dolor?

Algunos pacientes necesitan ayuda para controlar el dolor si éste continúa después de la radioterapia. Usted *no* debe usar una bolsa ni compresa caliente para aliviar el dolor en ningún área que haya sido tratada con radiación. Un medicamento suave para el dolor puede ser suficiente para algunas personas. Si tiene dolor muy fuerte, pregúntele a su médico sobre medicamentos u otros métodos de alivio. Sea lo más específico posible cuando hable con su médico para que le pueda dar el mejor tratamiento para aliviar el dolor. Si su dolor no se alivia, quizás desee consultar con un médico especialista en dolor.

Debido a que el dolor puede ser peor cuando uno tiene miedo o está preocupado, quizás deba hacer ejercicios de relajación. Otros métodos, como la hipnosis, realimentación biológica y acupuntura pueden ser beneficiosos para algunos pacientes de cáncer. La publicación en inglés *"Questions and Answers About Pain Control"* es gratis y puede ayudarle a entender más acerca del dolor del cáncer.

¿Cómo me puedo cuidar después de la radioterapia?

Los pacientes que han recibido radioterapia necesitan continuar con el mismo cuidado especial que recibían durante el tratamiento, por lo menos temporalmente. Por ejemplo, puede que tenga problemas en la piel durante varias semanas después de que su tratamiento haya terminado. Debe continuar cuidando la piel en el área de tratamiento hasta que todas las señales de irritación hayan desaparecido. No trate de frotar las manchas de tinta en el área de tratamiento. Estas desaparecen por sí solas.

Quizás note que necesita descansar más mientras se reconstruyen sus tejidos. Siga tomando siestas mientras las necesite y trate de dormir más en la noche. Quizás necesite un

poco de tiempo para probar sus fuerzas, poco a poco. Tal vez no quiera comenzar de inmediato un itinerario muy activo.

¿Cuándo debo llamar al médico?

Después del tratamiento para el cáncer, probablemente estará más consciente de su cuerpo. También notará hasta los cambios más leves que usted siente día a día. El médico necesita que usted le informe de cualquier síntoma fuera de lo común. Si tiene cualquiera de los siguientes problemas, dígaselo a su médico inmediatamente:

- Un dolor constante, especialmente si es siempre en el mismo lugar.
- Nódulos, moretones (magulladuras) o hinchazón.
- Nauseas, vómitos, diarrea o pérdida de apetito.
- Pérdida de peso inexplicable.
- Fiebre o tos persistente.
- Erupciones (sarpullido) raras, cardenales (moretones) o hemorragias.
- Otros síntomas que su médico o enfermera le haya mencionado.

¿Cuándo debo regresar a trabajar?

Muchas personas continúan trabajando durante el tratamiento de radioterapia. Si ha dejado de trabajar, puede regresar al trabajo tan pronto se sienta con ánimo, aún mientras continúa recibiendo radioterapia. Si su trabajo requiere levantar cosas o actividad física pesada, quizás tenga que cambiar sus actividades hasta que reponga sus fuerzas.

Cuando esté listo para regresar a trabajar, es importante que conozca sus derechos relacionados al trabajo y su seguro de salud. Si tiene preguntas sobre asuntos de empleo, comuníquese con el Servicio de Información sobre el Cáncer, o la Sociedad Americana contra el Cáncer. Ellos lo pueden ayudar a encontrar agencias locales que respondan a problemas relacionados con el empleo y derechos de seguros que enfrentan los sobrevivientes de cáncer. La dirección y número de teléfono de estas organizaciones se encuentra en la sección "Recursos para pacientes y sus familias" al final de esta publicación.

Conclusión

Esperamos que la información en esta publicación le ayude a entender cómo se usa la radioterapia para tratar el cáncer. Saber lo que le espera cuando reciba este tratamiento le ayudará a disminuir la ansiedad. No se olvide de llamar a su equipo de cuidado médico cuando necesite más información.

Glosario

Estas son palabras que aparecen en esta publicación o que quizás escuche de su equipo médico.

Acelerador lineal ("Linear accelerator"): Máquina que produce radiación de alta energía para tratar el cáncer. Se usa la electricidad para formar una corriente de partículas subatómicas en movimiento rápido. También se le llama acelerador lineal de megavoltaje (MeV) o un "linac".

Alopecia ("Alopecia"): Caída de pelo, calvicie.

Anestesia ("Anesthesia"): Perder la sensibilidad o sensación como resultado de ciertos medicamentos o gases.

Antiemético ("Antiemetic"): Medicamento para prevenir o aliviar las náuseas o los vómitos.

Biopsia ("Biopsy"): Sacar una muestra de tejido del cuerpo para ver si hay células cancerosas.

Braquiterapia ("Brachytherapy"): Tratamiento con fuentes radioactivas colocadas dentro o muy cerca del tumor o área afectada. El tratamiento incluye aplicación en la superficie, aplicación en la cavidad del cuerpo (intracavitario), o colocar el implante dentro del tejido (intersticial). En muchas ocasiones este término se usa para referirse a "Radioterapia Interna".

Cáncer ("Cancer"): Término general que se usa para identificar a más de 100 enfermedades con un crecimiento de células descontrolado y anormal, que puede invadir y destruir los tejidos sanos.

Cobalto 60 ("Cobalt 60"): Substancia radioactiva que se usa como fuente de radiación para tratar el cáncer.

Especialista en dietética ("Dietitian"): Profesional que planifica programas de alimentación para diferentes necesidades alimenticias.

Dosimetrista ("Dosimetrist"): Persona que planifica y calcula la dosis de radiación apropiada para el tratamiento.

Fisioterapista de radiación ("Radiation physicist"): Persona especializada que se asegura que la máquina de radiación transmita la cantidad adecuada de radiación al lugar de tratamiento.

Fluoruro ("Fluoride"): Substancia química que se le aplica a los dientes para evitar caries dentales.

"Gray": Medida de una dosis de radiación absorbida; 1 "gray" = 100 "rads".

Implante ("Implant"): Recipiente pequeño con material radioactivo que se coloca dentro o cerca de un tumor canceroso.

Implante intersticial ("Interstitial implant"): Fuente radioactiva que se coloca directamente dentro del tejido, no en una cavidad del cuerpo.

Maligno ("Malignant"): Canceroso (vea la palabra cáncer).

Metástasis ("Metastasis"): La extensión del cáncer de una parte del cuerpo a otra. Las células en el segundo tumor son iguales a las del primer tumor.

Oncólogo ("Oncologist"): Médico especialista en el tratamiento del cáncer.

Oncólogo de radiación ("Radiation oncologist"): Médico que se especializa en el uso de radiación para tratar enfermedades.

Prótesis ("Prosthesis"): Substituto artificial de una parte del cuerpo, como por ejemplo, un brazo, pierna o un seno artificial.

Punto de tratamiento ("Treatment port"): Lugar en el cuerpo hacia donde se dirigen los rayos de radiación.

Quimioterapia ("Chemotherapy"): Tratamiento en el que se usan medicamentos para combatir el cáncer.

"Rad": Forma corta para "dosis de radiación absorbida". Mide la cantidad de radiación absorbida por los tejidos (100 "rads" = 1 "gray").

Radiación ("Radiation"): Energía transmitida por ondas o por una corriente de partículas.

Radiación externa ("External radiation"): Radioterapia en la cual se usa una máquina localizada fuera del cuerpo para dirigir rayos de alta energía a las células cancerosas.

Radiación hiperfraccionada ("Hyperfractionated Radiation"): Dosis total de radiación dividida en dosis más pequeñas y administradas varias veces al día.

Radiación interna ("Internal radiation"): Terapia en la que una substancia radioactiva se implanta dentro o cerca del área que necesita tratamiento (vea la palabra implante intersticial e implante intracavitario).

Radiación intracavitaria ("Intracavitary implant"): Fuente radioactiva colocada en una cavidad del cuerpo, como en la cavidad del pecho o la vagina.

Radiación intraoperativa ("Intraoperative radiation"): Radiación externa que se usa para transmitir grandes dosis de radioterapia a la base del tumor y los tejidos que lo rodean, cuando se hace la cirugía.

Radiólogo ("Radiologist"): Médico con entrenamiento especial para interpretar rayos-X y realizar radiografías para diagnosticar las enfermedades.

Radioterapia ("Radiotherapy"): Vea la definición de Terapia de Radiación.

Rayos gamma ("Gamma rays"): Similares a los rayos-X, pero provienen de una fuente radioactiva diferente.

Rayos-X o radiografías ("X-Rays"): Radiación de alta energía que puede usarse en niveles bajos para diagnosticar enfermedades, o en niveles altos para tratar el cáncer.

Simulación ("Simulation"): Proceso de imágenes de rayos-X especiales. Estas imágenes se usan para planificar el tratamiento de radiación y para localizar y marcar precisamente el área que va a ser tratada.

Tecnólogo en radioterapia ("Radiation therapy technologist"): Persona con entrenamiento especial que maneja el equipo que trasmite la radiación. A veces se le llama "radiotécnico".

Teleterapia ("Teletherapy"): Tratamiento en el cual la fuente de radiación está separada del cuerpo. En la teleterapia se usan aceleradores lineales y máquinas de cobalto.

Terapia auxiliar ("Adjuvant Therapy"): Método de tratamiento que se usa para reforzar la terapia principal. La radioterapia se usa frecuentemente como complemento a la cirugía.

Terapia biológica ("Biological therapy"): Tratamiento en el cual se estimula el sistema de defensa inmunológico del cuerpo.

Terapia de Radiación o Radioterapia ("Radiation Therapy"): Uso de rayos penetrantes de alta energía o partículas subatómicas para tratar enfermedades. Los tipos de radiación incluyen rayos-X, rayo de electrón, partículas alfa y beta, y rayos gamma. Las substancias radioactivas incluyen cobalto, radio, iridio y cesio. (Vea las siguientes palabras: rayos gamma, braquiterapia, teleterapia y rayos-X).

Terapia paliativa ("Palliative therapy"): Tratamiento que alivia los síntomas, sin curar la enfermedad.

Terapista físico ("Physical therapist"): Profesional entrenado en el uso de tratamientos tales como ejercicios y masajes.

Tumor ("tumor"): Masa de tejido anormal. Los tumores pueden ser benignos o malignos.

Tumor benigno ("Benign tumor"): Crecimiento que no es canceroso y que no se extiende a otras partes del cuerpo.

Recursos para pacientes y sus familias

Información general

Servicio de información sobre el cáncer

El Servicio de Información sobre el Cáncer (Cancer Information Service [CIS]) es un servicio patrocinado por el Instituto Nacional del Cáncer. El CIS responde a preguntas de pacientes con cáncer y a sus familias, a los profesionales de la salud, y al público en general. Los especialistas proveen información y publicaciones sobre el cáncer. Ellos también le darán referencias para los servicios relacionados con el cáncer en su área. El número de teléfono gratuito del CIS es el 1-800-422-6237 (1-800-4-CANCER). Usted podrá hablar con una persona capacitada que le contestará sus preguntas y escuchará sus preocupaciones. El CIS también tiene personal que habla español.

PDQ ("Physician Data Query")

Las personas que tienen cáncer, los que se preocupan por estas personas, y los médicos necesitan información correcta y al día acerca de los tratamientos contra el cáncer. Para satisfacer estas necesidades, el Instituto Nacional del Cáncer desarrolló el PDQ. Esta base de datos computarizados le da acceso rápido y fácil a:

- Información sobre nuevos tratamientos.
- Información sobre pruebas o estudios clínicos (estudios de investigación) en los que pueden participar pacientes. En esos estudios clínicos se estudian nuevos tratamientos prometedores para el cáncer.
- Los nombres de organizaciones y médicos dedicados al cuidado de pacientes con cáncer.

Para usar el PDQ los médicos pueden usar una computadora de oficina o los servicios de una biblioteca médica. Los médicos y pacientes pueden conseguir información sobre el PDQ y aprender a usar este sistema llamando al CIS al 1-800-422-6237 (1-800-4-CANCER).

Pruebas o estudios clínicos

Las pruebas o estudios clinicos son estudios de investigación cuidadosamente diseñados para probar tratamientos nuevos y prometedores contra las enfermedades. Los pacientes que participan en estos estudios probablemente son los primeros en beneficiarse de mejores métodos de tratamiento. Ellos también pueden hacer una gran contribución al progreso de la medicina ya que los resultados de los estudios pueden ayudar a muchas personas. Los pacientes participan en las pruebas clínicas solamente si así lo desean y pueden dejar de participar en cualquier momento. Puede obtener información adicional sobre estos estudios de investigación a través del CIS y la publicación en inglés "What Are Clinical Trials All About?" Para obtener una copia gratuita de esta publicación o para conocer más acerca de las pruebas clínicas llame al CIS al 1-800-422-6237 (1-800-4-CANCER).

Publicaciones

Si desea, puede leer otras publicaciones del NCI que tratan sobre los diversos aspectos del cáncer, los tratamientos, y las preocupaciones del paciente. Estas publicaciones se pueden ordenar gratis llamando al CIS al 1-800-422-6237 (1-800-4-CANCER), o escribiendo al NCI, Building 31, Room 10A24, Bethesda, MD 20892. Las siguientes publicaciones pueden servirle de ayuda:

- *What You Need To Know About Cancer...* Esta es una serie de folletos sobre los diferentes tipos de cáncer. Solicite el folleto sobre el tipo de cáncer que usted tiene.
- *Chemotherapy and You: A Guide to Self-Help During Treatment.* Pronto estará disponible en español.
- *Radiation Therapy: A Treatment for Early-Stage Breast Cancer".* Disponible en inglés solamente.
- *Eating Hints: Recipes and Tips for Better Nutrition During Cancer Treatment.* Pronto estará disponible en español.
- *Factsheet: Answers to your Questions about Metastatic Cancer.* Disponible en inglés solamente.
- *Questions and Answers About Pain Control.* Disponible en inglés solamente. Puede obtener copias múltiples a través de la Sociedad Americana contra el Cáncer.
- *Research Report.* Serie de folletos con información detallada sobre los diferentes tipos de cáncer. Solicite el folleto sobre el tipo de cáncer que usted tiene. Disponible en inglés solamente.
- *Taking Time: Support for People with Cancer and the People Who Care About Them.* Disponible en inglés solamente.

Sociedad Americana contra el Cáncer (American Cancer Society—ACS)

La Sociedad Americana contra el Cáncer es una organización no lucrativa que ofrece una variedad de servicios a pacientes y a sus familias. Para encontrar una oficina de la Sociedad Americana contra el Cáncer cercana, busque en su guía telefónica o comuníquese con la oficina nacional a la siguiente dirección:

American Cancer Society, Inc.
National Headquarters
1599 Clifton Road, N.E.
Atlanta, GA 30329
1-800-227-2345

■ **Departamento de Salud y Servicios Sociales de los Estados Unidos**
Servicio de Salud Pública
Institutos Nacionales de la Salud
Instituto Nacional de Cáncer
Publicación del NIH Número 92-2227S
Mayo de 1992

ENFERMEDAD DE HODGKIN EN ADULTOS

(Hodgkin's Disease in Adults)

Descripción

¿Qué es la enfermedad de Hodgkin?

La enfermedad de Hodgkin es un tipo de linfoma. Los linfomas son cánceres que se desarrollan en el sistema linfático el cual a su vez forma parte del sistema inmune del cuerpo.

El sistema linfático está formado por tubos delgados que se ramifican, como los vasos sanguíneos, a todas las partes del cuerpo. Los vasos linfáticos transportan linfa, un líquido incoloro, acuoso que contiene glóbulos blancos llamados linfocitos. A lo largo de esta red se encuentran grupos de órganos pequeños en forma de frijol conocidos con el nombre de ganglios linfáticos. Se encuentran grupos de ganglios linfáticos en la axila, la pelvis, el cuello y el abdomen. Los ganglios linfáticos producen y almacenan células que combaten la infección. El bazo (un órgano en la parte superior del abdomen que produce linfocitos y filtra los glóbulos viejos de la sangre), el timo (un órgano pequeño debajo del esternón) y las amígdalas (un órgano localizado en la garganta) también forman parte del sistema linfático.

Debido a que una persona tiene tejido linfático en varias partes del cuerpo, la enfermedad de Hodgkin puede comenzar en casi cualquier parte. El cáncer puede diseminarse a casi cualquier órgano o tejido del cuerpo, incluyendo el hígado, la médula ósea (el tejido esponjoso dentro de los huesos grandes del cuerpo que produce los glóbulos) y el bazo.

Los linfomas se dividen en dos tipos generales: linfomas de la enfermedad de Hodgkin y linfomas no Hodgkin. Las células cancerosas en la enfermedad de Hodgkin tienen un aspecto específico bajo el microscopio. Los linfomas no Hodgkin se discuten en los documentos de información de PDQ para el paciente sobre linfoma no Hodgkin (en adultos o infantil).

La enfermedad de Hodgkin en adultos afecta más comúnmente a adultos jóvenes y a personas mayores de 55 años de edad. Puede también encontrarse en pacientes con síndrome de inmunodeficiencia adquirida (SIDA); estos pacientes necesitan tratamiento especial. Para obtener más información sobre linfoma en pacientes con SIDA, vea el documento de información de PDQ para pacientes sobre linfoma relacionado con el SIDA. La enfermedad de Hodgkin también puede ocurrir en niños y se trata de manera diferente a la de los adultos (consulte el documento de información de PDQ para pacientes sobre la enfermedad de Hodgkin infantil para obtener información sobre el tratamiento de esa enfermedad).

Como la mayoría de los cánceres, la enfermedad de Hodgkin se trata mejor cuando se detecta (diagnostica) pronto. Usted deberá ver a su médico si tiene cualquiera de lo siguientes síntomas por más de dos semanas: hinchazón indolora de los ganglios linfáticos del cuello, la axila o la ingle; fiebre que no se quita; sudoración nocturna; cansancio permanente; pérdida de peso sin estar a dieta; o prurito en la piel.

Si usted tiene síntomas, el médico lo examinará cuidadosamente y revisará la hinchazón o las masas en el cuello, axilas e ingle. Si los ganglios linfáticos no se observan normales, el médico quizás tenga que extraer un pedazo pequeño y observarlo en un microscopio con el fin de determinar la presencia de células cancerosas. Este procedimiento se conoce como biopsia.

Sus perspectivas de recuperación (pronóstico) y selección de tratamiento dependerán de la etapa en que se encuentra el cáncer (si está en una sola área o si se ha diseminado a todo el cuerpo), el tamaño de las áreas de inflamación, los resultados de los exámenes sanguíneos, el tipo de síntomas que presenta, su edad, sexo y su estado de salud en general.

Explicación de las etapas

Etapas de la enfermedad de Hodgkin en adultos

Una vez que se encuentra la enfermedad de Hodgkin, se harán pruebas adicionales para determinar si el cáncer se ha diseminado desde el lugar en que se originó a otras partes del cuerpo. A este examen se le llama clasificación por etapas. El médico necesitará saber la etapa en que se encuentra su enfermedad para planificar el tratamiento adecuado.

Su médico podría determinar la etapa de la enfermedad por medio de un examen físico y por medio de análisis de sangre y diferentes clases de radiografías. Este tipo de clasificación por etapas se denomina clasificación por etapas clínica. En algunos casos el médico quizás tenga que realizar una operación llamada laparotomía para determinar la etapa del cáncer. Durante esta operación, el médico hará un corte en el abdomen y observará cuidadosamente los órganos para ver si contienen cáncer. Recortará pedazos pequeños (biopsia) de tejido durante la operación y los observará a través del microscopio para ver si contienen cáncer. Este tipo de clasificación por etapas se denomina clasificación por etapas patológica. Generalmente, se hará una clasificación por etapas patológica sólo cuando el médico necesite planificar el tratamiento.

Además, cada etapa de la enfermedad de Hodgkin se divide por una "A" o una "B", dependiendo de si el paciente presenta un tipo de síntomas, conocidos como síntomas B. Entre los síntomas B se encuentran los siguientes: pérdida de más del 10 por ciento de peso en los últimos 6 meses, fiebre sin causa conocida con excepción de la causada por la enfermedad de Hodgkin y sudoración nocturna que le deja el cuerpo mojado. Por ejemplo, si la enfermedad estuviera en etapa I sin síntomas del grupo B, la enfermedad estaría en etapa IA; si la enfermedad estuviera en etapa I con síntomas B, la enfermedad estaría en etapa IB.

Se emplean las siguientes etapas para la enfermedad de Hodgkin:

Etapa I

El cáncer se encuentra en una sola área de los ganglios linfáticos o en una sola área u órgano fuera de los ganglios linfáticos.

Etapa II

Cualquiera de lo siguiente significa que la enfermedad se encuentra en la etapa II:

- El cáncer se encuentra en dos o más áreas de los ganglios linfáticos en el mismo lado del diafragma (el músculo delgado que se encuentra debajo de los pulmones que le ayuda a respirar).
- El cáncer se encuentra en una sola área u órgano fuera de los ganglios linfáticos y en los ganglios linfáticos circundantes. Otras áreas de los ganglios linfáticos en el mismo lado del diafragma podrían tener cáncer también.

Etapa III

El cáncer se encuentra en áreas de los ganglios linfáticos en ambos lados del diafragma. El cáncer también se podría haber diseminado a un área u órgano cerca de las áreas de los ganglios linfáticos y/o al bazo.

Etapa IV

Cualquiera de lo siguiente significa que la enfermedad se encuentra en la etapa IV:

- El cáncer se ha diseminado a más de un sitio en un órgano u órganos fuera del sistema linfático. Células cancerosas podrían o no encontrarse en los ganglios linfáticos cerca de estos órganos.
- El cáncer se ha diseminado a un sólo órgano fuera del sistema linfático, pero ganglios linfáticos lejos de ese órgano se encuentran complicados.

Recurrente

La enfermedad recurrente significa que el cáncer ha vuelto a aparecer (recurrido) después de haber sido tratado. Puede volver al área donde se originó o a otra parte del cuerpo.

Aspectos de las opciones del tratamiento

Tratamiento de la enfermedad de Hodgkin en los adultos

Existen tratamientos para todos los pacientes con la enfermedad de Hodgkin. Se emplean dos tipos de tratamientos:
radioterapia (uso de rayos X de alta energía u otros rayos de alta energía para eliminar las células cancerosas y reducir los tumores)
quimioterapia (uso de medicamentos para eliminar las células cancerosas y reducir los tumores).

Se están estudiando trasplantes de médula ósea en pruebas clínicas para el tratamiento de ciertos pacientes.

La radioterapia consiste en el uso de rayos X de alta energía para eliminar las células cancerosas y reducir los tumores. En la enfermedad de Hodgkin, la radioterapia proviene de una máquina externa al cuerpo (radioterapia de haz externo). La radioterapia que se administra al cuello, tórax y a los ganglios linfáticos axilares se llama radioterapia al campo de manto. La radioterapia que se administra al campo de manto y a los ganglios linfáticos en la región superior del abdomen, el bazo y los ganglios linfáticos en la pelvis se llama radioterapia ganglionar total. La radioterapia puede emplearse sola o junto con quimioterapia.

La quimioterapia consiste en el uso de medicamentos para eliminar células cancerosas y reducir tumores. La quimioterapia puede tomarse en forma oral, o puede administrarse en el cuerpo insertando una aguja en un músculo o una vena. La quimioterapia se considera un tratamiento sistémico ya que el medicamento es introducido al torrente sanguíneo, viaja a través del cuerpo y puede eliminar células cancerosas por todo el cuerpo.

El trasplante de médula ósea es un tipo de tratamiento más reciente. A veces la enfermedad de Hodgkin es resistente al tratamiento con radioterapia o quimioterapia. Ante esta situación, podrían administrarse dosis muy elevadas de quimioterapia para tratar el cáncer. Debido a que las dosis elevadas de quimioterapia pueden destruir la médula ósea, se hará una extracción de médula ósea de los huesos antes de iniciar el tratamiento. A continuación, se congelará la médula ósea y se le administrarán dosis elevadas de quimioterapia con o sin radioterapia para el tratamiento del cáncer. Luego, la médula ósea anteriormente extraída se descongelará y se le volverá a administrar por medio intravenoso para reemplazar la médula ósea destruida durante el tratamiento. Este tipo de trasplante se llama un trasplante autólogo. Si la médula ósea que se le administra proviene de otra persona, el procedimiento se llama trasplante alogénico.

Existe otro tipo de trasplante autólogo conocido con el nombre de trasplante de célula madre periférica. En este procedimiento la sangre se pasa por una máquina que extrae las células madres (las células inmaturas de las cuales se derivan todos los glóbulos), y luego devuelve la sangre al cuerpo. Este procedimiento se llama leucoféresis y por lo general dura 3 ó 4 horas. Las células madres se tratarán con medicamentos para eliminar cualquier célula cancerosa, y luego se congelarán hasta que le sean trasplantadas a usted. Este procedimiento se podría llevar a cabo por si solo o podría ir acompañado de un trasplante de médula ósea autólogo.

Su probabilidad de recuperación es mayor si el médico escoge un hospital en el que se lleven a cabo más de 5 trasplantes de médula ósea al año.

Tratamiento por etapas

A usted se le podría inmunizar con vacunas de la gripe, neumonía y meningitis antes y cada uno o dos años después del tratamiento con el fin de protegerse contra la infección.

El tratamiento para la enfermedad de Hodgkin en adultos dependerá del tipo y etapa de su enfermedad, su edad, si usted está embarazada, si tuvo cirugía para determinar la etapa de la enfermedad, si presenta ciertos síntomas y el estado de su salud en general.

Usted podría recibir un tratamiento considerado estándar con base en la efectividad del tratamiento recibido por varios pacientes en pruebas anteriores o usted podría optar por participar en una prueba clínica. No todos los pacientes se curan con terapia estándar y algunos tratamientos estándar podrían tener más efectos secundarios de los deseados. En un lapso de entre 5 y 15 años después del tratamiento, algunos pacientes podrían desarrollar otra forma de cáncer como resultado del mismo tratamiento. Debido a esta posibilidad usted deberá hacerse examinar por el médico con cierta regularidad. Por estas razones, las pruebas clínicas están diseñadas para encontrar mejores maneras de tratar a los pacientes con cáncer y se basan en la información más actualizada. Están en curso en varias partes del país pruebas clínicas para la mayoría de las etapas de la enfermedad de Hodgkin en adultos. Si desea mayor información, llame al Servicio de Información sobre el Cáncer al 1-800-4-CANCER (1-800-422-6237); TTY al 1-800-332-8615, en los Estados Unidos.

Enfermedad de Hodgkin en adultos—Etapa I

Su tratamiento dependerá de si la enfermedad está en etapa IA ó IB y de la ubicación del cáncer.

Etapa IA

Si el cáncer se encuentra arriba del diafragma y no complica gran parte del tórax, usted podría recibir alguno de los siguientes tratamientos:

1. Radioterapia a un campo de manto y a los ganglios linfáticos en la región superior del abdomen.
2. Radioterapia a un campo de manto únicamente (en ciertos pacientes).
3. Radioterapia a un campo de manto, los ganglios linfáticos en la región superior del abdomen y el bazo.
4. Quimioterapia con o sin radioterapia.

Si el cáncer se encuentra arriba del diafragma pero complica una gran parte del tórax, usted podría recibir alguno de los siguientes tratamientos:

1. Radioterapia a un campo de manto más quimioterapia.
2. Radioterapia a un campo de manto y a los ganglios linfáticos en la región superior del abdomen.
3. Una prueba clínica con nuevos métodos de tratamiento.

Si el cáncer se encuentra debajo del diafragma, usted podría recibir alguno de los siguientes tratamientos:

1. Quimioterapia con o sin radioterapia.
2. Radioterapia a los ganglios linfáticos de la región superior del abdomen y la pelvis, o irradiación ganglionar total. Si se requiere, también podrían tratarse el bazo o la ingle.

Etapa IB

Si el cáncer se encuentra arriba del diafragma y no complica gran parte del tórax, usted podría recibir alguno de los siguientes tratamientos:

1. Radioterapia a un campo de manto y a los ganglios linfáticos en la región superior del abdomen o radioterapia ganglionar total.
2. Radioterapia a un campo de manto más quimioterapia.
3. Quimioterapia sola.

Si el cáncer se encuentra arriba del diafragma pero complica gran parte del tórax, usted podría recibir alguno de los siguientes tratamientos:

1. Radioterapia a un campo de manto más quimioterapia.
2. Quimioterapia más radioterapia al área donde se encuentra el cáncer.
3. Radioterapia a un campo de manto, a los ganglios linfáticos de la región superior del abdomen y al bazo.

Si el cáncer se encuentra debajo del diafragma, usted podría recibir alguno de los siguientes tratamientos:

1. Quimioterapia con o sin radioterapia a la región superior del abdomen y la pelvis, las áreas complicadas por cáncer o el bazo.
2. Irradiación ganglionar total o radiación a los ganglios linfáticos en la región superior del abdomen y la pelvis.

Enfermedad de Hodgkin en adultos—Etapa II

Su tratamiento dependerá de si la enfermedad se encuentra en etapa IIA ó IIB y de la ubicación del cáncer.

Etapa IIA

Si el cáncer se encuentra arriba del diafragma y no complica gran parte del tórax, usted podría recibir alguno de los siguientes tratamientos:

1. Radioterapia a un campo de manto y a los ganglios linfáticos en la región superior del abdomen.
2. Radioterapia a un campo de manto únicamente (en ciertos pacientes).
3. Quimioterapia con o sin radioterapia.

Si el cáncer se encuentra sobre el diafragma pero complica gran parte del tórax, usted podría recibir alguno de los siguientes tratamientos:

1. Radioterapia a un campo de manto más quimioterapia.
2. Radioterapia a un campo de manto y a los ganglios linfáticos en la región superior del abdomen.

Si el cáncer se encuentra debajo del diafragma, usted podría recibir alguno de los siguientes tratamientos:

1. Quimioterapia con o sin radioterapia en las áreas que contienen cáncer.
2. Radioterapia a los ganglios linfáticos en la parte superior del abdomen y pelvis. El bazo también se podría tratar si es necesario.
3. Radioterapia ganglionar total.

Etapa IIB

Si el cáncer se encuentra arriba del diafragma y no complica gran parte del tórax, usted podría recibir alguno de los siguientes tratamientos:

1. Quimioterapia bien sea sola o seguida por radioterapia a un campo de manto.

2. Radioterapia a un campo de manto y a los ganglios linfáticos en la región superior del abdomen o irradiación ganglionar total.

Si el cáncer se encuentra arriba del diafragma pero complica gran parte del tórax, usted podría recibir alguno de los siguientes tratamientos:

1. Quimioterapia más radioterapia a un campo de manto.
2. Quimioterapia más radioterapia al área donde se encuentra el cáncer.

Si el cáncer se encuentra debajo del diafragma, usted podría recibir alguno de los siguientes tratamientos:

Enfermedad de Hodgkin en adultos—Etapa III

Su tratamiento dependerá de si la enfermedad se encuentra en etapa IIIA ó IIIB y de la ubicación del cáncer.

Etapa IIIA

Si el cáncer no complica gran parte del tórax, usted podría recibir alguno de los siguientes tratamientos:

1. Quimioterapia con o sin radioterapia.
2. Irradiación total o subtotal de los ganglios. También puede administrarse radiación al hígado.

Si el cáncer complica gran parte del tórax, usted podría recibir alguno de los siguientes tratamientos:

1. Quimioterapia más radioterapia.
2. Una prueba clínica de quimioterapia.

Etapa IIIB

Usted podría recibir alguno de los siguientes tratamientos:
1. Quimioterapia.
2. Quimioterapia y radiación a las áreas donde se encuentra el cáncer o a las áreas de mayor extensión.

Enfermedad de Hodgkin en adultos—Etapa IV

Usted podría recibir alguno de los siguientes tratamientos:

1. Quimioterapia.
2. Quimioterapia con irradiación total a los ganglios o con radiación a los lugares con grandes cantidades de cáncer.
3. Una prueba clínica que emplee trasplante de médula ósea.

Enfermedad de Hodgkin en adultos—Recurrente

Su tratamiento dependerá del lugar en donde recurra la enfermedad y del tratamiento recibido anteriormente. Si el tratamiento previo fue radioterapia sin quimioterapia, Ud. podría recibir quimioterapia. Si el tratamiento previo fue quimioterapia sin radioterapia y el cáncer vuelve sólo a los ganglios linfáticos, usted podría recibir radioterapia a los ganglios linfáticos con o sin más quimioterapia. Si la enfermedad vuelve a más de un área, Ud. podría recibir más quimioterapia o considerar el ingreso a una prueba clínica con dosis elevadas de quimioterapia con trasplante de médula ósea o trasplante de célula madre periférica.

Para aprender más

PARA APRENDER MÁS LLAME AL 1-800-4-CANCER (en los Estados Unidos).

Para aprender más sobre la enfermedad de Hodgkin en adultos, llame al Servicio de Información sobre el Cáncer del Instituto Nacional del Cáncer al 1-800-4-CANCER (1-800-422-6237); TTY al 1-800-332-8615, en los Estados Unidos. Si marca este número, que es gratis en los Estados Unidos, usted podrá conversar con alguien que podrá responder a sus preguntas.

El Servicio de Información del Cáncer también puede enviarle folletos. El siguiente folleto acerca de la enfermedad de Hodgkin en adultos puede serle útil:

- *What You Need To Know About Hodgkin's Disease*

Los siguientes folletos generales sobre temas relacionados con el cáncer pueden serle útiles:

- *What You Need To Know About Cancer*
- *Taking Time: Support for People with Cancer and the People Who Care About Them*
- *What Are Clinical Trials All About?*
- *Chemotherapy and You: A Guide to Self-Help During Treatment*
- *Radiation Therapy and You: A Guide to Self-Help During Treatment*
- *Eating Hints for Cancer Patients*
- *Advanced Cancer: Living Each Day*
- *When Cancer Recurs: Meeting the Challenge Again*
- *Research Report: Bone Marrow Transplantation*

Los siguientes folletos están disponibles en español y pueden serle útiles:

- *Datos sobre el tratamiento de quimioterapia contra el cáncer,* (12 páginas)
- *El tratamiento de radioterapia: Guía para el paciente durante el tratamiento,* (48 páginas)

Hay muchos otros lugares donde es posible encontrar información acerca de los tratamientos para el cáncer y de los servicios que pueden serle útiles. Diríjase a la oficina de servicio social de su hospital donde le suministrarán listas de organismos locales o nacionales que pueden ayudarle a resolver problemas de dinero, de traslado de su casa al hospital durante el tratamiento, de atención médica a domicilio y en general a manejar sus problemas.

Además, puede escribir al National Cancer Institute a la siguiente dirección:

National Cancer Institute
Office of Cancer Communications
31 Center Drive, MSC 2580
Bethesda, MD 20892-2580

Para mayor información sobre tratamiento y ensayos clínicos sobre cáncer llame al Servicio de Informacion sobre Cáncer del Instituto Nacional de Cáncer:1-800-4-CANCER. El llamado es gratis y un asesor conversará con usted.

■ **Instituto Nacional de Cáncer**
Servicio de Información Sobre Cáncer
Office of Cancer Communications
31 Center Drive, MSC 2580
Bethesda, MD 20892-2580
Date Last Modified: 10/97

LINFOMA NO HODGKIN EN ADULTOS

(Adult Non-Hodgkin's Lymphoma)

Descripción

¿Qué es el linfoma no Hodgkin en adultos?

El linfoma no Hodgkin en adultos es una enfermedad en la cual células cancerosas (malignas) se encuentran en el sistema linfático. El sistema linfático está constituido por tubos delgados que se ramifican, así como los vasos sanguíneos, a todas las partes del cuerpo. Los vasos linfáticos transportan linfa, un líquido incoloro, aguado, que contiene glóbulos blancos llamados linfocitos. A lo largo de la red de vasos linfáticos se encuentran pequeños grupos de órganos en forma de frijol llamados ganglios linfáticos. Se encuentran conglomerados de ganglios linfáticos en las axilas, pelvis, cuello y abdomen. Los ganglios linfáticos producen y almacenan células que combaten la infección. El bazo (un órgano que se encuentra en la parte superior del abdomen cuya función es la de producir linfocitos y filtrar los glóbulos deteriorados de la sangre), el timo (un órgano pequeño debajo del esternón) y las amígdalas (un órgano en la garganta) también forman parte del sistema linfático.

Debido a que usted tiene tejido linfático en varias partes del cuerpo, el linfoma no Hodgkin puede originarse en casi cualquier parte del cuerpo. El cáncer puede diseminarse casi a cualquier órgano o tejido del cuerpo, incluyendo el hígado, la médula ósea (el tejido esponjoso que se encuentra dentro de los huesos grandes del cuerpo y que tiene la función de producir glóbulos), el bazo y la nariz.

Los linfomas se dividen en dos tipos generales: enfermedad de Hodgkin y linfomas no Hodgkin. Las células cancerosas en la enfermedad de Hodgkin presentan ciertas características específicas en el microscopio. La enfermedad de Hodgkin se trata en un documento de información para el paciente de PDQ (en adultos o infantil). El linfoma no Hodgkin también puede ocurrir en niños y tiene un tratamiento diferente (vea el documento de información de PDQ para el paciente sobre el tratamiento del linfoma no Hodgkin infantil para aprender sobre el tratamiento de ese linfoma).

Existen cerca de 10 tipos de linfomas no Hodgkin. Algunos tipos se diseminan con mayor rapidez que otros. El tipo se determina según el aspecto que tengan las células cancerosas en el microscopio. Esta determinación se denomina histología. Las histologías se agrupan, según la rapidez con que se diseminan en linfomas de grado indolente y agresivo.

Grado indolente		Grado agresivo
linfocítica pequeña	célula folicular grande	célula inmunoblástica grande
segmentada folicular pequeña	difusa segmentada pequeña	linfoblástica
célula folicular mixta	célula difusa mixta célula difusa grande	pequeña no segmentada (Burkitt o no Burkitt)

Otros tipos de linfoma no Hodgkin se conocen con el nombre de linfomas linfocíticos plasmacitoides, linfoma de las células de la corteza ganglionar, linfoma del tejido linfoide asociado con la mucosa (MALT, siglas en inglés) y linfoma de la zona marginal esplenética.

Los linfomas de grado agresivo se encuentran frecuentemente en pacientes con el síndrome de inmunodeficiencia adquirida (SIDA); estos pacientes requieren tratamiento especial. Para mayor información sobre linfomas en pacientes con SIDA, vea el documento de información del PDQ para pacientes sobre el linfoma relacionado con el SIDA.

Como la mayoría de cánceres, el linfoma no Hodgkin se trata mejor cuando se detecta (diagnostica) pronto. Usted deberá ver al médico si tiene cualquiera de los siguientes síntomas durante más de 2 semanas: hinchazón indolora en los ganglios linfáticos del cuello, axilas o de la ingle; fiebre que no desaparece; sudoración nocturna; cansancio permanente; pérdida de peso sin estar a dieta; o picazón en la piel.

Si usted tiene estos síntomas, su médico le hará un examen cuidadoso para ver si tiene hinchazón o masas en el cuello, las axilas y la ingle. Si los ganglios linfáticos parecen ser anormales, el médico podría cortar un pedazo pequeño de tejido para observarlo en el microscopio y determinar la presencia de células cancerosas. Este procedimiento se conoce con el nombre de biopsia.

La probabilidad de recuperación (pronóstico) y la selección de tratamiento dependerán de la etapa en la que se encuentra el cáncer (si sólo se encuentra en una área o si se ha diseminado a todo el cuerpo), su edad y su condición de salud en general.

Explicación de las etapas

Etapas del linfoma no Hodgkin en adultos

Una vez que se encuentra el linfoma no Hodgkin, se harán pruebas adicionales para determinar si el cáncer se ha diseminado desde su lugar de origen a otras partes del cuerpo. Este examen se denomina clasificación por etapas. El médico necesita saber la etapa en la que se encuentra la enfermedad para poder planificar el tratamiento adecuado.

El médico determinará la etapa de la enfermedad por medio de exámenes físicos, análisis de sangre y por medio de diferentes tipos de radiografías. Este tipo de clasificación por etapas se denomina clasificación por etapas clínica. En algunos casos, el médico tendrá que realizar una operación llamada laparotomía, con el fin de determinar la etapa en que se encuentra la enfermedad. Durante esta operación, el médico hará una incisión en el abdomen y observará cuidadosamente los órganos para ver si éstos contienen cáncer. Durante esta operación, el médico extraerá pequeños pedazos de tejido (realizará una biopsia) y los observará en el microscopio para ver si contienen cáncer. Este tipo de clasificación por etapas se llama clasificación patológica. Sólo se lleva a cabo una clasificación patológica cuando el médico la necesita para planificar el tratamiento.

Las siguientes etapas se utilizan en la clasificación de linfoma no Hodgkin:

Etapa I

El cáncer se encuentra en una sola área del ganglio linfático o en una sola área u órgano fuera de los ganglios linfáticos.

Etapa II

Cualquiera de las siguientes situaciones significa que la enfermedad se encuentra en la etapa II:

- El cáncer se encuentra en dos o más áreas de los ganglios linfáticos en el mismo lado del diafragma (el músculo delgado que se encuentra debajo de los pulmones que ayuda a la respiración).
- El cáncer se encuentra en una sola área u órgano fuera de los ganglios linfáticos y en los ganglios linfáticos de alrededor. También pueden tener cáncer otras áreas de ganglios linfáticos en el mismo lado del diafragma.

Etapa III

El cáncer se encuentra en áreas de los ganglios linfáticos en ambos lados del diafragma. El cáncer también puede haberse diseminado a un área u órgano cerca de los ganglios linfáticos y/o el bazo.

Etapa IV

Cualquiera de las siguientes situaciones significa que la enfermedad se encuentra en etapa IV:

- El cáncer se ha diseminado a más de un área en un órgano u órganos fuera del sistema linfático. Se pueden o no encontrar células cancerosas en los ganglios linfáticos próximos a estos órganos.
- El cáncer sólo se ha diseminado a un órgano fuera del sistema linfático, sin embargo, los ganglios linfáticos alejados de dichos órganos se encuentran complicados.

Recurrente

Enfermedad recurrente significa que el cáncer ha regresado después de haber sido tratado. Puede regresar al área donde se originó o a otra parte del cuerpo.

Aspectos de las opciones del tratamiento

Tratamiento del linfoma no Hodgkin en adultos

Existen tratamientos para todos los pacientes con linfoma no Hodgkin en adultos. Se emplean tres tipos de tratamiento:

radioterapia (uso de rayos X de alta energía u otros rayos de alta energía para eliminar células cancerosas)

quimioterapia (uso de medicamentos para eliminar células cancerosas y reducir tumores)

Terapia biológica (uso del sistema inmunológico del cuerpo para combatir el cáncer)

Existen pruebas clínicas en curso en las que se está probando el uso de trasplantes de médula ósea en ciertos pacientes.

La radioterapia consiste en el uso de rayos X de alta energía para eliminar células cancerosas y reducir tumores. Generalmente la radioterapia para el linfoma no Hodgkin proviene de una máquina externa al cuerpo (radioterapia de haz externo). Cuando la radioterapia se administra al cuello, tórax y ganglios linfáticos axilares, ésta se denomina radioterapia al campo de esclavina. La radioterapia que se administra al campo de esclavina y a los ganglios linfáticos de la parte superior del abdomen, el bazo y los ganglios linfáticos pelvianos, se llama irradiación total de los ganglios. La radiación que se administra al cerebro para detener el crecimiento de las células cancerosas se llama irradiación craneal. La radioterapia se puede emplear sola o junto con quimioterapia.

La quimioterapia consiste en el uso de medicamentos para eliminar células cancerosas y reducir tumores. La quimioterapia puede tomarse en forma oral, o puede administrarse en el cuerpo por medio de una aguja en una vena o músculo. La quimioterapia se considera un tratamiento sistémico ya que el medicamento se introduce al torrente sanguíneo, viaja a través del cuerpo y puede eliminar células cancerosas por todo el cuerpo. Para llevar a cabo el tratamiento de ciertos tipos de linfomas no Hodgkin que se diseminan al cerebro, la quimioterapia se puede introducir al líquido que rodea el cerebro por medio de una aguja en el cerebro o espalda (quimioterapia intratecal).

El propósito del tratamiento biológico es el de lograr que el cuerpo combata el cáncer o infecciones. En él se utilizan materiales hechos por el cuerpo o elaborados en un laboratorio para impulsar, dirigir o restaurar las defensas naturales del cuerpo contra la enfermedad. El tratamiento biológico también se conoce con el nombre de terapia modificadora de la respuesta biológica (BRM).

El trasplante de médula ósea es un nuevo tipo de tratamiento en el que se usan dosis bastante elevadas de quimioterapia para eliminar las células de linfoma resistentes en el cuerpo. Las dosis elevadas de quimioterapia también destruyen gran parte de la médula ósea en el cuerpo. Para reemplazar la médula ósea, se hará una extracción de ésta de los huesos antes de iniciar el tratamiento y se tratará con medicamentos u otras sustancias para eliminar toda célula cancerosa que permanezca. A continuación, se congelará la médula ósea extraída y a usted se le administrarán dosis elevadas de quimioterapia, con o sin radioterapia, para eliminar todo indicio de células cancerosas. Luego, se descongelará la médula ósea anteriormente extraída y se le administrará por medio de una aguja en la vena para reemplazar la médula destruida. Este procedimiento se llama trasplante autólogo. Si la médula ósea que se le administra se ha extraído de otra persona, el procedimiento se llamará trasplante alogénico.

Tratamiento por etapas

El tratamiento para linfoma no Hodgkin en adultos dependerá de la etapa en la que se encuentra la enfermedad, la histología y el grado de la enfermedad, su edad y su estado de salud en general. La radioterapia a la pelvis o las dosis elevadas de quimioterapia pueden causar esterilidad.

Usted puede recibir un tratamiento considerado estándar que se basa en la efectividad del tratamiento en varios pacientes en pruebas anteriores o usted puede optar por formar parte de una prueba clínica. No todos los pacientes se curan con terapia estándar y algunos tratamientos estándar pueden tener más efectos secundarios de los deseados. Durante 20 años después del tratamiento, algunos pacientes desarrollan otro tipo de cáncer, tal como cáncer de pulmón, cerebro, riñón o vejiga; debido a esta posibilidad, usted deberá visitar al médico regularmente para hacerse un examen. Por estas razones, las pruebas clínicas están diseñadas para encontrar mejores maneras de tratar a los pacientes con cáncer y se basan en la información más actualizada. Se están llevando a cabo pruebas clínicas para casi todas las etapas de linfomas no Hodgkin en adultos en la mayor parte del país. Si usted desea más información, llame al Servicio de Información sobre el Cáncer al 1-800-4-CANCER (1-800-422-6237); TTY 1-800-332-8615, en los Estados Unidos.

Linfoma No Hodgkin en adultos—Cáncer indolente etapa I y etapa II contiguo

Grado bajo

El tratamiento dependerá de la ubicación de la enfermedad, si ésta se encuentra arriba o debajo del diafragma.

Si el cáncer se encuentra arriba del diafragma, el tratamiento podría consistir en alguno de los siguientes:

1. Radioterapia al área donde se encuentran las células cancerosas.
2. Radioterapia a un campo de esclavina o sólo al cuello, parte superior del tórax y los ganglios linfáticos axilares.
3. Radiación de una parte o a todo el sistema linfático.
4. Quimioterapia y radioterapia se están evaluando.
5. Quimioterapia sola u supervisión cuidadosa cuando la radiación no es posible.

Opciones de tratamiento para linfoma no Hogdkin en adulto, agresivo, en etapa i y etapa ii contiguo

Si el paciente ha sido clasificado, el tratamiento podría consistir en alguno de los siguientes:

1. Quimioterapia y radioterapia.
2. Quimioterapia.
3. Radioterapia.

Opciones de tratamiento para linfoma no Hodgkin en adulto, indolente, no contiguo, en etapas II/III/IV

1. Supervisión cuidadosa hasta que aparezcan síntomas.
2. Quimioterapia.
3. Quimioterapia combinada.
4. Quimioterapia, radioterapia y transplante de medula osea o transplante de células periféricas del tallo se están evaluando en ensayos clínicos.

Opciones de tratamiento para linfoma no Hodgkin en adulto, no agresivo, no contiguo en etapas II/III/IV

El tratamiento podría consistir en alguno de los siguientes:

1. Quimioterapia combinada.
2. Transplante de medula osea o transplante de células periféricas del tallo se están evaluando en ensayos clínicos.
3. Se esta evaluando la quimioterapia combinada en ensayos clínicos.

Opciones de tratamiento para el linfoma linfoblástico en adulto

El tratamiento podría consistir en alguno de los siguientes:

1. Quimioterapia combinada incluyendo el tratamiento del sistema nervioso central.
2. Quimioterapia combinada mas radioterapia.
3. El transplante de medula osea se esta evaluando en ensayos clínicos.

Opciones de tratamiento para el linfoma de Burkitt/linfoma difuso de celulas pequenas sin división

El tratamiento podría consistir en alguno de los siguientes:

1. Quimioterapia combinada incluyendo el tratamiento del sistema nervioso central.
2. Quimioterapia combinada más transplante de medula osea

Opciones de tratamiento para el linfoma no Hodgkin de adulto indolente y recurrente

Los linfomas indolentes algunas veces recurren después de haber sido tratados.

Algunas veces el linfoma recurre con un tipo histológico celular distinto, mas frecuentemente como un linfoma agresivo. Si este es el caso, vea la sección de tratamiento del linfoma no Hodgkin recurrente, agresivo. Si el linfoma recurre y todavía esta en etapa temprana, el tratamiento puede ser cualquiera de los siguientes:

1. Quimioterapia.
2. Quimioterapia combinada.
3. Radioterapia.
4. Radioterapia más quimioterapia.
5. Un ensayo clínico de transplante de medula osea.
6. Una prueba clínica de radioinmunoterapia.

Opciones de tratamiento para el linfoma no Hodgkin recurrente y agresivo

El tratamiento podría consistir en alguno de los siguientes:

1. Transplante de medula osea.
2. Transplante de medula osea mas radioterapia.
3. Un ensayo clínico de quimioterapia, radioterapia o transplante de células periféricas del tallo.
4. Un ensayo clínico de radioinmunoterapia.

Para aprender más

PARA APRENDER MÁS. LLAME AL 1-800-4-CANCER (en los Estados Unidos).

Para aprender más sobre el cáncer hepático primario en adultos, llame al Servicio de Información sobre el Cáncer del Instituto Nacional del Cáncer al 1-800-4-CAN-CER (1-800-422-6237); TTY 1-800-332-8615, en los Estados Unidos. Si usted llama a este número, que es gratis en los Estados Unidos, un especialista entrenado con información le contestará sus preguntas.

El Servicio de Información sobre el Cáncer también tiene folletos acerca del cáncer que están a la disposición de el publico y pueden ser enviados por pedido. Los siguientes folletos sobre temas generales relacionados con el cáncer del hígado pueden serle útiles:

Los siguientes folletos sobre preguntas generales acerca del cáncer pueden serle útiles:

- *What You Need To Know About Cancer*
- *Taking Time: Support for People with Cancer and the People Who Care About Them*
- *What Are Clinical Trials All About?*
- *Chemotherapy and You: A Guide to Self-Help During Treatment*
- *Radiation Therapy and You: A Guide to Self-Help During Treatment*
- *Eating Hints for Cancer Patients*
- *Advanced Cancer: Living Each Day*
- *When Cancer Recurs: Meeting the Challenge Again*

Los siguientes folletos disponibles en español pueden serle útiles:

- *Datos sobre el tratamiento de quimioterapia contra el cáncer,* (12 páginas)
- *El tratamiento de radioterapia: Guía para el paciente durante el tratamiento,* (48 páginas)

Hay otros lugares donde es posible encontrar información y materiales acerca de los tratamientos para el cáncer y de los servicios que pueden serle útiles. Diríjase a la oficina de servicio social de su hospital donde le darán listas de organizaciones locales o nacionales que pueden ayudarle a resolver problemas de dinero, de traslado de su casa al hospital durante el tratamiento, de atención médica a domicilio y en general a manejar sus problemas.

Para más información del National Cáncer Institute por favor escriba a la siguiente dirección:

National Cancer Institute
Office of Cancer Communications
31 Center Drive, MSC 2580
Bethesda, MD 20892-2580

Para mayor información sobre tratamiento y ensayos clínicos sobre cáncer llame al Servicio de Información sobre Cáncer del Instituto Nacional de Cáncer:1-800-4-CANCER. El llamado es gratis y un asesor conversará con usted.

■ **Instituto Nacional de Cáncer**
Servicio de Información Sobre Cáncer
Office of Cancer Communications
31 Center Drive, MSC 2580
Bethesda, MD 20892-2580
Date Last Modified: 12/97

MELANOMA

Descripción

¿Qué es un melanoma?

El melanoma es una enfermedad de la piel en la que se encuentran células cancerosas (malignas) en las células que le dan color a la piel (melanocitos). El melanoma generalmente ocurre en adultos, pero puede ocasionalmente encontrarse en niños y adolescentes. La piel protege el cuerpo contra el calor, la luz, la infección y las lesiones. Está constituida de dos capas principales: la epidermis (la capa exterior) y la dermis (la capa interior). Los melanocitos se encuentran en la epidermis y contienen melanina, la cual le da el color a la piel. El melanoma a veces se llama melanoma cutáneo y a veces se llama melanoma maligno.

El melanoma es un tipo de cáncer más grave que los cánceres de la piel más comunes, como por ejemplo el cáncer de células basales o el cáncer de células escamosas, los cuales se originan en las células basales o escamosas de la epidermis. Si usted tiene cáncer de las células basales o cáncer de las células escamosas de la piel, consulte el documento de información para el paciente sobre cáncer de la piel.

Como la mayoría de los cánceres, el melanoma se trata mejor cuando se detecta (diagnostica) pronto. El melanoma puede diseminarse (por metástasis) rápidamente a otras partes del cuerpo a través del sistema linfático o de la sangre. (Los ganglios linfáticos son estructuras pequeñas en forma de frijol que se encuentran en todo el cuerpo y cuya función es producir y almacenar células que combaten las infecciones). Usted deberá ver al médico si tiene cualquiera de los siguientes signos de melanoma: cambio en el tamaño, forma o color de un lunar; exudación o sangrado de un lunar; o un lunar que tiene comezón, está duro, tiene protuberancias, se ha hinchado o duele al tocarse. El melanoma también puede aparecer en el cuerpo como un lunar nuevo. Los hombres con más frecuencia contraen melanoma en el tronco (el área del cuerpo entre los hombros y las caderas) o en la cabeza o cuello; las mujeres con más frecuencia contraen melanoma en los brazos y piernas.

Si usted tiene signos de cáncer de la piel, el médico le examinará la piel cuidadosamente. Si un lunar o área pigmentada no parece normal, el médico lo extirpará (escisión local) y lo examinará en el microscopio para ver si tiene cáncer. Esto se hace generalmente en el consultorio médico. Es importante que esta biopsia se haga correctamente.

Explicación de las etapas

Una vez que se encuentra un melanoma, se harán otros exámenes para determinar si las células cancerosas se han diseminado a otras partes del cuerpo. Este proceso se llama clasificación por etapas. El médico necesita saber la etapa de la enfermedad para planificar el tratamiento adecuado. Las siguientes etapas se emplean para el melanoma:

Etapa 0

En la etapa 0, las células anormales se encuentran solamente en la capa exterior de las células de la piel y no invaden los tejidos más profundos.

Etapa I

El cáncer se encuentra en la capa exterior de la piel (epidermis) y/o en la parte superior de la capa interna de la piel (dermis), pero no se ha diseminado a los ganglios linfáticos vecinos. El tumor tiene un grosor de menos de 1.5 mm (1/16 de una pulgada).

Etapa II

El tumor tiene un grosor de 1.5 mm a 4 mm (menos de 1/6 de una pulgada). Se ha diseminado a la parte inferior de la capa interna de la piel (dermis), pero no al tejido situado debajo de la piel ni a los ganglios linfáticos vecinos.

Etapa III

Cualquiera de las situaciones siguientes significa que el tumor se halla en la etapa III:

1. El tumor es de más de 4 mm (aproximadamente 1/6 de una pulgada) de espesor.
2. El tumor se ha diseminado al tejido corporal situado debajo de la piel.
3. Hay tumores adicionales que han crecido a una pulgada del tumor original (tumores satélites).
4. El tumor se ha diseminado a los ganglios linfáticos vecinos o hay tumores adicionales que han crecido (tumores satélites) entre el tumor original y los ganglios linfáticos del área.

Etapa IV

El tumor se ha diseminado a otros órganos o a ganglios linfáticos alejados del tumor original.

Recurrente

Enfermedad recurrente significa que el cáncer ha vuelto a aparecer (recurrido) después de haber sido tratado. Puede reaparecer en el sitio original o en otra parte del cuerpo.

Aspectos de las opciones del tratamiento

Tratamiento del melanoma

Existen tratamientos para todos los pacientes con melanoma. Se emplean cuatro clases de tratamiento:

cirugía (extracción del cáncer en una operación)

quimioterapia (uso de medicamentos para destruir las células cancerosas)

radioterapia (uso de rayos X en dosis altas u otros rayos de alta energía para destruir las células cancerosas)

terapia biológica (uso del sistema inmunológico del cuerpo para combatir el cáncer)

La cirugía es el tratamiento primario para todas las etapas de melanoma. El médico puede extirpar el melanoma empleando una de las siguientes operaciones:

Rescisión conservadora. Una operación en la que se extrae cualquier cáncer que quede después de la biopsia, junto con una cantidad pequeña de la piel alrededor del cáncer (generalmente menos de media pulgada).

Extirpacón quirúrgica amplia. Una operación en la que se extirpa el cáncer y parte de la piel alrededor del tumor.

Quizás sea necesario tomar parte de la piel de otra área del cuerpo para colocarla en el lugar donde se ha sacado el cáncer. Esto se llama injerto.

La quimioterapia consiste en el uso de medicamentos para destruir las células cancerosas. La quimioterapia puede ser ingerida por pastillas, o puede introducirse en el cuerpo con una aguja en una vena o músculo. Se dice que la quimioterapia es un tratamiento sistémico porque los medicamentos se introducen al torrente sanguíneo, viajan a través del cuerpo y pueden destruir células cancerosas en todo el cuerpo. Si el melanoma ocurre en un brazo o pierna, la quimioterapia puede administrarse con una técnica llamada perfusión arterial aislada. Con este método, los medicamentos de la quimioterapia se ponen directamente en el torrente sanguíneo del brazo o pierna donde se encuentra el melanoma. Esto permite que la mayor parte del medicamento llegue directamente al tumor. Sin embargo, la quimioterapia no ha demostrado ser efectiva en el tratamiento de melanoma. Se están llevando a cabo pruebas clínicas para encontrar medicamentos quimioterapéuticos que sean efectivos.

Si el médico elimina todo el cáncer que se puede ver durante la operación, a usted se le podría administrar quimioterapia después de la cirugía para destruir cualquier célula de cáncer que haya quedado. La quimioterapia administrada después de una operación a una persona que no tiene células cancerosas detectables se llama quimioterapia adyuvante. La terapia adyuvante no ha demostrado ser efectiva en el tratamiento de melanoma. Se están llevando a cabo pruebas clínicas para encontrar medicamentos quimioterapéuticos adyuvantes que sean efectivos.

La radioterapia consiste en el uso de rayos X de alta energía para destruir las células cancerosas y reducir los tumores. La radiación puede provenir de una máquina situada afuera del cuerpo (radioterapia externa) o de materiales que producen radiaciones (radioisótopos) puestos en el área en donde se encuentran las células cancerosas (radioterapia interna) por medio de tubos delgados de plástico.

El propósito de la terapia biológica es el de tratar que el cuerpo combata el cáncer. En esta terapia se emplean materiales hechos por el cuerpo o fabricados en un laboratorio para impulsar, dirigir o restaurar las defensas naturales del cuerpo contra la enfermedad. El tratamiento biológico también se conoce como terapia modificadora de la respuesta biológica o inmunoterapia (BRM). Se están llevando a cabo pruebas clínicas para encontrar terapias biológicas que sean efectivas.

Tratamiento por etapas

El tratamiento para el melanoma dependerá del tipo y etapa de la enfermedad, su edad y estado general de salud.

Usted podría recibir tratamiento que se considera estándar según su efectividad en un número determinado de pacientes en estudios anteriores, o usted podría optar por tomar parte en una prueba clínica. La cirugía es, en la actualidad, el único tratamiento estándar para melanoma. Las pruebas clínicas están diseñadas para encontrar mejores métodos para el tratamiento de pacientes con cáncer. Se están llevando a cabo pruebas clínicas en la mayor parte del país para la mayoría de las etapas de melanoma. Si usted desea más información, llame al Servicio de Información sobre Cáncer al 1-800-4-CANCER (1-800-422-6237); TTY 1-800-332-8615, en los Estados Unidos.

Etapa 0

Su tratamiento podria consistir en lo siguiente.

1. Extirpación.

Etapa I

Usted podría recibir alguno de los siguientes tratamientos:

1. Rescisión conservadora después de la biopsia.
2. Extirpación quirúrgica amplia hecha ambulatoriamente. Un injerto de la piel podría hacerse para cubrir la herida. A veces también pueden extraerse los ganglios linfáticos alrededor del tumor.

Etapa II

Usted podría recibir alguno de los siguientes tratamientos:

1. Extirpaciión quirúrgica amplia y examen de los nódulos linfáticos sentinelas para buscar posibles metástasis.

2. Extirpación quirúrgica amplia del tumor y de los ganglios linfáticos vecinos. Se está evaluando en pruebas clínicas si la extirpación de Los ganglios linfáticos mejora los resultados.
3. Una prueba clínica de extirpación quirúrgica amplia seguida de quimioterapia sistémica adyuvante o terapia biológica.
4. Una prueba clínica de extirpación quirúrgica amplia seguida de quimioterapia administrada directamente en el brazo o pierna donde estuvo el melanoma (perfusión arterial aislada).

Etapa III

Usted podría recibir alguno de los siguientes tratamientos:

1. Escisión quirúrgica amplia con o sin terapia biológica. Podría hacerse un injerto de la piel para cubrir la herida. Los ganglios linfáticos vecinos pueden extraerse si contienen cáncer.
2. Una prueba clínica en la que le hacen una excisión quirúrgica amplia seguida de quimioterapia administrada directamente en el brazo o pierna donde estuvo el melanoma (perfusión arterial aislada). Los ganglios linfáticos vecinos pueden extraerse si contienen cáncer.
3. Una prueba clínica en la que de hacen una escisión quirúrgica amplia seguida de quimioterapia sistémica adyuvante o terapia biológica. Los ganglios linfáticos vecinos pueden extraerse si contienen cáncer.

Etapa IV

Usted podría recibir alguno de los siguientes tratamientos:

1. Cirugía para extraer ganglios linfáticos que contienen cáncer o tumores que se han diseminado (que han tenido metástasis) a otras áreas del cuerpo.
2. Radioterapia para aliviar síntomas.
3. Una prueba clínica de quimioterapia sistémica y/o terapia biológica.

Recurrente

El tratamiento dependerá de varios factores tales como el tratamiento recibido anteriormente y el lugar donde ha vuelto a aparecer el cáncer. Ya que no hay tratamiento aceptado para el melanoma recurrente, el tratamiento podría consistir en una prueba clínica de quimioterapia sistémica o terapia biológica.

Para aprender más

PARA APRENDER MÁS. LLAME AL 1-800-4-CANCER (en los Estados Unidos).

Para aprender más sobre el melanoma, llame al Servicio de Información sobre el Cáncer del Instituto Nacional del Cáncer al 1-800-4-CANCER (1-800-422-6237); TTY 1-800-332-8615, en los Estados Unidos. Si usted llama a este número, que es gratis en los Estados Unidos, podrá hablar con alguien que le contestará sus preguntas.

El Servicio de Información sobre el Cáncer también puede enviarle folletos. Los siguientes folletos sobre melanoma pueden serle útiles:

- *What You Need To Know About Melanoma*
- *What You Need To Know About Moles and Dysplastic Nevi*

Los siguientes folletos generales sobre cuestiones relacionadas con el cáncer le podrían ser útiles:

- *What You Need To Know About Cancer*
- *Taking Time: Support for People with Cancer and the People Who Care About Them*
- *What Are Clinical Trials All About?*
- *Chemotherapy and You: A Guide to Self-Help During Treatment*
- *Radiation Therapy and You: A Guide to Self-Help During Treatment*
- *Eating Hints for Cancer Patients*
- *Advanced Cancer: Living Each Day*
- *When Cancer Recurs: Meeting the Challenge Again*

Los siguientes folletos están disponibles en español y pueden ser útiles:

- *Datos sobre el tratamiento de quimioterapia contra el cáncer,* (12 páginas)
- *El tratamiento de radioterapia: Guía para el paciente durante el tratamiento,* (48 páginas)

Hay muchos otros lugares donde es posible encontrar información acerca de los tratamientos para el cáncer y de los servicios que pueden serle útiles. Diríjase a la oficina de servicio social de su hospital donde le suministrarán listas de organismos locales o nacionales que pueden ayudarle a resolver problemas de dinero, de traslado de su casa al hospital durante el tratamiento, de atención médica a domicilio y en general a manejar sus problemas.

Además, puede escribir al National Cancer Institute a la siguiente dirección:

National Cancer Institute
Office of Cancer Communications
31 Center Drive, MSC 2580
Bethesda, MD 20892-2580

Para mayor información sobre tratamiento y ensayos clínicos sobre cáncer llame al Servicio de Información sobre Cáncer del Instituto Nacional de Cáncer:1-800-4-CANCER. El llamado es gratis y un asesor conversará con usted.

■ **Instituto Nacional de Cáncer**
Servicio de Información Sobre Cáncer
31 Center Drive, MSC 2580
Bethesda, MD 20892-2580
Date Last Modified: 10/97

PREGUNTAS PARA HACERLE A SU MÉDICO SOBRE EL CÁNCER DEL SENO

(Questions to Ask Your Doctor about Breast Cancer)

Las siguientes páginas contienen listas de preguntas que le puede hacer a su médico acerca del cáncer del seno. Cada página cubre un tópico diferente. Las primeras páginas se concentran en el diagnóstico del cáncer del seno. Esta información es para las mujeres que se encuentran un nódulo o endurecimiento en el seno, para las mujeres que han hecho una cita para un mamograma de rutina y para las mujeres que se van a hacer una biopsia del seno. Las últimas páginas contienen preguntas acerca de la cirugía para el cáncer del seno, aspectos que se deben considerar después de la cirugía, sobre la radioterapia, la quimioterapia, la terapia a base de hormonas y la reconstrucción del seno.

Tener una lista de preguntas le puede ser útil

Muchas personas se sienten cohibidas en la oficina del médico y no están seguras qué preguntar. Otras se olvidan de sus preguntas al momento de hacerlas. Las siguientes preguntas le harán recordar las preguntas más importantes que le puede hacer a su médico.

Añada o elimine preguntas de acuerdo a su situación específica. Cada pregunta tiene espacio para tomar notas. Llévelas consigo, así como también un lápiz o pluma. Si apunta las contestaciones a sus preguntas podrá volverlas a leer y pensar acerca de ellas más tarde cuando se encuentre en casa.

Pídale a un pariente, amigo o amiga que la acompañe a su médico, que tome notas, que haga otras preguntas y que le ayude a recordar de lo que se habló.

"Preguntas para hacerle a su médico" fue producido por el Instituto Nacional del Cáncer con la ayuda de la Fundación Komen de Dallas, Texas.

Pida más información llamando al Servicio de Información sobre el Cáncer (CIS) del Instituto Nacional del Cáncer al 1-800-422-6237 (1-800-4-CANCER). Los especialistas del CIS proveen información y publicaciones gratuitas acerca de los aspectos del cáncer y los servicios disponibles en su localidad relacionados con el cáncer. El CIS también tiene personal que habla español.

Si se encuentra un nódulo o endurecimiento en el seno

1. ¿Puede indicarme dónde puedo ir para hacerme un mamograma?
2. ¿Mantiene el centro de mamografía niveles altos de calidad?

3. ¿Se puede aspirar (extraer la células o líquido con jeringuilla o aguja) el nódulo?
4. ¿Me referirá a un médico especialista del seno para exámenes o tratamientos adicionales?

Preguntas para asegurarse que se le haga el mamograma en un centro que provea servicios de calidad

Seleccione un centro de mamografía que conteste Sí a las próximas 5 preguntas.

1. ¿Usa el centro máquinas específicamente diseñadas para tomar la mamografía? Nota: A este equipo se le conoce como máquinas "dedicadas" para la mamografía. No vaya a un centro que use máquinas de mamografía que también tomen placas o rayos-X de los huesos o de otras partes del cuerpo.
2. ¿Es un técnico registrado la persona que toma el mamograma?
3. ¿Es en radiólogo un médico específicamente adiestrado para interpretar los mamogramas?
4. ¿Son los mamogramas que ofrece este centro parte regular de sus servicios? Nota: El Colegio Norteamericano de Radiología (American College of Radiology [ACR]) recomienda que escoja un centro donde se administran al menos 10 mamogramas por semana.
5. ¿Son calibradas las máquina de mamografía por lo menos una vez al año?

Las respuestas a estas preguntas la ayudarán a prepararse para el mamograma y los pasos a seguir.

6. ¿Que debo hacer para prepararme para el mamograma?
7. ¿Qué revelará el mamograma?
8. ¿Quién recibe los resultados de mi mamograma? ¿Se pueden también enviar los resultados a otros de mis médicos?
9. ¿Cuánto tiempo demoran los resultados del mamograma?
10. ¿Qué se debe hacer si se detecta algún problema?

La biopsia del seno

Las respuestas a estas preguntas la ayudarán a entender los diferentes aspectos de la biopsia.

1. ¿Qué tipo de biopsia me harán? ¿Porque? ¿Me sacarán el nódulo entero o sólo una parte?
2. ¿Pueden aspirar (extraer el líquido o sacar un pequeño número de células con una jeringuilla o aguja) el nódulo? ¿Cuán confiable es la biopsia con aguja?
3. ¿Cuánto tiempo dura la biopsia o la aspiración por aguja?

4. ¿Estaré despierta durante la biopsia o aspiración? ¿Se puede hacer la biopsia o aspiración sin necesidad de internarme en el hospital?

Las respuestas a estas preguntas la ayudarán a prepararse para el resultado de la biopsia.

1. Si tengo cáncer, ¿qué otros exámenes debo hacerme?
2. ¿Harán pruebas receptoras de estrógeno y progesterona al tejido que saquen durante la biopsia? ¿Qué información dan estas pruebas? ¿Harán otras pruebas especiales, como flujo de citometría y otras indicaciones de agresividad tumoral, en el tejido?
3. ¿Usará usted el procedimiento de dos pasos? (En el procedimiento de dos pasos se le informa a la paciente sobre las alternativas de tratamiento después de recibir los resultados de la biopsia. Si después de la biopsia se necesita cirugía, ésta se lleva a cabo en otra ocasión.)
4. ¿Cuán visible es la cicatriz que deja la biopsia?
5. ¿Hay efectos a consecuencia de la biopsia? Si los hay, ¿cuáles son?
6. ¿Cuán pronto sabré si tengo cáncer después de hacerme la biopsia?
7. ¿Cuánto tiempo tengo para decidir qué tipo de tratamiento seguir si se encuentra cáncer después de hacer la biopsia?

Cuando le diagnostican cáncer del seno

Las respuestas a estas preguntas la ayudarán a entender su diagnóstico.

1. ¿Qué reveló mi biopsia o aspiración por aguja?
2. ¿Qué tipo de cáncer tengo?
3. ¿Cuáles fueron los resultados de mis pruebas receptoras de estrógeno y progesterona? ¿Cuáles fueron los resultados de las otras pruebas (flujo de citometría y otras indicaciones de agresividad tumoral)?
4. ¿Qué exámenes me harán antes de la cirugía para determinar si el cáncer se ha extendido a otros órganos, como al hígado, a los pulmones, o a los huesos?

Las respuestas a estas preguntas la ayudarán a determinar cuál es el mejor tratamiento para usted.

1. ¿Cuáles son mis alternativas para el tratamiento? ¿Qué tratamiento me recomienda y por qué?
2. Cuáles son los riesgos y los beneficios de estos tratamientos?
3. (Haga las siguientes preguntas si no le hicieron estas pruebas durante la biopsia.) ¿Harán pruebas receptoras de estrógeno y progesterona con el tejido extraído en la cirugía? ¿Qué información dan estas pruebas? ¿Harán otras pruebas especiales, como

flujo de citometría y otras indicaciones de agresividad tumoral, con el tejido?

4. ¿Qué opina sobre la cirugía para conservar el seno, conocida en inglés como "lumpectomy" (extirpar el tumor solamente), seguido por radioterapia? ¿Soy buena candidata para este tipo de tratamiento?

5. ¿Necesitaré tratamientos adicionales de radioterapia, quimioterapia y/o terapia a base de hormonas después de mi cirugía? Si es así, ¿puede recomendarme un médico oncólogo?

6. ¿Se puede hacer la reconstrucción del seno durante la cirugía, o después? ¿Usted me la recomendaría?

7. ¿Cuáles son los riesgos y los beneficios?

8. Si decido no hacerme la reconstrucción del seno, ¿cuán buenos son los senos postizos que existen?

9. ¿Cuánto tiempo tengo para hacer una decisión sobre el tratamiento?

10. ¿Qué es un estudio clínico? ¿Existe algún estudio clínico que esté aceptando pacientes que tengan el mismo tipo de cáncer de seno que padezco? Si es así, ¿dónde puedo conseguir más información?

11. ¿Puede usted recomendarme un especialista en cáncer del seno para una segunda opinión?

Las respuestas a estas preguntas la ayudarán a prepararse para los resultados de su cirugía.

1. ¿Dónde quedará la cicatriz o cicatrices de la cirugía?

2. ¿Qué efectos secundarios pueden ocurrir después de la operación?

3. ¿Cómo debo esperar sentirme después de la operación?

Después de la cirugía del cáncer del seno

Las respuestas a estas preguntas la ayudarán a participar activamente en su recuperación.

1. ¿Debo hacer algún ejercicio especial? ¿Qué tipo de ejercicio me recomienda? ¿Por cuánto tiempo lo debo hacer?

2. ¿Qué precauciones debo tomar? (Por ejemplo, si me extraen los ganglios linfáticos, ¿puedo recibir inyecciones en el brazo, o afeitarme bajo el brazo?)

3. ¿Cuándo puedo regresar a mi rutina normal?

4. ¿Qué puedo hacer para asegurarme de una recuperación sin problemas?

5. ¿Qué problemas específicos le debo reportar a usted?

Las respuestas a estas preguntas la ayudarán a prepararse para sus visitas médicas de tratamiento posterior.

1. Si se está contemplando terapia adicional, ¿me puede recomendar un médico oncólogo?

2. Cuando se termine la terapia adicional, ¿quién estará encargado del tratamiento posterior? ¿Cuán seguido debo hacerme exámenes, incluyendo los análisis de laboratorio o los rayos-X?

3. ¿Qué análisis se hacen en estas ocasiones?

4. ¿Qué información darán los análisis?

La radioterapia

Las respuestas a estas preguntas la ayudarán a entender la razón por la cual se da radioterapia.

1. ¿Por qué se recomienda la radioterapia?

2. ¿Usted cree que el tamaño, el lugar y el tipo de cáncer del seno que tengo responderá a la radioterapia?

Las respuestas a estas preguntas la ayudarán a prepararse para el tratamiento.

1. ¿Cuánto tiempo toma cada tratamiento? ¿Cuánto tiempo toma todo el tratamiento?

2. ¿Cuándo se debe empezar el tratamiento?

3. ¿Quién estará a cargo de mi tratamiento de radiación? ¿Quién administra estos tratamientos?

4. ¿Dónde se lleva a cabo el tratamiento?

5. ¿Puedo ir sola o debo ir acompañada de un(a) amigo(a) o pariente?

Las respuestas a estas preguntas la ayudarán a prepararse para los efectos del tratamiento en su estilo de vida.

1. ¿Cuáles son los efectos secundarios y cuánto tiempo duran?

2. ¿Cuáles son los riesgos de este tratamiento?

3. ¿Qué precauciones o prohibiciones se deben mantener durante el tratamiento? ¿Después del tratamiento? (Como el uso de cremas para la piel, lociones, afeitarse bajo el brazo, etc.)

4. ¿Puedo mantener mis actividades normales (trabajo, relaciones sexuales, deportes, etc.) durante el tratamiento? ¿Después del tratamiento?

5. ¿Paga mi seguro de salud el costo del tratamiento?

6. ¿Con qué frecuencia se requieren exámenes y análisis después de haber terminado el tratamiento?

7. ¿Se necesitan otras terapias?

El tratamiento de quimioterapia contra el cáncer del seno

Las respuestas a estas preguntas la ayudarán a entender la razón por la cual es necesaria la quimioterapia.

1. ¿Por qué se recomienda la quimioterapia en mi caso?

2. ¿Qué implica que los ganglios linfáticos estén afectados?

3. ¿Cuántos ganglios linfáticos están afectados?

4. ¿Se debe considerar el tratamiento de quimioterapia o terapia a base de hormonas si mis ganglios linfáticos no están afectados?

Las respuestas a estas preguntas la ayudarán a entender los medicamentos que se usan y sus efectos.

1. ¿Qué medicamentos tendré que tomar?
2. ¿Por qué escogió estos medicamentos para mi tratamiento?
3. ¿Qué efectos se supone que causen estos medicamentos?
4. ¿Cuáles son los riesgos a corto y largo plazo?
5. ¿Qué efectos secundarios son posibles con este tipo de quimioterapia? ¿Son permanentes estos efectos secundarios?
6. ¿Qué efectos secundarios le debo informar al médico inmediatamente?

Las respuestas a estas preguntas la ayudarán a prepararse para su tratamiento y el cuidado posterior.

1. ¿Cuán pronto se debe empezar el tratamiento de quimioterapia?
2. ¿Cómo y cuándo se administra la quimioterapia?
3. ¿Cuánto tiempo dura cada tratamiento? ¿Cuánto tiempo dura la serie completa del tratamiento?
4. ¿Puedo continuar trabajando, haciendo ejercicios, etc., durante el tratamiento?
5. ¿Habrá necesidad de internarme en el hospital durante el tratamiento de quimioterapia?
6. ¿Puedo ir sola a recibir los tratamientos, o debo ir con un(a) amigo(a) o pariente?
7. ¿Qué otras precauciones debo tomar durante o después del tratamiento de quimioterapia?
8. ¿Paga mi seguro de salud el costo del tratamiento?
9. ¿Paga mi seguro de salud el costo de una peluca si me cae el cabello durante el tratamiento?
10. ¿Después de haber terminado los tratamientos, ¿cuán seguido es necesario que me vea al oncólogo?

La terapia a base de hormonas

Las respuestas a estas preguntas la ayudarán a entender el tratamiento a base de hormonas.

1. ¿Qué clase de hormonas recomienda para mi caso y por qué?
2. ¿Qué efectos se supone que tengan las hormonas?
3. ¿Cuáles son los efectos secundarios a corto y largo plazo del tratamiento a base de hormonas?

Las respuestas a estas preguntas la ayudarán a prepararse para el tratamiento.

1. ¿Cuán pronto debo comenzar la terapia a base de hormonas? ¿Por cuánto tiempo tomaré las hormonas?
2. ¿En qué forma y cuán seguido se administrará el tratamiento?
3. ¿Me administrarán la terapia a base de hormonas conjuntamente con otros tratamientos?

4. ¿Paga mi seguro de salud el costo del tratamiento a base de hormonas?

La cirugía reconstructiva del seno

Las respuestas a estas preguntas la ayudarán a entender qué es la cirugía reconstructiva.

1. ¿Cuáles son las clases de cirugía reconstructiva que existen?
2. ¿Qué clase de cirugía reconstructiva es la mejor para mí y por qué?
3. ¿Qué probabilidad existe de que el implante sea rechazado y/o que ocurra infección?
4. ¿Existen otros riesgos o efectos secundarios que se deban considerar?
5. ¿Qué se puede hacer si la operación no es exitosa?
6. ¿Cuál es el momento indicado para hacerme una reconstrucción del seno? ¿Lo podré hacer al mismo tiempo que la mastectomía? ¿Después de la cirugía? ¿Después de la quimioterapia?
7. Si decido no hacerme una reconstrucción del seno, ¿qué prótesis o senos postizos existen?

Las respuestas a estas preguntas la ayudarán a prepararse para la cirugía de reconstrucción y el cuidado posterior.

1. ¿Cuántas operaciones son necesarias? ¿Cuánto tiempo se permanece en el hospital para cada operación? ¿Cuánto tiempo de recuperación se necesita después de cada operación? ¿Qué medicamentos no debo tomar antes de hacerme la cirugía?
2. ¿Se sufre de mucho dolor después de la cirugía? ¿Por cuánto tiempo?
3. ¿Se necesitan "brassieres" o sostenes especiales después de la cirugía? ¿Dónde los puedo comprar?
4. ¿Cómo se verá y sentirá el seno reconstruido después de la cirugía? ¿Se parecerá al seno saludable? ¿Será necesario hacerle algo al seno saludable?
5. ¿Podré detectar cualquier reaparición del cáncer después de la cirugía de reconstrucción?
6. ¿Paga mi seguro de salud el costo de este tipo de cirugía?

■ **Instituto Nacional del Cáncer**
K62
Mayo de 1993

SARCOMA DE KAPOSI

(Kaposi's Sarcoma)

Descripción

¿Qué es el sarcoma de Kaposi?

El sarcoma de Kaposi (SK) es una enfermedad en la que se encuentran células cancerosas (malignas) en los tejidos situados debajo de la piel o en las membranas mucosas que revisten la boca, la nariz y el ano. El SK produce parches (lesiones) rojos o púrpuras en la piel y/o membranas mucosas, y se disemina a otros órganos del cuerpo, como los pulmones, el hígado o el tracto intestinal.

Hasta principios de la década de los 80, el sarcoma de Kaposi era una enfermedad muy poco común que se encontraba principalmente entre los hombres de edad mayor, los pacientes sometidos a trasplantes de órganos o entre hombres africanos. Con la epidemia del Síndrome de Inmunodeficiencia Adquirida (SIDA) a comienzos de la década de los 80, los médicos empezaron a notar más casos de sarcoma de Kaposi en Africa y entre hombres homosexuales contagiados con el SIDA. El sarcoma de Kaposi se disemina por lo general más rápidamente entre estos pacientes.

Si usted tiene síntomas de SK, el médico le hará un examen concienzudo de la piel y de los nódulos linfáticos (los nódulos linfáticos son estructuras pequeñas en forma de frijol que se encuentran por todo el cuerpo y cuya función es la de producir y almacenar células que combaten la infección). El médico también puede ordenar otros exámenes para determinar si usted tiene otras enfermedades.

La probabilidad de su recuperación (pronóstico) dependerá del tipo de sarcoma de Kaposi que usted tiene, su edad, su salud en general, y si usted tiene el SIDA.

Explicación de las etapas

Etapas del sarcoma de Kaposi

No existe un sistema aceptado de clasificación para el sarcoma de Kaposi. Los pacientes se agrupan según el tipo de sarcoma de Kaposi que tengan. Hay tres tipos de sarcoma de Kaposi:

Clásico

El sarcoma clásico de Kaposi ocurre generalmente en los hombres de edad mayor de descendencia judía, italiana o mediterránea. Este tipo de sarcoma de Kaposi progresa lentamente, a veces toma hasta más de 10 a 15 años. A medida que la enfermedad empeora, la parte inferior de las piernas se puede inflamar quizás provocando que la sangre no pueda fluir adecuadamente. Después de algún tiempo, la enfermedad puede diseminarse a otros órganos. Muchos de los pacientes con el sarcoma clásico de Kaposi pueden desarrollar otro tipo de cáncer en el transcurso de sus vidas.

Tratamiento relacionado con la inmunosupresión

El sarcoma de Kaposi puede darse en personas que están tomando medicamentos para debilitar el sistema inmunológico (inmunosupresores). El sistema inmunológico le ayuda al cuerpo a combatir la infección. Las personas que han recibido un trasplante de órgano (como trasplante de hígado o de riñón) tienen que tomar medicamentos para prevenir que el sistema inmunológico ataque al órgano nuevo.

Epidémico

El sarcoma de Kaposi en pacientes que tienen el Síndrome de Inmunodeficiencia Adquirida (SIDA) se llama sarcoma epidémico de Kaposi. El SIDA es causado por el Virus de Inmunodeficiencia Humana (VIH), el cual ataca y debilita el sistema inmunológico. Por lo tanto, cuando una infección o enfermedad invade al cuerpo, el sistema inmunológico no la puede combatir. El sarcoma de Kaposi en personas con el SIDA se disemina por lo general con mayor rapidez que otros tipos de sarcoma de Kaposi y a menudo se encuentra en varias partes del cuerpo.

Recurrente

La enfermedad recurrente significa que el SK ha vuelto a aparecer después de haber sido tratado. Puede reaparecer en el área donde se originó inicialmente o en otra parte del cuerpo.

Aspectos de las opciones del tratamiento

Tratamiento del sarcoma de Kaposi

Existen tratamientos para todos los pacientes con el sarcoma de Kaposi. Se emplean cuatro clases de tratamiento:

cirugía (extracción del cáncer)

quimioterapia (uso de medicamentos para eliminar las células cancerosas)

radioterapia (uso de altas dosis de rayos X para eliminar las células cancerosas)

terapia biológica (uso del sistema inmunológico del cuerpo para combatir el cáncer).

La radioterapia es un tratamiento común para el sarcoma de Kaposi. La radioterapia consiste en el uso de rayos X en dosis altas u otros rayos de alta energía para eliminar células cancerosas y reducir tumores. La radiación para el sarcoma de Kaposi proviene de una máquina situada fuera del cuerpo (radioterapia de haz externo).

La cirugía se refiere a la extracción del cáncer. El médico puede eliminar el cáncer empleando alguno de los siguientes métodos:

Escisión local. Operación en la que se extrae la lesión y parte del tejido situado alrededor.

Electrodesecación y curetaje. Operación en la que se quema la lesión y se extrae con un instrumento punzante.

Crioterapia. Operación en la que se congela y elimina el tumor.

La quimioterapia consiste en el uso de medicamentos para eliminar las células cancerosas. La quimioterapia se puede administrar de manera oral o se puede introducir al cuerpo con una aguja en una vena o músculo. La quimioterapia se denomina un tratamiento sistémico ya que el medicamento se introduce en el torrente sanguíneo, viaja a través del cuerpo y puede eliminar las células cancerosas situadas fuera del sitio de origen. La quimioterapia para el sarcoma de Kaposi también se puede inyectar en la lesión (quimioterapia intralesional).

El propósito de la terapia biológica es el de tratar de que el propio cuerpo combata el cáncer. En la terapia biológica se emplean materiales producidos por el propio cuerpo o fabricados en un laboratorio para impulsar, dirigir o restaurar las defensas naturales del cuerpo contra la enfermedad. La terapia biológica también se conoce como terapia modificadora de la respuesta biológica o inmunoterapia (BRM).

Tratamiento por etapas

El tratamiento para el sarcoma de Kaposi dependerá del tipo de sarcoma de Kaposi que usted tenga, su edad y salud en general.

Usted podría recibir un tratamiento considerado estándar según los resultados recibidos por varios pacientes en pruebas anteriores, o usted podría optar por participar en una prueba clínica. No todos los pacientes se curan con terapia estándar y algunos tratamientos estándar podrían tener más efectos secundarios de los deseados. Por estas razones, las pruebas clínicas están diseñadas para encontrar mejores maneras de tratar a los pacientes con cáncer y se basan en la información más actualizada. Se están llevando a cabo pruebas clínicas en la mayor parte del país para la mayoría de las etapas del sarcoma de Kaposi. Si usted desea obtener más información, llame al Servicio de Información sobre el Cáncer al 1-800-4-CANCER (1-800-422-6237); TTY 1-800-332-8615, en los Estados Unidos.

El sarcoma clásico de Kaposi

Usted podría recibir alguno de los siguientes tratamientos:

1. Radioterapia.
2. Escisión local.
3. Quimioterapia sistémica o intralesional.
4. Quimioterapia más radioterapia.

Tratamiento inmunosupresivo relacionado con el sarcoma de Kaposi

Dependiendo de su condición, el cáncer podría controlarse si usted deja de tomar medicamentos inmunosupresores. Si usted no puede dejar de tomar los medicamentos, o si éstos no funcionan, su tratamiento podría consistir en alguno de los siguientes:

1. Radioterapia.
2. Una prueba clínica de quimioterapia.

El sarcoma epidémico de Kaposi

Usted podría recibir alguno de los siguientes tratamientos:

1. Cirugía (escisión local, electrodesecación y curetaje o crioterapia).
2. Quimioterapia intralesional.
3. Quimioterapia sistémica. Se están evaluando nuevos medicamentos y combinaciones de medicamentos en pruebas clínicas.
4. Una prueba clínica de terapia biológica.

Sarcoma de Kaposi recurrente

El tratamiento para el sarcoma de Kaposi recurrente dependerá del tipo de sarcoma de Kaposi, su salud en general y su reacción a tratamientos anteriores. Usted podría optar por participar en una prueba clínica.

Para aprender más

PARA APRENDER MÁS LLAME AL 1-800-4-CANCER (en los Estados Unidos).

Para aprender más sobre el sarcoma de Kaposi, llame al Servicio de Información sobre el Cáncer del Instituto Nacional del Cáncer al 1-800-4-CANCER (1-800-422-6237); TTY 1-800-332-8615, en los Estados Unidos. Si usted llama a este número, que es gratis dentro de los Estados Unidos, usted podrá hablar con alguien que le contestará sus preguntas.

El Servicio de Información sobre el Cáncer también puede enviarle folletos. Los siguientes folletos sobre temas generales relacionados con el cáncer también pueden serle útiles:

- *What You Need To Know About Cancer*
- *Taking Time: Support for People with Cancer and the People Who Care About Them*
- *What Are Clinical Trials All About?*
- *Chemotherapy and You: A Guide to Self-Help During Treatment*
- *Radiation Therapy and You: A Guide to Self-Help During Treatment*
- *Eating Hints for Cancer Patients*
- *Advanced Cancer: Living Each Day*
- *When Cancer Recurs: Meeting the Challenge Again*

Los siguientes folletos están disponibles en español y pueden ser útiles:

- *Datos sobre el tratamiento de quimioterapia contra el cáncer,* (12 páginas)
- *El tratamiento de radioterapia: Guía para el paciente durante el tratamiento,* (48 páginas)

Hay muchos otros lugares donde es posible encontrar información acerca de los tratamientos para el cáncer y de los servicios que pueden serle útiles. Diríjase a la oficina de servicio social de su hospital donde le suministrarán listas de organismos locales o nacionales que pueden ayudarle a resolver problemas de dinero, de traslado de su casa al hospital durante el tratamiento, de atención médica a domicilio y en general a manejar sus problemas.

Además, puede escribir al National Cancer Institute a la siguiente dirección:

National Cancer Institute
Office of Cancer Communications
31 Center Drive, MSC 2580
Bethesda, MD 20892-2580

Para mayor información sobre tratamiento y ensayos clínicos sobre cáncer llame al Servicio de Informacion sobre Cáncer del Instituto Nacional de Cáncer: 1-800-4-CANCER. El llamado es gratis y un asesor conversará con usted.

■ **Instituto Nacional de Cáncer**
   Servicio de Información Sobre Cáncer
   31 Center Drive, MSC 2580
   Bethesda, MD 20892-2580
   Date Last Modified: 10/97

CEREBRO
(BRAIN)

■ ■ ■

¡AYÚDATE! APRENDE SOBRE LA TOXOPLASMOSIS O INFECCIÓN DEL CEREBRO

(Help: Learn about Toxoplasmosis or Brain Infection)

¿Qué es la infección por el VIH?

VIH quiere decir Virus de Inmunodeficiencia Humana. El VIH es un tipo de virus que cuando entra al cuerpo puede causar el SIDA (Síndrome de Inmunodeficiencia Adquirida). El virus del VIH ataca y destruye las defensas del cuerpo que ayudan a combatir infecciones y otras enfermedades. Una persona que tiene el VIH puede contraer enfermedades graves como la toxoplasmosis y algunos tipos de cáncer que normalmente no afectan a personas sanas.

Muchas personas infectadas por el VIH se ven y se sienten sanas, pero pueden transmitirle el virus a otras personas a través de relaciones sexuales, o compartiendo las jeringas que usan para inyectarse drogas. La mujer embarazada también puede transmitirle el virus a su bebé antes de nacer, durante el parto (al dar a luz), o al alimentar al bebé con su leche materna.

¿Qué puedes hacer para prevenir la toxoplasmosis?

La toxoplasmosis es una infección muy grave que frecuentemente afecta al cerebro. Si tienes el virus que causa el SIDA (VIH), tienes mayor riesgo de contraer esta infección.

Esta publicación explica qué es la toxoplasmosis e indica qué puedes hacer para prevenir y combatir esta enfermedad. Estas recomendaciones pueden ayudarte a permanecer sano(a) por más tiempo.

¿Qué es la toxoplasmosis?

La toxoplasmosis puede ser una enfermedad muy peligrosa para las personas que tienen el virus del VIH (SIDA). Esta infección es causada por un germen que muchas personas tienen en su cuerpo. Este germen es inofensivo si no tienes el virus VIH u otra enfermedad que pueda debilitar tu sistema inmunológico (sistema de defensa).

Las personas que tienen esta enfermedad pueden presentar algunos de los siguientes síntomas.

Síntomas de toxoplasmosis

- Dolor de cabeza
- Debilidad en el cuerpo
- Dificultad para pensar claramente
- Fiebre
- Adormecimiento en la piel o falta de sensación
- Estado de coma
- Convulsiones
- Otros problemas del sistema nervioso

Tratamientos contra la toxoplasmosis

Los medicamentos para combatir la toxoplasmosis te pueden ayudar de las siguientes dos maneras:

- **Fortalecen tu sistema inmunológico.** Algunos medicamentos pueden ayudar a fortalecer el sistema inmunológico de tu cuerpo a combatir enfermedades por más tiempo. Para mantenerte sano(a), es posible que el doctor te recomiende tomar medicamentos desde el momento en que seas diagnosticado con el virus VIH.
- **Ayudan a combatir la infección.** Los medicamentos que existen actualmente no pueden curar la toxoplasmosis, pero frecuentemente ayuda al paciente a sentirse mejor. Si has contraído la toxoplasmosis, es posible que tengas que continuar tomando medicamentos para evitar que tengas una recaída.

¿Cómo puedo cuidarme de la toxoplasmosis?

1. **Visita al doctor para hacerte chequeos regulares.** Una prueba de sangre puede indicar si alguna vez

has sido infectado(a) con el germen de la toxoplasmosis.

2. **Habla con el doctor o enfermera de la clínica si tienes síntomas de una posible infección de toxoplasmosis.** Los síntomas pueden indicarle al doctor que estás infectado(a) con toxoplasmosis. Si es así, debes recibir tratamiento médico inmediatamente.

3. **Trata de fortalecer tu sistema inmunológico.** Debes de comer alimentos saludables, descansar lo suficiente, y hacer ejercicio físico. Evita el uso de drogas, incluyendo bebidas alcohólicas y cigarrillos.

¿Cómo puedo cuidarme de la toxoplasmosis?

4. **Evita contagiarte con el germen de la toxoplasmosis.** Si nunca has sido infectado(a) con el germen de la toxoplasmosis, debes aprender a protegerte. El germen se encuentra principalmente en dos lugares:

   - En la arena que usan los gatos para los desperdicios (cat litter)
   - En la carne cruda o poco cocinada

Para cuidar tu salud debes de:

   a. Evitar contacto con los desechos de los gatos o con la arena usada para los desperdicios. A veces los gatos están infectados con toxoplasmosis. Si tienes el virus VIH, debes de protegerte. No limpies la arena de tu gato. Si no tienes quien te ayude, cúbrete la cara con una mascarilla y las manos con unos guantes.

   b. Cocina bien los huevos y todas las carnes, incluyendo la carne de pollo y de pavo.

¿Cómo puedo cuidarme de la toxoplasmosis?

5. **Sigue el plan de salud indicado por el doctor.** Toma los medicamentos recetados por el doctor a la hora correcta y en la dosis indicada, y tómalos durante todo el tiempo que sea necesario. Asegúrate de entender bien las instrucciones de cómo usar tus medicamentos. Si tienes dudas, pregúntale al doctor o al personal de la clínica.

¿Cómo puedo cuidarme de la toxoplasmosis?

6. **Repórtale al doctor cualquier síntoma que tengas mientras estás tomando los medicamentos contra la toxoplasmosis.** Algunos medicamentos pueden causar efectos secundarios (posibles complicaciones) en tu cuerpo. Si es así, habla con el doctor para ver si es necesario cambiar el medicamento o la dosis.

Los estudios clínicos: La esperanza del futuro

A través de los estudios clínicos, los científicos están probando mejores métodos para prevenir, detectar, y dar tratamiento contra la toxoplasmosis a las personas que tienen el virus VIH. Los científicos quieren combatir esta enfermedad y mantenerte sano(a) por más tiempo.

Si estás interesado(a) en participar en un estudio clínico, habla con el doctor para recibir más información. Con tu participación en un estudio clínico te ayudas a tí mismo(a) y a otros que también tienen el VIH.

Cuida tu salud . . .

- Visita al doctor para chequeos regulares.
- Evita infectarte con desechos de los gatos y cocina bien las carnes y los huevos.
- Llama al doctor o clínica inmediatamente si tienes cualquier síntoma de una posible infección de toxoplasmosis.
- Toma los medicamentos como te indique el doctor.

¿Cómo puedo obtener más información?

Para recibir más información en español sobre la toxoplasmosis, llama gratis a los siguientes números:

- 1-800-344-7432
  Línea de Información del SIDA
  En este número te pueden responder a tus preguntas sobre la toxoplasmosis. También te pueden informar sobre los sitios cerca de tu vecindario en donde puedas recibir tratamiento y otros servicios disponibles para personas con el virus VIH.
- 1-800-874-2572
  (1-800-TRIALS-A)
  Servicio de Información de las Pruebas Clínicas Sobre el SIDA. En este número te pueden informar acerca de los estudios clínicos sobre la toxoplasmosis y el VIH, y los lugares donde se están llevando a cabo.

Para obtener más copias, escribe a la Oficina de Comunicación del Instituto Nacional de Alergias y Enfermedades Infecciosas, Edificio No. 31, 7A50, Bethesda, Maryland 20892. O llama al:

- 1-800-458-5231
  Centro Nacional de Información sobre el SIDA
- 1-800-243-7012
  Línea de acceso para sordos (TDD)

Este folleto fue preparado con la asistencia de diferentes miembros de las comunidades hispanas en Estados Unidos y Puerto Rico, inclusive hispanos que trabajan en el campo de la salud.

■ **Departamento de Salud y Servicios Sociales de los Estados Unidos**
Servicio de Salud Pública
Institutos Nacionales de la Salud
Bethesda, MD 20892
NIH Número de publicación 94-33265
Mayo de 1994

LESION CEREBRAL

(Brain Injury)

Definición

Las regulaciones de la Ley Pública 101-476, el Acta para la Educación de los Individuos con Discapacidades (IDEA), anteriormente el Acta para la Educación de los Impedidos (EHA), ahora incluye la Lesión Cerebral como una categoría aparte. Los niños con Lesion Cerebral siempre han sido considerados elegibles para recibir los servicios a los cuales tienen derecho, pero bajo esta nueva categoría el proceso será mas fácil.

La Lesión Cerebral se define en IDEA como una herida adquirida por el cerebro, la cual es causada por alguna fuerza física externa que resulta en una discapacidad funcional total o parcial o un impedimento psicológico, o ambos, que afectan adversamente el rendimiento academico del niño. El termino se aplica a las heridas abiertas y cerradas, las cuales resultan en impedimentos en una o mas areas, tales como la cognición; idioma; memoria; atención; razonamiento; el pensamiento abstracto; criterio; la solución de problemas; las habilidades sensoriales, motrices, y de la percepción; el comportamiento psicosocial; las funciones físicas; el procesamiento de información; y el habla. El término no se aplica a las lesiones cerebrales congenitas o degenerativas, o a las heridas cerebrales inducidas por trauma durante el parto. [Código de Regulaciones Federales, Titulo 34, Parte 300.7(b)(12)]

Incidencia

Las lesiones cerebrales son la principal causa de la muerte y discapacidad en los niños y adolescentes en los Estados Unidos. Las más frecuentes causas de las lesiones cerebrales son los accidentes automovilisticos, las caidas, los deportes, y el abuso o asalto. Cada año, más de un millón de niños experimentan lesiones cerebrales; unos 165,000 requieren hospitalización. Muchos alumnos con lesiones cerebrales no ven a un profesional cuando ocurre el accidente.

Características

La organización Brain Injury Association ha calificado las lesiones cerebrales como "la epidemia silenciosa", porque despues de la herida, muchos ninos quedan sin impedimentos visibles. Los sintomas pueden variar dependiendo de la gravedad y ubicación de la herida. Sin embargo, los impedimentos en una o mas areas (tales como el funcionamiento cognoscitivo, las habilidades físicas, comunicación, o desorganización social o de la conducta) son comunes. Estos impedimentos pueden ser temporaneos o permanentes, y pueden causar discapacidades funcionales totales o parciales, además de mal ajuste psicosocial. Los niños que hayan experimentado una lesión cerebral pueden exhibir una variedad de problemas, incluyendo los siguientes:

- Impedimentos físicos: el habla, visión, audición, u otro impedimento sensorial; dolores de cabeza; falta de coordinación motriz; espasticidad de los músculos; paresis o parálisis en uno o ambos lados del cuerpo; desórdenes o ataques de apoplejia; e impedimentos en el balance o en el modo de andar.
- Impedimentos cognoscitivos: deficit de la memoria; debilitaciones en la concentración; pensamiento lento; atención limitada; impedimentos en la percepción, comunicación, y destrezas para leer y escribir, planificación, lógica, y juicio.
- Impedimentos psico-socioemocionales y de la conducta: fatiga, mal humor, contradicciones, el egocentrismo, las ansiedades, depresión, autoestima, disfunción sexual, inquietudes, falta de motivación, dificultades con el control emocional, la inhabilidad para hacer frente a los problemas, agitaciones, risa o llantos excesivos, y falta de habilidad para relacionarse con los demás.

Cualquier o todos de estos impedimentos pueden ocurrir a diferentes niveles. La naturaleza de la herida y los problemas que la acompañan pueden variar de leve a severo, y el curso de la recuperación es difícil de predecir. Es importante notar que, a través de la intervención terapeútica, temprana y continua, la severidad de estos síntomas puede disminuir, pero a diferentes niveles.

Efectos en la educación

A pesar del alto indice de lesión cerebral, muchos profesionales en los campos de la medicina y educación no están al tanto de las consecuencias de las lesiones cerebrales que ocurren durante la niñez. Los alumnos con lesión cerebral quedan equivocadamente calificados como niños con problemas de aprendizaje, trastornos emocionales o retraso mental. Como resultado, es posible que los servicios educacionales o servicios relacionados no sean provistos dentro del programa de educación especial. La designación de lesión cerebral como categoría aparte indica que las escuelas deberian proveer a los niños y jovenes el acceso a fondos para evaluaciones neuropsicológicas, educacionales, y del habla e idioma, entre otras necesarias, para desarrollar un Programa de Educacion Individualizado (IEP).

El hecho de que el niño se haya recuperado lo suficiente como para regresar a la escuela no quiere decir que el niño haya recuperado toda su capacidad anterior a la herida. Aunque los niños con lesión cerebral pueden demostrar una conducta similar a la de los niños que hayan nacido con otro tipo de condición o discapacidad, es importante reconocer que los efectos repentinos causados por el trauma son muy diferentes. En muchos casos el niño con lesión cerebral puede recordar como era antes del trauma, lo cual puede resultar en muchos problemas emocionales y psicosociales, diferentes a los que tipicamente se encuentran en los niños con discapacidades de origen congenito. Ademas, el trauma puede impactar sobre la familia, amigos, y profesionales que recuerdan como era el niño antes de la herida y que pueden tener dificultad al cambiar y ajustar sus metas y expectativas.

Entonces, para satisfacer las necesidades del niño es muy importante planificar cuidadosamente su regreso a la escuela. También será importante determinar si el niño necesita aprender de nuevo la materia que estudio previamente. Es posible que el niño necesite supervisión (para ir desde el salon de clases hasta el baño, por ejemplo), ya que puede tener dificultad para orientarse. Los profesores deben estar al tanto de como la memoria del nino puede quedar impedida, todo lo que aparentemente haya aprendido en un día puede olvidársele más tarde. Para trabajar constructivamente con alumnos con lesión cerebral, los educadores deberán:

- Darle al alumno oportunidades para repetir y un ambiente consistente;
- Enseñar y demostrar nuevos trabajos, darle instrucción, y proveer ejemplos para ilustrar ideas y conceptos;
- Evitar el uso de expresiones figurativas;
- Animar al alumno a medida que vaya mejorando su concentración;
- Explorar con frecuencia la adquisición de habilidades y proveer oportunidades para la práctica;
- Enseñar estrategias compensatorias para aumentar la memoria;
- Estar preparado para la falta de vigor que es típico de los alumnos con lesion cerebral y proveer periodos de descanso como sea necesario; y
- Mantener el ambiente libre de toda distracción.

Es posible que al principio los profesores tengan que medir si el niño puede seguir instrucciones simples antes de darle instrucciónes complicadas. A veces se enfoca toda la atencion en las discapacidades del nino, lo cual puede reducir su autoestimación; por lo tanto, es importante aumentar las oportunidades para el éxito y llevar hasta el máximo las potencialidades del niño.

Recursos

Begali, V. (1996). *Head injury in children and adolescents: A resource and review for school and allied professionals* (2nd ed.). Brandon, VT: CPPC. (Teléfono: 1-800-433-8234.)

Gerring, P.J., & Carney, J.M. (1992). *Head trauma: Strategies for educational reintegration.* San Diego, CA: Singular Publishing Group. (Teléfono: 1-800-521-8545.)

National Rehabilitation Information Center. (1992). *Traumatic brain injury: A NARIC resource guide for people with TBI and their families.* Silver Spring, MD: Autor. (Teléfono: 1-800-227-0216. Se habla español.)

Savage, R. (1995). *An educator's manual: What educators need to know about students with TBI* (3rd ed.). Washington, DC: Brain Injury Association. (Ver dirección más abajo.)

Organizaciones

Brain Injury Association (antes conocido como National Head Injury Foundation)
1776 Massachusetts Avenue N.W., Suite 100
Washington, DC 20036
800) 444-6443 (Ayuda para la familia); (202) 296-6443

Epilepsy Foundation of America
4351 Garden City Drive, Suite 406
Landover, MD 20785
(800) 332-1000; (301) 459-3700

THINK FIRST Foundation
22 South Washington Street
Park Ridge, IL 60068
(708) 692-2740; (800) 844-6556

El uso del termino "discapacidad"

El termino "discapacidad" fue aceptado por la Real Academia Española de la Lengua hace diez años y aparece en el diccionario de la lengua espanola de esta. En reconocimiento del gran poder del lenguaje para influir y crear impresiones, NICHCY utiliza el termino "discapacidad" en todas sus publicaciones.

Otras terminos quizás más comunes—como, por ejemplo, "incapacidad", "minusvalido", e "invalido"—pueden dar a entender que las personas con discapacidades son personas "sin habilidad", de "menor valor", o "sin valor".

En comparacion, discapacidad quiere decir una falta de habilidad en algún ramo específico. El uso del termino reconoce que todos los individuos con discapacidades tienen mucho que contribuir a nuestra sociedad y al mismo tiempo está de acuerdo con cambios similares en el lenguaje de la ley estadounidense.

Por favor comparta su ideas y comentarios con nuestro personal a través de la correspondencia con nuestra editora.

Este documento fue desarrollado a través del Acuerdo Cooperativo #H030A30003 entre la Academia para el Desarrollo Educacional (Academy for Educational Development) y la Oficina de Programas de Educación Especial del Departamento de Educación de los Estados Unidos. El contenido de este documento no refleja necesariamente las opiniones o políticas del Departamento de Educación, y el hecho de mencionar nombres registrados, productos comerciales, u organizaciones no implica el endorso por parte del Gobierno de los Estados Unidos.

Fundada en 1961, la Academia para el Desarrollo Educacional (Academy for Educational Development) es una organización sin fines de lucro dedicada a los servicios para tratar las necesidades del desarrollo humano en los Estados Unidos y a través del mundo. En sociedad con sus clientes, la Academia aspira a enfrentarse con los desafíos sociales, económicos, y ambientales a través de la educación y desarrollo de recursos humanos; aplicar los mejores métodos existentes para la educación, entrenamiento, investigación, tecnología, administración, analisis de la conducta, y mercadeo social, para resolver problemas; y mejorar el conocimiento y destrezas a través del mundo como los más efectivos medios para estimular el crecimiento, reducir la pobreza, y promover los ideales democráticos y humanitarios.

■ **El Centro Nacional de Información Para Niños y Jovenes con Discapacidades**
PO Box 1492
Washington, DC 20013
1-800-695-0285 (Voz/TT)
(202) 884-8200 (Voz/TT)
E-mail: nichcy@aed.org
URL: http://www.nichcy.org
FS18-SP, en espanol
Octubre de 1996

CIRUGÍA
(SURGERY)

■ ■ ■

ENTENDIENDO LA RITIDECTOMÍA: CIRUGÍA DE LA CARA

(Understanding Ritidectomia: Facial Surgery)

Qué es la ritidectomía

Cirugía de la cara

El envejecimiento de la cara es inevitable. Al pasar los años la piel se empieza a aflojar en la cara y el cuello. Las "patas de gallo" aparecen en las esquinas de los ojos. Líneas finas comienzan a formarse en la frente y después gradualmente profundos pliegues. Se ablanda la papada y debajo de la barba aparecen pliegues verticales enfrente del cuello.

La herencia, lo hábitos personales, la fuerza de la gravedad y la exposición al sol contribuyen al envejecimiento de la cara. Asi como la población envejece, es obvio el porqué la ritidectomía se ha convertido en el tercer procedimiento quirúrgico de cirugía plástica facial más deseado.

Si usted alguna vez se ha preguntado cómo una ritidectomía o estiramiento facial, puede mejorar su apariencia y autoestima, usted necesita saber cómo se realiza este procedimiento y qué puede usted esperar de él. Este folleto le ayudará a eliminar muchas de sus inquietudes y le dará la información que usted necesita para que empiece a considerar los beneficios de un estiramiento facial.

La cirugía plástica facial exitosa es resultado de una buena relación entre el médico y el paciente. La confianza debe basarse en expectativas realistas y explicaciones médicas precisas desarrolladas durante las entrevistas preoperatorias. Su cirujano puede responder preguntas específicas acera de sus necesidades personales.

¿Es usted candidato para un estiramiento facial?

Como en toda cirugía plástica facial, la buena salud y expectativas realistas son prerrequisitos. El entendimiento de las limitaciones de la ritidectomía es crucial y la estabilidad psicológica es vital.

No existen resultados exactos en la ritidectomía. El objectivo debe ser la mejoría de la apariencia de la cara. El tipo de piel, los rasgos étnicos, el grado de elasticidad de la piel, la capacidad individual de la curación de los tejidos, la estructura ósea, asi como una actitud realista son factores que deben ser discutidos antes de la cirugía. Este procedimiento se realiza frecuentemente en pacientes de alrededor de 30 años pero también se van obtenido resultados exitosos en pacientes de alrededor de 80 años de edad.

La ritidectomía no puede detener el proceso de envejecimiento, no puede regresar las manecillas del reloj. Lo que puede hacer es ayudar a que su cara se vea mejor y a proporcionarle una apariencia saludable y más juvenil. Un efecto colateral positivo que muchos pacientes experimentan es un incremento en la autoestima.

Antes de decidir una ritidectomía, usted debe discutir con su cirujano plástico facial si los efectos de una ritidectomía podrán ser más exitosos si se hacen cambios adicionales en la barba, el mentón u otras áreas de la cara. Muchos pacientes deciden que se les practique liposucción facial para remover los depósitos excesivos de grasa en conjunto con la ritidectomía.

Si existen muchos defectos que requieran corrección, podrían ser necesarios más de un procedimiento para obtener un mejor resultado.

Cómo decidir someterse a un estiramiento facial

La elección que usted haga de su cirujano plástico facial es una decisión de suma importancia. Durante las consultas preliminares el cirujano examinará la estructura de su cara, el color y la elasticidad de su piel. Le serán tomadas fotografías para que su cirujano pueda estudiar detalladamente su cara.

Los riesgos individuales de cada paciente serán identificados y estudiados, especialmente los relacionados a situaciones médicas tales como presión arterial alta, tendencias cicatriciales, tabaquismo y cualquier deficiencia en la coagulación de su sangre. El cirujano hará una historia clínica minuciosa, al grado de permitir la evaluación de las probables actitudes mentales y emocionales que pudieran adoptarse relacionadas con la cirugía.

Ya que una actitud realista es crucial para el buen éxito de la cirugía, el procedimiento quirúgico y las expectativas deberán ser discutidas.

Después de haber tomado la decisión de proceder a la práctica de una ritidectomía, debe haber un trabajo en conjunto entre el paciente y el cirujano; el cirujano describirá la técnica indicada, el tipo de anestesia, las facilidades quirúrgicas, posibles procedimientos adicionales, los pros, los contras, las posibles complicaciones y los costos.

Cómo se realiza la cirugía

El cirujano inicia la incisión en el área de implantación del pelo de la sien, justo arriba y enfrente de la oreja y luego continúa alrededor del lóbula de la oreja, circundándola por detrás hasta llegar al punto en donde inicia la piel cabelluda para continuar la incisión hacia atrás y abajo. Se levanta la piel antes de que se reposicionen y se tensen los múscolos y el tejido conectivo. Algo de grasa puede ser removida, asi como el exceso de piel. En los hombres la incisión se diseña para acomodar la línea natural del inicio de la barba. En todos los casos la incisión se deberá localizar en una arruga natural de la piel para lograr que se disimule al máximo posible. Después de arreglar el exceso de la piel, el cirujano cierra la incisión con suturas inas y/o con clips metálicos, lo cual permite una cirugía sin rasurar la piel cabelluda en el sitio de la incisión, sobre todo en la parte posterior de la oreja. Dependiendo de la extensión de la cirugía, ésta puede realizarse en un tiempo que va de 2 a 4 horas. Cuando la cirugía se haga con una combinación de medicamentos sedantes, anestesia local y anestésicos intravenosos, el paciente puede experimentar ligeras molestias. Algunos cirujanos prefieren el uso de anestesia general durante la ritidectomía. Al terminar la cirugía se aplicarán vendajes para proteger las incisiones.

Qué esperar después de la cirugía

La mayoría de los pacientes experimentan un poco de dolor después de la cirugía, por lo cual el cirujano podrá prescribir analgésicos. Cierto grado de inflamación es inevitable y el cirujano puede instruir al paciente acerca del uso de compresas frías, asi como de mantener la cabeza elevada el mayor tiempo posible. Si el cirujano colocó vendajes, éstos serán removidos dentro de los primeros dos días del postoperatorio. Se deberá limitar la actividad física. Es indispensable informar cualquier molestia. Existen ciertos riesgos durante la realización de una ritidectomía, pero miles de ellas son realizadas cada año en el mundo con buen éxito. Todas las cirugías tienen algunos riesgos.

En algunos casos puede ser colocado un tubo de drenaje en la herida. Este es removido en los primeros dos días del postoperatorio. Todas las suturas deben ser retiradas durante los primeros seis a diez días después de la cirugía. Es conveniente que los familiares colaboren en el postoperatorio, ya que se debe evitar la actividad física vigorosa.

La recuperación usualmente toma de dos a tres semanas, aunque muchos pacientes regresan a trabajar en dos semanas. Las cicatrices generalmente no se notan después de que haya pasado suficiente tiempo para que suceda su maduración. De cualquier forma se pueden ocultar con el pelo o con un poco de maquillaje. Se debe tener en mente que el proceso de envejecimiento continuará después de la cirugía y que en las primeras semanas del postoperatorio ocurrirá cierta relajación de los tejidos.

Los seguros generalmente no cubren la cirugía practicada con fines puramente estéticos. Es responsabilidad de cada paciente revisar las condiciones individuales de su seguro.

La Academia Americana de Cirugía Plástic y Reconstructiva Facial (AAFRS), es la asociación de cirujanos plásticos y reconstructivos faciales mas grande del mundo. Aquellos dedicados de manera exclusiva a desarrollar la cirugía reconstructiva y estética de la cara, la cabeza y el cuello.

■ **Academia Americana de Cirugía Plástica y Reconstructiva Facial**
1110 Vermont Avenue NW, Suite 220
Washington, D.C. 20005-3522
(202) 842-4500
(800) 332-FACE (free brochures and list of surgeons)

FORMAS DE CONTROLAR EL DOLOR DESPUÉS DE UNA OPERACIÓN

(Pain Control After Surgery: A Patient's Guide)

¿Qué es el dolor?

El dolor es la forma en la que el cuerpo le manda una señal al cerebro indicando que puede haber un problema. Su columna vertebral (la espina) y los nervios de su cuerpo son los conductos a través de los cuales se transmiten las sensaciones del cuerpo al cerebro y del cerebro al resto del cuerpo.

Las células debajo de la piel y en la piel sienten el calor, el frío, la luz, forma y textura de las cosas, la presión y el dolor. Todas las personas tienen miles de estas. Cuando hay una herida en el cuerpo en este caso una operación (cirugía) estas pequeñas células mandan mensajes de dolor al cerebro. La medicina contra el dolor bloquea estos mensajes de dolor o reduce su efecto en el cerebro.

Si el dolor no se le quita incluso después que le han dado medicina puede indicar que existe un problema. Después que le hacen una operación, su médico o enfermera le preguntará si siente dolor. Asegúrese de decirles si siente dolor.

El propósito de este folleto

Este folleto trata sobre las formas de aliviar el dolor después de una operación (cirugía) y los tipos de tratamiento que probablemente recibirá. El folleto también le muestra cómo puede cooperar con sus médicos y enfermeras.

Leer este folleto le debe ayudar a:

- Aprender que controlar el dolor es importante.
- Ser capaz de ayudar a sus médicos y enfermeras a decidir la mejor forma de controlar su dolor.

Las metas del tratamiento

No tiene porqué sentir dolor severo después de una operación. Coopere con sus médicos y enfermeras antes y después de su operación para prevenir y aliviar el dolor.

El control del dolor le puede ayudar a:

- Tener menos molestias mientras sana.
- Sanar más rápidamente. Como siente menos dolor, puede empezar a moverse y recuperar su fuerza más rápidamente.
- Mejorar los resultados de su operación. Las personas que sienten menos dolor parecen recuperarse mejor después de una operación.

¿Cuáles son las opciones para controlar el dolor?

Tanto los tratamientos en los que se usan medicinas como en los que no se usan medicinas ayudan a prevenir y controlar el dolor eficazmente. Los métodos más comunes para controlar el dolor se describen a continuación. Usted y sus médicos decidirán cuáles métodos son los mejores en su caso.

No se preocupe sobre la posibilidad de "volverse adicto" a las medicinas contra el dolor. Los estudios científicos muestran que esto sucede raramente.

Los métodos de control del dolor que se pueden usar

Los médicos y enfermeras quieren que usted sienta mínima molestia como resultado de su operación, pero usted debe ayudarles. Usted es la única persona que sabe cuánto dolor siente y cómo lo hace sentirse.

Antes de la operación

Tratamiento con medicinas: Tomar una medicina contra el dolor.

Tratamiento sin medicinas: Entender el tipo de operación que se va a hacer, por qué se tiene que hacer y cómo se va a hacer. Aprenda a hacer ejercicios especiales que le ayudarán a relajarse.

Durante la operación

Tratamiento con medicinas: Recibir anestesia general (lo duermen), anestesia en la columna vertebral (la espina), medicina para bloquear los nervios, o dar una medicina para el dolor a través de un tubo colocado en la columna vertebral (llamada anestesia epidural).

Después de la cirugía

Tratamiento con medicinas: Tomar una medicina contra el dolor como una pastilla, una inyección, o a través de un tubo colocado en su vena o en su columna vertebral.

Tratamiento sin medicinas: Usar masaje, compresas calientes o frías, ejercicios de relajamiento, música, y otros métodos que ayuden a distraerle del dolor.

¿Qué puede hacer para ayudar a controlar su dolor?

Los siguientes siete pasos le pueden ayudar. Posiblemente le ayudaría escribir sus preguntas antes de hablar con el médico o enferma.

Antes de la operación

1. **Pregúntele a su médico o enfermera lo que probablemente va a suceder.**
   - ¿Sentirá mucho dolor después de la operación?
   - ¿En qué parte del cuerpo le dolerá?
   - ¿Cuánto tiempo durará el dolor?

2. **Hable sobre las opciones para controlar el dolor con sus médicos y enfermeras.**
   Asegúrese de:
   - Hablar sobre los métodos para controlar el dolor que le han dado en el pasado y cuáles de ellos han servido y cuáles no.
   - Hablar sobre cualquier preocupación especial que tenga en cuanto a la medicina contra el dolor que le van a dar.
   - Hablar sobre las medicinas que le hacen daño.
   - Preguntar sobre los efectos secundarios que puede causar el tratamiento.
   - Hablar sobre las medicinas que toma actualmente para sus problemas de salud.

3. **Hable sobre el horario en el que se dan medicinas contra el dolor en el hospital.**

   A algunas personas sólo se les da medicina contra el dolor en el hospital, cuando las piden. Probablemente tendrán que esperar a que les den la medicina, y el dolor empeorará mientras esperan.

   Hoy en día hay dos horarios para dar medicinas que parecen tener mejores resultados.

   - Dar las medicinas o las inyecciones contra el dolor a horas fijas, incluso si no siente dolor.
   - Usar el método de "medicina contra el dolor controlada por el paciente" (en inglés conocido como "patient-controlled analgesia" [PCA]). Cuando empieza a sentir dolor, usted mismo presiona un botón para obtener medicina en la vena.

En cualquiera de estos casos, sus enfermeras o médicos le preguntarán cómo está funcionando la medicina. Si aún siente dolor, ellos harán los cambios adecuados.

4. **Coopere con sus médicos y enfermeras para tener un plan para controlar el dolor.**

Ellos necesitan su ayuda para diseñar el mejor plan para usted. Puede usar el modelo para escribir lo que sucederá. Guarde este folleto para que le sirva como guía en caso que necesite otra operación en el futuro.

Después de la operación

5. **Tome (o pida que le den) medicinas contra el dolor cuando empiece a sentir dolor. Esto es un paso importante en el control del dolor.**

- Tome, o pida, la medicina tan pronto empiece a sentir dolor.
- Si sabe que el dolor empeorará cuando empiece a moverse, tome la medicina antes de hacerlo.

6. **Ayude a los médicos y enfermeras a "medir" su dolor.**

- Le pueden pedir que califique su dolor en una escala del 0 al 10 ("0" cuando no le duele y "10" cuando le duele mucho).
- Le pueden pedir que use una escala para medir el dolor.
- Esto le permitirá saber a los doctores y enfermeras si el tratamiento está funcionando y si es necesario hacer cambios.

7. **Dígale al médico o la enfermera si siente cualquier dolor que no desaparece.**
- No se preocupe de ser una molestia para los médicos o las enfermeras.
- El dolor puede indicar que existen problemas con su operación.
- Los médicos y las enfermeras quieren y necesitan saber si tiene dolor.

Si su plan de control del dolor le ha ayudado, siga usándolo. Sus médicos pueden cambiar el plan si el dolor no está bajo control. Usted les tiene que decir sobre su dolor y si el plan para controlarlo está funcionando.

Plan para controlar el dolor

Su nombre: _____
Antes de la operación, me van a dar (nombres(s) de la(s) medicino(s):
Instrucciones de uso de la(s) medicina(s):

_____

_____

Después de la operación, voy a tomar, o me van a dar (nombre(s) de la(s) medicina(s):

_____ en el hospital.

Me darán la(s) medicina(s): _____ en píldora(s) _____ a través de la vena; _____ en inyección(es); _____ a través de un tubo en mi columna vertebral (la espina).
Me darán la(s) medicina(s): _____ con un horario a tiempos fijos cada _____ horas, durante _____ días: _____ las 24 horas del día _____ cuando yo llame a la enfermera.
También voy a usar los siguientes métodos de control del dolor sin usar medicinas en el hospital y en mi casa:

_____

_____

En mi casa, voy a tomar nombre (s) de la (s) medicinas:
Instrucciones de uso de la(s) medicina(s) en mi casa:

_____

_____

Para más información

La información en este folleto se tomó de la **Guía de práctica clínica sobre el control del dolor intenso: procedimientos quirúrgicos o médicos y trauma**. La guía fue escrita por un panel de médicos, enfermeras, otros profesionales de la salud, un profesional en ética y un representante de consumidores (no empleados por el gobierno federal) patrocinados por la Agency for Health Care Policy and Research (AHCPR), una agencia del Servicio de Salud de los Estados Unidos. En el futuro, la agencia publicará guías sobre otros problemas comunes de la salud.

Para obtener más información sobre las guías llame al 1-800-358-9295, o escriba a AHCPR Publications Clearinghouse, P.O. Box 8547, Silver Spring, MD 20907.

■ **Agency for Health Care Policy and Research**
Executive Office Center
2101 East Jefferson Street, Suite 501
Rockville, MD 20852
Pub. No. AHCPR 92-0068

LO QUE DEBE PREGUNTAR ANTES DE UNA CIRUGÍA

(Be Informed: Questions to Ask Your Doctor)

¿Le han dicho que necesita una operación (cirugía)? Usted no es la única persona. En este país millones de personas se someten a cirugías cada año. En la mayoría de los casos, las cirugías no son emergencias. Esto quiere decir que usted, como paciente, tiene amplia oportunidad de decidir si quiere someterse a la cirugía y en qué hospital hacerlo. La información en estas páginas **no** se refiere a los casos de cirugía de emergencia.

Cuando la cirugía no es una emergencia, se le conoce como cirugía "electiva" y la más importante pregunta para el paciente es el por qué es necesaria y si existen otras alternativas de tratamiento. Si no es necesario que le hagan la operación, puede evitar las desventajas que podrían resultar de ésta. Todos los tratamientos médicos, incluyendo las cirugías, tienen ciertos beneficios y desventajas. Debe elegir cualquier tratamiento sólo si éste ofrece mayores beneficios que posibles desventajas.

Su médico de cabecera—el que le brinda su atención médica regular—puede ser quien recomiende una cirugía y él mismo recomendará a un cirujano. Probablemente usted deseará encontrar a otro cirujano que le brinde una "segunda opinión" (que evalúe su caso independientemente). Hable con alguien de su compañía de seguro de salud y pregunte si cubrirían el costo de la operación y de la segunda opinión. Si usted recibe los beneficios de Medicare, éste cubrirá los costos para obtener una segunda opinión. Debe hablar con su compañía de seguro de la salud sobre sus preguntas en cuanto a los costos de una cirugía.

Resumen

Esta publicación le presenta 12 preguntas para que le haga a su médico de cabecera y al cirujano antes de someterse a una cirugía. También le explicamos la razón por la que debe hacer estas preguntas. Las respuestas le ayudarán a estar informado acerca de sus opciones y le ayudarán a tomar la mejor decisión. Si necesita más información, las fuentes de información disponibles se enlistan al final de la publicación. Solicite información disponible en español.

Sus médicos deben responder a todas sus preguntas. Si no entiende las respuestas, pida al médico que le vuelva a explicar la información. Los pacientes bien informados generalmente se encuentran más satisfechos con los resultados de los tratamientos médicos que han elegido.

¿Cuál operación me recomienda?

Pida al cirujano que le explique el proceso quirúrgico (de la operación). Por ejemplo, si van a reparar o a extraer algo, pregunte por qué es necesario hacerlo. Su cirujano puede hacer un dibujo o enseñarle una ilustración en donde le explicará el proceso.

¿Existen otras formas de realizar la misma operación? A veces existen varias formas de realizar una operación, y algunas pueden requerir un proceso más extenso que otras. Pregunte por qué le recomiendan cierta manera de realizar la cirugía y no otras.

¿Por qué necesito esta operación?

Existen muchas razones por las que es necesario realizar cirugías. Algunas operaciones reducen o previenen el dolor. Otras reducen los síntomas de alguna enfermedad, o ayudan al mejor funcionamiento de alguna parte del cuerpo. Algunas

cirugías son necesarias para diagnosticar algún problema de salud. Las cirugías le pueden salvar la vida. Su cirujano le explicará el propósito de la operación. Es importante que usted entienda cómo este procedimiento forma parte del tratamiento para la enfermedad o condición que padece.

¿Existen otras alternativas?

La cirugía no siempre es la única solución para un problema de salud. A veces los procedimientos no quirúrgicos, es decir las medicinas y otros tratamientos como una dieta especial o ejercicios, pueden beneficiarle igual o más que una operación. Hable con su cirujano y su médico de cabecera sobre estas alternativas y sus posibles desventajas. Debe saber todo lo posible sobre los beneficios y desventajas de cada tratamiento antes de poder tomar la mejor decisión en su caso.

Una alternativa podría ser la "observación médica sin tratamiento", es decir, que el médico le vigilará cuidadosamente para ver si su condición mejora o empeora. Si empeora, es probable que necesite la cirugía de inmediato. Pero si la condición mejora, probablemente podrá posponer la operación incluso por tiempo indefinido.

¿Cuáles son los beneficios de la operación?

Pregunte al cirujano de qué manera le beneficiará la operación. Por ejemplo, reemplazar la coyuntura de la cadera puede ayudar al paciente a caminar mejor.

Pregunte sobre los beneficios a largo plazo. No es raro que algunas operaciones sólo brinden beneficios por un período corto de tiempo y que haya necesidad de realizar una segunda operación después de algún tiempo. Los beneficios de otras operaciones pueden ser permanentes (para toda la vida).

Cuando pida información sobre los beneficios de una operación, trate de ser realista en cuanto a los resultados. Una operación no resuelve todo, a veces, los pacientes esperan demasiado y luego se desilusionan con los resultados. Pregunte al médico si existen libros o literatura sobre los resultados de la operación.

¿Cuáles son las desventajas de la operación?

Todas las operaciones tienen alguna desventaja. Esta es la razón por la que usted debe comparar los posibles beneficios contra las posibles desventajas, complicaciones, o efectos secundarios (molestias) de la operación.

Las complicaciones generalmente suceden durante o cerca del tiempo en el que se realiza la operación. Las complicaciones son eventos que no se habían previsto como una infección, hemorragia (sangrados), una reacción negativa a la anestesia, o una lesión accidental. Algunos pacientes tienen mayor riesgo de sufrir complicaciones debido a que padecen otros problemas de salud.

Además, la operación puede causar **"efectos secundarios"** (molestias). En la mayoría de los casos, se pueden anticipar y tratar los efectos secundarios. Por ejemplo, su cirujano sabe que habrá inflamación y dolor en el lugar de la operación.

Hable con el cirujano sobre las posibles complicaciones y efectos secundarios de la operación. Casi siempre hay dolor después de una cirugía. Pregunte cuánto dolor sentirá y lo que harán los médicos y enfermeras para reducir este dolor. Controlar el dolor le ayudará a sentirse menos molesto mientras se repone de la operación, permitirá que sane más pronto y mejorará los resultados de la operación.

¿Qué sucedería si no me opero?

Después de informarse sobre los posibles beneficios y desventajas, probablemente decidirá que **no** quiere que le operen. Pregunte al cirujano qué sucedería si no se opera ahora. ¿Tendrá más dolor?, ¿empeorará su condición, ¿desaparecerá el problema?

¿Dónde puedo obtener una segunda opinión?

Obtener una segunda opinión de otro médico es una buena manera de asegurarse que la operación es su mejor alternativa. Muchas compañías de seguro de la salud requieren que los pacientes obtengan una segunda opinión antes de someterse a ciertas cirugías que no son de emergencia. Aunque su seguro de salud no tenga este requisito, probablemente le convenga obtener una segunda opinión.

Pregúnteles si cubrirían el costo de ésta. Si decide consultar a otro médico, asegúrese que le envíen toda la información médica existente, de tal manera que no se tengan que repetir los exámenes médicos.

¿Qué tanta experiencia tiene el médico en este tipo de operación?

Una manera de reducir las posibles desventajas de una operación es eligiendo a un cirujano que tenga amplia experiencia y capacitación en el tipo específico de procedimiento. Puede preguntar al cirujano sobre su experiencia y su índice de éxito y de complicaciones con los pacientes a quienes ha operado. Si hacer estas preguntas le parece difícil, puede pedir a su médico de cabecera que averigüe esta información. (Para más información sobre la capacitación y experiencia de los cirujanos, lea la página 12.)

¿En dónde harán la operación?

La mayoría de los cirujanos realizan operaciones en uno o dos hospitales locales. Pregunte si la cirugía que usted va a tener se realiza comúnmente en ese hospital. Algunas operaciones tienen un índice de éxito mayor en los hospitales donde se realizan con frecuencia. Pregunte sobre el índice de éxito de su operación específica en ese hospital y, si el índice de éxito es bajo, debe considerar cambiar la cirugía a otro hospital.

Hasta hace algunos años, la mayoría de los pacientes se internaban en el hospital por uno o varios días para que les hicieran una operación. Sin embargo, hoy en día pueden hacerse la operación como "pacientes externos" (ambulatorios) en el consultorio de un médico, en un centro quirúrgico especial, o en la unidad de cirugía ambulatoria de un hospital. La cirugía ambulatoria es menos costosa porque el paciente no tiene que pagar por quedarse en el hospital.

Pregunte si su cirugía se realizará como paciente interno o como paciente ambulatorio. Si el médico recomienda que se interne para una operación que comúnmente es ambulatoria o, por el contrario, recomienda que no se interne para una operación que comúnmente es hospitalaria, pregúntele por qué. Es importante que usted sepa cuál tipo de operación le harán y dónde es el lugar más adecuado para realizarla.

¿Qué tipo de anestesia necesitaré?

La anestesia se utiliza para poder realizar una cirugía sin causar dolor innecesario. Su cirujano le dirá si su operación requiere anestesia local, regional o general y la razón por la que este tipo de anestesia es indicada en su caso.

La anestesia local adormece sólo una parte de su cuerpo por un período corto de tiempo. Por ejemplo, un diente y las encías alrededor del diente. Este tipo de anestesia no siempre hace que el procedimiento no cause dolor. *La anestesia regional* se usa para adormecer por varias horas una porción mayor de su cuerpo. Por ejemplo, de la cintura hacia abajo. En la mayoría de los casos, el paciente bajo anestésico regional está consciente durante la operación. *La anestesia general* adormece el cuerpo totalmente durante el transcurso de la operación. El paciente bajo anestesia general se encuentra inconsciente.

Para la mayoría de los pacientes, la anestesia no es peligrosa. Generalmente la administra un médico especializado conocido como "anestesiólogo" o por una enfermera especializada en esta área. Ambos han recibido la capacitación adecuada para administrar la anestesia.

Si decide someterse a la operación, solicite una consulta con la persona que le dará la anestesia. Hable con él sobre su capacitación en el área y sobre los posibles efectos secundarios que podrían suceder en su caso. Asegúrese de decirle sobre todos sus problemas de salud, incluyendo alergias, y cualquier medicamento que esté tomando; ya que todo esto puede afectar su reacción a la anestesia.

¿Cuánto tiempo llevará recuperarme?

El cirujano hablará con usted sobre su posible reacción a la operación y le dirá lo que puede y **no** puede hacer durante los primeros días, semanas o meses después de la cirugía. Pregúntele cuánto tiempo tiene que permanecer en el hospital. También pregunte sobre los materiales o equipo médico que podría necesitar y qué tipo de ayuda necesitará una vez que regrese a casa. Saber lo que puede esperar le ayudará a recuperarse mejor después de la cirugía.

Pregunte qué tan pronto puede volver a hacer ejercicio y cuándo puede regresar a trabajar, pero recuerde que no debe hacer nada que pudiera retardar su recuperación. Levantar una bolsa de papas de 10 libras (5 kilos) probablemente no le parecerá mucho después de una semana de su operación, pero en efecto **sí** podría ser demasiado y afectar su recuperación. Debe seguir las recomendaciones del cirujano para así recuperarse completamente lo más pronto posible.

¿Cuanto costará la operación?

Los gastos que cubren las compañías de seguro de salud varían, y pueden haber costos que usted mismo tendrá que pagar. Antes de que le hagan la operación, llame a su compañía de seguro de la salud y pregunte cuáles costos cubrirán y cuáles otros tendrá que pagar usted.

Pregunte cuánto cobra el cirujano y qué es lo que hará por ese costo. El precio puede incluir varias visitas del cirujano después de la operación. También le enviarán una cuenta por cargos de hospitalización o cuidado ambulatorio, el costo del anestesiólogo, y otros profesionales que participaron en la cirugía.

Capacitación del cirujano

Es importante que sepa que el cirujano que le hará la operación cuenta con la capacitación adecuada. Muchos cirujanos han tomado cursos de especialización y han pasado exámenes de una "national board of surgeons" (grupo médico de acreditación). Pregunte si el cirujano tiene acreditación "board certified". Algunos cirujanos tienen el título "F.A.C.S.", lo que quiere decir que son miembros del "Fellows of the American College of Surgeons" y han pasado exámenes hechos por otros cirujanos dentro de su misma especialidad quirúrgica.

Para obtener mayor información

(No olvide preguntar si cuentan con información en español. Si no es así, pida ayuda de un familiar o amigo que hable inglés.)

Sobre cirugía. El "American College of Surgeons, (ACS)" (grupo profesional de cirujanos) tiene una serie de publicaciones gratuitas tituladas "When You Need An Operation". Para obtenerlas escriba a ACS, Office of Public Information, 55 E. Erie Street, Chicago, IL 60611, o llame al 312-664-4050. Las publicaciones en esta serie incluyen desde aquéllas que proporcionan información general sobre las cirugías, hasta aquéllas que proporcionan información específica sobre ciertos procedimientos quirúrgicos.

Sobre segundas opiniones médicas. Para obtener la publicación "Medicare Coverage for Second Surgical Opinions: Your Choice Facing Elective Surgery", (cobertura de segundas opiniones por parte de Medicare) escriba a Health Care Financing Administration, Room 555, East High Rise Building, 6325 Security Boulevard, Baltimore, MD 21207. Solicite la publicación HCFA 02173 (pregunte si existe en español).

Para obtener el nombre de un especialista en su área quien le pueda proporcionar una segunda opinión, hable con su médico de cabecera o su cirujano, la sociedad médica local, o su compañía de seguro de la salud. Los beneficiarios de Medicare pueden llamar gratis al 800-638-6833, U.S. Department of Health and Human Services Medicare hotline.

Sobre la anestesia. La "American Society of Anesthesiologists (ASA)" (sociedad de anestesiólogos) o la "American Association of Nurse Anesthetists (AANA)" (asociación de enfermeras anestesiólogas) proporcionan publicaciones gratuitas que le explican lo que debe saber sobre la anestesia. Para obtener copias escriba a ASA, 520 North Northwest Highway, Park Ridge, IL 60068, o llame al 708-825-5586. O AANA 222 S. Prospect Avenue, Park Ridge, IL 60068-4001, o llame al 708-692-7050.

Sobre el control del dolor. La Agency for Health Care Policy and Research publica: "Formas de controlar el dolor después de una operación" en español. Para una copia de esta guía y para más información sobre otras guías en español escriba a AHCPR Publications Clearinghouse, P.O. Box 8547, Silver Spring, MD 20907, o llame gratis al 800-358-9295.

Información general. Existe información para el paciente publicada por asociaciones o sociedades nacionales o locales encargadas de ayudar a las personas que padecen diversas enfermedades. Hable con su médico sobre estos grupos y sus servicios disponibles en español, revise su directorio de teléfonos. También existen grupos de pacientes de ciertas enfermedades que le pueden proporcionar información sobre la enfermedad, alternativas de tratamiento, y sus experiencias con los doctores y hospitales a nivel local. La biblioteca local también cuenta con materiales de referencia médica sobre tratamientos y enfermedades.

Algunos de los puntos que se han presentado en esta publicación se exploran en mayor detalle en la publicación y vídeo titulados "PREPARED for Health Care: A Consumer's Guide to Better Medical Decisions", por J.C. Gambone, D.O., y R.C. Reiter, M.D., ©1993, Great Performance, Beaverton, Oregon. Para mayor información y para obtener copias, escriba a Great Performance, Inc. a: P.O. Box 91400, Portland, OR 97921-0400.

Otra publicación es: "The Savvy Patient: How to be an Active Participant in Your Medical Care", por David R. Stutz, M.D., Bernard Feder, Ph.D., y Editors of Consumer Reports Books, ©1990, publicado por Consumers Union of U. S. Inc., Yonkers, NY, 10703.

■ **Agency for Health Care Policy and Research**
  Executive Office Center, Suite 501
  2101 East Jefferson Street
  Rockville, MD 20852
  AHCPR Pub. No. 95-0064
  Agusto de 1995

¿QUE ES LA RINOPLASTIA? CIRUGÍA NASAL

(What is Rhinoplasty? Nasal Surgery)

¿Qué es la rinoplastia?

Cirugía de la nariz

Cada año, millón de personas interesadas en mejorar la apariencia de su nariz buscan tener una consulta con algún cirujana plástico facial. Algunos están inconformes con la nariz con la que nacieron, para otros un traumatismo la ha distorionado, otros mas no pueden respirar adecuadamente por su nariz.

Nada tiene un impacto mayor en una persona qué la forma y el tamaño que luce su nariz, debido a que la nariz es la característica más definida de la cara y un cambio en ella puede mejorar enormemente su apariencia.

Si usted se ha preguntado cómo una cirugía nasal o rinoplastia puede mejorar su apariencia, su autoconfianza y su salud, usted necesita saber cómo se realiza una rinoplastia y qué puede esperar de ella. Ningún folleto puede contestar todas sus inquietudes, pero éste puede darle respuesta a muchas de ellas.

Una cirugía plástica facial exitosa es resultado de una buena relación médico-paciente. La confianza debe estar basada en expectativas reales y una buena experiencia médica. Su cirujano responderá todas las preguntas específicas acerca de sus necesidades particulares.

¿Es usted candidato para rinoplastia?

Como en toda cirugía facial, son prerrequisitos una buena salud y expectativas realistas. Es importante entender la cirugía nasal. El objetivo es mejorar la apariencia nasal, armonizando la nariz con las demás estructuras faciales. No existe la rinoplastia perfecta.

El tipo de piel, los rasgos étnicos, y la edad son factores importantes que deben ser discutidos con el cirujana. La rinoplastia con fines estéticos debe practicarse cuando la nariz alcance su tamaño total, esto sucede normalmente entre los quince o dieciseis años de edad. Excepto los casos en que la respiración está severamente dañada.

Antes de decidir una rinoplastia, pregúntele a su cirujano si se requiere alguna cirugía adicional para majorar la apariencia total de su cara. Muchos pacientes requieren aumentar su mentón junto con la rinoplastia para obtener un balance más adecuado en su perfil facial.

Cómo decidir someterse a una rinoplastia

Si usted requiere de una rinoplastia con fines estéticos o funcionales, la elección de un cirujano plástico facial es algo muy importante. La mayoría de los cirujanos plásticos faciales están entrenados en la cirugía de oídos, nariz, faringe, cuello y cara, por lo que ponerse en manos de un cirujano plástico facial le asegurará el mayor nivel de calidad posible.

Su cirujano deberá examinar la estructura de su nariz tanto en lo interno cómo en lo externo para evaluar con precisión las expectativas particulares de su caso. También deberá discutir los factores que intervienen en el resultado de la cirugía, tales como el tipo de piel, los rasgos étnicos, la edad, el grado de deformidad y el nivel de funcionamiento de las estructuras nasales.

Usted deberá solicitar una explicación minuciosa de las expectativas reales y los riesgos. Después de ello podrá tomar una decisión en conjunto con su cirujano para proceder a practicar una rinoplastia. El cirujano tomará fotos y discutirá las opciones disponibles para su caso en particular. Su cirujano le explicará cómo sus estructuras nasales incluyendo huesos y cartílagos pueden ser esculpidos para dar una nueva forma a su nariz.

Después de realizar un examen y una historia clínica minuciosa, su cirujano le ofrecerá información acerca de la anestesia y el costo de los procedimientos.

Cómo se realiza la cirugía

Rinoplastia quiere decir literalmente "remodelación de la nariz." Primero se hacen incisiones dentro de la nariz para permitir que la piel sea despegada de las estructuras óseas y cartilaginosas. La mayoría de las incisiones se hacen dentro de la nariz, en donde serán invisibles. En algunos casos pueden requerirse incisiones externas alrededor de las narinas. Enseguida se resecan algunas partes de cartílago y hueso o se reacomodan para dar una nueva forma a las estructuras.

Por ejemplo, cuando la punta de la nariz es muy larga, el cirujano puede esculpir el cartílago de esa área para reducir su tamaño. El ángulo que forma la nariz y el labio superior puede ser modificado para obtener una apariencia más juvenil o para corregir una deformidad.

Posteriormente, la piel es recolocada sobre la nueva estructura ya remodelada y las incisiones se cierran. Se coloca una férula en la parte externa de la nariz, la cual protegerá la nueva forma nasal mientras ésta cicatriza. Puede ser utilizado un material suave dentro de la nariz para mantener la estabilidad de la pared que divide los pasajes nasales llamado septum. Los factores de riesgo en una rinoplastia son generalmente menores, su cirujano plástico facial los discutirá antes de la operación.

Qué esperar después de la cirugía

Le séra colocada una pequeña férula sobre su nariz para protegerla y mantener las estructuras estables por cinco a ocho días.

Si se le coloca un material suave dentro de su nariz durante la cirugía, éste será retirado en los primeros días del postoperatorio. Su cara estatá ligeramente hinchada, especialmente los primeros días después de la cirugía. Podría ser necesaria la utilización de un analgésico. Deberá evitar sonarse la nariz por lo menos siete días después de la cirugía.

Durante este mismo período usted podría experimental una ligera inflamación alrededor de los ojos. Las compresas frías frecuentemente la disminuyen. Las suturas que usualmente se utilizan son absorbibles por lo que éstas no tendrán que ser retiradas. Los vendajes y taponamientos intranasales generalmente se retiran alrededor de la primera semana posterior a la cirugía.

Es importantísmo que usted siga las instrucciones de su cirujano, especialmente mantener la cabeza elevada durante los días del postoperatorio inmediato, evitar la actividad fisica, evitar la exposición al sol, esfuerzos y por supuesto todo riesgo de traumatismos. Si usted utiliza anteojos, deberá modificarlos para estar segura de que ellos no apoyen en el puente de la nariz. Puede utilizarse en algunos casos algún vendaje especial que permita la utilización de los lentes sin distorsionar el área que fue intervenida.

Los seguros generalmente no cubren la cirugía practicada con fines puramente estéticos. La cirugía para mejorar los problemas obstructivos respiratorios o la indicada por deformidades o traumatismos puede ser reembolsable en parte o en su totalidad. Es responsabilidad de cada paciente revisar las condiciones individuales de su seguro.

La Academia Americana de Cirugía Plástica y Reconstructiva Facial (AAFRS), es la asociación de cirujanos plásticos y reconstructivos faciales mas grande del mundo. Aquellos son dedicados de manera exclusiva a desarrollar la cirugía reconstructiva y estética de la cara, la cabeza y el cuello.

■ **Academia Americana de Cirugía Plástica y Reconstructiva Facial**
1110 Vermont Avenue NW, Suite 220
Washington, D.C. 20005-3522
(202) 842-4500
(800) 332-FACE (free brochures and list of surgeons)

CUIDADO DE LA SALUD EN MUJERES (HEALTH CARE—WOMEN)

■ ■ ■

COLPOSCOPIA

(Colposcopy)

¿Qué es la colposcopia?

La colposcopia es el análisis de los tejidos del cuello del útero y de la vagina de la mujer con un instrumento amplificador llamado colposcopio.

¿Por qué se usa?

La colposcopia permite al médico o la enfermera observar de cerca todas las zonas de la cerviz y la vagina que podrían estar inflamadas o en las que podrían desarrollarse células anormales. Esto ayuda al médico o la enfermera a decidir qué clase de tratamiento se necesita. A veces, se hace una biopsia que consiste en sacar una pequeña muestra de tejido para examinarla y se usa el colposcopio para ver de dónde se debe sacar la muestra de tejido.

¿En qué casos se hace esta prueba?

Su médico le puede recomendar que se someta a la colposcopia por cualquiera de estas razones:

- La prueba de Papanicolaou que le hicieron indica la presencia de algunas células anormales.
- Alguna parte de su cerviz o su vagina está irritada.
- La vagina le sangra de modo inexplicable.
- Su madre tomó dietilstilbestrol (DES) cuando la estaba esperando a usted. Las hijas de las mujeres que tomaron DES durante su embarazo corren mayor peligro de desarrollar ciertos tipos de cáncer cervical.

Que su médico le recomiende una colposcopia **no** quiere decir que usted tenga cáncer. Las células de su vagina y su cerviz pueden presentar cambios debido a infecciones, verrugas genitales y otras irritaciones. Por lo general, una vez que se tratan estos trastornos, las células vuelven a su estado normal. Si una biopsia indica la presencia de células cancerosas, hay varios tratamientos para eliminarlas antes de que se propaguen.

¿Cómo es el examen?

Usted se echa de espaldas en la mesa de exámenes, de la misma manera que para el examen de pelvis y le ponen en la vagina un espéculo, un instrumento que se usa para mantener abierta la vagina durante el examen. Le rocían la vagina con una solución suave de vinagre para limpiar y secar la superficie. Luego colocan en posición el colposcopio que parece largavistas sobre un pedestal para que el médico o la enfermera puedan examinar su cerviz y su vagina.

El colposcopio nunca toca su cuerpo, de modo que la colposcopia en sí no causa ningún dolor. Si le hacen una biopsia durante la colposcopia, tal vez sienta un ligero pellizco cuando le saquen una muestra de tejido para examinarlo. La colposcopia generalmente dura de 10 a 30 minutos. Se la puede hacer en el consultorio del médico o en la clínica de pacientes externos de un hospital.

El colposcopio suele estar equipado con una cámara fotográfica para que el médico o la enfermera tomen fotografías de la cerviz o la vagina. Esas fotografías se guardan en su historia clínica y se usan para observar cualquier cambio que pudiera presentarse en los tejidos de su vagina o su cerviz en el transcurso del tiempo.

¿Quiénes pueden hacer el examen?

Para hacer la colposcopia se necesita un entrenamiento especial, experiencia y el equipo necesario. Si su médico no está preparado para hacer la colposcopia, le recomendará un especialista que puede ser un médico o una enfermera especializados en colposcopia.

Para obtener más información sobre la colposcopia, diríjase a la clínica de planificación familiar de su localidad, al centro comunitario de salud, o llame gratuitamente al Servicio de Información sobre el Cáncer al **1-800-422-6237**.

■ **Estado de Nueva York**
Departamento de Salud
Document No: O441/Spanish
Abril de 97

CONSEJOS PARA SU SALUD: EL CICLO MENSTRUAL

(The Menstrual Cycle)

por Marian Segal

La menstruación en términos generales, es un fenómeno propio del sexo femenino que consiste en la expulsión mensual de la envoltura del útero. Afecta especialmente a las mujeres jovenes en diferentes maneras, física y emocionalmente.

Algunas se sienten hinchadas, irritables o deprimidas. Otras sufren dolores del espalda, de cabeza, senos adoloridos, naúsea y se sienten cansadas los primeros días del período, pero después comienzan a sentirse mejor. En la mayoría de los casos, los calambres abdominales son comunes, afectando el área alrededor de la pelvis, las partes bajas del abdómen, extendiéndose por debajo de la cintura hacia las piernas. Dismenorrea es la definición médica de los dolores menstruales que en algunas casos son tan severos, que es necesario guardar cama por unos días. Casi siempre la intensidad de los dolores disminuye con lo años y muchas mujeres aseguran que son aún menos fuertes después de tener hijos.

Ejercicios moderados y el uso de una bolsa o botella con agua caliente ayudan a aliviar los dolores de los calambres.

Hay medicamentos que también pueden ser útiles si se necesitan. Por ejemplo, el ibuprofen es un ingrediente en medicinas como Advil, Nuprin y Motrin IB; la acetaminofena en productos como Tylenol, Datril y el Anacin sin aspirina, calman los dolores. La aspirina también puede ser muy efectiva, pero hay que usarla con cautela. La razón es el riesgo de contraer el síndrome de Reye, una enfermedad poco común pero a veces fatal para niños y adolescentes, que parece estar asociada con el uso de la aspirina cuando se ha tomado para combatir las varicelas o la influenza; en estos casos se debe consultar con el médico antes de tomarla.

Otros productos como Midol y Pamprin, están hechos únicamente para aliviar los dolores menstruales. Estos pueden contener otros ingredientes como la acetaminofena para calmar el dolor, pamabrom (diurético) para estimular la secreción de líquidos retenidos y pirilamina maleate (droga antihistamínica) para combatir la irritabilidad.

Los medicamentos mencionados son solamente calmantes para los dolores y necesitan suficiente tiempo para obrar debidamente. Por lo tanto, es necesario empezar a tomarlos antes de que los dolores avancen demasiado y continuar haciéndolo por un par de días más. Si es necesario, el médico puede recetar otro medicamento más fuerte.

La mayoría de las niñas comienzan a menstruar entre los 12 y los 16 años y otras aún más temprano, a los 10 años, lo cual es normal. Sin embargo, si al llegar a los 16 la menstruación no ha comenzado, o si a los 13 o 14 los senos no han comenzado a desarrollarse ni el vello púbico a aparecer, se debe consultar con un médico.

El período de menstruación usualmente dura de tres a cinco días, pero algunos duran de dos a siete lo cual es normal. Al comenzar, el flujo sanguíneo usualmente es ligero pero luego aumenta un poco durante un par de días, para depués disminuir y cesar completamente. La cantidad de sangre menstruada varía de mujer a mujer porque el cuerpo de cada una tiene una manera diferente de acumularla en la cubierta del útero. En caso de que la menstruación sea demasiado copiosa, se debe consultar con un medico sin demora.

Algunas chicas expulsan coágulos de sangre durante sus períodos, cuando hay un cambio de posición, por ejemplo, si está sentada y luego se levanta, lo cual no es peligroso. Esto es debido a un acumulamiento de sangre en la vagina.

Las adolescentes que usan tampones durante la menstruación, deben estar enteradas acerca del riesgo de contraer el Síndrome del Shock Tóxico (TSS), una rara pero seria enfermedad que ha sido asociada con el uso de los tampones, que afecta generalmente a muchachas de 15 a 19 años de edad. Información más detallada es obtenible en los empaques de los tampones.

La menstruación es solamente un parte del ciclo en el cual el cuerpo de la mujer cada mes se prepara para la fecundación. El término medio de duración del ciclo completo es de 28 días, pero ciclos de 23 a 25 días son considerados normales.

Durante la menstruación, un aumento en el nivel del estrógeno, una hormona sexual femenina, permite el engrosamiento de la envoltura del útero. Uno de los huevos en los ovarios commienza a crecer y alrededor del decimocuarto día del ciclo, se desprende del ovario y viaja hacia el útero por entre una de las trompas de falopio. Si durante el trayecto es fertilizado, se fija en una de las paredes del útero para dar lugar al embrión, completando así la acción conocida como ovulación.

Los pocos días antes, durante y después de la ovulación son críticos en el embarazo femenino. Debido a que la duración del ciclo menstrual varía, algunas mujeres ovulan antes o después del decimocuarto día. Es más: una mujer puede ovular aún durante la menstruación si el ciclo de ese mes fue demasiado corto, pero si tiene relaciones sexuales y el esperma del hombre fertiliza el huevo, queda embarazada.

Muchas mujeres tienen períodos irregulares durante los primeros dos o tres años después de haber empezado a menstruar, y hasta pierden algunos períodos. Otras no ovulan cada mes y por lo tanto no hay manera de saber cuándo están ovulando. Con esto en mente, desde el día en que una mujer comienza a menstruar, debe asumir que en cualquier momento puede quedar embarazada.

(Adaptación del inglés por Carlos E. Aranguren FDA Office of Public Affairs)

■ **Administración de Drogas y Alimentos**
5600 Fishers Lane
Rockville, MD 20857
BGS 942
Mayo de 1994

CONSEJOS PARA SU SALUD: LA ENDOMETRIOSIS

(Endometriosis)

por Dixie Farley

Cada día un número mayor de mujeres se enfrenta a una real, dolorosa y misteriosa enfermedad que afecta sus órganos reproductores: la endometriosis.

El problema ocurre cuando algunos de los tejidos del endometrio, la membrana que envuelve las paredes del útero, se incrustan e implantan en otros lugares del cuerpo, comúnmente en la cavidad de la pelvis, los ovarios, las trompas de Falopio, la vegija y la uretra en donde crecen, se desarrollan y sangran durante la menstruación como si todavía fueran parte del útero.

Normalmente el endometrio es eliminado durante el período de la menstruación, pero la sangre de los implantes localizados fuera del útero no puede escapar, formando adherencias, cicatrices y quistes, los que al unirse entre sí pueden llegar a conectar un órgano con otro. Al repetirse el ciclo cada mes, sin la interrupción de un embarazo o la fertilización del huevo, estos quistes llamados endometriomas se desgarran causando dolores extremadamente agudos.

La endometriosis está estrechamente ligada a los embarazos ectópicos o fuera del útero, causantes de dolores, hemorragias internas, menstruaciones irregulares e infertilidad. En efecto, se calcula que el 30 por ciento de los casos de infertilidad reportados son causados por la endometriosis.

Aunque hoy algunos tratamientos ayudan a disminuir los síntomas de la endometriosis y a aumentar la fertilidad en algunos casos, la enfermedad tiende a reaparecer. La endometriosis es una enfermedad crónica y uno de los problemas ginecológicos que más aflige a la mujer. Sus causas y progreso son increíbles, como lo es el que unas mujeres sean sus víctimas y otras no. Este es un misterio que la ciencia médica trata de esclarecer.

Toda mujer puede desarrollar la endometriosis aún durante la adolescencia, según indican resultados obtenidos por la Asociación de Endometriosis en Milwaukee, Wisconsin. Cerca de 3,000 casos registrados por esta entidad demostraron que el 41 por ciento de las participantes tuvieron los primeros síntomas de la endometriosis durante la pubertad. Hoy día en los Estados Unidos, cerca de 5 millones de mujeres y niñas, algunas de ellas entre 11 y 12 años de edad, sufren este desorden, dice la asociación.

"Estas niñas aguantan terribles dolores", dice el Dr. Lyle Breitkopf, un ginecólogo en Nueva York. "Regularmente ellas van a ver a la enfermera de la escuela mes tras mes, seis u ocho veces durante el año, en busca de algún alivio o para ser enviadas a sus casas retorciéndose de dolor".

Aunque la endometriosis afecta varias partes del cuerpo, en raras ocasiones aparece en otros sitios fuera de la cavidad de la pelvis. Cuando ocurre en los ovarios, produce quiestes que impiden la salida del huevo hacia el útero para ser fertilizado; si aparece en las trompas de Falopio los implantes pueden bloquear el paso del huevo.

Los síntomas de la endometriosis varían según la paciente. En algunas de ellas, el dolor puede presentarse antes o durante la menstruación, aumentando progresivamente. En otras, un dolor agudo puede ocurrir durante la ovulación, o antes y después de las relaciones sexuales. Si la vejigra o los intestinos han sido afectados, las evacuaciones de estos órganos son dolorosas y hasta con muestras de sangre.

Ante la presencia de algunos de los síntomas mencionados, la paciente debe visitar a sus ginecólogo inmediatemente antes de que la situación empeore, describiendo todos los síntomas en detalle. Este procederá a hacer un examen rectal y de la pelvis en busca de anormalidades como nódulos, hinchazones, y tejidos delicados o endurecidos, lo cual puede confirmar la presencia de la endometriosis. Normalmente el médico prefiere asegurarse aún más por medio de un simple procedimiento quirúrgico, conocido como una laparascopia. Esta consiste de un examen visual de la cavidad abdominal, a través de una pequeña incisión para explorar las partes afectadas. Durante el proceso, el médico toma algunas muestras de los tejidos para ser analizadas en un laboratorio. Si la presencia de la endometriosis es evidente, el tratamiento estará basado en varios factores como la intensidad de los síntomas, el grado de la enfermedad, la edad de la paciente y su deseo de tener hijos.

En casos extremos, una intevención quirúrgica mayor para remover todos o parte de los órganos reproductores puede ser necesaria. El útero, los tubos y los ovarios son extraídos por medio de una histerectomía total, lo cual resulata en infertilidad permanente.

Desafortunadamente, nada de lo anterior significa que la enfermedad ha sido curada. Sin embargo, la Administración de Drogas y Alimentos ha aprobado el uso de varios medicamentos para tratarla, pues aunque dolorosa e incurable, la endometriosis es tratable.

Toda mujer ante la posibilidad de que sus órganos reproductores sean removidos, debe considerar cuidadosamente el impacto de esta decisión discutiéndola con su médico, sus familiares y quizás un consejero.

La endometriosis crónica causa incapacidad y frustración. El dolor físico es tan intenso que altera seriamente la normalidad de la vida sexual de la paciente, sus actividades sociales y su trabajo. Los problemas que trae consigo son angustiosos, particularmente cuando todavía hay tantos interrogantes—algunos de ellos sin respuesta—sobre sus causas, cómo prevenirla y cómo tratarla.

Para más información escriba a:

The Endometriosis Association
8585 N. 76th Place
Milwaukee, WI 53223
Telephone: 1-(800) 992-3636

Dixie Farley escribe para la revista FDA Consumer.

Adaptación del inglés por Carlos E. Aranguren, FDA Office of Public Affairs.)

■ **Administración de Drogas y Alimentos**
5600 Fishers Lane
Rockville, MD 20857
Document no: BGS 93-4
Octobre de 1993

EL EMBARAZO Y EL VIH: ¿ES EL AZT MEJOR PARA TI Y TU BEBÉ?

(HIV and Pregnancy: Is AZT Good for You and Your Baby?)

Cuídate bien

Tú puedes ayudar a que tu bebé nazca sano. A continuación, hay algunas recomendaciones que puedes seguir durante el embarazo para cuidar de ti misma y el bebé.

- Acude al médico lo más pronto posible después de embarazarte.
- Pide que te hagan un examen del VIH (SIDA).
- No realices actos sexuales que te pongan en riesgo de enfermedades venéreas.
- Si tu médico lo aprueba, haz ejercicios regularmente
- Sigue una alimentación saludable.
- Descansa lo suficiente.
- No uses alcohol y otras drogas. Tampoco uses medicamentos que no te haya recetado el médico.
- No fumes.
- Dile al médico o a la enfermera de cualquier medicamento que estés tomando.
- Habla con el médico o la enfermera antes de tomar cualquier nuevo medicamento.

Si sabes que tienes la infección con el VIH, también:
- Dile al médico que tienes el VIH.
- Habla con el médico o enfermera sobre los posibles riesgos y beneficios para ti y el bebé si tomas el medicamento AZT.

Debes saber que . . .

Si tienes el VIH o tienes SIDA, puedes pasárselo a tu bebé. Tomar el medicamento AZT puede reducir la probabilidad de que esto suceda.

El AZT es un medicamento que se usa para tratar la infección con el VIH. También se conoce como zidovudeina o ZDV.

Esta publicación te habla sobre la decisión de tomar, o no tomar, AZT durante tu embarazo. También sugiere preguntas para el médico, enfermera, u otro proveedor de cuidado médico que te atienda. Así, tú podrás tomar la mejor decisión para tu bebé y en tu caso.

La infección con el VIH y los bebés

VIH quiere decir virus de inmunodeficiencia humana. Este virus causa el SIDA (AIDS). Hasta la fecha no existe una cura para la infección con el VIH o el SIDA, y muchos bebés que tienen el VIH/SIDA se ponen muy enfermos y mueren en su primer año de vida. Otros viven por más tiempo, pero enfermos.

La madre infectada le puede pasar el VIH al bebé de tres maneras:

1. Durante el embarazo.
2. Durante el parto.
3. Después de dar a luz, en la leche de pecho, cuando lo amamanta.

La probabilidad de que la madre le pase el virus al bebé antes de nacer o en el parto, es una de cuatro. Esto sólo es un promedio. En realidad, nadie puede asegurarte cuál es la probabilidad de que esto suceda en tu caso específico.

Después del parto, el médico pedirá tu permiso para hacerte el examen del VIH al bebé. En muchos casos, se diagnostica a los niños como infectados o libres de la infección para cuando cumplen los 6 meses. En algunos otros casos, sin embargo, puede tomar hasta 18 meses para determinar si el bebé tiene el virus.

Si tienes VIH y estás embarazada, lo mejor que puedes hacer es acudir al médico lo más pronto posible, e ir con la frecuencia que te indiquen a visitarlo durante el resto del embarazo.

Lo que debes saber sobre el AZT

El AZT es uno de los medicamentos más eficases para combatir el VIH. Este medicamento puede hacer más lento el desarrollo del virus y reducir los efectos de éste en tu cuerpo.

Muchas personas que tienen el VIH se sienten mejor cuando toman el AZT. A veces, el AZT causa problemas, tales como malestar estomacal, anemia, dolor de cabeza, o dolores musculares. Estos problemas normalmente desaparecen cuando se deja de tomar el medicamento, o cuando se reduce la dosis. Habla sobre esto con el médico.

Lo que se ha descubierto sobre los bebés y el AZT

Existe un estudio de los Institutos Nacionales de la Salud, llamado 076. ("National Institutes of Health—NIH"). El número identifica a cada estudio científico. El estudio 076 determinó que las mujeres infectadas del VIH que toman AZT tienen mucha menor probabilidad de pasar el virus a sus bebés.

Estos son algunos datos del estudio

- Más de 500 mujeres infectadas del virus tomaron parte en el estudio.
- La mitad de las madres y los bebés no tomaron el AZT.
- La otra mitad de las madres tomaron el AZT; y sus bebés recibieron el medicamento por 6 semanas después de haber nacido.
- Entre las mujeres que no tomaron el medicamento, 3 de cada 12 bebés contrajeron el VIH.
- Entre las mujeres que tomaron el medicamento, sólo 1 de cada 12 bebés contrajo el VIH.

Datos sobre las mujeres que participaron en el estudio del AZT

Las mujeres que participaron en el estudio del AZT:

- Iniciaron su cuidado prenatal durante la etapa temprana del embarazo.
- Tenían el VIH e iniciaron su participación en el estudio entre la semana 14 (3 1/2 meses) y la semana 34 (8 1/2 meses) del embarazo.
- Tenían entre 15 y 43 años de edad (la edad promedio era 25 años).
- Eran mujeres: Afroamericanas (aproximadamente 50 por ciento), hispanas (aproximadamente 33 por ciento), y anglos (17 por ciento).
- No habían tomado el AZT para su propio tratamiento antes de participar en el estudio.
- Tenían cuentas de 200 células T al iniciar el estudio. Más de la mitad de ellas tenían cuentas mayores de 500 células T.

¿Que son las células T?

- Son células sanguíneas (de la sangre) blancas que se encargan de proteger al cuerpo de los "gérmenes" tales como los virus y las bacterias que causan enfermedades. También se les conoce como células CD4.
- Cuando el VIH entra en el cuerpo, infecta a las células T. El virus lentamente destruye estas células. Conforme el virus destruye más y más células T, el cuerpo empieza a perder su capacidad de combatir infecciones.
- El hacer exámenes de sangre para contar el número de células T en el cuerpo es una manera de determinar si la persona puede combatir infecciones. El número normal de células T en un cuerpo sano es de 1,000.

Preguntas y respuestas en cuanto al estudio del AZT

¿En qué forma recibieron el AZT las mujeres y los bebés en el estudio?

Las mujeres y los bebés del estudio 076, tomaron el AZT en tres etapas.

1. Durante el embarazo: Las mujeres tomaban una píldora de AZT cinco veces al día.
2. Durante la labor de parto y el parto: Las mujeres recibieron el AZT a través del suero (intravenoso).
3. Inmediatamente después del parto: Los bebés recibieron un jarabe de AZT cuatro veces al día por 6 semanas.

¿Causó algún problema a las mujeres?

El AZT no parece haber causado que las mujeres que lo tomaron se sintieran peor que aquéllas que no lo tomaron. Ahora se están realizando estudios para determinar si existe algún efecto del medicamento a largo plazo.

¿Causó algún problema a los bebés?

El AZT no causó ningún problema serio para los bebés que participaron en el estudio.

- No causó defectos de nacimiento, o que el parto fuera demasiado pronto.
- El peso y largo de los bebés fueron similares, tanto para los que tomaron el medicamento, como para los que no lo tomaron.
- A algunos bebés que tomaron el AZT les dio anemia. La anemia se curó una vez que dejaron de tomarlo.
- Después de un año de seguimiento médico, se ha encontrado que tanto los bebés que tomaron el medicamento, como los que no lo tomaron, han crecido y se han desarrollado de una manera similar.
- Ahora se están realizando estudios para determinar si existe algún efecto a largo plazo para los bebés que tomaron AZT.

¿Qué quieren decir estos resultados para mí?

Estos resultados nos dan esperanza, pero aún no sabemos si el AZT funcionaría de la misma manera para las mujeres y los bebés que no tienen las mismas características de aquéllos que participaron en el estudio.

¿Hay algo más que yo pueda hacer?

- Si tienes el VIH, no amamantes a tú bebé. Le puedes pasar el virus al nene a través de la leche de pecho.
- Tu bebé necesitará tomar un medicamento para prevenir la pulmonía cuando cumpla de 4 a 6 semanas de edad.

Se están realizando otros estudios

- Ahora se están realizando otros estudios para encontrar otros métodos de reducir la posibilidad de que las madres le transmitan el VIH a sus bebés.
- Es demasiado pronto para saber si alguno de métodos funcionará.
- Para informarte más sobre estas investigaciones, llama al: (800) 874-2572.

Hablando con tu médico

Estas son algunas preguntas que le puedes hacer a tu médico sobre el AZT:

1. ¿Nos puede ayudar a mí y a mi bebé?
2. ¿Puede hacer que nos enfermemos?
3. ¿Qué sucede si estoy tomando otros medicamentos?
4. ¿Qué sucede si consumo drogas o alcohol?
5. ¿Necesito seguir tomando el AZT después de tener al bebé?
6. ¿Cuándo sabré si mi bebé tiene el VIH?
7. ¿Qué sucede si yo tengo que tomar el AZT en el futuro?
8. ¿Cómo voy a pagar por mi cuidado médico?

Escribe aquí otras preguntas que tengas, para que no las olvides.

_____

_____

_____

_____

Pensando sobre tu decisión

Estos son algunos puntos importantes que debes mantener en mente cuando tomes tu decisión:

- La madre puede pasarle el VIH a su bebé.
- Los bebés infectados con el VIH se pueden enfermar gravemente. Algunos pueden morir durante su primer año de vida.
- Si tomas el VIH puedes reducir la probabilidad de transmitirle el VIH a tu bebé.
- Si tomas el AZT, la probabilidad que le pases el virus al bebé se reduce de 3 en cada 12 (25 por ciento), a 1 en cada 12 (8 por ciento).
- Incluso si tomas el AZT, existe una pequeña probabilidad de que le pasarás el virus al bebé.
- El AZT puede causarle anemia a tu bebé. La anemia se cura cuando el bebé deja de tomar el medicamento.
- En el estudio 076, el AZT no causó defectos de nacimiento o problemas en el crecimiento y desarrollo de los bebés durante el primer año de vida.
- A pesar que aparentemente el AZT no tiene ningún efecto negativo en las madres o los bebés a corto plazo, aún no se sabe si pueden haber problemas relacionados con este medicamento a largo plazo.

Puedes recibir más información

Llama gratis al Servicio de Información sobre Tratamientos para VIH/SIDA al:
1-800-448-0440 (en español o en inglés).
1-800-243-7012 (TTY/TDD)

Podrías cumplir con los requisitos para recibir ayuda económica del Medicaid. Pregunta al operador cómo puedes averiguar más sobre el Medicaid.

O puedes escribir a:

Pregnancy and HIV
CDC National AIDS Clearinghouse
P.O. Box 6003
Rockville, MD 20849-6003

Sobre la información en esta publicación

Esta publicación se desarrolló por el Departamento de Salud y Servicios Sociales de los E.U. en cooperación con la Facultad de Salud Pública de Columbia University.

La mayor parte de la información en la publicación se tomó de *You, Your Baby, and AZT: The Choice Is Yours* escrito por el New York/New Jersey Provider Consortium. El trabajo del consorcio fue patrocinado por el Maternal and Child Health Bureau, Health Resources and Services Administra-tion bajo un patrocinio de HRSA (MCH P02027) para el Northern Manhattan Women and Children HIV Project.

■ Servicio Salud Pública de los Estados Unidos
2101 East Jefferson Street
Rockville, MD 20852
Publication No. 960031
Diciembre de 1995

EL SÍNDROME DEL SHOCK TÓXICO Y LOS TAMPONES

(Toxic Shock Syndrome and Tampons)

A partir del mes de Marzo de 1990, los tampones absorbentes usados por muchas mujeres durante el período de la menstruación, han mostrado en su etiqueta información más detallada relacionada con la capacidad absorbente del producto. De éste manera se busca controlar la propagación de una enfermedad poco común, pero que al descuidarla puede ser fatal: El Síndrome del Shock Tóxico, asociado con el uso de los tampones absorbentes. A continuación, ofrecemos una serie de preguntas (P) y respuestas (R) en la esperanza de que por medio de ellas muchas personas—mujeres jovenes en particularl—logren evitar contraer esta peligrosa enfermedad y a identificar sus síntomas.

P. *¿En qué consiste el Síndrome del Shock Tóxico?*

R. El síndrome del shock tóxico es una enfermedad poco común pero peligrosa. Aunque puede afectar a personas de cualquier sexo y edad, ocurre con más frecuencia en mujeres menores de 30 años—especialmente en aquellas entre los 15 y los 19 años de edad—durante o después del período menstrual. En menor escala, la enfermedad ha sido reportada en mujeres que durante su menstruación usaron únicamente toallas sanitarias y con menos frecuencia aún, en algunas que no estaban menstruando así como en hombres y niños. En casos muy raros, el síndrome del shock tóxico puede llegar a causar la muerte.

P. *¿Cuáles son las causas de la enfermedad?*

R. Los científicos creen que el síndrome del shock tóxico requiere la presencia del estafilococo aureus o dorado, una bacteria que comúnmente existe en la piel y a veces causa infecciones. Esta bacteria también puede estar presente en otras áreas del cuerpo, incluso en la vagina y produce una toxina o veneno que es absorbido por la corriente sanguínea causando la enfermedad. Los tampones en sí no han sido declarados culpables de ser la causa directa del síndrome, aunque la mayoría de los casos se han presentado en personas que los usan. Los científicos están tratando de descubrir qué otros factores pueden estar envueltos.

P. *¿Qué posibilidades de contraer la enfermedad tiene una mujer durante la menstruacion?*

R. Muy pocas. Aproximadamente de 1 a 17 mujeres entre un grupo de 100,000 en el período de un año.

P. *¿Cómo se sabe si la persona está enferma con el síndrome?*

R. Los síntomas del síndrome del shock tóxico aparecen rápidamente y con frecuencia son severos. Estos incluyen:

- fiebre alta y súbita (102F o 38.9C o más)
- vómito
- diarrea
- Desvanecimiento o desmayo estando de pie o
- una erupción en la piel semejante a un quemadura de sol

Todos los casos de ésta enfermedad no son exactamente iguales, ni todos los síntomas se presentan en cada paciente. Algunos pueden tener dolores en los músculos, ojos inyectados de sangre e inflamados, mientras que otros pueden quejarse de dolores en la garganta que les hace pensar que tienen influenza. Las muertes a causa del síndrome son raras y generalmente suceden muy pocos días después de enfermarse. Por lo tanto, es de gran importancia recibir asistencia y cuidados médicos inmediatamente.

P. *¿Qué debo hacer si los síntomas del síndrome se presentan durante el período de mi menstruación?*

R. Si está usando un tampon remuévalo inmediatamente y busque ayuda medica sin demora. No vacile en sugerirle a su medico o persona que la atienda, que la posible causa de los síntomas puede ser el sindrome del shock tóxico y el tampon y explique a continuacion lo siguiente:

- describa los síntomas que tiene
- cuándo empezaron los síntomas
- cuándo empezó su período de menstruación
- explique si ha tenido el síndrome anteriormente
- si usa tampones, mencione el nombre de la marca y el tipo de absorbencia que compra—súper, regular, júnior, etc.

P. *¿Cuáles el tratamiento para el síndrome?*

R. Las personas con el síndrome del shock tóxico frecuentemente son enviadas a un hospital, en donde reciben fluidos y drogas para aumentar la presión de la sangre y bajar la temperatura del cuerpo. Allí recibirán antibióticos, principalmente para reducir la posibilidad de volver a tener la enfermedad. Con el tratamiento adecuado el paciente mejorará en dos o tres semanas.

P. *¿Es posible tener la enfermedad más de una vez?*

R. Una persona que ha tenido el síndrome del shock tóxico es más vulnerable a repetirla que la que no lo ha tenido. Sin embargo, la posibilidad de repetir puede ser reducida significativamente si evita el uso de los tampones. También, algunos antibióticos parece que ayudan a evitar la repetición. La persona que ya ha tenido el síndrome, debe buscar el consejo médico antes de usar los tampones.

P. *¿Cómo se pueden reducir las posibilidades de contraer el síndrome del shock tóxico mientras se está usando el tampón?*

R. El uso de los tampones de baja absorbencia será de gran ayuda para reducir el riesgo de contraer la enfermedad en vez de usar los de alta absorbencia. Por lo tanto es aconsejable buscar aquellos de baja absorbencia, pero que a la vez satisfagan las necesidades que el flujo menstrual requiere. Otra manera de minimizar el riesgo de adquirir el síndrome del shock tóxico es alternando los tampones con las toallas sanitarias.

P. *¿Qué se debe hacer para encontrar la absorbencia ideal para cada persona?*

R. Experimentado con diferentes tamaños, empezando con los de la absorbencia más baja. Es preciso recordar que hay menos necesidad de usar los tampones de alta absorbencia hacia el final del período de la menstruación. Al buscar los tampones, lea la información provista en todos los empaques y escoja la absorbencia correspondiente a sus necesidades personales, entre los siguientes grados:

Tipo de Absorbencia	Cantidad del Flujo Absorbido en Gramos
Júnior	Menos de 6
Regular	de 6 a 9
Súper	de 9 a 12
Súper Plus	de 12 a 15

P. *¿Cómo se puede obtener más información sobre el síndrome del shock tóxico?*

R. La información acerca del síndrome o los tampones está en todos los paquetes del producto, como un requisito de la ley. Lea la información cada vez que compre los tampones. Pregúntele a su médico o farmacéutico acerca de cualquier nueva información cuando lo visite.

Recuerde

- Use el tampon menos absorbente que le sea posible
- Aprenda a reconocer los síntomas del sindrome del shock toxico
- Si tiene los síntomas del sindrome durante su período de menstruacion, remueva el tampon que se está usando uno y busque asistencia medica inmediatamente
- No vacile en sugerir a su médico el sindrome como una posible causa de sus síntomas

Si desea una copia de este información, envíe una tarjeta postal a la siguiente dirección:

Food and Drug Administration (HFE88)
5600 Fishers Lane, Rockville, MD 20857.

Para cantidades mayores (hasta 100 copias) escriba a:

Food and Drug Administration (HFZ220)
5600 Fishers Lane, Rockville, MD 20857.

■ **Departamento de Salud y Servicios Sociales**
Administración de Drogas y Alimentos (FDA)
5600 Fishers Lane,
Rockville, Maryland 20857
DHHS Publication No. (FDA) 92-4251S

LA BEBIDA Y SU EMBARAZO

(Drinking and Your Pregnancy)

La bebida puede hacerle daño a su bebé

Cuando usted está embarazada, su bebé crece dentro de usted. Todo lo que usted coma y beba mientras esté embarazada afecta a su bebé. Si usted bebe alcohol, esto puede dañar el crecimiento de su bebé. Su bebé puede desarrollar problemas emocionales y físicos que pueden durar por el resto de su vida. Los niños que nacen con problemas muy serios causados por el alcohol tienen síndrome fetal alcohólico.

Los niños con síndrome fetal alcohólico pueden:

- Nacer más pequeños.
- Tener problemas al comer o al dormir.
- Tener problemas para oír o ver.
- Tener problemas al seguir instrucciones y al aprender a hacer cosas simples.
- Tener problemas al prestar atención y al aprender en la escuela.
- Necesitar maestras y escuelas especiales.
- Tener problemas al relacionarse con otras personas y en controlar su comportamiento.

Aquí hay algunas preguntas que usted puede tener acerca del alcohol y el beber durante el embarazo.

1. ¿Puedo beber alcohol si estoy embarazada?

No. No beba alcohol cuando usted esté embarazada. ¿Por qué? Porque cuando usted bebe alcohol también lo hace su bebé. Piénselo. Todo lo que usted bebe también lo bebe su bebé.

2. ¿Hay alguna bebida alcohólica que pueda beber sin peligro durante el embarazo?

No. El beber cualquier tipo de alcohol cuando esté embarazada puede lastimar a su bebé. Las bebidas alcohólicas son la cerveza, vino, refrescos a base de vino, licores o bebidas mezcladas. Un vaso de vino, una lata de cerveza, y una bebida mezclada tienen más o menos la misma cantidad de alcohol.

3. ¿Por qué si yo bebí durante mi último embarazo mi bebé nació bien?

Cada embarazo es diferente. El beber alcohol puede lastimar a un bebé más que a otro. Usted podría tener un niño que nace saludable y otro que nace con problemas.

4. ¿Se desaparecerán estos problemas?

No. Estos problemas estarán presentes durante toda la vida del niño. Las personas con problemas muy severos quizás no puedan cuidarse solas o trabajar cuando sean adultas.

5. ¿Qué pasa si estoy embarazada y he estado bebiendo?

Si usted ha bebido alcohol antes de saber que estaba embarazada, deje de beber ahora mismo. Usted se sentirá mejor y su bebé tendrá una mejor oportunidad de nacer saludable. Si usted planea quedar embarazada, no beba alcohol. Usted puede que no sepa que está embarazada inmediatamente. El alcohol puede lastimar el bebé aún cuando usted tenga solamente 1 ó 2 meses de embarazo.

6. ¿Cómo puedo dejar de beber?

Hay muchas maneras de ayudarse a dejar de beber. Usted no tiene que beber cuando otras personas beben. Si alguien le ofrece una bebida, está bien decir que no. Aléjese de personas o lugares que le hagan beber. No mantenga alcohol en su casa.

Si usted no puede dejar de beber, obtenga ayuda. Usted puede tener una enfermedad que se llama alcoholismo. Hay programas que le pueden ayudar a dejar de beber. Estos se llaman programas de tratamiento del alcohol. Su doctor o enfermera(o) puede encontrar un programa para ayudarle. Aunque usted haya participado en uno de estos tratamientos anteriormente, inténtelo otra vez. También existen programas sólo para mujeres.

Para recibir ayuda e información

Usted puede obtener ayuda de un doctor, enfermero(a), trabajador(a) social, pastor, clínicas o programas cerca de usted.

Para recibir información confidencial, usted puede comunicarse con:

Alcohólicos Anónimos
(Alcoholics Anonymous [AA] World Services)
Busque en su guía telefónica el listado en su área y pregunte por los grupos en español.
Dirección en el Internet:
http://www.alcoholics-anonymous.org

Banco Nacional de Información en Alcohol y Drogas
(National Clearinghouse for Alcohol and Drug Information)
P.O. Box 2345
Rockville, MD 20852
(800) 729-6686
Dirección en el Internet: http://www.health.org

Concilio Nacional La Raza
1111 19th Street, N.W.
Washington, DC 20036
(202) 785-1670
http://www.nclr.org

Instituto Nacional sobre el Abuso de Alcohol y Alcoholismo
(National Institute on Alcohol Abuse and Alcoholism)
6000 Executive Boulevard, Suite 409
Rockville, MD 20892-7003
(301) 443-3860
Dirección en el Internet: http://www.niaaa.nih.gov

Organización Nacional sobre el Síndrome
Fetal del Alcohol (NOFAS)

1819 H Street, N.W., Suite 750
Washington, DC 20006
(800) 66-NOFAS
(800) 666-6327
Dirección en el Internet: http://www.nofas.org

■ **Institutos de Salud Pública**
Instituto Nacional Sobre el Abuso de Alcohol y Alcoholismo
NIH Publication No. 97-4102
Abril de 1997

LA PRUEBA PAP: UN MÉTODO PARA DIAGNOSTICAR EL CÁNCER DEL CUELLO DEL ÚTERO

(Pap Test: A Method of Diagnosing Cancer of the Cervix)

¿Qué es la prueba Pap?

La prueba Pap, también conocida como el Papanicolaou o examen de citología, es uno de los métodos más eficaces para detectar temprano el cáncer del cuello del útero (o cuello de la matriz).

La prueba Pap es sencilla, rápida y barata. Mediante la prueba Pap es posible ver con un microscopio si hay células anormales antes que la mujer tenga algún síntoma. Estos cambios pequeñísimos de las células a veces se convierten en cáncer del cuello del útero. Usted se debe hacer la prueba Pap regularmente, al mismo tiempo que se hace su examen ginecológico.

¿Por qué necesito hacerme una prueba Pap?

Porque en la mayoría de los casos el cáncer del cuello del útero se puede curar, si se detecta a tiempo.

Gracias a la prueba Pap y a los nuevos métodos de tratamiento, la proporción de mujeres que mueren de cáncer del cuello del útero ha disminuido en un 70 por ciento. Ha habido más adelantos en la curación de este tipo de cáncer que en ningún otro.

La mayoría de las mujeres que mueren de cáncer del cuello del útero son aquéllas que nunca se han hecho una prueba Pap. Si todas las mujeres se hicieran una prueba Pap, como parte del examen ginecológico (que también incluye un examen de los senos), el cáncer del cuello del útero se convertiría, en la mayoría de los casos, es una enfermedad perfectamente curable. ¡Todo depende de usted!

¿Con qué frecuencia necesito hacerme la prueba Pap?

Toda mujer debe hacerse el examen pélvico y la prueba Pap inmediatamente después de haber cumplido los 18 años de edad. Las mujeres que son, o que han sido, sexualmente activas también deben hacerse los exámenes pélvicos y la prueba Pap regularmente. Si la mujer se ha sometido a estos exámenes por tres años consecutivos, y los resultados han sido normales, la prueba Pap puede hacerse con menos frecuencia, según lo indique el médico.

Las mujeres con un riesgo mayor de tener cáncer en el cuello del útero (ver sección siguiente), o las que han recibido tratamiento para este tipo de cáncer, deben ser examinadas con más frecuencia. A estas mujeres se les recomienda una prueba Pap de dos a cuatro veces al año, o según lo indique el médico.

Aún las mujeres a quienes se les ha hecho una histerectomía, o aquellas que han entrado a la menopausia o ya la han pasado, deben hacerse la prueba Pap con regularidad.

Consulte a su ginecólogo, a su internista, o a la enfermera que trabaja en el consultorio para saber cuántas veces al año tiene usted que hacerse examinar.

Usted corre un riesgo mayor de tener cáncer del cuello del útero en los casos siguientes:

- Si ha tenido relaciones sexuales con varios hombres en su vida, o si comenzó a tener relaciones sexuales a una edad temprana.
- Si en el pasado alguna prueba Pap ha revelado la presencia de células anormales.
- Si está entre los 40 y los 55 años de edad.
- Si ha estado embarazada varias veces.
- Si ha tenido infecciones vaginales frecuentes, transmitidas por relaciones sexuales (tales como Herpes simplex, tipo II; y condiloma).
- Si su madre tomó hormonas para prevenir el aborto mientras estaba embaraza de usted.

¿Cómo se hace la prueba Pap?

Normalmente, la prueba Pap es parte del examen pélvico que le hace su médico, con la frecuencia recomendada por él o ella. No se recomienda un lavado vaginal ni antes de una prueba Pap ni durante un período de tratamiento. Si tiene preguntas, hágaselas a su médico o enfermera. La prueba Pap es rápida y sencilla. Consiste el los procedimientos siguientes:

1. Con un espéculo (instrumento que se utiliza para abrir la vagina), el médico o la enfermera inspecciona el cuello del útero y toma una muestra de las células para analizarlas.
2. Se utiliza un cepillito pequeño para obtener una muestra de las células de la superficie del cuello del útero. Normalmente, este procedimiento no causa ninguna molestia.
3. Estas células se colocan sobre una laminilla de vidrio y se envían al laboratorio para que un citólogo (especialista en el examen de células bajo microscopio) las analice.
4. Usted recibirá un informe con los resultados de la prueba Pap. Si no entiende alguna parte del informe, pregúntele a su médico o a la enfermera.

¿Cuándo debo hacerme la prueba Pap?

- A los 18 años o antes, si ha comenzado a tener relaciones sexuales, o si es o ha sido sexualmente activa.
- Debido a que la sangre de la menstruación (regla) puede modificar los resultados de la prueba Pap, el momento ideal para hacer la prueba es entre los 10 y 20 días después de haber comenzado la menstruación.
- Si la menstruación le dura demasiado tiempo o si sangra más de lo normal.
- Si usted sangra por la vagina de una manera anormal en los casos siguientes: (1) entre una menstruación y otra; (2) después de tener relaciones sexuales; (3) después de hacerse un lavado vaginal.
- Si usted está en la menopausia o se le ha hecho una histerectomía, deberá continuar haciéndose la prueba Pap con regularidad.
- Antes de hacerse la prueba Pap, evite los lavados vaginales y no se aplique jaleas ni espumas contraceptivas, ya que estas pueden alterar los resultados de la prueba.

¿Qué significan los resultados de mi prueba Pap?

Existen varias maneras de la prueba Pap. Las siguientes son las 5 clasificaciones más comunes:

Clase 1 "Negativo" o "Normal"

Cuando las células son normales y no ha habido cambios en ellas.

Clase 2 "Irregular" o "Anormal"

Cuando las células son ligeramente anormales. Una prueba "anormal" se debe muchas veces a una ligera inflamación del cuello del útero. Por lo general, no se indica ningún tratamiento porque muchas de estas células anormales vuelven a ser "normales" (clase 1) sin tratamiento médico. Con frecuencia, el médico recomienda que se haga una nueva prueba Pap a los tres o seis meses para ver si ha habido cambios en las células. Su médico podrá hacerle una biopsia para confirmar los resultados de la prueba Pap.

Clase 3 "Sospechoso" o Displasia

Cuando las células han cambiado de tal modo que es necesario continuar investigando para determinar el grado de cambio anormal, Es necesario tener en cuenta lo siguiente:

- La displasia no es cáncer.
- La evolución de la displasia es imprevisible: a veces mejora sin tratamiento médico; otras veces continúa o empeora. Por eso es muy importante hacerse la prueba Pap con regularidad.
- Las mujeres entre 25 y 35 años de edad corren un riesgo mayor de tener esta enfermedad.

Hay tres "etapas" en la displasia:

- Displasia leve: Cuando hay células anormales en la superficie del cuello del útero, lo que puede indicar que hay una inflamación. Por lo general se requiere que se repita la prueba Pap cada tres o seis meses.
- Displasia moderada: Cuando hay una mayor concentración de células anormales en la superficie de cuello del útero. El tratamiento indicado suele ser el congelamiento de las células anormales o la terapia con rayos laser. Deberá de hacerse nuevas pruebas Pap después de estos tratamientos.
- Displasia grave: Cuando ocurren serios cambios en las células de la superficie del cuello del útero. El tratamiento indicado suele ser la conización o biopsia de cono u otros métodos de tratamiento (ver "Pruebas de diagnóstico".

Clases 4 y 5 Probabilidad de "Carcinoma In Situ" o "Cáncer Invasor"

Las clases 4 y 5 corresponden a un resultado "positivo" de la prueba Pap, lo que indica la probabilidad de un carcinoma in situ o un cáncer invasor. Sólo mediante una biopsia (o sea, muestra del tejido para analizarlo en el laboratorio) se puede determinar qué tipo de células hay. Tanto el carcinoma in situ como el cáncer invasor requerirán tratamiento.

- El carcinoma in situ es un cáncer que por lo general está limitado a la capa superior de las células en la región cervical.
- El cáncer invasor es un cáncer más profundo, o, que se ha extendido a tejidos u órganos cercanos.

La prueba Pap le puede ayudar al médico a hacer un diagnóstico del cáncer del cuello del útero. Pero para estar seguro que efecto hay cáncer, hay que hacer una biopsia. Si usted recibe un resultado anormal de una prueba Pap, su médico o su enfermera le informarán sobre el tratamiento o los exámenes adicionales que hay que hacerle, según la clasificación de los resultados de la prueba (que podría ser Clase 2, 3, 4, ó 5). En algunas clínicas no se usa la Clase 5 para clasificar los resultados de la prueba Pap.

Otro sistema, conocido somo el "sistema Bethesda", usa un diagnóstico más específico y descriptivo, en vez de las clasificaciones del 1 al 5 antes mencionadas, que se han usado regularmente en el pasado. El sistema Bethesda incluye también una evaluación de la muestra, reduciendo así la posibilidad de un resultado falso/negativo causado por la falta de muestras de células.

Cada mujer tendrá diferentes reacciones cuando se entera que el resultado de las prueba Pap es anormal. Algunas mujeres sienten miedo o pánico al principio. Otras se pueden sentir molestas o enojadas. Hay mujeres que ignoran o niegan sus reacciones. Es razonable tener este tipo de reacción y también querer compartirla con la familia, amistades o profesionales de la salud. Pero más que nada es importante seguir los consejos del médico. Mientras más pronto se diagnostique y se trate cualquier síntoma, mayores son las posibilidades de curarse.

Pruebas de diagnóstico

A continuación se describen algunas pruebas y estudios que se hacen para determinar el grado de anormalidad en las células que se ha descubierto mediante la prueba Pap:

En el consultorio de su médico

- Se repite la prueba Pap.
- Biopsia del cuello del útero: Se saca una muestra del tejido del cuello del útero para analizarlo bajo el microscopio.
- Prueba de Schiller: Durante examen pélvico, el médico tiñe con yodo las células anormales y cancerosas.
- Colposcopía: Se examinan la vagina y el cuello del útero con un lente de aumento, llamado colposcopio, para ver si hay alguna anormalidad en los tejidos.

En el hospital

- Conización: Por medio de una pequeña operación se saca tejido, en forma de cono, del cuello del útero para analizarlo bajo el microscopio. A este procedimiento se le llama también "biopsia de cono" y, además de ser muy útil para el diagnóstico, también puede ser un tratamiento curativo debido a que se extirpa el tejido anormal.

Tratamientos

A continuación se detallan los tratamientos más comunes que se utilizan para extraer o destruir las células cancerosas. Algunos de estos tratamientos se pueden hacer en el consultorio de su médico mientras que otros deben hacerse en un hospital.

En el consultorio de su médico

- **Cauterización:** Una técnica de tratamiento que usa una sonda (instrumento pequeño) eléctrica para destruir las células anormales.
- **Criocirugía:** Un tratamiento que se hace con una sonda que congela y destruye los tejidos anormales.

En el hospital

- **Cirugía:** Se hace una operación para sacar las células cancerosas.
- **Histerectomía:** Se hace una operación para sacar el útero (matriz) y el cuello del útero. En algunos casos se puede combinar esta operación con la extracción de los ovarios (ooferectomía).
- **Radiación:** Se usan rayos-X de alta energía, o, de implantes de radio, cerca de las células anormales, para destruir las células cancerosas.
- **Quimioterapia:** Se usan medicamentos anticancerosos para combatir el cáncer.
- **Terapia combinada:** Se combinan la cirugía y los tratamientos de radiación.

- **Terapia con rayos laser:** Se utilizan rayos laser para destruir las células cancerosas. No todas las clínicas u hospitales disponen de este tipo de tratamiento.

En resumen, la prueba Pap permite que se descubra el cáncer del cuello del útero en sus primeras etapas. Gracias a esta prueba, el cáncer del cuello del útero puede ser una enfermedad casi siempre curable. Consulte a su médico para determinar cuándo le corresponde hacerse la prueba Pap. La mejor forma de protegerse contra el cáncer del cuello del útero es hacerse la prueba Pap y el examen pélvico con regularidad.

A veces las mujeres tienen preguntas personales sobre el embarazo, los exámenes pélvicos, el uso de tampones o sobre sus relaciones sexuales, pero quizás les da vergüenza o no saben a quién preguntar. Los profesionales de la salud que le atienden tienen mucha experiencia en este campo y pueden ayudarle. También es útil hacer una lista de las preguntas que pueda tener para poder hacérselas a su médico o enfermera cuando vaya al consultorio. El formulario a continuación también le servirá para recordar los datos importantes sobre su historia médica.

Su tranquilidad y la de su familia dependen de usted. Hágase la prueba Pap hoy . . . ¡Por su salud y su familia!

Definiciones

Biopsia: Muestra del tejido humano para examinarlo bajo un microscopio y hacer un diagnóstico.

Cáncer: Un grupo de enfermedades en las cuales las células anormales crecen descontroladamente. Las células cancerosas se extienden a través del cuerpo por medio de la sangre y del sistema linfático.

Cáncer invasor: El desarrollo descontrolado y anormal de las células, resultando en un tumor maligno que puede invadir y destruir los tejidos normales cercanos.

Carcinoma: Cáncer que comienza en la mucosa o cubierta de los tejidos de un órgano.

Carcinoma in situ: Cáncer localizado solamente en la capa superior del tejido, sin invadir tejidos profundos. Se le considera como un estado precanceroso.

Cauterización: Una técnica de tratamiento que usa una sonda (instrumento pequeño) eléctrica para destruir las células anormales.

Células: Estructuras sumamente pequeñas o unidades básicas de todos los órganos del cuerpo.

Cuello del útero, o de la matriz: Sección estrecha en el extremo más bajo del útero que se proyecta hacia la vagina.

Conización: Extraer, por medio de una operación, tejido en forma de cono, del cuello del útero y el canal cervical. La conización se hace para diagnosticar o tratar una enfermedad en el cuello del útero.

Criocirugía: Tratamiento que se lleva a cabo con una sonda que congela y destruye los tejidos anormales sin poner en peligro los tejidos normales cercanos.

Displasia: Presencia de células anormales. Hay tres clasificaciones para la displasia: Leve, moderada y grave.

Examen ginecológico: Examen médico que normalmente incluye un examen del útero, vagina, ovarios, trompas de Falopio, vejiga y recto. También incluye un examen médico de los senos.

Ginecólogo: Médico que se especializa en las enfermedades de la mujer, especialmente de los órganos reproductivos.

Histerectomía: Extirpar por medio de una operación el útero (matriz) y el cuello del útero.

In situ: Frase latina que significa "localizado" o "en el sitio". Ver la definición de carcinoma in situ.

Menopausia: La etapa en la vida de una mujer en que cesan naturalmente sus períodos de menstruación de manera permanente; usualmente ocurre entre los 45 o 50 años de edad. También se le conoce como "el cambio de vida".

Pélvico: Esta palabra se relaciona con la pelvis, la región del cuerpo entre los huesos pélvicos. Los órganos de la región pélvica incluyen el útero, la vagina, los ovarios, las trompas de Falopio, la vejiga y el recto.

PDQ

El Instituto Nacional del Cáncer cuenta con un sistema computarizado conocido como PDQ (Physician Data Query). El PDQ ofrece a los médicos acceso rápido y fácil a la siguiente información:

- tratamientos más recientes para la mayoría de tipos de cáncer;
- descripciones de estudios clínicos que aceptan pacientes; y
- nombres de las organizaciones y de los médicos a cargo del cuidado de pacientes que padecen de cáncer.

Para tener acceso al PDQ, un médico puede usar una computadora de oficina con conexión telefónica y un código de acceso. También puede usar los servicios de una biblioteca médica que tenga la computadora adecuada con entrada directa al PDQ. Las oficinas del Servicio de Información sobre el Cáncer (Cancer Information Service—CIS) ofrecen a los médicos la información que se puede obtener del PDQ. El CIS también le puede informar al médico cómo obtener información del PDQ regularmente. Los pacientes pueden pedir a su médico que utilice el PDQ o llamar directamente al número gratis del CIS, al 1-800-422-6237 (1-800-4-CANCER). Los especialistas del CIS usarán la información del PDQ y de otras fuentes para contestar sus preguntas sobre la detección, prevención, diagnóstico, tratamiento del cáncer y la rehabilitación.

Para más información . . .

Para obtener más información sobre este tema o para pedir ejemplares gratuitos de éstas y otras publicaciones del Instituto Nacional del Cáncer, escriba a: Office of Cancer Communications, National Cancer Institute, Bethesda, MD 20892. También puede llamar al número gratis del Servicio de Información sobre el Cáncer, 1-800-422-6237 (1-800-4-CANCER). Este servicio tiene personal que habla español.

Esta información es adaptada de la versión en inglés publicada por el "Fred Hutchison Research Center" bajo contrato número NO1 CN55233 del "National Cancer Institute". La versión en español fue originalmente publicada por el "M.D. Anderson Hospital and Tumor Institute" de Houston, Texas, bajo contrato número NO1-CN-25569.

■ **Instituto Nacional de Cáncer**
Publicación del NIH Número 93-2694S
Revisado enero 1993

LAS INFECCIONES VAGINALES: CANDIDIASIS

(Vaginal Infections: Candidiasis)

por Judith Levine Willis

Al principio, la comezón es algo que usted escasamente nota, pero que la hace pensar que quizás los pantalones la están incomodando un poco. Sin embargo, la comezón continúa y cada día parece ponerse peor, hasta que usted decide visitar a su médico para asegurarse de que todo anda bien.

En efecto, es posible que los pantalones que ha estado usando tengan algo que ver con la situación pero si ésta continúa aún después de dejar de usarlos, quizás haya algo más por averiguar. Ese algo puede ser un hongo cuyo nombre técnico es Candida, causante de lo que se conoce como una infección vaginal. Estas infecciones son comunes en adolescentes y mujeres entre 16 y 35 años, aunque también suelen ocurrir en niñas de 10 y 11 años, en mujeres mayores y raramente en hombres y jóvenes. No se necesita actividad sexual para desarrollar una infección vaginal.

La Administración de Drogas y Alimentos (FDA), permite ahora el uso de drogas que solamente se podían obtener por medio de una receta médica; ahora se venden sin este requisito para tratar las infecciones vaginales. Sin embargo, antes de correr a comprar uno de estos medicamentos, y si usted no ha sido tratada antes de una de estas infecciones, debe visitar a su médico. El puede sugerir el uso de alguno de los productos obtenibles sin receta médica más conveniente en su caso, o recetarle una nueva droga llamada Diflucan (fluconazole). La FDA recientemente aprobó esta droga, la cual viene en forma de tableta para el uso oral, capaz de eliminar la infección con solo una dosis.

Aunque la comezón es el principal síntoma de las infecciones vaginales, si usted nunca tuvo una antes no es fácil asegurar cuál es la causa de su incomodidad. Después de que el médico ha hecho un diagnóstico de infección vaginal, si más tarde llega a tener otra, le será muy fácil reconocer los síntomas que la hacen tan diferente a otros problemas similares. Sin embargo, si todavía existen dudas, se debe consultar con el médico.

Además de la intensa comezón, otra manifestación de las infecciones vaginales es una blanca y espesa descarga casi siempre inodora. Aunque algunas mujeres tienen descargas durante los períodos de la menstruación, no se consideran infecciones vaginales, especialmente si no existe la comezón.

Ostros síntomas de una infección vaginal incluyen:

- estado dolorido
- salpullido en los labios exteriores de la vagina

- sensación de ardo al orinar

Es importante recordar que no todas las niñas y mujeres sienten estos síntomas, y que si la intensa comezón no existe, problemente es otra cosa.

Candida es un hongo presente en el cuerpo humano, semejante a la levadura común. Causa problemas únicamente cuando hay una cantidad excesiva en el cuerpo. Por esta razón, las infecciones pueden presentarse no solamente en la vagina, sino también en otras partes del cuerpo de la mujer—y del hombre. Aunque hay cuatro diferentes tipos de *Candida* responsables por estas infecciones, casi el 80 por ciento de los casos son causadas por el tipo conocido como *Candida albicans.*

Las causas

La causa principal de la infección es un sistema de inmunidad débil. Esta condición puede ser el resultado de una enfermedad, o por demasiado esfuerzo físico y falta de descanso.

Repetidos esisodios de infecciones vaginales, especialmente los que no desaparecen completamente—lo cual no es muy común—puede a veces ser la primera señal de que la mujer ha sido infectada con el virus HIV, causante del SIDA. Por lo tanto, la FDA exige que todos los productos para combatir estos infecciones incluyan en el empaque la siguiente advertencia:

"Si sufre de infecciones vaginales frecuentes (dentro de un período de dos meses) o no ha logrado curarse por completo después de un tratamiento adecuado, debe visitar a su médico para determinar la causa y recibir cuidados médicos apropriados".

La repetición de las infecciones vaginales puede también ser ocasionada por razones menos serias como otras enfermedades, o fatiga física y mental. Causas adicionales incluyen:

- uso de antibióticos y otros medicamentos, inclusive píldoras anticonceptivas
- cambios drásticos en la dieta
- mala nutrición
- diabetes
- embarazo

Algunas mujeres pueden experimentar un ligero caso de infección vaginal hacia el final de su período menstrual, posiblemente debido a cambios hormonales en el cuerpo. Estos casos casi siempre desaparecen por sí mismos, a medida que el ciclo menstrual progresa. Las mujeres embarazadas están más propensas a desarrollar infecciones vaginales.

En ocasiones, durante la época de clima cálido y húmedo las condiciones para el desarrollo de las infecciones vaginales se facilitan. Durante el invierno, el uso de varias capas de ropa para mantener el cuerpo confortable, también puede aumentar las posibilidades de una infección.

Normalmente, las infecciones de *Candida* no son consideradas como enfermedades trasmitidas sexualmente, pero sí es posible adquirirlas por el contacto sexual. El uso de un condón hecho de látex ayuda a evitar la infección, de la misma manera que previene el contagio de otras enfermedades más comunes

trasmitidas sexualmente, incluso el SIDA, a la vez que ayuda a prevenir el embarazo.

La primera vez que usted visite a su médico por una infección vaginal, pregúntele cuál de los medicaments sería el mejor para usted y discuta las ventajas de las diferentes formas en que los productos son obtenibles: supositorios vaginales (insertables) o cremas con aplicadores especiales. Recuerde leer las instrucciones y advertencias adjuntas o impresas en el empaque del producto y seguirlas al pie de la letra.

Los síntomas usualmente desaparacen en pocos días, pero es importante continuar usando el medicamento durante el tiempo indicado, aunque hayan desaparecido.

Mantenga el contacto con el médico en caso de lo siguiente:

- dolores abdominales, fiebre o una descarga de mal olor
- ausencia de mejoría después de tres días
- reaparición de los síntomas en dos meses

Los medicamentos obtenidos sin receta médica son para ser usado únicamente para las infecciones vaginales. No deben ser usados por hombres ni para infecciones en otras partes del cuerpo como en la boca, o debajo de las uñas de las manos.

Las infecciones *Candida* a veces aparecen en la boca. Los síntomas incluyen parches blancos cremosos cubriendo áreas dolorosas de la boca, la garganta y sobre la lengua. Debido a que otras infecciones causan síntomas similares, es muy importante que un médico haga un examen para un diagnóstico preciso.

Conociendo las causas y síntomas de ésta clase de enfermedad, puede ayudar al paciente a tomar ciertas medidas como olvidar por un tiempo los pantalones demasiado ceñidos, reduciendo así las posibilidades de contraer la enfermedad.

Cómo evitar la infección

A continuación, algunos consejos para evitar las infecciones vaginales o hacerlas menos posibles:

- Use ropas hechas de fibras naturales e interiores con entrepierna de algodón
- Limite el uso de la media-pantalón de malla hecha de material sintético (nylon) y pantalones demasiado ajustados
- Evite el uso de tampones desodorantes y atomizadores femeninos, cuando sienta que una infección está comenzando
- Después de un baño o de nadar, séquese bien y no permanezca en el traje de baño mojado mucho tiempo
- Use un condón de látex durante las actividades sexuales

Finalmente, si la prevención no es suficiente, la ayuda está a la mano en su médico y la farmacia.

Judith Levine Willis es editora de la revista FDA Consumer. Adaptación del inglés, por Carlos E. Aranguren, FDA Office of Public Affairs.

■ **Administración de Drogas y Alimentos**
5600 Fishers Lane
Rockville, MD 20857
(FDA) 96-1236S
Mayo de 1996

LO QUE LA MUJER DEBE SABER SOBRE LOS MAMOGRAMAS (RAYOS-X DEL SENO)

(What A Woman Should Know about Mammograms [Breast X-rays])

¿Qué es un mamograma?

Los mamogramas son rayos-X (radiografías) de los senos que se toman con un nivel bajo y seguro de radiación.

El procedimiento durante el cual se toman los mamogramas se llama mamografía. Existen dos tipos de exámenes de mamografía: La exploratoria (investigacional) y la diagnóstica.

El mamograma exploratorio es una forma rápida y sencilla de detectar el cáncer del seno en sus etapas tempranas, cuando los tratamientos son más eficaces y el nivel de supervivencia es alto. Generalmente se toman dos radiografías de cada seno y un médico especializado en interpretar estas imágenes (radiólogo) las examina.

Los expertos están de acuerdo de que la mamografía exploratoria ayuda a reducir el índice de muertes por cáncer del seno entre las mujeres mayores de los 50 años. Existen opiniones diversas, sin embargo, en cuanto al valor de este procedimiento para las mujeres menores de los 50 años.

Hágase un mamograma exploratorio tan frecuentemente como lo recomiende su médico. Este tipo de mamograma puede mostrar cambios en los senos, como masas (quistes o tumores), mucho antes que éstos se puedan detectar (encontrar) en una palpación (sentirlos con los dedos).

El mamograma diagnóstico es indicado cuando pudiera haber un problema. También se usa cuando es difícil obtener una imagen clara del seno debido a circunstancias especiales (por ejemplo, entre las mujeres que tienen implantes en los senos). La mamografía diagnóstica lleva más tiempo porque se tienen que tomar más radiografías. Es probable que el radiólogo revise estas radiografías mientras que usted espera.

El propósito de esta información

Esta información le ayudará a aprender más en cuanto a cómo obtener el mejor mamograma disponible. Estar bien informada sobre este proceso le ayudará a cooperar con el equipo de profesionales de la salud a cargo de su cuidado antes, durante y después de hacerse un mamograma. Así obtendrá los resultados más precisos y un servicio de calidad.

Existen muchos profesionales de la salud que pueden participar en su cuidado de detección del cáncer del seno. Entre ellos: Médicos, enfermeras, enfermas practicantes y practicantes médicos (éstos dos últimos han sido capacitados para realizar ciertas tareas profesionales, pero no son titulados). Ellos pueden estar a cargo de examinar sus senos, darle una referencia para obtener una mamografía, y ayudarle a obtener otros exámenes si éstos son necesarios. En esta publicación usaremos el término "médico" para facilitar su lectura, pero esta palabra puede indicar a cualquiera de los profesionales que se han mencionado, quienes le pueden proporcionar el cuidado adecuado.

En el centro de mamografía, tanto la persona que toma las radiografías (técnico en radiología), como el radiólogo y las personas encargadas de calibrar y mantener las máquinas funcionando adecuadamente, han recibido capacitación especializada en mamografía. Ellos trabajan como un grupo de cuidado para asegurar que le darán servicios de la mejor calidad.

Después de hacerle los mamogramas, su médico recibirá los resultados. Asegúrese de solicitar los resultados del mamograma de su médico o del centro de mamografía.

También asegúrese que entiende los resultados del examen y cualquier recomendación para realizar otros exámenes de seguimiento. Sobre todo, nunca deje de hacer todas las preguntas que tenga.

Los siete pasos que le presentamos a continuación le pueden ayudar a vigilar su salud y detectar posibles problemas en sus senos. Tiene que ser responsable de seguir todos los pasos.

Los siete pasos para detectar el cáncer del seno en sus etapas tempranas.

1. Hágase exámenes regularmente.

Este es el paso más importante para detectar cualquier problema en sus senos.

- Hágase un examen profesional (con un médico) de los senos durante su visita de revisión regular.
- Hágase un mamograma con la frecuencia que recomiende su médico. Pregúntele cuándo debe hacerse el siguiente mamograma.
- Hágase un autoexamen de los senos cada mes. Su médico le puede indicar cómo hacerlo.

Llame al médico si nota lo siguiente:
- Una masa o engrosamiento (tejido denso) en el seno.
- Secreción de los pezones que llegue a mojar su sostén o las sábanas.
- Cambios en la apariencia de la piel del seno.

Estos cambios pueden ser normales, pero es importante que se haga revisar por el médico lo más pronto posible.

Estos tres exámenes pueden ayudar a usted y a su médico a establecer lo que es normal y anormal en sus senos y, por lo tanto, a distinguir todos aquellos síntomas de posibles problemas.

2. Elija un centro de mamografía de alta calidad.

La mamografía se puede realizar en muchos hospitales, clínicas y centros de radiología. Las unidades móviles (generalmente ubicadas en autobuses especiales) proporcionan mamografías en lugares como centros comerciales, centros comunitarios, oficinas y fábricas. Todos estos centros deben cumplir con los mismos requisitos de calidad.

Su médico le puede recomendar un centro de mamografía, o usted puede elegir el que le quede más conveniente.

Pero antes de elegir un centro de mamografía, averigüe que se cuenta con certificación de la "Food and Drug Administration (FDA)" (la administración a cargo de vigilar la calidad de los alimentos y medicamentos en los Estados Unidos). Si es una unidad de la "Veterans Health Administration (VHA)" (la administración de veteranos), ésta ya cuenta con certificación.

Una nueva ley llamada "Mammography Quality Standards Act" exige que todos los centros de mamografía hayan sido certificados a partir del primero de octubre de 1994. La VHA cuenta con su propio programa de certificación similar al de la FDA. Para obtener la certificación, los centros de mamografía, su maquinaria, empleados y registros deben cumplir con los requisitos necesarios.

Si el centro al que vaya no tiene certificación de la FDA, elija otro centro que sí la tenga.

> **Para encontrar un centro de mamografía certificado hable con su médico o llame gratis al Servicio de Información sobre el Cáncer del Instituto Nacional del Cáncer al 1-800-422-6237 (este servicio cuenta con personal que habla español).**

3. Haga la cita para el mamograma en el momento del mes en el que sus senos estén menos sensibles.

Durante la mamografía, los senos se presionan entre dos láminas de plástico por unos pocos segundos. Esta presión permite niveles muy bajos de radiación. Esto puede ser molesto, y algunas mujeres dicen que les duele.

Si sus senos son sensibles al tacto, trate de hacer su cita en el momento del mes cuando estén menos sensibles. Por ejemplo, evite hacer la cita la semana anterior a su menstruación (regla), ya que en ese momento puede sentir mayor molestia.

4. Proporcione y obtenga toda la información al hacer la cita para su mamograma.

Cuando llame para hacer la cita (si no habla inglés pida a una pariente o amiga que le ayude), esté preparada a proporcionar la información requerida por el centro de mamografía. También le pueden hacer más preguntas cuando llegue a su cita, así es que le ayudará llevar consigo toda la información que tenga. Estos datos incluyen:

- Su nombre, dirección y teléfono.
- Su edad.
- Nombre, dirección y teléfono de cualquier otro centro de mamografía donde le hayan hecho un mamograma en el pasado.
- Si alguien en su familia ha tenido enfermedades del seno (cáncer).
- Cualquier problema con sus senos y por cuánto tiempo lo ha tenido.
- Problemas con sus senos en el pasado, biopsias del seno, o cirugías del seno.
- Si tiene implantes en los senos.
- Otra información personal:
  Si está embarazada o dándole el pecho a un niño.
  Las fechas de su menstruación, o la fecha en que empezó su menopausia (dejar de menstruar).
  Cualquier cosa que podría hacer difícil tomarle un mamograma (por ejemplo, que sus senos sean muy grandes, o que no se pueda sostener en pie).
- Nombre, dirección y teléfono de su médico.
  Estas son algunas de las preguntas que usted debe hacer antes de la cita para el mamograma:
- Cómo, cuándo y de qué manera se le darán los resultados del mamograma.
- Lo que tiene que hacer para prepararse a que le tomen un mamograma.

Si tiene otras preguntas antes del mamograma, llame a su médico o al centro de mamografía.

5. Conozca lo que sucederá durante el procedimiento.

Entender lo que sucederá durante el mamograma le ayudará a reducir los niveles de ansiedad que pudiera tener. Es importante que sepa que el nivel de radiación que se usa durante la mamografía es muy bajo.

Cuando le hacen un mamograma usted se para en frente de una máquina especial de rayos-X. El técnico en radiología coloca el seno en una placa que contiene la película para la radiografía. Esta placa se puede subir o bajar de acuerdo a su estatura.

Gradualmente, el seno se presiona contra otra placa transparente especial. Se necesita presionar el seno mientras se toman las radiografías para obtener imágenes claras.

La presión no dañará su seno. De hecho, el presionar el seno permite reducir la cantidad de radiación necesaria para la radiografía.

Los estudios muestran que la mayoría de las mujeres no sienten dolor durante el mamograma. Trate de estar tranquila y, si siente que la presión en el seno le molesta demasiado, dígale al técnico que mueva las placas para reducir la presión.

Si existe un área específica de su seno que parece tener un problema, el radiólogo o el técnico en radiología probablemente lo examinarán.

6. Vaya preparada.

- Vístase con dos piezas; de tal manera que sólo se tenga que quitar la blusa para el mamograma.
- No use desodorante, talco, o cremas en las axilas o cerca de los senos el día del mamograma. Estos productos pueden salir en la radiografía.
- Lleve consigo el nombre, dirección y teléfono de su médico.
- Lleve consigo una lista de los lugares y fechas de las mamografías, biopsias, y otros tratamientos al seno que le hayan hecho en el pasado.
- Pida a los centros de mamografía en donde le hicieron mamogramas en el pasado que le presten los mamogramas y llévelos consigo, si esto es posible. El nuevo mamograma se puede comparar con el anterior para buscar cualquier cambio.

También le ayudará:

- Llevar consigo una lista de sus preguntas sobre la mamografía y los mamogramas que le tomarán.
- Llevar consigo a alguien que le ayude a comunicarse con el personal del centro, especialmente si usted no habla inglés.
- Si teme que el mamograma le causará molestias, tome un medicamento contra el dolor una hora antes de su cita. Esto no afectará en nada el mamograma.

Si hay algo que no entiende, haga preguntas. Insista en hacer sus preguntas hasta que entienda las respuestas claramente.

7. Siga todos los pasos necesarios después del mamograma.

Obtener los resultados de su mamograma es muy importante.

Lo más probable es que los resultados de su mamograma sean normales. *Es muy importante, sin embargo, que usted no crea que todo está bien sólo porque no ha recibido los resultados.* Si no ha recibido los resultados 10 días después del examen, pregunte a su médico, o llame al centro de mamografía usted misma.

Si el mamograma exploratorio muestra algo fuera de lo normal, hable con su médico lo más pronto posible para decidir qué es lo que se tiene que hacer a continuación. Probablemente le hará una cita para un mamograma diagnóstico, o usted misma puede hacer la cita; pero hágalo lo más pronto posible. Hable con el médico sobre los resultados.

Cuando los resultados del mamograma de diagnóstico muestran algo fuera de lo normal, el radiólogo puede recomendar otro examen. La biopsia es un procedimiento en el que se saca un pedacito del tejido del seno para estudiarlo bajo un microscopio. A veces se necesita una biopsia porque su médico encontró algo fuera de lo normal, esto incluso si los resultados del mamograma parecen ser normales.

Si el mamograma muestra un problema o se recomiendan otros pasos, asegúrese de:

- Entender claramente los pasos que se tienen que tomar a continuación.

- Obtener los resultados de cualquier otro examen médico que le hagan a continuación.
- Preguntar todo lo que sea necesario hasta que entienda toda la información.

Si le hacen un mamograma que muestre algo fuera de lo normal y no tiene un médico, tendrá que encontrar a uno para que la atienda. Pida al personal del centro de mamografía que le ayuden a encontrarlo. Inmediatamente haga una cita y hable con él sobre los resultados del mamograma y lo que se tiene que hacer a continuación.

La mamografía es un procedimiento muy eficaz, pero no detecta todos los problemas del seno. Se encuentra algo fuera de lo normal en sus senos, llame inmediatamente a su médico.

Usted es responsable:

- Haga citas para que le hagan un mamograma con la frecuencia que recomiende su médico.
- Obtenga siempre los resultados de sus mamogramas.
- Siga las recomendaciones de su médico si existen pasos de seguimiento y, si es necesario, haga una cita para un mamograma diagnóstico en cuanto sea posible.
- Haga que el médico examine sus senos como parte de su visita regular. Usted hágase un autoexamen de los senos una vez al mes.
- Si tiene una masa o quiste en el seno, o cualquier otro cambio, llame a su médico. Incluso si le han hecho un mamograma recientemente y ha resultado normal.

¿Cómo puedo aprender más sobre la mamografía?

La mayoría de los centros de mamografía cuentan con información impresa o videos que proporcionan instrucciones en cuanto a cómo vigilar la salud de sus senos. Léalos a vea los videos cuando vaya a hacerse un mamograma. (Pregunte si tienen esta información en español, si no es así, lleve consigo a una familiar o amiga que le ayude a entender esta información.)

Para información general sobre el cáncer del seno y la mamografía, llame a:

Servicio de Información sobre el Cáncer
"Cancer Information Service CIS" que es parte del National Cancer Institute. Este servicio cuenta con personal que habla español 800-422-6237

Food and Drug Administration (FDA)
MQSA Consumer Inquiries
1350 Piccard
(HFZ240)
Rockville, MD 20850

American Cancer Society 800-277-2345

Para obtener más información

La información en esta publicación se obtuvo de "Clinical Practice Guideline, Quality Determinants of Mammography". La guía fue escrita por un panel de expertos del sector no gubernamental patrocinado por la Agency for Health Care Policy and Research. Existen y se están desarrollando otr guías en inglés y español sobre diversos temas de salud de interés para el público.

Para más información sobre las guías y para obtener copias gratuitas de esta información llame gratis al: **800-358-9295**

O escriba a:

Agency for Health Care Policy and Research
Publications Clearinghouse
P.O. Box 8547
Silver Spring, MD 20907

■ **Agency for Health Care Policy and Research**
Executive Office Center, Suite 501
2101 East Jefferson Street
Rockville, MD 20852
AHCPR Publication No. 950635
Enero de 1995

SI USTED ES UNA DE LAS 60 MILLONES DE MUJERES EN EDAD DE CONCEBIR EN LOS ESTADOS UNIDOS—ESTE FOLLETO ES PARA USTED!

(If You Are Among the 60 Million Women of Childbearing Years in the United States—This Brochure Is for You)

Consuma 0.4 mg de ácido fólico cada día antes de quedar embarazada y podría preventir entre 50% a 75% de los casos de la espina bífida y otros defectos del tubo neural.

¿Qué son la espina bífida, la anencefalia, y los defectos del tubo neural?

La espina bífida, el más común de los defectos del tubo neural, es además una de las malformaciones congénitas más devastadoras. Ocurre cuando la espina dorsal no se cierra adecuadamente durante el primer mes del embarazo. Gracias a mejor cuidado médico y quirúrgico, la mayoría de los niños que nacen con espina bífida sobreviven, aunque pueden experimentar variables grados de parálisis, pédida de sensación en los miembros más bajos del cuerpo, dificultades con el manejo de los intestinos y la vejiga, hidrocefalia, impedimentos del aprendizaje y alergias a productos que contienen látex. Los desafíos ocasionados por la espina bífida continúan a través de la vida con impactos en la educación, labor, justicia, salud y servicios humanos y la vida familiar. Para vivir una vida independiente y llena de satisfacción, la gente que nace con espina bí puede necesitar extensa terapia médica, psicológica y educacional.

La nencefalia, otro tipo de defecto del tubo neural, resulta cuando el tubo neural no se cierra adecuadamente en la parte superior, causando una condición fatal en la cual la mayor parte del cerebro está ausente. Los infantes que nacen con anencefalia generalmente se mueren al nacer o dentro de los primeros días después de nacer.

¿Quien corre el riesgo de tener un bebé que nace con espina bífida o anencefalia?

Si Usted es una mujer en edad de concebir (15-45) entonces Usted corre el riesgo!!! En los Estados Unidos, hay 60 millones de mujeres que caen dentro de ese grupo, con más de 6 millones de embarazos ((resultando en 4 millones de nacimientos) cada año. Todas las mujeres capaces de concebir corren el riesgo de tener un niño que nace con espina bífida. El 95% de los defectos del tubo neural ocurren en mujeres con ninguna historia de embarazos afectados por el tubo neural. En este país, 4,000 embarazos son afectados cada año por defectos del t ubo neural, un promedio de 11 embarazos al día. Una mujer que ya ha tenido ún bebé que nació con espina bífida o anencefalia está más propensa a tener otro embarazo afectado.

¿Puedo hacer algo antes de quedar embarazada para disminuir las posibilidades de tener un bebé que nace con espina bífida o anencefalia? Sí, Sí, Sí!!!!!

Si todas las mujeres en edad de concebir consumieran 0.4 mg de ÁCIDO FÓLICO ANTES de quedar embarazadas y durante el primer trimestre de embarazo, la incidencia de la espina bífida y anencefalia podría reducirse hasta un 75%. Estudios recientes han demostrados que un facto que aumenta el riesgo de tener un bebé afectado por un defecto del tubo neural es un bajo nivel de ácido fólico antes de concebir y durante las primeras semanas del embarazo (llamado el período periconcepcional). El momento adecuado es muy importante. Los defectos del tubo neural ocurren temprano en el embarazo, a menudo antes de que la mujer sepa que está embarazada. Ya que la mitad de los embarazos en los Estados Unidos no son planificados, las mujeres deben consumir ácido fólico a través de sus años reproductivos.

En septiembre de 1992, basándose en los resultados de pruebas de control al azar, el Servicio de Salud Pública de los Estados Unidos publicó una recomendación, manifestando que "todas las mujeres en edad de concebir en los Estados Unidos deben consumir 0.4 mg de ácido fólico al día para reducir el riesgo de tener un embarazo afectado por un defecto del tubo neural".

¿Qué es ácido fólico?

El ácido fólico, una vitamina B común solubel en el agua, es esencial para el funcionamiento del cuerpo humano. Durante períodos de crecimiento rápido, tales como durante el embarazo y desarrollo del feto, el cuerpo requiere esta vitamina en mayores cantidades.

¿Cómo puedo obtener suficiente ácido fólico a través de la dieta?

Hay cuatro maneras por medio de las cuales las mujeres pueden recibir ácido fólico en suficientes cantidades a través de la dieta.

. . . productos de cereales enriquecidos

Coma una dieta que incluya un mayor consumo de productos de cereales enriquecidos tales como el pan, arroz, pasta, sémola, y cualquier comida hecha con harina o harina de maíz enriquecida. A partir del primero de enero de 1998, la Administración de Alimentos y Medicamentos (Food and Drug Administration) exigirá que los productos de cereales "enriquecidos" contengan ácido fólico en cantidades adicionales. Esto puede ocurrir antes, de manera voluntaria.

. . . suplementos de vitaminas

La mayoría de las vitaminas múltiples contienen 0.4 mg. (400 mcg) de ácido fólico. Usted puede tambén comprar ácido fólico puro. Para saber si sus vitaminas múltiples contienen 0.4 mg de ácido fólico, revise la etiqueta o pregúntele a su farmacéutico.

. . . los cereales de desayuno fortificados con ácido fólico

Muchos cereales de desayuno disponibles en el mercado han sido fortificados con algún ácido fólico. Es probable que su cereal de desayuno favorito contenga 100% de la ración diaria recomendada (U.S. RDA) de ácido fólico, 0.4 mg (400 mcg), por cada porción. Para estar segura, revise la etiqueta que aparece en el lado de la caja de su cereal.

. . . comidas ricas en ácido fólico

El ácido fólico que se encuentra en su forma natural en la comida se llama "folate". Hay muchas comidas que contienen ácido fólico incluyen las verdural tales como el brócoli y la espinaca, los espárragos, algunas nueces y semillas, frijoles secos, yema de trigo, levadur, yemas de huevos, y algunas frutas y jugos de frutas. Sin embargo, la típica dieta norteamericana incluye sólo la mitad del nivel de ácido fólico recomendado.

¿Dónde puedo recibir mayor información sobre la relación entre el acido fólico y la espina bífida?

Por favor comuníquese con SBAA al 202-44-3285 o llame a su médico.

¿Qué es SBAA?

Spina Bifida Association of America (SBAA) fue fundada en 1973 para abordar las necesidades específicas de la comunidad de la espina bífida y sirve como representante nacional de más de 72 asociaciones locales a través del país. SBAA está compuesta de individuos con espina bífida y miembros de sus familias, padres de hijos con espina bífida, y otras personas interesadas.

La misión de Spina Bifida Association of America es de promover la prevención de la espina bífida y mejorar la vida de todos los individuos afectados. Spina Bífida Association of America es una organización sin fines de lucro. Los esfuerzos de SBAA benefician a miles de infantes, niños, adultos, padres, y profesionales cada año.

¿Qué hace SBAA?

SBAA proporciona servicios tales como:

- Información y despacho por una línea telefónica gratis
- Insights, un boletín informativo bimestral
- Publicaciones en inglés y español
- Un consejo consultivo profesional
- Un consejo de enfermería
- Una conferencia nacional anual
- Una red de adultos
- Un fondo para becas
- Campañas de reconocimiento por el público
- Servicios para asociaciones afiliadas y socios
- Defensa para individuos y a través de sistemas
- Un fondo para investigaciones

Mañana

SBAA está dirigiéndose hacia muchas direcciones. Los años futuros prometen ser interesantes mientras trabajamos para prevenir la espina bífida y mejorar la vida de todos los individuos afectados. Ayúdenos a realizar nuestras metas a través de un donativo deducible de la utilidad imponible o hágase socio de SBAA hoy mismo.

■ **Spina Bifida Association of America**
4590 MacArthur Blvd. NW, Suite 250
Washington, DC 20007-4226
(202) 944-3285
fax: (202) 944-3295
e-mail: sboa@sbaa.org

¿TIENE 50 AÑOS DE EDAD O MÁS? UN MAMOGRAMA PODRÍA SALVARLE LA VIDA

(Are You 50 or More? A Mammogram Could Save Your Life)

¿Por qué debo hacerme un mamograma?

Un mamograma puede detectar el cáncer del seno aún cuando sea muy pequeño para que usted, su médico o enfermera lo pueda palpar. Los estudios muestran que si usted tiene 50 años de edad o más, un mamograma cada 1 ó 2 años podría salvarle la vida.

¿Qué es un mamograma?

Un mamograma es una radiografía del seno.

¿Cómo sé si necesito un mamograma?

Si tiene 50 años de edad o más, es muy importante hacerse un mamograma cada 1 ó 2 años.

¿Cada cuánto tiempo me debo hacer un mamograma?

Debido a que el cáncer puede empezar a crecer en cualquier momento, un mamograma no es suficiente. Es muy importante que continúe haciéndose los mamogramas cada 1 ó 2 años.

¿Cómo se hace un mamograma?

Se parará frente a una máquina de mamografía. La persona que tome la radiografía colocará su seno entre dos láminas plásticas.

Las láminas presionarán su seno y lo aplastarán. Esto puede ser un poco incómodo por unos segundos, pero ayuda a obtener una buena imagen.

Se le tomará una radiografía a cada uno de sus senos. Este proceso tarda sólo unos segundos.

¿Dónde puedo hacerme un mamograma?

Para encontrar un lugar donde hacerse un mamograma:

- Pregunte al doctor o a la enfermera.
- Pregunte en la clínica o en el departamento de salud más cercano.
- Llame al Servicio de Información sobre el Cáncer al 1-800-422-6237.

Si tiene 50 años de edad o más, haga hoy una cita para un mamograma. No lo deje para mañana. Un mamograma podría salvarle la vida. Para conocer más acerca de los mamogramas, llame al Servicio de Información sobre el Cáncer, del Instituto Nacional del Cáncer, al 1-800-422-6237. La llamada es gratis y le atenderán en español.

■ **Instituto Nacional de Cáncer**
Publicación del NIH
Número 94-3418 (S)
Revisado febrero 1994

CUIDADO DE LA SALUD EN NIÑOS (HEALTH CARE—CHILDREN)

■ ■ ■

CUANDO SE ACUMULA LÍQUIDO EN EL OÍDO MEDIO DE SU NIÑO: GUÍA PARA LOS PADRES

(Middle-Ear Fluid in Young Children: A Guide for Parents)

El oído y su funcionamiento

El oído consiste de tres partes: El oído externo, el oído medio, y el oído interno. el oído externo incluye la oreja y el canal del oído. Al final del canal del oído, se encuentra el tímpano, que es una membrana de tejido en forma de círculo y aproximadamente del tamaño de la punta de un dedo. Detrás del tímpano se encuentra un espacio normalmente lleno de aire conocido como el oído medio. Esta es la parte del oído en donde se acumula el líquido cuando existe la condición. El tubito que conecta el oído medio con un pasaje de aire en la parte de atrás de la nariz se llama trompa de Eustaquio. Existen tres pequeños huesos que conectan el tímpano al oído interno a través del oído medio. Finalmente el oído interno es el que se encuentra más adentro de la cabeza y permite que la persona escuche, y también ahí se encuentra el sentido del equilibrio.

En el oído sano, las ondas de sonido se transportan a través del canal del oído y hacen que el tímpano vibre. Esto, a su vez, hace que los tres huesecillos del oído medio se muevan. El movimiento envía las ondas de sonido a través del oído medio hasta que llegan al oído interno. El oído interno envía los sonidos hacia el cerebro y esto permite que la persona escuche los sonidos del mundo externo. Cuando hay líquido en el oído medio, el tímpano no vibra normalmente y puede causar sordera parcial en el niño.

El propósito de esta publicación

Esta publicación proporciona información sobre la acumulación de líquido en el oído de los niños entre 1 a 3 años de edad que no tienen ningún otro problema de salud (otitis media con efusión). Después de leer esta información usted sabrá más sobre los siguientes temas:

- Causas de la condición.
- Los exámenes médicos para evaluar la acumulación de líquido en el oído y evaluar su efecto en la capacidad auditiva (de oír).
- Los tratamientos disponibles para aliviar (mejorar) esta condición y la sordera parcial que puede causar.
- La manera en la que puede cooperar con el médico de su niño para encontrar los mejores tratamientos.

La acumulación de líquido en el oído medio también se conoce como otitis media con efusión. Otitis media quiere decir que hay inflamación en el oído medio, y efusión quiere decir que hay acumulación de líquido.

¿Qué es la acumulación de líquido en el oído medio?

Si su niño tiene líquido en el oído quiere decir que se le ha acumulado una sustancia mucosa o líquida detrás del tímpano. Muchos niños padecen de esta condición durante sus primeros años de vida. Sin embargo, es importante que sepa que la acumulación de líquido en el oído no es lo mismo que una infección del oído. Las dos condiciones son diferentes:

- Las **infecciones del oído** normalmente sólo afectan un oído y, cuando su niño las padece, probablemente tendrá mucho dolor de oído y fiebre. Cuando el médico revisa al niño, es posible que observe que el tímpano está hinchado y rojizo, y que hay algo de líquido en el oído medio.
- La **acumulación de liquido** se presenta en los dos oídos al mismo tiempo y la mayoría de los niños que la padecen no tienen dolor o fiebre. Es necesario hacer un examen médico especial para ver si el niño tiene esta condición.

¿Cuáles son las causas de la acumulación de líquido en el oído?

Las siguientes son algunas de las causas de esta condición:

- Haber tenido infecciones del oído en el pasado. Estas infecciones son comunes entre los niños pequeños y a veces resultan en acumulación de líquido en el oído medio.
- Un bloqueo (tapón) en la trompa de Eustaquio
- Un resfriado o influenza ("flu").

No existe una causa definitiva que explique la acumulación de líquido en el oído. Frecuentemente, el médico no le podrá dar una respuesta definitiva.

¿Por qué debo estar pendiente de esta condición?

Muchos padres y médicos temen que los niños que tienen líquido en uno o ambos oídos pueden tener problemas para oír (sordera parcial). Los expertos no saben hasta qué punto el líquido en el oído afecta la capacidad para oír. Tampoco se sabe si la sordera parcial que causa la condición puede ocasionar problemas para que el niño aprenda a hablar o para que aprenda en la escuela. En otras palabras, aún no se conocen las consecuencias a largo plazo de esta condición.

¿Cómo se puede prevenir la acumulación de líquido en el oído?

Estudios científicos recientes indican que los niños que viven con fumadores o que acuden a una guardería infantil ("day care") tienden a tener más infecciones de los oídos. Debido a que algunos de los niños que tienen infecciones de los oídos más tarde tendrán acumulación de líquido en el oído, puede ser que dos formas de prevenir el problema sean:

- Tratar que su niño no esté en un ambiente de fumadores.
- Tratar que su niño no esté en contacto con compañeritos de juego que estén enfermos.

¿Cómo puedo saber si mi niño tiene acumulación de líquido en el oído?

Los niños que tienen acumulación de líquido en el oído a veces no oyen bien. La queja más común de sus padres es que el niño aumenta mucho el volumen de la televisión o se sienta demasiado cerca de ella. A veces, los padres dicen que parece que el niño no presta atención cuando se le habla. Frecuentemente, el problema se detecta durante una visita médica regular. Sin embargo, hable con el médico si nota cualquier problema que tenga el niño para oír. El médico realizará exámenes para diagnosticar la condición.

- **El Otoscopio neumático** se usa para detectar líquido en el oído. Este instrumento se usa para mirar dentro del oído. El líquido se puede ver a través de la membrana del tímpano. Incluso si no se puede ver el líquido, el médico puede soplar aire con el instrumento y ver qué tan bien vibra el tímpano. Para poder realizar este examen, el niño no se debe mover y, aunque puede sentir el tubo dentro de su oído, no le causa ningún dolor.
Este examen NO evalúa la capacidad auditiva del niño. Muchos médicos opinan que el otoscopio neumático es el mejor instrumento para detectar líquido dentro del oído.
- **La Timpanometría** es otra forma de determinar el funcionamiento o vibración del tímpano. Durante este examen se introduce un tubo del tamaño de la punta del dedo meñique cubriendo totalmente el canal del oído. Este instrumento se conecta con otro aparato llamado timpanómetro. Mientras que el aparato evalúa la vibración del tímpano, el niño escucha un sonido bajo por un corto tiempo. Cuando hay líquido en el oído, el tímpano vibra menos de lo normal.
Al igual que el examen anterior, el niño tiene que quedarse quieto y sentirá el tubo en el oído, pero no le causa dolor. Nuevamente, este examen NO evalúa la capacidad auditiva.
- **El examen de audición** evalúa si el niño tiene sordera parcial debida a la condición, pero no sirve para determinar si hay líquido en el oído medio. El tipo específico de examen depende de la edad del niño y su capacidad auditiva.

¿Cuáles son los tratamientos para el líquido en el oído?

En nuestros países existen muchos remedios caseros para tratar de curar los problemas de los oídos en los bebés y los niños. Estos remedios pueden incluir: Gotas de té, pasta de albahaca, gotas de glicerina, de limón o de miel de abeja, poner un cono de papel en el oído del niño, y otros. Es importante que le diga al médico o la enfermera si ha usado o si quiere usar éstos o cualquier otro remedio casero. **Recuerde que sólo el médico puede recomendar el mejor tratamiento y que algunas veces los remedios caseros pueden dañar en vez de curar a su niño.**

Existen varios tratamientos para la condición y es importante que sepa que a veces un tratamiento eficaz para un niño no sirve en otros. Si un tratamiento no es adecuado, se pueden usar otros. Hable con el médico sobre los tratamientos y sus posibles beneficios y desventajas. Decida con él sobre el tratamiento más adecuado para su hijo.

- **Observación médica.** Frecuentemente el líquido en el oído desaparece sin necesidad de tratamiento. Algunos estudios científicos indican que el líquido desaparece sin tratamiento en un período de 3 a 6 meses.
- **Antibióticos.** Los estudios científicos muestran que el líquido desaparece un poco más rápido entre los niños que toman antibióticos. Sin embargo, los antibióticos tienen algunos efectos no deseados como diarrea, irritaciones de la piel y otros. Estos medicamentos pueden ser costosos, y algunos niños tienen

problemas al tomarlos. Por estas razones, primero hable con el médico sobre la posibilidad de usar la observación médica sin tratamiento. Finalmente, hablen sobre el costo y los posibles efectos secundarios (molestias) causados por los antibióticos.

- **Cirugía para insertar tubos en los oídos.** Esta es una cirugía (operación) menor en la que se hace un pequeño corte en el tímpano para cuidadosamente extraer el líquido acumulado en el oído medio. Después se inserta un tubito de metal o de plástico en el tímpano. Para realizar esta operación se usa un anestásico para dormir totalmente al niño. Este procedimiento permite que el niño vuelva a oír normalmente.

Hable con el médico sobre el costo y las posibles desventajas de este procedimiento.

Los tubitos permanecen en los oídos hasta que se caen solos, o hasta que el médico decide que ya no son necesarios. Uno de cada tres niños tendrá que someterse al mismo procedimiento en algún momento durante los 5 años después de la primera operación.

¿Cuáles son los beneficios y desventajas de los tratamientos?

La siguiente tabla indica los beneficios y posibles desventajas de los tratamientos disponibles para que hable sobre ellos con el médico.

Tratamiento	Beneficios	Desventajas
Observación médica sin tratamiento	• En el 60% de los casos, el líquido en el oído desaparece en un período de 3 meses, y en 85% de los casos no desaparecerá en 6 meses.	• En el 40% de los casos el líquido no desaparece en 3 meses, y en 15% de los casos no desaparecerá en 6 meses.
Tratamiento con antibióticos	• Aumenta en un 14% la posibilidad que desaperezca el líquido. • Puede reducir la posibilidad que hayan infecciones del oído.	• Es posible que no desaparezca el líquido en el oído. • Efectos molestos no deseados (como diarrea e irritaciones de la piel). • Infecciones de bacterias más resistentes al medicamento. Esto puede hacer más resistentes al medicamento. Esto puede hacer más difícil curar al niño. • Tener que comprar y administrar los medicamentos. • El costo del medicamento.

Tratamiento	Beneficios	Desventajas
Cirugía (tubos)	• Se extrae el líquido del oído de inmediato. • El niño vuelve a oír normalmente de inmediato.	• Las molestias temporales para el niño. • Los riesgos de la anestesia. • Probablemente se tienen que proteger los oídos durante los baños o al ir a nadar (mientras que los tubos permanecen colocados.) • Algunos niños necesitan otra cirugía para intoducir tubos nuevos. • Es posible que hayan cambios en el tímpano. • El tiempo necesario para llevar al niño a la operación y su cuidado. • Es la más costosa de las alternativas de tratamiento.

¿Cuándo se debe dar tratamiento para esta condición?

El tratamiento que necesita su niño depende de:

- Por cuánto tiempo ha tenido el líquido en los oídos.
- Si la acumulación de líquido está causando problemas de sordera parcial.

Estos son algunos ejemplos de los posibles tratamientos para la acumulación de líquido en el oído medio. Recuerde que antes de decidir tiene que hablar sobre las alternativas y los posibles beneficios y desventajas con el médico de su niño.

Si el niño ha tenido la condición por tres meses, los expertos recomiendan los siguientes pasos:

- Observación médica o tratamiento con antibióticos. Es probable que recomienden la observación sin tratamiento, ya que los antibióticos pueden provocar efectos molestos.
- Tomar pasos para prevenir la condición (especialmente en el caso que su niño viva en un ambiente de fumadores).

Si el niño ha tenido la condición por 3 meses o más, los expertos recomiendan:

- Observación médica o tratamiento con antibióticos. Es probable que recomienden la observación sin tratamiento, ya que los antibióticos pueden provocar efectos molestos.
- Tomar pasos para prevenir la condición (especialmente en el caso que su niño viva en un ambiente de fumadores).
- Se recomienda un examen de audición para determinar si hay sordera parcial. Si este examen muestra sordera parcial en ambos oídos, el médico probablemente recomendará la cirugía para insertar los tubos en los tímpanos.
- Hable con el médico si tiene otras preocupaciones en cuanto al desarrollo del niño, por ejemplo, si nota que el niño no empieza a hablar al mismo tiempo que otros de su edad.

Los expertos recomiendan lo siguiente en caso que el niño haya tenido líquido entre 4 a 6 meses con sordera parcial en ambos oídos:

- Cirugía para insertar tubos en los tímpanos. Los tubos sirven para drenar (sacar) el líquido del oído y permitir que el niño vuelva a oír normalmente. Hable sobre la cirugía con el médico.
- Hable con el médico sobre cómo proteger los oídos del niño para que no penetre el agua durante el baño, y cuándo le debe volver a llevar al médico después de la operación.

¿Cuáles tratamientos no se recomiendan?

Existen varios tratamientos y operaciones que no se recomiendan en caso de que su niño tenga líquido en el oído medio. Los medicamentos que no se recomiendan son:

- Los descongestionantes o antihistamínicos (para los resfriados y/o las alergias).
- Esteroides.

La mayoría de los estudios científicos indican que el uso combinado o individual de estos medicamentos no mejora ni cura el líquido en el oído medio.

No existen suficientes estudios para evaluar la eficacia de los esteroides en el tratamiento de esta condición.

Las cirugías que no se recomiendan son:

- Adenoidectomía (extraer los adenoides).
- Amigdalectomía (extraer las amígdalas o anginas).

La adenoidectomía es una operación en la que se sacan los adenoides, que son tejidos en la parte posterior de la nariz. Todavía no existen suficientes estudios científicos que muestren que esta cirugía sea eficaz en niños menores de 4 años de edad. Para los niños mayores de esta edad, sí ha dado buenos resultados. La amigdalectomía es una operación en la que se extraen las amígdalas (anginas) que se encuentran en la parte posterior de la garganta. No se ha podido demostrar que esta operación ayuda a remediar los problemas causados por esta condición.

Si su médico recomienda una de estas dos operaciones, puede ser que exista algún otro problema de salud para el cual sean necesarias. Hable con él sobre la razón por la que recomienda la operación y, si tiene alguna duda, es mejor que busque la opinión de otro médico antes de aceptarla.

Para obtener más información

La información en esta publicación se obtuvo de la *Clinical Practice Guideline, Otitis Media with Effusion in Young Children*. La guía fue desarrollada por un panel de expertos patrocinados por la Agency for Health Care Policy and Research (AHCPR), una agencia del Servicio de Salud Pública de los Estados Unidos. Existen y se están desarrollando otras guías para pacientes en inglés y en español sobre diversos problemas de salud.

Para más información sobre las guías para el paciente o para recibir más copias de esta información, llame gratis al 1-800-358-9295, o escriba a:

AHCPR Publications Clearinghouse
P.O. Box 8547
Silver Spring, Maryland 20907

■ **Agency for Health Care Policy and Research**
Executive Office Center, Suite 501
2101 East Jefferson Street
Rockville, Maryland 20852
AHCPR Publication No. 94-0625
Marzo de 1995

LOS PIOJOS DE LA CABEZA

(Head Lice)

¿Qué son los piojos de la cabeza?

Son pequeños insectos que causan picazón cuando se alimentan del cuero cabelludo de las personas infestadas.

¿Cómo viven?

Los piojos viven de 30 a 35 días. Para sobrevivir necesitan alimentarse de sangre y mantenerse en un ambiente tibio. Si se los aleja de la persona, mueren a los pocos días.

La hembra pone sus huevos adhiriéndolos a la cabellera humana. Normalmente lo hace en la nuca y detrás de las orejas. Los huevos (liendres) se "incuban" con el calor del cuerpo humano.

¿Cuáles son los síntomas de la infestación de piojos?

El síntoma más común es la comezón, debida a la reacción que causa la saliva del insecto al picar. Rascarse en la zona de la picadura puede producir una infección bacteriana.

¿Como saben las personas que están infestadas?

El piojo adulto deposita sus huevos en el nacimiento de la cabellera (en el cuero cabelludo). Los huevos, llamados liendres, pueden observarse a simple vista o con una lente de aumento. Antes de salir las crías, los huevos se ven llenos y de color blanco. Una vez que han salido, la cáscara se aclara, se aplasta y se va separando del cuero cabelludo a medida que el cabello crece.

¿Cómo se propagan los piojos?

Los piojos pueden contagiarse ya sea por contacto personal o al compartir frazadas, peines, toallas o ropa (por ejemplo gorros). Los niños en edad escolar pueden verse especialmente afectados debido al estrecho contacto que tienen con compañeros de clases o de juegos, pero las personas adultas también pueden contagiarse.

¿Cómo se tratan los casos de piojos?

Para el tratamiento contra los piojos existen muchos champúes o cremas de enjuague. Algunos de estos productos son de venta libre y para otros se necesita receta médica.

Es imprescindible seguir las indicaciones que figuran en el envase. Para que el medicamento sea eficaz, se lo debe aplicar siguiendo fielmente las instrucciones. Un tiempo menor que el recomendado tal vez sea insuficiente, mientras que una exposición demasiado prolongada puede ser tóxica. Como es posible que algunos de los champúes no maten a los huevos, se recomienda una segunda aplicación después de unos 7 a 10 días. Además, todos los miembros de la familia deben examinarse y tratarse al mismo tiempo si están infestados.

Es importante tener presente que los champúes o cremas de enjuague no sacan los huevos, porque éstos están adheridos con una substancia similar al pegamento. Para sacarlos se han diseñado peines de dientes finos que son muy eficaces y sirven mejor cuando el cabello está húmedo.

¿Cómo podemos evitar y controlar la propagación de los piojos de la cabeza?

- Las personas infestadas deben tratarse de inmediato para evitar la propagación.
- El tratamiento debe efectuarse de la manera indicada en el envase y las liendres deben sacarse con un peine especial.
- Si usted descubre que su hijo tiene piojos, debe informarle a la enfermera de la escuela para que revisen a los demás alumnos.
- Revise a los familiares y compañeros de clase para ver si están infestados. Lo mejor es tratar a todos los infestados al mismo tiempo.
- La ropa corriente (especialmente gorros y abrigos), así como la ropa de cama, deben lavarse con agua caliente y secarse en la secadora, o enviarse a la limpieza en seco.
- Los peines y cepillos deben lavarse con el champú del tratamiento o remojarse en agua caliente (160F o 71C) durante cinco minutos.
- Pase la aspiradora y limpie bien la casa. Debe prestarse especial atención a almohadas, colchones, muebes acolchados, almohadones y alfombras.
- No deben usarse atomizadores con insecticidas para uso doméstico porque pueden ser nocivos, son caros e ineficaces.
- En las aulas escolares o lugares similares, los niños deben tener roperos o armarios separados. Si esto no es posible, los gorros y abrigos deben guardarse en una bolsa debajo de cada asiento.
- Mantenga limpio su cabello y péinese o cepíllese con regularidad. NO COMPARTA CON NADIE SU PEINE NI SU CEPILLO.
- No use el gorro ni la ropa de otras personas sin antes limpiarlos o lavarlos bien.

■ Estado de Nueva York
Departmento de Salud
2802 Spanish
Noviembre de 1996

MUERTE EN LA CUNA: SÍNDROME DE MUERTE INFANTIL REPENTINA

(Sudden Infant Death Syndrome)

La muerte en la cuna viene ocurriendo desde cientos de años. Cada año miles de bebes mueren de esa manera en los Estados Unidos.

La muerte en la cuna también se llama SÍNDROME DE MUERTE INFANTIL REPENTINA o S.I.D.S.

¿Que es la muerte en la cuna?

Nadie sabe con exactitud **qué** es la muerte en la cuna o **por qué** ocurre.

Pero hay ciertas cosas que **sí** sabemos al respecto . . .

- No hay cómo saber cuando va a ocurrir.
- La mayoría de los bebés que mueren en la cuna mueren durante el sueño.
- No siempre ocurre en la cuna del bebé.
- Los bebés que mueren en la cuna pueden morir en cualquier posición: de espaldas, de costado, boca abajo, etc.
- El bebé no llora. ocurre con tanta rapidez que el bebe no sufre.
- Nadie tiene la culpa de la muerte del bebé.

A menudo hay gente que tiene ideas erróneas acerca de lo que es la muerte en la cuna.

La gente que no sabe mucho acerca de S.I.D.S. puede decir que algunas de estas cosas produjeron la muerte del bebé.

- Asfixia
- Vómito o ahogo
- Herida o malos tratos
- Infecciones
- Alergias
- El bebé resulta aplastado bajo otra persona
- Frí, ono tenía suficientes cobijas
- Pulmonía

Pero están equivocados.
LA MUERTE EN LA CUNA **NO** ES CAUSADA POR NINGUNA DE ESTAS COSAS.

¿Cómo puede morir un bebé sano?

Es difícil creer que un bebé que parecía estar sano, pueda morir.

Muchas veces, el bebe "moqueaba" antes de morir. Pero, ni el doctor encontró nada que pudiera haber causado la muerte del bebé. Estos bebés **no** mueren a causa de resfríos.

¿Qué ocurre?

Las personas que estudian las muertes en la cuna creen que estos bebés pueden haber tenido problemas que los doctores no han podido encontrar, y que producen la muerte del bebé.

No es culpa de nadie. nadie debe ser culpado.

A menudo, esto puede ser difícil de comprender. Pero debe tratar de aceptarlo.

Nadie causó la muerte del bebé.

La muerte de un bebé es muy difícil para la familia.

Cada uno llora la muerte del bebé a su modo.

Una persona puede estar muy enfadada.

Otra, callada y triste.

Otros, pueden ocultar sus sentimientos y podría parecer que no les importa. Es posible que no quieran hablar sobre el bebé.

Es importante que cada miembro de la familia diga o haga lo que sea de mayor ayuda para todos.

No hay una forma determinada para tratar con la muerte.

Cada persona tiene que aceptar la muerte a su modo.

Nadie comprende en realidad lo que es la muerte, pero a menudo ayuda si se habla.

O simplemente, si se abrazan.

O lloran juntos.

En estos momentos los miembros de la familia se necesitan los unos a los otros.

Haga saber a los demás que sí lo siente.

Y algo mas . . .

A veces, las amigos o vecinos tampoco entienden. Harán preguntas que son dificiles de contestar.

Usted puede decirles lo que sabe. Y puede mostrarles esta información.

Los niños también hacen preguntas, como:

- ¿Qué pasó?
- ¿A dónde ha ido el bebé?
- ¿Fue culpa mia?
- ¿Voy a morir yo también?

Los niños necesitan saber la verdad.

No le diga a los niños que el bebé . . . "se durmió" o que "se fue en un viaje muy largo."

Si hace esto, los niños tendrán miedo a quedarse dormidos o a irse de la casa.

Podrán tener ideas alarmantes y creer que ellos también van a morir.

Dígales a los ninos que el bebé se murió de algo que sólo les ocurre a los nenes chiquitos, y que no fue culpa de ellos.

Ayude a sus hijos a conocer la verdad para que no estén tan asustados.

Es posible que a veces piense en tener otro bebé. Pero, eso puede darle miedo. Asegúrese de que quiere un **nuevo** bebé, **no** el bebé que murió. Nadie puede ocupar el lugar de ese bebé.

Cada bebé es un bebé especial.

En su próximo bebé encontrará otras cosas que amar.

Y podrá recordar los buenos momentos que pasó con su bebé.

Soló usted puede decidir lo que hará . . .

Si quisiera hablar acerca de la muerte de su bebé, hay personas que pueden serle de ayuda.

- Una enfermera en el departamento de salud del condado en su localidad.
- el medicó forense que examinó al bebé despues de su muerte.
- Su doctor.
- Otros padres de bebés que han muerto en la cuna.

Pregunte a la enfermera del departamento de salud local si hay otros padres en las mismas condiciones en la localidad en que vive.

■ Servico Salud Pública de los Estados Unidos
Bureau of Community Health Services
Rockville, Maryland 20857

PROTEJA A SU BEBÉ DEL SÍNDROME DE MUERTE INFANTIL SÚBITA (SMIS)

(Protect Your Baby Against Sudden Infant Death Syndrome [SIDS])

El síndrome de muerte infantil súbita (SMIS) es la muerte repentina e inexplicable de un niño menor de un año de edad. El SMIS, a veces conocido como muerte de cuna, afecta a casi 5.000 bebés en los Estados Unidos todos los años. Los médicos y las enfermeras no conocen la causa del SMIS, pero han descubierto algunas cosas que usted puede hacer para proteger a su bebé.

Los bebés sanos deben dormir de espaldas

Una de las cosas más importantes que usted puede hacer para proteger a su bebé del SMIS es poner a su bebé sano de espaldas para dormir. Hágalo cuando acuesta a su bebé para una siesta o para dormir de noche.

Esto es nuevo, a su mamá, y a usted si tiene otros hijos, se le ha dicho que los bebés deben dormir boca abajo. Ahora los médicos y las enfermeras creen que menos bebés morirán de SMIS si la mayoría de ellos duermen de espaldas.

Consulte con su médico o enfermera

La mayoría de los bebés deben dormir de espaldas. Pero algunos bebés tienen problemas de salud que requieren que duerman boca abajo. Si su bebé nació con un defecto de nacimiento, vomita frecuentemente después de comer o tiene un problema de respiración, de los pulmones o del corazón, hable con un médico o una enfermera acerca de cuál posición debe usar para dormir.

Algunas madres se preocupan de que los bebés que duermen de espaldas se pueden ahogar con el vómito mientras duermen. No hay ninguna evidencia de que dormir de espaldas los haga ahogar en su vómito. Millones de bebés en todo el mundo duermen ahora de espaldas o de costado y los médicos no han notado ningún aumento en ahogos u otros problemas.

A algunos bebés no les gusta dormir de espaldas al principio, pero la mayoria se acostumbran y esta es la mejor posición para dormir a su bebé. Aunque la mejor posición para dormir a su bebé es de espaldas, tambien puede acostar a su bebé de costado. Acostar a su bebé de costado no proveé la misma cantidad de proteción contra el SMIS como el acostar a su bebé de espalda, pero es mucho mejor que acostar a su bebé sobre su estomagito.

Puede poner a su bebé sobre su estomago cuando está despierto. Un poquito de tiempo sobre su estomagito cuando está despierto es bueno para la salud de su bebé. Hable con su doctor ó enfermera si tiene preguntas acerca de la posición en que debe dormir a su bebé.

Otras cosas que usted puede hacer para ayudar a reducir el riesgo del SMIS

Cama. Asegúrese de que su bebé duerma sobre un colchón firme u otra superficie firme. No use mantas mullidas o plumones debajo del bebé. No permita que el bebé duerma en una cama de agua, sobre una piel de oveja, una almohada u otro material blando. Cuando su bebé es muy pequeño, no ponga juguetes rellenos o almohadas blandas en la cuna con él o ella. Algunos bebés se han ahogado con estas cosas blandas en la cuna.

Temperatura. No hay que dejar que los bebés tengan frío, pero tampoco hay que permitir que tengan demasiado calor.

Mantenga el cuarto del bebé a una temperatura que es agradable para usted.

Nada de humo. Mantenga una zona libre de humo alrededor de su bebé. Nadie debe fumar cerca de su bebé. Los bebés y los niños pequeños expuestos al humo se enferman más con resfríos y otras enfermedades, aparte de tener menos resistencia al SMIS.

Consultas al médico o a la clinica. Si le parece que su bebé está enfermo, llame a su médico o a la clínica immediatamente. Asegúrese de que su bebé reciba sus vacunas cuando le corresponde.

Cuidado durante el embarazo. El cuidado prenatal desde temprano y a lo largo del embarazo puede ayudar a reducir el riesgo el SMIS. El riesgo del SMIS es mayor para los bebés que sus madres fumaron durante el embarazo. Para la salud de su bebé, nunca debe tomar drogas (excepto si son recetadas por un médico) ni tampoco debe tomar bebidas alcohólicas durante el embarazo.

Amamantar. Si es posible, debé pensar en darle pecho a su bebé. La leche materna ayudo a mantener sano a su bebé.

¡Disfrute de su bebé! Recuerde que la mayoría de los bebés nacen sanos y siguen sanos. No deje que el temor del SMIS arruine su gozo y alegría de tener un nuevo bebé.

Mejor posición para domir

Asegúrese de que su bebé duerma de espaldas. Esto proveé la mejor protección contra el SMIS.

Posición alternativa para dormir

Se decide poner a su bebé de costado para dormir, asegurese de que el brazo de su bebé esté de abajo hacia adelante para evitar que se dé vuelta boca abajo.

Si usted tiene alguna pregunta acerca de la posición en que debe dormir su bebé o acerca de su salud, hable primero con su médico o enfermera. Para más información sobre la campaña para Dormir de Espaldas, llame gratis al 1-800-505-2742. O puede escribir a: Back to Sleep, P.O. Box 29111, Washington D.C. 20040.

¿Qué es el SMIS?

El síndrome de muerte infantil súbita (SMIS) es la muerte repentina e inexplicable de un niño menor de un año de edad.

El SMIS, conocido a veces como muerte de cuna, es la causa principal de la muerte en bebés de 1 mes a 1 año de edad. La mayor parte de las muertes por SMIS ocurren cuando el bebé tiene entre 1 y 4 meses de edad. Mueren más varones que mujeres y la mayoría de las muertes ocurren durante los meses del otoño, el invierno y principios de la primavera.

La muerte es repentina e imprevista; en la mayoría de los casos, el bebé parece estar sano. La muerte ocurre rápidamente, generalmente mientras duerme.

Después de 30 años de investigación, los científicos todavía no pueden encontrar una causa o causas definidas del SMIS. Pero, como explica este folleto, la investigación sí ha descubierto algunas cosas que pueden ayudar a proteger al bebé del SMIS.

Esta información viene del Servicio Salud Pública de los Estados Unidos, la Academia Americana de Pediatría, Alianza de SMIS, y la Asociación de Programas del SMIS y de la Muerte Infantil.

■ **Servicio Salud Pública de los Estados Unidos**

PROTEJA A SUS NIÑOS DE LOS VENENOS EN SU HOGAR

(Protect Your Children from Household Poisons)

Reconozca los venenos que hay en su hogar

Medicinas. Limpiadores. Plantas. Muchos artículos en su casa pueden ser venenosos para los niños.

Pero la causa principal de las muertes por envenenamiento en los niños son las píldoras de vitaminas con hierro. Un niño puede morir después de haber ingerido unas pocas de estas píldoras.

¿Conoce usted estos venenos?

Algunas de las medicinas peligrosas son: píldoras para dietas, estimulantes—píldoras que ayudan a mantenerse despierto— píldoras para ayudar a descongestionar las vías respiratorias y otras drogas como las usadas para tratar el estado de ánimo y la presión alta de la sangre.

Otros productos domésticos peligrosos son: pinturas; detergentes para lavar la ropa, blanqueadores y amoníaco líquido; gasolina, kerosén, adelgazadores de pinturas, anticongelantes y líquidos para limpiar los parabrisas; cerveza, vino y otros licores con alcohol, enjuagues para la boca, lociones para después de la afeitada y aguas de colonia; algunas plantas interiores y exteriores.

Convierta su casa a prueba de venenos

Cómo proteger a su niño: Tape los recipientes inmediatamente después de usarlos. Asegúrese de que las tapas a prueba de niños están bien cerradas. Mantenga las vitaminas, medicinas, limpiadores, y otros productos peligrosos en los recipientes originales; no los almacene en tazas plásticas, botellas de bebidas o cartones de leche. Los niños pueden pensar que lo que contienen se puede comer o beber. Guarde estos recipientes donde los niños no puedan alcanzarlos o verlos. Compre solamente pinturas antitóxicas seguras para los niños.

Conozca los síntomas del envenenamiento

Si usted ve una botella de píldoras u otro recipiente de un producto peligroso abierto y su contenido volcado, su niño puede haber ingerido el contenido y estar envenenado.

Una señal importante de envenenamiento es cuando su niño, súbitamente desarrolla síntomas poco comunes:

- El niño está somnoliento cuando no es tiempo para dormir.
- Cuando él no puede seguirlo a usted con sus ojos.
- Cuando sus ojos se ven girar en círculos.
- Cuando tiene manchas o quemaduras alrededor de la boca.
- Cuando su aliento despide un olor extraño.

¿Qué debe hacer usted si sospecha envenenamiento?

Si usted cree que su niño ha ingerido, inhalado o tocado algún veneno, llame inmediatamente a su médico o al Centro de Envenamientos más cercano. Los números deben estar anotados cerca de su aparato telefónico. Si le es posible informe:

- el nombre del veneno
- la manera como el veneno fue tomado—tragado, bebido, salpicado en la piel o en los ojos
- si su niño ha vomitado
- la edad, peso y estatura del niño
- cualquier problema de salud que el niño pueda tener.

Si le han dicho que vaya a la sala de emergencia del hospital, lleve el veneno con usted.

Siempre mantenga en su casa un frasco de jarabe de ipecacuana. La ipecacuana hace vomitar a las personas. Puede conseguirla en la farmacia.

Importante: **No use el jarabe de ipecacuana sin antes haber hablado con su médico o con el Centro de Envenamientos.** Ellos le dirán si debe usarlo y cómo. Con algunos venenos la ipecacuana puede ser dañina en vez de útil.

Cuidese del envenenamiento por plomo causado por ciertos tipos de loza

El plomo es una sustancia venenosa que puede mezclarse en alimentos y bebidas por medio de piezas de loza y cerámica. La mayor parte de las piezas de cerámica hechas en los Estados Unidos, hoy son libres de plomo, pero las manufacturadas en otros países o las muy viejas quizá no sean tan seguras.

Llame a su médico si su niño tiene síntomas de envenenamiento por el plomo. Los síntomas son: falta de apetito, vómito, y convulsiones. Estos síntomas toman mucho tiempo en aparecer. El doctor puede hacer un examen de la sangre para ver si su niño ha estado expuesto al plomo.

Para prevenir el envenenamiento por el plomo, no almacene alimentos ni bebidas en recipientes de barro, loza o barro cocido.

No descuide la seguridad de los niños cuando van de visita

Hable con los abuelos, cuidanderos de niños y otras personas a quienes sus niños puedan visitar, acerca de la importancia de hacer de su hogar un lugar seguro para ellos.

Mr. Yuk significa ¡NO!

Mr. Yuk es el símbolo usado por los Centros de Control de Venenos.

Las etiquetas de Mr. Yuk dicen ¡NO! a los niños que no saben leer, para protegerlos contra los productos peligrosos.

Enseñe a sus niños que Mr. Yuk significa ¡NO! Invite a sus niños a poner las etiquetas de Mr. Yuk en los productos peligrosos en su casa.

Las etiquetas de Mr. Yuk se pueden obtener llamando al Centro de Control de Venenos. El número está en las primeras páginas del directorio telefónico.

Las etiquetas son gratis.

¿Desea saber más acerca de cómo proteger a sus niños contra los venenos? Consulte con su doctor.

Es posible que haya una oficina de la FDA cerca de usted. Pregunte allí también; el número del teléfono está en las páginas azules del directorio. O escriba a: Food and Drug Administration, HFE88, 5600 Fishers Lane, Rockville, MD 20857.

Adaptacíon del inglés por Carlos E. Aranguren, FDA Office of Public Affairs. Mr. Yuk se usó con permiso del Hospital Infantil de Pittsburgh.

■ **Administración de Drogas y Alimentos**
5600 Fishers Lane, Rockville, MD 20857
BGS 963
Diciembre de 1996

¿QUÉ ES EL SIDS?

(What Is SIDS?)

El síndrome de la muerte infantil repentina (SIDS) es "la muerte repentina de un infante menor de un año sin que se conozcan las causas, aun después de haber realizado una investigación exhaustiva. Esto incluye una autopsia completa, una estudio detallado del lugar donde ocurrió la muerte, y la revisión de la historia clínica del infante" (Willinger et al., 1991).

¿Cuáles son las características más comunes de SIDS?

En la actualidad, la mayoría de los investigadores cree que los infantes que mueren a causa del SIDS nacen con una o más condiciones que los hacen especialmente vulnerables a las tensions internas y externas que se presentan normalmente en sus vidas. El SIDS ocurre en familias de todo tipo sin distingos de raza o nivel socioeconómico.

El SIDS se presenta de manera inesperada, usualmente en infantes aparentemente saludables entre un mes y un año de nacidos. En su mayoría, las muertes causades por el SIDS ocurren para el final del sexto mes de vida, y principalmente entre los dos y los cuatro meses de edad. La muerte por el SIDS sucede de manera rápida y con frecuencia durante el sueño, sin que se presenten señales de sufrimiento. La mayoría de las muertes por esta causa se reportan en el otoño y en el invierno (tanto en el hemisferio norte como en el hemisferio sur); la relación varón-hembra es 60%-40%. La muerte por SIDS se diagnostica únicamente después de que se hayan eliminado today las demás alternativas: el SIDS es un diagnóstico de exclusión.

¿Cuáles son los factors de riesgo para el SIDS?

Los factores de riesgo son aquellas influencias ambientales y del comportamiento que puedan dar lugar a un estado de mala salud. A pesar de que los factores de riesgo en sí mismos no constituyen las causas de una enfermedad, cualquiera de éstos podría ser la clave para la búsqueda de alguna causa.

En la actualidad los investigadores saben que el comportamiento y la salud de la madre durante el embarazo, y la salud del bebé antes del naciento aparentemente influencian la ocurrencia del SIDS. Sin embargo, tales variables no son confiables en términos de predecir cómo, cuándo y por qué se va a presentar el SIDS. Entre los factores de riesdo maternos se encuentran el uso del cigarrillo durante el embarazo; la edad (madres menores de 20 años); un cuidado prenatal deficiente; poco aumento de peso; anemia; uso de drogas ilegales; y un historial de enfermedades de transmisión sexual o de infección en el conducto urinario. Estos factores, que con frecuencia pueden ser sútiles o no ser descubiertos, sugieren que de alguna manera el SIDS está asociado con un ambiente prenatal dañino.

¿Cuántos bebés mueren a causa del SIDS?

El número de muertes por SIDS se mantiene constante a pesar de las fluctuaciones en el número total de muertes en infantes de un año a otro. Según el Centro Nacional de Estadísticas de Salud (NCHS), en 1988 en los Estados Unidos se presentaron 5,476 muertes en infantes menores de un año por causa del SIDS; en 1989, la cifra fue de 5,634 (NCHS 1990, 1992). Sin embargo, otras fuentes estiman que el número de muertes producidas por el SIDS en los Estados Unidos es en realidad cercano a 7,000 por año (Goyco Beckerman, 1990). El cálculo aproximado más alto se debe a los casos adicionales que no se reportan o que equivocadamente se le atribuyen a otras causas y no al SIDS.

Si se considera el número total de nacimientos vivos por año, el SIDS es la causa principal de muerte para los infantes entre un mes y un año de edad, y la segunda, después de las anomalías congénitas, para todos los infantes menores de un año.

¿Cómo diagnostican los profesionales el SIDS?

Con frecuencia, la causa de muerte en un infante puede ser determinada solamente después de recoletar información, realizar una serie de procedimientos y exámenes forenes muy complejos, y de hablar con los padres y los médicos del bebé. Cuando se trata de una muerte súbita e inexplicable, los investigadores, incluyendo profesionales médicos y funcionarios judiciales, usan las herramientas que ofrece la medicina legal (la aplicación del conocimiento médico a asuntos de carácter legal). El SIDS no es la excepción.

Los profesionales de la salud usan tres métodos para determinar una muerte causada por el SIDS:

(1) la autopsia,
(2) la investigación del lugar de la muerte, y
(3) una revisión del historial de la víctima y su familia.

La autopsia

La autopsia permite obtener evidencia anatómica mediante el examen microscópico de muestras de tejido y órganos vitales. La autopsia es importante porque el SIDS es un diagnóstico de exclusión. No se puede hacer un diagnóstico definitivo sin que primero se haya llevado a cabo un examen postmorten exhaustivo que logre demostrar que no hay ninguna otra posible causa de muerte. Asimismo, si alguna vez se llega a descubrir la causa del SIDS, es posible que los científicos la detecten mediante la evidencia que se reúna a partir de una investigación patológica completa.

La investigación del lugar de la muerte

Esta investigación incluye la realización de entrevistas con los padres del infante, miembros de la familia y otras personas responsables por el cuidado del bebé; la recolección de objetos hallados en el lugar de la muerte; y la evaluación de toda esta información. Si bien se trata de algo muy doloroso para la familia, la investigación del lugar del la muerte puede arrojar algunas luces sobre las causas, revelando posiblemente aquéllas que sean reconocibles y quizás evitables.

Revisión del historial de la víctima y de su familia

El estudio completo del historial del infante y su familia es especialmente crítico cuando se trata de determinar una muerte por causa del SIDS. La revisión cuidadosa de información documentada y anecdótica acerca del historial de la víctima o sus padres en lo que se refiere a enfermedades previas, accidentes, o comportamientos, puede contribuir a corroborar lo que se haya detectado en la autopsia o en la investigación del lugar de la muerte.

Se espera que los investigadores sean sensibles y entiendan que la familia puede ver este proceso como una intrusión, y aun como una falta de respeto para su dolor. Se debe notar, sin embargo, que aunque pueda causar éstas, una investigación cuidadosa que revele que era imposible prevenir la causa de la muerte le puede dar algún consuelo a una familia afligida.

Qué es y qué no es el SIDS

El SIDS es

- la causa principal de muerte para infantes entre un mes y un año de edad en los Estados Unidos (la mayoría de las muertes por SIDS ocurre entre los 2 y los 4 meses de edad)
- repentino y silencioso: el infante estaba aparentemente sano
- en la actualidad no se puede predecir ni tampoco prevenir
- una muerte que ocurre rapidamente, con frecuencia durante el sueño, y sin dar muestras de sufrimiento
- determinado únicamente después de llevar a cabo una autopsia, un estudio del lugar de la muerte y una revisión de la historia clínica
- un diagnóstico de exclusión
- un trastorno médico reconocido que aparece listado en la Clasificación Internacional de Enfermedades, 9ª revisión (ICD-9)
- la muerte de un pequeño que deja muchas preguntas sin respuesta, causándole un dolor intenso a sus padres y familiares

El SIDS no es

- causado por vómito o atoramiento, o por enfermedades menores como lo son los resfriados y los infecciones simples
- causado por la vacuna DTP (diftería, tétano, tosferina o pertussis) u otras inmunizaciones
- contagioso
- producto del maltrato físico
- la causa de toda muerte infantil inesperada

Toda muerte repentina e inesperada afecta nuestro sentido de la confianza y seguridad (Corr, 1991). Se nos obliga a confrontar nuestra propia mortalidad. Esto es particularmente cierto cuando se trata de la muerte súbita de un infante. En pocas palabras, se supone que los bebés no mueren. En la medida en que la muerte de un infante interrumpe el orden natural, se constituye un evento traumático para los padres, la familia y los amigos. La ausencia de una causa comprensible, lo repentino de la tragedia, y la vinculación del sistema legal en su investigación hacen que la muerte por causa del SIDS sea un evento especialmente difícil, el cual deja una enorme sensación de pérdia y la necesidad de ser comprendidos.

Para obtener información adicional sobre el SIDS, favor contactar:

American SIDS Institute
6065 Roswell Road, Suite 876
Atlanta, GA 30328

(800) 232-7437, (800) 847-7437 (dentro de Georgia), (404) 843-1030, (404) 843-0577 (fax)

Association of SIDS Program Professionals (ASPP)
c/o Massachusetts Center for SIDS
Boston City Hospital
818 Harrison Avenue
Boston, MA 02117
(617) 534-7437, (617) 534-5555 (fax)

National Sudden Infant Death Syndrome Resource Center (NSRC)
8201 Greensboro Drive, Suite 600
McLean, VA 22102-3810
(703) 821-8955, (703) 821-2098 (fax)

Southwest SIDS Research Institute, Inc.
Brazosport Memorial Hospital
100 Medical Drive
Lake Jackson, TX 77566
(409) 299-2814, (800) 245-7437, (409) 297-6905 (fax)

Sudden Infant Death Syndrome Alliance
10500 Little Patuxent Parkway, Suite 420
Columbia, MD 21044
(800) 221-7437, (410) 964-8000, (410) 964-8009 (fax)

Bibliografia

Corr, C.A., Fuller, H., Barnickol, C.A., and Corr, D.M. (Eds.). *Sudden Infant Death Syndrome: Who Can Help and How.* New York: Springer Publishing Co., 1991.

Goyco, P.G., and Beckerman, R.C. "Sudden Infant Death Syndrome." *Current Problems in Pediatrics* 20(6):299-346, June 1990.

National Center for Health Statistics. "Advanced Mortality Statistics for 1989." *Monthly Vital Statistics Report,* vol. 40, No. 7, Supp. 2, January 7, 1992, p. 44.

National Center for Health Statistics. "Advance Report of Final Mortality Statistics, 1988." *Monthly Vital Statistics Report,* vol. 39, No. 7, Supp. 1990, p. 33.

Willinger, M., James, L. S., and Catz, C. "Defining the Sudden Infant Death Syndrome (SIDS): Deliberations of an Expert Panel Convened by the National Institute of Child Health and Human Development." *Pediatric Pathology 11:677-684, 1991.*

Esta publicación fue producida por el Centro de Recursos sobre el Síndrome de la Muerte Infantil Repentina, 8201 Greensboro Drive, Suite 600, McLean, VA 22102, (703) 821-8955, (operado por Circle Solutions, Inc.) El Centro de Recursos se halla afiliado al Centro Nacional de Educación Materna y Salud Infantil y es un servicio del Departamento de Salud y Servicios Humanos, el Servicio de Salud Pública, la Administración de Recursos y Servicios para la Salud, y la Oficina de Salud Materna e Infantil. Esta publicación puede ser reproducida total o parcialmente sin previa autorización. Sin embargo, siguiendo los estándares de publicación comunmente aceptados, se requiere que se le dé el crédito apropiado a la(s) fuente(s). Las opiniones aquí expresadas no necesariamente reflejan las de la agencia patrocinadora.

■ **Centero de Recursos Sobre el Síndrome de la Muerte Infantil Repentina**
Hoja Informativa #5
Mayo de 1994

DERRAME CEREBRAL (STROKE)

■ ■ ■

LOS DERRAMES CEREBRALES

(Stroke)

por Evelyn Zamula

Anualmente, cerca de 400,000 personas sufren derrames cerebrales en los Estados Unidos de los cuales, aproximadamente 160,000 mueren inmediatamente o pocos días más tarde. De cada 100 pacientes que sobreviven la terrible enfermedad, se calcula que 10 tendrán la buena suerte de reanudar sus vidas sin mayores problemas, 40 vivirán con un pequeño impedimento, otros 40 quedarán seriamente imposibilitados y el resto necesitarán cuidados especiales permanentes en una institución. Desafortunadamente, en la mayoría de los casos los efectos son irreversibles, lo que hace que los derrames cerebrales o ataques de apoplejía ocupen el tercer lugar entre las enfermedades causantes del mayor número de fatalidades, después de las enfermedades del corazón y el cáncer.

La mayoría de los derrames cerebrales son causadas por obstrucciones parciales o totales en las arterias que llevan la sangre que alimenta al cerebro. Estas obstrucciones son coágulos de sangrellamados trombosis o embolias, depende del sitio en donde se formen.

Algunos de los factores que determinan los riesgos de un ataque cerebral:

- **Edad.** Un ataque cerebral puede ocurrir a cualquier edad aún en un recién nacido, aunque el peligro es más prevalente en personas de edad más avanzada. Un 80 por ciento ocurre de los 65 años en adelante.
- **Presión Arterial Alta.** El ataque cerebral ocurre con más frecuencia en personas con presión alta de la sangre, que en los que gozan de presión arterial normal.
- **Historial.** Personas con un historial de derrames cerebrales en la familia o que ya han sobrevivido uno corren un riesgo mayor de sufrir otro ataque. Desde luego, la duración de su vida, comparada a la de las personas normales, es más corta.

- **Enfermedades del Corazón.** Los coágulos de sangre que suelen causar los ataques cerebrales no se forman en corazones normales. Suceden con más frecuencia en aquellos con válvulas defectuosas, después de un ataque cardíaco o de infecciones bacterianas como la fiebre reumática. La cirugía del corazón o el uso de uno artificial a menudo son causa de embolias o coágulos que conducen a derrames cerebrales.
- **Diabetes.** Personas con demasiada azúcar en la sangre tienen el doble de posibilidades de sufrir un ataque cerebral. Como resultado, el exceso de azúcar en la sangre no solamente deteriora los vasos sanguíneos sino que interfiere con la descomposición normal de la fibrina, una proteína de la sangre que controla la coagulación.
- **Raza.** La mortalidad causada por los derrames cerebrales, en la raza negra en particular, es casi doble a la de los blancos entre los 35 y los 74 años de edad. La marcada incidencia de la presión alta de la sangre en esta raza sin duda constituye un factor importante en los derrames cerebrales en los adultos, mientras que la anemia crónica, conocida como célula falciforme casi exclusiva de la población negra, es causa de ataques de trombosis comunes en niños menores de 15 años.
- **Sangre Espesa.** En enfermedades como la policitemia, un exceso de células rojas en la sangre es causa de que ésta pierda gran parte de su estado líquido, convirtiéndose en una substancia espesa semejante al lodo. El fluido natural de esta sangre pesada hacia el cerebro es restringido, lo cual facilita la formación de coágulos, que pueden resultar en infartos cerebrales. Para las personas con este tipo de problema, se usa la vieja técnica de la sangría cuyo objeto es el de reducir el número de células rojas en la sangre, adelgazándola durante el proceso.
- **Género.** Es de gran ayuda pertenecer al sexo femenino, porque los ataques cerebrales son más comunes en el hombre que en la mujer, por lo menos hasta los 75 años de edad. Pasada esta etapa, las posibilidades son más o menos las mismas para ambos sexos. En el hombre existe un 44 por ciento más de posibilidades

de tener un ataque de apoplejía con el riesgo de repetirlo en unos cinco años, casi el doble que en la mujer. Sin embargo, mujeres mayores de 35 años con presión de la sangre alta que fuman y usan contraceptivos orales corren un riesgo 14 veces mayor de ser víctimas de derrames cerebrales.

- **Herencia.** Hay personas que nacen con la predisposición a los derrames cerebrales en sus genes, tal vez heredados.

Algunos estudios han demostrado que la presión arterial alta y las enfermedades de los vasos sanguíneos del cerebro son más frecuentes en mellizos idénticos desarrollados en la misma placenta, que en los del mismo sexo desarrollados en su propia placenta. La razón: los primeros comparten exactamente los mismos genes, pero los segundos no.

- **Tabaco.** El uso de cigarrillos, cigarros, pipas y otras formas del tabaco, ha demostrado ser un riesgo desfavorable especialmente para hombres menores de 65 años, indican informes científicos. Sin embargo, la evidencia no muestra el mismos riesgo en la mujer, aunque el tabaco está seriamente vinculado con las enfermedades de varios órganos, particularmente el corazón. Afortunadamente, los peligros disminuyen notoriamente cuando la persona cesa de fumar.

- **Alcohol.** Los personas habituadas a las bebidas alcohólicas, comúnmente llevan un estilo de vida sedentario, tienden a la obesidad y son excelentes candidatos para los derrames cerebrales. Generalmente la obesidad y la presión alta de la sangre son ingredientes básicos para esta enfermedad, aunque los obesos cuya presión de la sangre no es alta ni sufren de diabetes, no corren el mismo peligro.

- **Abuso de Algunas Drogas.** Cocaína, alcohol, marihuana, heroína, alucinantes, anfetaminas y sedativos entre otras, son drogas que están estrechamente implicadas como causantes de derrames cerebrales.

Cualquiera que sean las razones, en lo concerniente a los derrames cerebrales no hay cabida para la complacencia. Ya se ha comprobado que los resultados de la enfermedad son devastadores, por lo tanto es imperativo, especialmente para las personas propensas a ella, hacer cuanto sea posible para reducir la presión alta de la sangre por medio de ejercicios físicos, abandonando el uso del tabaco, el alcohol y ciertas drogas para impedir a toda costa las consecuencias de la temida enfermedad.

■ **Administración de Drogas y Alimentos**
5600 Fishers Lane, Rockville, MD 20857
BGS 931
Junio de 1993

REHABILITACIÓN DESPUÉS DE UN ATAQUE CEREBRAL

(Rehabilitation After Stroke)

¿Qué es un ataque cerebral?

Un ataque o derrame cerebral es un tipo de lesión al cerebro. Los síntomas dependerán de la parte del cerebro que se ha afectado. Frecuentemente las personas que sobreviven un ataque cerebral padecen de debilidad en un lado del cuerpo, o tienen problemas para moverse, hablar o pensar.

La mayoría de los ataques son isquémicos y son causados por una reducción en el flujo de la sangre al cerebro. Esto sucede cuando los vasos sanguíneos están bloqueados por un coágulo, o son demasiado estrechos para que pase la sangre. Las células del cerebro en esa área en particular mueren debido a la falta de oxígeno. Otro tipo de ataque, llamado hemorrágico o derrame, sucede cuando un vaso sanguíneo se rompe y derrama sangre en el cerebro, causando así la lesión.

Los ataques son más comunes entre las personas de edad avanzada. Casi 3 de cada 4 víctimas son mayores de 65 años de edad. Sin embargo, cualquier persona puede tener un ataque cerebral.

La persona también puede tener un ataque transitorio isquémico que presenta los mismo síntomas que el ataque cerebral, pero éstos sólo duran unas cuantas horas o un día; y no causan daño cerebral permanente. No son ataques en sí, pero son un síntoma de advertencia muy importante. La persona que tiene estos ataques necesita tratamiento para prevenir un ataque cerebral en el futuro.

> **El ataque cerebral puede atemorizar al paciente y a sus familiares, pero es importante que recuerde que los pacientes que sobreviven estos ataques tienen cierto grado de recuperación que sucede naturalmente, y que se pueden recuperar aún más gracias a un programa de rehabilitación.**

El propósito de esta publicación

Esta publicación trata sobre la rehabilitación después de un ataque cerebral. Su propósito es que el paciente tenga la mejor recuperación posible y que obtenga los mayores beneficios del programa de rehabilitación.

Encontrará que nos referimos al paciente como "persona" o "superviviente" porque las personas que han padecido un ataque cerebral son "pacientes" sólo durante el período inmediato al ataque y durante el programa de rehabilitación. Después de esto, simplemente son "personas" que en el pasado sufrieron un ataque cerebral. La expresión "familiar" describe a aquéllos cercanos al superviviente, ya sean familiares o amigos. Finalmente, usamos doctor o enfermera para describir a éstos o cualquier otro profesional a cargo del cuidado del paciente.

La rehabilitación es más eficaz cuando el paciente y la familia cooperan como un equipo. Por esta razón, invitamos a ambos a que lean esta información en su totalidad.

La recuperación después de un ataque cerebral

El proceso de recuperación tiene diferentes aspectos que incluyen el tratamiento, recuperación espontánea, rehabilitación, y el regresar a la vida cotidiana (normal). Cada persona tiene diferentes necesidades de rehabilitación y, por lo tanto, progresa de diferente manera.

Tratamiento

Este se inicia en el hospital durante el "cuidado intensivo" para tratar de asegurar que el paciente sobreviva, la prevención de otro ataque, y cuidar de cualesquiera otros problemas médicos.

Recuperación espontánea

Esta sucede naturalmente en la mayoría de los pacientes. Pronto después del ataque, la persona recupera algunas capacidades que había perdido con el ataque. Este proceso es más rápido durante las primeras semanas, pero a veces puede prolongarse por largo tiempo.

Rehabilitación (pasos específicos para ayudar a la recuperación)

Esta es otra parte del tratamiento. Ayuda a la persona a hacerse más independiente, manteniendo capacidades que ya tenía y tratando de recuperar aquéllas que perdió. Normalmente se inicia cuando el paciente aún está bajo cuidado intensivo y, para muchos continúa después, ya sea como un programa formal o como servicios individuales. Muchas de las decisiones en cuanto a la rehabilitación se hacen antes de dar al paciente de alta del cuidado intensivo y las toman el paciente mismo, los familiares y el personal médico del hospital.

La vida cotidiana (diaria)

Esta es la última etapa de recuperación y es cuando el paciente regresa a su comunidad y vida diarias después del cuidado intensivo o de rehabilitación. Esta etapa puede prolongarse por el resto de la vida de la persona. Tanto ésta como su familia aprenden a vivir con los efectos del ataque. Esto puede incluir nuevas formas de compensar con otras partes del cuerpo por aquéllas que han sufrido daño o limitaciones. Por ejemplo, con el uso del velcro en vez de cintas para amarrar los zapatos, o aprender a escribir con la mano opuesta.

Los efectos de los ataques cerebrales

Efectos en el cuerpo, la mente, y las emociones

Cada ataque es diferente, dependiendo de la parte del cerebro que afecta, la extensión de la lesión, y el estado general de salud de la persona. Algunos de los efectos son:

- **Debilidad (hemiparálisis) o parálisis (hemiplegia) en un lado del cuerpo.** Esta puede afectar un lado completo del cuerpo, o sólo el brazo o la pierna. Sucede en el lado opuesto al hemisferio del cerebro que sufrió el ataque. Por ejemplo, si el hemisferio lesionado es el izquierdo, la debilidad o parálisis se presentará en el lado derecho del cuerpo.
- **Problemas de equilibrio o coordinación.** Esto puede hacer difícil que la persona se siente, pare, o camine; a pesar que los músculos tienen suficiente fuerza.
- **Problemas de lenguaje (afasia y disartria).** Cuando la persona tiene afasia, puede tener problemas para entender el lenguaje hablado o escrito; o entiende pero no puede recordar las palabras para hablar o escribir. Cuando la persona tiene disartria, sabe las palabras correctas, pero no las puede enunciar claramente.
- **No percibir o ignorar un lado del cuerpo (negligencia corporal).** Frecuentemente, la persona no voltea a ver hacia el lado débil, o ni siquiera come alimentos en ése lado de la boca.
- **Dolor, adormecimiento, o sensaciones no familiares.** Estas pueden impedir que la persona se relaje y se sienta cómoda.
- **Problemas de memoria, razonamiento, atención, o aprendizaje (problemas cognitivos).** La persona puede tener problemas con varias o muchas capacidades mentales. Por ejemplo, puede tener problemas al tratar de seguir instrucciones, puede confundirse si mueven algo en la habitación, o puede ser incapaz de mantener claras la fecha o la hora.
- **No tener consciencia de los efectos del ataque.** La persona puede perder su capacidad de buen juicio y por lo tanto tratar de hacer cosas que son peligrosas debido a los efectos del ataque.
- **Problemas para tragar (disfagia).** Puede complicar la nutrición adecuada de la persona. Es importante tener cuidado para evitar que la persona no vaya a aspirar un trozo de comida mientras está tratando de tragar.
- **Problemas de control de orina o fecal.** Se puede ayudar a la persona con el uso de orinales, cómodos, y otros utensilios de este tipo.
- **Que la persona se cansa rápidamente.** Cuando la persona se cansa rápidamente, limita su participación y desempeño en el programa de rehabilitación.
- **Explosiones emocionales súbitas, como risa, llanto o furia.** Estas emociones pueden indicar que la persona necesita ayuda, comprensión y apoyo en su proceso de adaptación a los efectos del ataque.
- **Depresión.** Es muy común entre las personas que han sufrido un ataque cerebral y puede presentarse poco después o varias semanas después del ataque. Fre-

cuentemente los familiares son los primeros en notarla.

La depresión después de un ataque cerebral

Es normal que una persona que ha sufrido un ataque cerebral se sienta triste. Sin embargo, algunas personas pueden padecer un desorden depresivo mayor; que se debe diagnosticar y tratar lo antes posible. Una persona que padece un desorden depresivo mayor tiene varios síntomas, todos los días, durante todo el día, por lo menos por dos semanas. Estos síntomas siempre incluyen por lo menos uno de los siguientes:

- Sentirse triste y melancólico.
- Perder interés en las cosas que antes se disfrutaban.

La persona también puede presentar otros síntomas físicos o psicológicos que incluyen:

- Sentirse agitado o lento, inquieto o que no puede permanecer tranquilo.
- Sentirse culpable o con muy baja autoestima.
- Aumento o reducción del apetito y el peso.
- Problemas para concentrarse, pensar, recordar o tomar decisiones.
- Problemas para dormir, o dormir demasiado.
- Perder la energía o sentirse cansado todo el tiempo.
- Dolores de cabeza.
- Otros dolores y molestias.
- Problemas de la digestión.
- Problemas en la función sexual.
- Sentirse pesimista y sin esperanza.
- Sentirse ansioso y preocupado.
- Pensamientos de la muerte o el suicidio.

Si la persona tiene síntomas de depresión, **especialmente pensamientos de la muerte o el suicidio,** necesita ayuda profesional inmediata. Una vez que se ha tratado la depresión, estos sentimientos desaparecerán. La depresión se puede tratar con medicamentos, psicoterapia, o ambos. Si no se da tratamiento, puede causar sufrimiento innecesario y puede hacer más difícil la recuperación del ataque cerebral.

Incapacitaciones después de un ataque cerebral

Una "incapacitación" es que se haga difícil el realizar alguna tarea o actividad que es parte normal de la vida diaria. Las personas que han sufrido ataques cerebrales pueden encontrar dificultad en muchas actividades antes sencillas tales como caminar, hablar o realizar sus "actividades diarias". Estas incluyen tareas básicas como bañarse, vestirse, alimentarse y usar el inodoro (baño). También puede haber dificultad al realizar otras tareas más complejas, conocidas como "actividades instrumentales", tales como mantener el hogar, usar el teléfono, guiar un auto, y escribir cheques.

Algunas incapacitaciones se hacen evidentes inmediatamente después del ataque y otras se notan hasta que la persona ha regresado a casa y trata de realizar alguna tarea por primera vez después del ataque.

Lo que sucede durante el cuidado intensivo

Las metas principales del cuidado intensivo son las siguientes:

- Asegurarse que los síntomas son el resultado de un ataque cerebral y no alguna otra condición médica.
- Determinar el tipo y ubicación del ataque y su grado de gravedad.
- Prevenir y tratar complicaciones tales como incontinencia urinaria o fecal y úlceras por contacto.
- Prevenir otro ataque cerebral.
- Tan pronto como sea medicamente posible, animar al paciente a que se mueva y realice tareas de cuidado personal tales como comer y levantarse de la cama. Este es el primer paso de la rehabilitación.

> **La estadía en el hospital puede crear confusión para el paciente o sus familiares. El personal médico está a su servicio. Puede consultar con ellos sobre sus preguntas y hablar sobre todos los temas que le preocupen.**

Antes que termine el cuidado intensivo, el paciente, su familia y el personal deciden cuál será el siguiente paso. Para muchos pacientes, el siguiente paso es continuar con la rehabilitación.

La prevención de otro ataque

Las personas que ya han padecido un ataque cerebral tienen mayor riesgo de padecer otro, especialmente durante el primer año. El riesgo aumenta con: La edad avanzada, alta presión sanguínea (hipertensión), colesterol alto, diabetes, obesidad, haber sufrido un ataque transitorio isquémico, enfermedades cardíacas, fumar, beber mucho alcohol, y drogadicción. Algunos de estos factores de riesgo no se pueden controlar, como la edad; pero otros se pueden reducir con el uso de medicamentos y cambios en el estilo de vida.

Los pacientes y sus familias deben pedir recomendaciones del médico o la enfermera en cuanto a la prevención de otro ataque y cooperar con ellos para hacer los cambios necesarios en el estilo de vida del paciente. También deben aprender sobre los síntomas indicativos de un ataque transitorio isquémico (debilidad de un lado del cuerpo y dificultad al hablar), y ver a un médico de inmediato si estos síntomas se presentan.

Decisiones en cuanto a la rehabilitación

Algunas personas no necesitan rehabilitación porque el ataque fue leve o se han recuperado completamente. Otros pueden estar demasiado incapacitados para participar. Sin embargo, muchos pacientes pueden beneficiarse de la rehabilitación. El médico y la enfermera ayudarán a la familia y al paciente a encontrar el mejor tipo de rehabilitación en cada caso.

Tipos de programas de rehabilitación

Existen varios tipos de programas de rehabilitación:

- **Programas de hospital.** Se proporcionan en hospitales de rehabilitación o en unidades en hospitales de cuidado intensivo que cuentan con servicios completos de rehabilitación. El paciente permanece en el hospital durante el programa y está bajo el cuidado de profesionales capacitados quienes le dan las terapias. Los programas de hospital normalmente son más intensivos que otros programas y requieren más esfuerzo por parte del paciente.
- **Programas de asilo de ancianos.** Al igual que los anteriores, el paciente permanece internado durante el programa de rehabilitación. Los programas en los asilos de ancianos varían, así es que es importante obtener información acerca de cada uno; ya que algunos proporcionan servicios de rehabilitación completos, y otros proporcionan servicios limitados.
- **Programas de consulta externa.** Estos permiten que un paciente que vive en casa reciba todos sus servicios de rehabilitación acudiendo a uno de los siguientes: Departamento de consulta externa de un hospital, una institución especializada en rehabilitación, o programas de cuidado diurno en un hospital.
- **Programas en casa.** El paciente permanece en casa y recibe servicios de profesionales ambulantes (enfermeras/terapistas). Una ventaja de estos programas, es que el paciente aprende las capacidades que necesita para vivir, justo en el lugar en donde más las tendrá que usar.

Servicios de rehabilitación individuales

Muchos pacientes no necesitan servicios de rehabilitación completos, sino que requieren servicios individuales tales como terapia física o de lenguaje. Estos servicios están disponibles en los departamentos de consulta externa en hospitales y en programas de rehabilitación en el hogar.

Pagar por el costo del programa de rehabilitación

El Medicare y muchas compañías de seguro de salud ayudan a pagar los costos de la rehabilitación. Medicare es el programa federal de seguro de salud para las personas mayores de 65 años de edad y para otros individuos con ciertas incapacitaciones. Consta de dos partes: el seguro de hospital (conocido como Parte A) y seguro médico suplementario (conocido como Parte B). La Parte A ayuda a pagar el cuidado en casa, en "hospice" (donde se proporcionan servicios a pacientes en etapas de enfermedad terminal), cuidado hospitalario, y cuidado de asilo de ancianos. La Parte B ayuda a pagar los servicios de los doctores, los servicios de cuidado externo, equipo médico a largo plazo, y otros servicios y equipos médicos que no se cubren en la Parte A. Las oficinas de la "Social Security Administration" en todo el país pueden darle copias de solicitudes para el Medicare y proporcionarle información sobre el programa.

En algunos casos el Medicare ayudará a pagar por los servicios de consulta externa de una institución de rehabilitación que participe en Medicare. Los servicios que cubre incluyen: Terapias física, de lenguaje, ocupacional y respiratoria; consejería; y otros servicios relacionados. Para obtener estos beneficios, un médico debe referir al paciente y certificar que requiere de servicios especializados de rehabilitación.

El Medicaid es un programa federal regido por cada estado del país. Cada estado decide cuáles personas pueden recibir la totalidad de servicios de salud disponibles. Medicaid proporciona cobertura para ciertas personas de ingresos bajos que no pueden pagar por servicios médicos, incluyendo a ciertas personas que reciben servicios por ser mayores, ciegas, incapacitadas, o ciertos individuos en familias con niños dependientes.

Ambos programas tienen ciertas restricciones y limitaciones en la cobertura y pueden decidir suspenderla en cuanto el paciente deje de mostrar progreso. Por esta razón, es importante que los pacientes y sus familias se informen claramente un cuanto a su seguro de salud y los servicios que cubrirá. Los hospitales cuentan con departamentos de servicios sociales que pueden responder a sus preguntas en cuanto a seguros de salud, y le pueden ayudar a planificar sus deudas y pagos.

La selección de un programa de rehabilitación

El médico y otros miembros del personal del hospital le darán información y recomendaciones en cuanto a los programas de rehabilitación; pero el paciente y su familia tienen que tomar la decisión final. Los miembros del equipo de cuidado del hospital conocen las incapacitaciones y condición médica del paciente y deben conocer los programas de rehabilitación de la comunidad y pueden responder a sus preguntas sobre estos programas. El paciente y su familia pueden tener ciertas preferencias en cuanto a si el paciente debe permanecer en casa o en la institución de rehabilitación y tienen sus razones para preferir un programa u otro. Sus preocupaciones son importantes y las deben hablar con el personal del hospital.

Lo que debe considerar cuando seleccione un programa de rehabilitación

- ¿Proporciona todos los servicios que necesita el paciente?
- ¿Coincide con las capacidades del paciente, o le pide demasiado, o demasiado poco?
- ¿Qué tipo de prestigio tiene la calidad de cuidado del programa dentro de la comunidad?
- ¿Está certificado y cuenta con personal con credenciales apropiadas?
- ¿Está ubicado en un lugar a donde la familia puede ir a visitar sin problemas?
- ¿Involucra al paciente y los familiares en el proceso de decisiones en cuanto a la rehabilitación?
- ¿Permite que los familiares participen en las sesiones de rehabilitación y que practiquen las técnicas con el paciente?
- ¿Qué tanto cubre el seguro o Medicare de los costos de la rehabilitación?
- Si es un programa de consulta externa, ¿hay alguien en casa que pueda proporcionar el cuidado diario?

- Si es un programa de consulta externa, ¿existe transportación disponible?

Es probable que una persona inicie su programa de rehabilitación en una institución y que luego transfiera a otra. Por ejemplo, un paciente que se cansa fácilmente puede empezar el programa más lentamente en un asilo y luego, conforme se sienta más fuerte, puede transferir a un programa más intensivo.

Casos en los que no se recomienda la rehabilitación

Algunas familias y pacientes se sienten decepcionados si el médico no recomienda un programa de rehabilitación. Sin embargo, esto puede ser debido a que la persona puede estar inconsciente o demasiado incapacitada para beneficiarse. Por ejemplo, una persona puede no estar capacitada para aprender y la mejor ayuda que se le puede dar es cuidado rutinario en casa o en un asilo. Un paciente que en un principio está demasiado débil para un programa de rehabilitación, puede beneficiarse de un período gradual de recuperación en casa o en un asilo y considerar la rehabilitación más tarde. Es importante que recuerde que:

- El personal del hospital tiene la responsabilidad de ayudarle a planear el mejor cuidado para el paciente después que se le dé de alta del cuidado intensivo. También puede proporcionar o hacer arreglos para servicios sociales necesarios y educación sobre la condición para la familia.
- Esta no es la única oportunidad para participar en un programa de rehabilitación. Existen pacientes que están demasiado incapacitados en un principio quienes se reponen lo suficiente para iniciar rehabilitación más tarde.

Lo que sucede durante la rehabilitación

Durante el programa de rehabilitación en un hospital o asilo, el paciente pasa varias horas al día en actividades tales como la terapia física, ocupacional, del lenguaje, recreacional, actividades de grupo y educación para el paciente y la familia. Es importante mantener capacidades (tales como caminar y hablar) que el paciente tenía antes del ataque cerebral. Parte del tiempo se usa en enseñar al paciente nuevas formas de hacer ciertas cosas (por ejemplo, usar sólo una mano para realizar tareas que antes hacía con dos).

Establecer metas de rehabilitación

Las metas de rehabilitación dependen de los efectos del ataque cerebral, lo que el paciente podía hacer antes del ataque, y los deseos del paciente. Cooperando, el paciente, su familia, y el grupo de rehabilitación pueden establecer metas para el programa. En ocasiones, la persona tiene que repetir ciertos pasos de la terapia para lograr alguna meta.

Es importante que las metas del programa sean realísticas. Para ayudar a lograr estas metas, es necesario que el paciente y su familia hablen con el personal del programa sobre las cosas que él/ella quiere poder hacer. Esto es debido

a que si las metas son demasiado altas, el paciente no las podrá alcanzar. Si son demasiado bajas, el paciente no recibirá todos los beneficios del programa o, si las metas no le interesan, no hará el mismo esfuerzo para lograrlas.

Metas de rehabilitación

- Poder caminar, con un bastón o una andadera (estante doble con o sin ruedas que ayuda al equilibrio y a caminar), es una meta realística para la mayoría de las personas que han sufrido un ataque cerebral.
- Cuidar de sí mismos con la ayuda de cierto equipo especial es una meta realística para la mayoría.
- Guiar un auto es una meta realística para algunos.
- Trabajar puede ser una meta realística para las personas que trabajaban antes del ataque. Para algunos, realizar el trabajo que tenían antes ya no es posible, pero un nuevo trabajo o un trabajo como voluntario es posible.

Lograr las metas del programa no quiere decir que se ha terminado la recuperación. Sólo quiere decir que el paciente y su familia están listos para continuar con la recuperación sin asistencia.

Especialistas de rehabilitación

Dado que cada ataque cerebral es diferente, el tratamiento para cada individuo será diferente y existen diferentes especialistas capacitados para proporcionar los servicios de rehabilitación. La persona puede trabajar con cualquiera de los siguientes:

- **Médico.** Todos los pacientes en rehabilitación después de un ataque cerebral están bajo el cuidado de un médico. Existen varios tipos de médicos de rehabilitación que cumplen esta tarea, incluyendo: Médicos de familia (cabecera) o internistas, geriatras (especializados en personas de edad avanzada), neurólogos (especialistas en el cerebro y el sistema nervioso), y médicos especializados en medicina física y rehabilitación.
- **Enfermera de rehabilitación.** Se especializa en el cuidado de personas con incapacitaciones y provee cuidado directo, educación para el paciente y su familia y asiste al médico para coordinar todo el cuidado.
- **Especialista de terapia física.** Evalúa y trata problemas con la capacidad de movimiento, el equilibrio y la coordinación física. Proporciona capacitación y ejercicios para mejorar el caminar, acostarse, sentarse, y levantarse de camas o sillas, y moverse sin perder el equilibrio. También capacita a los familiares en ayudar al paciente con los ejercicios y, si es necesario, a ayudarle a moverse y caminar.
- **Especialista en terapia ocupacional.** Da ejercicios y práctica para que los pacientes puedan hacer las cosas que podían hacer antes del ataque, como comer, bañarse, vestirse, escribir, o cocinar. Ciertas tareas ya no se pueden realizar de una manera, así es que el

terapista se encarga de enseñar al paciente nuevas técnicas para realizarlas.

- **Patólogo del habla y del lenguaje.** Ayuda al paciente a recuperar sus capacidades de lenguaje y a aprender nuevas formas de comunicarse. También es importante enseñarle a la familia a mejorar la comunicación con el paciente. Trabaja con los pacientes que tienen problemas para tragar (disfagia).
- **Trabajador social.** Ayuda a los pacientes y sus familias a tomar decisiones en cuanto a la rehabilitación y a tener un plan para regresar a casa o a un nuevo lugar en donde vivir. Responde a las dudas en cuanto a seguro de salud y pagos por los costos; y ayuda a hacer arreglos para otros servicios disponibles. También puede hacer arreglos para que la familia y el paciente reciban servicios de consejería para ayudar con los posibles problemas emocionales.
- **Psicólogo.** Trata de ayudar con la salud mental del paciente a través de entrevistas y pláticas para identificar y entender los problemas. Puede proporcionar tratamiento para problemas de memoria o de capacidad de razonamiento y proveer apoyo para otros profesionales que trabajan con pacientes con este tipo de problemas.
- **Especialista en terapia recreativa.** Ayuda a los pacientes a volver a realizar las actividades recreativas que disfrutaban antes del ataque cerebral; tales como jugar cartas, cuidar el jardín, boliches, o actividades de la comunidad. La terapia recreativa ayuda en el proceso de rehabilitación y anima al paciente a practicar ciertas capacidades.
- **Otros profesionales.** Existen otros profesionales que pueden colaborar en el tratamiento de un paciente. Por ejemplo, un ortoterapista puede hacer aparatos especiales para dar apoyo a los pies y los tobillos débiles. Un urólogo puede tratar problemas de la vejiga; y otros especialistas pueden ayudar con los problemas emocionales y médicos. Los especialistas en dietética se aseguran que el paciente tenga una alimentación adecuada durante su rehabilitación y educan a la familia en cuanto a la nutrición del paciente después del programa. Los especialistas en terapia vocacional pueden ayudar al paciente a regresar al trabajo o a la escuela.

Para que el proceso de rehabilitación sea exitoso, los profesionales, la familia y el paciente deben trabajar y cooperar.

El grupo de rehabilitación

En muchos programas, se organiza un grupo especial de rehabilitación para cada paciente. Este grupo consta de paciente, familia y los profesionales de rehabilitación. El grupo se reúne regularmente para hablar sobre el progreso del paciente durante el tratamiento. Normalmente, estos grupos ayudan a que todos los componentes trabajen en conjunto para lograr las metas.

Obtener los mayores beneficios de la rehabilitación

Lo que puede hacer el paciente

Si usted es la persona que ha tenido el ataque cerebral, recuerde que usted es quien más importa en su propio tratamiento. Es usted quien tiene derecho a tomar las decisiones más importantes, aunque a veces esto puede ser difícil. A veces probablemente preferiría dejar que el personal de rehabilitación tomara las decisiones por usted. Es importante, sin embargo, que si tiene dificultad para hablar tome el tiempo necesario para pensar sobre sus decisiones. Tiene que tratar de impedir que otros se adelanten a tomar decisiones por usted.

- Asegúrese de decirle a otros que usted quiere tomar sus propias decisiones en cuanto al cuidado.
- Discuta sus preguntas y preocupaciones con el personal del programa.
- Exprese sus deseos y opiniones en cuanto a las decisiones que le afectan.
- Haga que le escuchen cuando sienta que "le hablan como si fuera un niño"; o si la gente empieza a hablar sobre usted como si no existiera.
- Recuerde que tiene todo el derecho de ver su archivo médico.

Para desempeñar un papel en su cuidado médico, es necesario que se mantenga informado sobre el tratamiento y su propio progreso. Puede que le ayude mantener notas sobre el tratamiento y su progreso y escribir cualquier pregunta que tenga.

Expresar sus necesidades puede ser difícil si tiene problemas del habla. El patólogo del lenguaje puede ayudarle a comunicarse con los demás miembros del grupo de cuidado; o los miembros de su familia también le pueden ayudar a comunicar sus ideas y necesidades.

La mayoría de los pacientes encuentran que el trabajo de rehabilitación es difícil ya que tienen que mantener capacidades al mismo tiempo que tratan de volver a desarrollar capacidades perdidas. Es normal que a veces se sienta desalentado porque es tan difícil hacer cosas que eran tan sencillas antes del ataque. Trate de notar su progreso y disfrute cada logro.

Maneras en que la familia puede ayudar

Si es familiar de una persona que tuvo un ataque cerebral, éstas son algunas de las cosas que puede hacer para ayudarle:

- Apoye los esfuerzos del paciente para participar en las decisiones del programa de rehabilitación.
- Visite y hable con el paciente. Traten de relajarse juntos ya sea jugando cartas, viendo la televisión, escuchando la radio, o jugando un juego de mesa.
- Si el paciente tiene problemas de comunicación (afasia), hable con el patólogo del lenguaje para que le diga cómo puede ayudar más tarde.

- Participe en los programas de educación para el paciente y su familia y trate de aprender todo lo posible para ayudar.
- Pida que le dejen acudir a las sesiones de rehabilitación. Esta es una buena manera de aprender cómo funcionan y la manera en que puede ayudar.
- Anime y ayude al paciente a que practique las capacidades que ha aprendido durante la rehabilitación.
- Asegúrese que el personal de rehabilitación recomiende actividades que coincidan con los intereses y necesidades de su familiar.
- Infórmese sobre las actividades que el paciente puede hacer solo, las que puede hacer con ayuda, y las que no puede hacer. Entonces, no haga aquello que el paciente pude hacer por sí mismo, ya que cada vez que él/ella realice esta tarea(s) aumentará su sentido de logro.
- Cuide de usted mismo, aliméntese bien, descanse lo suficiente, y trate de tomar tiempo para realizar algunas actividades que disfrute.

Para tener mayor control sobre el proceso de rehabilitación, mantenga información importante sobre éste en un lugar seguro. Una recomendación es mantener un libro de notas con el paciente. En las siguientes hojas se presentan ejemplos de los datos que podría incluir en sus notas.

Planes para cuando le den de alta

Los planes para cuando se dé de alta al paciente se inician desde el principio del programa de rehabilitación. En ellos participan el paciente, su familia y el personal de rehabilitación. El propósito de estos planes es que el paciente mantenga los beneficios del programa después de haber sido dado de alta. Los pacientes se dan de alta poco después de haber logrado las metas del programa.

El plan incluye los siguientes elementos:

- Asegurarse que la persona regresará a un lugar de habitación seguro.
- Decidir el tipo de cuidado, asistencia o equipo necesarios.
- Hacer arreglos para los servicios necesarios o de rehabilitación para la casa (tales como visitas por una enfermera y otro profesional visitante [ambulante] capacitado).
- Identificar al médico que quedará a cargo de la salud y necesidades médicas de la persona.
- Determinar quiénes estarán a cargo de cooperar en el cuidado de la persona diariamente en el hogar; y proporcionar la asistencia o capacitación necesarias.
- Ayudar a que el paciente explore posibilidades de empleo, actividades voluntarias, y a guiar un auto (si lo puede y quiere hacer).
- Hablar sobre las preocupaciones de tipo sexual (esposo o esposa). Muchas personas que han tenido ataques cerebrales continúan una vida activa sexual satisfactoria.

Preparar el lugar donde vivirá la persona

Muchas personas regresan a sus propias casas después del programa de rehabilitación. Otros necesitan vivir en una institución con profesionales especializados como un asilo, o en un lugar habitacional con asistencia (estos lugares generalmente son departamentos en donde los habitantes cuentan con un grupo de profesionales de asistencia según les sea necesario). La decisión depende de las necesidades de cuidado de la persona y los familiares disponibles para proporcionar el cuidado necesario en casa. La persona que ha padecido un ataque cerebral debe regresar a un lugar que ayude a continuar su proceso de recuperación.

Es importante que la persona regrese a un lugar seguro. Si la persona necesita un lugar nuevo donde vivir, el trabajador social puede ayudar a encontrarlo.

Durante los planes para dar de alta al paciente, es probable que el personal del programa hable sobre e incluso visite el hogar. Pueden recomendar cambios para hacer la casa más segura. Por ejemplo: Cambiar las habitaciones de tal manera que la persona pueda permanecer en el mismo piso y no subir y bajar escaleras; cambiar alfombras sueltas o muebles que pudieran causar caídas; y colocar barandales (barandas) y asientos en las tinas o regaderas.

Es recomendable que el paciente tenga una visita de práctica al hogar antes de regresar definitivamente. Esto ayuda a identificar posibles problemas que se tienen que reparar antes que regrese permanentemente.

Las decisiones en cuanto al equipo o materiales necesarios

Incluso después de la rehabilitación, algunas personas aún tienen problemas al caminar, mantener el equilibrio, o realizar ciertas actividades de la vida diaria. Existe equipo especial que puede ayudarles, tal como:

- **Un bastón.** Lo usan cuando caminan. Para las personas que tienen problemas con el equilibrio, existen bastones con tres o cuatro pies.
- **Andaderas.** Proporcionan más apoyo que un bastón. Existen varios diseños que permiten que las usen personas que sólo las pueden tomar con una mano o que tienen otros problemas para caminar o mantener el equilibrio.
- **Aparatos ortopédicos de apoyo para los pies o tobillos.** Al mantener el tobillo o el pie en una posición adecuada y proporcionar apoyo para la rodilla, ayudan al individuo a caminar.
- **Silla de ruedas.** Algunas personas necesitan una silla de ruedas y éstas tienen diferentes diseños y se pueden adaptar a las necesidades y capacidades de cada individuo. Pregunte sobre los diseños que ayudan a las personas que han padecido un ataque cerebral.
- **Equipo para ayudar a bañarse, vestirse, y comer.** Como barandales y tapetes de tina no deslizantes. Otros tipos de equipo facilitan realizar tareas con sólo una mano; como el velcro para cerrar la ropa; o manteles para la mesa que no se deslicen.
- **Equipo de comunicación.** Varían desde pequeñas computadoras hasta pizarras de comunicación hechas

en casa. La persona, su familia y el personal tienen que decidir cuál es el equipo más adecuado para el paciente. El personal puede dar las recomendaciones en cuanto al mejor equipo, y Medicare o las compañías de seguro de salud pueden cubrir por parte del costo.

La preparación para las personas a cargo del cuidado diario

Normalmente las personas a cargo de este cuidado son esposos, esposas, hijos(as) adultos, amigos o profesionales que trabajan como cuidadores en casa. Normalmente, sólo una persona está a cargo del cuidado principal, y otros ayudan de vez en cuando. Una parte importante del plan para dar de alta al paciente es que estos individuos conozcan las necesidades de seguridad, físicas y emocionales del paciente, y que estén disponibles el tiempo necesario para proporcionar este cuidado.

Dado que cada persona que ha tenido un ataque cerebral es diferente, tiene diferentes necesidades de cuidado. Estas son algunas de las cosas que pueden hacer:

- Guardar notas sobre los planes para dar de alta al paciente, las instrucciones, y hacer las preguntas necesarias para que todo quede claro.
- Asegurarse que la persona tome todos los medicamentos recetados, y que siga las recomendaciones en cuanto a alimentación, ejercicio, descanso y otras necesidades para mantener la salud.
- Animar a la persona a que practique las capacidades que aprendió durante la rehabilitación.
- Ayudar a la persona a resolver problemas y encontrar nuevas formas de hacer las cosas.
- Ayudar a la persona con las actividades que hacía antes del ataque, como manejar herramientas, abotonarse, tareas domésticas, y actividades sociales o de recreación.
- Si la persona no puede hacerlo por sí misma, ayudarle en su cuidado personal.
- Si la persona tiene problemas del habla, ayudarle a comunicarse. Incluya a la persona en conversaciones, incluso cuando no pueda participar activamente.
- Hacer los arreglos para recibir los servicios de la comunidad necesarios.
- Defender al paciente y sus derechos.

Si usted será la persona a cargo del cuidado diario, piense cuidadosamente sobre lo que le espera. ¿Está preparado para trabajar en la recuperación del paciente? Hable sobre esto con las otras personas en el grupo de cuidado. ¿Cuáles son las necesidades de la persona? ¿Quién puede proporcionar el mejor cuidado? ¿Quién estará a cargo de la responsabilidad de cuidado? ¿Tiene que planificar el cuidado de acuerdo a su horario de trabajo y otras actividades? Durante el programa de rehabilitación, hay tiempo suficiente para considerar todos estos temas y desarrollar un plan adecuado con el personal de cuidado.

Llegar a casa

Ajustarse al cambio

Regresar a su hogar, o al nuevo lugar donde vivirá, es un gran cambio para la persona. Así es que usar las capacidades que aprendió durante la rehabilitación puede serle difícil en un ambiente nuevo. Mientras que la persona trata de realizar actividades que hacía en el pasado, pueden surgir nuevos problemas relacionados con el ataque cerebral; así es que durante este período, el paciente y su familia tienen que adaptarse a las nuevas necesidades.

Los ajustes son una carga emocional y física tanto para la persona que proporciona el cuidado como para el paciente. Las nuevas responsabilidades para la persona a cargo del cuidado diario pueden impedirle realizar sus propias actividades favoritas; así es que es importante apoyar, entender y tratar de darle tiempo para que descanse. Cuando la responsabilidad de cuidado sólo cae en un individuo, puede causar mucha tensión. Incluso cuando otros familiares están disponibles para ayudar, los conflictos que surgen en cuanto al cuidado, resultan en tensiones.

> **El ataque cerebral siempre causa tensión, pero ésta es especialmente alta si sólo un miembro queda a cargo del cuidado, ya que el paciente necesita mucho tiempo y atención. Así es que el resto de la familia tiene que hacer un esfuerzo para apoyar a la persona a cargo del cuidado y tratar de cooperar para aliviar la tensión para todos los participantes.**

Recomendaciones para reducir la tensión

Las siguientes son recomendaciones para reducir la tensión para la persona que sufrió el ataque y los encargados de su cuidado.

- Mantenga la esperanza, y tome la recuperación de un ataque cerebral día con día.
- Recuerde que adaptarse a las consecuencias de un ataque lleva tiempo. Alégrese por cada pequeño logro, conforme descubre nuevas formas de hacer las cosas.
- Cuidar a un enfermo es algo que se aprende. Con la experiencia, su conocimiento y capacidades irán mejorando.
- Experimente. Hasta que hayan encontrado lo adecuado para ustedes, intente hacer las cosas de la vida diaria de diferentes maneras. Por ejemplo, las maneras en que se comunican, el horario del día, y las actividades de la vida social.
- Haga planes para tener "descansos" de tal manera que no tengan que estar juntos todo tiempo. Esta es una buena oportunidad para que le ayuden familiares y amigos. También pueden buscar actividades para ambos fuera de la casa.
- Pida a familiares y amigos que le ayuden en formas y tareas específicas y pídales que se comprometan a hacerlo. Esto les da la oportunidad de ayudar de maneras significativas.
- Lea sobre personas que han pasado por experiencias similares. Su biblioteca pública tiene libros sobre

historias reales de personas que han tenido ataques cerebrales y libros sobre personas que cuidan enfermos.

- Tome parte o integre un grupo de apoyo para supervivientes y quienes les cuidan. Entre los miembros del grupo, pueden encontrar soluciones a problemas comunes y desarrollar amistades.
- Sean bondadosos uno con el otro. Sentirse irritado y frustrado de vez en cuando es natural, pero no alivie estos sentimientos tratando "mal" a la otra persona. Frecuentemente, le ayudará hablar sobre estos sentimientos con un amigo, un profesional de rehabilitación, o los miembros del grupo de apoyo.
- Haga planes para disfrutar nuevas experiencias y no mire atrás. Evite comparar su vida ahora a la que tenía antes del ataque.

Citas de seguimiento médico

Después que se ha dado de alta al paciente, tendrá citas de seguimiento con un médico o con los profesionales de rehabilitación. El propósito de estas citas es revisar la condición médica de la persona, las capacidades que aprendió durante el proceso de rehabilitación, y la manera en la que la persona y su familia se están adaptando a las nuevas condiciones. El paciente y la persona a cargo de su cuidado deben estar preparados para estas citas con una lista de sus preocupaciones y preguntas.

Dónde obtener asistencia

Existen muchas fuentes y recursos de asistencia. Algunos de éstos son:

- **Información sobre ataques cerebrales.** Un buen lugar para iniciar su búsqueda son los libros y folletos disponibles a través de organizaciones nacionales que cuentan con información sobre este tema. Muchos de los materiales son gratuitos. Hay una lista de organizaciones en la página siguiente.
- **Grupos de apoyo o clubs para pacientes de ataques cerebrales.** En estos grupos, las personas que han sufrido un ataque y sus familias pueden compartir sus experiencias, ayudarse a resolver problemas y ampliar su vida social.
- **Servicios de la salud en el hogar.** Disponibles a través de la "Visiting Nurses Associations (VNA)", los departamentos de salud locales, departamentos de cuidado en el hogar de hospitales, y agencias privadas. Pueden incluir cuidado de enfermería, terapias de rehabilitación, cuidado personal (por ejemplo, para bañarse y vestirse), cuidado de alivio al cuidador (alguien se queda con el paciente, mientras que la persona que normalmente le cuida toma un descanso), labores del hogar, y otros tipos de ayuda.
- **Comidas ambulantes "Meals on Wheels".** Se distribuyen comidas calientes a los hogares de las personas que no pueden salir de compras o cocinar.
- **Cuidado diurno de adultos.** Las personas que no pueden ser totalmente independientes a veces pasan el día en un centro de cuidado diurno. Ahí comen, participan en actividades sociales y pueden recibir ciertos servicios de cuidado médico y de rehabilitación.
- **Un compañero visitante.** Un compañero pagado o voluntario que hace visitas regulares y llama por teléfono a las personas incapacitadas.
- **Servicios de transportación.** La mayoría de los autobuses públicos cuentan con una rampa para subir una silla de ruedas. Algunas organizaciones y comunidades cuentan con vehículos especiales que permiten transportar a personas en sillas de ruedas a sus mandados tales como ir de compras o visitar al médico.

Muchas comunidades cuentan con organizaciones de servicio que pueden ayudar y proveen servicios con costos apropiados al ingreso y recursos del individuo, o son gratuitos. Encontrar estos servicios lleva esfuerzo, así es que puede pedir asistencia de los trabajadores sociales que estuvieron a cargo del paciente durante el proceso de rehabilitación. También consulte con el "United Way" y su iglesia, o las páginas amarillas bajo las palabras "Health Services" (servicios de salud), "Home Health Care" (cuidado en casa), "Senior Citizen Services" (servicios para ancianos), o "Social Service Organizations" (organizaciones de servicio social). Simplemente hablar con sus amigos podría proporcionarle información útil, mientras más pregunte, más lejos llegará.

Otros recursos

Para aprender más sobre la rehabilitación de los ataques cerebrales, y cómo tolerar los efectos de éstos, puede solicitar ayuda de (pregunte si cuentan con asistencia y publicaciones en español):

ACTION
1100 Vermont Avenue, NW
Washington, DC 20525
(202) 606-4855 (llame para que le den números regionales)
Patrocina programas voluntarios para los americanos ancianos.

Administration on Aging
330 Independence Avenue, SW
Washington, DC 20201
Gratis (800) 677-1116 (llame para una lista de servicios de ayuda a ancianos en su área)

AHA Stroke Connection
(antes the Courage Stroke Network)
American Heart Association
7272 Greenville Avenue
Dallas, TX 75231
Gratis (800) 553-6321 (o busque en el directorio para el número local de AHA)
Proporciona información sobre prevención, diagnóstico, tratamiento y rehabilitación para pacientes y sus familias.

American Dietetic Association/National Center for Nutrition and Dietetics
216 West Jackson Boulevard
Chicago, IL 60606
Gratis (800) 366-1655 (Consumer Nutrition Hotline)
La persona puede hablar con un especialista en dietética y recibir respuestas a sus preguntas sobre nutrición, o puede obtener referencias para un especialista en dietética en su área.

American Self-Help Clearinghouse
St. ClaresRiverside Medical Center

Denville, NJ 07834
(201) 625-7101 (pida el número del centro de información estatal o local)
Proporciona información y asistencia sobre grupos de apoyo.

National Aphasia Association
P.O. Box 1887
Murray Hill Station
New York, NY 10156
Gratis (800) 922-4622
Proporciona información sobre la incapacitación parcial o total del habla o de comprensión del lenguaje hablado que ha resultado de un ataque cerebral u otras causas.

National Easter Seal Society
230 West Monroe Street, Suite 1800
Chicago, IL 60606
(312) 726-6200 (o busque Easter Seal Society en el directorio local)
Proporciona información y servicios para las personas con incapacitaciones.

National Stroke Association
8480 East Orchard Road, Suite 1000
Englewood, CO 80111
(303) 771-1700
Gratis (800) STROKES (787-6537)
Sirve como un centro de información sobre los ataques cerebrales. Ofrece información para formar grupos o clubs de personas que han sufrido ataques cerebrales.

Rosalynn Carter Institute
Georgia Southwestern College
600 Simmons Street
Americus, GA 31709
Proporciona información sobre el cuidado de enfermos. Listas de lecturas, productos de video y otros recursos para cuidadores. Lo puede obtener todo escribiendo a esta dirección.

Stroke Clubs International
805 12th Street
Galveston, TX 77550
(409) 762-1022 (llame para que le den información sobre los grupos en su área)
Tiene una lista de más de 800 clubs de apoyo en los Estados Unidos.

The Well Spouse Foundation
P.O. Box 801
New York, NY 10023
(212) 724-7209
Gratis (800) 838-0879
Proporciona apoyo para esposos, esposas y compañeros de personas con incapacitaciones crónicas.

Información de Medicare

Consumer Information Center
Department 59
Pueblo, CO 81009

De esta dirección puede recibir una copia de *"The Medicare Handbook"* que se actualiza cada año. Proporciona información sobre los beneficios de Medicare, suplementos de seguro de salud de Medicare, y los límites de covertura de Medicare. **Disponible en español.**

Para más información

La información en esta publicación está basada en *PostStroke Rehabilitation. Clinical Practice Guideline, Number 16.* Se desarrolló por un panel de expertos patrocinados por la "Agency for Health Care Policy and Research (AHCPR)", una agencia del Servicio de Salud Pública. Existen, y se están desarrollando, otras guías en español e inglés sobre diferentes problemas de salud comunes.

Existen otras 4 guías de AHCPR, disponibles en español que le podrían interesar como paciente de un ataque cerebral o quien cuida a uno:

- *La prevención de las llagas por contacto: guía para el paciente* (en español) que proporciona detalles sobre la prevención de esta condición (AHCPR Publication No. 93-0014).
- *Tratamientos para las llagas por contacto: guía para el paciente* (en español) describe diferentes tipos de tratamiento para las llagas por contacto. (AHCPR Publication No. 95-0655).
- *La incontinencia urinaria en los adultos: guía para el paciente* (en español) que describe el porqué de este problema y cómo prevenir las llagas por contacto si padece de esta condición (AHCPR Publication No. 92-0089).
- *La depresión es una enfermedad para la que existen tratamientos: guía para el paciente* (en español) que presenta información sobre los desórdenes depresivos mayores, que se pueden tratar con éxito con la ayuda de profesionales de la salud (AHCPR Publication No. 93-0554).

Para más información sobre las guías para el paciente o para recibir copias de esta publicación, llame gratis al **800-358-9295** o escriba a:

Agency for Health Care Policy and Research
Publication Clearinghouse
P.O. Box 8547
Silver Spring, MD 20907

■ **Agency for Health Care Policy and Research**
Executive Office Center, Suite 501
2101 East Jefferson Street
Rockville, MD 20852
AHCPR Publication No. 95-0665
Mayo de 1995

DIABETES
(DIABETES)

■ ■ ■

CÓMO CONTROLAR SU DIABETES

(How to Control Diabetes)

¿Qué es la diabetes?

Nuestros cuerpos utilizan los alimentos que comemos para fabricar el azúcar que necesitamos para tener energía. La insulina ayuda a que el azúcar salga de la sangre y entre en las células, donde se usa como si fuera un combustible. Cuando esto sucede como es debido, el nivel de azúcar en la sangre disminuye y nuestros cuerpos tienen la energía necesaria para llevar una vida plena y activa.

En las personas que tienen diabetes, ese sistema no funciona bien. Cuando usted tiene diabetes, su cuerpo no puede producir energía a partir de los alimentos que come. El azúcar se queda en la sangre en vez de pasar a las células del organismo. La diabetes es una enfermedad para toda la vida.

¿Cuáles son los tipos de diabetes?

Diabetes tipo I

En la diabetes tipo I, el cuerpo hace poca o ninguna insulina. Las personas que tienen la diabetes tipo I **necesitan inyectarse insulina para poder vivir.** Por eso, la diabetes tipo I se llama también **"diabetes insulino dependiente"**. Este tipo de diabetes lo tiene menos del 10% (1 de cada 10) de las personas con diabetes. Aunque comienza, por lo general, cuando la persona es joven, también puede aparecer en adultos de más edad.

Síntomas

Los síntomas de la diabetes tipo I casi siempre aparecen de repente. Estos incluyen:
- aumento de la sed.
- aumento de la frecuencia con que uno orina.
- aumento del apetito.
- pérdida repentina de peso.
- sensación de mucho cansancio.

Estos son también los síntomas que usted puede tener si su diabetes está fuera de control.

Diabetes tipo II

En la diabetes tipo II, el cuerpo hace insulina, pero no puede usarla. La diabetes tipo II se llama también **"diabetes no dependiente de insulina"**, porque los que la padecen no tienen que inyectarse insulina **para poder vivir. Sin embargo, muchas personas que tienen diabetes tipo II deben inyectarse insulina y así lo hacen.** Muchas veces, las personas hallan que usando insulina se sienten mucho mejor.

El tipo II es la forma más común de la diabetes. Por lo menos el 90% (9 de cada 10) de las personas con la diabetes tienen la del tipo II. Es más probable que la diabetes tipo II la padezcan personas que:

- tengan más de 40 años de edad.
- tengan sobrepeso.
- en su familia haya antecedentes de la diabetes.
- hayan tenido la diabetes durante un embarazo.
- hayan dado a luz un bebé de más de 9 libras.
- sientan tensión debido a una enfermedad o lesión.
- tengan hipertensión arterial.
- sean afroamericanos.
- sean hispanoamericanos.
- sean indígenas amerindios.

Cualquier miembro de su familia inmediata (madre, padre, hermana, hermano, hijos) que tenga tres o más de estos factores de riesgo, deberá hacerse una prueba de la diabetes.

Síntomas

Los síntomas de la diabetes tipo II pueden pasar inadvertidos fácilmente. Pueden irse acumulando durante mucho tiempo e incluir:

- sensación de cansancio.
- infecciones frecuentes; llagas o cortaduras que tardan en sanar.

- visión borrosa.
- problemas sexuales.
- resequedad y comezón en la piel; entumecimiento o sensación de hormigueo en las manos o los pies.
- aumento del apetito.
- tener más sed y orinar con frecuencia.

¿Cómo puedo cuidar mi diabetes?

Su objetivo con respecto a la diabetes

El objetivo del tratamiento de la diabetes es controlarla; es decir, mantener el nivel de azúcar en la sangre lo más cerca posible de "lo normal". Esto lo llamamos tener un "**buen control**".

Cuando usted no tenía diabetes, su cuerpo mantenía el nivel de azúcar en la sangre entre 70 y 115 mg/dL (miligramos de azúcar por cada decilitro de sangre; así es como se mide el azúcar en la sangre). Ese es una cantidad normal de azúcar en la sangre. Ahora que tiene diabetes, su cuerpo no puede hacer ese trabajo por sí solo. Pero usted puede hacer mucho para ayudarlo.

Usted se sentirá mejor cuando tenga controlada la diabetes y tendrá menos problemas de salud a largo plazo relacionados con la diabetes.

Orientaciones para tener un buen control

Las siguientes orientaciones sobre los niveles de azúcar y de HbA 1c (hemoglobina A1c) en la sangre, de la American Diabetes Association (ADA), pueden ayudarle a juzgar el control de su diabetes.

Control del azúcar en la sangre para las personas con diabetes			
Prueba*	Nivel para los no diabéticos	Meta	Actúe si**
Azúcar en la sangre antes de las comidas	Menos de 115 mg/dL	80–120 mg/dL	Menos de 80 o más de 140 mg/dL
Azúcar en la sangre al acostarse	Menos de 120 mg/dL	000–140 mg/dL	Menos de 100 o más de 160 mg/dL
% de HbA 1c***	Menos del 6%	Menos del 7%	Más del 8%

* Estos valores no se aplican a las mujeres embarazadas. Aprenderá más de estas pruebas en la sección 7.

**Es probable que la medida que deba tomar dependa de las circunstancias individuales del paciente.

***La hemoglobina A 1c es una prueba de sangre muy importante. Le indica su promedio de azúcar en la sangre durante los últimos 2 o 3 meses. Esto le da una idea clara de la forma en que marcha su programa. Su médico puede hacerle esta prueba.

Los resultados de la prueba de HbA 1c dependerán de las circunstancias individuales de los laboratorios de pruebas. Los resultados utilizados en esta tabla asignan valores entre el 4 y el 6% para las personas sin diabetes (media 5%, desviación estándar 0.5%).

Adaptado de: Standards of medical care for patients with diabetes mellitus (American Diabetes Association). *Diabetes Care.* 1994; 17:616.

¿En qué forma ayuda un buen control?

El buen control protege su salud a largo plazo

El **Estudio sobre el Control y las Complicaciones de la Diabetes (DCCT)** 1, que se terminó en 1993, comparó la salud de pacientes con diabetes que fueron tratados de dos modos diferentes. Un grupo recibió cuidados más **intensivos**. Su objetivo era mantener su nivel de azúcar en la sangre lo más cerca posible de lo normal. Los miembros de este grupo se inyectaban más insulina. A ellos también se les hacían pruebas de azúcar en la sangre más a menudo. Aprendieron mucho sobre su diabetes, trabajaron con un equipo completo de diabetes y participaron muy activamente en su propio cuidado. El otro grupo recibió un tratamiento **convencional** o estándar para la diabetes. Su objetivo principal era sentirse bien.

Grupo 1:	Tratamiento intensivo	Grupo 2:	Tratamiento convencional
Meta:	que el nivel de azúcar en la sangre estuviera cerca de lo normal	*Meta:*	que los pacientes se sintieran bien
Resultados:	menos riesgo de tener problemas de las vista, los riñones y los nervios	*Resultados:*	*mayor riesgo de tener problemas de la vista, los riñones y los nervios*

1. *N Engl J Med.* 1993; 329:977.

Al terminar el estudio, en los pacientes del Grupo 1 (cuya meta era cerca del nivel normal de azúcar en la sangre) había disminuido el riesgo de problemas de la vista debidos a la diabetes hasta en un 76%, de los riñones hasta en un 56% y de los nervios hasta en un 60%, en comparación con el Grupo 2.

Usted sentirá mejor cuando su nivel de azúcar esté cerca de lo normal. Y su diabetes tendrá menos fuerza para entorpecer su vida. Usted debe controlar la diabetes para que ella no lo controle a usted.

¿Cuáles son los medios para lograr un buen control?

No importa si su diabetes sea tipo I o tipo II, usted desempeña un papel importante en su propia atención. Cada uno de los medios para el tratamiento de la diabetes tiene un propósito, y todos son importantes. Usted puede aprender a usar los resultados de sus pruebas de azúcar en la sangre y de cetona en la orina. Puede aprender a trabajar con su equipo de diabetes. Los seis medios más importantes para el tratamiento de la diabetes son:

1. Educación

La educación es el medio más importante para el cuidado de la diabetes. Significa aprender a cuidar su diabetes. La educación le proporciona habilidad para usar los otros medios.

2. Planificación de las comidas

Tener diabetes no significa que tenga que renunciar a todos los alimentos que usted disfruta actualmente. Sin embargo, la planificación de las comidas debe convertirse en una parte importante de su tratamiento. La planificación de la alimentación cuando uno tiene diabetes incluye:

- escoger alimentos sanos.
- comer la cantidad adecuada de alimentos.
- comer a las horas adecuadas.

Escoger alimentos sanos

Aquí le ofrecemos algunos métodos que la mayoría de las personas pueden escoger para mejorar los alimentos. Pueden ayudar a toda la familia a comer bien, y a que el miembro de la familia que tiene diabetes controle mejor su nivel de azúcar en la sangre.

- Comer alimentos variados.
- Mantener un peso adecuado.
- Escoger una dieta con un nivel bajo de grasa, grasas saturadas y colesterol.
- Escoger una dieta en que abunden los vegetales, las frutas y los cereales.
- Usar el azúcar con moderación.

Para más información, lea las hojas informativas "Plan de alimentación de cómo controlar su diabetes" y el folleto "Planeado sus comidas" publicados por Lilly.

Comer la cantidad adecuada de alimentos

Diabetes tipo I

Si usted tiene diabetes tipo I, necesita comer la misma cantidad de alimentos que si no tuviera diabetes. Usted y su equipo de diabetes necesitan ajustar la cantidad de insulina que usted usa con la cantidad de alimentos que necesita. Cuando la insulina y los alimentos están a la par, su cuerpo puede aprovechar los alimentos que usted come. Cuando su nivel de azúcar en la sangre es demasiado alto, su cuerpo elimina una gran cantidad de calorías a través de la orina. Eso le hace difícil mantener un peso adecuado cuando su diabetes está descontrolada.

Comer la misma cantidad de alimentos todos los días hace más fácil mantener el trabajo combinado de la insulina y los alimentos. Esta es una de las partes más importantes de la planificación de las comidas para la diabetes del tipo I.

Diabetes tipo II

La mayoría de las personas tienen sobrepeso cuando desarrollan la diabetes tipo II. Esto hace más difícil que el cuerpo produzca y use su propia insulina. Perder el exceso de grasa constituye el mejor tratamiento para la diabetes tipo II. Esto es especialmente cierto en las personas que han tenido diabetes tipo II durante 10 años o menos. Por tanto, comer menos y perder un poco de peso a menudo es importante para las personas con diabetes tipo II.

El nivel de azúcar en la sangre puede mejorar e incluso volver a la normalidad en algunas personas con diabetes tipo II que pierdan 15 o más libras. Pero perder peso y evitar recuperarlo es algo difícil.

Para perder peso usted deberá:

- comer pequeñas cantidades de alimentos.
- escoger alimentos con poca grasa y poca azúcar.
- hacer más ejercicios.

3. Ejercicio

El ejercicio es bueno para todo el mundo, pero es especialmente importante si usted tiene diabetes. El ejercicio puede ser tan simple como caminar más a menudo. Hacer ejercicios con regularidad puede ayudarle a:

- **controlar mejor la cantidad de azúcar en la sangre.** Cuando usted hace ejercicio físicos, el azúcar en la sangre disminuye. Todos los niveles de ejercicios físicos pueden formar parte de su plan de cuidado para la diabetes.
- **controlar su peso quemando las calorías y la grasa.** El ejercicio y el plan de alimentación se combinan para ayudarle a alcanzar y mantenerse en el peso que usted desea.
- **mejorar su estado de salud en general.** Hacer ejercicios con regularidad mejora la circulación y la presión sanguínea, al igual que fortalece el corazón y los pulmones.
- **sentirse mejor física y emocionalmente.** Hacer ejercicios con regularidad aumenta sus energías. También le ayuda a sentirse mejor y a controlar la tensión.

Escoja el ejercicio adecuado

Usted puede hacer muchas cosas para aumentar su nivel de actividad. Es mejor escoger un tipo el ejercicio que sea adecuado y que pueda disfrutar. Sus preferencias y su nivel actual de actividad son muy importantes a la hora de escoger la actividad adecuada.

Para más información, vea *Cómo empezar a hacer ejercicio* en el folleto *Cómo controlar su diabetes*, publicado por Lilly.

4. Medicinas para la diabetes

La mayoría de las personas con diabetes usan insulina o agentes hipoglicemiantes orales (AHO). A los AHO se les llama también pastillas para la diabetes. Un pequeño número de personas usa insulina y toma pastillas para la diabetes al mismo tiempo.

Insulina

Todo el mundo necesita insulina. El organismo de las personas que no tienen diabetes puede producir suficiente insulina para mantener el azúcar en la sangre a un nivel normal.

- Las personas con diabetes tipo I no pueden producir su propia insulina. Para poder vivir, tienen que inyectarse insulina todos los días.

- Las personas con diabetes tipo II pueden producir su propia insulina, pero no pueden usarla bien. Pueden sobrevivir sin inyectarse insulina, pero a menudo su uso les ayuda a mantener el azúcar más cerca de lo normal y a sentirse mejor. Alrededor del 40% (4 de cada 10) de las personas con diabetes tipo II se inyectan insulina. La insulina no puede tomarse en forma de pastilla o tableta. Debe inyectarse debajo de la piel por medio de una jeringuilla. No resulta doloroso ni difícil.

La compra de insulina y jeringuillas

Cuando compre insulina y jeringuillas, revise la caja y la etiqueta cuidadosamente. Asegúrese de que está comprando el tipo exacto de insulina que su médico quiere que use. Usar una insulina incorrecta puede afectar el control de su diabetes. Para comprar la insulina adecuada, usted necesita conocer:

- **la especie** (humana, bovina, porcina)
- **la marca** (Humulin(R), lletin(R) I, lletin(R) II, etc.)
- **el tipo** (NPH, Regular, Lente(R), etc.)
- **la concentración** (U100 es la más común en los EE. UU.; U500 sólo se puede obtener por receta).

Escriba la especie, la marca, el tipo y la concentración de la(s) insulina(s) que usted usa en el espacio abajo:

Especie	Marca	Tipo	Concentración

No cambie la especie, la marca, el tipo o la concentración de la(s) insulina(s) que usa sin antes hablar con su médico.

Cualquier cambio de insulina deberá hacerse con precaución y sólo bajo supervisión médica.

Antes de comprar insulina, revise la fecha de vencimiento que aparece en la caja. No compre ni use insulina después de la fecha de vencimiento.

Compre jeringuillas que vengan de acuerdo con la concentración de insulina que usted usa. Las jeringuillas para la insulina U100 deben tener tapas de color naranja y decir U100 en el envase.

Cómo guarda y viajar con insulina

Cuando uno no manipula ni guarda correctamente la insulina, puede que ésta no surta el efecto adecuado.

- Guarde los frascos adicionales de insulina en el refrigerador.
- Nunca deje que la insulina se congele.
- Siempre que sea posible, guarde en el refrigerador los frascos de insulina que esté usando.
- Mantenga la insulina que no esté refrigerada lo más fría posible (a menos de 86F) y alejada del calor y de la luz.

- **No agite la insulina con fuerza.** No deje que muevan los frascos de un lugar a otro. Cuando la insulina es manipulada en forma brusca, tiene más probabilidades de aglutinarse (cortarse) o de formar escarcha.
- **Cuando usted viaje:**
  - proteja la insulina del calor o el frío intensos. No la deje dentro de un automóvil estacionado.
  - lleve la insulina consigo para que no se le pierda. Cuando viaje en avión, lleve la insulina y las jeringuillas en un maletín de mano y no en el equipaje que vaya a despachar.

Para más información, vea "Viajando con insulina" en el folleto "Cómo controlar su diabetes" publicado por Lilly.

Modo de escoger el punto donde ponerse la inyección de insulina

Es muy importante escoger el punto exacto del cuerpo donde se inyectará la insulina cada día.

En estos dibujos aparecen **las áreas de inyección** en rojo y blanco. Es posible que necesite que un familiar suyo lo inyecte en algunas de ellas.

Las áreas se dividen en cuadrados. Cada cuadrado es un **punto**, o sea, un lugar exacto donde ponerse la inyección. Para mantener la piel, el tejido graso y los músculos sanos, use un punto diferente para cada inyección. Cuando usted use todas las áreas y todos los puntos que están dentro de ellas, no tendrá que volver a usar el mismo punto con demasiada frecuencia.

Rotar los puntos

Rotar los puntos quiere decir seguir un plan regular para cambiar de un punto a otro a medida que se vaya inyectando.

- Use todos los puntos de un área antes de pasar a otra. Por ejemplo, use todos los puntos de los brazos antes de pasar a los de las piernas. Esto ayudará a mantener su azúcar en la sangre a un nivel más parejo de un día para otro.
- Si usted se inyecta más de una vez al día, use un área diferente para cada inyección.
- Empiece en una esquina de un área y vaya cambiando de punto en dirección vertical u horizontal, siguiendo un orden. Saltar de un punto para otro en forma desordenada le hará difícil recordar dónde se puso la última inyección.
- Cuando haya usado todos los puntos de un área, cambie para otra.

Medidas importantes

- **Siga su plan acostumbrado de insulina con exactitud.**
  - Inyéctese la dosis que la indicaron.
  - Inyéctese la insulina a la misma hora todos los días (dependiendo de las horas de comida).
- **Inyéctese la insulina todos los días.** Nunca deje de inyectarse, aunque se quede sin comer, a menos que el médico se lo diga.

- **Hable con su médico** antes de cambiar de insulina o de plan de insulina.
- **Revise la fecha de vencimiento** de la insulina antes de usarla.
- **Póngase cada inyección en un punto diferente.**
- **Mantenga un equilibrio entre las comidas, los ejercicios y la insulina.**
  - Demasiado ejercicio o muy poca comida pueden hacer que el nivel de azúcar en la sangre baje demasiado.
  - Demasiada comida puede hacer que aumente el nivel de azúcar en la sangre.
- **Anote aquí las horas y las dosis** exactas de cada inyección de insulina y mantenga un registro diario de sus inyecciones.

	Hora	Dosis	Hora	Dosis	Hora	Dosis	Hora	Dosis	Hora	Dosis
Domingo										
Lunes										
Martes										
Miércoles										
Jueves										
Viernes										
Sábado										

Pastillas para la diabetes

Las pastillas para la diabetes no son lo mismo que la insulina. Sólo las personas con diabetes tipo II pueden tomar pastillas para la diabetes. Estas medicinas también se llaman medicamentos hipoglicemiantes orales:

- **Oral:** esta palabra quiere decir que la medicina se toma por la boca.
- **Hipoglucemiantes:** esta palabra quiere decir que la medicina hace bajar el nivel de azúcar en la sangre.
- **Medicamento:** esta palabra quiere decir simplemente medicina.

Así que, los medicamentos hipoglicemiantes orales son medicinas que las personas con diabetes tipo II pueden tomar directamente por la boca para bajar el nivel de azúcar en la sangre.

Cómo se usan las pastillas para la diabetes

Las pastillas para la diabetes pueden hacer baja el nivel de azúcar en la sangre **pero sólo en las personas cuyo organismo todavía fabrica un poco de insulina.** La mayoría de las personas con diabetes tipo II todavía fabrican un poco de insulina, pero no la suficiente para controlar el azúcar en la sangre. A algunas de esas personas, una pastilla para la diabetes puede ayudarles a producen suficiente insulina para controlar la diabetes.

Las pastillas para la diabetes se toman generalmente 30 minutos antes de una comida. Algunas veces esas pastillas pueden producir trastornos estomacales. Si eso le sucede, pregúntele a su médico o farmacéutico si puede tomarse las pastillas ó las comidas.

Es posible que usted no tenga que tomar pastillas para la diabetes por el resto de su vida. Algunas personas que bajan de peso empiezan a usar su propia insulina mucho mejor y pueden dejar de tomar las pastillas.

Si las pastillas no son suficientes

En algunas personas, las pastillas para la diabetes no pueden mantener el nivel correcto de azúcar en la sangre. Funcionan durante un tiempo, pero después dejan de funcionar. Si esto le sucede, tal vez usted necesite cambiar las pastillas por las inyecciones de insulina con el fin de controlar su diabetes. Esto no quiere decir que haya hecho nada incorrecto ni que su diabetes esté empeorando. Sólo quiere decir que ya es hora de dar el siguiente paso en el tratamiento para la diabetes.

El control, y no el tratamiento, es la mejor forma de saber hasta qué punto su diabetes constituye un problema. Por ejemplo, una persona con diabetes tipo II que use insulina y cuyo nivel de azúcar en la sangre sea casi normal, puede estar mucho mejor que una persona que sólo siga una dieta o tome pastillas para la diabetes y cuyo nivel de azúcar en la sangre esté por encima de lo normal.

Para más información, vea el artículo "Niveles de atención" en el folleto "Cómo controlar su diabetes", publicado por Lilly.

5. Pruebas de la diabetes

Prueba de azúcar en la sangre

Cuando usted analiza su nivel de azúcar en la sangre, puede saber la forma en que está trabajando el plan de cuidados. Todas las personas con diabetes pueden beneficiarse de esas pruebas. Si usted tiene diabetes y no se está haciendo esas pruebas, asegúrese de tratar el asunto con su médico, enfermera o asesor sobre la diabetes.

Usted sabrá cuál es su nivel de azúcar si examine el azúcar que contiene una pequeña gota de sangre. Los resultados de estas pruebas deberán anotarse. Usted y su equipo de diabetes usan las anotaciones del nivel de azúcar para decidir sobre la planificación de las comidas, los ejercicios físicos y las medicinas.

Cómo hacer la prueba

El primer paso es obtener una pequeña gota de sangre. La mayoría de las personas lo hacen pinchándose un dedo con un pequeño dispositivo de lanceta. Estos dispositivos y las agujas estériles (lancetas) que usan, pueden comprarlos en los establecimientos donde se venden artículos para hacer pruebas de sangre.

Hay dos formas de medir la cantidad de azúcar en una gota de sangre. Son las siguientes:

- **Prueba visual**
  1. Aplique una gota de sangre en el cojincillo de la cinta.
  2. Espere el tiempo exacto que indican las instrucciones. Si el tiempo es incorrecto, los resultados de la prueba serán incorrectos.
  3. Limpie o seque la sangre de la cinta de acuerdo con las instrucciones.

4. Espere de nuevo el tiempo que indican las instrucciones.

5. Compare los colores del cojincillo con los colores del frasco de cintas.

- **Prueba con medidor**
La prueba con medidor le permite determinar con más exactitud el nivel de azúcar en la sangre. Los medidores usan cintas muy parecidas a las que se usan para la prueba visual. Sin embargo, los medidores pueden "ver" el cambio de color en la cinta de prueba con más exactitud que sus ojos.

Pregúntese lo siguiente cuando escoja un medidor:

- ¿Es fácil de usar?
- ¿Pueden conseguirse repuestos donde usted va de compras o de viaje?
- ¿El tamaño es el correcto para usted?
- ¿Puede ver fácilmente los números en la pantalla?
- ¿Emite un "sonido" para avisarle cuándo deben hacerse los distintos pasos de la prueba?
- ¿Tiene una "memoria" para mantenerlo al día en los resultados de las pruebas de azúcar en la sangre?

Cuándo y con qué frecuencia debe hacerse la prueba

- **Pregúntele a su médico o asesor sobre la diabetes cuándo y con qué frecuencia debe hacerse la prueba de azúcar en la sangre**. La prueba de azúcar se hace generalmente antes del desayuno, el almuerzo, la cena y a la hora de acostarse. Esta última prueba se hace antes de comer algo cuando vaya a acostarse, si es que come algo. Algunas veces puede que necesite también hacerse una prueba por la mañana muy temprano. Su horario de pruebas dependerá de su control y de la hora en que tome su medicina.
- **Hágase más pruebas de lo acostumbrado, por lo menos cuatro veces al día, cuando esté enfermo o bajo una tensión no habitual y cuando haya algún cambio en su rutina diaria.**

Para más información acerca de los cuidados cuando uno está enfermo, vea "Cómo controlar el Nivel de azúcar en la sangre" en el folleto "Cómo controlar su diabetes", publicado por Lilly.

Anotar los resultados de las pruebas

Cuando usted lleva un buen registro de los resultados de las pruebas de azúcar en la sangre, obtiene más beneficios. Estas anotaciones le ayudarán a usted y a su médico o asesor de diabetes a detectar problemas en su plan de cuidados de la diabetes. Use el diario para el cuidado personal de diabetes o cualquier cuaderno pequeño para anotar los valores del azúcar en la sangre. Lleve sus anotaciones a todas las reuniones que tenga con su médico o asesor sobre la diabetes.

Prueba de hemoglobina glucosilada

Esta prueba, que a veces se escribe HbA 1c, le indica si ha controlado bien su diabetes durante los últimos 2 o 3 meses.

La prueba HbA 1c es diferente a la prueba regular de azúcar en la sangre, ya que no la afectan los cambios a corto plazo.

Imagine que su prueba HbA 1c es como el promedio de un bateador de béisbol. A veces, Babe Ruth bateaba jonrones. Otras veces lo ponchaban. Pero su promedio al bate le permitía saber a la gente que era un gran bateador, aunque fueran al estadio de béisbol un día en que lo poncharan. De la misma forma, aunque probablemente usted tenga el azúcar alta en algunas ocasiones, un buen resultado en la prueba de hemoglobina glucosilada le hará sentirse más confiado de que está llevando un buen control de su diabetes en general.

Esté preparado para que su médico le ordene hacerse una prueba HbA 1c cada 2 o 3 meses. Como la prueba se repite, usted puede comparar los resultados según vaya pasando el tiempo. Esto le dará una buena idea de si el control de su diabetes está mejorando, empeorando o sigue casi igual.

6. Cuidados en equipo

Al igual que un jugador de fútbol no puede ganar un juego por sí solo, nadie ni usted, ni su médico ni su asesor sobre la diabetes puede ganar la batalla contra la diabetes si trabaja solo.

Aunque la persona con diabetes desempeña el papel más importante en el control de esa enfermedad, también se necesitan otras personas con habilidades y conocimientos especiales. En efecto, la mejor forma de controlar su diabetes es con todo un equipo.

- Su médico siempre pertenece a su equipo.
- Generalmente hay una enfermera, un asesor sobre la diabetes, un dietista y un farmacéutico en el equipo.

Todas estas personas pueden ayudarle a tener éxito en ciertas cosas relacionadas con el cuidado de su diabetes. Pueden ayudarle a tomar mejores decisiones sobre la forma de controlar su enfermedad.

¿Cómo enfrentarme a la diabetes?

Enfrentarse a la diabetes conlleva un gran esfuerzo. Estar al día en los cuidados diarios. Preocuparse por la salud en el futuro. Hacen falta fuerzas, apoyo y motivación para mantener un buen control.

Aceptación

El primer paso para enfrentarse a la diabetes con éxito es la aceptación. Cuando usted es capaz de aceptar que tiene diabetes y decírselo a sus amigos y familiares, ha dado el primer paso para vivir sin preocupaciones. Las personas que están a su alrededor necesitan saber lo que pasa para poder darle el apoyo que usted necesita. La ayuda y el apoyo de familiares y amigos hace más fácil el tratamiento de la diabetes.

Enfrentarse a los sentimientos

Es inevitable que usted sienta algo con respecto a la diabetes y su tratamiento. Eso es natural. Pero el miedo, la ira y la confusión pueden impedir que usted se cuide como es debido. Hablar de esos sentimientos le ayuda a enfrentarlos. También ayuda a quienes están alrededor suyo a comprender lo que usted está pasando. Pídales apoyo cuando lo necesite.

Complicaciones: Bajo nivel de azúcar en la sangre (Hipoglicemia)

Cuando el nivel de azúcar en la sangre baja más de lo normal, su cuerpo no funciona como es debido. La mayoría de las personas con diabetes se sienten mal cuando el nivel de azúcar es de menos de 70 mg/dL. Los síntomas pueden ser físicos o emocionales, y pueden presentarse de repente.

Causas

Las causas más comunes de un bajo nivel de azúcar en la sangre son:

- tomar demasiada medicina para la diabetes.
- comer las comidas o meriendas a horas indebidas.
- saltarse o no terminar las comidas o meriendas.
- hacer más ejercicio de lo normal.

Síntomas

Probablemente su cuerpo le avisará cuando su nivel de azúcar en la sangre está demasiado bajo. Tal vez usted:

- sienta temblores.
- sude demasiado.
- se sienta cansado.
- sienta hambre.
- esté irritable o confuso.
- tenga palpitaciones.
- tenga la vista borrosa o dolores de cabeza.
- sienta entumecimiento y hormigueo en la boca y los labios.
- pierda el conocimiento.

Cómo tratarlo

Generalmente, el bajo nivel de azúcar en la sangre es fácil de tratar, pero usted necesita saber lo que tiene que hacer **antes** de que esto suceda. Si se siente como si su nivel de azúcar estuviera demasiado bajo, hágase una prueba de sangre. Si el nivel de azúcar es de menos de 70 mg/dL (o del nivel que le indicó su médico), necesita comer en seguida algo que contenga azúcar puro para elevar su nivel en la sangre. El azúcar hará volver a la normalidad el nivel de azúcar en la sangre con más rapidez que otros alimentos.

Si se siente como si su nivel de azúcar estuviera demasiado bajo, pero no puede comprobarlo, coma algo que contenga azúcar. **Si tiene dudas, es más seguro comer algo adicional que correr el riesgo de una mala reacción debido al bajo nivel de azúcar en la sangre.** Algunas de las cosas que puede comer para que su nivel de azúcar suba con rapidez son:

- 3 pastillas de glucosa
- 1/2 taza de jugo (manzana, naranja)
- 1/2 taza de refresco regular **(no de dieta)**
- 6 o 7 caramelos duros pequeños **(no de dieta)**

- 1 taza de leche
- 1 cucharada de azúcar

Medidas importantes

La mayoría de las veces, las personas pueden darse cuenta del momento en que se presenta una reacción por haber bajado su nivel de azúcar. Pero a veces, el azúcar puede bajar mucho sin tener síntomas. Como una reacción por bajo nivel de azúcar presentarse sin avisar, **todas las personas que toman medicinas para la diabetes deben llevar consigo en todo momento una identificación de diabetes** algo que diga tienen diabetes. Si usted pierde el conocimiento o no puede hablar, esa identificación permitirá que los demás sepan cuál es su problema. Esto ayudará a que le den el tratamiento que necesita con más rapidez y puede salvarle la vida.

Para más información, vea "Cómo controlar el nivel de azucar en la sangre" el folleto "Cómo controlar su diabetes" publicado por Lilly.

Complicaciones: Alto nivel de azúcar en la sangre (Hiperglicemia)

Tener uno alto nivel de azúcar en la sangre quiere decir que el nivel ha subido y se ha mantenido muy por encima de lo normal. (El número exacto depende del nivel de glucosa deseado para cada persona.) Cuando el nivel de azúcar en la sangre se mantiene elevado, su diabetes está descontrolada. El nivel de azúcar puede subir lentamente, volviéndose un poco más alto cada día, o puede subir de repente. Esto puede suceder después de haber comido demasiado o cuando uno se enferma.

Causas

El nivel de azúcar en la sangre puede subir mucho si usted:

- no usa suficiente cantidad de insulina o de pastillas para la diabetes.
- se enferma o tiene otro tipo de tensión.
- come demasiado.
- no hace sus ejercicios acostumbrados.

Síntomas

Además de sus pruebas regulares de azúcar en la sangre, usted debe hacerse las pruebas de azúcar cuando:

- sienta más sed de lo normal.
- tenga más hambre de lo normal.
- tenga que orinar con frecuencia.
- tenga que levantarse de noche a orinar.
- tenga resequedad o picazón en la piel.
- se sienta más cansado o con más sueño de lo normal.
- tenga problemas para ver bien.
- tenga un infección.

Cómo tratarlo

Normalmente, el nivel alto de azúcar en la sangre no es un problema de emergencia que requiera atención médica, pero pudiera serlo. Por lo general, usted mismo puede hacerlo bajar si:

- come de acuerdo con su plan de alimentación.
- toma la cantidad exacta de medicina para la diabetes en el momento adecuado.
- se chequea el nivel de azúcar en la sangre todos los días, con la frecuencia que su médico o asesor sobre la diabetes se lo indique.
- hace ejercicios físicos con regularidad.

Si su nivel de azúcar en la sangre se mantiene por encima de 240 mg/dL o si se enferma, llame a su médico o asesor sobre la diabetes para que le ayude.

Para más información, vea "Cómo controlar el nivel de azucar en la sangre" en le folleto "Cómo controlar su diabetes" publicado por Lilly.

Medidas importantes

Por lo general, usted puede evitar que los problemas del alto nivel de azúcar en la sangre se vuelvan más graves si sigue su plan diario al pie de la letra. Hágase las pruebas de azúcar con regularidad, y avísele a su equipo de salud cuando el nivel de azúcar de la sangre empiece a descontrolarse.

Complicaciones a largo plazo

La diabetes puede causar problemas de salud a largo plazo que son realmente serios. Da mucho miedo oír hablar de ellos. Tal vez el pensar en ellos es una de las cosas más difíciles de enfrentar cuando uno tiene diabetes.

Problemas de la vista

La diabetes puede dañar sus ojos. De hecho, en EE.UU. anualmente aparecen cerca de 12,000 nuevos casos de ceguera causada por la diabetes. Descubrir y tratar los problemas de la vista lo más pronto posible puede ayudar a evitar la ceguera.

- **La mayoría de las personas que han tenido diabetes durante más de 10 años,** presentan algún problema en la vista.
- **Dentro de los ojos hay muchos pequeños vasos sanguíneos. Con el tiempo el alto nivel de azúcar en la sangre y la alta presión arterial pueden dañar esos vasos.** Es probable que los vasos dañados se rompan y sangren.
- **Mantener el nivel de azúcar en la sangre y la presión arterial cerca de lo normal ayuda a evitar que los ojos se dañen.**
- Los **tratamientos con láser** pueden usarse para tratar los vasos dañados y pueden evitar la ceguera.

Cuidado de la vista

Haga lo siguiente para reducir el riesgo y el peligro de los problemas de la vista:

- **Hágase un examen completo de la vista todos los años.** Recuerde que los daños a la vista **no** producen

síntomas cuando empiezan, que es cuando mejor se pueden tratar.
- **Visite a un oftalmólogo,** que es un médico especializado en la vista, inmediatamente si tiene cualquiera de estos síntomas de daño en los ojos:
  - si ve doble o borroso.
  - si se reduce su campo visual.
  - si ve manchas oscuras.
  - si siente presión o dolor en los ojos.
  - si tiene dificultad para ver con poca luz.
- **Haga que le chequeen la presión arterial con frecuencia.**
- **No fume.**

Enfermedades de los riñones

La diabetes puede dañar sus riñones. En los EE.UU. se presentan cada año cerca de 4000 casos de insuficiencia renal entre las personas que tienen diabetes.

- **La mayoría de las personas que han tenido diabetes durante más de 20 años, tienen algún problema en los riñones.** Esto les sucede con más frecuencia a los que han tenido diabetes desde que eran jóvenes.
- **Los pequeños vasos sanguíneos de los riñones filtran los productos de desecho del cuerpo. Con el tiempo, el alto nivel de azúcar en la sangre, la alta presión arterial y las infecciones sin demora puedan dañar esos vasos.** Si los riñones se dañan, no pueden filtrar muy bien los productos de desecho.
- **Controlar los niveles de azúcar en la sangre y la presión arterial, así como atenderse las infecciones sin demora ayuda a evitar que los riñones se dañen.**
- **Cuando los daños a los riñones empiezan, no presentan síntomas.** Si sus riñones están dañados, los productos de desecho que deben salir del cuerpo en la orina se quedan el la sangre. Algunas cosas que el cuerpo necesita se pierden en la orina. Los análisis de orina y de sangre pueden usarse para descubrir daños en los riñones antes de que haya síntomas.
- **Cuando los daños a los riñones empiezan pueden tratarse** con dietas y medicinas. Descubrir y tratar los problemas de los riñones a tiempo puede ayudar a retardar el daño o la insuficiencia renal.
- **La insuficiencia renal puede tratarse** mediante diálisis (una máquina de riñón u otro método) o un trasplante de riñón.

Pérdida de un pie o una pierna (amputación)

Las personas con diabetes corren el riesgo de tener graves problemas en los pies. En los EE.UU., es necesario amputarles un pie o una pierna a cerca de 20,000 personas con diabetes cada año. El tratamiento a tiempo de los problemas de los pies puede evitar a menudo la necesidad de una operación, salvando de ese modo los pies y las piernas.

- **Los problemas de los pies se presentan con más frecuencia** en las personas que tienen más de 40 años de edad o que han tenido diabetes durante más de 10 años.

- **La diabetes puede dañar los vasos sanguíneos,** haciendo que poca cantidad de sangre llegue a sus piernas y pies. Una circulación de sangre disminuida significa mayor riesgo de infección.
- **La diabetes también puede dañar los nervios de los pies.** Usted puede tener una cortadura o una llaga sin sentirlas. La herida puede infectarse seriamente y causar un grave daño antes de que usted se dé cuenta.
- **Los problemas de los pies pueden convertirse rápidamente en una enfermedad.** Use siempre zapatos, revise sus pies todos los días y busque ayuda si descubre algún problema.

Para más información, vea "El cuidado de los pies" en el folleto "Cómo controlar su diabetes", publicado por Lilly.

Cómo evitar o reducir el riesgo de complicaciones a largo plazo.

Algunas personas con diabetes nunca desarrollan ninguno de estos problemas a largo plazo. Es posible que otras sólo tengan uno. Algunas tienen varias complicaciones a largo plazo. Nadie sabe realmente por qué sucede esto ni quién tendrá que enfrentarse a complicaciones de la diabetes a largo plazo. Pero usted puede hacer muchas cosas para proteger su salud. El riesgo de estos problemas se reduce bastante mediante:

- **un buen control del azúcar en la sangre** como dijimos al principio, **el DCCT demostró que mantener el azúcar en la sangre lo más cerca posible de lo normal puede reducir el riesgo** de problemas de la vista hasta en un 76%, de enfermedades de los riñones en un 56% y de daños a los nervios en un 60%.
- **un buen control de la presión arterial.**
- **un buen control de las grasas en la sangre,** incluyendo el colesterol y los triglicéridos.
- **no fumar.**

Cuando se mantiene un buen control durante años, el riesgo de problemas graves disminuye notablemente.

Otros problemas de atención médica

Debido a los efectos de la diabetes que hemos explicado, también una persona diabética tiene más probabilidades que otra de presentar:

- un ataque al corazón o parálisis.
- problemas sexuales.
- infecciones frecuentes.
- problemas dentales.

Ataque al corazón o apoplejía

La diabetes puede dañar los grandes vasos sanguíneos que rodean el corazón y llevan la sangre a los brazos, las piernas y la cabeza. Esto hace que el corazón trabaje con más dificultad y puede causar ataques al corazón o apoplejía.

Los daños a los grandes vasos sanguíneos tienen muy pocos síntomas al principio. A veces, a algunas personas:

- se les sanan las cortaduras o llagas lentamente.
- les dan calambres en los pies, que se quitan con el descanso.
- les dan mareos.

Problemas sexuales

La diabetes puede dañar las células del cerebro. Cuando esto sucede, los nervios no pueden mandar señales a todo el cuerpo de la forma en que deberían hacerlo. Este daño puede causar problemas sexuales tanto en el hombre como en la mujer.

Infecciones frecuentes

Las personas con diabetes corren el riesgo de tener problemas e infecciones en la piel. Para cuidarse mejor, usted necesita atenderse más la piel, especialmente la de sus pies. Aprenda a descubrir las primera señales de infección y lo que debe hacer. Cuidar su cuerpo forma parte del control de la diabetes.

- **Báñese todos los días con un jabón suave y agua tibia.** Use una pequeña cantidad de loción mientras su piel esté mojada. Esto la mantendrá suave.
- **Protéjase la piel así:**
  - evite arañazos, pinchazos y otros daños.
  - use guantes cuando haga trabajos en los que pueda herirse las manos.
  - use siempre zapatos para protegerse los pies.
  - use lociones antisolares y tenga sentido común para evitar las quemaduras del sol.
  - abríguese bien y quédese en casa cuando haga mucho frío para evitar la congelacíon de las manos y los pies.

- **Atiéndase las heridas rápidamente.** Lave todas las cortaduras y raspaduras con agua y jabón. Cúbralas con una venda limpia y seca.
- **Llame a su médico si una cortadura o arañazo no empieza a sanar** dentro de un día o si nota cualquíera de estos síntomas de infección.
  - enrojecimiento.
  - calor.
  - inflamación.
  - latidos.
  - pus.
- **Las mujeres con diabetes tienen más probabilidades de contraer infecciones vaginales.** El alto nivel de azúcar en la sangre favorece el crecimiento de gérmenes. Las mujeres con infecciones vaginales pueden tener:
  - comezón vaginal.
  - ardor al orinar.
  - secreción vaginal de color blanco.
- **Las infecciones de la vejiga pueden volverse graves si no se atienden.** Las personas con infecciones de la vejiga:
  - orinarán con más frecuencia de los acostumbrado.

- sentirán deseos de orinar, pero no podrán hacerlo.
- sentirán ardor al orinar.
- orinarán turbio o con sangre.
- tendrán dolor en la espalda.

Llame a su médico en seguida si tiene algunos de estos síntomas de infección vaginal o de la vejiga.

Problemas dentales

El alto nivel de azúcar en la sangre aumenta el riesgo de tener problemas en los dientes y las encías. Un buen cuidado diario en el hogar y los chequeos dentales con regularidad pueden evitar esos problemas.

- **Cepíllese los dientes y use hilo dental todos los días.** Esa es la mejor forma de mantener las encías y los dientes sanos.
- **Visite al dentista cada seis meses.**
- **Dígale al dentista que usted es diabético.**

Cosas importantes que debe recordar

- **Siga su plan** de alimentacíon, ejercicios y medicinas para controlar mejor su diabetes.
- **Hágase pruebas y anote el nivel de azúcar en la sangre.** Use los resultados para mantener el nivel de azúcar en la sangre cerca de lo normal.
- **Haga que le tomen la presión arterial con frecuencia.** Si está alta, averigüe lo que puede hacer para bajarla y siga el tratamiento.
- **Pida que le hagan la prueba para medir su HbA 1c por lo menos dos o tres veces al año.**
- **Hágase un examen completo de la vista todos los años.**
- **Hágase pruebas de sangre y orina todos los años para ver si hay síntomas de daño a los riñones.** Averigüe lo que quieren decir los resultados. Aprenda lo que debe hacer para proteger sus riñones.
- **Haga que le chequeen los niveles de grasa en la sangre.** Si son altos, averigüe la forma de bajarlos. Siga el tratamiento al pie de la letra.
- **Dígale a su médico o asesor sobre la diabetes,** si tiene dolor, hormigueo o pérdida de la sensibilidad en los pies, o si tiene algún problema, en su vida sexual.
- **Revísese los pies y la piel todos los días.** Si tiene algún problema, busque tratamiento en seguida.
- **Si está embarazada o piensa estarlo,** visite a su médico en seguida. Mantener el nivel de azúcar en la sangre cerca de lo normal antes y durante el embarazo disminuye el riesgo de que usted o su bebé tengan problemas.
- **Si fuma, busque y practique un programa para dejar de fumar.**

Estos son los datos básicos sobre la forma de vivir con diabetes y de tratarla. Cuando esté preparado para aprender más, pídale a su médico o asesor sobre la diabetes que la ayude. Mientras más sepa sobre la diabetes, mejor.

■ Eli Lilly and Company
Indianapolis, Indiana 46285
60-HI-3160
©1994, Eli Lilly and Company

CONSEJOS DE CUIDADO DENTAL PARA DIABÉTICOS

(Dental Tips for Diabetes)

- La mejor manera de prevenir problemas de las encías y los dientes es controlar su nivel de azúcar en la sangre. Las personas diabéticas tienen más probabilidad de sufrir infecciones de las encías que las personas que no son diabéticas, y también les toma más tiempo sanar de estas infecciones. Los problemas severos de las encías pueden hacer más difícil controlar su diabetes. Cuando una infección en la boca dura mucho tiempo, la persona diabética puede llegar a perder sus dientes.
- Es muy importante que trate de mantener sus dientes porque los dientes sanos son necesarios para poder masticar bien sus comidas. Las infecciones de los dientes y las encías pueden hacer que sus dientes se aflojen y se caigan. También pueden dañar el hueso que rodea a los dientes, haciendo difícil que le adapten dentaduras postizas correctamente. Cuide y trate de mantener sus dientes porque las dentaduras postizas no siempre funcionan tan bien como sus propios dientes.
- Cuidar bien sus encías y dientes también es una medida muy importante. Use un cepillo de dientes blando. Cepille entre los dientes y las encías con movimientos cortos y rápidos. Es importante que limpie bien entre los dientes. Para hacer esto puede usar el hilo dental. Pida a su dentista que le enseñe cómo usar el hilo dental correctamente.
- Si usted nota que sus encías sangran cuando come o cepilla sus dientes, vaya al dentista para que vea si hay alguna infección. También consulte a su dentista si nota otros cambios en su boca, tales como manchas blancas en las encías, la lengua o el paladar.
- **Vaya a su dentista cada seis meses. Dígale que padece de diabetes y pídale que le enseñe cómo mantener sus dientes y encías sanos.**

■ Office of Comunications
National Institute of Dental Research
National Institutes of Health
Bethesda, Maryland 20892

DROGAS
(DRUGS)

■ ■ ■

LOS MEDICAMENTOS SIN RECETA MÉDICA: ALGUNAS PRECAUCIONES PARA SU USO

(Nonprescription Drugs: Some Precautions about Use)

Numerosos estudios han demostrado que en la mayoría de los casos preferimos atender nuestros dolores y malestares antes de acudir al médico en busca de alivio. Esperamos hasta el máximo tomando remedios caseros o comprando productos que no requieren receta médica, obtenibles fácilmente "sobre el mostrador". En una palabra, tenemos la tendencia de autorecetarnos, antes de hacer lo que deberíamos haber hecho al comienzo: visitar al médico.

Para que este procedimiento tenga éxito y más que todo sea seguro, es de gran importancia leer cuidadosamente los rótulos de los productos que se van a obtener "sobre el mostrador" sin receta médica y sin el control de un farmacéutico; las instrucciones se deben seguir al pie de la letra.

La cuidadosa lectura de los rótulos de los medicamentos vendidos sobre el mostrador se ha hecho más importante, debido a la facilidad en obtenerlos en mercados, merenderos y mostradores de pequeños negocios en donde generalmente no hay un farmacéutico que pueda responder a la información que el consumidor necesita sobre los productos. Al comprar estos medicamentos el consumidor obra por su propia cuenta y sin ninguna guía. Con esto en mente, la Administración de Drogas y Alimentos (FDA), exige información más completa en los rótulos de tales productos que en los prescritos por un médico.

A continuación sugerimos algunos ejemplos sobre la información que debe aparecer en el rótulo de todo producto médico vendido "sobre el mostrador" sin receta médica:

- *El nombre del producto y el tipo de medicamento que contiene* (antiácido, calmante de dolores, antiséptico, etc.)

- *Lista de los ingredientes activos del producto:* Quizás Ud. sea alérgico a alguno de ellos, así que es mejor averigüarlo antes de tomar el producto. También, si está tomando dos medicamentos a la vez, es preciso ser muy cuidadoso: puede suceder que ambos contengan el mismo ingrediente, en cuyo caso Ud. estaría tomando una dosis doble de algo que quizás no le convenga.

- *Advertencias:* Las advertencias en los rótulos tienen por objeto alertar a los consumidores sobre los riesgos de tomar ciertos medicamentos sin supervisión médica. Por ejemplo, personas con condiciones médicas especiales como la presión alta de la sangre; o los que sufren efectos secundarios adversos como somnolencia al tomar ciertos medicamentos; o los que no saben cuándo descontinuar a tiempo el uso de un producto. El uso excesivo de un medicamento que no ha sido recetado por un médico puede esconder un problema de salud más serio. Algunas personas suministran remedios a los niños, sin saber si es conveniente usarlos o no. Otras se olvidan de mantener las drogas lejos del alcance de los niños, o si están esperando dar a luz o lactando a un bebé, corren el riesgo de no consultar con el médico antes de tomar medicamentos que no han sido recetados.

- *Presencia del tinte Amarillo No. 5.* Si el tinte conocido como Amarillo No. 5 es parte de algún medicamento, cosmético o alimento, con receta médica o sin ella, es preciso que su presencia sea anotada en la lista de ingredientes en el rótulo del producto. No todos pueden tolerar este ingrediente. Las personas alérgicas a la aspirina, también lo son al tinte o colorante Amarillo No. 5.

- *Los síntomas o razones por las cuales un producto es usado.* (Ejemplo: no compre un descongestionante cuando en realidad lo que necesita es un antihistamínico.)

- *Instrucciones para el uso:* Con frecuencia mencionada como "dosis," indica la cantidad del medicamento que se debe tomar, la frecuencia y la manera correcta de hacerlo. (A veces se toma con agua, otras con leche; antes de comer o después de las comidas;

antes de irse a la cama o al levantarse, unas dos veces diarias, otras cuatro, etc.)

- *Precauciones sobre la interacción entre drogas:* Si está tomando dos medicamentos a la vez, los ingredientes de uno pueden afectar adversamente los del otro. (Ciertos antiácidos, por ejemplo, reducen la efectividad de algunos antibióticos.)
- *Señales de manipulación indebida:* Si el sello de seguridad en la tapa de una botella ha sido roto o separado no use el producto, o si el empaque de un medicamente tiene señales de haber sido abierto o violado de alguna manera no lo compre. La mayoría de los productos médicos hoy día estan protegidos de diferentes maneras para seguridad del consumidor.
- *Fecha de vencimiento.* Indica el mes y el año después del cual, la efectividad del medicamento disminuye notablemente. Un medicamento cuya fecha de vencimiento ha expirado no solamente es inefectivo sino que puede ser perjudicial para la salud.

Si tiene dificultad en leer las instrucciones suministradas con un medicamento por estar escritas en inglés, acuda a un familiar o amigo que pueda leer el idioma para que le acompañe a la droguería. Además, el farmacéutico también puede ayudarle a entender las instrucciones sobre el uso del producto. Si no hay un farmacéutico en el lugar, pida ayuda a otro empleado; no tenga miedo de hacerlo si lo necesita. Después de todo, informar y ayudar al público es parte del trabajo de ellos y como si fuera poco, la mayoría de los dependientes y parroquianos presentes tienen mucho gusto en prestarle ayuda a quienes la necesiten.

Qué es lo que compramos

¿Cuáles son los productos obtenidos sin receta médica que parecen ser los más populares en una nación en donde los ciudadanos se recetan a sí mismos? Las aspirinas y otros medicamentos que alivian los dolores y bajan la fiebre; remedios para los resfriados y la tos, pastillas para las dietas y tabletas que alivian los dolores de estómago, parecen ser los productos que más se venden "sobre el mostrador". Sin embargo, tales productos pueden terminar siendo más dañinos que benéficos, si el consumidor no toma el tiempo necesario para leer los rótulos y seguir las instrucciones.

A continuación unos consejos sobre cómo usar algunos de los medicamentos sin receta médica en forma más efectiva y segura:

Aspirinas

El uso de la aspirina (ácido aceltisalicílico) para tratar la influenza o las varicelas en un niño, puede convertirse en una equivocación mortal. (Véase la sección separada sobre productos que contienen salicilatos.)

Combinaciones contra tos y resfriados

Algunos de estos productos se encuentran en el mercado para aliviar las alergias; otros para combatir los resfriados. Muchos de ellos contienen no uno, sino dos ingredientes (un antihistamínico para controlar las narices goteantes y otro para descongestionar los pasajes respiratorios). La mayoría de los antihistamínicos causan somnolencia, mientras que los usados para descongestionar las vías respiratorias justamente tienen un efecto opuesto.

He aquí los nombres de algunos productos que contienen ambos ingredientes: Alleret, Actifed y Dimetapp. Medicamentos con drogas antihistamínicas solamente incluyen Dimetane, ChlorTrimeton y Benadryl.

Muchos de los jarabes para la tos contienen los mismos ingredientes existentes en las pastillas para los resfriados y algunas alergias, de tal modo que si se toman ambos medicamentos a la vez, existe la posibilidad de estar recibiendo dosis excesivas, lo cual no es aconsejable. La única manera de saberlo y evitarlo, es leyendo los rótulos.

Píldoras para regular el peso

La Administración de Drogas y Alimentos recientemente abolió 111 ingredientes de productos para el control del peso obtenibles sin receta médica, al comprobar su total ineficacia. Entre ellos figuran: alcohol, ácido ascórbico (vitamina C), cafeína, varias formas de azúcar, fenacetina (un calmante), sodio y levadura.

El estómago

Muchos de los problemas relacionados con el estómago, usualmente no requieren drogas.

En los casos de estreñimiento, bebiendo bastantes líquidos, especialmente agua, haciendo más ejercicios físicos y comiendo alimentos con un contenido rico en fibras vegetales (frutas y legumbres) generalmente se corrige el problema.

Si hay diarrea, suficiente descanso es aconsejable lo mismo que pequeñas cantidades de alimentos y bastantes líquidos para evitar la deshidratación.

Solamente en situaciones en que el malestar del estómago está acompañado de fiebre de más de 100 F (38 C), o si los síntomas continúan por más de dos días, es prudente consultar con un médico, quien probablemente recomiende el uso de alguno de los productos fáciles de obtener sin receta médica para este tipo de problema.

Productos que contiene salicilatos

Niños y adolescentes tratados con aspirinas y otras drogas que contienen salicilatos para combatir las varicelas, la influenza y los síntomas de la influenza, corren peligro de desarrollar una enfermedad que puede ser fatal, conocida como el síndrome de Reye. Los síntomas usualmente aparecen hacia el final de la enfermedad original e incluyen cansancio, fuertes dolores de cabeza, agresividad, desorientación y vómito.

La acetaminofena (vendida bajo nombres de fábrica como Tylenol, Datril y otros), es un calmante con un ingrediente para reducir la fiebre que puede ser usado en lugar de las aspirinas y no está asociado con el síndrome de Reye.

Los siguientes productos contienen aspirina y otros salicilatos que no están mencionados en el rótulo, por lo tanto no deben ser administrados a niños o adolescentes con síntomas de influenza o varicelas:

- *AlkaSeltzer, Antiácido Efervescente* y *Calmante de Dolores* (también obtenible en fórmula fortalecida)
- *AlkaSeltzer* con medicamento para los resfriados
- *Anacin, Analgésico de Fórmula Fortalecida* (tabletas cubiertas)
- *Ascriptin, Cápsulas Analgésicas* (obtenible en fórmula regular o fortalecida)
- *Polvos Analgésicos BC* (dolores de cabeza, resfriados)
- *Polvos Analgésicos BC* (dolores de cabeza, resfriados, fórmula múltiple)
- *Polvos Analgésicos BC* (fórmula antinarcótica)
- *Bayer para Niños* (tratamiento contra resfriados)

- *Bufferin* (todas las fórmulas)
- *Excedrin, Analgésico ExtraFuerte* (tabletas y cápsulas)
- *PeptoBismol* (liquido antiácido)
- *Vanquish, Cápsulas Analgésicas*

Además muchos productos para tratar la artritis contienen aspirina. (Esta lista contiene algunos nombres de productos comunes, pero no es completa. Por lo tanto, asegúrese de leer el rótulo antes de comprar cualquier medicamento sin receta médica o "sobre el mostrador".)

■ **Departamento de Salud y Servicios Sociales**
Administración de Drogas y Alimentos
5600 Fishers Lane, Rockville, Maryland 20857
DHHS Publicación No. (FDA) 92-3198S

ENFERMEDAD CARDÍACA (HEART DISEASE)

■ ■ ■

LA ANGINA DE PECHO INESTABLE

(Unstable Angina)

¿Qué es la angina de pecho inestable?

La angina de pecho inestable es una forma de enfermedad de las arterias coronarias. El corazón es un músculo que se encarga de irrigar la sangre a todo el cuerpo. Como cualquier otro músculo, el corazón necesita oxígeno para funcionar adecuadamente y las coronarias son las que le llevan sangre rica en oxígeno. Cuando una persona padece de enfermedad de las coronarias, una o varias de estas arterias se encuentran parcial o totalmente obstruidas. .

Normalmente, el tipo de enfermedad de las coronarias que padece cada paciente depende del grado de obstrucción de las coronarias. Un ataque cardíaco, conocido también como infarto miocárdico, sucede cuando el músculo del corazón ha sufrido daño debido a la falta de sangre oxigenada. La angina estable normalmente no deteriora al corazón. En cambio, le angina de pecho inestable es más grave, así es que si no se da tratamiento adecuado, puede resultar en un ataque cardíaco.

La falta de oxígeno al músculo del corazón causa la angina de pecho. Sus síntomas incluyen dolor o molestias en el pecho, los brazos, la espalda, el cuello, o la mandíbula. Algunas veces el dolor de angina se manifiesta como una sensación de opresión o presión en el tórax, o puede ser un dolor punzante o un adormecimiento (falta de sensación). Algunas personas confunden el dolor de angina con molestias de indigestión o gases.

El padecer de angina de pecho estable o inestable no necesariamente quiere decir que tendrá un ataque cardíaco. Sin embargo, la angina de pecho inestable es una condición grave para la cual necesitará recibir atención médica.

El propósito de esta publicación

Esta publicación describe lo que es la angina de pecho y cómo se relaciona con otras enfermedades cardíacas. Responde a las preguntas más comunes sobre esta condición y describe los principales tratamientos.

La publicación es para las personas que padecen de angina de pecho, que han recibido tratamiento para enfermedades cardíacas, o que creen padecer de una enfermedad del corazón. También está dirigida a las personas que tienen un familiar o amigo que padece de angina estable o inestable.

Finalmente, se sugieren algunas preguntas que podrían ayudarle en sus conversaciones con el médico, y el momento oportuno para presentarlas.

¿Cuál es la diferencia entre la angina de pecho estable e inestable?

Las molestias de la angina de pecho varían de un paciente a otro. Para algunos pacientes las molestias se presentan cuando realizan un esfuerzo físico (como cavar, o subir muchas escaleras). Otras personas sienten el dolor cuando se irritan o enfadan. Con el tiempo, los pacientes pueden predecir las situaciones o actividades que probablemente les van a provocar molestias. Normalmente estas molestias desaparecen en unos pocos minutos y se conocen como angina de pecho estable.

Los ataques de angina de pecho estable siguen un patrón (ritmo) regular. Sin embargo, para algunos pacientes estos patrones cambian y entonces la condición se conoce como angina de pecho inestable.

> **Los pacientes con angina de pecho inestable son aquéllos que**
>
> - Sienten molestias de angina de pecho cuando se encuentran descansando, o las molestias los despiertan del sueño.
> - Sin haber presentado síntoma alguno de angina de pecho, de momento tienen dolor entre moderado a severo y se sienten muy cansados (fatigados).
> - Tienen un marcado aumento en la frecuencia o la intensidad de las molestias.

La angina de pecho inestable es una condición más grave que la angina de pecho estable, y el riesgo de que el paciente tenga un ataque al corazón es mayor.

¿Qué provoca la angina de pecho inestable?

El paciente padece de una enfermedad de las coronarias cuando las paredes de estas arterias se obstruyen (estrechan) con depósitos de grasas u otras sustancias tales como el colesterol. Estas obstrucciones no son tan severas entre las personas que padecen de angina de pecho estable, así es que no alteran el flujo sanguíneo.

En los pacientes con angina de pecho inestable, estas obstrucciones llegan a ser tan grandes que tapan la arteria casi totalmente. Algunas veces la obstrucción se rompe y el cuerpo intenta cicatrizar (reparar) esta fisura produciendo un coágulo alrededor de la zona dañada. Cuando el coágulo es lo suficientemente grande para tapar el orificio de la arteria totalmente, puede interrumpir el flujo de sangre y causar un ataque cardíaco.

¿Necesito visitar al médico?

Esto depende de si su médico le ha dicho alguna vez que padece de una enfermedad de las coronarias.

Las personas que no tienen antecedentes de enfermedad de las coronarias

La angina de pecho inestable frecuentemente se presenta entre personas que no sabían que tenían enfermedad de las coronarias. Cualquier dolor de pecho severo o nuevo que no se pueda explicar como el resultado de un accidente o golpe (tal como un músculo lesionado) podría ser angina de pecho inestable o un ataque cardíaco.

La angina de pecho no es una condición grave para las personas que reciben atención médica inmediata; pero puede ser muy seria si no se presta cuidado médico. Incluso el dolor de angina que desaparece cuando el paciente descansa puede ser serio. Solamente el médico puede decidir si sus molestias son el resultado de una condición seria y lo que se debe hacer al respecto.

Las personas que tienen antecedentes de enfermedad de las coronarias

Para los pacientes con antecedentes de enfermedad de las coronarias, los síntomas en el pasado son la mejor manera de juzgar si es necesario llamar al médico al presentar nuevos síntomas. Llámelo si las molestias son más severas o duran más tiempo que antes; si las molestias ocurren con mayor frecuencia o con menor esfuerzo físico; o si siente molestias cuando está descansando o durmiendo.

La angina de pecho puede ser una emergencia médica

Presentar cualquiera de los siguientes síntomas quiere decir que su angina de pecho es muy grave y que debe ir al hospital de inmediato:

- Dolor o molestias muy severos, que empeoran, y que duran por más de 20 minutos.
- Dolor o molestias acompañados por una sensación de malestar del estómago, o desmayo.
- Dolor o molestias que no desaparecen incluso después de tomar tres tabletas de nitroglicerina.
- Dolor o molestias peores que los que ha tenido en el pasado.

Si vive en un área en donde no existe un servicio de ambulancia de emergencia, haga que alguien le lleve al hospital. Si se siente enfermo, no trate de guiar un automóvil para llegar al hospital.

También es importante hablar con familiares y amigos sobre su condición del corazón y dejar que lean esta información. Así ellos podrán reconocer los síntomas serios que indican la necesidad de ir al hospital. También dígales cuáles medicamentos tiene que tomar y el lugar en donde pueden encontrarlos en caso necesario.

¿Qué sucederá en la sala de emergencias del hospital?

En la sala de emergencias del hospital, el médico determinará si usted tiene un ataque de angina de pecho. Si este es el caso, le darán medicamentos a través de la vena del brazo (intravenosos) para aliviar el dolor y prevenir que haya daño al corazón. Estos medicamentos ayudarán a prevenir coágulos de sangre, permitiendo que su corazón pueda latir con menor esfuerzo. Probablemente también le darán a respirar oxígeno para mejorar la oxigenación de su sangre.

Frecuentemente, los médicos y las enfermeras le preguntarán cómo se siente y si los medicamentos han aliviado el dolor y las molestias. Es importante que les diga exactamente cómo se siente, ya que si los medicamentos no alivian las molestias, hay otras alternativas para ayudarlo a sentirse mejor.

Las acciones en la sala de emergencias se tienen que realizar rápidamente y puede ser que los médicos y las enfermeras no tengan tiempo de explicarle lo que está sucediendo paso por paso. Habrá más tiempo para hablar y hacer todas sus preguntas una vez que el médico determine la seriedad de su condición.

¿Qué es un electrocardiograma?

En la sala de emergencias le harán un electrocardiograma (conocido también como "ECG"). El electrocardiograma muestra la actividad eléctrica del latido de su corazón. Esta información mostrará si el músculo del corazón está recibiendo suficiente sangre oxigenada.

¿Me tendré que quedar en el hospital?

Sus antecedentes (historial) médico, el electrocardiograma y el tipo de molestias que presente le indicarán al médico la seriedad de su condición.

Si el médico considera que su condición no es lo suficientemente seria para internarlo en el hospital, le dará una cita para verlo de nuevo y para realizar más exámenes médicos. Si las molestias en su pecho se vuelven a presentar antes de esa cita debe regresar inmediatamente al hospital.

Diagnosticar la angina de pecho no es sencillo y es posible que el médico le tenga que ver varias veces para asegurarse del diagnóstico.

Si el médico decide internarlo en el hospital, puede ser que le den una cama en una sala regular o en la sala de cuidado intensivo. De cualquier manera, el tratamiento continuará mientras que se realizan más exámenes o estudios de evaluación.

Los exámenes médicos dependerán de la seriedad de su condición y la eficacia de los medicamentos en el control de sus molestias de angina de pecho.

¿Cuáles exámenes médicos realizarán?

Existe más de un examen de evaluación que se necesitará para determinar la seriedad de la obstrucción de sus coronarias. Algunos de estos exámenes se realizan mientras que está internado en el hospital. Otros exámenes se pueden realizar en el hospital, pero no tiene que pasar la noche ahí. Finalmente, algunos de los exámenes se pueden realizar en el consultorio del médico.

Exámenes de tolerancia al esfuerzo ("stress tests")

Probablemente realizarán un examen de tolerancia al esfuerzo. En este examen, lo conectarán a una máquina de electrocardiograma mientras que realiza ejercicio en una bicicleta fija o en una banda deslizante. Puede ser que el médico también le inyecte una sustancia contrastante (tinte) radioactiva que permita ver sus vasos sanguíneos con unas cámaras especiales. El examen proporciona imágenes de los movimientos del músculo de su corazón y la manera en la que fluye la sangre.

El examen permite observar las alteraciones que suceden en el corazón mientras que su cuerpo realiza ejercicio. Durante el examen, el personal médico especializado vigilará su condición preguntándole cómo se siente. Asegúrese de seguir sus instrucciones cuidadosamente y decirles exactamente cómo se siente. (Si usted no habla inglés y no hay un médico o enfermera que hable español mientras realizan el examen, asegúrese que un familiar o amigo que hable ambos idiomas le acompañe.)

Si usted padece de otros problemas de la salud que impidan que realice ejercicio, le harán otro tipo de examen de tolerancia. Para realizar este examen, se le da un medicamento especial que hace que su corazón lata más rápidamente y que abre las arterias coronarias. El electrocardiograma que se toma durante este tipo de examen proporciona la misma información que se obtendría con el otro examen.

Los exámenes de tolerancia al esfuerzo con o sin ejercicio permiten determinar qué tan bien funciona su corazón. A pesar de que estos exámenes son útiles, el médico no puede obtener información precisa en cuanto al lugar o el grado de obstrucción de las coronarias. El grado de precisión de estos exámenes es de 90 por ciento. Por esta razón, es posible que también sea necesario realizar un cateterismo (angiograma) cardíaco.

Cateterismo cardíaco

El angiograma (coronariografía) o cateterismo cardíaco permite que el médico observe las arterias coronarias directamente. Se introduce un tubo delgado conocido como catéter a través de una arteria en el brazo o la pierna. Viendo a través de una pantalla, el médico pasa el tubo por las arterias hasta llegar al corazón.

Con el catéter se mide la presión y circulación de la sangre en las arterias del corazón. Después se inyecta un líquido a través del catéter para tomar radiografías. Estas radiografías permiten ver el grado y ubicación de las obstrucciones de las coronarias.

El angiograma es un examen de evaluación no un tratamiento para la angina de pecho.

¿Qué muestran estos exámenes?

Los exámenes de tolerancia al esfuerzo muestran el grado de peligro que existe al corazón como resultado de las obstrucciones de las coronarias. El angiograma muestra la severidad y ubicación de las obstrucciones. El médico le informará que tiene enfermedad en una, dos o tres de las coronarias principales y el porcentaje de la obstrucción.

El número y porcentaje de la obstrucción de las coronarias se usan para medir la gravedad de su enfermedad. Por lo general, el mayor número de obstrucciones en las coronarias y la mayor deficiencia en la función cardíaca, indican una enfermedad más severa.

Estos exámenes dan mucha información sobre su condición. Es entonces que el médico le podrá dar más información en cuanto a la gravedad de su enfermedad y en cuanto a los tratamientos disponibles en su caso.

Tratamientos para la angina de pecho inestable

Usted y el médico pueden decidir el tratamiento más adecuado en su caso. Las recomendaciones de tratamiento dependen de los resultados de sus exámenes médicos, si sigue teniendo molestias, y de sus propias preferencias. Por lo general, los tres principales tipos de tratamiento disponibles son: La terapia con medicamentos, la angioplastia, o la cirugía de puente coronario ("bypass").

La terapia con medicamentos

Probablemente le dieron medicamentos durante su estadía en el hospital o la sala de emergencias. Algunos de estos medicamentos sólo se administran en el hospital; como el medicamento que se usa para evitar coágulos sanguíneos (heparina).

Muchos otros medicamentos que se usan en el tratamiento de la angina de pecho inestable se pueden tomar en casa. Estos incluyen pastillas (tabletas) o cremas que usted mismo puede administrar.

El sólo uso de medicamentos logra controlar la condición en muchos pacientes. Recuerde, que si los medicamentos no le brindan el alivio necesario, la angioplastia y la cirugía de puente coronario siempre siguen siendo opciones futuras.

Casi todos los pacientes de angina de pecho inestable recibirán algún tipo de medicamento. El médico o la enfermera le explicará exactamente cómo y cuándo tomarlos.

Existen varios tipos de medicamentos que se usan para aliviar las molestias de la angina de pecho inestable. Muchos de ellos también ayudan a reducir el esfuerzo del corazón para bombear sangre. Los medicamentos se pueden usar como tratamiento único o en combinación con los otros tratamientos que se describen más tarde.

El uso de medicamentos como tratamiento único probablemente es la opción adecuada para los pacientes que tienen otras enfermedades, o para los pacientes que no quieren someterse a la cirugía u otros tratamientos.

El uso de medicamentos como tratamiento único ayuda a los pacientes que:

- Tienen una o varias obstrucciones pero sólo en una de las coronarias;
- tienen obstrucciones menos severas;
- no padecen molestias severas de angina de pecho;
- se han estabilizado durante su estadía en el hospital.

Probablemente deseará hacer las siguientes preguntas sobre el tratamiento a su médico:

- ¿Cuáles son los efectos secundarios (molestias) que tendré como resultado del uso de los medicamentos?
- ¿Tendré que tomar medicamentos toda mi vida?

Algunos pacientes presentan efectos secundarios molestos provocados por los medicamentos, pero la mayoría de ellos notan mejoría de sus síntomas de angina de pecho. Si tiene una reacción negativa a los medicamentos, asegúrese de llamar al médico. Frecuentemente, la reacción negativa desaparece o disminuye con el tiempo; o se pueden hacer cambios en el uso de los medicamentos que permitirán ayudarle a sentirse mejor.

Recuerde, ninguno de los medicamentos elimina las obstrucciones en sus coronarias. Estos solamente disminuyen las molestias de la angina de pecho porque permiten que su corazón tenga mejor irrigación de sangre o que funcione con menos dificultad. Algunos de los medicamentos de uso común en el tratamiento de la angina de pecho inestable incluyen la aspirina, los nitratos y los betabloqueantes.

Aspirina

Cómo funciona:

La mayoría de las personas piensan en la aspirina como un medicamento para aliviar los dolores de cabeza o la fiebre.

Pero la aspirina también evita la formación de coágulos sanguíneos y estos coágulos son los que pueden obstruir las coronarias y causar un ataque cardíaco.

La investigación científica de los pacientes con angina de pecho inestable demuestra que una aspirina al día reduce el riesgo de ataques cardíacos y muerte. El Tylenol (acetaminofén), El Advil (ibuprofén) no son lo mismo que la aspirina y, en el caso de la angina de pecho, no se deben usar en lugar de ésta.

Efectos secundarios:

A la mayoría de los pacientes con angina de pecho inestable se les recomendará el uso diario de aspirina. Cuando se usa la aspirina recubierta se presentan menos efectos secundarios. Se debe evitar el uso de aspirina si usted es alérgico a ella o si ha tenido úlceras u otros problemas de sangrados (hemorragias).

Nitratos

Cómo funcionan:

Los nitratos (por lo general la nitroglicerina o el isosorbide) se usan para abrir las coronarias. Hacen menos difícil el funcionamiento del músculo del corazón y las coronarias porque aumentan la irrigación sanguínea. Los nitratos pueden aliviar las molestias de angina de pecho muy rápidamente.

Los nitratos vienen en varias formas de administración: Hay algunos que son unas pastillas (tabletas) que se colocan debajo de la lengua, otras tabletas que se tragan, parches que se colocan en la piel, o cremas que también se untan en la piel. Las pastillas, las cremas y los parches tienen uso por un tiempo limitado y, después de este período ya no funcionan. Es importante que hable con el farmacéutico acerca de las fechas límite de uso de estos medicamentos y cuándo se deben reemplazar por nuevos. Las cremas y parches de nitrato únicamente se usan como terapia de mantenimiento. Si los usa, también tendrá que tomar las pastillas para aliviar las molestias de la angina de pecho.

Tome una pastilla de nitroglicerina en cuanto sienta las molestias. Si las molestias no desaparecen en 5 minutos, tome otra pastilla. Si las molestias no desaparecen en otros 5 minutos, tome una tercera pastilla.

Si las molestias no han desaparecido después de tomar tres pastillas en un período de 20 minutos, vaya al hospital de inmediato.

Las molestias persistentes (que no desaparecen) pueden ser señales que está sufriendo un ataque cardíaco y tiene que recibir atención médica inmediata.

Efectos secundarios:

Probablemente sentirá mareo inmediatamente después de tomar los nitratos, así es que por lo general le dirán que los tome mientras se encuentra sentado. A algunos pacientes les dan dolores de cabeza.

Betabloqueantes

Cómo funcionan:

Estos medicamentos disminuyen el esfuerzo y la cantidad de oxígeno que necesita el corazón para funcionar.

Efectos secundarios:

Estos medicamentos son fuertes y pueden provocar muchos efectos secundarios. Aproximadamente el 10 por ciento de los pacientes que toman betabloqueantes se sienten cansados o mareados. El 5 por ciento de los pacientes pueden presentar depresión emocional, diarrea, o irritaciones de la piel. La confusión mental, los dolores de cabeza, agruras (acidez estomacal) o dolor de estómago y la falta de aliento (aire) son efectos secundarios mucho menos comunes.

La angioplastia

Este procedimiento es similar al angiograma. Se introduce un catéter (tubo delgado) en una arteria de la ingle y se dirige directamente hacia la coronaria con la obstrucción. El catéter tiene un pequeño globo (balón) en la punta. Cuando el catéter llega al área de la obstrucción, el médico infla el globo lo suficiente para abrir el estrechamiento de la coronaria y permitir el flujo libre de la sangre, deteniendo así las molestias de la angina de pecho.

Las preguntas sobre la angioplastia que probablemente deseará hacer al médico:

- ¿Necesitaré más angioplastias o cirugías de puente coronario en el futuro?
- ¿Qué se siente al tener una angioplastia?
- ¿Cuál es la probabilidad de que muera durante la angioplastia, y cuál es la probabilidad de tener otros problemas?

Beneficios y desventajas de la angioplastia

Posibles beneficios:

- Aliviar el dolor causado por la angina de pecho.
- Poder aumentar el nivel de actividad o ejercicio del paciente.
- Permitir que el paciente realice actividades que había tenido que suspender debido a la condición.
- Reducir las cantidades de medicamento necesarias.
- Reducir el nivel de ansiedad/temor.

Posibles desventajas:

- Empeorar la angina de pecho.
- Necesidad de realizar una cirugía de puente coronario ("bypass") de emergencia.
- Ataque cardíaco.
- Daño a la coronaria.
- Que la coronaria se vuelva a obstruir (bloquear).
- Muerte.

Cirugía de puente coronario ("bypass")

La cirugía se recomienda cuando el paciente tiene: Obstrucción severa en la coronaria principal izquierda o enfermedad en varias de las coronarias. La cirugía también es una opción cuando los medicamentos no controlan las molestias provocadas por la angina de pecho.

La cirugía de puente coronario puede ser muy eficaz en aumentar la cantidad de sangre que recibe el corazón y en aliviar las molestias de la angina de pecho. Como puede ver en la siguiente ilustración, en la cirugía se corta un segmento (injerto) de vena de la pierna o de una arteria del pecho, para crear un puente (bypass) que permita el paso a través del área de la coronaria que tiene la obstrucción más severa. Uno de los extremos del segmento se liga a la aorta, que es la arteria por donde pasa toda la sangre desde su corazón al resto del cuerpo. El otro extremo del segmento se liga con la coronaria por debajo de donde está la sección obstruida para así crear un puente de paso para la irrigación de la sangre.

Estas son algunas preguntas sobre la cirugía de puente coronario que le deseará hacer al médico:

- ¿Cómo se siente el tener una cirugía de puente coronario?
- ¿Es normal sentir temor de someterse a esta cirugía?
- ¿Cuál es la probabilidad de que muera durante la cirugía, y cuál es la probabilidad de tener otros problemas?
- ¿Necesitaré más cirugías en el futuro?

Beneficios y desventajas de la cirugía de puente (bypass) coronario

Posibles beneficios:

- Prolongar la vida.
- Aliviar el dolor causado por la angina de pecho.
- Aumentar el nivel de actividad o ejercicio del paciente.
- Permitir que el paciente realice actividades que había tenido que suspender debido a la angina de pecho.
- Reducir la necesidad de uso de medicamentos.
- Reducir los niveles de ansiedad/temor.

Posibles desventajas:

- Sangrado (hemorragia) que requiera más cirugía.
- Infección de la herida de la cirugía.
- Derrame (ataque) cerebral.
- Coágulos sanguíneos.
- Insuficiencia hepática (hígado), renal (riñón), o pulmonar.
- Ataque cardíaco.
- Muerte.

¿Angioplastia o cirugía de puente coronario?

La cirugía y la angioplastia cumplen el mismo propósito, es decir, aumentar la irrigación de sangre al músculo del corazón. Su opción entre estos procedimientos depende de la gravedad de su condición.

¿Cómo sabrá cuál es la mejor opción en su caso? El médico le recomendará el procedimiento más indicado y le ayudará a tomar una decisión. Pero, generalmente, la angioplastia:

- No es una cirugía mayor, como lo es la operación de puente coronario.
- Lo mantendrá en el hospital por menos tiempo.
- Le permitirá reanudar sus actividades de la vida diaria más rápido.

También es importante para su decisión que sepa que:

- En aproximadamente el 2 al 5 por ciento de los casos, la angioplastia no funciona, y el paciente tiene que someterse a la cirugía de puente coronario de emergencia.
- En aproximadamente 40 por ciento de los casos, las arterias se vuelven a bloquear dentro de los primeros 6 meses después de la angioplastia. Cuando esto sucede, el paciente tiene que volver a someterse a la angioplastia, o a una cirugía de puente coronario.

Hablar con el personal médico a cargo de su cuidado

Muchos pacientes piensan que los médicos están demasiado ocupados para tomar tiempo para responder a sus preguntas, y otras personas no saben cómo hacer las preguntas para obtener información. En todos los casos de problemas de la salud, sin embargo el hablar con el médico, las enfermeras y otras personas a cargo de su cuidado es muy importante.

Sus preguntas son importantes y las personas a cargo de su cuidado médico tienen que tomar el tiempo para responder a sus inquietudes y dudas. Su opinión en cuanto a los tratamientos que preferiría recibir es muy importante en el proceso de tomar decisiones.

Probablemente le ayudará el ir a sus citas médicas acompañado de un familiar o amigo (especialmente alguien bilingüe en caso que el médico no hable español). Esta persona se puede asegurar que usted entienda toda la información, le puede ayudar a hacer preguntas y a hablar con el médico sobre los asuntos que le inquieten y sus preferencias en cuanto a las opciones de cuidado.

A continuación, algunas de las preguntas que puede hacer al médico antes de tomar la decisión en cuanto a su tratamiento.

- ¿Qué es más recomendable en mi caso, el tratamiento con medicamentos, la angioplastia, o la cirugía de puente coronario?
- ¿Cuál es la probabilidad que mis arterias se vuelvan a obstruir después de la angioplastia o la cirugía de puente coronario?
- ¿Qué tan pronto puede suceder esto?
- ¿Tendré que cambiar de trabajo o jubilarme?
- ¿Cuándo puedo volver a realizar mis actividades de la vida diaria? ¿Cuándo puedo volver a tener relaciones sexuales?
- ¿Cuál es el costo de estos tratamientos médicos?

- ¿Tengo que iniciar una dieta baja en sodio (sal) o grasas? Si es así ¿Por cuánto tiempo?
- ¿Sufriré un ataque cardíaco? ¿Siempre tendré dolor de angina de pecho?

¿Se pueden volver a obstruir las coronarias?

Ni la angioplastia ni la cirugía curan la angina de pecho. Los depósitos de grasa que pueden volver a obstruir las coronarias continúan produciéndose incluso después de estos tratamientos.

Ambos procedimientos se pueden volver a realizar si es necesario, pero la única manera de detener la enfermedad de las coronarias es prevenir las obstrucciones de las arterias.

Los médicos no han descubierto la razón por la que se forman las obstrucciones. Lo que sí saben, a través de estudios con números extensos de pacientes, es que existen algunas personas que tienen mayor riesgo de tener este problema.

Probablemente el médico recomendará que vaya a un programa de rehabilitación cardíaca. Generalmente los hospitales locales ofrecen estos programas y los seguros médicos pagan por los costos. En estos programas, los médicos, enfermeras, especialistas en actividad física y otros le ayudarán a cambiar las actividades y conductas de la vida diaria que hasta la fecha lo han puesto en alto riesgo para esta condición. Le enseñarán a hacer ejercicio físico sin riesgo a su condición cardíaca y a adaptar su vida a su enfermedad.

La prevención de las obstrucciones

Las mejores formas de prevenir que se depositen grasas en las paredes de las coronarias son:

- Tomar aspirina diariamente;
- dejar de fumar;
- comer alimentos con bajo contenido de grasas;
- aumentar la actividad física (ejercicio);
- controlar la presión arterial, si ésta es alta;
- mantener un buen peso;
- menores niveles de tensión emocional.

La vida diaria para las personas con enfermedades cardíacas

Es normal que se preocupe debido a su condición de salud y su futuro. Es importante que sepa que la mayoría de las personas que tienen angina de pecho no sufren de ataques cardíacos. Por lo general, la angina de pecho se estabiliza en aproximadamente 8 semanas. De hecho, las personas que reciben tratamiento para esta condición pueden vivir productivamente por muchos años.

La enfermedad de las coronarias no desaparece y sus hábitos de vida influyen su condición de salud. Por eso es tan importante seguir los consejos del médico y el resto del personal a cargo de su cuidado.

Cada año se les dice a miles de personas que tienen enfermedades de las coronarias. Esto puede sorprenderlo, especialmente si hasta la fecha nunca se ha sentido enfermo. Por esto, es común que la persona sienta temor, se preocupe por su futuro y su capacidad de cuidar a su familia. Esto hace que sienta que no tiene control sobre su vida. Muchos médicos, enfermeras, miembros del clero (iglesia), los consejeros y otros saben cómo ayudar a los pacientes con enfermedades de las coronarias. Ellos pueden ayudar a usted y su familia, es importante hablar con ellos sobre su condición física y mental. La mejor forma de volver a tomar control sobre su vida es aprender todo lo posible sobre las enfermedades de las coronarias y sus tratamientos. Hable sobre todas sus preguntas con el médico o la enfermera.

¿Cómo puedo obtener más información sobre la angina de pecho inestable?

Las organizaciones que le pueden dar más información son: (Muchas de estas organizaciones ya cuentan con personal que puede hablar en español o publicaciones en este idioma. Cuando llame o escriba pregunte si lo pueden asistir en español.)

American Heart Association
7272 Greenville Avenue
Dallas, TX 75231-4596
Teléfono gratuito 1-800-242-8721

National Heart, Lung, and Blood Institute Information Center
P.O. Box 30105
Bethesda, MD 20824
Teléfono: (301) 251-1222

The Mended Hearts, Inc.
7272 Greenville Avenue
Dallas, TX 75231-4596
Teléfono: (214) 373-6300

El panel de la guía sobre la angina de pecho inestable agradece la contribución de la Dra. Liliana Grinfeld, la Dra. Virginia Miller y Lucienne López-Loman en la traducción de la guía para el paciente.

Para obtener más información

La información en esta publicación se obtuvo de la Clinical Practice Guideline on Unstable Angina . La guía fue desarrollada por un panel de expertos patrocinados por la Agency for Health Care Policy and Research (AHCPR), una agencia del Servicio de Salud Pública de los Estados Unidos. Existen y se están desarrollando otras guías para pacientes en inglés y en español sobre diversos problemas de la salud.

Para más información sobre las guías para el paciente o para recibir más copias de esta publicación, llame gratis al 1-800-358-9295, o escriba a:

AHCPR Publications Clearinghouse
P.O. Box 8547
Silver Spring, MD 20907

■ **Agency for Health Care Policy and Research**
AHCPR Publication No. 94-0605
Julio de 1994

LA INSUFICIENCIA CARDÍACA

(Heart Failure)

El corazón

El corazón es un órgano importante del cuerpo que se encarga de bombear continuamente la sangre que le proporciona al cuerpo nutrientes y oxígeno. Es del tamaño de un puño y un poderoso músculo que utiliza su propio sistema "eléctrico" para funcionar como una bomba y circular la sangre. Durante el descanso, el corazón irriga entre 5 a 6 litros ("quarts") de sangre al cuerpo cada minuto; pero esta cantidad de sangre puede aumentar hasta 20 litros por minuto cuando la persona está haciendo ejercicio o esfuerzo físico.

Normalmente el corazón responde automáticamente a las necesidades del cuerpo. Es decir, cuando el cuerpo necesita más nutrientes y oxígeno porque está haciendo esfuerzo físico (como subir escaleras), el corazón responde latiendo más rápido y más fuerte. Al latir más rápidamente, el corazón distribuye más sangre rica en nutrientes y oxígeno a todos los músculos y órganos del cuerpo. A su vez, la sangre que necesita más nutrientes y oxígeno, regresa al corazón para volver a circular a través del cuerpo.

Cuando una persona padece de insuficiencia cardíaca, su corazón se encuentra débil y tiene menor capacidad para bombear sangre. A pesar que puede continuar latiendo normalmente, el corazón no distribuye la misma cantidad de sangre con cada latido. Los síntomas de cada paciente varían de acuerdo a la severidad de la condición.

El propósito de esta información

Esta publicación le ayudará si usted o alguien en su familia padece de insuficiencia cardíaca debido a que el corazón tiene menor capacidad de bombear sangre (disfunción ventricular sistólica izquierda). El aprender acerca de esta condición y seguir algunas recomendaciones sencillas pueden ayudar a mejorar la calidad de vida del paciente.

La publicación le ayudará al paciente y su familia a participar en su cuidado médico, trabajando en cooperación con el grupo de cuidado de salud (médicos, enfermeras y otros profesionales). Esta guía le ayudará a mejorar su vida a pesar de la condición; así que probablemente deseará compartirla con sus familiares y otras personas a cargo de su cuidado.

Leer esta publicación le ayudará a entender como y por que la insuficiencia cardíaca afecta a su cuerpo. También le dará información sobre como responder a los síntomas y lo que puede esperar de los tratamientos disponibles. El aprender sobre la condición y participar activamente en su atención médica le permitirá mejorar su calidad de vida.

¿Qué es la insuficiencia cardíaca?

La insuficiencia cardíaca quiere decir que su corazón tiene una menor capacidad para bombear sangre. A pesar que el corazón sigue latiendo, su menor capacidad para bombear sangre resulta en que el cuerpo recibe menos nutrientes y oxígeno de los que necesita. El paciente tendrá dificultad para caminar, cargar cosas o subir escaleras. Probablemente sentirá que le falta el aliento (aire); dado que el cuerpo no tiene suficiente oxígeno para funcionar normalmente.

Para la mayoría de los pacientes, la insuficiencia cardíaca es una condición crónica. Es decir que pueden recibir tratamiento para controlarla, pero no existe una curación. Si la condición es el resultado de otros problemas médicos como la obstrucción de las arterias coronarias, o problemas de las válvulas cardíacas, la cirugía del corazón puede ayudar al paciente.

Las causas de la insuficiencia cardíaca

Las causas más comunes de la insuficiencia cardíaca son las siguientes:

- Enfermedades de las arterias coronarias, por lo general con un ataque cardíaco previo (infarto miocárdico).
- Defecto muscular cardíaco (cardiomiopatía).
- Alta presión sanguínea (hipertensión).
- Enfermedades de las válvulas cardíacas.

A veces no se puede identificar la causa de la insuficiencia cardíaca. Sin embargo, la causa de la condición no es tan importante como lo que se puede hacer para ayudarle en caso que su corazón tenga menor capacidad para bombear sangre.

Síntomas

Marque (X) los síntomas que usted presente:

- [ ] Dificultad para respirar, especialmente cuando hace un esfuerzo físico, o cuando se encuentra descansando (acostado).
- [ ] Despertar del sueño y sentir que le falta el aliento (aire).
- [ ] Tos seca y frecuente, especialmente cuando se encuentra acostado.
- [ ] Sentirse cansado o débil.
- [ ] Mareos o desmayos.
- [ ] Hinchazón de los pies, los tobillos, y las piernas (edema).
- [ ] Náuseas, con inflamación abdominal, dolor, o dolor al contacto.

Existen otros problemas que pueden producir los mismos síntomas, así es que es necesario que se le realice un examen médico completo. Para diagnosticar e identificar la causa probable de la insuficiencia cardíaca, es necesario obtener un historial médico y ciertos exámenes de evaluación.

Las causas de los síntomas

Cuando el corazón está sano, puede responder a las necesidades del cuerpo y aumentar el flujo de sangre oxigenada a los órganos vitales y los músculos.

Cuando el corazón no está sano y tiene menos capacidad y menos fuerza, no puede bombear suficiente sangre para responder a las necesidades de los músculos y órganos.

Por esto, su cuerpo no puede realizar las mismas actividades que antes. Otro síntoma es que se acumulan o retienen sangre y líquidos en los pulmones, causando problemas para respirar cuando el paciente se encuentra acostado. Los líquidos también se pueden acumular en otras partes del cuerpo causando hinchazón de los pies, los tobillos, las piernas o el abdomen (estómago).

El grupo de cuidado médico

Debido a que la insuficiencia cardíaca es una condición complicada, es necesario que reciba atención de varios tipos de profesionales de la salud que cuentan con diferentes capacidades.

El cooperar con este grupo de cuidado para aprender más sobre su condición le permitirá vivir mejor y por más tiempo.

Los profesionales a cargo de su cuidado pueden incluir a:

- El médico de cabecera (internista "primary care doctor"). El médico que generalmente le da todo su cuidado de salud. Los internistas o médicos de familia son los encargados de proporcionar el cuidado básico de salud.
- Un cardiólogo, es un especialista en enfermedades del corazón a quien le enviará su médico de cabecera si así lo cree necesario.
- Otros médicos, como los cirujanos y otros especialistas que pueden participar en su cuidado si así lo creen necesario el médico de cabecera o el cardiólogo.
- Enfermeras clínicas y otras enfermeras, a cargo de su cuidado médico en diferentes momentos. Pueden ser una fuente de información y de educación en cuanto a su condición.
- Otros profesionales de la salud, incluyendo a asistentes médicos (profesionales capacitados para tratar ciertas enfermedades y condiciones sin ser médicos titulados), enfermeras, especialistas en dietética (alimentación), y en terapias física y ocupacional, farmacéuticos, especialistas en el manejo de cada caso ("case managers"), trabajadores sociales, y otros especialistas en salud mental.

Usted y su familia son parte importante del grupo de cuidado médico. Antes de visitar al médico o cualquier otro de los miembros de su grupo de atención de la salud, escriba todas sus preguntas. Si así lo desea, marque las partes que no entienda de esta publicación para que se las expliquen, y pídales cualquier otra información necesaria. Con la ayuda de la lista de preguntas que se presenta al final de esta publicación, converse con el médico o la enfermera sobre sus dudas y otros asuntos que considere importantes sobre su atención médica.

> *Participe en las decisiones de su tratamiento.*

El diagnóstico y la evaluación

La siguiente información es importante para su evaluación médica:

- ¿Cuáles son sus síntomas y por cuánto tiempo los ha tenido?
- Si anteriormente usted ha tenido un ataque cardíaco, un soplo cardíaco ("murmur"), u otros problemas. Si este es el caso ¿cuáles tratamientos ha recibido para estos problemas?
- Sus antecedentes de salud y su estado general de salud. ¿Que otros problemas de salud tiene? ¿qué tratamientos está recibiendo para estos problemas? ¿tiene restricciones en su alimentación, actividades o programa de ejercicios? ¿existen otros miembros de su familia que tienen problemas del corazón?
- Los detalles sobre su estilo de vida, ¿cuáles son sus rutinas diarias? ¿Que hace para prevenir problemas de la salud?
- ¿Bebe alcohol (licor), fuma, o consume drogas ilegales?

Trate de ser honesto al proporcionar esta información a su médico o enfermera. Recuerde que esta información es confidencial y no se le dará a nadie más. La evaluación, tratamiento y control de la condición dependen de esta información. Existen ciertos detalles que sólo usted y sus familiares le pueden proporcionar al médico.

Una cuidadosa entrevista para obtener el historial médico de familia, una radiografía de pecho, un examen físico y un electrocardiograma también ayudarán a diagnosticar correctamente la insuficiencia cardíaca.

Además de la información obtenida de los síntomas específicos y los resultados de los exámenes de evaluación iniciales, también será necesario realizar otro examen que mide la cantidad de sangre que bombea el corazón con cada latido (conocido como examen de fracción de eyección). Cuando se cree que el paciente tiene insuficiencia cardíaca, también se realizará una ecocardiografía o una ventriculografía radionúclida para medir la fracción de eyección.

Ecocardiografía

Se usan ondas de sonido (sonograma) para producir imágenes de las cavidades cardíacas. El examen no tiene peligros y no es necesario introducir instrumentos al cuerpo.

Ventriculografía radionúclida

En este examen, se introduce una sustancia de contraste (tiente) radioactiva para obtener imágenes del corazón conforme ésta circula en las diversas cavidades cardíacas. La sustancia radioactiva no es peligrosa y se elimina completamente después del examen.

Como ya dijimos, con cada latido el corazón sano bombea el 50 por ciento o más de la sangre que se encuentra en el ventrículo izquierdo. Cuando existe insuficiencia cardíaca, el corazón debilitado sólo puede bombear el 40 por ciento, o menos, de la sangre al resto del cuerpo.

El control de la insuficiencia cardíaca

Para controlar la insuficiencia cardíaca, el paciente tiene que seguir cuidadosamente las instrucciones y recomendaciones de su médico. Se pueden aliviar los síntomas y mejorar la calidad de vida con el uso de medicamentos y ciertos cambios en la rutina de vida.

Coopere con su médico y enfermera para tomar las decisiones más adecuadas en cuanto a su tratamiento y para definir ciertas metas que le puedan ayudar a mantener una vida plena.

El plan de control de su condición incluye:

- Medicamentos.
- Dieta.
- Actividades diarias.
- Ejercicio.
- Hábitos y estilo de vida.
- Apoyo de familiares.

Si usted no está de acuerdo con las recomendaciones de tratamiento o los medicamentos, tiene que hablar con el médico sobre sus razones y cooperar con él para encontrar alternativas.

Coopere con el médico para aprender a controlar su condición.

Medicamentos

Su importancia

Tomar los medicamentos indicados es una parte importante del tratamiento de la insuficiencia cardíaca. Dependiendo de sus síntomas y diagnóstico, es probable que el médico inicie el tratamiento con un medicamento y que agregue otros con el tiempo. A veces, el tratamiento se iniciará con el uso de dos o más medicamentos.

Pueden pasar varios días o semanas antes de encontrar los medicamentos o dosis (cantidades) adecuados en su caso. Sea paciente y coopere con su médico para encontrar:

- Los medicamentos adecuados.
- Las dosis adecuadas de cada medicamento.
- La mejor hora del día para tomar cada medicamento.

Los beneficios de cada medicamento se perderán o serán menores si usted no los toma exactamente como lo indique el médico. No tomar una de las dosis, o no comprar más medicamentos cuando se acaben, puede resultar en problemas muy serios. También es importante que no tome mayores dosis de las que le indiquen.

Asegúrese de informar al médico sobre otros problemas de salud y los medicamentos que toma para éstos.

Informe al médico si toma medicamentos sin receta tales como la aspirina, los antiácidos y los medicamentos para el resfriado. También infórmele de otros remedios que tome; para asegurarse que no hay problemas con el uso combinado de éstos y sus nuevos medicamentos.

Efectos secundarios

Cualquier medicamento puede tener efectos no deseados. Si los medicamentos que toma para su condición le causan cualquier efecto secundario, es importante que se lo diga al médico o la enfermera de inmediato. Ellos le pueden ayudar a evitar o aliviar los efectos molestos. Si los medicamentos que le recetan inicialmente no son eficaces, existen otras alternativas.

Pregunte al médico o la enfermera sobre los efectos secundarios que pueden resultar de consumir sus medicamentos y:

- Tomar medicamentos recetados por un médico para otras enfermedades o problemas de salud.
- Tomar medicamentos que compra sin receta médica, tales como la aspirina, los antiácidos, los medicamentos para el resfriado y otros remedios.
- Comer ciertos alimentos.

Siempre informe de inmediato al médico o la enfermera sobre los efectos secundarios.

Los medicamentos comunes en el tratamiento de la condición

Los medicamentos más comunes en el tratamiento de la insuficiencia cardíaca incluyen los siguientes:

- Inhibidores de la enzima convertidora ("ACE inhibitors"). Se usan para permitir que el corazón lata con menor dificultad.
- Diuréticos. Se usan para desechar el exceso de líquidos y sales que se acumulan en el cuerpo.
- Digitales ("digitalis"). Se usan para fortalecer los latidos del corazón y permitir un mayor flujo de sangre.

Cuando existen otros problemas de salud o del corazón además de la insuficiencia cardíaca, es probable que su médico le recete otros medicamentos tales como aquéllos para controlar la alta presión sanguínea.

Inhibidores de la enzima convertidora ("ACE Inhibitors")

Se ha comprobado que estos medicamentos permiten que los pacientes que padecen de insuficiencia cardíaca vivan mejor y por más tiempo. Los inhibidores relajan los vasos sanguíneos y ayudan a mejorar el latido del corazón. Algunos pacientes tienen que esperar varias semanas antes de sentir los beneficios.

Dependiendo de su diagnóstico y evaluación iniciales, es posible que estos medicamentos sean los primeros que se le receten. Dependiendo de sus síntomas, es posible que le receten diuréticos y digitales al mismo tiempo, o que se agreguen más tarde.

Los inhibidores de la enzima convertidora que se usan en el tratamiento de la insuficiencia cardíaca son el captopril, enalapril, lisinopril y quinapril. Probablemente en el futuro se usarán otros medicamentos de este tipo para la insuficiencia cardíaca.

La mayoría de los pacientes no sufren problemas cuando toman estos medicamentos. Cuando se presentan problemas, los más comunes incluyen:

- Tos.
- Mareo.
- Irritaciones de la piel.

Si presenta cualquiera de estos síntomas, repórtelo a su médico o enfermera.

Estos medicamentos también pueden producir altos niveles de potasio y afectar la función renal (de los riñones). Para vigilar estos problemas, es necesario realizar exámenes de la sangre.

Reporte los efectos secundarios de inmediato.

Diuréticos

Al hacer que orine con más frecuencia, los diuréticos ayudan a eliminar los líquidos que se pueden acumular en los pies, tobillos, piernas o abdomen (estómago). El olvidar tomar una de las dosis de estos medicamentos puede causar hinchazón de estas partes del cuerpo o falta de aliento cuando se acueste o realice actividades físicas.

Los diuréticos de uso más común son la hidroclorotiazida y la furosemida (Lasix).

El uso prolongado de diuréticos puede resultar en que el cuerpo pierda potasio y causar otros problemas. Para vigilar los niveles de estas sustancias es necesario realizar análisis de sangre.

Para reemplazar el potasio en el cuerpo es probable que le recomienden:

- Comer más alimentos ricos en potasio, como los plátanos (guineos), las pasas, el jugo de naranja y otros cítricos.
- Tomar suplementos de potasio.

Los diuréticos también pueden causar:

- Calambres (contracciones) en las piernas.
- Mareos.
- Incontinencia urinaria (perder orina involuntariamente).
- Gota (un tipo de artritis).
- Irritaciones de la piel.

Hable con su médico o enfermera si presenta cualquiera de estos síntomas. El orinar más frecuentemente es el efecto deseado, así es que no tiene que reportarlo al médico.

Digitales

Los digitales mejoran el latido del corazón y pueden ayudarle a realizar mayor esfuerzo físico y ejercicio. Muchos pacientes con condiciones cardíacas toman digitales diariamente, recetados bajo los nombres comerciales de Digoxina o Lanoxina.

Los digitales generalmente no son peligrosos, pero si un paciente tiene demasiado en su sangre, puede presentar:

- Náusea, pérdida del apetito.
- Confusión mental.
- Visión nublada o amarillenta.
- Latidos del corazón fuertes o acelerados (palpitaciones).

Hable con su médico inmediatamente si presenta cualquiera de estos efectos secundarios; pero no deje de tomarlos a menos que así lo indique el médico.

Vigilar el uso de sus medicamentos

Si toma varios medicamentos a diferentes horas del día, el mantener una lista de su uso puede ayudarle a seguir su tratamiento.

- Cuáles medicamentos tomar diariamente.
- La apariencia de cada pastilla o píldora que debe tomar.
- Cuándo tomar cada medicamento.
- Anotar los medicamentos que ya ha tomado.

Siempre lleve consigo una lista de la dosis y los medicamentos que toma. En caso de emergencia, esta información puede ayudar mucho a los médicos a cargo de su cuidado.

Costo de los medicamentos

El costo de los medicamentos varía significativamente de una farmacia a otra. Si el costo de sus medicamentos es demasiado para usted, pida a su médico o farmacéutico que le ayude a encontrar medicamentos de marca genérica adecuados y a menor costo. También puede comparar los precios entre farmacias e incluso ordenar sus medicamentos a través del correo. Si es necesario, pude obtener ayuda financiera a través de las agencias de servicios sociales en su comunidad. Probablemente, también podría reunir los requisitos necesarios para obtener ayuda a través de los programas de las compañías farmacéuticas.

Hable con el médico o la enfermera si tiene problemas para cubrir el costo de sus medicamentos. Ellos le pueden ayudar a solicitar la ayuda necesaria.

Dieta

Además de tomar medicamentos, deberá hacer cambios y vigilar su alimentación. Debido a que la sal (sodio) causa acumulación de líquidos en el cuerpo, deberá de reducir el consumo de esta. Si no lo hace, los líquidos se acumularán y causarán hinchazón en sus pies, tobillos, piernas y abdomen. También le pueden causar problemas para respirar. Si estos síntomas llegan a ser severos, es probable que necesite recibir atención médica en el hospital.

El médico le dirá cuál es la cantidad adecuada de sal que puede consumir, o si no puede consumirla. Probablemente le enviarán a consultar a un especialista en dietética (alimentación), una enfermera, u otro especialista que le dará las instrucciones necesarias en cuanto a su dieta. Probablemente le ayudarán a encontrar nuevas formas de cocinar los alimentos o a modificar las recetas de la familia. Por ejemplo, el uso del jugo de limón y otros condimentos y hierbas de olor puede reemplazar la sal en muchos alimentos.

Tiene que prestar especial atención a aquellos alimentos que tienen altos contenidos de sodio o sal, tales como las comidas de lata o congeladas, los quesos, y las carnes frías (embutidos). Ejemplos específicos de este tipo de alimentos son los embutidos como las salchichas y los chorizos, las sopas de lata y las papas y tortillas fritas. Lea las etiquetas de los ingredientes de los alimentos y busque el contenido de sal o sodio.

Si consume bebidas alcohólicas, es probable que tenga que dejar de hacerlo, o que sólo pueda tomar una ración al día. Una ración al día quiere decir un vaso de vino o cerveza, o sólo un trago de una bebida mixta con un contenido de alcohol no mayor de una onza.

Cambiar sus hábitos alimenticios puede ser complicado. La meta es reducir el contenido de sodio o sal y grasas en su alimentación, y al mismo tiempo tratar de mantener el mejor sabor. Si encuentra difícil cambiar su alimentación, hable con el médico o la especialista en dietética.

Vigile su peso. Para hacer esto debe comprar una váscula precisa y usarla al despertar después de orinar pero antes de desayunar o vestirse.

Si sube entre 3 y 5 libras desde su última visita al médico, repórtelo de inmediato. Este aumento de peso puede indicar que su cuerpo está reteniendo líquidos.

Actividades diarias

La insuficiencia cardíaca afectará su vida diaria dependiendo de su severidad. La insuficiencia leve puede afectar poco su trabajo y sus actividades recreativas. La insuficiencia severa, por otra parte, puede hacer que el paciente tenga que cambiar actividades diarias que antes le eran sencillas. Hable con el médico y la enfermera sobre:

- **Trabajo.** ¿Puede seguir trabajando de tiempo completo o de medio tiempo?
- **Actividades recreativas.** ¿Puede seguir haciendo ejercicio, caminar, o practicar deportes?
- **Pasatiempos.** ¿Puede viajar, trabajar en su jardín, o realizar actividades voluntarias para su iglesia?
- **Sexo.** ¿Puede tener relaciones sexuales?

Hable sobre sus actividades diarias con sus familiares ya que ellos le pueden dar apoyo y ayuda. Esto es de especial importancia cuando sus actividades tienen que cambiar con el tiempo. Ciertas actividades (como el trabajo y las actividades recreativas) pueden hacerse más difíciles conforme pasa el tiempo; mientras que la dificultad de otras actividades no cambia.

> **Puede ser que tenga que cambiar su estilo de vida y sus hábitos para mantener la salud.**

No tema hablar sobre aspectos privados de su vida. Es importante que el médico y la enfermera sepan lo más posible de su rutina diaria, para ayudarle a aliviar o reducir los síntomas y mejorar su calidad de vida.

Conforme aprenda más sobre su condición, probablemente encontrará nuevas satisfacciones y placeres en su vida. Los cambios a las rutinas de la vida diaria pueden ser positivos e interesantes. Al tener que reducir su carga de trabajo, probablemente encontrará nuevas actividades recreativas. Probablemente los pasatiempos se convertirán en una parte importante de su vida diaria. Las relaciones sexuales también pueden ser muy satisfactorias al explorar nuevas, y menos difíciles, formas de compartir el amor físico.

Ejercicio

Realice ejercicio físico de acuerdo a las recomendaciones y limitaciones que le indique el médico. Muchos pacientes que padecen de insuficiencia cardíaca afirman que se sienten mejor cuando realizan ejercicio físico regularmente. Puede realizar ejercicio sin peligro en casa, en un centro de rehabilitación como el hospital, en un club de ejercicio, un centro recreativo, la YMCA, o la YWCA.

Los ejercicios físicos incluyen:

- Caminar.
- Andar en bicicleta.
- Nadar.
- Ejercicios aeróbicos de bajo impacto.

El médico le indicará el tipo y cantidad de ejercicio adecuado en su caso. Es importante consultarle antes de iniciar el programa de ejercicio. Probablemente le enviarán a visitar un especialista en rehabilitación cardíaca, quien le ayudará a diseñar un plan de ejercicio y a vigilar sus resultados y efectos. Probablemente también será necesario que le realicen un examen de tolerancia al esfuerzo ("stress test") para determinar los límites de ejercicio físico que puede realizar sin correr peligro.

Estilo de vida y los hábitos para mantener la salud

Su estilo de vida es el resultado de sus valores y sus creencias. Los hábitos para mantener la salud son aquéllos que le ayudan a prevenir las probabilidades de padecer de enfermedades o de sufrir lesiones. Cuando una persona padece de insuficiencia cardíaca, probablemente tendrá que cambiar su estilo de vida y modificar sus hábitos para mantener la salud.

Los siguientes cambios le pueden ayudar a reducir los síntomas de la insuficiencia cardíaca y a mejorar su calidad de vida:

- Si pesa demasiado, tiene que reducir su peso.
- No fume o mastique tabaco.
- Elimine o reduzca su consumo de bebidas alcohólicas.
- No consuma drogas ilegales.

También:

- Evite realizar ejercicio que exceda las recomendaciones de su médico.
- Evite estar en contacto con personas que tienen resfriados.
- Vacúnese regularmente contra la pulmonía y la influenza ("flu").

Probablemente también le ayudará el hacer ciertos cambios como el reducir el nivel de tensión emocional. Hable con su médico y enfermera sobre estos y otros cambios que le pueden ayudar a mejorar su calidad de vida.

Apoyo de su familia

Su familia puede ser una fuente de apoyo. En cuanto sea posible, inclúyalos en todas las decisiones que afectarán su vida. Estas decisiones probablemente tendrán impacto en su estilo de vida y en su capacidad de trabajar y ganar dinero. El apoyo de la familia puede ser de especial importancia cuando se tienen que realizar cambios y el paciente enfrenta dificultades emocionales. Dígale a sus familiares como le pueden ayudar.

Le pueden ayudar:

- A administrar y vigilar el uso de los medicamentos.
- A preparar alimentos especiales.
- A realizar ejercicio.
- A obtener información útil en cuanto al tratamiento y control de la insuficiencia cardíaca (especialmente si usted no habla inglés).
- A participar en grupos de apoyo.

El diagnóstico de insuficiencia cardíaca tiene un fuerte impacto en el paciente y su familia. El apoyo de sus familiares es una parte importante para ayudar al paciente a realizar los cambios necesarios en su estilo de vida y modificar sus hábitos para mantener la salud.

Angina (dolor) de pecho

Además de tener síntomas de insuficiencia cardíaca algunos pacientes también sienten dolor o angina de pecho. La angina de pecho causa dolor debido a obstrucciones o estrechamientos de las arterias coronarias. Cuando este es el caso, es probable que sea necesario realizar un examen médico conocido como angiografía cardíaca (se introduce un catéter o tubo hasta el corazón para observarlo).

Durante la angiografía se introduce una sustancia a través del catéter y se toman rayos-X que muestran el grado de obstrucción de las coronarias. Antes de someterse a este examen, hable con el médico o la enfermera sobre sus beneficios y posibles desventajas.

Los resultados de la angiografía ayudan al médico y otros especialistas a diseñar un plan de tratamiento que puede incluir una operación. Si el paciente no quiere someterse a la cirugía, la angiografía no es necesaria. Nuevamente, es importante que hable con el médico sobre las posibles alternativas de tratamiento disponibles, de acuerdo a los resultados de los exámenes de evaluación.

Cirugía del corazón

Si el médico cree que su insuficiencia cardíaca es el resultado de algún problema con las válvulas o arterias del corazón, es probable que recomiende una cirugía. Antes de aceptar esta alternativa, tiene que considerar toda la información disponible y los posibles resultados. Debe hablar con el médico sobre los siguientes aspectos:

- Beneficios.
- Desventajas, incluyendo la posibilidad que no dé resultados.
- Otras alternativas, y los beneficios y desventajas de éstas.
- El costo total, y cuánto pagará su compañía de seguro de salud.

Antes de decidir someterse a la cirugía, busque una segunda opinión de otro médico. Por lo general, las compañías de seguro de la salud, exigen que el paciente tenga una segunda opinión médica antes de aceptar cubrir los costos de este procedimiento.

Si la cirugía del corazón es una opción adecuada en su caso, es importante que busque un cirujano y hospital con amplia experiencia en este tipo de cirugía. Pregunte en cuanto a sus índices de éxito al realizar estas cirugías y hable de los costos antes de elegir el hospital y al cirujano.

Cirugía valvular cardíaca

Cuando existen problemas valvulares, puede ser necesario reparar o reemplazar una o varias válvulas del corazón. Este tipo de cirugía es bastante común y es eficaz en la mayoría de los casos.

Cirugía de puente coronario ("bypass") y angioplastia

La cirugía de puente coronario es una cirugía mayor. Durante esta operación se utilizan trozos (injertos) de otras venas o arterias del cuerpo para crear un "puente" de paso para que la sangre pueda irrigar al músculo del corazón. La cirugía corrige obstrucciones en las arterias que proveen de sangre al corazón que, como cualquier otro músculo, necesita oxígeno para funcionar y bombear sangre.

La angioplastia es una alternativa a la cirugía de puente coronario ("percutaneous transluminal coronary angioplasty"). Durante este procedimiento, se inserta un catéter (tubo delgado) a través de una arteria y hasta el corazón. Al llegar al área de la obstrucción, se infla un globo en la punta del catéter. El globo expande la arteria coronaria y, al retirarlo, permite una mejor circulación de la sangre.

La investigación científica reciente indica que la cirugía de puente coronario puede ayudar a los pacientes que han empeorado y tienen insuficiencia cardíaca y angina de pecho causada por enfermedades de las coronarias. Sin embargo, aún no se han comprobado los beneficios a largo plazo del uso de la angioplastia.

Después de someterse a la cirugía, el paciente tiene que seguir un cuidadoso programa para vigilar y controlar su condición cardíaca.

Cirugía de transplante de corazón

Los transplantes de corazón sólo se consideran en los casos en los que la insuficiencia cardíaca es muy grave. Los transplantes de corazón sólo se realizan en centros especializados en este tipo de cirugía.

Vigilar su progreso

Para controlar la insuficiencia cardíaca es necesaria una cuidadosa observación de los síntomas y los efectos de los tratamientos. Seguir las instrucciones del médico y otros especialistas también permite proveer el mejor cuidado. Reporte cualquier cambio en su condición a su médico o enfermera.

Las responsabilidades del paciente

Como un miembro del grupo a cargo de su atención médica, tiene que hacer lo siguiente:

- Vigilar su estado de salud en general y reportar al médico cualquier cambio.
- Reportar cualquier cambio en sus síntomas.
- Tomar los medicamentos siguiendo las indicaciones, y reportar cualquier efecto secundario.
- Seguir las recomendaciones de los especialistas en ejercicio y reportar cuando tenga dificultad para hacer cualquier actividad o ejercicio.
- Seguir las recomendaciones en cuanto a su alimentación (dieta).
- Reportar al médico cuando tenga cambios súbitos de peso.

Las responsabilidades de la familia

La familia puede ayudar al paciente a seguir las recomendaciones para controlar y vigilar su condición. Ellos también deben saber y ayudarle a reportar al médico los cambios en los síntomas o cuando se presentan nuevos síntomas. Esto es especialmente importante si usted no habla inglés y alguien en su familia lo ayuda en sus conversaciones con los médicos y las enfermeras.

Al llamar al médico u otro especialista, sus familiares deben:

- Indicar que está recibiendo tratamiento para la insuficiencia cardíaca.
- Describir sus síntomas.
- Describir lo que ya se ha hecho para brindarle alivio.
- Dar los nombres y las dosis de los medicamentos que está tomando.

El futuro

Hable con su médico de cabecera sobre la manera en la que la insuficiencia cardíaca afectará su vida. Muchos pacientes aprenden a disfrutar de la vida a pesar de las limitaciones que impone el padecer de esta condición.

A pesar que no es común que el paciente presente cambios súbitos en sus síntomas, existen ciertas actividades que ya no podrá realizar debido a que se cansa o le falta el aliento (aire). Si nota un cambio súbito en sus síntomas, es importante que lo reporte al médico de inmediato.

Emergencias

En caso que se presente una emergencia médica, tal como que deje de respirar o que haya un paro del corazón, se asume que el paciente acepta el tratamiento médico. En los Estados Unidos existen ciertas alternativas legales en cuanto al tratamiento médico. Estas decisiones son derechos de cada individuo. Si usted siente que necesita ayuda para tomarlas, puede hablar con un familiar, un sacerdote, un miembro del clero o un consejero. Recuerde, esta es una decisión solamente suya, lo puede hacer o no hacer. Usted tiene el derecho de rehusar o aceptar los tratamientos médicos antes de que estos sean necesarios debido a una emergencia. Puede aclarar en un documento legal que usted no quiere que los técnicos de emergencia traten de volver a hacer que lata el corazón o que le coloquen una máquina especial que restaure la respiración.

Puede ser necesario que dé instrucciones específicas a sus familiares y otras personas para que sepan por adelantado cuáles son sus deseos en el caso de una emergencia. En los Estados Unidos existe un documento legal conocido como "instrucciones de cuidado médico" ("advance directive") que especifica sus deseos en caso de una emergencia. El documento especifica las medidas y tratamientos que usted aprueba y no aprueba en caso que durante la emergencia usted no pueda pensar o hablar claramente.

Las instrucciones de cuidado médico incluyen varios documentos:

- "Testamento en vida" ("living will"); que especifica sus deseos en caso de una emergencia médica, incapacitación severa, o enfermedad crónica.
- Agente de poder en caso de emergencia médica ("medical durable power of attorney"); que da poder legal a un pariente o amigo para ejecutar y autorizar sus deseos en caso de emergencia médica.
- Instrucciones para negar el uso de resurrección cardiopulmonar ("no cardiopulmonary resuscitation").
- Agente de poder de decisiones médicas (medical proxies); un familiar o amigo a cargo de ejecutar y autorizar sus deseos en cuanto a su cuidado médico.

Antes de preparar este tipo de documento, si usted decide que lo quiere hacer, debe hablar con sus familiares y profesionales a cargo de su cuidado médico. Estas son decisiones serias y su grupo de cuidado médico le podrá ayudar a entender las consecuencias de estas decisiones. Hable con ellos y sus abogados en cuanto a estos documentos y las variaciones que existen de acuerdo a las leyes de su estado o comunidad (en los Estados Unidos).

Grupos de apoyo y consejería

El diagnóstico de una enfermedad crónica como la insuficiencia cardíaca tiene un efecto emocional tanto en el paciente como en su familia. Es importante que discuta estas reacciones con su médico y otros profesionales a cargo de su cuidado de salud. Si es necesario, debe buscar ayuda para poder controlar estas emociones.

Además de los servicios profesionales de consejería, los grupos de apoyo en su localidad pueden ser de ayuda. El hablar en reuniones regulares con las familias y pacientes que tienen esta condición le será útil. Los grupos de apoyo probablemente también ofrecen programas educativos sobre las condiciones cardíacas.

Hable con su médico o enfermera sobre los grupos de apoyo, los servicios disponibles en español y otras fuentes de ayuda. Con la ayuda de su médico o enfermera, usted mismo puede iniciar un grupo de apoyo.

> **Muchos pacientes cambian su estilo de vida y aún tienen vidas activas y plenas.**

Para obtener más información, consulte a:

The Mended Hearts, Inc.
7272 Greenville Avenue
Dallas, TX 75231
(214) 706-1442

The Coronary Club, Inc.
9500 Euclid Avenue, E-37
Cleveland, OH 44195
(216) 444-3690

Recuerde preguntar si cuentan con servicios en español.

Otras fuentes de asistencia

Si usted o su familia desean obtener más información sobre la insuficiencia cardíaca y sus tratamientos, pueden acudir a la biblioteca pública y la librería en donde podrá obtener libros y artículos sobre esta condición. Los médicos y hospitales probablemente también le podrán proporcionar publicaciones, folletos, videos y audio cassettes con información sobre la insuficiencia cardíaca. También puede solicitar información de:

The American Heart Association
7272 Greenville Avenue
Dallas, TX 75231-4596
Llame gratis al (800) 242-8721

National Heart, Lung, and Blood Institute Information Center
Public Health Service
P.O. Box 30105
Bethesda, MD 20824
(301) 251-1222

Pregunte si tienen información en español.

Para obtener más información

La información en esta publicación se obtuvo de la *Heart Failure: Evaluation and Care of Patients with Left-Ventricular Systolic Dysfunction: Clinical Practice Guideline*. La guía fue desarrollada por un panel de expertos patrocinados por la Agency for Health Care Policy and Research (AHCPR), una agencia del Servicio de Salud Pública de los Estados Unidos. Existen y se están desarrollando otras guías para pacientes en inglés y en español sobre diversos problemas de salud.

Para más información sobre las guías para el paciente o para recibir más copias de esta publicación, llame gratis al (800) 358-9295, o escriba a:

AHCPR Publications Clearinghouse
P.O. Box 8547
Silver Spring, MD 20907

■ **Agency for Health Care Policy and Research**
Executive Office Center, Suite 501
2101 East Jefferson Street
Rockville, MD 20852
AHCPR Publication No. 94-0615
Junio de 1994

LA RECUPERACIÓN DE LOS PROBLEMAS CARDÍACOS A TRAVÉS DE LA REHABILITACIÓN

(Recovering from Heart Problems through Cardiac Rehabilitation)

La recuperación cardíaca a través de la rehabilitación

El propósito de esta publicación

Los servicios de rehabilitación para los problemas cardíacos están diseñados para permitir que los pacientes se recuperen más rápido y puedan volver a tener una vida activa y productiva. Estos servicios incluyen ejercicio, educación, consejería, y el aprender formas de vida que le permitan mantenerse saludable. Además de los tratamientos médicos y las cirugías, los servicios de rehabilitación cardíaca le pueden ayudar a sentirse mejor y más saludable.

Usted se puede beneficiar de estos servicios si:

- Padece de una enfermedad como la angina de pecho o insuficiencia cardíaca, o si ha sufrido un ataque al corazón (infarto).
- Le han hecho una cirugía de puente cardíaco ("bypass") o una angioplastia (cateterización de globo).
- Si le han hecho un transplante de corazón.

La rehabilitación cardíaca puede cambiar su vida. Es la manera más eficaz y segura para que le ayuden. Usted:

- Se sentirá mejor más rápido.
- Tendrá más fuerza.
- Tendrá menos tensión emocional.
- Reducirá el riesgo de sufrir otros problemas cardíacos en el futuro.
- Prolongará su vida.

La mayoría de las personas con un problema del corazón se pueden beneficiar con algún tipo de rehabilitación. Nadie es demasiado viejo o demasiado joven; y las mujeres se pueden beneficiar tanto como los hombres.

Cuando padece de un problema del corazón, cambiar sus hábitos de vida y aprender nuevas formas de hacer las cosas le puede causar tensión emocional. La incertidumbre en cuanto a su futuro también le puede causar tensión. Sin embargo, con la ayuda de su familia y amigos y con la supervisión de sus médicos, enfermeras y otros proveedores de cuidado podrá adaptarse con menos dificultad. Comparta esta publicación con familiares y amigos para que aprendan sobre la rehabilitación cardíaca y cómo le pueden ayudar durante este período.

Esta publicación le puede ayudar a aprender formas de reducir su riesgo de tener problemas cardíacos en el futuro. También le daremos recomendaciones en cuanto a cómo encontrar los mejores servicios de rehabilitación cardíaca para usted.

Lo más importante es que usted mismo aprenderá a cuidarse y a mantenerse más sano.

Los factores de riesgo de las enfermedades coronarias

A continuación se presentan los factores de riesgo de las enfermedades coronarias. Existen algunos factores de riesgo que no puede cambiar, como el envejecer, o un historial médico de enfermedades cardíacas en su familia. Sin embargo, existen muchos factores que sí puede cambiar. En estos casos, los servicios de rehabilitación cardíaca le pueden ayudar.

Factores de riesgo de las enfermedades coronarias que puede controlar

- Fumar
- Alta presión sanguínea
- Niveles altos de colesterol
- Falta de actividad física
- Ser demasiado pesado
- Diabetes

El grupo de cuidado médico de rehabilitación

El grupo de rehabilitación cardíaca puede constar de muchos profesionales en el área del cuidado médico. Entre ellos, pueden encontrarse:

- Médicos (el médico de cabecera, el especialista en enfermedades cardíacas, quizás un cirujano).
- Enfermeras.
- Especialistas en ejercicio.
- Especialistas en terapia física y ocupacional.
- Especialistas en dietética (alimentación).
- Psicólogos, u otros especialistas.

A veces su médico de cabecera, o una enfermera registrada, trabaja solo, desempeñando varias tareas necesarias para su cuidado médico, o proporcionándole las referencias para consultar a otros especialistas conforme es necesario.

Sin embargo, la persona más importante en este grupo de cuidado médico es usted, el paciente. Nadie le puede forzar a hacer ejercicio, o a dejar de fumar, o a cambiar su alimentación.

Para participar en su grupo de rehabilitación cardíaca, usted tiene que:

- Aprender sobre su problema(s) cardíaco.
- Aprender sobre lo que puede hacer para mejorar su condición.
- Seguir el plan de tratamiento.
- Hacer todas las preguntas que sean necesarias.
- Reportar los problemas y síntomas.

Un grupo de apoyo le puede ayudar. Este puede constar de familiares, amigos, u otras personas que también tienen problemas cardíacos.

Sus amigos y familiares pueden ayudarle mucho. Probablemente ellos desearán aprender más sobre los problemas cardíacos para así proporcionar el apoyo más adecuado. Por ejemplo, sus familiares tendrán que aprender a no preocuparse y dejarle hacer las cosas por usted mismo; o pueden aprender a preparar comidas que sean más saludables para su corazón. Su familia o amigos le pueden dar apoyo moral conforme se adapta a los cambios para mejorar su estilo de vida.

Probablemente también deseará tener el apoyo de otras personas que han tenido problemas cardíacos. Hable con los miembros de su grupo de rehabilitación cardíaca para encontrar un grupo de apoyo en el que pueda participar; o también puede ponerse en contacto con alguna de las organizaciones que se presentan al final de esta publicación.

¿Por dónde puedo empezar?

El proceso de rehabilitación cardíaca frecuentemente se inicia en el hospital, inmediatamente después que el paciente ha tenido un ataque cardíaco, una cirugía del corazón, y otros tratamientos para el corazón. La rehabilitación continúa en consulta externa (ambulatoria) después de que el paciente sale del hospital. Una vez que ha aprendido los nuevos hábitos y cambios para mantener su salud cardíaca, los debe seguir por el resto de su vida.

- **Servicios para el paciente de consulta externa.** Los servicios de consulta externa pueden estar ubicados en un hospital, en un centro médico o de cuidado médico, en una organización de la comunidad como la "YMCA" o en su lugar de trabajo. Usted puede recibir rehabilitación cardíaca incluso en su hogar. Le recomendarán que gradualmente aumente el ejercicio. También recibirá educación e información y le darán apoyo emocional y ánimo. Esto le ayudará a controlar sus factores de riesgo.
- **Cambios para toda la vida.** Después de haber aprendido los nuevos hábitos y cambios apropiados para su salud, debe seguirlos de por vida.

Usted necesita la autorización de su médico para iniciar servicios de rehabilitación cardíaca. Dígale a su médico o enfermera que está interesado en iniciar servicios de rehabilitación cardíaca y pregúntele cuáles servicios son los mejores en su caso.

¿En qué consiste la rehabilitación cardíaca?

La rehabilitación cardíaca consiste de dos partes principales:

1. **Entrenamiento de ejercicio físico** para ayudarle a aprender a hacer ejercicio de una manera segura y saludable, fortalecer sus músculos, y mejorar su resistencia física. El plan de ejercicio responderá a sus habilidades, necesidades e intereses personales.
2. **Educación, consejería, y capacitación** que le permitirán entender su problema cardíaco y encontrar maneras para reducir el riesgo de tener otros problemas cardíacos en el futuro. El grupo de rehabilitación cardíaca le ayudará a aprender a tolerar la

tensión emocional al tratar de adaptarse a su nuevo estilo de vida.

Los servicios de rehabilitación cardíaca generalmente se imparten en grupos, pero en el plan de cada paciente siempre se toman en cuenta sus necesidades individuales y sus factores de riesgo específicos.

La rehabilitación cardíaca le ayuda a identificar los malos hábitos de vida que tiene, y a cambiarlos por hábitos saludables. Sus servicios de rehabilitación pueden durar 6 semanas, 6 meses, o incluso más tiempo. Es importante que continúe con todos los elementos de su rehabilitación cardíaca hasta que hayan terminado.

> Aunque parezca que su rehabilitación es difícil, este esfuerzo le brindará beneficios para toda la vida.

¿Existe algún peligro?

La rehabilitación cardíaca no es peligrosa. Los estudios indican que los problemas serios de salud que resultan de los ejercicios de rehabilitación son raros. El grupo de rehabilitación cardíaca está capacitado para manejar las emergencias que se puedan presentar. Además, su médico le puede ayudar a elegir los mejores y más seguros servicios en su caso. Una vez que se ha establecido un plan individual, muchos pacientes pueden hacer ejercicio sin correr peligro, y sin necesidad de supervisión.

Evaluar la reacción y adaptación de su corazón al ejercicio es una parte importante de la rehabilitación cardíaca. Para hacer esto, puede ser que le conecten a una máquina de electrocardiograma (muestra en papel los latidos y funcionamiento de su corazón) mientras realiza ejercicio. Si su rehabilitación se lleva a cabo en casa, lo pueden conectar con un monitor especial en el hospital a través de la línea telefónica; o puede ser que usted tenga que llamar por teléfono al grupo de rehabilitación para reportar su condición. En otras circunstancias, usted mismo revisa su pulso o evalúa qué tanto esfuerzo está realizando en el ejercicio.

¿Cuáles son los beneficios para mí?

Las metas de cada plan de rehabilitación cardíaca son diferentes para cada paciente. Al establecer sus propias metas, el grupo de rehabilitación toma en cuenta su salud general, su problema cardíaco específico, los factores de riesgo, las recomendaciones de su médico y, por supuesto, sus propias preferencias.

La rehabilitación cardíaca puede reducir sus síntomas y la probabilidad que presente otros problemas cardíacos en el futuro. Tiene muchos otros beneficios.

- El ejercicio mejora sus músculos, le da más energía y le hará sentirse mejor emocionalmente. Ayuda a su corazón y le da más fuerza a su cuerpo. El ejercicio también le permitirá regresar al trabajo y otras actividades más pronto.
- Una alimentación saludable puede reducir el nivel de colesterol en su sangre, controlar el peso, y ayudarle a controlar su presión sanguínea y otros problemas

tales como la diabetes. Además, se sentirá mejor y tendrá más energía.

- Los servicios de rehabilitación le pueden ayudar a dejar de fumar. Dejar de fumar reduce el riesgo de padecer de enfermedades tales como el cáncer de pulmón, enfisema, y bronquitis. También reduce la probabilidad de tener ataques cardíacos, ataques cerebrales, y otros problemas cardíacos y de los vasos sanguíneos. Tendrá más energía y salud.

- Puede aprender a manejar mejor las situaciones que le causan tensión emocional y tener mejor control de su vida. Sentirse bien emocionalmente le ayudará a mejorar la condición de su corazón.

> El ejercicio aeróbico aumenta el ritmo de su pulso y le hace perspirar (sudar). Mejora la circulación de la sangre rica en oxígeno a todas las partes del cuerpo. El entrenamiento con pesas aumenta la fuerza muscular y su tolerancia.
>
> Ambos tipos de ejercicio, cuando se hacen adecuadamente, son seguros y benéficos para el corazón.

Su vida depende de su capacidad de hacer hábitos cotidianos de todas las recomendaciones de sus servicios de rehabilitación.

¿Cómo encontrar los servicios más adecuados?

Su médico o enfermera puede recomendarle un programa en particular o ayudarle a hacer los arreglos para recibir entrenamiento para ejercicios, educación, consejería y otros servicios relacionados. Muchos hospitales y centros de servicios ambulatorios ofrecen rehabilitación cardíaca; y ciertas escuelas locales y centros comunitarios también los ofrecen. Usted mismo puede consultar el directorio de teléfonos (las páginas amarillas) para encontrar servicios.

Cuando elija servicios de rehabilitación, haga las siguientes preguntas:

- **La hora en que se imparte.** ¿Ofrecen los servicios a una hora que le es conveniente y no le causa más problemas? A veces, los servicios en el lugar de trabajo son una buena opción.

- **Lugar.** ¿Le es fácil llegar al lugar donde se imparten los servicios? Recuerde que los problemas de tráfico o el uso del transportación pública pueden causarle tensión emocional. ¿Hay dónde estacionarse? ¿La transportación pública es adecuada para llegar ahí?

- **Tipo de servicios.** ¿Son individuales o se imparten en grupos? ¿Se pueden impartir en el hogar, o es en otra lugar? Piense si usted prefiere participar en un grupo con la supervisión profesional adecuada.

- **Contenido de los servicios.** ¿Ofrecen una amplia variedad de actividades? Aun más importante, ¿cubre los temas que le son importantes, tales como dejar de fumar?

- **Costo.** ¿Tiene un precio accesible para sus recursos? ¿Lo cubre la compañía de seguro de salud? Su compañía de seguro de salud probablemente cubrirá parte o todo el costo de algunos servicios, pero no de otros.

Averigüe cuáles costos serán cubiertos por la aseguradora y por cuánto tiempo. Considere lo que usted pueda pagar, y por cuánto tiempo.

Los beneficios de rehabilitación cardíaca son para toda la vida, así es que es recomendable que elija los mejores servicios en las áreas en donde usted necesita mayor ayuda. Por ejemplo, si usted fuma, busque un programa que le ayude a dejar de hacerlo. Elija servicios que incluyan actividades que usted disfrute, tales como caminatas en un centro comercial o en un parque. Antes de inscribirse, visite el centro de rehabilitación o de servicios y pregunte todo lo que quiera saber.

¿Cómo puede obtener los mayores beneficios?

Los estudios demuestran que si el paciente puede controlar los factores de riesgo para los problemas del corazón, puede disfrutar una vida más saludable. Por ello es importante que los servicios de rehabilitación cardíaca que elija le ofrezcan todo lo que necesita. Los siguientes son puntos importantes:

- **Plan.** Coopere con su grupo de cuidado médico para diseñar o cambiar los servicios de rehabilitación de tal manera que respondan a sus necesidades.

- **Comunicación.** Haga preguntas. Si no entiende las respuestas, insista hasta que todo le quede claro. Reporte cualquier cambio en su estado físico o emocional.

- **Tome cargo de su recuperación.** Nadie más lo puede hacer en su lugar. Los cambios en su estilo de vida son benéficos para su corazón, así es que debe mantenerlos para siempre.

Para tener mayor control sobre la dirección de su rehabilitación, recuerde las metas y mantenga la información importante a la mano. Puede ser que le sirva tener un calendario para anotar las actividades de su plan, o tener un cuaderno tal como el que se muestra en las siguientes hojas.

Ejemplo para sus notas

Itinerario de actividades:

Dónde_____

Cuándo_____

Dónde_____

Cuándo_____

Dónde_____

Cuándo_____

Nombre, teléfono, y especialidad de cada individuo en mi grupo de rehabilitación cardíaca:

_____

Preguntas y preocupaciones que quiero consultar con el personal de rehabilitación:

Metas para la semana (marque aquellas actividades o metas que ha logrado):

-
-
-
-
-
-

Los logros pequeños (los pequeños pasos que le ayudarán a alcanzar las grandes metas):

-
-
-
-
-

> A veces, las personas que tienen que cambiar sus vidas radicalmente se sienten deprimidas. Algunas personas se sienten deprimidas cuando se les diagnostica, o después de la cirugía. La rehabilitación le puede ayudar a sentirse mejor, pero si se siente muy deprimido, es probable que necesite más ayuda. La depresión hace más difícil que haga las cosas que le pueden ayudar a mejorarse, como acudir a sus servicios de rehabilitación o volver a iniciar sus actividades normales. Si está deprimido, consulte a su médico, ya que existen tratamientos para este problema. Al final de esta publicación le damos información sobre una publicación en español sobre el tema.

Para obtener más información y apoyo

Para mayor información sobre las enfermedades cardíacas y maneras en las que puede obtener ayuda a través de los servicios de rehabilitación, consulte a:

American Association of Cardiovascular and Pulmonary Rehabilitation (directorio de programas a nivel nacional, sólo en inglés)
608-831-7561

American Heart Association (Materiales de educación al paciente en español)
800-242-8721

Mended Hearts, Inc. (grupos de apoyo al paciente en español y materiales educativos en español)
214-706-1442

National Heart, Lung, and Blood Institute (Materiales de educación al paciente en español)
301-251-1222

Para obtener más información

La información en esta publicación se obtuvo de *Clinical Practice Guideline on Cardiac Rehabilitation*. La guía fue escrita por un panel de expertos del sector no gubernamental patrocinados por la Agency for Health Care Policy and Research (AHCPR), una agencia del Servicio de Salud Pública de los Estados Unidos. También cooperó en esta publicación el National Heart, Lung and Blood Institute. Existen y se están desarrollando otras Guías para pacientes en inglés y español sobre diversos problemas de salud.

Existen otras tres publicaciones para el paciente de la AHCPR para las personas interesadas en participar en servicios de rehabilitación cardíaca:

- *La angina de pecho inestable* (en español) (AHCPR Pub No. 94-0605)
- *La insuficiencia cardíaca* (en español) (AHCPR Pub No. 94-0515)
- *La depresión: Existen tratamientos* (en español) (AHCPR Pub No. 94-0554)

Para más información sobre las guías para el paciente o para recibir copias de esta publicación, llame gratis al 1-800-358-9295, o escriba a:

AHCPR Publications Clearinghouse
P.O. Box 8547
Silver Spring, MD 20907

■ **Agency for Health Care Policy and Research**
2101 East Jefferson Street, Suite 501
Rockville, MD 20852
AHCPR Publication No. 960675
Abril de 1996

¡PÓNGASE EN ACCIÓN— PREVENGA LA ALTA PRESIÓN!

(Take Steps—Prevent High Blood Pressure)

La presión alta se conoce como "el asesino silencioso". Es una enfermedad que no da síntomas.

¿Por qué es peligrosa la presión arterial alta?

La presión alta es una enfermedad grave. Cuando su presión está alta, su corazón trabaja más fuerte de lo necesario para llevar sangre a todas las partes del cuerpo. Sin tratamiento, la presión alta aumenta sus riesgos de:

- derrame cerebral
- ataque al corazón
- problemas en los riñones
- problemas en los ojos
- muerte

Está en sus manos un corazón sano . . .

1. Mida su presión arterial. Su médico le dirá si su presión está alta. **Está alta si es 140/90 ó más. La presión deseable es 120/80.** ¡Aunque su presión esté en un nivel deseable, mídasela esta una vez al año!
2. ¡Está en sus manos...! Lea esta y ponga en práctica los consejos para prevenir la presión alta. Siga los con-

sejos de información para bajar su presión si la tiene alta.

Tome acción hoy para estar saludable y no tener alta presión más tarde.

Para prevenir la alta presión

- **Trate de mantener un peso saludable.** Si tiene sobrepeso, trate de no aumentarlo. Baje de peso si tiene sobrepeso. Trate de perder peso poco a poco, de media libra a una libra por semana, hasta lograr un peso saludable.
- **Manténgase activo todos los días.** Puede caminar, bailar, practicar deportes, usar las escaleras o hacer otras actividades que disfrute.
- **Disminuya la cantidad de sal y sodio al cocinar.** Compre alimentos marcados en la etiqueta como "sin sodio", "bajo en sodio" o "sodio reducido". Quite el salero de la mesa.
- **Reduzca el consumo de bebidas alcohólicas.** Los hombres no deben tomar más de uno o dos tragos al día. Las mujeres no deben tomar más de un trago al

día. Las mujeres embarazadas no deben tomar nada de alcohol.

No se desanime, si tiene la presión alta. Siga los consejos y podrá controlar o bajar la presión alta.

Para bajar su presión alta

1. Siga estos consejos:
   - trate de mantener un peso saludable.
   - manténgase activo todo los días.
   - disminuya el uso de alimentos que tengan alto contenido de sal y sodio.
   - reduzca el consumo de bebidas alcohólicas.
2. Tome su medicina como lo indica el médico.
3. Mídase la presión arterial con frecuencia.

¡Mídase la presión arterial! *Más vale prevenir que lamentar.*

■ **National Heart, Lung, and Blood Institute**
NIH Publication No. 964041
Septiembre de 1996

ENFERMEDAD DE ALZHEIMER (ALZHEIMER'S DISEASE)

■ ■ ■

COMPRENDER Y VIVIR CON LA CONDICIÓN DE ALZHEIMER

(Learning to Live with Alzheimer's)

Introducción

Esta información está diseñado para ayuda a los pacientes y a las personas que los atienden a comprender lo condición de Alzheimer. Aquí se explican los cambios que se pueden esperar durante el curso de la enfermedad, así como el impacto que la condición de Alzheimer puede tener sobre las personas cercanas al paciente. A pesar de que esta información no contestará todas sus preguntas, contiene valiosa información que puede ayudar tanto al paciente como a los familiares y a la persona que lo atiende a convivir con mayor tranquilidad con la condición de Alzheimer. En caso de cualquier duda sobre la condición de Alzheimer consulte a su médico.

Envejecimiento normal

El proceso de envejecimiento, algo natural en la vida, es esencialmente un proceso de cambio. A medida que envejecemos, nuestros cuerpos muestran este cambio de diversas formas: en el color del pelo (canas), en los cambios en la piel (arrugas), en el tono muscular y en la disminución y debilitamiento general de las funciones del cuerpo.

El envejecimiento también puede implicar cambios sutiles en la memoria y en otros procesos mentales. Sin embargo, cuando el olvido comienza a afectar la forma en que una persona funciona, es apropiado consultar a un médico para garantizar de que estos cambios se encuentran dentro de los límites esperados del envejecimiento normal y no se deben a otras causas.[1]

Demencia

La demencia es la pérdida de las capacidades intelectuales (tales como pensar, recordar y razonar) con suficiente intensidad como para interferir con el funcionamiento diario de una persona.[1] Esto no es una enfermedad en sí, sino un grupo de síntomas que pueden acompañar ciertas enfermedades o condiciones físicas.

La condición de alzheimer

La forma más común de demencia es la condición de Alzheimer. La condición de Alzheimer es un trastorno progresivo y degenerativo que afecta los tejidos cerebrales, dando eventualmente como resultado el funcionamiento anormal de cerebro. En 1907, el Dr. Alois Alzheimer, un médico alemán, describió por primera vez los cambios anormales en el cerebro que actualmente se asocian con la condición de Alzheimer.[2]

Los cambios en el equilibrio químico del cerebro también han sido reconocidos en pacientes que padecen la condición de Alzheimer. Las células del cerebro que funcionan normalmente producen ciertas sustancias químicas especiales denominadas neurotransmisores, que ayudan a enviar señales a través del cuerpo para garantizar un funcionamiento adecuado. En los pacientes que padecen la condición de Alzheimer, el cerebro produce una menor cantidad de algunas de estas sustancias químicas, lo que puede dar como resultado el funcionamiento inadecuado de las células nerviosas relacionadas con la memoria, el razonamiento y el juicio.[3]

Síntomas

Los síntomas relacionados con la condición de Alzheimer varían con respecto al orden de aparición y gravedad. Por lo general, se producen gradualmente y comiezan con la imposibilidad de recordar eventos recientes. Otros síntomas pueden incluir confusión y desorientación.

Por ejemplo, las personas que padecen la condición de Alzheimer no pueden reconocer las caras más familiares, saber dónde se encuentran, o tomar conciencia de la hora o del día. Los cambios en la personalidad y el comportamiento tales como el enojo, la agitación, y depresión son comunes en las etapas tempranas. Otro síntoma común es la pérdida de la capacidad para aprender y utilizar el juicio. Los problemas en la comunicación surgen a medida que el paciente no puede recordar o elegir las palabras adecuadas. A medida que la condición progresa, los pacientes pueden perder la capacidad para cuidarse a si mismos.[1,2]

Individuos bajo riesgo

La condición de Alzheimer afecta a las personas independientemente de su sexo, raza, grupo étnico, o nivel socio-económico.[4] Se estima que hasta cuatro millones de estado-unidenses padecen de la enfermedad. A medida que la población en general envejece, se espera que la contidad de personas afectadas por la condición de Alzheimer también aumente.[5]

Una de las principales preocupaciones de los parientes de pacientes que padecen la condición de Alzheimer es la posibilidad de que sea un trastorno heredable.[4] En la mayoría de los casos, la enfermdad aparentemente se produce al azar y solamente hay un pequeño aumento en el riesgo de que los parientes cercanos padezcan de la enfermedad.[4]

Diagnóstico

Debido a que existen más de 50 enfermedades que pueden causar demencia o que tienen síntomas similares a la condición de Alzheimer, se requiere efectuar una evaluación médica cuidadosa para eliminar otras causas de demencia. Los médicos pueden efectuar un diagnóstico clínico más preciso.[4]

A pesar de que el diagnóstico de Alzheimer es difícil de aceptar, puede ser un alivio. La posibilidad de identificar una enfermedad física determinada permite al paciente y a la persona que lo atiende comprender mejor los cambios que se han producido. Además, el diagnóstico precoz permite brindar a los pacientes y a las personas que los atienden información de utilidad sobre la enfermedad y las expectativas futuras.

Si el diagnóstico se efectúa durante las etapas tempranas de la enfermedad, el paciente puede estar en condiciones de comprender el proceso de la enfermedad, y con la ayuda de los miembros de su familia, puede efectuar planes adecuados para su propia atención. Este es un asunto de importancia ya que la planificación del futuro puede ayudar a reducir el estrés causado por las preocupaciones diarias a medida que la enfermedad progresa.

Toma de decisiones

Se puede considerar un proceso de planificación realista que pudiera incluir la identificación de fuentes de atención médica y otros servicios de apoyo,[6] así como las disposiciones de índole financiera y legal.

Las decisiones relacionadas con el tipo de atención que el paciente debe recibir por lo general son basadas en los valores y las creencias individuales. Esto incluye la selección de la persona o familiar que brindará la atención al paciente y una persona o familiar de apoyo encargada de la toma de decisiones.[6]

Las responsabilidades de la persona encargada de tomar decisiones son importantes. Por ejemplo, esa persona es quien posiblemente deba decidir si el paciente debe someterse a procedimientos de diagnóstico o quirúrgicos para otras enfermedades, participar en planes de tratamiento experimentales, o ser admitidos en un establecimiento a large plazo.[6]

Tratamiento

A pesar de que las causas de la condición de Alzheimer son desconocidas y en la actualidad no existe cura conocida, se continua con la investigación en este campo. A través de los esfuerzos realizados por los misterios de esta enfermedad. Las opciones de tratamiento deben discutirse con el médico.

Es importante que el médico que trata al paciente que padece la condición de Alzheimer así como la persona que lo atiende, esté conciente de todos los medicamentos, ya sea prescritos y no prescritos, que el paciente esté ingiriendo. Dependiendo de la progresión de la enfermedad y de los síntomas que las acompañen, posiblemente sea necesario efectuar cambios en la medicación o en los horarios y la administración de las medicinas. La administración segura precisa de la medicación es de particular importancia para el paciente. Por tal motivo, esta tarea debe asignarse a una persona responsable.[6]

Un estilo de vida cambiante

A medida que la condición de Alzheimer progresa, el paciente dependerá cada vez más de la persona que lo atiende aún para tareas básicas. Las actividades diarias una vez que se realizan en forma rutinaria pueden requerir la asistencia o supervisión de la persona encargada de la atención del paciente.

Posiblemente la persona encargada de la atención del paciente deba eventualmente reconsiderar el alcance de actividades aceptables para el paciente a medida que aumenta su incapacidad. Posiblemente no sea adecuado que el paciente trabaje o administre dinero. Actividades que anteriormente eran seguras, como por ejemplo, conducir un vehículo, preparar comidas y realizar caminatas sin compañía, pueden convertirse an actividades peligrosas.[6] En las etapas subsiguientes de esta enfermedad, ciertos asuntos tales como la higiene diaria y el vestirse pueden estar más allá de la capacidad del paciente y deberán estar a cargo de la persona encargada de su atención.

Información a terceros

A pesar de que puede ser difícil compartir la noticia de que una persona allegada padece la condición de Alzheimer, en muchas instancias puede ser beneficioso hacerlo. Aquellas personas que deben conocer el estado del paciente incluyen los miembros de la familia, los vecinos, la policía y otras personas con quien tanto usted como el paciente mantienen un contacto regular. La posibilidad de compartir esta infomación no solamente puede evitar problemas que pudieran surgir, sino que también puede ayudar a crear un grupo de personas a quien usted puede acudir para que le brinden asistencia en caso de necesidad.

La condición de Alzheimer y la familia

Las personas encargadas de la atención del paciente se encuentran con una carga pesada que puede crear estrés emocional, físico, social y económico. La atención a un paciente que padece la condición de Alzheimer puede requerir sacrificios, cambios en prioridades, y tal vez cambios en los roles que cumplen otros miembros de la familia.[7]

En tales circunstancias, es común que surjan desacuerdos o conflictos familiares o que, si los hubiere, se intensifiquen. Se pueden presentar tensiones conyugales, así como conflictos entre el cónyuge del paciente y los hijos adultos relacionados con la atención que debe suministrar al paciente y quién debe hacerlo.

Muchas de estas dificultades pueden superarse o su impacto puede disminuir aprendiendo o incorporando mayor información sobre la condición de Alzheimer y los servicios disponibles a las familias de los pacientes. Con relación a esto, muchas familias y las personas encargadas de la atención del paciente han encontrado que los grupos de apoyo son de gran utilidad.[8] Al tener conocimiento de los servicios disponibles y al consultar al médico de cabecera, muchas familias pueden hacer planes aceptables para todos sus miembros.

El hogar o una institución

El paciente puede ser atendido en el hogar, siempre que exista un equilibrio saludable entre la atención del paciente y las demás responsabilidades de la persona encargada de su atención. Esto es esencialmente válido con respecto a la propia salud de la persona que lo atiende, ya que no podrá esperar brindar una atención adecuada al paciente si no se encuentra en buen estado de salud.

Eventualmente, llegará el momento en que las persona encargada de la atención del paciente ya no pueda manejarlo, aún con apoyo adicional. En este punto, la persona encargada de la atención del paciente deberá considerar instituciones de atención a largo plazo o geriátricos que provean una atención profesional e ideal.

Usted no está solo

Ya sea que elija atender al paciente en el hogar o hacer uso de los servicios de una institución profesional, existe una gran variedad de servicios de apoyo disponibles para ayudarle a manejar los problemas y preocupaciones resultantes de esta enfermedad.

Los grupos de apoyo son recursos esencialmente valiosos. Estos servicios pueden variar, desde grupos compuestos de miembros de la familia que comparten experiencias emocionales y prácticas hasta aquellos que ofrecen programas educativos altamente estructurados con información professional.[8] Algunos grupos también ofrecen servicios en el hogar. Hay también diversas organizaciones que están muy activas en informar sobre las necesidades y derechos de los pacientes que padecen la condición de Alzheimer. Se encuentra disponible al público una variedad de libros, folletos, y demás fuentes de información que deben utilizarse.

Los programas de asesoramiento profesionales y no profesionales para las personas encargadas de la atención del paciente y los miembros de la familia pueden ser especialmente útiles a medida que progresa la enfermedad.

Bibliografia

1. Crystal H.A. The diagnosis of Alzheimer's disease and other dementing disorders. In: Aronson MK, ed. *Understanding Alzheimer's Disease: What It Is; How to Cope With It; Future Directions.* Alzheimer's Disease and Related Disorders Association. New York, NY: Charles Scribner's Sons; 1988: 15–33.
2. Volger BW. Therapy reviews: Alternatives in the treatment of memory loss in patients with Alzheimer's disease. *Clin Pharm.* 1991; 10:447–456.
3. Katzman R. Alzheimer's disease. *N Engl J Med.* 1986; 314(15): 964–973.
4. Davies P. Alzheimer's disease and related disorders: An overview. In: Aronson MK, ed. *Understanding Alzheimer's Disease: What It Is; How to Cope With It; Future Directions.* Alzheimer's Disease and Related Disorders Association. New York, NY: Charles Scribner's Sons; 1988:3–14.
5. Discoveries in Health for Aging Americans: Progress Report on Alzheimer's Disease 1992. National Institutes of Health and National Institute on Aging.
6. Aronson MK. Caring for the dementia patient. In: Aronson MK ed. *Understanding Alzheimer's Disease: What It Is; How to Cope With It; Future Directions.* Alzheimer's Disease and Related Disorders Association. New York, NY: Charles Scribner's Sons; 1988: 95–127.
7. Pollack R. Dealing with the emotional turmoil of Alzheimer's disease. In: Aronson MK, ed. *Understanding Alzheimer's Disease. What It Is; How to Cope With It; Future Directions.* Alzheimer's Disease and Related Disorders Association. New York, NY: Charles Scribner's Sons; 1988: 163–172.
8. Marks J. Alzheimer support groups: A framework for survival. In: Aronson MK, ed. *Understanding Alzheimer's Disease: What It Is; How to Cope With It; Future Directions.* Alzheimer's Disease and Related Disorders Association. New York, NY: Charles Scribner's Sons; 1988: 188–197.

Lectura adicional sugerida

1. Aronson MK, ed. *Understanding Alzheimer's Disease: What It Is; How to Cope With It; Future Directions.* Alzheimer's Disease and Related Disorders Association. New York, NY: Charles Scribner's Sons; 1988.
2. Mace NL, Rabins PV. *The 36-Hour Day: A Family Guide to Caring for Persons with Alzheimer's Disease, Related Dementing Illness, and Memory Loss in Later Life.* Baltimore, Md: The Johns Hopkins University Press; 1981.

■ Parke-Davis
Gente que se preocupa
Una división de Warner-Lambert Company
Morris Plains, New Jersey 07950
PD-102-BK-8705-A1(113) 409058
Copyright 1993 Warner-Lambert Company

CUANDO ALGUIEN QUE USTED CONOCE SUFRE DE LA ENFERMEDAD DE ALZHEIMER

(When Someone You Love Suffers from Alzheimer's)

Con la creciente prevalencia de la enfermedad de Alzheimer, es muy posible que Ud. tenga un amigo o conocido que sufre de esta enfermedad. Como con todas las enfermedades crónicas y debilitantes, el paciente y su familia necesitarán de su apoyo y amistad más que nunca. La interacción con el paciente de Alzheimer y su familia parecerá difícil, pero con un poco de comprensión, paciencia y conocimiento de la enfermedad, Ud. puede desempeñar un rol muy importante.

Lo primero y más importante es aprender más acerca de la enfermedad de manera que Ud. pueda reconocer, comprender y anticipar los síntomas y comportamientos más comunmente asociados con la enfermedad de Alzheimer. Este conocimiento profundizado le permitirá interactuar más efectivamente con el paciente y comprender las demandas que su cuidado impone a la persona responsable.

La siguiente información le proporcionará sugerencias prácticas sobre qué hacer, qué decir, y cómo actuar cuando alguien que Ud. conoce sufre de la enfermedad de Alzheimer.

Interacción con el paciente

Algunos de los comportamientos más notables que ocurren en las primeras etapas de la enfermedad incluyen cambios en la personalidad, cambios en el humor, y pérdida en la memoria de eventos recientes. A medida que la enfermedad progresa, los pacientes se verán más confundidos y tendrán mas dificultades en reconocer a familiares y amigos. Su comportamiento puede tornarse más agresivo y su capacidad de atención muy limitada. Su abilidad para escribir, leer y organizar sus pensamientos se verá marcadamente reducida. A veces se mostrarán desconfiados. Estos síntomas y comportamientos cambiarán continuamente en el curso de la enfermedad la cual puede durar de 2 a 20 años.

Ofrecemos las siguientes sugerencias para interactuar con el paciente y brindarle apoyo:

1. Aprenda más acerca de la enfermedad y cómo responder a los comportamientos inusuales.
2. Mantenga su comunicación con el paciente simple, su tono de voz bajo y evite hacer muchas preguntas que puedan frustrar o sobreestimularlo.
3. Aumente su comunicación noverbal con el paciente incluyendo más contacto visual, sonrisas y contacto físico.
4. Hable de cosas del pasado para estimular la memoria del paciente sobre quién es Ud. Recuerde no frustrar al paciente si parece no reconocerlo.
5. Mantenga el estímulo al mínimo bajando el volumen de televisores y radios; evite reuniones con muchas personas y cambios en la rutina del paciente.
6. No asuma que el paciente aún puede realizar las actividades que disfrutaba en el pasado. Pregunte a la familia qué actividades puede y desea realizar el paciente en la actualidad.

Apoyo a la familia

El cuidado del paciente con Alzheimer es una actividad constante y estresante, y las personas a cargo de este cuidado necesitan de su apoyo lo más posible. La tarea es física y emocionalmente abrumante y el nivel de estrés puede llegar a ser intolerable para el familiar. Ofrecemos las siguientes sugerencias para aliviar la carga y ofrecer el apoyo necesario:

1. Ofrezca a las personas al cuidado del paciente su tiempo libre, algo de lo que ellos no disponen. Ofrezca hacer mandados, compras o asistencia con la comida. Si es posible, traiga ocasionalmente una comida preparada para aliviarles su trabajo.
2. Reconozca la necesidad de "escaparse" de las personas a cargo del paciente. Ofrezca quedarse con el paciente o ayude a buscar un programa del relevo para permitir que la persona se ausente.
3. Reconozca que la relación que Ud. tenía previamente con la persona al cuidado del paciente puede cambiar. Ellos tendrán menos tiempo para actividades sociales y otras actividades que solían disfrutar.
4. Escuche a la persona con atención y sea un buen amigo. Reconozca las necesidades del familiar así como las del paciente a través de notas con palabras alentadoras.
5. Reconozca que la persona al cuidado del paciente puede resistirse a pedir ayuda y que Ud. tendrá que mostrar determinación cuando ofrezca su ayuda.

No se desespere o dé por vencido. Como la enfermedad de Alzheimer no sigue los mismos patrones en todos los pacientes, deberá probar muchas tácticas antes de encontrar la correcta. Recuerde que cuando algien que Ud. conoce sufre de la enfermedad de Alzheimer, tanto el paciente como la persona que lo cuida necesitan su apoyo y amistad continuos.

■ Suncoast Gerontology Center, University of South Florida
12901 Bruce B. Downs Boulevard,
MDC Box 50
Tampa, Florida 33612-4799
10770 North 46th Street, Suite A1200
Tampa, Florida 33617

Tel: (813) 974-1355; fax: (813) 974-1251
Enero de 1994

DEDICADO A USTED: PARA LA GENTE DIAGNOSTICADA CON LA ENFERMEDAD DE ALZHEIMER

(Especially for You: For Those Diagnosed with Alzheimer's Disease)

Esta información fue escrito especialmente para usted quien es una persona con la enfermedad de Alzheimer.

Su propósito es darle información básica acerca de lo que está usted experimentando y ofrecerle algunas sugerencias en como hacer su vida más fácil.

Esta información está dedicado a Maurice Dionne y todos aquellos Canadienses que han sido diagnosticados con la enfermedad de Alzheimer. Su valor y fuerza han traído inspiración a miles.

¿Qué me está pasando?

Usted ahora quizá se haya estado haciendo esa pregunta por algún tiempo y quizá probablemente haya estado preocupado y ansioso acerca de los cambios que usted ha notado.

Ciertamente el saber que usted tiene la enfermedad de Alzheimer le molesta. El tener información acerca de esta enfermedad le ayudará a hacerle frente a esta enfermedad mas fácilmente.

Por razones que nosotros sólo estamos empezando a entender, la enfermedad de Alzheimer, causa cambios graduales irreversibles en las células del cerebro. Estos cambios usualmente causan dificultades con la memoria, para hacer decisiones, para atender sus necesidades propias y con la comunicación, ya sea para expresar sus pensamientos y para entender lo que otras personas están diciendo.

Usted probablemente ya haya visto a un doctor por haber notado un problema con su memoria, su pensamiento y con confusión. Usted quizá esté encontrando frustrantes las visitas al doctor. Esto es porque toma tiempo hacer el diagnóstico de la enfermedad de Alzheimer. El doctor deberá asegurarse de que ningún otro problema está causando los síntomas que usted está teniendo.

Para hacer el diagnóstico de la enfermedad de Alzheimer es importante que usted reciba un examen completo. Este examen deberá incluir:

- **Un examen físico completo.**
- **Una historia médica detallada.**
- **Exámenes de sangre y orina.**
- **Exámenes de memoria y habilidades.**
- **Una evaluación de su estado de ánimo o emocional.**
- **Rayos X, o tomografías del cerebro.**
- **Algunas veces una visita al especialista tal como un neurólogo, psiquiatra o doctor geriatra (doctor especialista en personas de edad avanzada).**

Si usted no entiende para que son estos exámenes o que significan los resultados, pídale a su doctor que se los explique.

¿Qué puedo hacer?

En las siguientes páginas están algunas de las cosas que las personas con la enfermedad de Alzheimer experimentan y algunas sugerencias que le podrían ayudar.

Pero primero, es importante que usted sepa que:

- los cambios que usted está experimentando son causados por la enfermedad.
- Usted tendrá días buenos y malos.
- La enfermedad afecta a cada persona diferentemente y los síntomas variarán.
- Algunas de las siguientes sugerencias podrían funcionar para usted y algunas no.
- El tratar ideas diferentes le ayudará a usted a encontrar maneras que sean cómodas para usted, para hacerle frente a la enfermedad
- Usted no está indefenso, hay maneras para ayudarle a usted a hacerle frente a la enfermedad ahora y más tarde.
- Usted no está sólo, hay gente que lo puede ayudar a entender lo que le está pasando a usted, y que le pueden dar ayuda.

Pérdida de la memoria

- Aunque usted quizá recuerde claramente eventos que ocurrieron hace mucho tiempo, eventos recientes podrían ser rápidamente olvidados.
- Usted quizá tenga dificultad para reconocer a las personas, lugares o con la noción del tiempo.
- Habrá veces en las que usted olvidará citas o los nombres de las personas.
- El tratar de recordar dónde puso usted las cosas puede ser muy frustante.

Sugerencias

- Mantenga una agenda para recordar cosas importantes y consérvela con usted TODO EL TIEMPO. Esta agenda la puede poner en un bolsillo de su pantalón o vestido o en una bolsa que use alrededor de su cintura.

- Esta agenda puede tener:
  - Números telefónicos importantes, incluyendo el de usted y los que se necesiten en caso de emergencia.
  - Nombres de personas.
  - Una lista de cosas que necesita hacer.
  - Citas.
  - Un mapa demonstrando dónde está su casa.
  - Cualquier pensamiento o idea que usted quiera recordar.

- Ponga nombres en los gabinetes, alacenas y cajones, use palabras o dibujos que describan los contenidos por ejemplo: platos, cuchillos y tenedores.

- Tener una máquina para contestar el teléfono es útil para mantenerse al tanto de los mensajes telefónicos.
- Los números telefónicos escritos con letra de imprenta grande y colocados cerca del teléfono pueden ser de utilidad. Incluyendo números de emergencia y la descripción de donde usted vive.
- Usted quizá encuentre útil y reconfortante el tener un amigo o pariente que le llame por teléfono para recordarle las horas de los alimentos, de sus citas, o cuando usted debe tomar sus medicinas.
- Conserve una colección de fotografías de gente que usted ve regularmente, póngales sus nombres a las fotos y a que se dedican las personas.
- Marcar los días que han pasado en un calendario es una buena manera de mantener la noción del tiempo. Quizá sea más fácil para usted conseguir que alguien le ayude a marcar los días que han pasado.
- Muchas comunidades tienen canales de televisión que muestran el día y la hora.
- Usted puede comprar en farmacias, cajas para medicinas que le ayudarán a organizar sus medicinas. También le ayudarán a recordarle cuando tiene que tomar sus pastillas.
- Recuerde que habrá días en los cuales su memoria es mejor que en otros. Aunque inquietante este tipo de variación es normal.

Encontrando el lugar a dónde se dirige

Habrá días en los cuales cosas que usualmente son conocidas para usted se vuelvan desconocidas.

Por ejemplo:

- Usted podría perderse al ir al centro de la ciudad.
- Un parque favorito podría no verse igual.
- Usted quizá no reconozca donde dar vuelta.

Sugerencias

- No tenga miedo de pedir ayuda.
- Explíquele a la gente que usted tiene un problema de memoria y necesita ayuda.
- Vaya con alguien cuando salga.
- Cuando usted crea que está perdido vaya a la casa más cercana o tienda para que lo ayuden.
- No trate de encontrar el lugar usted sólo.
- Pídale a alguien que lo ponga los datos de usted en un registro de personas perdidas, esto puede hacerse a través de su Sociedad Local de Alzheimer.
- Considere obtener un brazalete de identificación con su nombre, dirección, número telefónico y el nombre y teléfono de un contacto de emergencia.

Haciendo tareas sencillas durante el día

Usted quizá encuentre que es más difícil hacer las cosa que antes eran fáciles de hacer.

Por ejemplo:

- Escoger la ropa que va a ponerse y ponérsela correctamente.
- Seguir los paso de una receta.
- Manejar su dinero y balancear su chequera.
- Hacer reparaciones simples de la casa.

Sugerencias

- Dese bastante tiempo, no deje que otros lo apresuren.
- Si algo es demasiado difícil, tome un descanso.
- Si usted necesita ayuda pídala.
- Encárguese de que otros le ayuden con tareas difíciles.
- A través del tiempo algunas cosas podrían volverse demasiado difíciles para que usted las haga, esto es debido a la enfermedad haga lo mejor que pueda y acepte ayuda.

Hablando a otras personas

- Encontrando las palabras adecuadas para expresar sus pensamientos se volverá más difícil.
- A veces, el entender lo que dice la gente también podría ser difícil.

Sugerencias

- Tome el tiempo que necesite.
- Dígale a la gente que usted tiene un problema para pensar, comunicarse y para acordase.
- Si usted no entiende algo, pídales que lo repitan.
- Está bien que lo pregunte una y otra vez.
- Si le molestan demasiadas personas o demasiado ruido, encuentre un lugar quieto.
- Si se le va a usted un pensamiento, déjelo ir no hay problema si se le olvida, este pensamiento quizá regrese después.

¿Por qué me siento de esta manera?

Al experimentar los cambios causados por la enfermedad Alzheimer podría ocasionar que usted tenga sentimientos que no está acostumbrado a tener. Es importante saber que estos son una respuesta natural a la enfermedad. El tener estos sentimientos no es malo pero es importante que usted los comparta con otros. Dígale a alguien con quien se sienta cómodo, acerca de como se siente usted. Reúnase con un grupo de soporte y conozca a otras personas que tienen la enfermedad de Alzheimer. Sus sentimientos quizá cambien los sentimientos que usted experimente un día, quizá desaparezcan al día siguiente.

Aquí describimos algunos de los sentimientos que la gente con la enfermedad de Alzheimer nos ha dicho haber experimentado. Estos son sólo una muestra y no significa que usted experimentará alguno o todos ellos. También hay algunas sugerencias que otras personas con la enfermedad de Alzheimer han encontrado útil para lidiar con estos sentimientos.

"Me preocupo más de lo normal"

- Es importante que usted hable con sus familiares y amigos acerca de sus preocupaciones.
  Algunas de las cosas que quizá usted se preocupe son:
  - ¿Qué me va a pasar?
  - ¿Qué tan pronto empeorará esto?

Aunque no hay respuestas definitivas, el hablar acerca de estas preocupaciones con las personas que lo estiman le podría ayudar a usted.

- La mayoría de la gente encuentra que al hacer una actividad que ellos disfrutan como ir a caminar o hacer jardinería, les ayuda a dejar de preocuparse por un rato y les ayuda a tener una actitud positiva.

"Yo pienso algunas veces que me estoy volviendo loco"

- Usted no se está volviendo loco. La enfermedad hace que usted sienta que está perdiendo control. Diciéndole a las personas de su alrededor como se siente usted, podría ofrecerle algo de bienestar. El compartir estos sentimientos con otras personas que tienen la enfermedad de Alzheimer también podría ayudar.

"Algunas veces me pongo de mal humor"

- Debido a lo que está usted pasando no es sorprendente que no esté siempre de buen humor. En estos días es importante recordar que mañana será un día mejor. Trate de hacer cosas que eleven su espíritu.

"Algunas veces me siento enojado"

- Por qué me esta pasando esto a mí? ¿Qué he hecho para merecerme esto? Estas dos preguntas son naturales. El sentirse enojado está bien. Algunas veces ayuda el hablar con un consejero que sabe de la enfermedad de Alzheimer. Su doctor o la Sociedad de Alzheimer en su área podría recomendarle uno a usted.

"Yo me siento algunas veces triste"

- Su vida está cambiando, es natural que se sienta triste. Este es un sentimiento muy común para la gente que tiene la enfermedad de Alzheimer. Hable con las personas que le rodean. Dígale a su doctor como se siente. Algunas veces, si usted no puede deshacerse de esta tristeza, su doctor quizá le pueda recetar alguna medicina que le ayudará.
- Usted quizá se sienta mejor cuando pasa tiempo con un amigo o con su familia o haciendo alguna actividad que usted disfrute.
- Ver una película divertida podría quitarle de la mente sus problemas por un rato.

Conservar su sentido del humor es muy importante.

"Cuando las cosas salen mal, me da mucha pena"

- El perderse, el olvidar una cara familiar, el no poder encontrar una palabra correcta para expresarse podría ser penoso. Explicándole a la gente que usted está teniendo dificultades de memoria causados por la enfermedad de Alzheimer podría ayudarle a que estos sentimientos mejoren. La gente puede ser muy comprensiva.

"Algunas veces me siento muy sólo"

- Usted quizá crea que la gente a su alrededor no entiende por lo que usted está pasando, por lo tanto usted se siente sólo. Compartiendo estos sentimientos con la gente que lo estima podría ayudarle. Usted quizá encuentre que hablando con otras personas que también han sido identificados con la enfermedad de Alzheimer podría mejorar sus sentimientos. Póngase en contacto con su Sociedad de Alzheimer y dígales que usted quisiera conocer a alguien con la enfermedad de Alzheimer o empezar un grupo de soporte en su comunidad con la ayuda de la Sociedad de Alzheimer.
- Explique lo que usted sabe acerca de la enfermedad de Alzheimer a sus amigos o haga que alguien lo haga por usted. Si ellos entienden por lo que usted está pasando quizá lo puedan ayudar, también dígales cuanto significan sus visitas para usted.

"Yo me frustro"

- Es lógico! El no poder hacer las cosas que usted hacia antes es frustrante. Enfrentar tales retos puede frustrar a la persona más paciente. Otra vez hable a la gente acerca del por qué está usted frustrado. Vea si hay algo que usted o las personas a su alrededor puedan hacer para disminuir la frustración y hacer las cosas más fáciles. Trate algunos de los consejos a continuación en este cuadernillo.

"Me siento culpable cuando pido ayuda"

- Todos nosotros valoramos nuestra independencia. A pocos de nosotros nos gusta depender de otros para que nos ayuden. Conforme pase el tiempo usted se dará cuenta de que es necesario pedir ayuda más seguido. Pedir ayuda y tener que depender en otros a veces trae consigo sentimientos de culpabilidad. Usted no necesita sentirse culpable. A usted le gusta ayudar a la gente así mismo a la gente también le gusta ayudarle. Hable acerca de sus sentimientos pero también trate de aceptar la ayuda que usted necesite.
  Reacciones emocionales como estas son muy normales ya que usted se está enfrentando a muchos retos y ajustes. Cada uno de nosotros tiene su propia manera de lidiar con nuestros sentimientos, pero lo importante es encontrar la manera de hacerle frente a estos sentimientos que HAGA QUE USTED SE SIENTA MEJOR.

¿De qué otra forma puedo atender mis necesidades?

Las personas con la enfermedad de Alzheimer nos han dicho algunas de las cosas que facilitan sus vidas. Nosotros las compartimos con usted como sugerencias.

Salud en general

Manténgase saludable. Cuídese. Descanse cuando esté cansado. Haga ejercicio después de consultar con su doctor. Coma apropiadamente. Disminuya la cantidad de bebidas alcohólicas que toma o elimine el consumo de estas... ya que pueden ocasionar que empeoren los síntomas de la enfermedad de Alzheimer. Tome su medicina como se le receta... pida ayuda si le es difícil recordar cuando se deben tomar estas medicinas.

Seguridad

La pérdida gradual de la memoria y las dificultades al hacer decisiones y al comunicarse con frecuencia aumentan las preocupaciones acerca de la seguridad. Las siguientes son algunas sugerencias para asegurar su seguridad.

- Quedarse sólo
  La persona con quien usted vive puede preocuparse de dejarlo sólo por un periodo largo de tiempo. Aunque usted sienta que estará bien sólo, el tener un compañero ayudará a que pase el tiempo más placenteramente y disminuirá la preocupación de todos.
- Manejar
  Llegará el momento en el cual no tendrá seguridad manejando. Esto es debido a la pérdida de su memoria, habilidad para hacer decisiones, y para reaccionar rápidamente. Confundirse al estar manejando puede ser problemático. Regresar su licencia para manejar no es fácil, pero es necesario para su seguridad y la seguridad de otras personas. Use otros medios para transportarse: amigos, familia, taxis.
- Artículos eléctricos
  Si hay algunos artículos que usted usa frecuentemente usted necesita asegurarse que todos ellos tienen apagadores automáticos.
- Detectores de humo
  Todas las casas deben tener un detector de humo. Asegúrese que su casa tenga uno. Este detector de humo puede salvar su vida en caso de fuego.
- Lidiando con gente que no reconoce

Si alguien que usted no reconoce viene a su puerta, pregunte cual es el nombre de la persona y por su número de teléfono en lugar de dejar entrar a esta persona. Después usted o algún miembro de su familia puede llamarle por teléfono más tarde.

¿Qué va a pasar en el futuro?

Desafortunadamente, la enfermedad de Alzheimer es una enfermedad progresiva. Al pasar el tiempo los síntomas empeorarán y usted necesitará más ayuda. No hay forma de predecir cuando o como pasará con usted. Es una buena idea para usted el hacer decisiones acerca de su futuro tan pronto como sea posible durante el curso de la enfermedad.

Usted quizá quiera discutir y hacer planes para:
- Si usted todavía está trabajando, hable con su jefe acerca de la enfermedad de Alzheimer y de sus síntomas. Lleve a alguien con usted para que le ayude a explicar e interpretar. Usted quizá pueda acortar sus horas de trabajo y sus responsabilidades.
- Si usted es dueño de su propio negocio, usted necesita hacer planes para el futuro.

Cuestiones de dinero y legales

- Hable con su familia
- Es importante que sus asuntos relacionados con dinero están en las manos de alguien en quien confía usted como su esposo/esposa, hijo o hija.
- Vea a un abogado para poner a alguien encargado de sus intereses financieros.
- Cuando usted vea a su abogado lleve a alguien con usted para que le ayude a explicar e interpretar la información que reciba.
- Usted deberá también considerar el nombrar a alguien quien tomará otras decisiones por usted cuando usted ya no pueda hacerlo. Esta persona podría ser o no ser la misma que lo ayuda con sus finanzas. Es importante que esta persona conozca sus deseos relacionados a la atención de su salud futura y posibles cambios con relación a su vivienda.

Planeando por adelantado le asegurará que su futuro estará en buenas manos. También ayuda a su familia a tomar las decisiones correctas para usted en el futuro.

¿Qué pasa si vivo solo?

Muchas personas con la enfermedad de Alzheimer continúan viviendo sin problemas por algún tiempo. Aquí le ofrecemos algunas ideas para ayudarlo.

- Hable con su doctor acerca de obtener ayuda domiciliaria con las cosas como el aseo de la casa, la preparación de sus alimentos, transportación, etc.
- Algunos bancos ofrecen los servicios para hacer sus transacciones desde su hogar "banco en el hogar" que podrían ser útiles. Si su banco no los ofrece, haga saber al gerente del banco que usted tiene la enfermedad de Alzheimer y que usted tiene dificultad para hacer sus transacciones. El o ella pueden ayudarlo.
- Arregle para tener depósito directo de cheques a su cuenta tal como la que ofrece Old Age Pension o Canada Pension.
- "Alimentos sobre ruedas" ("Meals on Wheels") puede asegurar que usted reciba una buena alimentación en su hogar una vez al día.
- Haga que un miembro de la familia le arregle el lugar donde guarda su ropa y los cajones de su armario para

que se le haga más fácil a usted escoger lo que va a usar.

- Deje un juego de llaves con algún vecino en quien confíe.
- Use un tostador o un horno de microondas en lugar de la estufa, si usted está familiarizado con su uso.
- Deje recados escritos para que usted se acuerde "apagar la estufa" o "desconectar la plancha". Asegúrese de colocarlos donde usted los pueda ver con frecuencia.
- Haga arreglos para que su familia o amigos lo visiten o lo llamen por teléfono todos los días. Algunas comunidades tienen un servicio que se encarga de hacer esto.

Palabras que debe recordar diariamente . . .

Sea paciente. Usted tiene una enfermedad que afecta la mayoría de sus habilidades.

No sea muy duro con usted mismo.

Los cambios que usted está experimentando se deben a la enfermedad de Alzheimer.

Usted no tiene la culpa de lo que le está pasando.

Acepte la ayuda que se le ofrezca.

Pida ayuda cuando usted la necesite.

Usted no está sólo. Otras personas están luchando con esta enfermedad también.

Usted todavía tiene muchas habilidades, enfóquese en ellas.

Traducido por Gloria E. Bensussen, MD., MPH. Published by Alzheimer Canada, 1320 Yonge Street, Suite 201 Toronto, Ontario M4T 1X2. Distributed by Alzheimer's Disease Education & Referral (ADEAR) Center, PO Box 8250, Silver Spring, MD 20907-8250, Tel: (800) 438-4380; fax: (302) 495-3334, http://www.alzheimers.org/adear. A service of the National Institute of Aging.

■ **Centro de Investigación para la Enfermedad de Alzheimer**
Universidad de California, San Diego
9500 Gilman Drive (0948)
La Jolla, California 92003-0948
Tel: (619) 622-5800; fax: (619) 622-1017

ENFERMEDAD DE ALZHEIMER Y LA APOLIPOPROTEINA E

(Alzheimer's Disease and Apolipoprotein E)

Translation by Dr. Gloria E. Bensussen

Como se relaciona la apolipoproteina e (ApoE) con la enfermedad de Alzheimer?

ApoE es una proteína que en la sangre, ayuda a transportar el colesterol y la grasa. Las tres formas comunes del gene para esta proteína son ApoE 2, ApoE 3, y ApoE 4. Al principio de 1993, ApoE 4, fué identificado como un factor de riesgo genético para desarrollar la enfermedad de Alzheimer.

El gene ApoE 4 quizá juega un papel en un tercio de los casos de la enfermedad de Alzheimer. Sin embargo, este hallazgo mayor no afectará inmediatamente el diagnóstico o el tratamiento de la enfermedad de Alzheimer. La esperanza real es que dentro de los próximos 10 años, los científicos quizá sean capaz de bloquear la acción del gene, mejorar los tratamientos o aún prevenir la enfermedad en aquellas personas que tienen el gene.

¿Que es la enfermedad de Alzheimer?

La enfermedad de Alzheimer afecta la estructura y función del cerebro causando pérdida progresiva de la memoria, lenguaje, y la habilidad para cuidarse a uno mismo. Para hacer el diagnóstico de la enfermedad de Alzheimer en pacientes vivos se requiere que el médico obtenga una historia médica detallada, un examen físico y más exámenes médicos adicionales.

En el presente un examen para ver si usted tiene el gene ApoE 4 no determinará si usted tiene la enfermedad de Alzheimer. De hecho, ningún examen solo, puede decirle al médico que una persona tiene la enfermedad de Alzheimer. Se deben de descartar otras posibles causas de problemas de la memoria (por ejemplo, embolias o alcoholismo crónico).

¿En que consiste el examen ApoE? ¿Que nos dice este examen?

El examen ApoE es un examen de la sangre. Se extrae material genético (ADN) de la muestra de sangre de una persona para ver si hay genes ApoE. Una persona hereda ya sea un gene E 2, E 3, o E 4 de cada padre. La combinación de estos genes puede dar una ESTIMACIÓN del riesgo que tiene una persona de desarrollar eventualmente la enfermedad de Alzheimer.

Las personas con uno o dos genes ApoE 4 quizá tengan un riesgo mayor de desarrollar la enfermedad de Alzheimer comparado con aquellos que no tienen genes ApoE 4. En cierta forma, la situación es similar a la de fumar y tener cáncer de pulmón. El fumar aumenta el riesgo de la persona de desarrollar cáncer de pulmón, aún así algunas personas fuman bastante y nunca desarrollan cáncer. Similarmente, algunas personas con el gene E4 nunca desarrollan la enfermedad de Alzheimer y otras sin el gene E4, desarrollan la enfermedad. Recuerde que se estima que ApoE 4 cuenta sólo por una tercera parte de todos los casos de enfermedad de Alzheimer.

¿Cuales son las limitaciones del examen ApoE?

El examen ApoE no le dirá a su doctor que es seguro que usted tiene la enfermedad de Alzheimer. Solo puede predecir la cantidad de riesgo mayor de desarrollar la enfermedad. Tampoco el examen ApoE le ayudará a su doctor a decidir sobre los tratamientos para la enfermedad de Alzheimer o problemas de memoria. Actualmente, el examen es primariamente un instrumento de investigación y se necesita más investigación para entender el tratamiento y la prevención de la enfermedad de Alzheimer.

¿Se me deberá hacer un examen?

El examen genético deberá siempre envolver consideración y entendimiento completos de cualquier posible beneficio, riesgo o consecuencia dañina resultando de estos exámenes. Depende de cada persona el hacer su propia decisión, se recomiendan firmemente antes del examen ApoE consejería genética y consulta con expertos médicos.

■ **Centro de Investigación para la Enfermedad de Alzheimer**
Florence Riford Clinic
Department of Neurosciences
University of California, San Diego
9500 Gilman Drive (0948)
La Jolla, California 92093-0948
Tel: (619) 622-5800; fax: (619) 622-1012

LAS SIETE SEÑALES DE ALARMA DE LA ENFERMEDAD DE ALZHEIMER: BOLETIN DE LA EDAD AVANZADA

(The Seven Warning Signs of Alzheimer's Disease)

El propósito de ésta lista es alertar al público sobre las señales de alarma de una de las enfermedades más devastadoras que afectan a las personas de edad: la enfermedad de Alzheimer.

Con la experiencia de alguien que ha trabajado por los últimos 20 años con pacientes y familiares que enfrentan esta enfermedad, he tratado de identificar sus características más importantes. Con la ayuda de colegas y aquellos que más conocen al paciente, sus familiares, he desarrollado la siguiente lista de síntomas que constituyen los signos más tempranos de la enfermedad de Alzheimer.

Es importante destacar, que el que alguien presente uno o más de estos síntomas, no necesariamente significa que sufra de la enfermedad de Alzheimer. Por otro lado, sí es necesario que una persona con estos síntomas sea cuidadosamente evaluada por un médico especialista en desórdenes de la memoria, un neurólogo, un psiquiatra, o por un equipo de expertos en una clínica de desórdenes de la memoria.

Las siete señales de alarma son las siguientes:

1. Hacer la misma pregunta una y ortra vez.
2. Repetir la misma historia, palabra por palabra, una y otra vez.
3. Olvidarse de cómo cocinar, hacer reparaciones en la casa, jugar a las cartas, o cualquier actividad que antes hacía sin problemas regularmente.
4. Perder la abilidad de pagar las cuentas o balancear la libreta de cheques.
5. Perderse en lugares conocidos o dentro de la casa.

6. Descuidar el aseo personal o usar la misma ropa todo el tiempo e insistir que se ha bañado o que las ropas están limpias.
7. Depender de otra persona, como el esposo o la esposa, para que tome decisiones o respondan preguntas por uno.

La reproducción de este documento por organizaciones públicas, privadas, religiosas, o fraternales, es permitida con el propósito de diseminar información sobre el cuidado a largo plazo de los ancianos Americanos. La fuente de información debe ser reconocida en todos los casos.

■ **Suncoast Gerontology Center, University of South Florida**
12901 Bruce B. Downs Boulevard, MDC Box 50
Tampa, Florida 33612-4799
10770 North 46th Street, Suite A1200
Tampa, Florida 33617
Tel: (813) 974-4355; fax: (813) 974-4251
Septiembre de 1993

LO QUE USTED NECESITA SABER DEL DIAGNÓSTICO DE LA ENFERMEDAD DE ALZHEIMER

(What You Need to Know about Alzheimer's Disease)

¿Que es la enfermedad de Alzheimer?

La enfermedad de Alzheimer afecta las células del cerebro y causa una degeneración progresiva de la memoria, del razonamiento y origina cambios en el comportamiento. La causa exacta es desconocida y hasta este momento no hay cura.

¿A quiénes les afecta la enfermedad de Alzheimer?

Sabemos que la enfermedad de Alzheimer se encuentra en cualquier grupo étnico, no conoce barreras económicas ni sociales. Puede afectar tanto a hombres y mujeres, sin importar el nivel educativo o el tipo de ocupación.

La enfermedad de Alzheimer afecta aproximadamente a 4 millones de adultos estadounidenses, incluyendo la comunidad latina. La mayoría de las víctimas son mayores de 65 años de edad. Pero sin embargo, no se limita sólo a personas de la tercera etapa de la vida.

También, la enfermedad afecta a los demás miembros de la familia por razones económicos, sociales y emocionales que se presentan al cuidar al enfermo. El cuidador principal y los demás que prestan atenciones, ponen en riesgo su propio salud al brindar cuidados a las personas que sufren de la enfermedad de Alzheimer. La paciente puede sobrevivir de 2 a 20 años, tanto en casa como en instituciones de cuidados.

La importancia de un buen diagnóstico

Si usted conoce alguien quien muestra los síntomas de problemas de la memoria, es importante que llevan a cabo una evaluación médica completo.

Existen muchas causas de la pérdida de memoria y un gran número de ellos son tratables después de ser diagnosticadas correctamente.

Un diagnóstico de la enfermedad de Alzheimer es importante por estas razones;

- Identificará otras conditiones tratables o reversibles.
- Ayudará a clarificar los síntomas.
- Permitirá a la familia hacer un plan de acción para el futuro bienestar del paciente.

Por eso es importante consultar a un médico que tenga conocimiento y experiencia sobre la enfermedad de Alzheimer o desordenes relacionados.

Preparando una buena historia médica

- Haga una lista de los nombres, direcciones y números telefónicos de todos los doctores que su querido familiar ha consultado. De gran importancia y ayuda al médico son las pruebas que se le han hecho anteriormente para que el médico pueda hacer comparaciones con las condiciones actuales. Si es posible, también apunte la razón para la consulta. Es decir, fiebre, problemas del estómago, de la espalda, el corazón o dolores de cabeza. Aunque tal vez, estas causas parecen insignificantes para el médico, pueden tener mucha importancia.
- También, si su querido familiar ha estado hospitalizado o ha tenido operaciones, trate de apuntar el nombre del hospital, la fecha y la operación relizada.
- Es muy útil hacer una lista de todos los medicamentos que su querido familiar está tomando con o sin receta, es decir vitaminas o remedios caseros.
- Los síntomas y cambios que usted ha observado.
  ¿Cuál es el problema?
  ¿Cuándo comenzó el problema?
  ¿Cuáles son los síntomas?
  ¿Con qué frecuencia ocurren?
  ¿Cómo estos problemas han afectado la vida de la persona?
- Recordando desde la infancia, apunte lo siguiente si es aplicable:
  Heridas, particularmente en la cabeza.
  Traumas emocionales.
  Hábitos de dieta, (consumo de alcohol, café y/o tabaco).
- Cualquier otra cosa (por ejémplo alergías, problemas de dormir, hábitos de ejercicio, reacciones a vacunas o frecuencia de gripe) que usted piensa podría ayudar al médico para entender mejor las circunstancias de la condición del paciente.
- Una breve historia médica familiar, incluyendo edad y causas de muerte de cada uno de sus familiares inmediatos del paciente.

¿Y si su querido familiar no quiere ir al doctor?

Una de las mejores maneras para convencer un paciente quien resiste ir al doctor, es encontrar otra razón física para una evaluación. Al mencionar un chequeo para un síntoma de que el paciente se queja, tal como un dolor de cabeza, que le duele la espalda o problemas de la vista, tal vez será suficiente para que le acompañe a la cita.

Hablando con el médico

Es importante que alguien que conozca bien las circunstancias y datos personales de su querido familiar le acompañe a la cita.

Tome en cuenta que posiblemente esta persona se encuentre en una situación un poco difícil y podría contradecir a su querido familiar.

A pesar de esto, es sumamente importante hablar francamente con el doctor, aunque le dé pena algunas veces explicar bien las circunstancias de su querido familiar.

Si se siente incómodo hablando cuando su querido familiar está presente, usted podría concertar una cita para hablar con el médico en privado o avisar la recepcionista que usted quiere hablar con el doctor a solas y que lo llevan a otro lugar para distraerse.

¿Cómo se lleva a cabo un diagnóstico de la enfermedad de Alzheimer?

Un diagnóstico de Alzheimer solamente puede ser efectuado después de una evaluación que consiste de cuatro aspectos.
1. Tomar una buena historia médica tocando los siguientes puntos;

- síntomas y cambios que usted ha observado.
- una historia de salud desde el presente hasta su infancia, historia familiar y recolección de pruebas médicas importantes.
- revisión de medicamentos.

2. Un exámen físico completo con pruebas de sangre y orina.
3. Un exámen neurológico incluyendo prueba de reflejos, funciones sensoriales y motrices. Tal vez pedirán algunos de los siguientes, si son necesarios:

- Rayos X's del pecho (tórax).
- Una tomografía axial computarizada (TAC) (CAT Scan).
- Pruebas de la cabeza, corazón.
- Un electroencefalograma (EEG).
- Pruebas neuropsicológicas, por ejemplo nombrar artículos, leer, escribir, copiar y dibujar o hacer cálculos simples.
  Estas pruebas son para medir una variedad de funciones tales como atención, orientación y habilidad de lenguaje y juicio.

4. Un exámen del estado mental para eliminar la posibilidad de problemas emocionales.

¿En cuánto tiempo puede uno obtener un diagnóstico de la enfermedad de Alzheimer?

Es importante entender que el proceso total para diagnosticar la enfermedad de Alzheimer podría requerir visitas repetidas al médico. Toma tiempo para conseguir los reportes de los médicos consultados en el pasado.

No hay una prueba única para el diagnóstico de la enfermedad de Alzheimer. El médico podría ordenar pruebas de sangre, orina o evaluaciones adicionales para eliminar la posibilidad de otra causa reversible y tratable. También, usted debe entender que tarda unas semanas para hacer cumplir con tales ordenes y obtener los resultados.

¿En qué se basan para hacer un diagnóstico de la enfermedad de Alzheimer?

El diagnóstico se hace por exclusión. Es decir, está dado después de haber eliminado la presencia de cada una de las otras posibles causas de pérdida de la memoria. Tienen síntomas similares a la enfermedad de Alzheimer, pero son tratables y pueden ser reversibles.

Una historia médica detallada de su querido familiar es sumamente importante. Otras causas de síntomas son:

- Reacciones adversas a medicamentos.
- Alcoholismo.
- Lesiones o tumores en la cabeza.
- Enfermedades causadas por infecciones urinarias, respiratorias o enfermedades venéreas.
- Enfermedades del corazón o alta presión.
- Desordenes metabólicos como la diabetes, mal funcionamiento del hígado, deshidratación, deficiencias de vitaminas o mal nutrición.
- Desordenes endocrinos de la glándulas tiroides.
- Una serie de problemas físicos y emocionales incluyendo la depresión y/o tensiones de la vida diaria.
- Sustancias tóxicas como ciertos insecticidas, debido al medio ambiente, al trabajo o al hogar.

La autopsia

Cuando se hacen estos estudios se puede proporcionar un diagnóstico clínico de la enfermedad de Alzheimer con una precisión de 90%. La única forma de confirmar el diagnóstico con certeza es examinando el tejido del cerebro bajo un microscopio después de la muerte.

¿Hay cura y tratamiento para la enfermedad de Alzheimer?

Hasta este momento la enfermedad de Alzheimer no tiene ningún tipo de tratamiento. No es solamente que no hay cura, pero tampoco hay ninguna medicina que realmente alivie la enfermedad, en el sentido de que evite el continuo progreso.

Sin embargo, la atención médica y asesoramiento profesional pueden reducir mucho de sus síntomas y enfrentar los problemas diarios que resultan como consecuencia de la misma enfermedad.

Los médicos se basan en varias drogas para controlar las cambios de comportamiento, alucinaciones, ansiedad, depresiones, ilusiones, agitaciones, o la falta de dormir que van ayudar al paciente y que la familia pueda tolerar más bien.

Será conveniente investigar bien cuando alguien ofrece una cura para la enfermedad de Alzheimer. Hay personas sin escrúpulos dispuestos a recibir su dinero para un tratamiento no comprobado cientificamente.

Si el diagnóstico es positivo, dé importancia a los cuidados de salud

Debido a que el paciente irá perdiendo gradualmente la habilidad para comunicar su condición con exactitud, es importante que se busque a un médico—si es que aun no tiene. Es importante que busca a un médico que conozca la enfermedad de Alzheimer y quien puede atender a su querido familiar durante el lento progreso de la enfermedad. Es importante que usted siente confianza para hablar francamente y comunicarle abiertamente lo que está pasando con el paciente de Alzheimer.

Planee chequeos regulares.

La persona con la enfermedad de Alzheimer puede olvidar o negarse a comer. También sabemos que eventualmente la incontinencia del paciente puede llagar a ser un problema delicado. Por eso el paciente debe contrar con la supervisión médica regular. Así, se puede detectar cualquier otra enfermedad que se presente, confirmar que su nutrición es adecuada y vigilar las condiciones existentes como la diabetes o alta presión. Entonces, puede hacer ajustes a los medicamentos para controlar los síntomas de la enfermedad de Alzheimer.

Prepárase en caso de emergencia.

Preparándose de antemano puede ayudar a eliminar muchos problemas, situaciones desagradables y tensiones en caso de emergencia. Platique con su médico de los siguientes puntos;

- El número a llamar en caso de una emergencia.
- El nombre del hospital donde dirigirse en caso de una emergencia.
- El número telefónico para llamar a una ambulancia.

Presente una carta de poder de asuntos de salud

Entregar una copia de la carta de poder de asuntos de salud al médico. Si no existe tal documento, anotar los deseos expresados anteriormente por su querido familiar concernientes a los cuidados médicos de la persona, tal como la prolongación de vida o donación de órganos.

¿Se el diagnóstico es positivo, cómo planear para el futuro?

Si su querido familiar está diagnosticado con la enfermedad de Alzheimer, usted debe de estar consciente que los resultados traen cambios para el ambiente familiar y las actividades personales.

Realmente la enfermedad de Alzheimer está considerada como una "enfermedad familiar" por la tensión crónica en que coloca a la familia.

Se puede hacer mucho realizando un plan de acción de largo plazo y tomando en cuenta los siguientes pasos principales:

- Lleva a cabo una reunión familiar para dividir las responsabilidades y las obligaciones para que la carga no sea solamente para una persona.
- Ponga en orden los asuntos legales y financieros.
- Infórmese de servicios que hay disponibles para sus necesidades presentes y para los cuidados y atenciones futuros.
- Establesca un medio ambiente sereno, con amor, confianza y seguridad en el hogar donde su querido familiar puede realizar actividades bien estructuradas y hacer ejercicio diario. Una buena nutrición con chequeos regulares con el médico, puede ayudar al paciente a conservar el más alto nivel de vida. Ayuda a sus familiares para darles confianza en lo bien que lo están haciendo.
- Cuide las necesidades del cuidador y de toda la familia, incluyendo el apoyo emocional, asesoría y programas educacionales.

¡Hay alguien con quien usted puede contar!

Al brindar cuidados a su querido familiar, muchas veces uno no sabe que hacer ni a donde dirigirse para recibir orientación, información o referencias para solucionar la dificultad en que se encuentra. Por lo tanto, si usted conoce o tiene un familiar que sufre de la enfermedad de Alzheimer es recomendable llamar a la Asociación de Alzheimer.

La Asociación de Alzheimer es una organización sin fin lucrativo (tiene solamente fondos privados o recibe donaciones de corporaciones). Se dedica a las investigaciones científicas para la prevención, la cura y el tratamiento de la enfermedad de Alzheimer y desordenes relacionados. También provee apoyo y asistencia a los pacientes, cuidadores y familiares por medio de sus 200 Centros, 1600 Grupos de Apoyo y más de 35,000 voluntarios a nivel nacional.

Para más información, póngase en contacto con:

Asociación de Alzheimer
919 North Michigan Avenue
Suite 1000
Chicago, IL 60611-1676
1-800-272-3900
Se habla Español

**Asociación de Alzheimer
¡Alguien con quien contar!**

Reprinted with permission from the National Alzheimer's Association.

■ **Asociación de Alzheimer
919 North Michigan Avenue
Chicago, IL 60611-1676
312-335-8700
1-800-272-3900
TDD: 312-335-8882
Copyright 1995, Alzheimer's Disease and Related Disorders Association, Inc.**

ORIENTACIÓN DE LA ENFERMEDAD DE ALZHEIMER

(Guide to Alzheimer's Disease)

¿Qué es la enfermedad de Alzheimer?

La enfermedad de Alzheimer afecta las células del cerebro y causa una degeneración progresiva de la memoria, del razonamiento y origina cambios en el comportamiento. La causa exacta es desconocida y hasta este momento no hay cura.

¿A quiénes les afecta la enfermedad de Alzheimer?

La enfermedad, escrita por primera vez en 1907 por el médico alemán, Alois Alzheimer, (pronunciada "Alss-jai-mer") no conoce barreras económicas ni sociales y puede afectar tanto a hombres y mujeres.

Sabemos que la enfermedad de Alzheimer se encuentra en cualquier grupo étnico, sin importar el nivel educativo ni el tipo de ocupación, ya sea un trabajo físico o intelectual.

La enfermedad de Alzheimer afecta aproximadamente a 4 millones de adultos estadounidenses, incluyendo la comunidad latina. La mayoría de las víctimas son mayores de 65 años de edad. Pero sin embargo, no se limita sólo a personas de la tercera etapa de la vida.

Por otra parte, la enfermedad afecta también a los demás miembros de la familia por razones económicos, sociales y emocionales que se presentan al cuidar al enfermo. El cuidado principal y los demás que prestan atenciones ponen en riesgo su propio salud al brindar cuidados a las personas que sufren de la enfermedad de Alzheimer. Pueden sobrevivir de 2 a 20 años, tanto en casa como en instituciones de cuidados.

Síntomas y progreso de la enfermedad

La mayoría de las personas han experimentado alguna vez el olvido de nombres, citas o el lugar donde dejaron las llaves. Sin embargo, este olvido normal es muy diferente de la enfermedad de Alzheimer, ya que cuando toman un poco de tiempo para tranquilizarse pueden recordar el nombre, disculparse de haber olvidado la cita y trazar sus acciones para lograr encontrar las llaves donde las dejaron. La enfermedad de Alzheimer no nos permite recordar nunca el nombre, ni la cita y menos donde dejamos las llaves.

Conocemos que los síntomas de las enfermedad de Alzheimer podrían variar de persona a persona y de día en día. Algunas pacientes son pacíficos, otros agresivos. Otros presentan síntomas combinados en que a veces demuestran comportamientos pacíficos y agresivos dentro de minutos, o horas.

Los síntomas no se presentan en un órden fijo. También sabemos que un paciente de la enfermedad de Alzheimer no va a tener todos los síntomas mencionados aquí. Cada persona es un invididuo único formado por sus propios gustos, personalidad y estilo de vida que llevaba.

Síntomas inicales

Los primeros síntomas podrían llegar a ser hasta algunas incidentes muy ligeros como olvidar mucho las cosas. Es decir olvidar mucho más de lo que es lo normal. Al momento, estos incidentes están atribuidos a las tensiones y problemas de la vida diaria, a la depresión, a otra enfermedad física, simplemente porque uno ya es viejo o cualquier otra razón. Por esto, en las mayoría de los casos no ponemos mucha importancia a estos síntomas y seguimos adelante.

Resúmen de los síntomas iniciales

- Empiesa a olvidar mucho más de lo es normal.
- Se presentan incidentes de mal recordatorio de:
  nombres de familiares y amigos
  fechas
  citas
  edades.
- No realiza sus activades rutinarias del hogar como lo hacía antes, por ejemplo;
  el aseo de la casa
  la preparación de comida
  el cuidado del jardín
  el mantenimiento de la casa o de los automóviles.
- No maintiene su nivel de higiene personal como era su costumbre, por ejemplo;
  no se peina
  no se cepilla los dientes
  no se rasura
  no cambia su ropa con frecuencia
  no se baña con la misma frecuencia.
- Falta de interés en actividades que antes le interesaban, por ejemplo,
  abandona de pasatiempos como:
  - coser, tejer, bordar
  - leer
  - ver la televisión
  - tocar la guitarra
  - jugar dominó
  - no es tan sociable.
- Parece distraído y/o falta de atención.

Síntomas intermedios

La rapidez con que avanza la enfermedad de Alzheimer varia entre cada individuo en que los primeros síntomas llegan a ser más obvios. Ya no se puede ignorarlos o contribuirlos a las razones de antes. Los incidentes ocurren con mucha más frecuencia y uno se da cuenta que realmente algo anda mal. Gradualmente la persona se vuelve más olvidadiz, especialmente acerca de lo que ha pasado en su alrededor tan reciente como hace unos minutos, días o semanas.

Con el progreso de la enfermedad de Alzheimer el paciente se desorienta, se confunde, se pierde en lugares conocidos y hasta puede llegar a extraviarse. También, llega a confundirse con su propia edad y fechas significantes, muestra problemas de cálculo, particularmente con el manejo del dinero y asuntos financieros.

También se le olvida como utilizar herramientas de la vida cotidiana. Pierde la habilidad de hablar bien y llega a usar palabras incorrectas o le falta palabras cuando trata de expresarse. Muchas veces repite la misma pregunta varios veces dentro de un tiempo corto.

Además, empieza a tener problemas para leer y escribir. Cuando sucede esto, combinado con notables cambios en la personalidad y en el comportamiento del paciente, nos indica que la enfermedad de su querido familiar ha progresado a otro nivel.

Resúmen de los síntomas intermedios

- Dificultad para expresar sus pensamientos y entender otras personas.
- Problemas de lenguaje en que le falta palabras o no termina las frases o usa un vocabulario que no usaba anteriormente.
- Problemas para entender los que se lee en el periódico o en una revista.
- Problemas para entender lo que se ve en la televisión.
- Cambios repentinos en su personalidad y estado de ánimo.
- Problemas severos de jucio y concentración.
- Comportamiento difícil y/o peligroso. Se enoja fácilmente.
- Severa pérdida de memoria.

El paciente podría olvidar:
como vestirse
cuando comer
nombres de familiares.
- Accidentes de incontinencia

Síntomas avanzados

Con el desarrollo de la enfermedad de Alzheimer, el paciente llega a desconocer a sus familiares, amigos, hasta si mismo y puede manifestar cambios emocionales incluyendo alucinaciones. Eventualmente la enfermedad deja al paciente totalmente imposiblilitado de cuidar y atenderse a si mismo y require supervisión las 24 horas. Además necesita cuidados completos en las actividades diarias como comer, asearse y arreglo personal. Posiblemente, se presenta la incontinencia urinaria y fecal. Así como también, pierde su habilidad para caminar y requiere ayuda para subir y bajar de la cama donde eventualmente permanece todo el tiempo.

Resúmen de los síntomas avanzados

- Pierde el habla por completo.
- No puede hacer ni la cosa más sencilla por si mismo.
- Deja de caminar, se queda en cama todo el tiempo.
- Necesita ayuda para todos sus necesidades.
- Incontinencia total.

¿Qué pasa en el cerebro?

Los científicos han encontrado cambios anormales y la presencia de placa que ocurren en la capa exterior del cerebro.

Las observaciones en el momento de la autopsia de esta área del celebro muestran que los puntos de los nervios también están dañados y que por algún razón se forman nudos.

Estos cambios anormales en la parte del cerebro que controla la memoria y el pensamiento interrumpen el paso de las señales cerebrales. Así, los mensajes que llevan a cabo la función de la memoria y pensamiento están interrumpidos. Esta es la razón del porque el paciente no puede cumplir con sus actividades en una forma normal.

De esta manera es más fácil entender que el comportamiento del paciente, no es culpa de él, sinos es a causa de la enfermedad.

Si usted concoce alguien quien tiene problemas de memoria . . .

Es sumamente importante que lleve a su querido familiar a un médico que conoce bien, no solamente la enfermedad de Alzheimer sino las otras enfermedades relacionadas. Existen muchas causas que también causar la pérdida de memoria, el razonamiento y los cambios en el comportamiento entre las personas de mayor edad, tales como:

- reacciones adversas a medicamentos
- depresión y otras problemas emocionales
- alcoholismo
- enfermedades infecciosas
- enfermedades del corazón
- deficiencias en la nutrición
- desórdenes metabólicos y endocrinos.

Un diagnóstico se da después de eliminar la presencia de estas posibles causas, muchas de las cuales son tratables y reversibles.

¿Qué podemos hacer en el futuro?

Las personas que recién han recibido un diagnóstico de Alzheimer tienen que actuar inmediatamente para preparase bien. Primero, hay que investigar todo lo que es posible sobre lo que es la enfermedad y cómo afecta al paciente. Es conveniente estar informados sobre servicios disponibles y de los requisitos necesarios para recibir tales servicios.

La investigación para conocer los asuntos financieros, legales y de salud tan pronto que obtenga un diagnóstico de la enfermedad de Alzheimer, permitirá una transición de responsabilidades sin crisis cuando llega el momento que el paciente no puede decidir ni firmar por si mismo.

También es importante difundir el conocimiento sobre la enfermedad de Alzheimer y desordenes relacionados. Informar a los demás familiares, a los amigos, a los vecinos ayudará a educar a nosotros mismos. Entonces pueden ayudar a las familas para conocer lo que les pasa y así poder cambiar las ideas y las actitudes equivocados sobre la enfermedad. Ayudar más a las personas afectadas y a aquellos quienes los cuidan.

Los científicos constantemente están en busca de una solución al problema. Como esta enfermedad afecta a tantas personas, hay mucho interés en la promoción de programas sobre como proporcionar un cuidado apropiado y dar atención médica adecuada para que el paciente lleve una vida de mayor calidad conservando su dignidad.

También, no se han olvidado de lo difícil que es a cuidar una persona con la enfermedad de Alzheimer. Siempre se buscan maneras para ayudar a los cuidadores para preservar su propio salud y estado de ánimo para seguir realizando su gran esfuerzo.

¡Hay alguien con quien usted puede contar!

Al brindar cuidados a su querido familiar, muchas veces uno no sabe que hacer ni a donde dirigirse para recibir orientación, información o referencias para solucionar la dificultad. Por lo tanto, si usted conoce o tiene un familiar que sufre de la enfermedad de Alzheimer es recomendable llamar a la Asociación de Alzheimer.

La Asociación de Alzheimer es una organización sin fin lucrativo (tiene solamente fondos privados o recibe donaciones de corporaciones). Se dedica a las investigaciones científicas para la prevención, la cura y el tratamiento de la enfermedad de Alzheimer y desordenes relacionados. También provee apoyo y asistencia a los pacientes, cuidadores y familiares por medio de sus 200 Centros, 1600 Grupos de Apoyo y más de 35,000 voluntarios a nivel nacional.

Para más información, póngase en contacto con:

Associación de Alzheimer
919 North Michigan Avenue, Ste 1000
Chicago, IL 60611-1676
1-800-272-3900
Se habla Español

Reprinted with permission from the National Alzheimer's Association.

PRIMEROS SÍNTOMAS DE LA ENFERMEDAD DE ALZHEIMER

(First Symptoms of Alzheimer's Disease)

Las palabras que debe conocer

Demencia: Es una condición que afecta la forma en la que funciona el cerebro. Los síntomas de la demencia incluyen ansiedad, paranoia, cambios en la personalidad, falta de iniciativa, y dificultad al tratar de aprender nuevas habilidades. Además de la enfermedad de Alzheimer, existen otras causas de la demencia, entre ellas: Demencia alcohólica (o tóxica); depresión; delírium (delirio); demencia relacionada con el

VIH/SIDA; enfermedad de Huntington (un desorden del sistema nervioso); enfermedades de carácter inflamatorio (por ejemplo, sífilis); demencia vascular (endurecimiento de los vasos sanguíneos en el cerebro); tumores; enfermedad de Parkinson.

Enfermedad de Alzheimer: Es la más común de las demencias. Progresa en etapas o períodos que varían de meses a años y gradualmente destruye: La memoria, el razonamiento, el juicio, el habla, y eventualmente la capacidad de desempeñar incluso las tareas más sencillas.

Delirium (delirio): Es un estado mental de confusión súbita temporal y aguda. Los síntomas incluyen ansiedad, desorientación, temblores, alucinaciones, creencias falsas, e incoherencia. El delírium puede ocurrir entre los ancianos que padecen de enfermedades temporales, enfermedad cardíaca o pulmonar, infecciones prolongadas, mala nutrición, o problemas hormonales. El alcohol y las drogas (incluyendo medicamentos) también pueden causar confusión mental.

El delirium es una condición grave que puede resultar en la muerte y, por lo tanto, requiere de atención médica inmediata.

La depresión: La depresión se puede presentar entre los ancianos, especialmente aquéllos que padecen de problemas de salud. Los síntomas incluyen tristeza, inactividad, dificultad en los procesos de pensamiento y concentración, y sentimientos de desesperación. Las personas deprimidas frecuentemente tienen problemas del sueño, cambios en su apetito, fatiga y agitación. Normalmente se puede proporcionar tratamiento eficaz contra la depresión.

Nota: **Se usa el género masculino para facilitar la lectura, pero siempre define a hombres y a mujeres.**

El propósito de esta información

Esta información trata sobre la enfermedad de Alzheimer y otros tipos de demencia. Presenta información para los pacientes, sus familiares y las personas a cargo de su cuidado. Se habla sobre los efectos del Alzheimer en el paciente, su familia, y sus amigos.

También se describen los síntomas tempranos de la enfermedad; y se enlistan las fuentes de asistencia médica, social y financiera al final de la publicación. No se presenta información sobre los tratamientos para la enfermedad.

¿Qué es la enfermedad de Alzheimer?

La enfermedad de Alzheimer y otros tipos de demencia ocasionan problemas de memoria, de capacidad de juicio, y de procedimientos de pensamiento que hacen difícil que el individuo pueda trabajar y tomar parte en la vida familiar y social cotidianas. También se pueden presentar cambios en el estado de ánimo y en la personalidad del individuo. Eventualmente, la persona pierde control de sí misma y presenta otros problemas.

En los Estados Unidos, entre 2 a 4 millones de personas padecen de demencia relacionada con el envejecimiento. Hasta dos terceras partes de esta cantidad padece de la enfermedad de Alzheimer.

A pesar que hasta el momento no existe una cura para esta enfermedad, puede ser que existan tratamientos para aliviar algunos de los síntomas; tales como el deambular (caminar sin rumbo) o la incontinencia urinaria.

Los síntomas responden mejor a los tratamientos cuando se diagnostican en sus etapas más tempranas. Hable con su médico lo más pronto posible si piensa que usted mismo, o algún familiar, presenta síntomas de Alzheimer.

La investigación científica continúa en su búsqueda por mejores tratamientos para la enfermedad de Alzheimer, así es que debe hablar con su médico sobre los nuevos descubrimientos en este campo que pudieran ser de importancia en su caso, o en el caso de su familiar.

¿Quién la padece?

La posibilidad de cada individuo de padecer de Alzheimer aumenta con la edad, aunque en la mayoría de los casos no aparece hasta después de los 65 años. La mayoría de las personas nunca la padecen, incluso cuando ya son muy ancianas. Conocemos sólo dos hechos definitivos en cuanto a los factores que aumentan el riesgo de padecer de la enfermedad, y estos son que exista un historial médico de demencia o de síndrome de Down en la familia.

Historial médico de demencia

Algunas formas de la enfermedad de Alzheimer son hederitarias. Si alguien en su familia ha tenido Alzheimer, es más probable que otros miembros de la familia también la padezcan. Hable con su médico sobre el historial médico de demencia en su familia.

Historial médico de síndrome de Down

Los individuos que padecen de síndrome de Down tienen más probabilidad de también padecer Alzheimer, y sus familiares cercanos también tienen mayor riesgo.

¿Cuáles son los síntomas indicativos de Alzheimer?

El síntoma temprano clásico de la enfermedad de Alzheimer es una pérdida gradual de la memoria a corto plazo. Otros síntomas incluyen:

- Tener problemas del habla, es decir al buscar o decir las palabras correctas.
- Ser incapaz de reconocer objetos.
- Olvidar cómo usar objetos ordinarios, tales como un lápiz.
- Olvidar tareas como apagar la estufa, cerrar las ventanas o cerrar las puertas con llave.

También se pueden presentar cambios en la personalidad o en el estado de ánimo. El estado de agitación emocional, los problemas de memoria y la falta de capacidad de juicio pueden ocasionar comportamiento fuera de lo común. Estos síntomas varían de un individuo a otro.

Los síntomas de la enfermedad aparecen gradualmente, pero pueden progresar más lentamente en algunos individuos que en otros. En otras formas de demencia, los síntomas pueden presentarse de súbito, o pueden ir y venir.

Si usted o su familiar tiene cualquiera de estos síntomas, no necesariamente quiere decir que padece de Alzheimer. En ocasiones, cualquier persona puede olvidar algo o tener mal juicio; pero cuando estos episodios se hacen más frecuentes o son peligrosos, tiene que acudir al médico de inmediato.

Posibles síntomas de la enfermedad de Alzheimer

¿Tiene problemas con cualquiera de las siguientes actividades?

- **Aprender y recordar nueva información.** ¿Vuelve a hacer cosas que ya había hecho antes?, ¿Repite cosas que ya ha dicho?, ¿Olvida conversaciones o citas?, ¿Olvida dónde ha dejado las cosas?
- **Ejecutar tareas complejas.** ¿Le cuesta trabajo desempeñar actividades que constan de varios pasos o etapas, tales como hacer el balance de su cuenta de banco, o cocinar una comida?
- **Habilidad de razonamiento.** ¿Tiene dificultad al tratar de resolver problemas que se presentan en la casa o en el trabajo, tales como qué hacer si se le rompe la tubería en el baño?
- **Sentido de orientación, concepto del espacio y lugar.** ¿Le cuesta trabajo ubicarse cuando guía un auto o está en la calle, incluso en un área que le es familiar?
- **Lenguaje.** ¿Le cuesta trabajo encontrar la palabra correcta para expresar lo que quiere decir?
- **Conducta.** ¿Le cuesta trabajo prestar atención?, ¿Encuentra que se disgusta más fácilmente o que siente más desconfianza en otros que antes?

Recuerde, cualquier persona olvida cosas de vez en cuando. El no encontrar las llaves de la casa no necesariamente indica que tiene la enfermedad de Alzheimer.

Consulte al médico

Identificar los síntomas tempranos de Alzheimer puede ser muy difícil. Su médico comparará su estado de salud física y mental actuales con su estado en visitas previas. Los cambios de su estado de salud mental y físico, y su capacidad de desempeñar las funciones de su vida diaria, son de especial importancia.

Las personas que ya padecen la enfermedad pueden no darse cuanta de la severidad de los síntomas. Probablemente su médico pedirá hablar con algún familiar o un amigo cercano para conversar con ellos sobre su condición.

La primera evaluación para determinar si tiene Alzheimer debe incluir un historial médico detallado, un examen físico, una evaluación de función mental, y de funcionamiento en las actividades de la vida diaria.

Historial médico familiar

Las siguientes son preguntas que le podrían hacer para determinar su historial médico: ¿Cuándo y cómo se iniciaron los problemas, ¿Los síntomas han progresado por etapas, o han ido empeorando en una manera continua?, ¿Varía su condición de un día a otro?, ¿Cuánto tiempo han durado los síntomas?

El médico le preguntará sobre sus problemas médicos pasados y presentes y también si alguno de los miembros de su familia ha padecido de la enfermedad de Alzheimer o algún otro tipo de demencia.

Su nivel educativo y otros antecedentes culturales son factores que pueden cambiar los resultados de los exámenes que se realizan para evaluar su habilidad mental. Los problemas de idioma (por ejemplo, si tiene dificultad para hablar el inglés) pueden causar malentendidos. Asegúrese de mencionar al médico cualquier posible problema de idioma que pudiera afectar los resultados de los exámenes.

Es importante que le diga al médico sobre los medicamentos que toma y por cuánto tiempo los ha tomado. Ciertas reacciones a los medicamentos pueden provocar demencia. Lleve consigo los frascos de todos los medicamentos que tome cuando vaya a ver al médico.

¿Toma medicamentos? Incluso los medicamentos que puede adquirir sin receta médica, como las gotas para los ojos, y el alcohol, pueden reducir su habilidad mental. Hable con el médico sobre todos los medicamentos que toma. Pregunte si la combinación de los medicamentos que toma puede causar problemas.

Examen físico

El examen médico puede determinar si hay alguna razón física que provoque los síntomas de demencia. Esto es importante porque el pronto tratamiento de estos problemas puede aliviar algunos de los síntomas.

Evaluación de habilidad de funcionamiento en la vida diaria

El médico le podría hacer preguntas sobre su capacidad de vivir independientemente. A veces, el médico le preguntará a un familiar o amigo cercano qué tan bien puede realizar las siguientes actividades:

- Escribir cheques, pagar las deudas, o hacer el balance de su cuenta de banco.
- Ir de compras por usted mismo y adquirir ropa, comida, u otras diligencias necesarias para el hogar.
- Jugar un juego que requiera destreza, o seguir un pasatiempo favorito.
- Calentar agua, hacer café y apagar la estufa.
- Ver un programa de televisión o leer una revista o libro, y poder prestar atención, entender y hablar sobre ellos.
- Recordar citas, celebraciones familiares, días festivos, y tomar medicamentos.
- Andar o guiar un auto, o tomar transportación pública fuera del área que le es más familiar.

A veces un familiar o amigo no está disponible para contestar estas preguntas. En ese caso, el médico probablemente le pedirá que realice una serie de tareas (evaluación de desempeño).

Evaluación del estado mental

Existen otros exámenes para evaluar su estado de salud mental. Estos exámenes generalmente constan sólo de unas cuantas preguntas y con ellas se evalúa la función mental, incluyendo: La orientación, la atención, la memoria, y la habilidad de uso del lenguaje. Los resultados varían de acuerdo a la edad, el nivel de educación y los antecedentes culturales. Su médico los tomará en cuenta cuando realice estos exámenes.

La enfermedad de Alzheimer afecta principalmente dos tipos de habilidades:

1. La habilidad de realizar actividades de la vida diaria tales como bañarse, vestirse, ir al baño, comer y caminar.
2. La habilidad de realizar actividades más complejas como usar el teléfono, manejar el dinero y las finanzas, guiar un auto, planear comidas y desempeñar un trabajo.

Cuando una persona tiene la enfermedad de Alzheimer, primero se presentan los problemas con las tareas complejas, y progresivamente se empiezan a presentar los problemas para desempeñar las tareas más simples.

Causas de demencia para las que existen tratamientos

A veces el examen físico revela síntomas para los cuales existen tratamientos. Los síntomas se pueden tratar en sus etapas tempranas cuando son el resultado de:

- Medicamentos (incluyendo medicamentos que se pueden adquirir sin receta médica).
- Alcohol.
- Delirium.
- Depresión.
- Tumores.
- Problemas cardíacos, pulmonares, o de los vasos sanguíneos.
- Desórdenes metabólicos (como problemas de la tiroides).
- Lesiones a la cabeza (cerebro).
- Infecciones.
- Problemas de oído o de la vista.

Reacciones a los medicamentos. Esta es la causa de problemas mentales que más comúnmente se confunde con la Alzheimer. Sin embargo, para estas reacciones, existen tratamientos eficaces. Los ancianos pueden sufrir reacciones a ciertos medicamentos. En algunos casos ciertos medicamentos no se deben combinar, y en otros, ajustar la dosis puede aliviar los síntomas.

Delirium y depresión. Pueden diagnosticarse como Alzheimer, o pueden ocurrir paralelamente a esta. Estos problemas requieren de pronta atención médica y tratamiento.

Lea la parte posterior de la cubierta de la publicación para la información en cuanto al delirium y la depresión.

Exámenes especiales

El recolectar toda la información posible le permitirá al médico diagnosticar la enfermedad de Alzheimer cuando los síntomas de esta son leves. Puede ser que le refieran a otros especialistas para realizar más exámenes médicos.

Algunos exámenes médicos muestran la habilidad mental de una personal y sus puntos fuertes y puntos débiles. Sirven para detectar las diferencias entre la incapacita mental leve, moderada y severa. También pueden distinguir la diferencia entre los cambios que son el resultado normal del proceso de envejecimiento, y aquéllos que son provocados por la Alzheimer.

Si acude a un médico especialista para que le haga estos exámenes, él/ella deberá regresar los resultados a su médico de cabecera. Estos resultados permitirán que su médico siga el progreso de su condición, le dé el tratamiento adecuado, y evalúe y vigile los efectos del tratamiento.

Obtener el cuidado adecuado

Si el diagnóstico es que padece de la enfermedad de Alzheimer, su familia y usted tendrán que considerar varios temas importantes. Hable con el médico sobre lo que debe esperar en el futuro cercano y lejano, conforme la enfermedad progrese. Solicitar asistencia en las etapas tempranas asegura que obtenga el tipo de cuidado más adecuado en su caso.

Si los exámenes no indican la presencia de la enfermedad, pero sus síntomas continúan o empeoran, vuelva a consultar a su médico. Puede que sean necesarios más exámenes de evaluación. Si tiene preocupaciones aún después que le han dicho que no tiene la enfermedad, puede ser que lo que necesite sea una segunda opinión.

Sin importar el diagnóstico, el seguimiento médico y de tratamiento son importantes.

Reporte al médico cualquier cambio en sus síntomas y hable con él sobre el tipo de seguimiento médico que es indicado en su caso. El médico debe mantener los resultados de su primera ronda de evaluaciones para usarlos en el futuro. Después de que se proporcione tratamiento para otros problemas de salud, nuevos exámenes médicos podrían mostrar cambios en su condición.

El identificar la enfermedad de Alzheimer en sus etapas tempranas, cuando los tratamientos podrían aliviar los síntomas leves, le dará tiempo para adaptarse a la situación. Durante este tiempo, usted y su familia pueden tomar decisiones de carácter financiero, legal y médico para el futuro.

Coordinar el cuidado médico

Su grupo de cuidado médico podría incluir a su médico de cabecera y a especialistas en psiquiatría o neurología, psicología, terapias, enfermería, trabajo social y consejería. Ellos pueden cooperar para ayudarle a entender su condición, sugerir métodos para ayudarle con su memoria, y hablar con usted y su familia sobre las posibles maneras de permitirle permanecer independiente por el mayor tiempo posible.

Hable con los médicos sobre las actividades que podrían poner en peligro a otros o a usted mismo; tales como guiar un vehículo o cocinar. Explore la posibilidad de hacer las cosas de una manera diferente.

Cómo hablar con familiares y amigos

Hable con su médico para que le él/ella ayude a decirle sobre la enfermedad a las personas que lo tienen que saber, como sus familiares, amigos, compañeros de trabajo, etc . . . .

La enfermedad de Alzheimer causa tensión emocional para el paciente y su familia. Usted y la persona a cargo de su cuidado necesitarán ayuda de otros. El cooperar con sus seres cercanos a su grupo de cuidado médico ayuda a reducir la tensión emocional.

Dónde obtener ayuda

Es muy difícil tener que aceptar un diagnóstico de Alzheimer. Es importante que comparta sus sentimientos al respecto con familia y amigos.

Existen muchos recursos de ayuda para el paciente, la familia y los proveedores de cuidado. Al final de la publicación se proporciona una lista de recursos disponibles para familias y pacientes. Estos incluyen:

- **Grupos de apoyo.** A veces ayuda el hablar sobre las cosas que enfrenta con otras personas que están pasando por lo mismo. Las familias y amigos de los pacientes de Alzheimer han formado grupos de apoyo en todo el país a través de la Asociación de Alzheimer ("The Alzheimer's Association"). Muchos hospitales también cuentan con programas de educación y grupos de apoyo para pacientes y familias.
- **Planificación financiera y médica.** La oportunidad de hacer planes es un resultado importante del diagnóstico temprano de la enfermedad de Alzheimer. De esta manera, usted y su familia pueden tomar decisiones en cuanto al lugar en donde vivirá y quién estará a cargo de proporcionar asistencia y cuidado cuando sean necesarios.
- **Asuntos legales.** También es importante que piense sobre ciertos aspectos de carácter legal. Un abogado le podrá dar recomendaciones de tipo legal y asistir a usted y a su familia al hacer planes para el futuro. Existe un documento especial conocido en inglés como "advanced directive" (instrucciones por adelantado) que les comunica a otros lo que usted preferiría en caso que perdiera su capacidad de pensar o hablar por usted mismo.

Existen otras publicaciones

La información en esta publicación está basada en la publicación *"Recognition and Initial Assessment of Alzheimer's Disease and Related Dementias: Clinical Practice Guideline No. 19".* La guía fue desarrollada por un panel que incluía a psiquiatras, psicólogos, neurólogos, enfermeras, un geriatra, un trabajador social y dos representantes del consumidor. La Agency for Health Care Policy and Research—AHCPR, una agencia del Departamento de Salud y Servicios Sociales de los Estados Unidos, patrocinó su desarrollo. Otras guías (en español o inglés) de la agencia que podrían ayudar a las familias de pacientes de Alzheimer incluyen:

- *Existen tratamientos para la depresión. Guía para el paciente.* Trata sobre los desórdenes depresivos mayores, para los cuales generalmente existen tratamientos eficaces con la ayuda de un profesional de cuidado médico (Publicación de AHCPR No. 93-0554).
- *La rehabilitación después de un ataque cerebral. Guía para el paciente y su familia.* Presenta información para ayudar al paciente a lograr la mejor recuperación posible (Publicación de AHCPR No. 95-0665).
- *La incontinencia urinaria en los adultos. Guía para el paciente.* Describe la condición y lo que se puede hacer al respecto (Publicación de AHCPR No. 97-0685).
- *La prevención de las llagas por contacto. Guía para el paciente.* Presenta los síntomas y causas de las llagas por contacto y las maneras de prevenirlas (Publicación de AHCPR No. 93-0014).
- *El tratamiento de las llagas por contacto. Guía para el paciente.* Describe los pasos básicos en el cuidado de las llagas por contacto (Publicación de AHCPR No. 95-0655).

Para obtener más información sobre estas y otras guías para el paciente en inglés y en español, llame gratis al 1-800-358-9295.

O escriba a:

Agency for Health Care Policy and Research
Publications Clearinghouse
P.O. Box 8547
Silver Spring, MD 20907

Recursos para el paciente y su familia

Existen muchos tipos de ayuda disponible para los pacientes, sus familias, y las personas a cargo de su cuidado. La lista a continuación le proporciona información sobre las organizaciones nacionales. Ellos le pueden dar referencias para las ramas locales y otros recursos disponibles en el lugar donde usted vive. (Pregunte por los recursos disponibles en español.)

Alzheimer's Association
Chicago, IL
(312) 335-8700
800-272-3900

Alzheimer's Disease Education and Referral (ADEAR) Center
Silver Spring, MD
800-438-4380

Administration on Aging
Washington, DC
(202) 619-1006

Eldercare Locator
Washington, DC
800-677-1116

American Association of Retired Persons (AARP)
Washington, DC
(202) 434-2277
800-424-3410

Children of Aging Parents
Levittown, PA
(215) 945-6900

National Association For Continence (anteriormente Help for Incontinent People)
Spartanburg, SC
(800) 252-3337
800-BLADDER

Insurance Consumer Helpline
Washington, DC
800-942-4242

Medicare Hotline
Baltimore, MD
800-638-6833

National Hospice Organization
Arlington, VA
(703) 243-5900
800-658-8898

Social Security Information
800-772-1213
(abierto de 7 am a 7 pm en todo el país)

■ **Agency for Health Care Policy and Research**
2101 East Jefferson Street, Suite 501
Rockville, MD 20852
Publicación de AHCPR No. 970705
Febrero de 1997

SEGURIDAD EN EL HOGAR PARA EL PACIENTE CON LA ENFERMEDAD DE ALZHEIMER

(Security in the Home for the Patient with Alzheimer's Disease)

El propósito de esta información

Esta información es para la gente que da ayuda domiciliaria a los pacientes con la enfermedad de Alzheimer o enfermedades relacionadas. Nuestro objetivo es mejorar la seguridad de la casa e identificar los problemas para ayudar a prevenir accidentes, de esta manera aumentando la seguridad del paciente afectado y la libertad que tiene dentro de su hogar. También queremos aumentar el conocimiento acerca de la manera en la que los deterioros específicos de los pacientes crean particularmente peligro en el hogar. Este libro está organizado para ayudarle a usted, la persona encargada del paciente, a hacer que cada habitación de su casa tenga un ambiente más seguro. Nosotros también damos consejos específicos de seguridad en el hogar para ayudarle a hacer frente a algunas de las conductas más peligrosas que podrían verse en el paciente con la enfermedad de Alzheimer.

Hacerse cargo de un paciente con la enfermedad de Alzheimer es una tarea desafiante que requiere paciencia, creatividad, conocimiento, y habilidades de cada persona que se encarga del paciente con esta enfermedad. Nosotros esperamos que esta información ayudará a las personas que cuidan a los pacientes a enfrentarse con algunos de estos desafíos y utilizar soluciones creativas para el bienestar de ambos, la persona que se encarga del paciente y el paciente.

Nosotros deseamos agradecer a todas las personas interesadas quienes compartieron sus consejos valioso y experiencia para crear esta información.

¿Qué es la enfermedad de Alzheimer?

La enfermedad de Alzheimer es progresiva e irreversible la cual afecta a las células del cerebro y produce pérdida de la memoria y deterioro intelectual en aproximadamente 4.4 millones de adultos americanos. Esta enfermedad afecta a personas de todos los grupos étnicos, económicos y educacionales.

La enfermedad de Alzheimer es la causa más común de demencia en los adultos. "Demencia" podría definirse como la pérdida de la memoria y del intelecto que interfiere con las actividades personales de rutina, sociales u ocupacionales. La demencia no es una enfermedad sino un grupo de síntomas que podrían acompañar a ciertas enfermedades o condiciones.

Otros síntomas podrían incluir cambios en la personalidad, el humor o en la conducta.

Aunque la enfermedad de Alzheimer afecta principalmente a la gente mayor de 65 años, podría también afectar a gente de 50 años y aunque más raramente a personas más jovenes. Otras causas de demencia irreversible podrían incluir demencia por infartos múltiples (una serie de infartos pequeños resultando en la muerte generalizada de tejido cerebral), enfermedad de Pick, enfermedad de Binswanger, enfermedad de Parkinson, enfermedad de Huntington, enfermedad de CreutzfeldtJakob, esclerosis amiotrófica lateral (Lou Gehrig), esclerosis múltiple, y abuso del alcohol.

Aunque estas recomendaciones tratan principalmente los problemas comunes de la enfermedad Alzheimer, las sugerencias son aplicables para cualquier otra enfermedad relacionada con demencia.

¿Cuales son los problemas?

No existe el paciente típico con la enfermedad de Alzheimer. Existe una tremenda variedad entre los pacientes, sus conductas y los síntomas. No hay forma actualmente de pronosticar la evolución clinica en cuanto a rápido progreso o cambios en general, sin embargo, muchos de los cambios presentarán problemas para la persona encargada del paciente. Por lo tanto el conocimiento y la prevención son los conceptos claves para la seguridad.

Los cambios básicos que ocurrirán en los pacientes con la enfermedad de Alzheimer son aquellos en que los pacientes tendrán problemas de la memoria y deterioro cognoscitivo (dificultad para pensar y razonar), y eventualmente incapacidad para ocuparse de si mismos. Ellos podrían presentar confusión, pérdida del juicio, dificultad para encontrar las palabras, para terminar pensamientos, o para seguir instrucciones. También podrían presentar cambios en su personalidad y cambios de conducta. Por ejemplo se pueden agitar más o volverse más irritables, o muy pasivos. Los pacientes con la enfermedad de Alzheimer pueden salir de su casa y perderse. Ellos podrían perder la habilidad de distinguir entre el día y la noche, levantarse a media noche, vestirse y salir de la casa pensando que acaba de empezar el día. Ellos podrían sufrir pérdidas que afectan la vista, el olfato, o el gusto.

Estas incapacidades son muy difíciles no sólo para el paciente, sino también para la persona encargada del paciente, como por ejemplo la familia y los seres queridos. Dichas personas necesitan los recursos y la tranquilidad de saber que mientras los desafíos son grandes, existen acciones específicas para reducir algunas de las preocupaciones acerca de la seguridad de sus seres queridos que padecen la enfermedad de Alzheimer.

Notas generales de seguridad

La enfermedad de Alzheimer causa que los pacientes se vuelvan cada vez más incapaces de cuidarse a sí mismos. Sin embargo, todos los individuos cursarán con la enfermedad en su propia manera. Como persona encargada del paciente, usted se enfrenta al reto progresivo de adaptación al tratar de trabajar con los cambios nuevos en la conducta y funcionamiento del paciente con la enfermedad de Alzheimer. Cuando se enfrente con el problema de la seguridad en el hogar, recuerde estos *tres principios generales.*

1. **¡Piense en la prevención!** Es muy difícil predecir lo que un paciente con la enfermedad de Alzheimer podría hacer. Solo porque algo todavía no pasa, no significa que uno no debe preocuparse. Aún con los planes trazados, accidentes pueden ocurrir. Sin embargo, revisar la seguridad del hogar ayuda a la persona encargada del paciente a tomar control de algunos problemas potenciales que podrían causar situaciones peligrosas.
2. **Es más efectivo cambiar el medio ambiente que el tratar de cambiar la mayoría de las conductas del paciente.** Aunque algunas de las conductas del paciente con la enfermedad de Alzheimer pueden ser manejadas con medicamentos recetados por un médico, muchas de ellas no pueden ser manejadas. Es posible hacer cambios en el medio ambiente para disminuir los peligros y tensiones que acompañan estos cambios de la conducta y funcionales.
3. **Al minimizar el peligro usted puede aumentar la independencia.** Un medio ambiente seguro puede ser menos restrictivo donde, el paciente con la enfermedad de Alzheimer puede experimentar un aumento en la seguridad y más movilidad.

¿Es seguro dejar a un paciente con la enfermedad de Alzheimer solo? Esto necesita evaluarse cuidadosamente ya que es una preocupación acerca de la seguridad. Los siguientes puntos podrían ser de ayuda al tomar esta decisión.

**Centro de Investigación para la enfermedad de Alzheimer
Universidad de California, San Diego
Subsidio (AG05131) del Instituto Nacional para las Personas de
Edad Avanzada**

El paciente

- ¿Se confunde el paciente o se vuelve inpredecible en situaciones tensas?
- ¿Reconoce una situación de peligro, por ejemplo fuego?
- ¿Sabe como usar el teléfono en una emergencia?
- ¿Sabe como solicitar ayuda?
- ¿Está el paciente contento adentro del hogar?
- ¿Se sale y se desorienta?
- ¿Muestra signos de agitación, depresión o aislamiento cuando se le deja solo por cualquier período de tiempo?
- ¿Intenta llevar acabo intereses pasados o pasatiempos que podrían necesitar ser supervisados tales como cocinar, reparar aparatos o carpintería?

Usted quizá necesite información de un profesional en el campo de la salud para ayudarle en estas consideraciones. Al progresar la enfermedad de Alzheimer, estas preguntas necesitarán de evaluación progresiva.

Seguridad en la casa habitación por habitación

El revisar la seguridad en el hogar, empieza con una lista y mayor atención en la prevención. Esta información provee una lista de habitación por habitación que usted puede usar para estar alerta de los peligros potenciales y para anotar los cambios que usted haya hecho en el hogar. Usted podría comprar artículos necesarios para la seguridad de su casa en las tiendas que venden herramientas, cosas electrónicas, materiales médicos, y artículos para niños.

Recuerde que tal vez no sea necesario hacer todos los cambios sugeridos. Esta información está diseñada para cubrir las preocupaciones relacionadas con la seguridad que pudiera ocurrir y algunas modificaciones quizá no sean necesarias. Es importante sin embargo, mantenerse alerta con respecto a la prevención y reevaluar la seguridad del hogar periódicamente conforme cambien las habilidades de la conducta del paciente con la enfermedad de Alzheimer.

El hogar es un medio ambiente personal y preciado. Nosotros nos damos cuenta de que al revisar esta lista, algunos de los cambios que usted hará afectarán sus alrededores positivamente, y algunos quizá lo afecten en una manera indeseable o inconveniente. Es posible, sin embargo alcanzar un equilibrio. Las personas encargadas del paciente pueden hacer adaptaciones que modifican y simplifican sin que interrumpan el hogar severamente. Cuando revise la seguridad de su hogar, tal vez quiera asignar una área separada para usted, un espacio fuera de los limites de otras personas, arreglado como a usted le gusta. Todos necesitamos tiempo de privacidad y silencio, como persona encargada del paciente, esto se vuelve de suma importancia.

Un hogar seguro puede ser menos tenso para el paciente, para la persona encargada del paciente y para la familia. Usted no tiene que hacer estos cambios solo. Quizá quiera solicitar la ayuda de algún amigo, profesional, o servicio comunitario tal como La Asociación Alzheimer.

Precauciones en todo el hogar

- Tener los teléfonos de emergencia y domicilio de la casa a la vista, cerca de todos los teléfonos.
- Considere tener una máquina que conteste el teléfono para cuando la persona encargada del paciente con la enfermedad de Alzheimer no pueda contestar el teléfono. El paciente con frecuencia no puede tomar mensages o puede ser el blanco de explotación telefónica por parte de vendedores.
- Cuando está prendida la máquina que contesta el teléfono, considere bajar el volúmen para evitar la molestia del timbre.
- Ponga alarmas que detectan humo en todas las habitaciones; revise frecuentemente su funcionamiento adecuado así como las baterías.
- Evite usar compuestos volátiles cerca de los calentadores de agua. Estos no deben almacenarse en un área donde se usan pilotos de gas.
- Todas las puertas que den al exterior y las ventanas necesitan cerraduras seguras.
- Esconda una llave afuera de la casa en caso de que el paciente con la enfermedad de Alzheimer lo deje a usted afuera de la casa.
- Evite el uso de cordones de extensiones eléctricas si es posible colocando las lámparas y los aparatos cerca de los enchufes eléctricos. Los cordones de las extensiones eléctricas deben de clavarse en las molduras del piso de la habitación para evitar tropezarse.
- Los enchufes que no se usan deben ser cubiertos con enchufes diseñados a prueba de niños.
- Las ventilas del calentador en el piso, radiadores y otros aparatos para calentar podrían estar muy calientes al tacto. Cinta adhesiva roja alrededor de la ventila del piso podría disuadir al paciente con la enfermedad de Alzheimer de tocar o pararse sobre la rejilla.
- Todas las habitaciones necesitan tener iluminación adecuada.
- Las escaleras deberán tener por lo menos un barandal que se extienda más allá del primer y último escalón. Encendedores de luz deberán ser colocados arriba y abajo de las escaleras. Optimamente, las escaleras deberán ser alfombradas o tener tiras de seguridad antiderrapante.
- Conserve todas las medicinas (recetadas y no recetadas) bajo llave. Cada frasco de medicina necesita tener claramente el nombre del paciente, nombre de la medicina, potencia de la medicina, frecuencia de las dosis y fecha de expiración. No acepte un letrero que diga "tomarse como se lo recomendó el doctor". Hay a la disposición medicina que tiene tapaderas a prueba de niños si se necesitaran.
- Mantenga todas las bebidas alcohólicas en un gabinete con cerradura o fuera del alcance del paciente con la enfermedad de Alzheimer. La ingesta de alcohol podría aumentar la confusión del paciente.
- Si se permite fumar, supervise cuando el paciente esté fumando. Recoja los cerillos, cigarrillos y ceniceros. Con frecuencia si estos no están al alcance de la vista, así al paciente con la enfermedad de Alzheimer se le podría olvidar el deseo de fumar.
- El amontonamiento puede crear confusión y peligro. Tire los periódicos, y revistas regularmente. Conserve todas las áreas donde se camina, libres de amontonamiento y muebles.
- Conserve las bolsas de plástico fuera del alcance. El paciente con la enfermedad de Alzheimer podría asfixiarse o ahogarse.
- Remueva de la casa todas las pistolas u otras armas o póngales seguros removiendo la munición, alfileres para disparar, e instalando cerraduras de seguridad.
- Conserve todas las herramientas eléctricas o maquinaria cerrada en el garage, taller o sótano.
- Elimine todas las plantas venenosas del hogar. Pida una lista de plantas venenosas al vivero de su localidad o al centro para control de envenenamientos.
- Mantenga las peceras fuera del alcance del paciente con la enfermedad de Alzheimer. La combinación de vidrio, agua, bombas eléctricas y potencialmente vida aquática venenosa podría ser peligrosa para el paciente curioso con la enfermedad de Alzheimer.

Precauciones afuera de la casa

- Conserve las escaleras fuertes y con textura no lisas, para prevenir caídas en clímas mojados o con hielo.
- Use una cinta adhesiva brillante o reflectora para marcar las orillas de las escaleras.
- Considere en la casa una rampa con barandales en lugar de escaleras.
- Elimine en los lugares donde se camina, las superficies disparejas, mangueras u otros objetos que podrían hacer que la persona se tropiece.
- Elimine el acceso a la alberca poniendo una cerca alrededor con una puerta con cerradura, cubriéndola, y conservándola supervisada cercanamente durante los períodos en que se use.
- En el área del patio, cuando no se usen las parrillas, remueva la fuente de combustible y materiales que podrían provocar incendios, y supervise su uso cuando esté presente el paciente con la enfermedad de Alzheimer.
- Una banca o mesa pequeña en la entrada es útil para colocar paquetes mientras esté la puerta sin la cerradura.
- Cerciórese de que la luz de afuera sea adecuada. Los sensores de la luz que se prenden automáticamente al acercarse a la casa están disponibles y pueden ser útiles. Estos también pueden ser usados en otras partes de la casa.
- Mantenga los arbustos y follage recortado, lejos de lugares donde se camina y de entradas.
- Considere poner un anuncio de "no vendedores" enfrente de la reja o puerta.

En la entrada

- Mueva las alfombras sueltas o tapetes.

- Coloque tiras con textura o cera antiderrapante en los pisos de madera para evitar resbalarse.

En la cocina

- Utilice cerraduras a prueba de niños en los gabinetes para alma cenamiento y en los cajones designados para los objetos que se puedan romper o que sean peligrosos. Encierre todos los productos para la limpieza del hogar, cerillos, cuchillos filosos, tijeras, navajas, aparatos pequeños y vajilla de valor.
- Si conserva las medicinas en la cocina, necesitan estar en un gabinete cerrado.
- Remueva las alfombras sueltas o tapetes del piso.
- Remueva las llaves de la estufa o instale un apagador automático.
- No use o almacene líquidos inflamables en la cocina. Manténgalos encerrados en el garage o en una unidad de alma cenamiento afuera.
- Deje una luz de noche en la cocina.
- Elimine o asegure el cajón familiar para "chacharas". Los pacientes con la enfermedad de Alzheimer podrían comer pequeñas cosas como cerillos, herramientas, gomas de borrar, plásticos, etc.
- Elimine los productos que no son para comer pero que parece que se pueden comer por ejemplo frutas y verduras artificiales o imanes en la cocina que tengan la forma de alimentos.
- Coloque una trampa en el lavabo de la cocina para atrapar cualquier cosa que de otra forma se perdería, o taparía el drenaje.
- Considere desarmar el dispositivo de basura, los pacientes con la enfermedad de Alzheimer podrían colocar objetos o sus propias manos en el dispositivo.

En la recámara

- Use una luz de noche.
- Use un interfono o monitor de sonido (éste se usa con frecuencia para los bebés) para poner a la persona encargada, alerta de cualquier ruido que indique caídas o si necesitan ayuda.
- Este es también un aparato efectivo para los baños.
- Remueva los calentadores locales portátiles si el paciente duerme solo. Si se usan ventiladores portátiles, asegúrese que los objetos no son colocados en las navajas.
- Tenga precaución cuando use cojines, cobijas o sábanas eléctricos todos ellos podrían causar quemaduras. Mantenga los controles fuera del alcance del paciente con la enfermedad de Alzheimer.
- Mueva la cama del paciente contra la pared para aumentar la seguridad, o coloque el colchón en el piso.

En el baño

- No deje solo en el baño a un paciente severamente incapacitado.

- Remueva la cerradura de la puerta del baño para prevenir que el paciente se quede encerrado en el baño.
- Coloque tiras antiderrapantes o tapetes en la tina del baño y en la regadera. Si el baño no tiene alfombra, considere colocar estas tiras junto a la tina, excusado, y lavabo.
- Considere poner alfombra lavable de pared a pared para prevenir resbalarse en el piso mojado de mosaico.
- Use un asiento con extensión que tenga un pasamanos o coloque barandales a los lados del excusado para detenerse.
- Instale barras para detenerse en la tina o regadera. Una barra de color contrastante a la pared para que sea fácil de verse para detenerse.
- Use una cubierta de esponja de caucho para cubrir la tina (con frecuencia se usan para niños pequeños) para prevenir lastimaduras serias si es que el paciente con la enfermedad de Alzheimer se llegara a caer.
- Use bancos de plástico para la regadera y cabezas de regadera que sean manuables para que sea más facil bañarse.
- La regadera, tina y lavabo deberán tener una llave en la que se mezcla el agua caliente y fría para prevenir quemaduras.
- Ajuste el calentador del agua a 120 grados para evitar que salga el agua ardiendo de la llave.
- Coloque trampas en el drenaje para atrapar objetos pequeños que se podrían perder o irse por el excusado.
- Almacene todas las medicinas en un gabinete cerrado.
- Remueva los productos de limpieza que estén debajo del lavabo y enciérrelos.
- Use una luz de noche.
- Quite los aparatos eléctricos pequeños del baño. Cubra los enchufes eléctricos. Si hay hombres que usen rasuradoras eléctricas, haga que usen un espejo afuera del baño para evitar contacto con el agua.

En la sala

- Recoja todos los cordones eléctricos de todas las áreas donde se camina.
- Quite los tapetes o alfombras sueltas. Repare o reemplace alfombra desgarrada.
- Coloque una calcomanía a la altura de la vista del paciente con la enfermedad de Alzheimer sobre las puertas corredizas de vidrio, ventanales o muebles con vidrios grandes para poder identificar el vidrio.
- No deje al paciente con la enfermedad de Alzheimer solo con la chimenea con fuego, o considere otras alternativas para calentar. Remueva cerillos y encendedores.
- Mantenga la caja de control para cablevisión o para los estereos fuera de la vista.

En el cuarto de lavado

- Mantenga la puerta del cuarto de lavado cerrada si es posible.

- Mantenga todos los productos de lavandería en un gabinete cerrado.
- Quite los botones de la lavadora y de la secadora si es que el paciente juega con la máquinaria.
- Mantenga las puertas y cubiertas de la lavadora y secadora cerradas y con seguro para prevenir que se pongan objetos adentro de las máquinas.

Conductas de seguridad

Existen un número de conductas y problemas sensoriales que podrían acompañar a la enfermedad de Alzheimer, pero no todos los pacientes experimentarán la enfermedad exactamente de la misma manera. Mientras las personas encargadas del paciente y los pacientes con la enfermedad de Alzheimer van cursando por los varios estadios de la enfermedad Alzheimer, cambios particulares en la conducta podrían ocasionar problemas con la seguridad. El paciente podría tener o no estos síntomas. Sin embargo, si se llegaran a presentar estas conductas recomendaciones específicas de seguridad podrían ayudar a reducir los riesgos.

Vagar/caminar sin proposito

- Limpie de habitación a habitación los amontonamientos y mantenga libres de cosas los corredores. Esto permite que el paciente se mueva más libremente.
- Asegúrese de que los pisos den buena tracción para caminar.
- Use ceraantiderrapante o deje los pisos sin pulir. Asegure todas las esquinas de las alfombras, elimine tapetes sueltos, o instale tiras antiresbalantes.
- El paciente deberá usar tenis o zapatos antiresbalantes.
- Las cerraduras en las puertas de salida pueden colocarse arriba o abajo, fuera de la vista directa.
- Considere poner cerraduras dobles que necesiten de una llave.
- Además de que tenga llave la persona que se encarga del cuidado del paciente, se recomienda firmemente que se esconda una llave cerca de la puerta en caso de alguna salida de emergencia.
- Use cubiertas para las perillas de las puertas que queden flojas para que la cubierta de vuelta en lugar de la perilla.

NOTA: *Debido al peligro potencial que ellos podrían causar si se llegara a necesitar una salida de emergencia, las puertas cerradas y las cubiertas de la perillas deben ser solo usadas cuando la persona que cuida al paciente esté presente.*

- Limite la distancia en que las ventanas pueden ser abiertas usando instrumentos de seguridad que se pueden encontrar en ferreterías.
- Si es posible, asegure el jardín con reja y una puerta con cerradura.
- Use alarmas tales como campanas sueltas arriba de las puertas, o aparatos que suenan cuando se toca la perilla de la puerta o cuando se abre la puerta.

- Distraiga la atención del paciente con la enfermedad de Alzheimer de para evitar que pase por la puerta:

a) Colocando un cartel pequeño con paisajes sobre la puerta;

b) colocando barandales removibles, cortinas con serpentinas de color brillante a través de la puerta;

c) poniendo sobre la puerta papel tapiz del mismo color que las paredes de junto.

- Coloque signos en areas estratejicas sobre las puertas que lean "ALTO", "NO ENTRAR", o "CERRADO".
- Reduzca las claves tales como zapatos, llaves, maletas, abrigos, o sombreros que simbolizan salir.
- Obtenga un brazalete de identificación o medalla para el paciente con la enfermedad de Alzheimer con las palabras "pérdida de la memoria" escritas junto con un número de teléfono en caso de emergencia. Consulte con la Asociación local para Alzheimer acerca de su programa de identificación específica. Coloque el brazalete en la mano dominante del paciente con la enfermedad de Alzheimer para limitar la posibilidad de removimiento o soldándola cerrada.
- Coloque etiquetas que se planchan sobre la ropa para ayudar a la identificación.
- Coloque un artículo de la ropa del paciente usado sin lavarse en una bolsa de plástico para ayudar en su búsqueda con la ayuda de perros.
- Informe a sus vecinos del potencial del paciente con la enfermedad de Alzheimer de salirse y perderse. Pídales que se pongan en contacto con usted, o con la policía si el paciente es visto solo y errante!
- De una fotografía reciente a la policia local, a los vecinos y a los familiares, con el nombre e información pertinente del paciente como precaución si es que el paciente se llegara a perder.
- Conserve más fotografías a la mano.
- Considere hacer un video reciente del paciente con la enfermedad de Alzheimer.
- No deje solo a un paciente con la enfermedad de Alzheimer que tenga una historia de salirse.

Revolviendo y escondiendo cosas

- Asegure todos los productos tóxicos adentro de gabinetes cerrados o lo suficientemente en alto fuera del alcance del paciente.
- Quite toda la comida que no sirva del refrigerador y de los gabinetes. El paciente podría buscar desordenadamente algo para comer, pero podría carecer del criterio para distinguir la comida hechada a perder.
- Simplifique el medio ambiente quitando los amontonamientos y guardando los objetos de valor para que el paciente con la enfermedad de Alzheimer, no los pierda, cambie de lugar o los esconda. Estos incluyen papeles importantes, chequeras, tarjetas de crédito, y joyería.
- Si el jardín tiene reja con una puerta con cerradura, coloque el buzón afuera de la puerta. Los pacientes con la enfermedad de Alzheimer con frecuencia, pier-

den o tiran el correo. Si este es un problema serio, considere rentar un apartado postal.

- Crea un lugar especial para que el paciente con la enfermedad de Alzheimer sea libre de revolver o de clasificar (por ejemplo: una cómoda con cajones, una bolsa con objetos selectos o una canasta de ropa para doblar y desdoblar). Es con frequencia cuando el paciente con la enfermedad de Alzheimer está aburrido y no sabe que hacer que los problemas de seguridad podrían ocurrir.
- Proporcione al paciente con enfermedad de Alzheimer una caja pequeña de seguridad, un cofre o un gabinete donde pueda guardar objetos especiales.
- Cierre el acceso a las habitaciones que no se usen, así limitará la oportunidad para revolver y esconder cosas.
- Periódicamente revise el hogar para que sepa cuales son los lugares donde se esconde el paciente con la enfermedad de Alzheimer. Una vez descubiertos estos lugares pueden ser revisados discreta y frecuentemente.
- Mantenga todos los botes de basura tapados o fuera del alcance de la vista. El paciente con la enfermedad de Alzheimer puede olvidar para que sirven los botes de basura o podría esculcarlos.
- Si los botes de basura se encuentran accesibles, revíselos antes de ser vaciados en caso de que algo haya sido escondido allí o haya sido tirado accidentalmente.

Alucinaciones, ilusiones y delirio

Debido a los cambios complejos que ocurren en el cerebro, los pacientes con la enfermedad de Alzheimer podrían ver u oir cosas que no existen.

Las alucinaciones vienen del cerebro y consisten en oir, ver o sentir cosas que no existen. Por ejemplo el paciente podría ver niños jugando en la sala cuando no hay niños.

Las ilusiones difieren de las alucinaciones porque el paciente con la enfermedad de Alzheimer no interpreta correctamente algo que existe en realidad. Las sombras en la pared podrían parecer gentes.

Delirio, son pensamientos persistentes que los pacientes con la enfermedad de Alzheimer creen que son realidad, pero no son. Podrían estar seguros de que alguien les está robando, pero esto no puede ser verificado.

Con todos los síntomas anteriormente mencionados, adaptaciones en el medio ambiente podrían ser útiles, sin embargo, si un paciente con la enfermedad de Alzheimer tiene alucinaciones continuas y molestas, ilusiones, o delirio es importante que tenga una evaluación médica. Estos síntomas podrían ser tratados con el uso de medicamentos o con consejos acerca de las técnicas del manejo de la conducta específica.

- Los colores de las paredes pueden ser colores claros para que reflejen más luz.
- Los colores sólidos son menos capaces de confundir a un paciente con deterioro mental que las paredes con dibujos. Impresiones grandes y fuertes, (por ejemplo

en papel tapiz o cortinas florales) podrían provocar ilusiones confusas.

- Areas a media luz podrían producir sombras confusas o dificultad para interpretar los objetos del diario. Asegúrese que hay iluminación adecuada y guarde más focos a la mano en un lugar seguro.
- El reflejo también podría crear problemas visuales. Reduzca el reflejo usando luz suave o focos cubiertos de pintura escarchada (esmerilados) cerrando las persianas o las cortinas parcialmente y manteniendo focos adecuados o pantallas en las lámparas.
- Quite o cubra los espejos si es que asustan o confunden al paciente con la enfermedad de Alzheimer.
- ¿Puede el paciente con la enfermedad de Alzheimer señalar el área específica que lo confunde? Quizá un aspecto particular del medio ambiente se está interpretando mal.
- Varíe el medio ambiente del hogar lo menos que sea posible para minimizar el potencial de confusión visual. Mantenga los muebles en el mismo lugar.
- Evite ver programas de televisión violentos o perturbantes. El paciente con la enfermedad de Alzheimer podría creer que la historia es real.
- En caso de que un paciente con la enfermedad de Alzheimer se encuentre agresivo, no lo confronte. Retírese y asegurese de que tiene usted acceso a una salida si la llegara a necesitar.

Deterioro de los sentidos

Es común tener deterioro de los sentidos en la enfermedad de Alzheimer. La habilidad de los pacientes de interpretar lo que ven, oyen, saborean, sienten o huelen disminuye o cambia aunque los órganos de los sentidos podrían estar intactos. El paciente con la enfermedad de Alzheimer debe ser evaluado períodicamente por un médico por si hay algún cambio en los sentidos que pudiera ser corregido por medio de anteojos, dentaduras, aparatos para la audición u otros tratamientos.

La vista

Los pacientes con la enfermedad de Alzheimer podrían experimentar un número de cambios en sus habilidades visuales. Por ejemplo "agnosia visual" es una condición en la cual los pacientes pierden la habilidad de comprender las imagenes visuales. Aunque no haya nada anormal físico en los ojos, los pacientes con la enfermedad de Alzheimer ya no podrían interpretar adecuadamente lo que ven debido a los cambios en su cerebro. También su sentido de percepción y profundidad podría estar alterado. Estos cambios podrían causar preocupación en la seguridad.

- Trate de crear contraste de colores entre los pisos y las paredes para ayudar al paciente con la enfermedad de Alzheimer a ver la profundidad. Las cubiertas de los pisos se confunden menos visualmente si tienen un color sólido.
- Considere usar platos y manteles de colores contrastantes para que sean identificados más fácilmente.

- Marque las orillas de las escaleras con tiras brillantes o cinta adhesiva para acentuar los cambios en elevación.
- Coloque letreros de olores brillantes o fotografías simples en las habitaciones importantes (por ejemplo: el baño) para que sea más fácil su identificación.
- Esté al tanto por si alguna mascota pequeña se confunde con el piso o si duerme en los corredores porque podría ser peligrosa.
  El paciente con la enfermedad de Alzheimer podría tropezarse sobre la mascota pequeña.

El olfato

Pérdida o disminución en el olfato acompaña con frecuencia a la enfermedad de Alzheimer.

- Asegúrese de que detectores de humo de buena calidad sean instalados y revisados frecuentemente. El paciente con la enfermedad de Alzheimer podría no oler el humo o podría no asociarlo con peligro.
- Mantenga los refrigeradores libres de alimentos hechados a perder.

El tacto

El paciente con la enfermedad de Alzheimer podría experimentar pérdida de la sensación o podría no ser capaz de interpretar las sensaciones de calor frío o incomodidad.

- Ajuste el calentador a 120 grados para evitar que salga el agua de la llave ardiendo. La mayoría de los calentadores están ajusta dos a 150 grados lo cual puede causar quemaduras.
- Si el lavabo tiene llaves separadas, considere poner las llaves con colores diferentes, rojo para el agua caliente y azul para el agua fría.
- Coloque un letrero que diga "NO TOCAR", o "¡ALTO ESTÁ MUY CALIENTE!", en el horno, cafetera, tostador, ollas, planchas, u otros aparatos que podrían potencialmente calentarse. El paciente con la enfermedad de Alzheimer no debe usar los aparatos sin ser supervisado. Los aparatos deben ser desconectados cuando no se están usando.
- Obtenga un termómetro para la tina del baño para que sepa cuando el agua de la tina está muy caliente o muy fría, o está bién.
- Elimine los muebles con esquinas filosas o acojínelas. para reducir el riesgo potencial de daño.

El gusto

Los pacientes con la enfermedad de Alzheimer podrían perder el sentido del gusto. Al disminuir su juicio ellos también podrían colocar cosas inapropiadas o peligrosas en sus bocas.

- Si es posible, mantenga un juego extra de dentaduras. Si el paciente continúa sacándose la dentadura, revise que le quede correctamente.
- Mantenga los condimentos tales como sal, azúcar, especies lejos del alcance, si usted ve a un paciente con la enfermedad de Alzheimer usando cantidades excesivas. Demasiada sal, azúcar o especies podrían irritar el estómago o podrían causar otros problemas de salud.
- Muchos artículos del botiquín, tales como pasta de dientes, lociones, perfumes, shampoos, alcohol para frotar o jabón, el paciente con la enfermedad de Alzheimer podría verlas y olerlas como cosas que se pueden comer. Quite estos artículos o guárdelos bajo llave.
- Si es necesario considere una cerradura a prueba de niños en el refrigerador.
- Tenga a la mano el número de teléfono del Centro Para la Prevención de Envenenamientos.
- Tenga una botella de Ipecac disponible (induce el vómito) pero úsela solo con instrucciones del Centro Para la Prevención de Envenenamientos o de 911.
- Mantenga las cajas de desecho de los gatos inaccessibles para el paciente con la enfermedad de Alzheimer. Mantenga la comida de los animales fuera del refrigerador.
- Quizá quiera usted aprender la maniobra Heimlich u otras técnicas en caso de ahogamiento.
- Llame a la Cruz Roja para mayor información.

La audición

La gente con la enfermedad de Alzheimer podría tener audición normal, pero ellos podrían perder la habilidad de interpretar adecuadamente lo que escuchan. Esto podría resultar en confusión o sobre estimulación.

- Evite ruidos excesivos en el medio ambiente del hogar tales como teniendo el radio y la televisión al mismo tiempo.
- Sea sensible a la cantidad de ruido que viene de afuera, cierre las ventanas o puertas si es necesario.
- Evite reuniones con mucha gente en el hogar si el paciente con la enfermedad de Alzheimer muestra signos de agitación o nerviosismo cuando hay multitudes.
- Si el paciente usa un aparato para oir, revise las baterias y su funcionamiento frecuentemente.

Manejar

La pérdida de la memoria, el deterioro del juicio, el deterioro sensorial y retrazo en la respuesta motora, hacen particularmente peligroso que maneje el paciente con la enfermedad de Alzheimer, para él y para la comunidad en general. Esta es una gran preocupación de seguridad. Al progresar la enfermedad, el paciente pierde sus habilidades de manejar y debe de dejar de manejar. Los pacientes con la enfermedad de Alzheimer son con frecuencia personas que manejan peligrosas porque no se dan cuenta de sus deterioros. ¡Es extremadamente importante que las habilidades de manejar deterioradas sean evaluadas cuidadosamente!

Un número mayor de estados tienen leyes que requieren que los médicos reporten a los pacientes con la enfermedad de Alzheimer y enfermedades relacionadas al Departamento de Salud que a su vez reporta esto al Departamento de Vehículos Motorizados. El Departamento de Vehículos Motorizados es entonces responsable de hacer otro examen al paciente con la enfermedad de Alzheimer. El examen necesita hacerse en bases regulares, por lo menos anualmente.

Frecuentemente, es la persona que cuida al paciente con la enfermedad de Alzheimer, familiar, vecino o amigo quien se da cuenta de los peligros en la seguridad. El paciente maneja demasiado lento, se confunde cuando tiene que hacer decisiones, o no usa las señales para dar vuelta o los espejos, no se detiene o avanza como lo indican las luces, o se pierde. Por favor no espere hasta que un accidente ocurra. ¡Tome acción de inmediato!

Explicarle al paciente con la enfermedad de Alzheimer que ya no puede manejar, puede ser extremadamente difícil. Quitarle los privilegios de manejar, podría representar una tremenda pérdida de la independencia, libertad e identidad. Es una preocupación importante para el paciente y la persona que se encarga de él. El hecho de no manejar podría producir coraje, negación y duelo en el paciente y sentimientos de culpa asi como ansiedad en la persona encargada de él. Uno debe de ser sensible y firme. ¡Sobre todo, la familia y los profesionales interesados necesitan ser persistentes y consistentes! Cuando la demencia del paciente con la enfermedad de Alzheimer, deteriora las habilidades para manejar, y el paciente continúa insistiendo en manejar, un número de tácticas podrían ser necesarias.

- La familia, amigos y profesionales pueden trabajar como un equipo y usar una explicación simple y sencilla para la incapacidad de manejar tal como: "Tú tienes un problema de la memoria y ya no es seguro que manejes", "Tú ya no puedes manejar porque estás tomando medicinas" o "el doctor ha dicho que ya no manejes".
- Haga que el doctor escriba en una receta "NO MANEJAR", y pídale a su doctor que escriba una carta formal al Departamento de Vehículos Motorizados" o al Departamento de Seguridad Pública diciendo que ya no es seguro que la persona maneje. Muéstrele la carta al paciente con la enfermedad de Alzheimer, como evidencia.
- Ofrézcase a manejar.
- Camine cuando sea posible y haga estas salidas eventos especiales.
- Use transportación pública o cualquier organización comunitaria que provee transportación especial. Descuentos para ciudadanos de edad avanzada o cupones de transportación podrían estar disponibles. El paciente con la enfermedad de Alzheimer no debe tomar transportación sin ser supervisado.
- Deje el automovil en la casa de algún amigo.
- Esconda las llaves del automóvil.
- Algunos pacientes con la enfermedad de Alzheimer tienen la costumbre de cargar las llaves. Considere cambiar las llaves del automovil por un juego de llaves viejas que no sirvan.
- Desconecte la bateria o la tapa del distribuidor. Estos artículos son fáciles de conectar cuando la persona encargada del paciente necesita usar el automóvil.
- Coloque una nota grande en el cofre del automóvil requiriendo que cualquier mecánico informe a la persona encargada del paciente antes de hacer cualquier arreglo en el automovil que sea pedido por el paciente con la enfermedad de Alzheimer.
- Haga que el mecánico instale un apagador o una alarma que desconecta la línea de la gasolina para prevenir que arranque el automóvil.
- Venda el automóvil o considere guardar el dinero que se ahorra en seguro, reparaciones y gasolina para tomar taxis.
- No deje al paciente con la enfermedad de Alzheimer solo en un automóvil estacionado.

Seguridad en los disastres naturales

Los desastres naturales vienen en muchas formas y grados de severidad. Raramente dan advertencia y se requiere de buen juicio y habilidad de seguir planes para resolver crisis. La gente con la enfermedad de Alzheimer se encuentra en desventaja seria. Sus deterioros en la memoria y razonamiento limitan severamente la habilidad de actuar apropiadamente durante una crisis.

Es importante tener siempre un plan de acción en caso de fuego, temblor, inundación, ciclón u otros desastres. Precauciones en el hogar especificas podrían aplicarse y cambios en el medio ambiente podrían necesitarse. La Cruz Roja Americana es un recurso excelente para obtener información general sobre la seguridad y guías para prepararse para una planeación comprensiva. Nosotros aconsejamos a todos utilizar tales guías. Además, si hay un paciente con la enfermedad de Alzheimer en el hogar, las siguientes precauciones son aplicables:

- Conozca a sus vecinos e identifique personas específicas que estén dispuestas a ayudar en una crisis. Formule un plan de acción con ellos en caso de que el paciente con la enfermedad de Alzheimer permanezca solo durante una crisis.
- Dele a los vecinos una lista de los números de emergencia de las personas que se encargan del paciente, de los miembros de la familia, y recursos primarios médicos.
- Eduque a sus vecinos de antemano acerca de las incapacidades del paciente con la enfermedad de Alzheimer, incluyendo la incapacidad de seguir instrucciones complejas, pérdida de la memoria, deterioro del juicio, probable desorientación y confusión. De a los vecinos ejemplos de algunas de las instrucciones simples de un paso que puede ejecutar el paciente.
- Tenga prácticas familiares regulares para que cada miembro del hogar tenga una tarea especifica. Sepa que el paciente con la enfermedad de Alzheimer no podrá tener ninguna responsabilidad en el plan en caso de crisis y que alguien necesitará tomar responsabilidad primaria de supervisar al paciente.
- Siempre tenga por lo menos la dotación de una semana de artículos médicos o de higiene personal que son

críticos en el bienestar del paciente con la enfermedad de Alzheimer, tales como:

- comida, suplementos alimenticios y agua
- medicinas
- ropa interior para incontinencia
- baterías para el aparato de audición
- anteojos

- Asegúrese de que el paciente con la enfermedad de Alzheimer tenga un brazalete con su identificación que diga "pérdida de la memoria" en caso de que el paciente se pierda o se desoriente. Brazaletes atractivos grabados con la información necesaria, se pueden comprar en joyerías. Estos brazaletes se pueden soldar para evitar que el paciente se lo quite.
- Bajo ninguna circunstancia debe dejarse solo al paciente con la enfermedad de Alzheimer después de un desastre natural. No cuente que el paciente se quedará en un solo lugar mientras usted va a buscar ayuda. Dele mucha tranquilidad al paciente. ¿Quién se encargaría del paciente con la enfermedad de Alzheimer si le pasara algo a usted? Es importante tener un plan preparado en caso de que usted se enferme, esté incapacitado o muera.
- Considere consultar a un abogado acerca de un testamento mientras usted está vivo, poder legal durable para encargarse de su salud y finanzas y otra planeación acerca de los bienes.
- Consulte con la familia y amigos cercanos para decidir quién se encargará del paciente con la enfermedad de Alzheimer. Usted también quizá necesite buscar información acerca de su oficina local pública de guardián, oficina del conservador de la salud mental, servicios para la protección de los adultos y otros servicios de manejo de casos. Estas organizaciones quizá tengan programas para ayudar al paciente con la enfermedad de Alzheimer en caso de que usted esté ausente.
- Mantenga un cuaderno para la persona responsable quién asumirá la responsabilidad de encargarse del paciente con la enfermedad de Alzheimer. Tal cuaderno contendrá la siguiente información:
  - números de emergencia
  - problemas de la conducta presentes y las posibles soluciones
  - maneras de calmar al paciente con la enfermedad de Alzheimer
  - ayuda necesaria para la limpieza, alimentación o arreglo del paciente con la enfermedad de Alzheimer.
  - la comida favorita y actividades del paciente con la enfermedad de Alzheimer
- Considere ver en su comunidad lugares para alojamiento y atención para largo plazo del paciente y seleccione algunas como posibilidades. Si el paciente con la enfermedad de Alzheimer ya no puede vivir en el hogar, la persona responsable será capaz mejor de llevar a cabo los deseos de usted para el cuidado a largo plazo del paciente con la enfermedad de Alzheimer.

Conclusion

La seguridad en el hogar toma varias formas. Este libro se enfoca en el ambiente físico y preocupaciones específicas en la seguridad. Pero el medio ambiente del hogar también concierne a las necesidades, sentimientos, y estilos de vida de los ocupantes, de usted, la persona encargada del paciente con la enfermedad de Alzheimer, su familia y el paciente con la enfermedad de Alzheimer. Si nosotros nos sentimos apresurados, nerviosos o irritados, nosotros aumentamos las oportunidades de que aumenten las tensiones y la probabilidad de accidentes sea mayor. La incapacidad afecta a todos los miembros de la familia. No solo la seguridad en el medio ambiente, pero el mantenimiento de nuestro propio bienestar emocional y físico es crucial. Le aconsejamos como persona encargada del paciente de que se asegure que tiene tiempo tranquilo, tiempo con usted mismo, tiempo para recibir y tomar parte en algo que usted disfruta. Proteja su propia salud física y mental. Su sección local de la Asociación de Alzheimer puede ayudarle a darle apoyo e información que quizá necesite cuando trate este punto tan significativo en su lista de seguridad del hogar. Usted es extremadamente valioso y al tomar el compromiso de encargarse de su paciente con la enfermedad de Alzheimer, usted también está tomando el compromiso de cuidarse a usted mismo.

Referencias/para lectura futura

Bibliografia

Alzheimer's Disease and Related Disorders Association of Eastern Massachusetts in collaboration with ADRDA of Cape Cod and the Islands, and ADRDA of Western Massachusetts. *Family Care Guide (1988)*.

Carroll, David L. *When Your Loved One Has Alzheimer's*. New York, Harper and Row (1989).

Gwyther, Lisa P. *Care of Alzheimer's Patients: A Manual for Nursing Home Staff*. Chicago, American Health Care Association, and Alzheimer's Disease and Related Disorders Association. (1985)

Robinson, A., Spencer, B., and White, L. *Understanding Difficult Behaviors*. Ipsilanti, Michigan, Eastern Michigan University, (1989).

Lecturas sugeridas

Existen muchos otros libros excelentes, videos y publicaciones acerca de la enfermedad de Alzheimer y enfermedades asociadas. Podrían ser obtenidas a través de la librería local o de su sección local de la Asociación de Alzheimer (Alzheimer's Association).

Acerca de las organizaciones y autores

Las organizaciones

El Centro de Investigación de la Enfermedad Alzheimer (ADRC) en la Universidad de California en San Diego (UCSD), es uno de los cinco centros Nacionales, que ahora son quince, fundados por El Instituto Nacional para Personas de Edad Avanzada de Los Institutos Nacionales de Salud. Estos centros están dedicados a la investigación y entrenamiento relacionado con la enfermedad de Alzheimer y enfermedades asociadas.

La Asociación para Alzheimer de San Diego es una sección local de la Asociación Nacional para Alzheimer que consiste de más de 210 secciones a través del país. La asociación lleva a cabo su misión a través de los servicios al paciente y a la familia, educación, abogacía y legislación de las normas públicas y apoyo a la investigación. El número de teléfono gratuito nacional es el 1-800-272-3900.

Los autores

Lisa Snyder, L. C. S. W., quien es la Trabajadora Social Clínica del ADRC de UCSD.

Kay Kuck, R.N., P.H.N., quien es la Enfermera en Salud Pública trabajando con Seniors Only Care Program (SOCARE), un programa geriátrico de valoración multidisciplinaria y comprensiva en UCSD.

Phyllis J. Lessin es la Asistente del Jefe y Coordinadora de ADRC en UCSD.

Paula J. Martin quien era la Asistente del Programa de ADRC en UCSD.

Wanda Smith es Consultante de los Servicios para Alzheimer y es voluntaria en la sección de San Diego de La Asociación Nacional para Alzheimer.

Traducción hecha por la Dra. Gloria E. Bensussen
Distributed by:

Alzheimer's Disease Education & Referral Center
For additional copies of this brochure, contact:
P.O. Box 8250
Silver Spring, Maryland 20907-8250
800-438-4380

■ **Centro de Investigación para la Enfermedad de Alzheimer**
Universidad de California, San Diego
9500 Gilman Drive (0948)
La Jolla, CA 92093-0948
(619) 622-5800; fax: (619) 622-1012

ENFERMEDAD DE CÉLULAS DREPANOCÍTICAS (SICKLE CELL DISEASE)

∎∎∎

ANEMIA DE CÉLULA FALCIFORME EN LOS RECIÉN NACIDOS Y LOS BEBÉS: GUÍA PARA LOS PADRES

(Sickle Cell Disease in Newborns and Infants: A Guide for Parents)

¿Qué es la anemia de célula falciforme?

La anemia de célula falciforme (o de célula en forma de hoz) es un desorden hereditario de los glóbulos (o células) rojos de la sangre. Los glóbulos rojos usan una proteína llamada hemoglobina para llevar el oxígeno a todas las partes del cuerpo. Los glóbulos rojos normales contienen sólo hemoglobina normal y tienen la forma de un anillo (rosca). Estos glóbulos son muy flexibles y se transportan fácilmente a través de las venas (pequeños vasos sanguíneos).

Los glóbulos rojos contienen hemoglobina falciforme. Debido a esto, el glóbulo cambia de su forma de anillo a una forma de curva (hoz) déspues de que ha llevado el oxígeno. Los glóbulos falciformes se atoran y forman tapones en los pequeños vasos sanguíneos. Estos tapones en el flujo de la sangre pueden causar daño a los tejidos. Dado que existen vasos sanguíneos en todo el cuerpo, el daño a los tejidos puede ocurrir en cualquier parte.

Los siguientes son los tipos más comunes de anemia de célula falciforme:

- Anemia de célula falciforme.
- Enfermedad de célula falciforme C.
- Enfermedad de célula falciforme beta-talasanemia.

El propósito de esta información

Esta información le puede ayudar a entender la anemia de célula falciforme y cómo puede afectar a su bebé.

La mejor manera en la que puede ayudar a su bebé es aprendiendo todo lo posible sobre la enfermedad, los problemas que causa, y lo que puede hacer por su niño. Hable sobre esta información y sobre las opciones de tratamiento con el médico y otros profesionales de salud que conocen de la anemia de célula falciforme. Cooperando con ellos le podrá dar el mejor cuidado posible a su bebé.

En esta información encontrará descripciones de los problemas que pueden presentarse en un bebé que padece de anemia de célula falciforme. Recuerde al leer estas descripciones que no necesariamente todos los bebés presentarán todos estos problemas. Al final de la publicación encontrará una lista de términos que frecuentemente usan los médicos y las enfermeras cuando hablan sobre la anemia de célula falciforme.

Tipos de anemia de célula falciforme

Como ya se ha indicado, existen varias formas de esta enfermedad. La más común es la anemia de célula falciforme. El médico le dirá el tipo de anemia de célula falciforme que padece su bebé. Es muy importante que usted escriba el nombre exacto del tipo de anemia de su hijo, de tal manera que lo tenga consigo en caso que le lleve a un médico o a una clínica diferente.

¿Cómo afecta la anemia de célula falciforme a los bebés?

Los bebés que padecen de esta enfermedad pueden tener:

- Anemia (un número bajo de glóbulos rojos). La gente que padece anemia se cansa fácilmente.
- Crisis aplástica. Los bebés que padecen anemia de célula falciforme pueden dejar de producir glóbulos

rojos por un período de tiempo. Los síntomas son palidez, menos actividad de lo normal, respiración acelerada, y latidos acelerados del corazón. Si el bebé presenta estos sintomás llévelo al médico dé inmediato.

- Síndrome de las manos y los pies. Los niños que padecen de anemia de célula falciforme pueden tener dolor e inflamación de las manos o los pies.
- Dolor agudo (intenso) (principalmente en los brazos, manos, piernas, pies, o abdomen). Esto sucede cuando las células falciformes bloquean los vasos sanguíneos impidiendo la circulación dé la sangre. Los médicos se refieren a esta condición como un episodio de dolor.
- Infecciones agudas. El niño que padece de anemia de célula falciforme tiene un alto riesgo de sufrir de infecciones, tales como sepsis (una infección del sistema sanguíneo), meningitis y pulmonía. El riesgo de infección aumenta debido a que el bazo no filtra la sangre correctamente.
- Inflamación del bazo (esplenectasia). El bazo es el órgano del cuerpo encargado de filtrar la sangre. En las personas que padecen de anemia de célula falciforme, el bazo se inflama rápidamente debido al bloqueo de los vasos sanguíneos. Esta condición se conoce como esplenectasía y puede ser muy peligrosa.
- Derrame cerebral. Esto sucede cuando las células falciformes bloquean los vasos sanguíneos del cerebro. Los síntomas incluyen convulsiones, debilidad de los brazos y las piernas, problemas del habla, y perder el conocimiento. Una persona con cualquiera de estos síntomas debe ver al médico de inmediato.

¿Quiénes sufren de anemia de célula falciforme?

En los Estados Unidos, la mayoría de las personas que padecen la enfermedad son de raza negra. Aproximadamente 1 de cada 375 niños de raza negra padece de anemia de célula falciforme. Los hispanos procedentes del Caribe, América Central y partes de América del Sur también pueden padecer de esta enfermedad.

¿Qué causa la enfermedad?

Todas las formas de la anemia de célula falciforme son hederitarias. Es decir, que los padres le pasan esta enfermedad a sus hijos.

Los genes determinan todas las características de cada bebé, como el color de los ojos o la estatura. Los genes son una sustancia que se encuentra en el esperma del padre y el óvulo o huevo de la madre. Los niños heredan los genes de la hemoglobina de sus padres. Las personas que heredan tanto la hemoglobina normal como la falciforme, tienen el "rasgo genético de anemia de célula falciforme". Tener el rasgo genético de anemia de célula falciforme no es una enfermedad y nunca se convierte en la enfermedad. Sin embargo, una persona con este rasgo genético puede pasarle a sus hijos

hemoglobina normal, o hemoglobina falciforme. Este es un proceso complejo, si no lo entiende, hable con su médico o enfermera.

Si el padre y la madre tienen el rasgo de célula falciforme, para cada embarazo, tienen las siguientes probabilidades de pasarle esta característica a sus hijos.

- 1 probabilidad de 4 que el bebé tendrá hemoglobina normal.
- 2 probabilidades de 4 que el bebé tendrá tanto hemoglobina normal como hemoglobina de célula falciforme (o rasgo genético de anemia de célula falciforme).
- 1 probabilidad de 4 que el bebé sólo tendrá hemoglobina de célula falciforme (es decir, que padezca de anemia de célula falciforme).

¿Cómo puedo saber si mi bebé padece de anemia de célula falciforme?

Para detectar la anemia de célula falciforme se tiene que hacer un examen médico de la sangre a todos los recién nacidos. Muchos hospitales tienen programas de detección en los cuales se hace el examen médico a todos los niños a los pocos días de nacidos. Para hacer el examen, se toma una muestra de sangre del talón del niño, y así detectar la anemia de célula falciforme y otros problemas de salud.

Si los resultados del examen muestran que su bebé podría tener la enfermedad, se vuelve a realizar el examen para asegurarse del diagnóstico. El médico pedirá una muestra de sangre de uno o ambos padres y le dirá lo más pronto posible si su niño padece de la enfermedad.

¿Qué sucede si el bebé padece de anemia de célula falciforme?

Si su bebé padece de la enfermedad, el médico le ayudará a encontrar el mejor cuidado disponible. Los siguientes profesionales se podrían encargar del cuidado del paciente: Un médico de familia, un pediatra (especializado en niños), un hematólogo pediátrico (médico especializado en enfermedades de la sangre en niños), o le darán cuidado en una clínica especializada en el tratamiento de anemia de célula falciforme. Probablemente usted también déseara visitar a un consejero para conversar sobre las probabilidades que tiene de tener otro bebé que padezca de la misma enfermedad.

La anemia de célula falciforme no es sólo un problema médico. Probablemente también tendrá preocupaciones en cuanto a su bebé y su familia, cómo controlar los problemas emocionales y cómo poder pagar las cuentas médicas. Su médico o enfermera puede hablarle sobre estas preocupaciones. Ellos también le pueden ayudar a encontrar una agencia de servicios sociales a nivel local para que le den ayuda. En muchas ciudades existen grupos de apoyo para la anemia de célula falciforme. También existen organizaciones comunitarias que ofrecen los exámenes médicos de detección, y educación y apoyo para las familias que tienen niños que padecen la enfermedad o el rasgo genético de la enfermedad.

(Pregunte al médico o la enfermera si existen grupos o servicios en español.)

¿Cómo puedo ayudar a mi bebé?

La mejor manera de ayudar a su bebé es aprender lo más que pueda sobre la enfermedad y tratar de asegurarse que reciba el mejor cuidado disponible. El niño que padece de anemia de célula falciforme tiene necesidades específicas y debe recibir cuidado regularmente para mantenerle lo más sano posible. El médico le explicará la frecuencia con la que tiene que proporcionarse el cuidado y lo que puede hacer en caso que el niño se enferme.

A los 2 meses de edad, su bebé empezará a tomar penicilina en forma oral (por la boca) dos veces al día. Es muy importante que le dé la penicilina exactamente cómo lo indique el médico. El médicamento ayudará a prevenir infecciones. El niño deberá usar penicilina por lo menos hasta que cumpla los 5 años de edad.

También a los 2 meses, el niño recibirá una inyección para protegerlo de la Influenza H, que es una bacteria que causa una infección que es peligrosa para las personas que padecen de anemia de célula falciforme. El bebé también necesitará una inyección para protegerlo de la hepatitis B, una enfermedad del hígado. Además, deberá recibir todas las demás vacunas que reciben todos los niños. Hable sobre esto con el médico.

A continuación se presenta una lista de las cosas importantes que debe saber si sus niño padece de anemia de célula falciforme:

- Si el niño presenta una fiebre (más alta de los 101 grados), debe obtener ayuda médica de inmediato. Una fiebre en un niño que padece la enfermedad puede ser un síntoma de un problema médico grave. Cuando su niño parezca enfermo, siempre debe tomarle la temperatura. Su médico le dirá qué hacer si el niño tiene fiebre.
- Si cualquier médico o enfermera nuevo ve a su bebé por cualquier motivo, tiene que explicarle que padece de anemia de célula falciforme.
- Una buena alimentación es muy importante para todos los bebés. Pregunte a su médico sobre los mejores alimentos y líquidos para darle al bebé. Trate que beba muchos líquidos. También pregunte si es necesario que tome vitaminas o suplementos de hierro.
- Asegúrese que su bebé no sienta demasiado calor o demasiado frío. Manténgalo templado. Los baños fríos o el aire frío puede reducir la velocidad del flujo de la sangre y esto puede ocasionar problemas.

Si el niño se enferma, debe recibir atención médica inmediata. Cualquier síntoma de enfermedad que presente un niño con anemia de célula falciforme puede ser grave. Si su bebé tiene cualquiera de los siguientes síntomas, debe llevarlo al médico dé inmediato:

- Tiene la respiración acelerada, o tiene problemas para respirar.
- Tos frecuente.

- Está de mal humor y llora más dé lo normal.
- Grita cuando se le toca.
- Está muy cansado, o tiene poca energía.
- Está muy débil.
- Vomita.
- No quiere comer.
- Tiene diarrea.
- No moja el mismo número dé pañales (orina menos de lo normal).
- Tiene dolor o hinchazón del abdomen (vientre).
- Tiene las manos o los pies hinchados.
- Tiene los labios y la piel de un color azuloso o grisáceo.

Las preguntas que probablemente deseará hacer

Haga cualquier pregunta que tenga sobre la enfermedad y la manera en la que afecta a su familia. A continuación hay una serie de preguntas que probablemente le deseara hacer a su médico, enfermera, consejero, o trabajador social. Al final de la lista se proporciona espacio para que escriba más preguntas.

- ¿Qué tiene mi bebé? ¿Cómo es que le dio esta enfermedad?
- ¿Cómo le pasé la enfermedad a mi bebé? ¿Cómo es que tengo este rasgo genético? ¿Cómo va a afectar a mi familia?
- ¿Con qué frecuencia necesito traerle a mi bebé?
- ¿Qué medicamento tiene que tomar mi bebé? ¿Qué necesito saber sobre el medicamento para dárselo a mi bebé?
- ¿Qué le debo de dar de comer y beber a mi bebé?
- ¿Cuáles actividades no debe hacer mi bebé?
- ¿Cómo me puedo dar cuenta si se enferma mi bebé?
- ¿Qué debo hacer, y a quién debo llamar si se enferma mi bebé?
- ¿Qué otro tipo de ayuda está disponible para mi familia?

Para obtener más información

Para aprender más sobre la anemia de célula falciforme y cómo tolerar está enfermedad puede solicitar ayuda de (pregunte si cuentan con asistencia y publicaciones en español):

National Association for Sickle Cell Disease
3345 Wilshire Boulevard
Suite 1106
Los Angeles, CA 90010-1880
1-800-421-8453
Otras fuentes de información

California State Department of Health
Children's Medical Services Branch
Sacramento, CA 95814
916-654-0499

Cincinnati Comprehensive Sickle Cell Center
Children's Hospital Medical Center
Cincinnati, OH 45229
513-559-4200

Clinical Center Communications
9000 Rockville Pike
Building 10, Room 1C255
Bethesda, MD 20892
301-496-2563

Education Programs Associates
1 West Campbell Ave, Building D
Campbell, CA 95008
408-374-1210

Howard University
Comprehensive Sickle Cell Center
2121 Georgia Ave
Washington DC 20059
202-806-7930

March of Dimes
Birth Defects Foundation
1275 Mamaroneck Avenue
White Plains, NY 10605
(Para obtener servicio más rápido, busque el teléfono local de "March of Dimes" en su directorio telefónico)

Mid-South Sickle Cell Center
Le Bonheur Children's Medical Center
Memphis, TN 38103
901-522-6792

Mississippi State Department of Health
Genetics Division
PO Box 1700
Jackson, MS 39215
601-960-7619

National Maternal and Child Health Clearinghouse
8201 Greensboro Drive
Suite 600
McLean, VA 22102
703-821-8955

New York State Department of Health
Newborn Screening Program
Wadsworth Center for Laboratories and Research
P.O. Box 509
Albany, NY 12201-0509
518-473-7552

Northern California Comprehensive Sickle Cell Center
San Francisco, CA 94110
510-428-3651

Texas Department of Health
Newborn Screening Program
1100 West 49th St
Austin, TX 78756-3199
512-458-7111

Esta no es una lista completa. Consulte con el departamento de salud de su estado o localidad, o con la agencia de anemia de célula falciforme para obtener otras fuentes de información.

Palabras comunes que se usan con referencia a la anemia de célula falciforme

Su médico o enfermera puede usar las siguientes palabras cuando hable sobre la anemia de célula falciforme.

Anemia. Un número reducido de glóbulos rojos en la sangre. Esto les sucede a las personas que padecen la enfermedad porque las células falciformes de la sangre viven menos tiempo que las células normales. El cuerpo no puede producir las suficientes células (glóbulos) rojas falciformes para poder reemplazar las que se pierden, así es que la persona tiene menos glóbulos rojos de lo normal y está anémica.

Anemia de célula falciforme. Un grupo de desordénes heredados en los cuales se presenta anemia y el cuerpo produce hemoglobina en forma de hoz (falciforme).

Anemia de célula falciforme. Es el tipo más común de la enfermedad. Los otros tipos incluyen la enfermedad de célula falciforme C y la enfermedad de célula falciforme beta-talasanemia. También existen otros tipos de esta enfermedad, pero estos son menos comunes.

Capilares. Pequeñísimos vasos sanguíneos (venas) en donde las células falciformes se quédan atrapadas causando problemas.

Células falciformes (en forma de hoz). En las personas que padecen de la enfermedad, las moléculas de hemoglobina de los glóbulos rojos se pegan unas a otras haciendo que los glóbulos rojos cambien de su forma de anillo a una similar a la de una hoz. Estas células defectuosas no pueden pasar a través de los pequeñísimos vasos sanguíneos (venas).

Crisis aplástica. Esto sucede cuando la médula espinal del niño deja de producir glóbulos rojos temporalmente. Un niño con una crisis aplástica puede aparecer pálido, cansado y menos activo de lo normal.

Episodio de dolor. Las personas que padecen de anemia de célula falciforme pueden sentir dolor debido al bloqueo de los vasos sanguíneos. Con frecuencia, el dolor se presenta en los brazos, las piernas, la espalda y el abdomen. El dolor puede durar unas cuantas horas o hasta una o dos semanas. El dolor puede ser leve o severo y puede ser necesario utilizar medicamentos. El número de episodios de dolor varía significativamente de un individuo a otro.

Esplenectasia (inflamación del bazo). Esto sucede cuando una gran cantidad de la sangre del niño se queda atrapada en el bazo. Los síntomás tempranos incluyen palidez, hinchazón del bazo, y dolor en el abdomen (vientre).

Gene. La unidad biológica a través de la cual se heredan características de ambos padres. Los genes determinan todas las características del niño. Por ejemplo, el pelo, los ojos, y el color de la piel, el tamaño de los pies, y la estatura. También determinan si el niño padecerá de anemia de célula falciforme o alguna otra enfermedad hereditaria.

Hemoglobina. Una molécula que se encuentra en los glóbulos rojos y que transporta el oxígeno desde los pulmones a todas las partes del cuerpo.

Influenza Haemophylus. Un tipo de bacteria que causa una infección que puede provocar problemas graves en un niño que padece de anemia de célula falciforme. El bebé debe recibir una vacuna especial a los 2 meses de edad para protegerle contra esta influenza.

Rasgo genético de célula falciforme. Es una condición en la que la persona tiene hemoglobina normal y hemoglobina en forma de hoz (falciforme). Esto sucede porque la persona heredó un gene de hemoglobina normal y uno falciforme de sus padres. El rasgo genético de anemia de célula falciforme no es una enfermedad y la persona nunca padecerá la enfermedad. Sin embargo, una persona con este rasgo genético se lo puede pasar a sus hijos.

Sepsis. Es una infección del sistema sanguíneo. Síndrome agudo de pecho. Esta es una condición grave causada por una infección o por glóbulos rojos que se han quedado atrapados en los pulmones. Los síntomas de este síndrome en el niño que padece de anemia de célula falciforme son dificultad para respirar, dolor de pecho y tos. Normalmente un niño con este problema deberá internarse en un hospital para recibir tratamiento.

Síndrome de manos y pies. Es el dolor de las manos y los pies provocado por las células falciformes que se quedan atrapadas en los vasos sanguíneos (venas). Frecuentemente este es el primer problema que se presenta en un niño que padece de anemia de célula falciforme.

Streptococcus pneumoniae. Una bacteria que causa un tipo de pulmonía grave en los niños que padecen de anemia de célula falciforme. Dos dosis diarias de penicilina desde los dos meses de edad permiten prevenir este tipo de enfermedad mortal en los niños con anemia de célula falciforme y anemia beta-talasanemia.

Para mayor información

La información en esta publicación se tomó de la *Clinical Practice Guideline on Sickle Cell Disease: Screening, Diagnosis, Management, and Counseling in Newborns and Infants* (Guía de práctica clínica sobre la anemia de célula falciforme: Detección, diagnóstico, control, y consejería para familias de recién nacidos y bebés que padecen la enfermedad). La guía fue escrita por un panel de expertos patroci-nados por la Agency for Health Care Policy and Research. Ahora existen y se están desarrollando otras guías sobre problemas comunes de salud tanto en inglés como en español.

Para más información sobre las guías, o para solicitar más copias de esta información, diríjase a:

Agency for Health Care Policy and Research
Publications Clearinghouse
P.O. Box 8547
Silver Spring, MD 20907

O llame al 1-800-358-9295 (para llamadas procedentes de fuera de los Estados Unidos, llame al 301-495-3453) durante los días de la semana de las 9 a.m. a las 5 p.m. hora de la costa este.

■ **Agency for Health Care Policy and Research**
AHCPR Publication Number 93-0565
Abril de 1993

ENFERMEDADES DE LA TIROIDES (THYROID DISEASES)

■ ■ ■

HIPERTIROIDISMO

(Hyperthyroidism)

El término hipertiroidismo se refiere a cualquier condición en la que existe un execeso de la hormona tiroides en el cuerpo. Esto con frecuencia resulta de una sobreactividad generalizada de la glándula tiroides en terma, condición también conocida como el bocio tóxicodifuso o la Enfermedad de Graves. Alternativamente, uno o más de los nódulos o bolas en la tiroides puede volverse demasiado activo, condición conocida como el bocio tóxico nodular o multinodular. Finalmente, una persona puede llegar a padecer de hipertiroidismo, si padece de una condición llamada tiroiditis o si ha tomado tabletas de la hormona tiroides en exeso.

Los síntomas del hipertiroidismo incluyen nerviosidad, irritabilidad, transpiración en exeso, adelgazamiento de la piel, cabello delgado y quebradizo y debilitamiento muscular, especialmente involucrando los muslos y los antebrazos. Puede haber temblor en las manos o puede latir muy rápido el corazón. Las evacuaciones pueden ser más frecuentes, aunque la diarrea no es usual. Generalmente se bajará de peso a pesar de tener un buen apetito y, de ser mujer, los períodos menstruales podrían ocurrir con una menor frecuencia.

Con el bocio tóxico difuso (la Enfermedad de Graves) puede presentarse un aumento en el tamaño de los ojos, debido a una elevación de los párpados superiores. Menos comunmente puede ocurrir que se hinche uno o los dos ojos, condición conocida como "exoftalmos".

¿Que causa hipertiroidismo?

El bocio tóxico difuso es causado por anticuerpos en la sangre que estimulan la tiroides y la hacen crecer y producir cantidades excesivas de la hormona tiroides. Este tipo de hipertiroidismo tiende a ser hereditario, aunque no se conoce bien por qué esta enfermedad ataca a determinados individuos, ni tampoco se comprende por qué a veces los nódulos tiroideos se vuelven demasiado activos. De alguna forma uno o más de los nódulos gradualmente aumenta en actividad de manera que la producción total de hormona tiroides es mayor de lo normal.

El diagnóstico del hipertiroidismo

Si su doctor sospecha que usted padece de hipertiroidismo, tratará primero de determinar si ese diagnóstico es correcto al medir la cantidad de la hormona tiroide que se detecta en la sangre. Si la prueba indica que está en el límite normal y su doctor quiere determinar con certeza si la tiroides se la ha vuelto demasiado activa, se podrá realizar una prueba más sensible conocida como la prueba TRH en el consultorio del médico. Recientemente, se han desarrollado unas pruebas nuevas (llamadas las pruebas TSH de alta sensibilidad) que podrían hacer que la prueba TRH sea innecesaria.

Sí estas pruebas indican el hipertiroidismo, el doctor podría optar por obtener una imagen de su tiroides (una exploración de la misma) para saber si toda la glándula se ha vuelto demasiado activa o si usted padece de bocio nodular tóxico o si ha aparecido tiroiditis.

El tratamiento

No existe un solo tratamiento que sea el mejor para todos los pacientes de hipertiroidismo. Muchos factores influirán en la selección de un tratamiento que incluya la edad del paciente, el tipo de hipertiroidismo de que se trata y la disponibilidad de un buen cirujano especialista en tiroides, las alergias al medicamento, la gravedad del hipertiroidismo y otras condiciones médicas que pudieran afectan la salud del paciente.

Medicamentos

Distintos tipos de medicamentos pueden influir en el funcionamiento de la tiroides. En años recientes se ha desarrollado un tipo de medicamentos conocidos como los agentes de bloqueo andrinérgicos beta. Estos medicamentos bloquean la acción de la hormona tiroides en el cuerpo y normalmente hacen sentir mejor al paciente en cuestión de minutos u horas, aunque no cambian los altos niveles de la hormona tiroides en la sangre. El Propranolol (Inderal) fué el primero de estos medicamentos que se desarrolló. Algunos medicamentos prefieren de bloqueo beta relacionados pero de efecto más duradero como el Atenolol (Tenormin), Metoprolol (Lopressor) y Nadolol (corgar) por su dosis más conveniente de una o dos veces al día. Salvo por el hipertiroidismo debido a la tiroiditis, estos medicamentos no son la única forma de terapia, pero se usan en combinación con otros tratamientos que se dirigen especificamente a la glándula tiroides.

Los medicamentos conocidos como agentes antitiroides, metimazole (Tapazole) o propilltiouracil (PTU), se podrían recetar si su doctor opta por tratar el hipertiroidismo rebajando la cantidad de la hormona tiroides en la sangre. Estos medicamentos evitan que el yodo entre en la glándula tiroides. Ya que la tiroides utiliza el yodo para producen la hormona tiroides, el efecto neto es una disminución en la producción de la hormona tiroides.

El yodo radioactivo

Otro tratamiento del hipertiroidismo es dañanado las células tiroides que producen la hormona tiroides. Puesto que estas células necesitan el yodo para producir la hormona, pronto absorben cualquier tipó de yodo en la sangre. Al final de la década de los treintas, los médicos descubrieron que la tiroides absorbe el yodo radioactivo del mismo modo que el yodo normal, observación que llevó a la terapia del yodo radioactivo. Por medio de este tratamiento, el doctor administra una cápsula o una bebida que contenga el yodo radioactivo, que carece de sabor y olor. Una vez tomado, el yodo radioactivo entra en la sangre y rápidamente se absorbe por las células tiroides que se han vuelto demasiado activas. En el curso de varias semanas (durante las cuales se pueden controlar los síntomas de la hipertiroides), el yodo radioactivo daña las células que lo han absorbido. El resultado es que la tiroides se contrae en tamaño, la producción de la hormona tiroides decrece y el nivel sanguíneo regresa a lo normal, restaurando así la buena salud.

Aunque se trate de calcular la cantidad adecuada del yodo radioactivo por el que se controlará el padecimiento, a veces un paciente permanece hipertiroideo aunque usualmente menos enfermo que antes. Se le puede someter a un segundo tratamiento si fuera necesario. Más comunmente, reaparece el hipertiroidismo después de pocos meses. En realidad, casi todo paciente que ha recibido tratamiento con yodo radioactivo se volverá hipotiroide después de un período de varios meses hasta muchos años. Afortunadamente, el hipotiroidismo es una condición fácil de tratar con medicamentos de hormona tiroides tomada una vez al día para suplir la hormona que la glándula tiroides no puede ya producir. Este medicamento deberá tomarse por vida.

Cirugía

Para algunos pacientes con hipertiroidismo, ocasionalmente, el médico recomendará extipar parte de la glándula tiroides por medio de una intervención quirúrgica. Esta es basante sencilla si solamente un nódula o bola de tejido tiroideo se ha vuelto demasiado activo. En dichos pacientes, el cirujano extirpará parte de la tiroides que contiene el nódula demasiado activo y el resto de la tiroides vuelve a su funcionamiento normal. Por otra parte, si muchos nódulo demasiado activo y el resto de la tiroides vuelve a su funcionamiento normal. Por otra parte, si muchos nódulos se han vuelto demasiado activos o si se ha generalizado el problema y se ha vuelto demasiado activa la glándula tiroides en su totalidad, el cirujano deberá extirpar gran parte de la tiroides para restablecer buena salud. Si esto se realiza, usualmente el hipotiroidismo aparecerá y el paciente deberá tomar tabletas de hormona de tiroides por vida. Sin embargo, cuando se extirpa casi toda la tiroides, se elimina el riesgo de que el paciente permanezca hiperoideo. Las consideraciones concernientes a la cirugía de la tiroides son importantes y complejas. Por ello, cuando un médico recomienda este tipo de terapia, se deben considerar cuidadosamente los tratamientos alternativos, la naturaleza y el alcance de la intervención proyectada y la selección del cirujano. De no estar convencido un paciente respecto a la necesidad de la intervención (o de cualquier otro plan de tratamiento de la tiroides), es recomendable obtener una segunda opinión.

No hay forma en que un resumen tan breve como este, proporcione un marco real respecto a qué tipo de tratamiento será el mejor para algún paciente en particular. Más bien, este resumen, dará solamente una idea general de las formas en que los médicos enfocan el diagnóstico y el tratamiento de la tiroides que se ha vuelto demasiado activa. No es posible en este corto espacio tratar en detalle, los efectos secundarios del tratamiento, tales como una alergia por el medicamento o las posibles complicaciones de la cirugía de la tiroides. Por otro lado, se espera que esta vista general proporcione alguna información de los antecedentes, para poder comprender la forma en que procederá su doctor si sospecha que usted padece de hipertiroidismo, así como las opciones si en realidad este es su problema.

Instamos a todos nuestros lectores que tengan este problema y que quieran leer más respecto a su condición, que procedan a leer uno de los libros o monografías para pacientes que hemos listado en la bibliografía de la Thyroid Foundation of America. Sobre todo, los pacientes deberán consultar a su propio doctor que está en la mejor posición para comprender su condición hipertiroidea en particular.

Sobre "The Thyroid Foundation of America"

The Thyroid Foundation of America es una organización que no se beneficia monetariamente. Fué fundada en 1986 para promover la educación sobre la salud, proporcionar apoyo a los pacientes de enfermédades de tiroides y a los profesionales en el campo de salud, incrementando la atención pública sobre los problemas de estas enfermedadas y recaudando y distribuyendo fondos para investigaciones sobre la misma. La fundación prepara folletos educacionales y publicaciones trimestrales para los pacientes y profesionales de salud, con los más recientes estudios y tópicos de importancia sobre la tiroides y reportes sobre las activades del capítulo de la TFA con información sobre libros y reuniones de interés para los pacientes y profesionales en esta especialidad.

Beneficios de ser miembros incluyen

- Informacion de última hora para ayudarlos con su problema de la tiroide—communicada sobre nuestra publicación llamada "The Bridge", una multitud de folletos, copias de articulos y publicaciones sobre la tiroide.
- Nombres de endocrinológos en su región.
- Ponerlos en contacto con sucursales, y agrupaciones de interés mutuo.
- Su preferencia de un libro gratuito al haccroc miembro de **TFA** al hacerse?
  - (escoja uno)
  - *How Your Thyroid Works,* Dr. H.J. Baskin
  - *The Thyroid Gland: A Book for Thyroid Patients,* Dr. J. Hamburger
  - *Your Thyroid: A Home Reference,* Drs. L.C. Wood, D.S. Cooper, E.C. Ridgway

The Thyroid Foundation of America, Inc.
Ruth Sleeper Hall, RSL 350
40 Parkman Street
Boston, MA 02114-2698
Afuera de Mass: 1-800-832-8321
Mass: 617-726-8500
Fax: 617-726-4136

HIPOTIROIDISMO CONGÉNITO

(Congenital Hypothyroidism)

De conformidad con el Programa de Evaluación del Recién Nacido del Estado de Nueva York, todos los bebés nacidos en este estado deberán ser sometidos a análisis a los pocos días de su nacimiento a fin de detectar diversos trastornos de la salud. El hipotiroidismo congénito es uno de esos trastornos.

¿Qué es el hipotiroidismo congénito?

Cuando un bebé nace con hipotiroidismo, su organismo no puede producir la cantidad suficiente de tiroxina, la hormona de la glándula tiroides, que es esencial para el crecimiento físico y el desarrollo mental. Si no se descubre y trata pronto, el hipotiroidismo puede ocasionar atraso del desarrollo y retardo mental. Casi uno de cada 4,000 niños recién nacidos sufre de hipotiroidismo.

¿Cuál es la causa?

La tiroxina es producida por la glándula tiroides, situada en el cuello. Algunos bebés nacen sin esta glándula. Otros nacen con la glándula en un lugar anormal (por ejemplo, cerca de la base de la lengua). Finalmente en otros, la glándula tiroides está en su lugar pero no funciona bien.

Normalmente, el organismo produce la cantidad debida de tiroxina cuando la glándula pituitaria, situada en el cerebro, libera una hormona estimulante del tirodes (HET), que hace que esta última glándula entre en actividad. En casos raros, aunque el tiroides es normal, la pituitaria no funciona bien y no consigue producir HET en cantidad suficiente para hacer funcionar al tiroides.

¿Cómo se determina el hipotiroidismo?

Poco después de nacer al bebé se le extraen unas gotas de sangre de talón y se envía una muestra de sangre seca a un laboratorio del Departamento de Salud del Estado, donde se la somete a varias pruebas para detectar la presencia de hipotiroidismo y varias otras enfermedades. Todas estas pruebas forman parte del Programa de Evaluación del Recién Nacido del Estado de Nueva York.

Si los resultados de las prueba de la tiroxina no son normales, se notifica al médico del bebé. El médico puede entonces ocuparse él mismo del caso o bien remitir a los padres a un endocrinólogo especializado en pediatría de uno de los Centros de Tratamiento de Hipotiridismo Congénito del Estado. (Al dorso de este volante figura la lista de dichos centros.)

En todo caso, se hace un examen físico completo del bebé y se estudia su historial médico. En el examen, el médico presta atención a los siguientes síntomas: inapetencia; modorra e inactividad extremas; piel áspera y seca; ictericia prolongada (piel amarillenta); estreñimiento; hernia umbilical; o hichazón de la cara. También se estrae otra muestra de sangre para realizar nuevas pruebas.

Puede utilizarse una prueba especial, la prueba de absorción y exploración del tiroides, para determinar si el niño tiene glándula tiroides y dónde está ubicada. Si el tiroides es normal, se hace una prueba de la pituitaria.

Puesto que la tiroxina es esencial para el crecimiento normal de los huesos, también puede sacarse una radiografía de la rodilla del bebé. Gracias a la radiografía, el médico puede determinar si el crecimiento de los huesos es normal o si está atrasado. Esta información le permite al médico estar preparado para cualquier problema futuro.

¿Cómo se trata?

El hipotiroidismo se trata con medicamentos, en forma de tabletas, rectados por el médico. Para los recién nacidos, puede deshacerse la tableta y mezclarse con un líquido que se administra al bebé con un cuentagotas. Cuando el niño empieza a comer alimentos sólidos, el medicamento puede mezclarse con fruta o cereales en una cuchara. Este simple tratamiento diario proporciona al bebé la cantidad de hormona necesaria para su crecimiento y desarrollo.

¿Hay alguna cura?

En la mayoría de los casos, el niño nunca podrá producir tiroxina en cantidad suficiente. En este sentido, el hipotiroidismo es permanente y el tratamiento debe continuar toda la vida.

Los exámenes médicos frecuentes son esenciales a fin de que el niño reciba en todo momento suficiente toroxina para crecer y desarrollarse normalmente.

Si desea saber mas . . .

Para mayor información sobre el hipotiroidismo congénito el Programa de Evaluación del Recién Nacido del Estado de Nueva York, escriba a:

Newborn Screening Program
Center for Laboratories and Research
NYS Health Department
Empire State Plaza
Albany, NY 12201

Centros de tratamiento de hipotiroidismo congénito en el estado de Nueva York

Región de Albany
Albany Medical College
Department of Pediatrics A88
47 New Scotland Avenue
Albany, NY 12208
(518) 262-5723

Región de Syracuse
SUNY Health Science Center of Syracuse
750 East Adams Street
Syracuse, NY 13210
(315) 464-6064

Región de Rochester
Strong Memorial Hospital
Department of Pediatrics
Box 777, 601 Elmwood Avenue
Rochester, NY 14642
(716) 275-7744

Región de Buffalo
Children's Hospital of Buffalo
219 Bryant Street
Buffalo, NY 14222
(716) 878-7588

Región de White Plains
Westchester County Medical Center
Department of Pediatrics
Munger Pavilion
Valhalla, NY 10595
(914) 285-7584

Región de Brooklyn
Brookdale Hospital Medical Center
Linden Boulevard & Rockaway Parkway
Brooklyn, NY 11212
(718) 240-5233
State University Health Center of Brooklyn
Box 49, 445 Lenox Road
Brooklyn, NY 11203
(718) 270-1907
Long Island College Hospital
340 Henry Street
Brooklyn, NY 11201
(718) 780-1025
Maimonides Medical Center
4801 10th Avenue
Brooklyn, NY 11219
(718) 283-8143

Región de Bronx
Albert Einstein College of Medicine
Montefiore Medical Center

111 East 210th Street
Bronx, NY 10461
(718) 920-4664

Región de Upper Manhattan
Mount Sinai Hospital
1 Gustave L. Levy Place
New York, NY 10029
(212) 241-6936

Región de Lower Manhattan
New York University Medical Center
560 1st Avenue
New York, NY 10016
(212) 561-5218

Regiones Lower Manhattan y Staten Island
St. Vincent's Hospital
Department of Pediatrics
130 West 12th Street
New York, NY 10011
(212) 604-7881

Región de Queens
Schneider Children's Hospital
LIJH Medical Center
27116 76th Avenue
New Hyde Park, NY 11042
(718) 470-3290

Región de Long Island
North Shore University Hospital
300 Community Drive
Manhasset, NY 11030
(516) 562-4635
Nassau County Medical Center
2201 Hempstead Turnpike
East Meadow, NY 11554
(516) 5726398
State University of New York at Stony Brook
Department of Pediatrics
T11 Health Sciences Center
Stony Brook, NY 117948111
(516) 444-2700

■ **Estado de Nueva York**
Departemento de Salud
Document No. 2202
Septiembre de 1996

TÓPICOS TIROIDEOS: HIPOTIROIDISMO

(Thyroid Facts: Hypothyroidism)

La tiroides de actividad aminorada

El hipotiroidismo se refiere a una condición en la cual la cantidad de hormona tiroides en el cuerpo está debajo de lo normal. Esta es la forma más común de anormalidad en la función de la tiroides y es mucho más común que una tiroides de actividad en demasía. En amplios estudios de población se ha demostrado que hasta una en ocho mujeres mayores de 50 años demuestra que padece de las primeras etapas de hipotiroidismo. Generalmente los pacientes que padecen levemente de esta enfermedad se sienten enteramente bien. Sin embargo, estudios subsiguientes han demostrado que mucha gente con leves deficiencias de la tiroides requieren una terapia hormonal de tiroides en años posteriores. Por lo tanto estos pacientes deberían ser observados muy de cerca si se presentan leves deficiencias de la tiroides en exámenes rutinarios de la sangre.

Síntomas

Si llega a padecer de hipotiroidismo, podría sentirse debil, lento, deprimido, inactivo, frío, cansado y podría perder el interés en sus activades cotidianas normales. Otros síntomas pueden incluir el cabello seco y quebradizo, pérdida del cabello, piel reseca y con comezón, estreñimiento, calambres musculares y mayor flujo menstrual en las mujeres.

Diagnóstico

No es difícil diagnosticar el hipotiroidismo. Todo lo que se necesita es medir el nivel de la sangre de la hormona tiroidal tiroxine (T4) así como la hormona pituitaria que estimula la tiroides (TSH). Una T4 en la escala baja o normal, más una TSH alta confirma el diagnóstico de deficiencia en la tiroides. No existe absolutamente ninguna evidencia de que el hipotiroidismo pueda detectarse con tomar la temperatura.

Hipotiroidismo secundario

En casos realmente raros, falla la pituitaria misma que produce la TSH, normalmente debido a la presencia de un tumor en la glándula pituitaria. Cuando esto sucede, la pituitaria no estimula debidamente a la tiroides y se produce un hipotiroidismo "secundario".

El tratamiento

El tratamiento de hipotiroidismo es también muy directo. Normalmente se receta la hormona tiroides como tiroxina pura (T4) (Sintroid o Levotroid). La tiroides disecada (seca y en polvo), anteriormente la forma más común de terapia de tiroides, se receta con menos frecuencia en la actualidad, debido a que también contiene triyodotironina (T3), una hormona de tiroides de acción rápida, que produce niveles sanguíneos más variables que las preparaciones de tiroxina pura. También puede variar en potencia en diferentes lotes, porque proviene de glándulas tiroides de animales, que pueden variar en contenido de hormonas tiroidales. La mayoría de endocrinólogos hacen que sus pacientes que están tomando tiroides disecada cambien a la tiroxina, que es más pura y tiene un nivel de potencia constante. No existe evidencia alguna que la tiroides disecada, una preparación "biológica", tenga ninguna ventaja sobre la tiroxina "sintética". Se suministran dosis que se van incrementando gradualmente hasta que los niveles sanguíneos de T4 y TSH se encuentren ambos dentro de la escala normal. En casos en que los pacientes son de edad o que padezcan de condiciones, cardíacas subyacentes, es sumamente importante comenzar con una dosis muy baja de hormona tiroidal hasta que el cuerpo se acostumbre a niveles hormonales tiroidales más normales.

No se requiere tomar demasiada tiroxina para tratar a un paciente tiroidal y muy pocos pacientes requieren más de 150 microgramos al día. Por otra parte, la deficiencia tiroidal es un proceso continuo, generalmente debido a la inflamación crónica en de la glándula. Como resultado, una dosis que es apropiada para un paciente un año, subsecuentemente puede ser demasiado baja. Para mantener normal a un paciente, será necesario incrementar gradualmente la dosificación de la hormona tiroidal cada año o cada dos años, según indiquen los exámenes de sangre. Una vez que la dosis apropiada de medicamento se ha logrado, el paciente deberá sentirse completamente restablecido y libre de síntomas hipotiroidales.

En los pocos casos en que el problema proviene de la glándula pituitaria, la pituitaria misma requerirá tratamiento y posiblemente sean necesarios otros tipos de medicamentos. Esto se debe a que la pituitaria no sólo controla la función tiroidal, sino también la función de muchas otras glándulas del cuerpo, incluyendo las glándulas reproductivas y las glándulas adrenales.

Problemas con exceso o carencia de hormonas

Si ésta siendo tratado por tiroides de actividad disminuida y no está tomando suficiente hormona tiroidal, algunos de los síntomas del hipotiroidismo como son: la inactividad, la pereza mental, la sensación de frialdad o calambres musculares podrían persistir. Además, usted podría tener problemas con elevación del colesterol, lo cual aumentaría los riesgos de arterioesclerosis. Si toma una dosis demasiado alta de hormona tiroidal, tendría síntomas parecidos a los de las tiroides sobreactivas, incluyendo nerviosidad, palpitaciones y temblores. Nuevas investigaciones sugieren que hasta un exceso ligero de la hormona tiroidal sobre un período de varios años aumentaría el riesgo de serios problemas rítmicos del corazón o causaría ataques cardíacos si se tiene tendencias a esta enfermedad; también podría causar la pérdida excesiva de calcio en los huesos, aumentando así el riesgo de fracturas y dolores artríticos en la edad avanzada.

Seguimiento a largo plazo

Sobre todo, no olvide volver a consultar a su doctor para un examen anual de seguimiento a fin de que puedan volver a vertificarse sus niveles de la hormona tiroidal y de TSH. Igualmente, si usted cambia de doctor, recuérdele a su nuevo galeno que usted tiene un problema tiroidal permanente que debe ser revaluado al momento de su examen físico anual.

Miembros de la familia en riesgo

Puesto que el tipo más común de deficiencia de la glándula tiroides es una condición hereditaria, los exámenes que se les practiquen a los miembros de su familia pueden revelar a otros individuos con problemas tiroidales. Insista que el médico que les practica su examen de rutina se cerciore que tienen función normal de tiroides.

Sobre "The Thyroid Foundation of America"

The Thyroid Foundation of America es una organización que no se beneficia monetariamente. Fué fundada en 1986 para promover la educación sobre la salud y proporcionar apoyo a los pacientes de enfermédades de tiroides y a los profesionales en el campo de salud, incrementando la atención pública sobre los problemas de estas enfermedadas y recaudando y distribuyendo fondos para investigaciones sobre la misma. La fundación prepara folletos educacionales y publicaciones trimestrales para los pacientes y profesionales de salud, con los más recientes estudios y tópicos de importancia sobre la tiroides y reportes sobre las actividades del capítulo de la TFA con información sobre libros y reuniones de interés para los pacientes y profesionales en esta especialidad.

Si ha encontrado que esta información le ha ayudado o le gustaría recibir más información acerca de la TFA esperamos que nos escriba o nos llame a la dirección o al número de teléfono que aparece abajo. Esperamos que considere convertirse en miembro de la TFA. Su apoyo nos ayudará a proporcionar asistencia a otros.

Beneficios de ser miembros incluyen

- Informacion de ultima hora para ayudarlos con su problema de la tiroide—communicada sobre nuestra publicacion llamada "The Bridge", una multitud de folletos, copias de articulos y publicaciones sobre la tiroide.
- Nombres de endocrinologos en su region.
- Ponerlos en contacto con sucursales, y agrupaciones de interés mutuo.
- Su preferencia de un libro gratuito al haccroc miembro de **TFA**.

■ **The Thyroid Foundation of America, Inc.**
Ruth Sleeper Hall, RSL 350
40 Parkman Street
Boston, MA 02114-2698
Afuera de Mass: 1-800-832-8321
Mass: 617-726-8500
Fax: 617-726-4136

ENFERMEDADES DE LOS OJOS (EYE DISEASES)

■ ■ ■

CATARATAS

(Cataracts)

Información general

La catarata es la principal causa de ceguera de adultos en los Estados Unidos, contando por uno de cada siete casos de ceguera en personas de 45 años o más. Aunque su prevalencia es mayor en personas viejas, ésta puede ocurrirle a personas jóvenes y en oportunidades es encontrada en ojos de recién nacidos.

Debido a que los avances médicos han logrado prolongar el promedio de vida, más y más norteamericanos están y estarán formando parte en el grupo de edad avanzada asociado con el desarrolo de cataratas.

El tratamiento de la catarata es quirúrgico, el cuál asegura un éxito de recograr la visión sin peligros en más del 95 por ciento de los casos!

Esto significa que el paciente quien sufre de catarata ya no tiene porque aceptar la ceguera como precio que debe pagar por su envejecimiento. Técnicas sumamente efectivas y probadas existen ahora para retornar éstos pacientes al mundo de la visión.

¿Qué es una catarata?

La catarata es una opacidad o empañamiento del cristalino del ojo, quien bloquea o desvía el pasaje de luz necesario para la visión. El cristalino está localizado por detrás de la pupila y la porción coloreada del ojo (iris) y es normalmente transparente. Su función es la de ayudar a enfocar las imagenes en la retina, la cual esta localizada en la porción posterior del ojo y quien es la que trasmite éstas impresiones al cerebro.

La causa fundamental por la cual se forma la catarata no ha sido aún determinada, pero si se sabe que se producen cambio químicos en el cristalino. La mayoría de las cataratas están frecuentemente relacionadas con el envejecimiento normal de la persona y por consecuencia del ojo. Otros factores que juegan un papel en su desarrollo incluyen:

- Infección;
- Influencia hereditaria y eventos congénitos tales como la rubéola en la madre;
- Algunos medicaméntos tales como los esteroides cuando son usados por un largo período de tiempo;
- Injúrias físicas o químicas del ojo; y
- Exposición al calor intenso o radiaciones.

¿Hay síntomas?

La formación de cataratas generalmente no están asociadas a "signos" tales como dolor, enrrojecimiento o lagriméo. Los síntomas de la catarata gíran todos alrededor de interferencia con la visión:

- Visión borrosa, visión doble, manchas, imagenes fantasmas y la impresión de tener como un velamiento o película sobre los ojos.
- Problemas con la luz, tales como que ella no es suficiente para leer o para trabajar de cerca o deslumbrarse con luz intensa; y
- La necesidad en cambiar con frecuencia la prescripción de los anteojos, lo cuál puede que no ayude.

Esto lo describió un doctor de los ojos en una oportunidad al referirse a las cataratas: "Usted necesita más luz para trabajar y menos luz cerca de sus ojos". Con el paso del tiempo y en la medida de que se desarrolla la catarata, ésta puede ser vista en los ojos del paciente por otras personas.

Cuando las áreas de opacificación son pequeñas y retiradas del centro del cristalino puede que no haya mayor interferencia con la visión, con exepción de las molestias por la correspondiente pérdida de detalles en la imagen normal. En casos en que la catarata progrese mucho o que las opacificaciones se encuentren en la porción central del cristalino las dificultades visuales serán muy marcadas interfiriendo con las actavidades de la vida diaria. El cirujano ocular usualmente recomienda circugía cuando es alcanzado éste punto de "interferencia en la vida".

La catarata no es contagiosa, no es ningún tipo de infección ni tampoco es como si fuera una película que crece sobre el ojo. No se empeora por el uso de la vista ni tampoco mejora con medicinas. Aparte de la cirugía no existe ningún tratamiento comprobado tales como colírios ú otros medicinas que disuelvan las cataratas o que disminuyan su progreso. La catarata puede desarrollarse rapidamente en un período de pocos meses o puede progresar muy lentamente en períodos de años. En otras instancias ella puede avanzar muy rapidamente y permanecer sin cambios—y muchas personas nunca esperimentan dificultades visuales al punto que el doctor es quien recomendará cirugía.

Ciertas enfermedades oculares y enfermedades generales tales como la diabetes estan asociadas con el desarrollo de cataratas.

¿Qué su puede hacer?

El único tratamiento efectivo y probado para la catarata es la cirugía, la cuál, aunque es una operación delicada, es una de las cirugías más seguras que se practican hoy día. La cirugía de la catarata ha sido tan perfeccionada al punto en el cuál el éxito obtenidos es más de 95 de cada 100 casos. En menos de 5 por ciento de éstos la cirugía se puede complicar con sangramiento, inflamación, infecciones y desprendimiento de la retina.

Generalmente la cirugía de la catarata se indica cuando ésta causa suficiente pérdida de la visión que interfiera con la vida del paciente of sus activadades diarias. La determinación de cuando debe practicarse la operación debe ser hecha por el cirujano y su paciente de acuerdo con el grado de pérdida de visión, interferencia con las actividades de la vida normal y otros factores importantes.

En la cirugía de la catarata, el cristalino opacificado es lo que se remueve. Hay diferentes técnicas para el procedimiento quirúrgico, el cuál el cirujano seleccionará el más adecuado de acuerdo a diferentes factores tales como la edad del paciente, su estado de salud general, condiciones oculares y otras influencias importantes.

La remoción de la catarata puede hacerse cortando la cápsula anterior del cristalino mediante el uso de un pequeñísimo escalpelo o desintegrando el cristalino mediante una aguja ultrasónica y extrayéndolo mediante succión.

El paciente que sienta cualquier vacilación cirugía debe tener en mente el número de adelantos en éste campo y todas las áreas las cuales el envuelve.

La cirugía de la catarata es como remover el lente de una cámara de fotografía; por lo tanto hay que sustituirlo con un lente el cuál tenga el poder de enfocar las imagenes en la retina, así como lo hace el lente en la película de la misma. Hoy en día el paciente tiene tres opciones para substituir el cristalino opáco que ha sido removido: Anteojos para catarata (el cuál por un tiempo fue la única respuesta), lentes de contacto o el implante de un lente intraocular.

Actualmente el implante de un lente intraocular es lo que se usa en la mayoría de todas las operaciones de catarata. Aunque no toda persona es candidato para un implante, para aquellos que son extremadamente miopes o quienes sufren de ciertas enfermedades del ojo, este tipo de procedimiento no es recomendable.

En algunos casos de pacientes los cuales desarrollan complicaciones por el implante del lente intraocular, en ellos el implante debe ser removido, pero estas complicaciones son muy raras.

Los lentes de contacto son unos pequeños discos plásticos los cuales se adaptan con el dedo en la cara anterior del ojo y entre ellos, ahora están incluídos los lentes blandos de uso extendido los cuáles no necesitan ser removidos diariamente si no periódicamente para su higiene y limpieza.

¿Será la visión normal?

Dado que usualmente se opera solo un ojo en cada oportunidad la visión temporalmente estará "desbalanceada" y el paciente solo podrá confiar en un solo ojo. Cuando ya al paciente le sea operado el siguiente ojo, este problema quedará resuelto. Hay casos en los cuales solo se opera un solo ojo (tales como los traumatismos que causan catarata) y en estos casos un lente de contacto o el implante de un lente intacular es lo recomendado.

Los anteojos para catarata (o anteojos para afáquicos) proveen una visión satisfactoria más no una visión normal. Ellos magnifican las imagenes en un 30 por ciento y el paciente al usarlos pierde la visión lateral o perférica, en estos casos el paciente debe mover su cabeza a los lados para mirar directamente a los objectos.

Aunque los lentes para catarata o afáquicos se le pueden prescribir al paciente inmediatamente después de la operación, la curvatura de la cornea puede cambiar durante las primeras seis semanas debido al proceso de circatrización, ésto significa que la corrección que se le ha dado a los anteojos debe cambiarse debido a esta cicatrización para así poder brindarle al paciente una visión aceptable. Los lentes de contacto para los operados de catarata solamente magnifican los objetos en un 8% y el paciente no pierde su visión lateral o periférica. Estos lentes se mueven con el ojo.

Los lentes intraoculares proporcionan una visión la cuál es la más cercana al cristalino de un ojo sano, sin embargo el paciente no podrá ver con claridad objectos a distancia hasta más o menos 2 meses después de operado; é incluso después de ésto, muchos pacientes necesitan usar anteojos comunes y corrientes para lograr visión refinada tanto para cerca como para lejos.

Otras consideraciones

Pueden haber consideraciones de importancia en la decisión del tipo de corrección visual, tales como la habilidad del paciente para manejar con facilidad lentes de contacto de uso diario, o que el paciente tenga que ir de visita periódicamente a su doctor, para la limpieza de sus lentes de contacto de uso extendido, en el caso de que el paciente carezca de la destreza para hacerlo el mismo. La remoción de la catarata con el implante del lente intraocular no necesariamente es más costosa que la cirugía común de la catarata pués a esta última hay que añadirle los costos postoperatorios de los lentes de contacto y/o anteojos correctivos los cuáles son necesarios la mayor parte de las veces con este tipo de cirugía. La póliza de seguros del paciente puede cubrir toda o alguna parte de los costos en el tratamiento de las cataratas.

Nuestro único propósito: Salvar la visión

La Sociedad Nacional para la Prevención de la Ceguera fundada en 1908 es una organización voluntaria, a nivel nacional de personas ayudando a personas a que disfruten de una visión buena y de por vida. La sociedad trabaja a través de investigación, educación pública y profesional y con programas de servicio directo, mediante los cuál ayudan a eliminar una ceguera prevenible.

Para más información en la visión, salud y seguridad ocular, contacte la sociedad: Centro para la Visión al 1-800-331-2020.

La información y recomendaciones contenidas en esta publicación han sido recogidas de fuentes consideradas correctas. La publicación es suministrada en el entendimiento que la Sociedad Nacional para la Prevención de la Ceguera y sus afiliadas no intentan que esta publicación sirva como una completa fuente informativa de la salud ocular, seguridad o como un sustituto del consejo profesional sobre el cuidado del ojo.

■ **Sociedad Nacional para la Prevención de la Ceguera**
500 East Remington Road
Schaumburg, IL 60173

GLAUCOMA...SOLAPADO LADRÓN DE LA VISIÓN

(Glaucoma: Silent Thief of the Night)

¿Qué es el glaucoma?

Si usted ha cumpoido 40 años o más, es importante que sepa cómo prevenir el glaucoma, enfermedad ocular que causa la ceguera.

El glaucoma es una causa muy común de ceguera en los adultos. Hoy en día, de dos a tres millones de habitantes de los Estados Unidos están afectados por esta enfermedad. De hecho, el glaucoma es causa de la pérdida de la vista en una de cada nueve personas invidentes.

La mitad de las personas con glaucoma no saben que han contraído esta enfermedad ya que la misma generalmente destruye la vista sin provocar dolor. Cuando comienzan a notar cambios en la visión, el glaucoma ya ha causado daño irreversible. Sin embargo, diagnosticado en sus etapas iniciales, el glaucoma es usualmente un mal que responde a tratamiento.

Sólo mediante exámenes oculares regulares, con dilatación de las pupilas, puede el glaucoma ser detectado y tratado antes de que llegue a causar pérdida de la visión. Por ello, es importante saber cuáles son sus síntomas.

¿Cómo destruye la vista el glaucoma?

El glaucoma lesiona el nervio óptico, localizado en la cavidad posterior del ojo, y destruye la visión. El nervio óptico transmite datos de los ojos al cerebro, informándole a éste lo que uno está viendo.

El globo ocular, similar en tamaño a una pelotita de pimpón, contiene una sustancia de aspecto gelatinoso (denominada humor vítreo) que le da forma. El ojo también produce un líquido transparente (llamado humor acuoso) que circula y drena a través de canales ubicados en la cávidad anterior del ojo.

Por razones no bien conocidas, en muchos casos de glaucoma este líquido transparente no drena tan rápidamente como debiera. Cuando esto sucede, el líquido se acumula y pone presión en el delicado nervio óptico, pudiendo lesionarlo.

La córnea y el cristalino son irrigados y nutridos por el humor acuoso, el cual se forma y drena constantemente, circulando por el cristalino y detrás de la córnea antes de salir a través de estructuras de drenaje similares a un tamiz. En las personas afectadas de glaucoma, estas estructuras no drenan normalmente, produciéndose una presión intraocular excesiva. Con el tiempo, la presión causada por la acumulación del humor acuoso destruye las sensibles células del nervio óptico, causando pérdida de visión.

Al principio, el aumento de la presión intraocular sólo lesiona las celulas y fibras nerviosas que le permiten a uno ver a los lados (visión lateral comienza gradualmente a disminuir.

En las etapas finales de la enfermedad, la presión intraocular destruye las fibras nerviosas que permiten la visión frontal o central, perdiéndose complemente la vista.

El nivel de presión requerido para causar daño varía de persona a persona. Una presión normal para la mayor parte de la gente podría ser demasiado alta para otros.

Sólo un minucioso examen de la cavidad posterior del ojo puede revelar el daño causado por el glaucoma.

Tipos de glaucoma

El glaucoma se manifiesta en cuatro tipos differentes que se describen a continuación:

- **Glaucoma crónico**
  Es el tip más común. Comienza lentamente y, por lo general, sin dolor. Las personas afectadas sólo sienten una vaga sensación de molestia causada por síntomas que aparecen y desaparecen, postergando por ello, a menudo, su visita al oculista. Los afroamericanos corren más riesgo que otros de contraer este tipo de glaucoma.
- **Glaucoma agudo**
  No tan común, este tipo se manifiesta súbitamente y es muy doloroso, requiriendo atención de urgencia. Las personas de raza blanca son más propensas que otras a contraer este tipo do glaucoma.
- **Glaucoma secundario**

Es consecuencia de otros problemas que han afectado al ojo, tales como lesiones o cirugía oculares.

- **Glaucoma congenito**
  Afección poco usual que se manifiesta desde el nacimiento.

¿Se puede prevenir la ceguera causada por el glaucoma?

Si el glaucoma se detecta en sus primeras manifestaciones, el tratamiento médico evita generalmente su empeoramiento.

Sin embargo, no es posible recuperar la visión perdida a causa del glaucoma. Es por ello que la mejor defensa contra esta afección ocular es el examen de los ojos con dilatación de las pupilas, al menos cada dos años o con más frecuencia en los casos de mayor riesgo.

Para muchas personas, el uso bajo indicación de gotas oculares es suficiente para reducir la presión y prevenir una mayor pérdida de la visión. Si las gotas no dan resultado, será necesario recurrir a la cirugía con láser o a la intervención quirúrgica filtrante (o ambas). La operación filtrante reduce la presión ocular y se realiza con anestesia local, pudiendo requerir sólo una corta estadia en el hospital.

De indicarse medicamentos, el paciente deberá tomarlos en forma regular durante el resto de su vida. También es importante que el paciente haga saber a su oculista sobre otros medicamentos tomados ya que podrían producirse reacciones o interferencias que afectaran la eficacia de los mismos. Más aún, cualquier otro médico que estuviera tratando al paciente deberá ser informado de la medicación contra el glaucoma.

Factores principales de riesgo de glaucoma que se deben tener presente

- La probabilidad de contraer esta enfermedad aumenta con la edad.
- Los afroamericanos corren mayor riesgo.
- Con frecuencia afecta a miembros de una misma famila.
- Los diabéticos están en alto riesgo.
- También lo están las personas con un avanzado grado de miopía.
- Aquellos que han sufrido lesiones o intervenciones quirúrgicas oculares.
- Cualquier individuo que tome medicamentos que contengan esteroides durante prolongados períodos de tiempo.

Señales y síntomas

Ciertos síntomas y señales indican claramente la necesidad de consultar al oculista para determinar la presencia de glaucoma o de otros problemas oculares.

Marque cualquiera de los siguientes síntomas que usted sintiera y no olvide mencionarlo a su oculista.

También es importante que usted tenga en cuenta que podría estar sufriendo de glaucoma aun cuando no sintiera ninguno de estos síntomas.

- Frecuentes cambio de anteojos, ninguno de los cuales es satisfactorio.
- Dificultad para reajustar los ojos a ambientes en penumbra, como por ejemplos los cinematógrafos.
- Pérdida de visión.
- Visión borrosa o nublada.
- Anillos de colores alrededor de las luces.

¿Qué puede hacer usted?

Averigüe si algunos de sus familiares han sufrido problemas oculares, especialmente si algún pariente de edad hubiera quedado ciego.

Averigüe ahora mismo si usted sufre de glaucoma mediante un examen completo de la vista con dilatación de las pupilas y una minuciosa evaluación del nervio óptico. Los exámenes oculares regulares son sumamente importantes. Si se diagnostica precozmente, el glaucoma puede ser tratado, evitándose probablemente una pérdida significativa de la visión.

Estos examenes no son dolorosos, pero podrían no ser parte de un examen rutinario con el propósito de obtener un nuevo par de anteojos o lentes de contacto. Por lo tanto, no tenga reparo en pedirle a su oculista, que trata el glaucoma, que le haga una revisación ocular completa.

Nuestro único propósito: Preservar la vista

Fundada en 1908, Prevent Blindness America (Sociedad Nacional para la Prevención de la Ceguera) es la organización voluntaria más importante de la nación dedicada a la promoción de la salud ocular, el cuidado de los ojos, la prevención de la ceguera y la perservación de la ceguera y la perservación de la vista. Prevent Blindness America brinda anualmente servicios a millones de personas a través de campañas educativas dirigidas a pacientes y al público en general, programas comunitarios e investigación. Con una red nacional de filiales, divisiones y organizaciones locales, nuestra meta es la eliminación de la ceguera prevenible en los Estados Unidos.

Para mayor información sobre el cuidado y la salud de los ojos, llame a Prevent Blindess, teléfono 1-800-331-2020.

Reprinted with permission from Prevent Blindness America, Copyright 1996.

■ **Sociedad Nacional para la Prevención de la Ceguera**
  500 East Remington Road
  Schauburg, IL 60173
  ES09
  1996

LAS CATARATAS EN LOS ADULTOS

(Cataracts in Adults)

¿Qué son las cataratas?

La catarata es una nebulosidad en el área del lente del ojo.

Normalmente el lente del ojo es transparente. El lente deja pasar la luz a la parte de atrás del ojo. Cuando hay una catarata, ésta no permite que pase la luz y, conforme crece, se le hace cada vez más difícil ver a la persona.

Las cataratas son una parte normal del envejecimiento. Aproximadamente la mitad de los americanos de entre 65 a 74 años de edad tienen cataratas. Casi tres de cada cuatro personas mayores de 75 años padecen de esta condición.

La mayoría de las personas que tienen cataratas, las tienen en los dos ojos. Sin embargo, uno de los ojos puede estar peor que el otro; porque cada una de las cataratas se desarrolla con diferente rapidez.

Algunas personas que tienen cataratas ni siquiera lo saben, porque la catarata puede ser pequeña o probablemente los cambios en su vista no son muy molestos. En cambio, otras personas que tienen cataratas no pueden ver lo suficientemente bien para desempeñar las actividades que necesitan o quieren realizar.

> Esta publicación le puede ayudar a decidir lo que puede hacer si tiene cataratas. Hable con su médico de los ojos para que pueda tomar la mejor decisión en su caso.

¿Cuáles son los síntomas de las cataratas?

Estos son algunos de los síntomas de las cataratas:

- Visión nublada, desenfocada, o como si viera a través de un velo.
- Cambios en la manera que ve los colores.
- Problemas para manejar un auto de noche, ya que las luces le parecen demasiado brillosas o lo deslumbran.
- Problemas con el brillo de las lámparas o del sol.
- Cambios frecuentes en la graduación de sus anteojos.
- Visión doble.
- Una mejoría temporal en la vista de las personas que no pueden ver bien de cerca.

Estos síntomas también pueden indicar otros problemas de la vista.

Vea a su médico de los ojos para que le diga lo que padece y los tratamientos disponibles.

¿Cómo se diagnostican las cataratas?

Un examen regular de su vista es todo lo que se necesita para encontrar las cataratas. Su médico de los ojos le pedirá que lea un diagrama con letras para determinar qué tan buena es su vista. Probablemente le pondrán gotas en los ojos para agrandar las pupilas (los círculos negros en medio de su ojo). Hacer esto le permite al médico ver dentro de sus ojos. Usando una luz brillante, el médico puede ver si los lentes están transparentes, y puede buscar otros probables problemas en la parte interior de los ojos.

Existen otros exámenes que se pueden realizar ocasionalmente para comprobar cómo la catarata le afecta la vista, o qué tanto mejora su vista después de la operación de catarata:

- Examen de luz brillante.
- Examen de percepción de contrastes.
- Examen de visión potencial.
- Examen microscópico de fotografía especular.

Sólo algunas personas necesitan estos cuatro exámenes.

¿Cuál es el tratamiento contra las cataratas?

A veces el único tratamiento necesario para mejorar su vista es cambiar la graduación de sus anteojos, anteojos bifocales con mayores aumentos, o el uso de lupas (lentes de aumento). Cuando se realiza una operación para el tratamiento de cataratas se quita parte, o la totalidad, del lente del ojo y se reemplaza con un lente artificial.

El hecho que tiene una catarata no necesariamente quiere decir que se le tiene que operar de inmediato. La operación para quitar las cataratas casi siempre se puede posponer hasta que sienta molestias por sus problemas de la vista.

El médico de los ojos le dirá si usted es una de las pocas personas que deben operarse para quitar las cataratas. Por ejemplo, es necesario operar cuando el médico tiene que poder ver, o dar tratamiento, a un problema del ojo que se encuentra escondido detrás de una catarata. También es posible que sea necesario hacer una operación cuando la catarata es tan grande que podría causar ceguera.

¿Cómo puedo decidir si quiero que me hagan una operación?

La mayoría de las personas tienen mucho tiempo para pensar sobre la operación de catarata. El médico no puede tomar la decisión por usted, pero hablar con él le puede ayudar a tomar su propia decisión.

Dígale a su médico la manera en la que le afectan las cataratas en su vista y en las actividades de su vida diaria. Marque () las frases que sean correctas en su caso y enséñele esta lista a su médico:

- Necesito manejar un auto, pero el brillo del sol o las luces me deslumbran demasiado.
- No puedo ver bien y por lo tanto no puedo realizar bien mi trabajo.
- No puedo ver lo suficientemente bien para desempeñar las tareas que tengo que realizar en casa.
- No puedo ver lo suficientemente bien para hacer las cosas que me gusta hacer (por ejemplo, leer, ver la televisión, coser, ir de paseo, jugar naipes, salir con mis amigos).
- Me da miedo que me voy a golpear con algo y caerme.

- Las cataratas me impiden ser una persona independiente.
- Los anteojos no me ayudan a ver lo suficientemente bien.
- Tengo muchas molestias con mi vista.

Probablemente tenga otros problemas específicos que le gustaría discutir con su médico.

¿Qué es lo que debería saber sobre la operación de catarata?

Antes de tomar una decisión, su médico le hablará sobre las opciones que tiene en cuanto al tipo de operación más indicada en su caso. También le explicará cómo prepararse antes de la operación y cómo cuidarse después de ésta.

La mayoría de los pacientes no se tienen que quedar a dormir en el hospital después de la operación. Probablemente irá a un hospital o centro de consulta externa en donde le harán la operación de catarata y después se puede ir a casa cuando el médico decida que lo puede hacer. Sin embargo, sí necesitará que un amigo o un familiar lo lleve a casa; y a alguien que se quede con usted por lo menos un día entero, para ayudarle a seguir las instrucciones de su médico.

La recuperación después de una operación de catarata se lleva varios meses. Su médico de los ojos lo debe revisar para ver su progreso y asegurarse que tiene los cuidados necesarios hasta que su ojo se haya recuperado completamente.

Quitar el lente del ojo

Existen tres tipos de operaciones para quitar el lente del ojo que tiene una catarata:

- *Cirugía extracapsular*. El cirujano saca el lente del ojo, pero deja en su lugar la parte de atrás de la cápsula (que es la parte exterior del lente).
- *Farmacoemulsificación*. En este tipo de cirugía extracapsular, el cirujano usa ondas de sonido para suavizar el lente del ojo y así poderlo sacar usando una aguja. La parte posterior de la cápsula del lente se queda adentro.
- *Cirugía intracapsular*. El cirujano saca el lente del ojo completamente, incluyendo la cápsula. Raramente se usa esta operación.

Reemplazar el lente

Generalmente, al mismo tiempo que se hace la operación de catarata, se le coloca al paciente un lente artificial en el ojo. Este es llamado lente intraocular y es un disco de plástico que se coloca en la cápsula del lente dentro del ojo. Otras alternativas incluyen los lentes de contacto y los lentes para cataratas. El médico le ayudará a seleccionar la mejor opción en su caso.

¿Se puede volver a formar una catarata?

La catarata no puede volverse a formar porque se ha sacado una parte o todo el lente del ojo. Sin embargo, en la mitad de las personas quienes han recibido la cirugía extracapsular o la farmacoemulcificación, la cápsula del lente se puede nublar. Cuando ocurre este problema en la cápsula del lente, por lo general sucede un año o más después de la operación. La cápsula nublada causa los mismos problemas de la vista que la catarata.

El tratamiento para esta condición se conoce como capsulotomía. Usando un rayo láser (una luz especial conocida en inglés con las letras "YAG"), el médico hace un hoyo en la cápsula para permitir que pase la luz al interior del ojo. Esta operación no duele y no requiere una estadía en el hospital.

La mayoría de las personas pueden ver mejor después de la capsulotomía pero, al igual que con la operación de catarata, pueden haber complicaciones. Su médico le hablará sobre estos riesgos. *La capsulotomía no se debe hacer como una medida de prevención.*

¿Cómo sé si la operación de catarata es apropiada en mi caso?

La mayoría de los pacientes se recuperan de la operación de catarata sin ningún problema y con una mejoría en su vista. De hecho, en la actualidad las complicaciones serias son poco comunes. La operación tiene un índice de éxito de 95 por ciento entre los pacientes que no tienen otros problemas del ojo. Sin embargo, no existen cirugías sin riesgo alguno. A pesar que las complicaciones serias son poco comunes, cuando estas ocurren pueden resultar en pérdida de la vista.

Si usted tiene cataratas en los dos ojos, los expertos piensan que es mejor que espere a que un ojo sane completamente después de la operación antes de que le hagan la operación en el otro ojo. Si el ojo en el que tiene la catarata es el único ojo con que puede ver, usted y su médico deben evaluar cuidadosamente los beneficios y riesgos de la operación de catarata.

Si conoce toda la información, usted mismo puede tomar la decisión. Pídale a su médico que le explique cualquier cosa que no entienda. No existen preguntas "tontas" en lo que tiene que ver con su salud.

Aquí hay algunas preguntas que pudiera tener:

- ¿Necesito la operación inmediatamente?
- Si no es así, ¿cuánto tiempo puedo esperar?
- ¿Cuáles son los riesgos para mí?
- ¿Qué beneficios puedo esperar?
- Si decido hacerme la operación, ¿qué tipo de operación es la más adecuada en mi caso?
- ¿Qué tipo de reemplazo del lente es el mejor para mí?
- ¿Cuán probable es que se me nuble la cápsula del lente después de la operación de catarata?
- ¿Cuáles son los beneficios y los riesgos de la capsulotomía?

Probablemente quiera escribir algunas otras preguntas para su médico, para que así usted pueda tomar una buena decisión en cuanto a su tratamiento.

Beneficios y riesgos de la operación de catarata

Actividades que podrá realizar mejor

- Las actividades diarias
- Manejar un auto
- Leer
- Trabajar
- Caminar
- Actividades sociales
- Pasatiempos
- Menos accidentes
- Estar más seguro de sí mismo
- Ser más independiente

Posibles complicaciones

- Alta presión en el ojo
- Acumulación de sangre en el interior del ojo
- Infección adentro del ojo
- Que se dañe o se desplace el lente artificial
- Párpado caído
- Desprendimiento de la retina
- Hemorragia severa en el interior del ojo
- Inflamación, o que se nuble la córnea
- Ceguera
- Perder el ojo

¿Cómo puedo informarme más sobre las cataratas?

Fuentes de información:

American Academy of Ophthalmology
P.O. Box 7424
San Francisco, CA 94120-7424
Teléfono: (415) 561-8500
Publicación disponible: *Catarata: Opacidad de la lente ocular*

American Optometric Association
Communications Center
243 North Lindbergh Boulevard
St. Louis, MO 63141-7881
Teléfono: (314) 991-4100
Publicación disponible: *Guía familiar para el cuidado de la vista*

National Eye Institute
National Institutes of Health
Bethesda, MD 20892
Teléfono: (301) 496-5248
Proporciona información sólo en inglés

National Society to Prevent Blindness
500 East Remington Road
Schaumburg, IL 60173
Teléfono: 800-331-2020
Proporciona información en español

Para obtener más información

La información en esta publicación está basada en la *Clinical Practice Guideline on Cataract in Adults: Management of Functional Impairment* (Guía de práctica clínica sobre las cataratas en los adultos: el manejo de la incapacidad funcional). La guía fue desarrollada por un panel de expertos patrocinados por la Agency for Health Care Policy and Research. Existen otras guías para pacientes en inglés y en español sobre problemas comunes de la salud.

Para mayor información sobre las guías, o para recibir más copias de esta publicación, llame al 800-358-9295. Mande una tarjeta postal o carta a:

Agency for Health Care Policy and Research
Publications Clearinghouse (OJO)
P.O. Box 8547
Silver Spring, MD 20907

■ **Agency for Health Care Policy and Research**
   Executive Office Center, Suite 501
   2101 East Jefferson Street
   Rockville, MD 20852
   AHCPR Publication No. 94-0545
   Mayo de 1994

RETINOPATÍA DIABÉTICA

(Diabetic Retinopathy)

¿Qué es la retinopatía diabética?

La retinopatía diabética, una de las mayores causas de disminución de las visión y ceguera; es un trastorno en el cuál los pequeños vasos sanguineos que nutren la retina (la membrana posterior y más ínterna del ojo) se dibilitan se rompen o se taponan.

La retina es escencial para la visión y se comporta como la película que se usa en la camara fotográfica recibiendo las imagenes las cuáles son "reveladas" en el cerebro. Su delicada extructura de tejido nervioso sensitavo a la luz, es normalmente suplido de oxígeno y otros nutrientes por estos pequeños vasos sanguineos, los cuales en la retinopatía diabética pueden comenzar a mostrar lo siguiente:

- Dilataciones (ANEURISMAS).
- Pérdida o fuga de fluídos.
- Sangramiento.
- Crecimiento anormal.
- O completo cierre o estrechamiento de estos vasos.

¿Quién corre peligro?

La retinopatía diabética es una de las complicaciones relacionada con problemas de la circulacíon en general, los cuales están asociadas a aquellas personas quienes sufren de diabetes. Mientras más sea el tiempo, en el cual la persona sufra de diabetes, mayor es el riesgo de la retinopatía—más del 40 por ciento de aquellos quienes sufren diabetes por 15 años o más muestran cierto grado de daño vascular.

La retinopatía no sigue un curso predecible; ésta no afecta solamente a aquellos quienes han sufrido de diabetes por muchos años. Esta puede aparecer en el primero o segundo año del comienzo de la enfermedad y para algunas personas, la retinopatía es una de las primeras señales de que ellas sufren de diabetes.

El tratamiento precoz de la retinopatía frecuentemente mejora el potencial de salvar la vista. Cada diabético debe recibir un cuidado regular por parte de su médico y así mismo deben tener un cuidado ocular especializado antes de que aparezcan las manifestaciones visuales. Un examen oftalmológico debe ser practicado por el especialista, el cual debe ser repetido al menos una vez al año para ambos: tanto niños como adultos con diabetes.

El embarazo, presión arterial alta y el fumar pueden empeorar ésta condición ocular.

> Escribe aquí las preguntas que son necesarias para discutir con su doctor:
>
> ———————————————————————
> ———————————————————————
> ———————————————————————

¿Cuáles son las etapas de la enfermedad?

En las fases tempranas de la retinopatía diabética, los vasos sanguíneos se hinchan o edematizan y en algunas oportunidades se dilatan.

Estos vasos pueden trasvasar fluídos, los cuales pueden acumularse en la retina creando distorsión en la visión.

Aunque estas acumulaciones de líquido pueden desaparecer por si solas, ellas frecuentemente dejan depósitos de grasa los cuales pueden también interferir con la visión y luego, posteriormente estos vasos pueden sangrar dentro de la retina.

En muchos casos, cuando estos pequeños vasos se obliteran, provocan un crecimiento anormal de nuevos vasos, los cuales no cumplen ninguna función, pues no alimentan ningún tejido retiniano sino mas bien crecen penetrando el humor vitreo—el cual es la porción gelatinosa transparente quien llena la mayor porción del interior del ojo.

Estos nuevos vasos, los cuales son muy débiles en consistencia, pueden sangrar en el vitreo creando manchas obscuras, fibras como tela de araña y empañamiento severo de campo visual.

En opportunidades se producen tironamientos de la retina, perdiendo ésta su conexión con las capas que la nutren en la parte posterior, debido a la formación de tejido cicatrizal o bibroso.

Si la retina se desprende o se desgarra el resultado de esto puede ser seria pérdida de la visión e íncluso ceguera.

¿Cuáles son los tratamientos disponibles?

El tratamiento para algunas formas de retinopatía con amenaza de périda de la visión es la fotocoagulación. El uso de un haz de gran intensidad generado por la luz laser sella la fuga de fluidos o los vasos sangrantes. En este tipo de procedimiento el haz de luz del laser es cuidadosamente dirijido a las áreas de lesión, las cuales previamente han sido evidenciadas minuciosamente con la ayuda de un colorante fluorescente.

En casos avanzados de retinopatía la fotocoagulación es más exténsa y también puede ser usada para reparar retinas con desgarros.

La terapia con el laser puede también ser usada para prevenir controlar el crecimiento anormal de esos neovasos infuncionales. Sin embargo esta forma de tratamiento no es apropiada para todos los casos de retinopatía diabética.

Otro reciente tratamiento para casos avanzados de retinopatía, en donde el crecimiento de neovasos anormales es severo y el sangramiento es persistente, es llamada Vitrectomia. Con esta técnica se usa un instrumento muy delicado con el cual se puede, mediante succión, remover depósitos sanguíneos y fibras de tejido cicatrizal dentro del vitreo y al mismo tiempo, a través de otro canal del instrumemto es inyestado solución salína, la cual reemplaza el vitreo absorbido.

Esperanza en el futuro

Los médicos científicos continuan trabajando hacia un mejor entendimiento y mejoramiento en al manejo de la retinopatía diabética. Mientras tanto, el diagnóstico precoz de la retinopatía y las estrecha observación por parte de los especialistas del ojo son los mayores objectivos en el tratamiento exitoso de estos pacientes con diabetes.

Es importante para estos pacientes estar enterados que los cambios peligrosos en la retina a veces ocurren antes de que la visión sea afectada.

Nuestro único proposito: Salvar la visión

La Sociedad Nacional para la Prevención de la Ceguera fundada en 1908 es una organización voluntaria, a nivel nacional de personas ayudando a personas a que disfruten de una visión, educación pública y profesional y con programas de servicio directo, mediante los cuáles ayudan a eliminar una ceguera prevenible.

Para más información en la visión, salud y seguridad ocular, contacte la Sociedad: Centro para la Visión al 1-800-331-2020.

■ **Sociedad Nacional para la Prevención de la Ceguera**
500 E. Remington Rd.
Schaumburg, Illinois 60173
Document No. C505

ENFERMEDADES INFECCIOSAS (INFECTIOUS DISEASES)

■ ■ ■

¡AYÚDATE! APRENDE SOBRE LA PULMONÍA PNEUMOCYSTIS CARINII (PCP)

(Help: Learn about Pneumocystis Carinii Pneumonia)

¿Qué es la infección por el VIH?

VIH quiere decir Virus de Inmunodeficiencia Humana. El VIH es un tipo de virus que cuando entra al cuerpo puede causar el SIDA (Síndrome de Inmunodeficiencia Adquirida). El virus del VIH ataca y destruye las defensas del cuerpo que ayudan a combatir infecciones y otras enfermedades. Una persona que tiene el VIH puede contraer enfermedades graves y algunos tipos de cáncer que normalmente no afectan a personas sanas. Una de estas enfermedades es el "PCP", conocido en español como pulmonía *Pneumocystis carinii.*

Muchas personas infectadas por el VIH se ven y se sienten sanas, pero pueden transmitirle el virus a otras personas a través de relaciones sexuales, o compartiendo las jeringas que usan para inyectarse drogas. La mujer embarazada también puede transmitirle el virus a su bebé antes de nacer, durante el parto (al dar a luz), o al alimentar al bebé con su leche materna.

¿Qué puedes hacer contra la pulmonía PCP?

Muchas personas que tienen el VIH, el virus que causa el SIDA, pueden contraer una infección en los pulmones llamada pulmonía *Pneumocystis carinii,* o "PCP".

Esta publicación discute sobre la pulmonia PCP y los medicamentos que puedes tomar para prevenir y tratar esta enfermedad. También discute qué puedes hacer para cuidarte mejor.

¿Qué es la pulmonía PCP?

La pulmonía PCP es causada por una infección grave en los pulmones que dificulta la respiración normal. Su nombre médico es pulmonía *Pneumocystis carinii* (PCP). PCP es un tipo de pulmonía que puede ser muy grave, pero existen muchos medicamentos que pueden ayudarte a prevenir y combatir esta enfermedad.

La pulmonía PCP es causada por un germen que muchas personas tienen en su cuerpo. Este germen es inofensivo si no tienes el virus VIH u otra enfermedad que pueda debilitar tu sistema inmunológico. Tu sistema inmunológico debe estar fuerte para que pueda combatir otras infecciones.

Síntomas de la pulmonía PCP

- Fiebre
- Cansancio excesivo
- Pérdida de peso
- Tos seca
- Dificultad al respirar.

¿Cómo me pueden ayudar los medicamentos?

Los investigadores científicos han descubierto medicamentos que pueden ayudar a combatir la pulmonía PCP de varias maneras:

- **Fortalecen el sistema inmunológico de tu cuerpo.** Algunos medicamentos pueden ayudar al sistema inmunológico (sistema de defensa) de tu cuerpo a combatir enfermedades por más tiempo. Para mantenerte sano(a), es posible que el doctor te recomiende tomar medicamentos desde el momento en que seas diagnosticado(a) con el virus VIH.
- **Previenen el desarrollo de la pulmonía PCP.** Personas que no han tenido la pulmonía PCP pueden tomar medicamentos para ayudar a prevenir o retrasar el desarrollo de esta enfermedad. Si tienes el virus VIH, el doctor probablemente te dará medicamentos para prevenir que tu sistema inmunológico se debilite.

¿Cómo me pueden ayudar los medicamentos?

- **Ayudan a que te recuperes de la pulmonia PCP**. Si estás infectado(a) con la pulmonía PCP, será necesario que recibas tratamiento médico en el consultorio de un doctor o en el hospital. Dependiendo de tu estado de salud, el doctor determinará si el tratamiento puede ser en tu casa, tomando los medicamentos indicados, o en el hospital.
- **Evitan que la pulmonia PCP vuelva a recurrir.** Una vez que te ha dado la pulmonía PCP y te has recuperado, te puede volver una recaída. Para evitar que esto suceda, el doctor probablemente te dará medicamentos como Bactrim(R) o Septra(R).

¿Cómo puedo cuidarme de la pulmonía PCP?

1. **Visita al doctor o clínica para hacerte chequeos regulares.** Hay exámenes médicos que pueden indicar si estás en riesgo de contraer la pulmonía PCP. Si es así, el doctor inmediatamente te dará medicamentos para prevenir la infección.
2. **Habla con el doctor o enfermera de la clínica si tienes cualquier síntoma de la pulmonía PCP.** Estos síntomas pueden indicar que necesitas hacerte exámenes médicos o tomar medicamentos inmediatamente.

¿Cómo puedo cuidarme de la pulmonía PCP?

3. **Trata de fortalecer tu sistema inmunológico.** Debes de comer alimentos saludables, descansar lo suficiente, y hacer ejercicio físico. Evita el uso de drogas, incluyendo bebidas alcohólicas y cigarrillos. También deberás tomar tus medicamentos hasta que el doctor te lo indique, aún si no te sientes enfermo(a).
4. **Si contraes la pulmonía PCP, sigue tu tratamiento cuidadosamente.** Toma los medicamentos a la hora correcta y en la dosis indicada. Sigue el tratamiento como lo ha indicado el doctor. Si tienes alguna pregunta, habla con el doctor o la enfermera.

¿Cómo puedo cuidarme de la pulmonía PCP?

5. **Habla con el doctor si aparecen nuevos síntomas mientras estás tomando los medicamentos contra la PCP.** Los medicamentos contra la pulmonía PCP pueden causar efectos secundarios, como fiebre o irritación en la piel. Si tienes estos síntomas, habla con el doctor para ver si es necesario cambiar el medicamento o la dosis

---

Cuida tu salud...

- La PCP es una infección muy grave en los pulmones.
- Si tienes una tos que no mejora, fiebre, o dificultad al respirar, llama al doctor o clínica inmediatamente.
- Habla con el doctor o enfermera de la clínica sobre medicamentos que puedes usar para prevenir o retrasar la pulmonía PCP.

Los estudios clínicos: La esperanza del futuro

A través de los estudios clínicos, los científicos están probando mejores métodos para prevenir, detectar, y dar tratamiento contra la pulmonía PCP a las personas que tienen el virus VIH. Los científicos quieren combatir esta enfermedad y mantenerte sano(a) por más tiempo.

Si estás interesado(a) en participar en un estudio clínico, habla con el doctor para recibir más información. En la página siguiente, también encontrarás un número de teléfono en donde podrás conseguir más información sobre estos estudios clínicos. Con tu participación en un estudio clínico te ayudas a tí mismo(a) y a otros que también tienen el VIH.

¿Cómo puedo obtener más información?

Para recibir más información en español sobre la pulmonía PCP, llama gratis a los siguientes números de teléfono:

- 1-800-344-7432
  Línea de Información del SIDA. En este número te pueden responder a tus preguntas sobre la pulmonía PCP. También te pueden informar sobre los sitios cerca de tu vecindario en donde puedas recibir tratamiento y otros servicios disponibles para personas con el virus VIH.
- 1-800-874-2572
  (1-800-TRIALS-A)
  Servicio de Información de las Pruebas Clínicas Sobre el SIDA. En este número te pueden informar acerca de los estudios clínicos sobre la pulmonía PCP y el VIH, y en los lugares donde se están llevando a cabo.

Para obtener más copias, escribe a la Oficina de Comunicación del Instituto Nacional de Alergias y Enfermedades Infecciosas, Edificio No. 31, 7A50, Bethesda, Maryland 20892. O llama al:

- 1-800-458-5231
  Centro Nacional de Información sobre el SIDA
- 1-800-243-7012
  Línea de acceso para sordos (TDD)

Esta información fue preparado con la asistencia de diferentes miembros de las comunidades Hispanas en Estados Unidos y Puerto Rico, inclusive hispanos que trabajan en el campo de la salud.

■ **Departamento de Salud y Servicios Sociales de los Estados Unidos**
Servicio de Salud Pública
Institutos Nacionales de la Salud
Bethesda, MD 20892
NIH Número de publicación 9433255
Mayo de 1994

LA ENFERMEDAD DE LYME: Y LA GARRAPATA QUE LA TRANSMITE

(Lyme Disease and the Tick That Transmits It)

¿Qué es la enfermedad de Lyme?

La enfermedad de Lyme es una infección bacteriana transmitida por la picadura de la garrapata del venado y puede causar artritis y trastornos de la piel, el corazón y el sistema nervioso.

¿En qué regiones hay garrapatas infectadas?

Las garrapatas infectadas se concentran en Long Island, la parte baja del Valle del Hudson y el Distrito de la Capital. Se han encontrado garrapatas en casi todo el Estado de Nueva York.

¿Qué aspecto tiene la garrapata?

La garrapata adulta es más o menos del tamaño de una semilla ajonjolí o sésamo y, por eso, no se la ve fácilmente. Antes de alimentarse, es de color negro y rojo. Cuando está llena de sangre es del tamaño de una pequeña arveja y tiene un color negro azulado.

¿Cómo se puede evitar la picadura de la garrapata?

Cuando esté en un bosque, camine por el centro de los senderos. Póngase ropa de colores claros, camisas de manga larga y pantalones largos y meta la parte inferior de los pantalones en los calcetines o las botas. Si está al aire libre con sus hijos, examine frecuentemente su cuerpo y su ropa y también el cuerpo y la ropa de los niños y el pelaje de las mascotas. Examínelos nuevamente en casa.

¿Puedo usar repelentes contra las garrapatas?

Los repelentes que contienen la substancia química DEET o permetrin ofrecen cierto grado de protección contra las garrapatas, pero pueden tener efectos adversos para la salud si no se los usa correctamente. Para evitar riesgos, lea atentamente las instrucciones de la etiqueta antes de usar el repelente. NO permita que los niños se pongan repelentes.

¿Cuándo estoy más expuesto/a a las picaduras?

Las garrapatas pueden alimentarse en cualquier mes, pero generalmente lo hacen entre los meses de abril y octubre. Los meses más peligrosos para los seres humanos son junio y julio.

¿Qué debo hacer si me pica una garrapata?

Para transmitir la enfermedad, la garrapata tiene que chupar sangre durante muchas horas. Si usted encuentra una garrapata en su cuerpo, sáquela con pinzas procurando acercarse lo más que pueda a su piel. Jale lenta pero firmemente y desinfecte la picadura con un antiséptico. Ponga la garrapata en un recipiente con alcohol para mostrarle a su médico.

¿Cuáles son los síntomas de la enfermedad de Lyme?

Los síntomas suelen presentarse en el transcurso de un mes después de que se ha contraído la infección, generalmente como una gran mancha circular decolorada en el centro. También suelen presentarse síntomas parecidos a los de la gripe. Semanas o meses después de contraída la infección pueden surgir complicaciones del sistema nervioso, como la meningitis, la encefalitis o la parálisis facial. Además, se pueden presentar trastornos del corazón. Algunas personas desarrollan artritis crónica meses o años después.

¿Hay algún tratamiento para la enfermedad de Lyme?

La enfermedad de Lyme se puede tratar con antibióticos. Mientras más pronto se inicie el tratamiento, más fácilmente se podrán prevenir los trastornos que podrían durar mucho tiempo.

Si desea más información, puede dirigirse a la Oficina de Control de Enfermedades Transmisibles en la siguiente dirección:

New York State Department of Health
Bureau of Communicable Disease Control
ESP, Corning Tower, Room 651
Albany, New York 12237-0627.

■ **Estado de Nueva York
Departamento de Salud
Document No. 2808
Abril de 96**

LA NECESIDAD DE LAS VACUNAS

(The Necessity for Vaccines)

Antes de que las vacunas llegaran a ser fácilmente obtenibles, enfermedades como el sarampión, paperas y tos ferina eran comunes en la niñez. Miles de pequeños quedaron ciegos o con sus cerebros afectados por las enfermedades y otros murieron a causa de ellas. Hoy, las vacunas han borrado casi por completo peligrosas enfermedades como las viruelas, la poliomielitis y la difteria.

Sin embargo, todavía persisten otras enfermedades en niños de ambos sexos sin vacunar. Se calcula que del 37 al 56 por ciento de los niños americanos, a la edad de dos años no han recibido inmunización adecuada y en algunas ciudades tan sólo el 10 por ciento de ellos han sido debidamente inmunizados.

Algunas personas aseguran que el bajo número de niños vacunados se debe a la incomodidad de llevarlos a la oficina del médico o al centro de sanidad. Después de todo, se trata de combatir nueve enfermedades por medio de las vacunas, cerca de 15 dosis que aplicar en un promedio de 5 visitas al médico antes que el niño cumpla los dos años y a lo anterior, añadir el costo de las vacunas. Datos obtenidos del Centro de Control de las Enfermedades, indican que el costo de inmunizar a un niño en 1993, aproximadamente fue de 89 dólares en el sector público y de 213 dólares en el privado. Algunos departamentos de sanidad pública ofrecen servicios con precios rebajados, basados en los ingresos de la familia y a veces, libres de todo costo. Los niños de aquellos que no pueden sufragar los gastos, son los que a menudo sufren los efectos más severos de las enfermedades.

Vacunas requeridas

Es muy importante mantener un registro detallado de las vacunas administradas—marca, dosis y fecha—y contra cuál enfermedad fueron usadas. A la vez, los padres deben conservar una copia de lo anterior para controlar el estado de la inmunización de los hijos y recordar cuándo es necesario visitar al médico nuevamente.

Hib (Hemophilus Influenza Tipo b)

Antes de que la vacuna contra la Hemophilus Influenza Tipo b, causante de infecciones respiratorias, conjuntivitis agudas y meningitis llegara a ser obtenible en 1987, esta infección atacaba a un niño en 200, generalmente antes de cumplir los 5 años de edad. En el período de un año, 12,000 desarrollaron meningitis, la cual causó la muerte de un chico en 20 y afectando el cerebro de uno en cada cuatro de ellos. Conocida también por el nombre de Hib, esta enfermedad puede infectar la sangre, las coyunturas los tejidos blandos, la garganta y la membrana que rodea al corazón.

Los efectos adversos de la vacuna no son mayores, consistiendo particularmente de una fiebre menor y dolor en el sitio en donde fue aplicada.

DTP (Difteria, Tos Ferina y Tétanos)

La DTP es una inoculación combinada de tres vacunas contra la difteria, los tétanos y la tos ferina.

La difteria es una infección de la garganta, la boca y la nariz. Es muy rara hoy, pero altamente contagiosa. Se caracteriza por medio de dolor en la garganta y tos. En ocasiones, una membrana gris se forma sobre las amígdalas bloqueando la tráque y sofocando al paciente. De no ser tratada con rapidez, la difteria puede ser causa de una pulmonía, fallas del corazón, parálisis y hasta la muerte.

La tos ferina o convulsiva, amenaza la vida especialmente en niños de menos de un año de edad. Es originada por una bacteria que obstruye los pasajes respiratorios con una mucosidad, causando una severa tos. La tos puede durar dos meses, posiblemente con otras infecciones como pulmonía, o bronquitis.

El componente de la vacuna DPT que proteje contra la tos ferina, causa más infectos secundarios adversos que ninguna otra vacuna. Los más comunes son fiebre, dolor en el sitio en donde se aplicó la vacuna, e irritabilidad. En muy raros casos la vacuna causa fiebre alta o convulsiones.

Antes de hacer inmunizar a su hijo con las bacunas DTP, asegúrese de verificar con su médico lo siguiente:

- ¿Sufre el paciente de algo más serio que un simple resfriado?
- ¿Ha sufrido convulsiones o problemas del sistema nervioso?
- ¿Ha tenido reacciones serias si ha sido vacunado contra la difteria, tos ferina o tétanos?
- ¿Está siendo tratado o tomando algún medicamento como cortisona (usada en el tratamiento de artritis), drogas contra el cáncer, o radiación que pueda reducir la habilidad del cuerpo para combatir una enfermedad?

La Administración de Drogas y Alimentos recientemente aprobó una nueva vacuna contra la tos ferina, que puede causar menos efectos secundarios adversos. Esta vacuna se puede usar en niños (hasta los seis años), pero más estudios son necesarios para determinar si puede ser administrada a infantes y bebés.

El tétano es una infección poco común, causada por bacteria que habita en lugares demasiado sucios, con barro, tierra y metales oxidados. También se conoce por el nombre de trismus, o sea la contracción de los mósculos masteros que impiden abrir la boca.

Una de las primeras señales del tétano es la rigidez en la quijada y el cuello. A medida que la enfermedad avanza, los músculos envueltos comienzan a apretarse cada vez más. Pronto se hace más difícil y hasta imposible poder mover la quijada, el cuello, los brazos, las piernas y convulsiones se pueden presentar. Se calcula que de cuatro personas con tétano, una muere.

La bacteria del tétano puede entrar en el cuerpo por medio de una pequeña cortada o raspadura. Muchos casos se originan mientras se trabaja en el jardín o manejando animales.

Todo adulto debe recibir una inyección de refuerzo contra el tétano cada 10 años para conservar la inmunidad.

Hepatitis B

La hepatitis B es un virus que se extiende por medio de la sangre y los fluidos del cuerpo. Puede causar severos daños al hígado a través de los años y en su fase más crítica, la muerte en corto tiempo.

Con excepción de los bebés que nacen de madres infectadas, los niños no corren mayor riesgo de desarrollar la hepatitis B, pero algunos adultos son propensos a ella. Esfuerzos para vacunar personas adultas contra la hepatitis B, han sido notablemente desafortunados. Es mucho más fácil vacunar a los niños debido a que las escuelas exigen la inmunización contra la enfermedad al matricularlos. Por lo tanto, como medida preventiva y protección para toda la vida, se recomienda que todos los infantes sean vacunados antes de cumplir los 15 meses de edad, por medio de tres dosis. No existen reacciones serias a la vacuna.

Poliomielitis

La poliomielitis, también conocida como polio, es una aterradora enfermedad que muchos americanos no podrán olvidar jamás alcanzando proporciones epidémicas en la década de 1950. En el año de 1952, más de 20,000 personas, particularmente niños, fueron atacados por la enfermedad. Los primeros síntomas son fiebre, garganta adolorida, dolor de cabeza y rigidez en el cuello. Luego al progresar, paraliza las piernas y el pecho, lo que resulta en gran dificultad o imposibilidad total para caminar y respirar. No existe cura para esta enfermedad que puede causar la muerte.

En la actualidad hay dos clases de vacunas contra el polio. Una es administrada por medio de una inyección y la otra oralmente en gotas sobre la lengua.

La vacuna inyectada (IVP) está hecha de virus del polio muertos. La vacuna oral (OVP) está hecha de virus del polio vivos.

La vacuna oral ha causado la enfermedad en unos pocos chicos que la recibieron y en algunos adultos que estuvieron en contacto directo con pacientes recientemente vacunados. Sin embargo, el riesgo de contraer el polio de esta manera es casi insignificante, un caso en un millón y medio. El riesgo es mucho mayor para personas con sistemas de inmunidad deficientes, como en los casos de pacientes de SIDA, cáncer, y otras enfermedades que hacen difícil que el cuerpo pueda combatir una infección. La otra vacuna, o sea la inyectada (IVP) es recomendada para niños con sistemas de inmunidad deficientes o que viven con adultos con este problema. Por esta razón, es recomendable que los padres o adultos que no han sido vacunados contra el polio, consideren adquirir la inmunización con la vacuna (IVP) antes de que sus hijos sean vacunados con la vacuna oral.

Aunque la vacuna inyectada no parece ser causa de efectos secundarios adversos, las autoridades sanitarias recomiendan la vacuna oral porque es más efectiva. Además, no requiere dosis periódicas de refuerzo, es más fácil de administrar y ayuda a diseminar la inmunización al resto de la población.

MMR (Rubéola, Paperas, Sarampión)

La vacuna MMR, protege contra las paperas el sarampión y la rubéola, o sarampión alemán. El sarampión es una enfermedad altamente contagiosa. Es causa de fiebre alta, tos, una erupción de la piel bastante molesta, infección en los oídos y hasta pulmonía. En raras ocasiones, el sarampión ha sido causa de convulsiones, pérdida del sentido auditivo, retardos mentales y hasta la muerte. Los bebés menores de 2 años y los adultos, parecen ser más afectados por el sarampión que los chicos de escuela.

Si una mujer embarazada contrae el sarampión, puede sufrir un aborto o dar a luz prematuramente.

Un gran número de personas han enfermado de sarampión en los Estados Unidos y la enfermedad ha alcanzado proporciones alarmantes. La mayoría de las víctimas son adolescentes y adultos jovenes que jamás fueron inmunizados, o que no tuvieron suficientes dosis de la vacuna.

Programa de Vacunación Infantil

	Hepatitis B[1]	DTP (Difteria, Tétanos, Tos Ferina)	Polio	Hib (Hemophilus Influenza Tipo b)	MMR (Sarampión, Paperas, Rubéola)	Td (Tétanos, Difteria)
Nacimiento	✓					
1–2 meses	✓					
2 meses		✓	✓	✓		
4 meses		✓	✓	✓		
6 meses	✓	✓		2		
12–18 meses				3		
15 meses					✓	
15–18 meses		✓	✓			
4–6 años		✓	✓		4	
14–16 años						✓

[1] Este programa es particularmente para niños con mayores riesgos de enfermar (aquellos cuyas madres han tenido resultados positivos de hepatitis B). Estos niños deben recibir globulina inmunizante de hepatitis B, inmediatamente o enseguida de haber recibido la primera dosis de vacunas. Los niños que no corren el mismo riesgo, también deben ser vacunados contra el hepatitis B. Consulte con su médico acerca del momento más conveniente para hacerlo.

[2] Puede ser innecesaria, dependiendo del tipo de vacuna usada. Consulte con su médico.

[3] Vacuna a los 12, 15, o 18 meses, dependiendo del tipo de vacuna usada. Consulte con su médico.

[4] Usada solamente cuando las autoridades de sanidad lo exigen para admisión en la escuela.

– De lo contrario, úsese entre los 11 y los 12 años. Consulte con su médico.

(Fuente: Administración de Drogas y Alimentos de los Estados Unidos)

La mayoría de los niños no experimentan efectos secundarios adversos con la triple vacuna y apenas del 5 al 15 por ciento desarrolla una fiebre. Otros aparecen con un brote en la piel y un leve dolor en las coyunturas.

Las paperas causan dolores en las glándulas salivares debajo de la quijada, lo mismo que fiebre y dolor de cabeza. Las paperas pueden ser una enfermedad seria infectando el cerebro y afectando los oídos también. Los adolescentes y adultos masculinos, pueden sufrir inflamaciones muy dolorosas de los testículos durante varios días, aunque sin reflejarse en problemas de infertilidad en el futuro.

La rubéola es también conocida por el nombre de Sarampión Alemán. Esta enfermedad causa fiebre, estornudos, tos, y dolor de garganta, seguidos de una erupción de la piel que comienza en la cara y el cuello. Adolescentes con esta enfermedad pueden sentir dolores en las coyunturas, pero en general, la rubéola no es ofensiva.

Sin embargo, si durante los tres primeros meses del embarazo una mujer adquiere la enfermedad, corre el riesgo de que el bebé nazca ciego, sordo o mentalmente retardado, con el corazón defectuoso o con el cerebro demasiado pequeño.

Si una persona no está segura de haber sido vacunada alguna vez contra la rubéola, debe hacerse vacunar, o por lo menos hacer examinar su sangre para determinar si está inmunizada o no.

Indemnización por perjuicios o muerte causados por las vacunas

Normalmente las vacunas no causan efectos secundarios adversos. No obstante, a veces un niño puede enfermar seriamente y hasta morir después de haber sido vacunado. Las posibilidades son muy remotas, pero puede suceder.

Ante la posibilidad de lo anterior, los padres del paciente afectado pueden solicitar ayuda económica por medio del National Vaccine Injury Compensation Program, Tel. 1-800-338-2382. La llamada es gratis.

(Adaptación del inglés por Carlos E. Aranguren, FDA Office of Public Affairs).

■ **Administración de Drogas y Alimentos**
5600 Fishers Lane, Rockville, MD 20857
BGS 94-7
Junio de 1994

PRESENTACIÓN DEL CFIDS: LA FATIGA CRÓNICA Y EL SÍNDROME DE DISFUNCIÓN INMUNOLÓGICA

(Understanding CFIDS: Chronic Fatique and Immune Disfunction Syndrome)

¿Qué es el CFIDS?

La Fagita Crónica y Síndroma de Disfunción Inmunológica (CFIDS) es una enfermedad seria y compleja cuya causa se desconoce, que afecta a los diferentes sistemas del cuerpo humano. Esta enfermedad se caracteriza por una fatiga que incapacita (se manifiesta como un profundo agotamiento y una falta de energía), problemas neurológicos, y numerosos otros síntomas. CFIDS debilita al paciente y puede durar muchos años. El CFIDS muchas veces no recibe su diagnóstico correcto y no se reconoce porque se parece a otros trastornos como por ejemplo la mononucleosis, la múltiple esclerosis (MS), el fibromialgia (FM), la enfermedad de Lyme, el síndroma postpoliomielítico, y otras enfermedades como por ejemplo el lupus. El CFIDS también se conoce como Síndroma de Fatiga Crónica (SFC) y Encefaliomielitis Mialógica (E.M.)

Las personas afectadas por el CFIDS (Pacientes con Fatiga Crónica) presentan síntomas que varían en intensidad de una persona a otra. Los síntomas específicos aparecen y desaparecen, lo cual dificulta el tratamiento y la habilidad del paciente de hacerle frente a esta enfermedad. Muchos síntomas son invisibles, lo cual hace difícil entender la variedad de síntomas que debilitan al paciente.

¿Cómo se diagnostica el CFIDS?

A pesar de una década de investigación científica, todavía no hay una prueba que dé un diagnóstico del CFIDS. Según la definición publicada en el volumen de Diciembre 15, 1994 (annals of Internal Medicine), para diagnosticar el CFIDS se necesita un examen médico detallado y análisis extensos de laboratorio para identificar condiciones que requieren tratamiento.

La evaluación clínica de la extrema fatiga sin explicación puede clasificarse como síndroma de fatiga crónica si el paciente se encuentra en las condiciones siguientes:

1. Fatiga crónica sujeta a evaluación clínica, inexplicablemente persistente o que recae y se presenta sin ser producto de esfuerzo continuo, no se mejora notablemente con el descanso, y resulta en una reducción substancial en los niveles anteriores de actividad ocupacional, educacional, social o personal.

2. La presencia de cuatro o más de los síntomas siguientes: dificultades con la concentración o la memoria a corto plazo, dolor de garganta, ganglios inflamados, dolores musculares, dolores en las articulaciones sin que éstas se inflamen o enrojezcan, dolores de cabeza de distinto tipo o distinta configuración o intensidad, sueño que no quita el cansancio, malestar de agotamiento que dura más de 24 horas. Estos síntomas deben haber durado o regresado por 6 meses consecutivos o más y no haber precedido a la fatiga.

¿Cuál es el tratamiento para el CFIDS?

El tratamiento para el CFIDS busca el aliviar síntomas específicos. Dificultad para dormir, dolor, problemas gastrointestinales, alergias y depresión son síntomas que pueden aliviarse usando medicinas con o sin receta. Las personas afectadas por esta enfermedad pueden sufrir reacciones a las medicinas, y por eso se deben administrar éstas en dosis pequeñas y aumentándolas solamente de forma apropiada.

El estilo de vida sufre cambios, y el paciente necesita descansar más, reducir la ansiedad, hacer cambios en la dieta, tomar suplementos nutricionales, y limitar el ejercicio. La terapia de apoyo, consejería, etc., pueden ayudar a identificar y desarrollar formas de sobrellevar la enfermedad.

¿Quiénes contraen CFIDS?

El CFIDS afecta a personas de todas las edades, razas y grupos socioeconómicos. La mayor parte de los casos diagnosticados en los Estados Unidos de América son de mujeres entre los 25 y 45 años, pero hombres, mujeres y niños de todas las edades pueden contraer la enfermedad.

¿Cuántas personas padecen del CFIDS?

Estudios cuidadosamente diseñados muestran que un estimado mínimo de 200,000 a 500,000 adultos de EUA tienen CFIDS. El CFIDS, una de las enfermedades crónicas más prevalecientes, es tan común como la esclerosis múltiple.

¿Se mejoran las pacientes de fatiga crónica?

Varía la progresión de esta enfermedad. Algunos pacientes se mejoran, otros atraviesan períodos de buena salud y de enfermedad, y algunos se empeoran con el tiempo. Algunos no se mejoran completamente ni se empeoran, y algunos se mejoran poco a poco pero no se recuperan completamente.

El CDC al presente está realizando un estudio a largo plazo de personas que sufren de fatiga crónica para aprender más acerca de la progresión de esta enfermedad. Han señalado los investigadores del CDC que la mayor probabilidad de recuperción parece presentarse dentro de los primeros cinco años de la enfermedad, aunque un individuo dado puede mejorarse en cualquier momento. Los investigadores también han encontrado lo que parece ser una diferencia en las tazas de recuperación de acuerdo con la forma de la cual una persona dada contrae la enfermedad. Las personas que empiezan de súbito a sufrir los efectos de la enfermedad tienen una probabilidad de recuperarse la salud de casi el doble de las que empiezan a enfermarse de forma gradual. Fíjese que este estudio sigue, lo cual trae la probabilidad de que se cambien las observaciones sobre la progresión de la enfermedad a medida que se lleguen a conocer más detalles sobre ésta.

Esta información es una condensación de "Para Entender El CFIDS", un folleto de 16 páginas publicado por la Asociación Americana de CFIDS. Una copia del folleto se provee a quien solicite información sobre El CFIDS. Copias adicionales se pueden obtener por $1.00 cada una llamando a la Línia de Recursos al 704/365-2343.

Este folletto y otros materiales educacciónales se pueden obtener, solamente en ingles, de la Asociación Americana del CFIDS. En este momento nuestro inventario de publicaciónes en español, acerca del CFIDS, el limitado. Tenemos planes futuros para ofrecer materiales adicciónales escritos en español. Pedimos que mande su orden escrita a: FAX 704/365-9755 o or correo a: The CFIDS Association of America, PO Box 220398, Charlotte NC 28222, USA.

Gracias: Mirtha Hall, Miami/Coral Gables CFIDS Support Group; Iris and Elliott Ramer, New Jersey CFS Association: Rudy Barlow

■ **La Asociación Americana del CFIDS**
PO Box 220398
Charlotte, NC 28222-0398
La Línea de Recursos: 704/365-2343
Fax: 704/365-9755
Home Page: http://www.cfids.org
e-mail: info@cfids.org (en inglés)
Abril de 1997

RABIA

(Rabies)

La rabia o hidrofobia es una enfermedad mortal causada por un virus que ataca al sistema nervioso.

La rabia se presenta con mayor frecuencia en animales del bosque como los mapaches, murciélagos, zorrinos y zorros. Los gatos, los perros y el ganado también pueden contraer rabia si no están vacunados.

La rabia generalmente la transmiten los animales rabiosos al morder a otros animales o al hombre, pero también se puede transmitir a través de un rasguño o de la saliva del animal infectado.

Para protegerse a sí mismo/a, a su familia y a sus animales domésticos . . .

No dé de comer, no toque ni adopte a animales salvajes y tampoco a perros o gatos vagabundos.

Mantenga al día las vacunas antirrábicas de su perro o su gato. Si los animales son muy jóvenes para ser vacunados, no los deje salir afuera.

No trate de separar a dos animales que están peleando. Póngase guantes para agarrar a su animal doméstico después de una pelea.

No atraiga a los animales a su jardín o su patio. Dé de comer a los animales domésticos dentro de su casa y no los deje solos afuera. No permita que sus animales domésticos corran sueltos por todas partes.

Un animal con rabia puede ser demasiado agresivo o demasiado manso. No se acerque a un animal que parece ofuscado o paralizado.

Los niños deben avisar *inmediatamente* a una persona adulta si algún animal los muerde o rasguña.

Si un animal le muerde o le rasguña, *lave* la herida al instante. Llame inmediatamente a su médico o a las autoridades de salud de su condado.

Si desea más información, diríjase a las autoridades de salud de su condado.

■ **Estado de Nueva York**
Departamento de Salud
Document No. 3012
Agosto de 1994

TUBERCULOSIS: LA CONEXIÓN ENTRE TB Y VIH (EL VIRUS DEL SIDA)

(Tuberculosis: The Connection between TB and HIV [the AIDS Virus])

Las personas infectadas con VIH (el virus que causa el SIDA) tienen más probabilidades de adquirir otras infecciones y enfermedades. La tuberculosis (TB) es una de estas enfermedades.

¿Que es la tuberculosis?

La tuberculosis es una enfermedad infecciosa que se transmite de persona a persona por medio del aire. Generalmente, la tuberculosis ataca a los pulmones. Los gérmenes son lanzados al aire cuando una persona con tuberculosis en los pulmones tose, estornuda, canta, o se ríe. La tuberculosis también puede atacar a otras partes del cuerpo tales como el cerebro o la espina dorsal.

Los síntomas generales de la tuberculosis pueden incluir:

- debilidad
- malestar general
- perdida de peso
- fiebre
- sudores nocturnos

Los síntomas comunes de la tuberculosis en los pulmones pueden incluir:

- tos de larga duración
- dolor de pecho
- tos con sangre

Otros síntomas dependerán del lugar particular del cuerpo que se vea afectado.

La infección tuberculosa puede ser transmitida a personas que comparten el mismo aire (tales como parientes, amistades, compañeros de trabajo, compañeros de cuarto) con alguien que tiene la enfermedad.

¿Porque es importante saber si tengo infección tuberculosa e infección VIH?

Las personas que desarrollan la enfermedad de la tuberculosis adquieren primero la infección. Una persona puede tener la infección por muchos años sin presentar ninguna señal de la enfermedad. Pero si el sistema inmunológico de la persona se debilita, la infección puede activarse y desarrollar la enfermedad.

Como la infección VIH debilita el sistema inmunológico, una persona con las dos infecciones (VIHTB) tiene mayor riesgo de desarrollar la enfermedad de la tuberculosis. Sin tratamiento, estas dos infecciones pueden trabajar juntas para acortar la vida de la persona que tenga ambas infecciones.

¡Buenas noticias!

Las buenas noticias son que el desarrollo de la enfermedad de la tuberculosis puede prevenirse en personas que tienen la infección y que las personas que desarrollan la enfermedad pueden curarse. El primer paso es averiguar si usted está infectado(a) con el germen de la tuberculosis. Esto puedo averigüarse con una prueba de tuberculina.

¿Qué es la prueba de la tuberculina?

La prueba de la tuberculina consiste en la administración de una substancia conocida como tuberculina en las capas superiores de la piel, generalmente en la parte interior del antebrazo. La persona regresa de 48–72 horas después para que el médico o la enfermera lea el resultado de la prueba. Si hay una reacción en el brazo, se mide el área de induración. Una reacción positiva significa que posiblemente usted tiene infección tuberculosa.

Algunas personas que están infectadas con ambos gérmenes, tuberculosis y VIH, no reaccionan a la prueba de la tuberculina. Esto sucede porque el sistema inmunológico de la persona no está funcionando correctamente.

Cualquier persona que está infectada con VIH y resulta con una prueba de tuberculina negativa debe hacerse otros exámenes médicos si presenta síntomas sugestivos de enfermedad tuberculosa.

¿Qué debo hacer si tengo infección tuberculosa?

Continúe con las pruebas de seguimento requeridas, esto incluye una placa de pecho y quizás otras pruebas adicionales. Si estos exámenes muestran que usted tiene enfermedad tuberculosa activa, el médico le recetará medicamentos que pueden curar la enfermedad. Si los gérmenes todavía están en estado de infección, posiblemente usted recibirá medicamentos para evitar que desarrolle la enfermedad.

Siga las instrucciones de su médico y tome los medicamentos como se le indica. Es sumamente importante, especialmente para las personas que tienen ambas infecciones (VIH y TB), que se tomen sus medicinas.

Un sistema inmunológico debilitado por VIH hace que estas personas desarrollen la enfermedad de la tuberculosis más fácilmente que una persona que no está infectada con VIH. La tuberculosis es una de las pocas enfermedades relacionadas con la infección del VIH que puede prevenirse y curarse con medicamentos.

Comuníquese con su médico o departamento de salud local para conseguir la prueba de la tuberculina.

AVERIGÜE SI ESTÁ INFECTADO.

Para mayor información sobre VIH llame:
1-800-342-2437
1-800-344-7432 (en español)
1-800-243-7889 (personas con problemas de audición)

■ **Centros de Control y Prevención de Enfermadades National Center for Prevention Services**

Division of Tuberculosis Elimination
Atlanta, Georgia 30333

USTED, SU BEBÉ, Y LA HEPATITIS B

(You, Your Baby, and Hepatitis B)

Qué es la hepatitis?

Se da el nombre de hepatitis a varia enfermedades que atacan al hígado. Un hígado sano realiza muchas funciones importantes en el cuerpo, pero la hepatitis impide que funcione normalmente.

Aunque hay varios tipos de hepatitis, el tipo causado por el virus de la hepatitis B puede ser muy peligroso para los bebés de las mujeres que tienen esa enfermedad o son portadoras del virus.

En el Estado de Nueva York es obligatoria que mujeres embarazadas se sometan a un análisis de sangre para comprobar si son portadoras del virus de la hepatitis B. Si lo son, el bebé puede ser protegido contra esa enfermedad mediante inmunización.

¿Cómo contrae una persona la hepatitis B?

La hepatitis B es causada por un virus. En general, el virus no es muy contagioso y no se propaga por el contacto casual. No obstante, se puede transmitir de una persona a otra a través del intercambio de sangre o de otros fluidos del cuerpo, como sucede durante las relaciones sexuales. La hepatitis B también se puede contagiar cuando se comparten aguajas para inyectarse drogas. Una mujer embarazada puede transmitir la hepatitis B a su bebé a través de los fluidos de su cuerpo que entran en contacto con el bebé durante el alumbramiento.

¿Existe alguna posibilidad de que yo tenga la hepatitis B en este momento?

Cualquiera puede tener la hepatitis B, pero algunas personas son más propensas que otras. Si usted es de origen asiático, caribeño, indoamericano, sudamericano u originaria de las Islas del Pacífico o de Alaska, tiene muchas más probabilidades de infectarse y convertirse en portadora de esa enfermedad. Por esa razón, la hepatitis B es más frecuente entre esos grupos de personas.

Además, usted corre mayor peligro si:

- ha tenido varias parejas sexuales;
- ha tenido alguna enfermedad venéra;
- ha compartido aguajas para inyectarse drogas;
- ha trabajado en algún campo relacionado con el cuidado de la salud, o
- ha vivido con alguien que tuvo hepatis o estaba en tratamiento de diálisis para el riñón.

Cualquiera de las circunstancias mencionadas arriba la exponen a usted a un mayor peligro porque aumentan sus probabilidades de entrar en contacto con los fluidos del cuerpo de una persona infectada por la hepatitis B.

¿Qué pasa si le contagio a mi bebé el virus de la hepatitis B?

Los bebés que se infectan al nacer y no reciben tratamiento corren el peligro de desarrollar una hepatitis grave que podría ser fatal. Y lo más probable es que esos bebés se conviertan en portadores de la infección. Es portador el individuo que puede transmitir la enfermedad a otras personas aunque no esté enfermo. Los bebés que se infectan al nacer también pueden sufrir trastornos al higádo o desarrollar cáncer del hígado con el transcurso de los años.

¿Cómo puedo saber si tengo hepatitis?

Los síntomas de la hepatitis B generalmente son el color amarillo de la piel y los ojos (ictericia), la orina oscura y la viebre. Muchas personas pierden el apetito, se sienten cansadas o tiene la sensación de estar resfriadas. Muchas otras se enferman gravemente durante varios meses. (Si usted tiene estos síntomas, consulte con su médico.)

Pero hay personas que son portadoras de la infección aunque nunca se sientan enfermas.

Si usted ha tenido alguna vez hepatitis B, existe la posibilidad de que no se haya recuperado completamente y de que ahora sea portadora del virus.

Su médico le puede hacer un análisis de sangre sencillo para comprobar con seguridad si usted tiene hepatitis o es portadora del virus.

¿Puedo infectar a mi bebé aunque no me sienta enferma?

Sí. Si usted tiene el virus de la hepatitis B en su sangre, puede transmitir el virus a su bebé aunque no se sienta enferma.

¿Cómo puedo proteger a mi bebé?

Si usted está embarazada, es importante determinar si es o no portadora del virus de la hepatitis B. Pídale a su médico los resultados del análisis de sangre para comprobar si tiene el virus y si puede transmitirlo a su bebé. Si el análisis es positivo, usted puede velar por que su bebé reciba todas las vacunas a tiempo.

Si su médico constata que usted tiene en su sangre el virus de la hepatitis B, puede inmunizar a su bebé en cuanto nazca. Además, su bebé deberá ser inmuniado otra vez contra la hepatitis B aproximadamente entre el primer mes y los seis meses de edad. Cuando su bebé cumpla un año de edad, deberán hacerle un análisis de sangre para saber con certeza si está protegido contra la hepatitis B.

¿Puedo darle el pecho a mi bebé si tengo hepatitis B?

Sí, pero si le salen heridas en sus pezones, tiene que dejar de darle el pecho a su bebé temporalmente.

¿La inmunización es solamente para bebés?

No, Las personas que viven con alguien que tiene hepatitis B o son parejas sexuales de un portador del virus deberían hacerse inmunizar después de someterse a un análisis de sangre para comprobar si están infectadas.

Consulte a su médico . . .

Aunque usted crea que está en peligro de contraer la hepatitis B, es mejor que se asegure. Si está embarazada, pídale a su médico que le haga un análisis de sangre sencillo para detectar el virus de la hepatitis b. El análisis es rápido y fácil y le ayuda a tener la seguridad de que su bebé está protegido contra esta infección.

> *NOTA:* Si usted reúne los requisitos necesarios para participar en el Programa de Salud para Refugiados, el Programa de Atención Prenatal (PCAP) o el Programa de Evaluación de la Salud Infantil (IHAP) del Departamento de Salud del Estado de Nueva York o para recibir beneficios de Medicaid, tal vez se le podrían administrar gratuitamente tanto el análisis de sangre como la inmunización. Si desea más información, llame al número 1-800-522-5006 de la línea directa del Departamento de Salud del Bebé Sano del Estado de Nueva York.

■ **Estado de Nueva York**
Departamento de Salud
Document No. 1808
Septiembre de 1995

VARICELA: LA VACUNA

(The Chicken Pox Vaccine)

¿Qué es la varicela?

La varicela es una de las enfermedades virales más comunes en los niños. Generalmente es benigna y no representa un peligro de muerte para los niños que gozan de buena salud. El síntoma más visible de la varicela es la erupción cutánea que dura 3 a 4 días y se presenta en el cuero cabelludo y en el cuerpo del niño para luego extenderse a la cara, los brazos y las piernas. La erupción se caracteriza por ampollas que provocan picazón y se secan 2 ó 4 días después formando costras. Otros síntomas de la varicela son fiebre leve y un ligero malestar.

¿Cómo se propaga?

La varicela es muy contagiosa y se propaga:

- por el contacto directo con el virus que una persona infectada expulsa al aire al toser o estornudar;
- por el contacto directo con el líquido de las lesiones (heridas) de una persona con herpes zoster;
- por el contacto indirecto con el fluido o la secreción de las membranas mucosas de una persona infectada.

¿Quiénes contraen varicela?

Los casos de varicela se presentan por lo común en los niños de 6 a 10 años.

¿Hay alguna vacuna para prevenir la varicela?

Sí, hay una nueva vacuna llamada Varivax. Se recomienda una dosis de esta vacuna para todos los niños de 12 a 18 meses de edad que aún no han tenido varicela. Los niños que todavía no han cumplido los 13 años de edad deben ser vacunados lo más pronto posible, también con una sola dosis. A las personas sanas mayores de 13 años que no han tenido varicela y no han sido vacunadas se les debe administrar 2 dosis de la vacuna, con intervalos de 4 a 8 semanas.

¿Produce alguna reacción esta vacuna?

Sí, pero es una reacción leve. El lugar donde se ha administrado la vacuna generalmente se enrojece, se pone duro y adolorido y se hincha; el paciente siente cansancio, inquietud y náuseas y tiene fiebre. Además, en ese mismo lugar, o en otras partes del cuerpo, puede salir una erupción con pápulas o granos pequeños. A veces, estos síntomas se presentan un mes después de la vacunación y duran varios días.

¿A quiénes no se les debe administrar la vacuna contra la varicela?

A los niños que tienen un sistema inmunológico débil y a las mujeres embarazadas.

¿Qué beneficios tiene esta vacuna?

Aunque esta enfermedad suele ser leve en la mayoría de los casos, en Estados Unidos se registran unas 9,000 hospitalizaciones y se producen unas 100 muertes al año a causa de la varicela. Los niños con varicela no pueden asistir a la escuela durante 8 ó 9 días y sus padres deben ausentarse del trabajo para cuidarlos.

¿Qué pasa si no puedo pagar el costo?

Según las leyes del Estado de Nueva York sobre seguros, algunas pólizas tienen que cubrir los gastos de vacunación infantil. El costo de las vacunas de su hijo/a probablemente está cubierto si

- usted compró la póliza de seguro en el Estado de Nueva York
- no se trata de un seguro que sólo cubre los gastos de hospitalización

Consulte a su empleador o a la compañía de seguros, o llame al Departamento de Seguros del Estado del Nueva York al 1-800-342-3736.

Si usted no tiene seguro o si su póliza no cubre los gastos de vacunación de su hijo/a, pida información sobre los Programas de Vacunación Infantil del Estado de Nueva York. Este programa también cubre el costo de las vacunaciones de los niños que

- están inscritos en Medicaid
- son indígenas americanos
- son pacientes del departamento de salud de la ciudad o de alguno de los condados.

Pregúntele a su médico si está inscrito en el Programa de Vacunación Infantil de Nueva York.

Si desea más información:

Llame al 1-800-522-5006.

■ **Estado de Nueva York**
Departamento de Salud
Document No. 2373
Marzo de 1996

INFERTILIDAD
(INFERTILITY)

■ ■ ■

CONSEJOS PARA SU SALUD: LA INFERTILIDAD

(Advice for Your Health: Infertility)

por Judy Randal

La mujer trae al nacer aproximadamente un millón de ovulos más de los que necesita durante su etapa reproductiva. Comenzando con la primera menstruación durante la adolescencia hasta la menopausia, sus hormonas preparan uno o más de los óvulos necesarios para una posible fertilización o embarazo.

El hombre a su vez, al llegar a la adolescencia produce millones de espermatozoides diariamente y continúa haciéndolo durante toda su vida. Tal parece que una de las principales funciones biológicas del cuerpo humano es la de preparar ambos sexos para el proceso de reproducir la especie. Sin embargo, el Centro Nacional de Estadísticas reporta, que de cada doce parejas que quieren tener hijos, una no lo logra.

¿Qué es la infertilidad?

La infertilidad en el ser humano se define como la inhabilidad de una pareja en tener hijos, después de mantener contacto sexual por un período mínimo de un año, sin usar métodos contraceptivos.

Un factor importante que se debe considerar en este proceso de la naturaleza, es el porcentaje de fertilidad del hombre para fecundar y de la mujer para concebir. Teniendo en cuenta que las posibilidades de infertilidad son las mismas en el hombre como en la mujer, se ha llegado a establecer que el problema de la infertilidad no se origina en la mujer únicamente. Sin embargo, existen parejas en las que no se ha encontrado causa alguna de infertilidad. Por lo tanto en estos casos conviene analizar la situación desde un punto de vista que incluya a la pareja y no como un problema individual.

"La conclusión de que la pareja infértil pueda ser considerada una unidad y no una persona, es quizá uno de los adelantos más notables de la medicina en los últimos años", dijo el Dr. Elwyn Grimes, endocrinólogo de Kansas City, quien fue miembro del Panel Consultivo de Obstetricia y Ginecología de la Administración de Drogas y Alimentos (FDA).

Posibles causas de infertilidad en la mujer

- *Edad—La etapa más fértil en la mujer normalmente es entre los 20 y los 35 años. Esta habilidad comienza a disminuir después de los 35 años de edad*
- *Balance hormonal—El balance hormonal permite que el óvulo madure y se desprenda del ovario, llegando a una de las trompas de falopio y de allí pasar al útero. Se durante el viaje el huevo es fertilizado, entonces se adhiere a una de las paredes del útero para dar lugar al embrión. Un desequilibrio hormonal afectaría seriamente este proceso*
- *Enfermedades venéreas—Si no son tratadas a tiempo, pueden bloquear las trompas de falopio, lo cual también puede suceder por otras razones fisiológicas como la endometriosis*
- *Endometriosis—Condición muy dolorosa en la cual tejidos del endometrio se incrustan fuera del útero y otras partes de la cavidad abdominal en donde causan varios problemas, como irregularidades en la ovulación, embarazos ectópicos o fuera de lugar y bloqueo de las trompas de falopio*
- *Problemas de ovulación—Ausencia total de ovulación o irregularidades durante el proceso. Ocurre con frecuencia*
- *Anorexia—Falta de apetito y pérdida excesiva de peso*
- *Amenorrea—Ausencia de menstrucación causada por varias razones fisiológicas*
- *Abuso de substancias—Uso excesivo de drogas obtenidas con receta médica o sin ella, o de sustancias como el alcohol y el tobaco*

Posibles causas de infertilidad en el hombre

- *Escasez de esperma—La cantidad de esperma emitida es importante. Generalmente, una emisión normal consta de 100 a 400 millones de espermatozoides. Cuando la cantidad es menos de 100 millones, las probabilidades de fertilizar un óvulo disminuyen*
- *Desordenes—Físicos, metabólicos y algunas enfermedades, incluyendo sífilis, gonorrea y el SIDA*
- *Temperatura elvada -En el área del escroto causada por ropas demasiado aptretadas*
- *Mobilización—Restricción del movimiento de los espermatozoides hacia las trompas de falopio*
- *Varicocela—Tumor formado por la dilatación de las venas del escroto y el cordón espermático. Venas varicosas en el área de los testículos*
- *Rubéola o Sarampión Alemán—Adquirido durante los años de la adolescencia*

Los tratamientos para determinar las causas de la infertilidad en muchos aspectos son similares en hombres y mujeres. Comienzan con una visita al médico o posiblemente un especialista en infertilidad, quien tratará de encontrar las causas del problema por medio de exámenes físicos y de laboratorio. El tratamiento a seguir estará basado en el historial de la familia, los resultados de los exámenes y los diagnósticos. Quizá sean muy sencillos, como aumentando la frecuencia de las relaciones sexuales, o tal vez un poco más complicado como el uso de drogas fertilizantes, hormonas, dispositivos médicos y en algunos casos cirujía. Las drogas son recomendadas por especialistas, aprobadas por la FDA y utilizadas en algunos casos de endometriosis, para estimular la ovulación o para regular el proceso si es errático o no existe.

Generalmente estas condiciones se presentan en un 50 por ciento de los casos de infertilidad. El embarazo puede resultar en un 25 por ciento de mujeres que se cometen a estos tratamientos. Uno de los efectos secundarios de estas drogas es la ovulación multiple, lo que puede resultar en más de un bebé.

Existen organizaciones privadas que suministran sin costo alguno, información más detallada acerca de especialistas en infertilidad para hombres y mujeres. Consulte la guía de teléfonos local y llame o escriba a: RESOLVE, INC., #5 Water Street, Arlington, Mass. 02174. Tel. 1-800-662-1016.

(Preparado por Nellie J. Méndez, M.S., M.P.H., FDA Office of Consumer Affairs.)

■ **Consejos Para Su Salud**
Departamento de Salud y Servicios Sociales
Administracion de Drogas y Alimentos
5600 Fishers Lane
Rockville, MD 20857
Document No. BGS 94-6
Mayo de 1994

INTOXICACIÓN CON PLOMO (LEAD POISONING)

■ ■ ■

EL ENVENENAMIENTO POR EL PLOMO Y SUS NIÑOS

(Lead Poisoning and Your Children)

Alerta de plomo y sus niños

De acuerdo a los Centros de Control y Prevención de Enfermedades, aproximadamente uno de cada once niños en los Estados Unidos tiene un nivel alto de plomo en la sangre. Puede ser que haya plomo en su edificio sin que usted lo sepa; porque el plomo no se puede ver, oler o saborear. Es posible que haya plomo en el polvo, la pintura o la tierra que hay dentro y fuera de su casa, en el agua potable o los alimentos. Debido a que no se desintegra naturalmente, si no se elimina, el plomo puede seguir siendo un problema.

Antes de que se descubrieran los efectos dañinos del plomo, éste se utilizaba en la fabricación de pintura, gasolina, tuberías y muchos otros productos. Ahora que conocemos los peligros del plomo, la pintura casera está casi libre de plomo, la gasolina con plomo está desapareciendo y las tuberías caseras no se hacen con plomo.

Cómo el plomo afecta la salud de su niño

A largo plazo, el plomo puede tener efectos muy severos en un niño. Estos incluyen problemas de aprendizaje, reducción de crecimiento fisico, hiperactividad, malfunción del oído, hasta lesiones del cerebro. Si son dectectados a tiempo, estos efectos se pueden disminuir, reduciendo el contacto con el plomo y siguiendo un tratamiento médico. Si usted está encinta, no se exponga al plomo, ya que éste puede pasar a través de su cuerpo al de su bebé. La buena noticia es que hay cosas sencillas que usted puede hacer para ayudar a proteger a su familia.

1. Hágale un examen de plomo en la sangre a su niño

Hasta los niños que parecen sanos pueden tener niveles altos de plomo en la sangre. Usted no sabrá si su niño esta intoxicado con plomo si no le hace un examen de sangre. Un examen de sangre toma sólo diez minutos y los resultados están listos generalmente en una semana.

Los Centros de Control y Prevención de Enfermedades recomiendan que los niños se hagan un examen de plomo en la sangre por primera vez cuando tienen un año. Si usted sospecha que hay plomo en su casa o vive en un edificio viejo, examine a su niño a los seis meses.

Los niños mayores de un año deben hacerse un examen de sangre cada dos años, o todos los años si su casa o apartamento contiene pintura a base de plomo, o si usted usa plomo en su trabajo o pasatiempo.

Para averiguar dónde puede examinar a su niño, llame a su doctor o a la clínica de salud pública.

2. Mantenga la limpieza

El polvo común y la tierra pueden contener plomo. Los niños pueden tragar plomo o inhalar polvo contaminado si juegan con polvo o con tierra y luego se meten los dedos o juguetes en la boca, también si comen sin lavarse las manos.

Mantenga las áreas de juego lo más limpias posible y libre de polvo.

Lave los chupetes y biberones si se caen al suelo. Tenga otros a mano.

Limpie los pisos, marcos de las ventanas y las superficies que el niño pueda morder, como cunas, con una solución de detergente en polvo para lavaplatos y agua tibia. Límpielos dos veces por semana. Use guantes para evitar la irritación de la piel. (Se recomiendan los detergentes en polvo para lavaplatos por su alto contenido de fosfato. La mayoría de los líquidos para limpiar no contienen fosfato y por lo tanto no son efectivos para limpiar el polvo de plomo.)

Lave los juguetes y animales de felpa regularmente.

Asegúrese de que sus niños se laven las manos antes de comer y dormir.

3. Reduzca el peligro de la pintura a base de plomo

La pintura de la mayoría de las casas construídas antes de 1960 contiene grandes cantidades de plomo. Algunas casas construídas tan recientemente como 1978 también pueden estar pintadas con pintura a base de plomo. Esta pintura puede encontrarse en los marcos de las ventanas, las paredes exteriores de su casa o en otras superficies. Pequeñas partículas de pintura a base de plomo son peligrosas si se comen. La pintura a base de plomo en buenas condiciones generalmente no es un problema, con excepción de los lugares donde las superficies pintadas se rozan unas con otras creando polvo. (Por ejemplo, cuando se abre una ventana, las superficies pintadas se rozan una con la otra.)

Vigile que su niño no muerda nada que esté cubierto con pintura a base de plomo, como los marcos de las ventanas, cunas y otros muebles infantiles.

No queme maderas pintadas, ya que la pintura puede ser a base de plomo.

4. No remueva la pintura a base de plomo usted mismo

Algunas familias se han intoxicado al lijar o raspar la pintura a base de plomo debido a las grandes cantidades de polvo que esto produce. El polvo de plomo puede quedarse en los edificios viejos aún mucho tiempo después de haber terminado las reparaciones o renovaciones. Si se calienta, la pintura a base de plomo, puede producir vapores de plomo en el aire.

Averigue si el departamento de salud pública local o estatal hace exámenes de pintura a base de plomo en casas. Algunos lo harán gratis. Bajo ciertas condiciones, los exámenes caseros no pueden detectar pequeñas cantidades de plomo.

No quite la pintura a base de plomo usted mismo. Contrate a una persona con entrenamiento especial para corregir este tipo de problemas, alguien que sepa hacer este trabajo de una manera segura y que tenga el equipo adecuado para limpiarlo.

Todas las personas, especialmente los niños y las mujeres embarazadas, deben salir del edificio hasta que todo el trabajo se haya terminado y se limpie a fondo.

5. No traiga polvo de plomo a su hogar

Si usted trabaja en construcción, demolición, pintando casas, o con baterías o en un taller de reparación de radiadores, o en una fábrica de plomo, o si sus pasatiempos incluyen contacto con el plomo, usted puede traer, sin darse cuenta, plomo a su hogar en sus manos o ropa. Es posible que también traiga plomo a su casa en el polvo de sus zapatos. La tierra que está muy cerca de las casas puede estar contaminada con pintura a base de plomo del exterior del edificio. La tierra al lado de las carreteras o autopistas también puede estar contaminada a causa de haber recibido por años los gases de automóbiles y camiones que usaban gasolina con plomo.

Si usted trabaja o tiene contacto con plomo en su pasatiempo, cámbiese de ropa antes de regresar a su casa.

Es mejor que sus niños jueguen con arena o en la hierba en lugar de hacerlo en la tierra que se pega en los dedos y juguetes. Asegúrese de que sus niños no coman tierra y de que se laven las manos cuando entren en la casa.

6. Elimine el plomo del agua potable

La mayoría del agua de los pozos o de la ciudad no contiene plomo. Generalmente el agua de su casa contiene plomo debido a que las tuberías están hechas de materiales que contienen plomo. Hervir el agua no reduce la cantidad de plomo. Bañarse no es un problema porque el plomo no entra en el cuerpo a través de la piel.

La única manera de enterarse si el agua contiene plomo es haciéndola examinar. Llame al Departamento de Salud o a su proveedor de agua para que la examine. Hacer examinar el agua es fácil y económico ($15-$25).

El agua de su casa tendrá más plomo si ha estado largo tiempo en las tuberías, si está caliente o si es naturalmente ácida.

Si el agua no ha sido examinada o tiene niveles altos de plomo:

1. No beba, cocine o prepare los biberones del bebé con agua de las tuberías del agua caliente.
2. Si el agua fría no ha sido usada durante dos horas o más, déjela correr de 30 a 60 segundos antes de beberla o utilizarla para cocinar.
3. Compre un filtro certificado para eliminar el plomo. Llame a EPA para recibir más información.

7. Aliméntese bien

Un niño que toma suficiente hierro y calcio absorberá menos plomo. Los alimentos ricos en hierro son los huevos, carne roja sin grasa y los frijoles. Los productos lácteos tienen mucho calcio.

No guarde comida o líquidos en cristal que contenga plomo o en loza vieja o importada.

Si utiliza bolsas de plástico para guardar o llevar comida, asegúrese de que la parte impresa quede en la parte exterior de la bolsa.

Para más información

EPA's Safe Drinking Water Hotline (Información sobre laboratorios certificados para examinar el contenido de plomo en el agua e información sobre filtros) 1-800-426-4791

National Lead Information—Center Centro Nacional de Información sobre el Plomo (Fondos de EPA, Centers for Disease Control and Prevention, Department of Housing and Urban Development and Department of Defense) 1-800-LEADFYI (1-800-532-3394) (En el Distrito de Columbia llame al: 202-833-1071)

Traducido del inglés "Lead Poisoning and Your Children" United States Environmental Protection Agency, Office of Pollution Prevention & Toxics, Office of Ground Water and Drinking Water Document No. EPA 747-K-95-001 Octubre 1995.

NOTA: El texto a continuacion es una publicacion de U.S. EPA (EPA 800-B-92-0002, febrero de 1995). Copias de este folleto, que incluye un poster a color, pueden ser obtenidas llamando al (800) 523-LEAD.

■ **Centro Nacional de Información Sobre el Plomo**
A Division of the National Safety Council
1025 Connecticut Avenue, NW, Suite 1200
Washington, DC 20036
(202) 293-2270 (tel)
(202) 293-0032 (fax)

LOS PELIGROS DEL PLOMO

(The Dangers of Lead)

El plomo es un metal blando tóxico, que desde los comienzos de la civilización ha sido usado como un aditivo en la manufactura de numerosos productos comerciales como pinturas, tintas, soladuras para envases metálicos de comestibles, algunos tipos de gasolina, pero principalmente en la formación de la capa vidriosa de ciertos objetos de loza de barro, piezas de alfarería y cerámica. Muchas piezas de cerámica vendidas en los Estados Unidos están cubiertas con esta capa que contiene plomo o cadmio. Ambos metales son peligrosos.

Una capa aplicada a una pieza de cerámica—un plato, una jarra o taza—para poder ser usada como un recipiente para servir o almacenar alimentos, debe ser sometida a altas temperatureas de calor, para que sea segura. Si la temperaturea no ha sido lo suficientemente alta como para fundir el plomo con la cerámica, con el tiempo el metal lográ mezclarse con los alimentos contaminándolos y convirtiéndose así en una seria amenaza para la salud de todos, pero particularmente para los niños.

Sin embargo, el promedio del nivel del plomo en la sangre de la población ha disminuido notablemente en los últimos años, como resultado de las medidas tomadas por la Administración de Drogas y Alimentos (FDA). Las pinturas usadas hoy en los interiores de las cases, los envases para los alimentos enlatados y la gasolina, prácticamente ya no contienen plomo. No obstante, los científicos afirman que por lo menos de 3 a 4 millones de niños menores de 6 años tienen demasiado plomo en sus cuerpos.

Los daños causados por el plomo en los niños son permanentes. El metal se acumula en los huesos lentamente, impidiendo el crecimiento y deteriorando el cerebro. El envenenamiento debe ser diagnosticado por un médico, pero los padres pueden también darse cuenta de ciertas señales indicativas tales como sueño intranquilo, comportamiento erático, dificultades en las matemáticas, la lectura, la escritura y otras fases del aprendizaje en la escuela. Si el nivel del plomo en la sangre es lo suficientemente alto, el niño puede morir.

Previniendo la intoxicación

Para reducir el riesgo del envenenamiento causado por el plomo de algunos servicios de mesa hechos de cerámica, los expertos aconsejan:

- Absténgase de almacenar o servir alimentos en platos y tazas de cerámica en cuya manufactura se haya añadido plomo. En su lugar use recipientes de plástico o de vidrio, especialmente cuando se almacenan jugos de frutas, salsas condimentadas, vinos o vinagres que puedan aumentar la cantidad de plomo disuelto por los ácidos naturales de las frutas.
- No compre alimentos importados empacados en latas soldadas con plomo. Cuídese de comprar piezas de cerámica comunes en otros países y si lo hace, úselas como adornos y no almacene alimentos en ellas porque pueden contener cantidades excesivas de plomo.
- Jamás sirva bebidas en copas de cristal emplomado, ni los use para almacenar bebidas, especialmente si está embarazada, ni alimente a su bebé de una botella de cristal emplomado.
- Nunca permita que sus niños lleven a sus bocas escamas de pintura desprendidas de las paredes. Si usted ve en una casa o apartamiento y la pintura está en mal estado y desprendiéndose, es posible que contenga ploma. Este metal ha sido abolido en las pinturas desde 1978. Sin embargo, si las paredes han sido pintadas en los últimos diez años, existe la posibilidad de que las capas de pintura debajo de la última puedan tener una base de plomo.
- Si cree o sospecha que las pintura de su casa puede haber sido hecha a base de plomo, no intente removerla usted mismo. Contrate a un profesional debidamente equipado para hacerlo, porque el polvo que resulta al remover la pintura es venenoso.
- El plomo en el agua no es causa de mayor preocupación, aunque a veces logra mezclarse con el agua procedente de tuberías soldadas con plomo. Este tipo de tuberías, bastante comunes en casas construdídas antes de 1930, afortunadamente fueron abolidas en 1986.

La FDA y el plomo

La Administración de Drogas y Alimentos (FDA) trabaja diligentemente regulando la presencia de plomo en los pesticidas, los envases de alimentos y toda clase de recipientes manufacturados con el metal. A su vez, otras agencias federales inspeccionan el aire, el agua, la tierra, las pinturas de los juguetes de los niños, y hasta los lugares de trabajo.

Para lograrlo, la FDA ha fijado límites específicos relacionados al nivel de plomo que es permitido filtrarse de piezas de cerámica y cristalería. La mayoría de los productos cerámicos vendidos en los Estados Unidos son seguros y libres de plomo, debido a las regulaciones impuestas a los manufactureros. Frecuentemente, algunas piezas de cerámica de otros países, contienen niveles de plomo demasiado altos y por lo tanto no deben ser usados con alimentos sino como adornos.

Recientemente la FDA aprobó una droga llamada Chemet que rebaja los niveles de plomo en la sangre de los niños.

Finalmente, si hay razón para sospechar un envenenamiento causado por plomo, vea un médico sin demora.

Buscando el plomo

La presencia del ploma en las piezas de cerámica y vasijas similares, puede sér verificado con facilidad mediante el uso de uno de los muchos probadores obtenibles de las siguientes firmas comercils a bajo costo ($10 a $30):

- *Test for Lead in Pottery* and the *FRANDON Lead Alert Kit,* Frandon Enterprises, Inc., P.O. Box 300321 Seattle, WA 98103; Tel. No. 1-800-459-9000
- *LeadCheck Swabs,* Hubri Vet Systems, Inc., P.O. Box 1210, Framingham, MA; Tel., No. 1-800-262-LEAD
- *LeadTest,* Verify, Inc., 1185 Chess Drive, Suite 202, Foster City, CA 94404-1109; Tel. No. 1-415-578-9401
- *LEADCHECK II,* distributed by Michigan Ceramic Supplies, 4048 7th St., P.O. Box 3421, Wyandotte, MI 48192; Tel. No. 1-313-281-2300.

■ **Departamento de Salud y Servicios Sociales, Servicio de Salud Pública**
Administración de Drogas y Alimentos
FDA Consumer
Oficina de Asuntos Públicos
5600 Fishers Lane
Rockville, MD 20857
Document No. 92-2259S
1991

¡PLOMO, NI POR ASOMO!

(Lead! No Way!)

Qué significa el resultado del análisis de sangre que le hicieron a su hijo/a para detectar plomo

El plomo generalmente se encuentra en la pintura, el polvo, el suelo y el agua. El plomo suele ser venenoso y es especialmente dañino para los niños. A todos los niños se les debería hacer análisis de sangre para detectar plomo cuando cumplen un año de edad y nuevamente cuando cumplen dos años de edad. Si el médico piensa que los niños están expuestos al riesgo, los análisis deben hacerse incluso si tienen seis años de edad. Para hacer el análisis, se extrae una pequeña cantidad de sangre del dedo o de la vena. El médico le explicará el resultado del análisis. Casi todos tienen indicios de plomo en la sangre, pero los niveles elevados de plomo puede ser peligrosos.

Qué significa el resultado del análisis de sangre que le hicieron a su hijo/a para detectar ploma:

Menos de 10 mcg/dL (microgramos de plomo por decilitro de sangre)

Su hijo/a no está intoxicado/a por plomo. Siga las instrucciones del médico si indica un nuevo análisis y siga sus consejos para prevenir la intoxicación por plomo.

10-19 mcg/dL

Los niveles de plomo en la sangre de su hijo/a son ligeramente elevados. Deberán hacerle un nuevo análisis dentro de 3 o 4 meses. Busque los posibles focos de contaminación en su hogar o en otros lugares en donde su hijo/a pasa el tiempo. Si no sabe cuáles son los posibles focos de contaminación, consulte a su médico o al departamento de salud de su localidad.

20-44 mcg/dL

Los niveles de plomo de la sangre de su hijo/a son elevados. El médico la hará un examen completo. El departamento de salud de su localidad visitará su hogar para ayudarle a encontrar el foco de contaminación, y le dirá cómo puede reducir la exposición al plomo. Si su médico indica un nuevo análisis, siga sus instrucciones.

45-69 mcg/dL

Los niveles de plomo de la sangre de su hijo/a son muy elevados. El médico deberá comenzar inmediatamente un tratamiento con medicamentos que le ayuden a eliminar el plomo. A veces, el tratamiento se hace en un hospital. El departamento de salud de su localidad visitará su hogar para ayudarle a encontrar el foco de contaminación al plomo. Una vez terminado el tratamiento, deberán hacerle un nuevo análisis a su hijo/a para comprobar si los niveles de plomo han bajado. Si el médico indica otro análisis después del tratamiento, siga sus instrucciones.

Más de 70 mcg/dL

El estado de salud de su hijo/a es muy grave y necesita atención médica inmediata. Quizás remitan a su hijo/a a un hospital especializado en terapia intensiva para niños. El departamento de salud de su localidad vistará su hogar para ayudarle a encontrar el foco de contaminación, y le dirá cómo puede reducir la exposición al ploma. Si el médico indica otro análisis después del tratamiento, siga sus instrucciones.

El foco de contaminación de plomo más corriente en el hogar son las pinturas a base de plomo. No trate de sacar por su cuenta la pintura vieja ni los pedazos de estuco de las paredes. El departamento de salud de su localidad le indicará cómo puede hacer frente a los problemas ocasionados por la pintura a base de ploma.

La intoxicación por ploma puede causar:

- coeficiente intelectual bajo

- pérdida de la audición
- anemia
- daño a los riñones
- trastornos de crecimiento
- problemas de conducta

Mientras más tiempo tenga un niño plomo en su sangre y cuanto más elevado sea el nivel de plomo, más grave es el problema. Pregunte a su médico cuán grave es el estado de salud de su hijo/a. Si entretanto usted sigue las instrucciones del departamento de salud de su localidad para encontrar el foco de contaminación y reducir la exposición al plomo, el nivel de plomo en la sangre de su hijo/a seguramente bajará.

Alimente a su hijo/a correctamente para que no entre en contacto con el ¡PLOMO, NI POR ASOMO!

Lo mejor es una dieta rica en hierro y calcio:

Hierro

Habichuelas seas, arvejas, espinaca, col rizada, carne magra de res o cerdo, carne de pollo o pavo, pan de granos enteros o enriquecido, huevos, atún.

Calcio

Queso, leche, yogur, queso "Cottage," helados, budines, batidos de leche, sopas con crema, pizza, lasagna, macarrones con queso.

Dé a sus hijos refrigerios saludables. Los niños absorben más plomo cuando están con el estómago vacío.

Otras medidas para prevenir la intoxicación por plomo

No permita que sus hijos se acerquen a lugares donde hay pintura descascarada o pedazos de estuco. Limpie los pisos y las superficies con trapos húmedos dos veces por semana para reducir el polvo con plomo.

- Lave con frecuencia las manos y la cara de su hijo/a, especialmente antes de las comidas, para eliminar las particulas de plomo o la suciedad con plomo.
- Lave a menudo los jugetes, especialmente si su hijo/a está en la etapa de dentición.
- Use agua fria y no agua caliente del grifo para preparar la formula de alimentación infantil y para cocinar. Deje correr el agua fria por lo menos un minuto antes de usarla para que salgan las particulas de plomo que pudieran haberse desprendido de las cañerías.
- Guarde en recipientes de vidrio o de plástico la comida de las latas abiertas. (Algunas latas tienen soldaduras de plomo.)
- No use platos que contengan plomo. El barniz de algunos platos contiene plomo. Si usted no sabe con seguridad si la vajilla contiene o no plomo, no la utilice ni para cocinar ni para comer. No use platos rajados ni desportillados para guardar o servir la comida.
- Tenga cuidado con los hobbies o pasatiempos. Muchos de los materiales, por ejemplo, pinturas, barnices y soldaduras (para hacer vitrales) que se usan para hacer algunos trabajos manuales contienen plomo. Si usted colecciona figuritas en miniatura, tenga en cuenta que muchas de ellas esán hechas de plomo y deben estar fuera del alcance de los niños.
- No lleve a su casa el plomo del trabajo. Las personas que trabajan con pintura, en construcciones, plomeria, reparaciones de automóviles y algunos otros trabajos pueden estar expuestas al ploma . Si usted o cualquiera de las personas que viven en su casa están expuestos al contacto con el plomo en el trabajo, tienen que ducharse, cambiarse de ropa y ponerse zapatos limpios antes de regresar a su casa y, además, deben lavar la ropa de trabajo por separado.
- No deje que los niños se acerquen a edificios donde se están haciendo reparaciones o trabajos de remodelación porque generalmente es ahi donde hay pintura y polvo con plomo.

La intoxicación por plomo es un trastorno de salud grave. Si su hijo/a tiene altos niveles de plomo en la sangre, siga las instrucciones de su médico. Y haga todo lo posible para que no se acerque al ¡PLOMO, NI POR ASOMO!

■ **Estado de Nueva York**
Departamento de Salud
Document no. 2527
Feb 1996

PROTEJA A SU FAMILIA DEL PLOMO EN SU CASA

(Protect Your Family from Lead in Your Home)

¿Esta usted planeando comprar, alquilar o renovar una casa construida antes de 1978?

Muchas casas y apartamentos construidos antes de 1978 tienen pintura que contiene plomo (llamada pintura a base de plomo). El plomo de la pintura, de los pedazos y del polvo pueden representar peligros serios para la salud si no se manejan con cuidado. Para el año 1996 la ley federal requerira que las personas reciban cierta informacion antes de alquilar, comprar o renovar casas construidas antes de 1978:

- Los propietarios tendrán que revelar la información que tienen a sus inquilinos sobre los peligros de la pintura a base de plomo antes que los contratos de arrendamiento (alquiler) entren en vigor.
- Los vendedores de sus propiedades tendrán que revelar la información que tienen sobre los peligros de la pintura a base de plomo antes de vender una casa. Los contratos de venta incluirán un formulario federal sobre la pintura a base de plomo en el edificio. Los

compradores tendrán hasta 10 dias para verificar si hay peligros de plomo.

- Los renovadores tendrán que entregarle a usted este folleto antes de comenzar un trabajo.
- Si usted quiere obtener mas información sobre estos requisitos, llame al Centro de Información Nacional para Plomo (National Lead Information Clearinghouse) al 1-800-424-5323.

Este documento es público. Puede ser reproducido por un individuo o una organización sin permiso. La información proporcionada en este folleto esta basada en los conocimientos actuales científicos y técnicos sobre los asuntos presentados y refleja los limites de jurisdicción establecidos por los estatutos de las agencias que son coautoras. Seguir los consejos dados no necesariamente dará protección completa en todas las situaciones, ni contra todos los peligros a la salud que pueden ser causados por la exposición al plomo.

¡IMPORTANTE!

El plomo de la pintura, el polvo y la tierra pueden ser peligrosos si no se manejan debidamente

---

Aviso: Exponer a los niños o bebes al plomo los puede danar, incluso antes de nacer.

Aviso: Hasta los niños que parecen ser saludables pueden tener niveles peligrosos de plomo en sus cuerpos.

Aviso: El plomo puede entrar en los cuerpos de las personas cuando aspiran o tragan polvo de plomo, o si comen tierra o pedazos de pintura que contienen plomo.

Aviso: Las personas tienen muchas alternativas para reducir el peligro del plomo. En muchos casos, la pintura a base de plomo que está en buenas condiciones no es un peligro.

Aviso: Quitar la pintura a base de plomo incorrectamente puede aumentar el peligro para su familia.

Si usted piensa que su casa puede tener pintura a base de plomo, lea esta información para conocer unas medidas sencillas que puede tomar para proteger a su familia.

El plomo entra en el cuerpo de muchas maneras

1 de cada 11 niños en los Estados Unidos tiene niveles peligrosos de plomo en su cuerpo.

El plomo puede entrar en los cuerpos de las personas si:

- Se meten las manos u otros objetos cubiertos de polvo de plomo en la boca.
- Comen pedazos de pintura o tierra que contiene plomo.
- Aspiran polvo de plomo (especialmente durante renovaciones de superficies pintadas).

El plomo es aun mas peligroso para los niños que para los adultos porque:

- Los bebés y los niños pequeños con frecuencia se meten las manos y otros objetos en la boca. Estos objetos pueden tener polvo de plomo.
- Los cuerpos de los niños crecen y absorben más plomo que los de los adultos.
- Los sistemas nerviosos y los cerebros de los niños son más sensibles a los efectos dañinos del plomo.

Los efectos del plomo

Hasta los niños que parecen ser saludables pueden tener niveles peligrosos de plomo.

Si no se detecta temprano, los niños que tienen alto niveles de plomo en sus cuerpos pueden sufrir de:

- Daños al cerebro y al sistema nervioso
- Problemas de comportamiento y aprendizaje (tal como hiperactividad)
- Crecimiento lento
- Problemas para oir
- Dolores de cabeza

El plomo también es dañino para los adultos. Los adultos pueden sufrir de:

- Daño al bebé durante el embarazo
- Otros problemas reproductivos (en hombres y mujeres)
- Presión alta
- Problemas digestivos
- Trastornos nerviosos
- Problemas de memoria y de concentración
- Dolores musculares y de las articulaciones

Examine a su familia para detectar el plomo

Un examen sencillo de la sangre puede detectar altos niveles de plomo.

Los examenes de sangre son importantes para:

- Niños que tienen entre 6 meses y 1 año (6 meses si usted vive en una casa o edificio que se esta deteriorando, que puede tener plomo en la pintura).
- Miembros de la familia que usted cree que pueden tener altos niveles de plomo.
- Si su niño(a) tiene más de 1 año, hable con su médico sobre si su niño(a) necesita un examen.

Su médico o centro de salud pueden hacer los examenes de la sangre. No son caros y a veces se hacen gratis. Su médico le explicará lo que significa el resultado de un examen. El tratamiento puede variar, desde cambios en el ambiente donde vive una persona y de sus hábitos de comer, hasta medicinas o una estencia en un hospital.

Donde se encuentra la pintura a base de plomo

En general, mientras más antigua sea su casa, mayor será la probabilidad de que tenga pintura a base de plomo.

Muchas casas construidas antes de 1978 tienen pintura a base de plomo. En 1978, el Gobierno Federal prohibió la pintura a base de plomo para viviendas. Algunos estados ya habían prohibido su uso anteriormente. Se puede encontrar el plomo:

- En casas en la ciudad, en el medio rural o en los suburbios.
- En apartamentos, casas para una sola familia y en viviendas privadas y públicas.
- Adentro y afuera de la casa.
- En la tierra alrededor de la casa. (La tierra puede absorber el plomo de la pintura exterior o de otras fuentes como del uso en el pasado de gasolina con plomo en los autos.)

Donde el plomo probablemente es un peligro

> La pintura a base de plomo es mas peligrosa cuando está en la forma de pedazos de pintura, que usted puede ver, o de polvo de plomo, que usted no siempre puede ver.

La pintura a base de plomo que se está en buenas condiciones normalmente no es un peligro.

La pintura a base de plomo que se está pelando, despedazando o quebrando es un peligro y requiere atención inmediata.

La pintura a base de plomo también puede ser un peligro cuando se encuentra en superficies que los niños pueden morder o que tienen mucho uso.

- Ventanas y marcos de las ventanas.
- Puertas y marcos de las puertas.
- Escaleras, barandas y pasamanos.
- Portales, terrazas y cercas.

El polvo de plomo se puede formar cuando se raspa o lija en seco se calienta la pintura a base de plomo. El polvo tambien se forma cuando las superficies pintadas (como puertas y ventanas) chocan o se juntan. Pedazos de plomo y polvo quedan en superficies que las personas tocan. El polvo de plomo que se acumula puede entrar en el aire cuando se usa una aspiradora o se barre.

El plomo en la tierra puede ser un peligro cuando los niños juegan allí o cuando las personas llevan tierra a la casa en los zapatos. Llame a su agencia estatal (en la lista en la parte de atrás de esta sección) para averiguar sobre pruebas de plomo para la tierra.

Como verificar si su casa tiene peligros de plomo

> Con solo saber que una casa tiene pintura a base de plomo no le indica si hay peligro.

Usted puede verificar si su casa tiene plomo en una de dos maneras, o ambas:

- Una inspección de la pintura le indica el contenido de plomo de todas las superficies pintadas en su casa. No le indicara si la pintura es un peligro ni como usted la debería manejar.

- Una evaluación del riesgo le indica si hay fuentes de exposición sería al plomo (tales como pintura que se está pelando y polvo de plomo). Además, le indica que acciones pueden ser tomadas para dirigirse a estos peligros.

Haga que inspectores calificados realicen las pruebas. El gobierno federal está preparando procedimientos y calificaciones universales para inspectores y evaluadores de riesgo que hacen pruebas de plomo. Posiblemente algunos estados ya tienen estandares vigentes. Llame a su agencia estatal para obtener mas información sobre como encontrar a profesionales calificados en su area.

Los profesionales entrenados usan una variedad de métodos cuando llevan a cabo sus pruebas, incluyendo:

- Inspección visual del lugar y la condición de la pintura.
- Examen de laboratorio de muestras de pintura.
- Pruebas del polvo de la superficie.
- Una máquina portatil de rayos-x de fluorescencia.

Hay paquetes de pruebas de plomo para la casa disponibles, pero estudios recientes indican que no siempre son confiables. Los consumidores no deben confiar en estas pruebas antes de hacer revovaciones o para asegurar que no hay peligro.

Que puede hacer usted ahora para proteger a su familia

Si usted sospecha que su casa tiene peligro de plomo, usted puede tomar algunas acciones inmediatamente para reducir el riesgo para su familia: algunas acciones inmediatamente para reducir el riesgo para su familia:

- Notifique a su propietario sobre pintura que se esté pelando o quebrando.Limpie los pedazos de pintura immediatamente.
- Limpie los pisos, molduras y marcos de las ventanas y otras superficies semanalmente. Use un trapeador o una esponja con agua tibia y un detergente corriente o uno especial para plomo. RECUERDE: Nunca mezcle productos de limpieza de amoniaco y de cloro, porque se produce un gas peligroso.
- Enjuague completamente las esponjas y la cabeza de los trapeadores despues de limpiar areas sucias o que tienen polvo. Bote los trapos que fueron usados para limpiar.
- Lávele las manos a los niños frecuentemente, especialmente antes de comer y antes de dormir la siesta y por la noche.
- Mantenga limpias las areas de juego. Limpie las botellas, chupetes, y juguetes periodicamente.
- No deje que los niños muerdan las molduras de las ventanas u otras superficies pintadas.
- Limpie o quítese los zapatos antes de entrar en su casa para que no entre el plomo de la tierra.
- Asegúrese que los niños coman comidas nutritivas, bajas en grasa y con alto contenido de hierro y calcio, tales como espinaca y productos lacteos bajos en

grasa. Los niños que tienen buenas dietas absorben menos plomo.

Como reducir los peligros del plomo significativamente

> Quitar el plomo indebidamente puede empeorar el peligro para su familia al regarse aún más polvo de plomo por toda su casa.

Siempre consulte a un profesional que este entrenado para hacer el trabajo debidamente y sin peligro.

Ademas de la limpieza diaria y la buena nutrición, usted puede considerar otras opciones para reducir los peligros del plomo.

- Usted puede reducir temporalmente los peligros del plomo tomando acciones como reparar superficies pintadas que han sido dañadas y sembrando grama o hierba para cubrir la tierra que tiene alto contenido de plomo. Estas acciones (llamadas "controles interinos") no son soluciones permanentes y no eliminarán todos los riesgos de exposición.
- Para quitar los peligros permanentemente, usted necesitará contratar a un especialista de "supresión." Los metodos de supresión (o eliminación permanente de peligro) incluyen quitar, sellar o envolver la pintura a base de plomo con materiales especiales. Simplemente pintar sobre el peligro con pintura corriente no es suficiente.
  Siempre contrate a una persona que tenga entrenamiento especial para corregir los problemas de plomo, alguien que sepa como hacer este trabajo sin peligro y que tenga el equipo necesario para limpiar debidamente despues del trabajo. Si fuera posible, contrate a un especialista certificado para la supresión de plomo. Los especialistas certificados emplean a trabajadores calificados y cumplen las reglas estrictas de seguridad establecidas por el estado o por el gobierno federal.

Llame a su agencia estatal para que le ayuden a encontrar especialistas calificados en su area y para ver si hay ayuda financiera disponible.

Como remodelar o renovar una casa que tiene pintura a base de plomo

Tome las precauciones antes de comenzar remodelaciones o renovaciones que puedan mover superficies pintadas (tales como raspar la pintura o quitar paredes):

- Examine el area para ver si hay pintura a base de plomo.
- No use un raspador o una lijadora en seco, soplete de propano o pistola de alta temperatura para quitar la pintura a base de plomo. Estas acciones crean cantidades grandes de polvo de plomo y gases. El polvo de plomo puede quedar en su casa un tiempo largo después que se ha terminado el trabajo.

> Si no se hacen debidamente, ciertos tipos de renovaciones pueden soltar al aire el plomo de la pintura y polvo.

- Mude temporalmente a su familia (especialmente a los niños y las mujeres embarazadas) fuera de la casa o del apartamento hasta que se haya terminado el trabajo y limpiado debidamente el area. Si usted no puede mudar a su familia, entonces por lo menos aisle completamente el area de trabajo.
- Tome otras medidas de seguridad para reducir los peligros del plomo. Usted puede averiguar sobre otras medidas de seguridad llamando al 1-800-424-5323. Pida el folleto "Como reducir los peligros del plomo al remodelar su casa". Este folleto explica que hacer antes, durante y despues de renovaciones para evitar crear peligros basados en el plomo de larga duración.

Si usted ya ha completado renovaciones o remodelaciones que pueden haber soltado pintura o polvo a base de plomo, lleve a sus niños para que les hagan pruebas y siga los pasos indicados anteriormente.

Otras fuentes de plomo

- Agua de beber. Su casa puede tener tuberías de plomo o soldaduras de plomo. Llame a su departamento de salud local o abastecedor de agua para averiguar sobre como hacerle pruebas a su agua. Usted no puede ver, oler ni saborear el plomo, y hervir el agua no le quitara el plomo. Si usted cree que la plomería de su casa puede tener plomo:
  - Use solamente agua fría para beber o cocinar.
  - Deje correr el agua unos minutos antes de beberla, especialmente si usted no ha usado el agua por varias horas.
- En el trabajo. Si usted trabaja con plomo en su trabajo, usted podría llevar el plomo a su casa en sus manos o en su ropa. Dese una ducha y cámbiese la ropa antes de llegar a su casa. Lave la ropa suya separada a la de su familia.
- Juguetes y muebles viejos pintados.
- Alimentos y liquidos guardados en cristalería a base de plomo o locería o porcelana con barniz a base de plomo.
- Fábricas de fundición que trabajan con plomo u otras industrias que sueltan plomo en el aire.
- Pasatiempos que usan plomo, tales como alfarería o vidrios de color, o renovación de muebles.
- Remedios caseros que contienen plomo, tales como "greta" y "azarcón," que se usan para tratar la descomposición de estómago.

Para más información

El Centro Nacional de Información sobre Plomo
Llame al 1-800-532-3394 para obtener información sobre como proteger a los niños del envenenamiento de plomo.

Para obtener informacion adicional sobre peligros del plomo, llame a la oficina del Centro, al 1-800-424-5323, o

TDD 1-800- 526-5456 para los que tienen problemas para oir. (FAX: 202-659-1192, Internet: EHC@CAIS.COM).

Teléfono especial de la EPA para agua de beber segura

Llame al 1-800-426-4761 para obtener información sobre plomo en el agua de beber.

Teléfono especial de la Comision de Seguridad de Productos de Consumo para pedir información sobre el plomo en productos de consumo, o para reportar que un producto para el consumo es peligroso o una lesión relacionada con un producto, llame al 1-800-638-2772. (Internet: info@cpsc.gov). Las personas que tienen problemas para oir, pueden llamar al 1-800-638-8720.

Agencias estatales de salud y de protección ambiental

Algunas ciudades y estados tienen sus propias regulaciones para las actividades relacionadas con pintura a base de plomo. Verifique con su agencia estatal (vea la lista abajo) para ver si hay leyes estatales o locales que le aplican a usted. Las agencias estatales también pueden proporcionar información sobre como encontrar una compañía de supresión de plomo en su area, y sobre posibles fuentes de asistencia financiera para reducir los peligros del plomo.

Estado/Región	Número de Teléfono	Estado/Región	Número de Teléfono
Alabama	(205) 242-5661	Montana	(406) 444-3671
Alaska	(907) 465-5152	Nebraska	(402) 471-2451
Arizona	(602) 542-7307	Nevada	(702) 687-6615
Arkansas	(501) 661-2534	New Hampshire	(603) 271-4507
California	(510) 450-2424	New Jersey	(609) 530-8812
Colorado	(303) 692-3012	New Mexico	(505) 841-8024
Connecticut	(203) 566-5808	New York	(518) 473-4602
Washington DC	(202) 727-9850	North Carolina	(919) 715-3293
Delaware	(302) 739-4735	North Dakota	(701) 328-5188
Florida	(904) 488-3385	Ohio	(614) 466-1450
Georgia	(404) 657-6514	Oklahoma	(405) 271-5220
Hawaii	(808) 832-5860	Oregon	(503) 248-5240
Idaho	(208) 332-5544	Pennsylvania	(717) 782-2884
Illinois	(800) 545-2200	Puerto Rico	(809) 766-2823
Indiana	(317) 382-6662	Rhode Island	(401) 277-3424
Iowa	(800) 972-2026	South Carolina	(803) 935-7945
Kansas	(913) 296-0189	South Dakota	(605) 773-3153
Kentucky	(502) 564-2154	Tennessee	(615) 741-5683
Louisiana	(504) 765-0219	Texas	(512) 834-6600
Maine	(207) 287-4311	Utah	(801) 536-4000
Maryland	(410) 631-3859	Vermont	(802) 863-7231
Massachusetts	(800) 532-9571	Virginia	(800) 523-4019
Michigan	(517) 335-8885	Washington	(206) 753-2556
Minnesota	(612) 627-5498	West Virginia	(304) 558-2981
Mississippi	(601) 960-7463	Wisconsin	(608) 266-5885
Missouri	(314) 526-4911	Wyoming	(307) 777-7391

Oficinas Regionales de la EPA

Su contacto regional de la EPA puede proporcionar más información sobre regulaciones y programas de envenenamiento de plomo que le afecten a usted.

Región 1 (Connecticut, Massachusetts, Maine, New Hampshire, Rhode Island, Vermont)
John F. Kennedy Federal Building
One Congress Street
Boston, MA 02203
(617) 565-3420

Región 2 (New Jersey, New York, Puerto Rico, Virgin Islands) Building 5
2890 Woodbridge Avenue
Edison, NJ 08837-3679
(908) 321-6671

Región 3 (Delaware, Washington DC, Maryland, Pennsylvania, Virginia, West Virginia)
841 Chestnut Building
Philadelphia, PA 19107
(215) 597-9800

Región 4 (Alabama, Florida, Georgia, Kentucky, Mississippi, North Carolina, South Carolina, Tennessee)
61 Alabama St., SW
Atlanta, GA 30303-3104
(404) 562-8956

Región 5 (Illinois, Indiana, Michigan, Minnesota, Ohio, Wisconsin)
77 West Jackson Boulevard
Chicago, IL 60604-3590
(312) 886-6003

Región 6 (Arkansas, Louisiana, New Mexico, Oklahoma, Texas)
First Interstate Bank Tower
1445 Ross Avenue, 12th Floor, Suite 1200
Dallas, TX 75202-2733
(214) 665-7244

Región 7 (Iowa, Kansas, Missouri, Nebraska)
726 Minnesota Avenue
Kansas City, KS 66101
(913) 551-7020

Región 8 (Colorado, Montana, North Dakota, South Dakota, Utah, Wyoming)
999 18th Street, Suite 500
Denver, CO 80202-2405
(303) 293-1603

Región 9 (Arizona, California, Hawaii, Nevada)
75 Hawthorne Street
San Francisco, CA 94105
(415) 744-1124

Región 10 (Idaho, Oregon, Washington, Alaska)
1200 Sixth Avenue
Seattle, WA 98101
(206) 553-1200

Oficinas Regionales de CPSC

Centro Regional del Este
6 World Trade Center
Vesey Street, Room 350
New York, NY 10048
(212) 466-1612

Centro Regional Central
230 South Dearborn Street
Room 2944
Chicago, IL 60604-1601
(312) 353-8260

Centro Regional del Oeste
600 Harrison Street, Room 245
San Francisco, CA 94107
(415) 744-2966

Pasos sencillos para proteger a su familia de los peligros del plomo

Si usted cree que su casa tiene altos niveles de plomo:

- Lleve a sus niños para que les hagan examenes para plomo, aunque parezcan saludables.
- Lave las manos, botellas y chupetes de los niños frecuentemente.
- Asegurese que los niños coman alimentos sanos y bajos en grasa.
- Haga que revisen su casa para ver si hay peligros del plomo.
- Limpie los pisos, las molduras de las ventanas y otras superficies frecuentemente.
- Quítele la tierra a los zapatos antes de entrar en la casa.
- Hable con el propietario que le alquila a usted sobre el arreglo de las superficies que tienen pintura que se esté pelando quebrando.
- Tome precauciones para evitar la exposición al polvo de plomo cuando este remodelando o renovando (llame al 1-800-424-5323 para obtener orientaciones).
- No use una lijadora de cinta, soplete de propano, raspadora en seco o papel de lija en seco en las superficies que pudieran contener plomo.
- No trate usted mismo(a) de quitar la pintura a base de plomo.

■ **Agencia de Protección Ambiental de los Estados Unidos (EPA)**
Comisión de Seguridad de Productos de Consumo de los Estados Unidos
US EPA/CPSC Washington, DC 20460
US CPSC Washington, DC 20207
EPA747-94-001
Agosto de 1995

REPARACIONES Y RENOVACIONES DE CASAS: LO QUE USTED DEBE SABER SOBRE LA PINTURA A BASE DE PLOMO

(Home Repairs and Renovations: What You Should Know about Lead-based Paint)

Es posible que cada casa o apartamento construído antes de 1978 contenga plomo basado en la pintura. La mayoría de las casas construídas antes de 1960 contienen plomo basado en la pintura. La pintura con plomo produció antes de 1960 contiene niveles más altos de plomo que la pintura fabricada en los años más recientes.

La pintura con plomo puede estar en las paredes, los techos, la carpetería, las ventanas y a veces los suelos. Cuando el plomo basado en la pintura en estas superficies está descascarándose, lijada, o raspada, se separa en partículas pequeñas, algunas veces invisibles, que sus niños pueden tragar o respi-

rar. Aún con trabajos pequeños de reparaciones o renovaciones, incluyendo proyectos de madera repintada, se pueden crear suficiente polvo de plomo para hacerle mal a su niño.

Antes de que usted repare o restaure

Antes de que usted lije una superficie cubierta con pintura vieja, usted debe, si es posible:

- Llamar a su departamento de salúd pública local para averiguar si ellos pueden inspeccionar su casa por el plomo basado en la pintura. Si el Centro de Salúd Pública no puede hacerlo, pídales quién pueda hacerlo.
- Si la pintura con plomo se encuentra en su casa, haga hacer la reparación o renovación con una persona con entrenamiento especial para proteger a su familia y su casa de contacto con el polvo y los pedacitos de plomo.

Si usted encuentra o sospecha que el plomo basado en la pintura está presente

Usted debe evitar las actividades siguientes, que pueden producir el polvo y pedacitos en áreas de la casa donde usted sabe, (o sospecha) que hay plomo basado en la pintura:

- raspar, lijar o usar una pistola caliente en superficies pintadas antes de repintar;
- hacer hoyos en las paredes para llegar a tuberías, instalaciones, tomas, o cajas de enchufes;
- romper las paredes;
- empujar muebles repetidas veces a otros objectos contra las paredes pintadas;
- abrir y cerrar sin necesidad ventanas con marcos metálicos.

Si usted tiene que hacer reparaciones o renovaciones en las áreas donde usted sabe (o sospecha) que hay pintura con plomo usted debe:

- Mover los niños y las señoras embarazadas a otro apartamento o casa hasta que el trabajo se termine y las áreas estén limpias
- Cubrir las áreas desprotegidas. Si el área es pequeña, como un enchufe, proteja esta área cubriéndola hasta que la reparación y limpieza se terminen. Si el área es grande, como una pared que debe derribarse, use cubiertas plásticas para proteger las entradas, los muebles, las alfombras y los suelos del polvo y astillas. Después, muy cuidadosamente, tire el plástico.
- Para evitar el polvo moje las superficies pintadas antes de trabajar.
- Limpiar a fondo en forma meticulosa.
  - Siempre limpie el polvo y las partículas con trapeadores mojados
  - Trapos en una solución de fosfato trisodium (TSP) o una solución de detergente de lavaplatos en polvo que contiene fosfato, y agua caliente. (Se recomiendan detergentes de lavaplatos en

polvo porque la mayoría tienen mucho fosfato. La mayoría de los detergentes no quitarán el polvo de plomo). Para evitar irritación de la piel limpiando con TSP o detergente de lavaplatos con mucho fosfato, use guantes protectores.

- Use dos cubos: uno con agua y jabón y el otro para enjuagar. Siempre escurra el agua sucia en el cubo de agua con jabón.
- Para prevenir la recontaminación de las superficies limpiadas, lave los trapeadores y los paños de limpieza a fondo después de cada uso. Si eso no es posible o si usted ha usado muchas veces los trapeadores y paños de limpieza, póngalos en bolsas plásticas y tírelos con mucho cuidado.
- Evitar barrer y aspirar en las áreas de trabajo porque al barrer y aspirar levanta polvo, y pequeñas partículas pueden pasar por la bolsa de la aspiradora.

Si las reparaciones o renovaciones últimamente han occurido:

Si reparaciones o renovaciones de las áreas que usted sabe (o sospecha) contienen plomo basado en la pintura han ocurrido o están ocurriendo en o alrededor de su casa, usted debe hacer lo siguiente:

- Mantenga y vígile que sus niños no estén cerca del polvo y partículas de pintura.
- Limpie todo el polvo y partículas con trapeadores mojados y paños de limpieza como descrito anteriormente. Ponga mucha atención a los pisos y los marcos de las ventanas y las anuras (donde asienta la ventana cuando está cerrada.)
- Cierre las ventanas si hay trabajo afuera de su casa porque las partículas y el polvo penetran—por ejemplo, un vecino que lija la pintura exterior. Usted debe usar tropeadores mojados y paños para limpiar algun polvo que haya entrado en su hogar.
- Haga examinar a sus niños que tienen menos de seis años para el plomo. Para una visita, llame a su doctor o su Departamento de Salud Pública local.

■ **Centro Nacional de Información Sobre el Plomo**
A Division of the National Safety Council
1025 Connecticut Avenue, NW, Suite 1200
Washington, DC 20036
(202) 293-2270 (tel)
(202) 293-0032 (fax)
Junio de 1997

SI TIENE HIJOS, QUE NO SE ACERQUEN AL PLOMO

(If You Have Kids, Don't Let Them Near Lead)

El plomo es un veneno para los seres humanos y es sumamente dañino para los niños. Si el plomo penetra en el cuerpo de un niño, le puede ocasionar los siguientes daños:

- coeficiente intelectual bajo
- daño a los riñones
- pérdida de la audición
- trastornos de crecimiento
- anemia
- problemas de conducta.

El plomo generalmente se encuentra en la pintura, el polvo, el suelo y el agua. Algunos medicamentos de la medicina tradicional aborigen que los asiáticos y los hispanos usan para la indigestión también contienen plomo. La siguiente información puede ayudar a los padres de familia para que no entren en contacto con el PLOMO, NI POR ASOMO.

¿Qué causa en los niños el envenenamiento con plomo?

La causa más común es la pintura a base de plomo. Si los pisos están cubiertos de polvo con pintura vieja o pintura descascarada que cae de las paredes, el bebé corre el peligro de inhalar plomo o chupar sus manos o juguetes cubiertos de polvo con plomo. Algunos niños de corta edad comen pintura descascarada o muerden los pretiles de ventanas y pasamanos de las escaleras pintados con pintura que contiene plomo.

¿Cuales son los sintomas del envenenamiento con plomo en los niños?

Entre los síntomas se pueden mencionar el cansancio, la irritabilidad y los dolores de estómago, pero, por lo general, los niños no presentan sintomas y la única forma de saber con seguridad si están envenenados con plomo es hacerles un análisis de sangre.

¿Cómo se hace el análisis de sangre?

Se extrae una pequeña cantidad de sangre del dedo o la vena del niño y se la analiza para ver si contiene plomo. Este procedimiento se puede hacer en el consultorio del médico, en un hospital, clínica o laboratorio. Si usted no sabe adónde puede llevar a su hijo para que le hagan el análisis, llame al Departamento de Salud de su localidad.

¿A qué edad se debe hacer este análisis?

Este análisis se les debería hacer regularmente a todos los niños de seis meses a seis años de edad. El primer análisis debe hacerse a más tardar cuando cumplen un año de vida y nuevamente cuando cumplen dos años. Cuando inscriba a su hijo en un establecimiento preescolar o en una guardería, le pedirán certificados de análisis para detectar plomo.

¿Qué pasa si encuentran niveles de plomo en la sangre?

Todo que necesitan algunos niños son ciertos cambios en su dieta y un lavado de manos más frecuente. Los niños que tienen en su sangre niveles de plomo muy elevados, a veces tienen que tomar medicamentos que les ayudan a eliminar el plomo de su cuerpo. Su médico decidirá qué necesita su hijo. No obstante, el tratamiento no es suficiente. Se tiene que encontrar la fuente del plomo y corregir el problema. El Departamento de Salud de su localidad puede asesorarle al respecto.

Los padres pueden tomar las siguientes medidas para proteger a sus hijos contra el plomo.

No permitir que sus hijos se acerquen a lugares donde hay pintura descascarada o pedazos de estuco.

Limpiar los pisos con un trapeador húmedo y pasar un trapo húmedo por las superficies dos veces a la semana para reducir el polvo con plomo.

Lavar frecuentemente las manos de los niños para eliminar las particulas de plomo y la suciedad.

Lavar con frecuencia los juguetes de los niños, especialmente los juguetes que usan para la dentición.

Usar agua fría y no agua caliente del grifo para preparar la fórmula de alimentación infantil y para cocinar. Dejar correr el agua fría por lo menos durante un minuto antes de usarla para que salgan las particulas de plomo que pudieran haberse desprendido de las cañerías.

Guardar en recipientes de vidrio o de plástico la comida de las latas abiertas. (Algunas latas tienen soldaduras de plomo.)

No usar platos que contengan plomo. El barniz de algunos platos contiene plomo. Nunca use platos rajados ni desportillados para servir o guardar comida.

Tener cuidado con los hobbies o pasatiempos. Muchos de los materiales, por ejemplo, pinturas, barnices y soldaduras (para hacer vitrales), que se usan para hacer algunos trabajos manuales contienen plomo.

No llevar a su casa el plomo de su trabajo. Las personas que trabajan con pinturas o trabajan en construcciones, plomería, reparaciones de automóviles y algunos otros trabajos, podrían estar expuestas al contacto con el plomo. Si usted, o cualquiera de las personas que viven en su casa, está expuesta al contacto con el plomo, tiene que ducharse, cambiarse de ropa y ponerse zapatos limpios antes de regresar a su casa y, además, debe lavar la ropa de trabajo por separado.

No permitir que sus hijos se acerquen a lugares en los que se están haciendo reparaciones o trabajos de remodelación. La pintura vieja suele contener plomo. Llame al Departamento de Salud de su localidad para hablar con profesionales expertos en problemas de pintura con plomo.

Prepare para su familia alimentos que contrarrestan la presencia del plomo.

Los alimentos que tienen un elevado contenido de hierro y calcio pueden ayudar a prevenir el envenenamiento con plomo.

Hierro

Tabichuelas/arvejas secas, carne magra de res/cerdo, pollo/pavo, espinaca, granos enteros/pan enriquecido, huevos, atún y col rizada.

Calcio

Queso, leche, yogur, queso "cottage", helados, batidos de leche, budines, sopas con crema, pizza, lasagna, macarrones con queso.

Deles a sus hijos refrigerios saludables: los niños que están con el estómago vacío absorben más plomo.

Consulte a los expertos.

Llame a su médico o al Departamento de Salud de su localidad para pedir información sobre la mejor manera de prevenir el envenenamiento con plomo. Además, el Departamento de Salud del Estado de Nueva York tiene varias publicaciones que le pueden ser muy útiles. Para obtenerlas, sólo tiene que escribir a:

Box 2000
Albany, NY 12220
Recuerde que ¡no debe acercarse AL PLOMO, NI POR ASOMO! El plomo es dañino para usted y sus hijos.

■ **Estado de Nueva York
Departamento de Salud
Document No. 2516 Spanish
Enero de 1997**

NUTRICIÓN Y CONTROL DEL PESO (NUTRITION AND WEIGHT CONTROL)

■ ■ ■

¡COMA MENOS SAL Y SODIO!

(Cut Down on Salt and Sodium)

Comer menos sal y sodio le ayuda a prevenir a bajar la presión alta.

"Yo quiero tener la presión bajo control por eso uso menos sal y sodio. Quité el salero de la mesa y ahora uso menos sal cuando cocino. Mi médico me dijo que comiera menos sopas enlatadas y carnes procesadas porque tienen mucha sal y sodio. Desde que comencé a hacer mis sopitas caseras, a mi familia ya no le gustó las sopas enlatadas. ¡Muy saladas y no tan sabrosas como las que yo hago"!

Cristina López

El sodio es parte de la sal. También es parte de otras mezclas usadas para dar sabor y preservar los alimentos. Usted puede hacer algunos cambios sencillos que le ayuden a usted y a su familia a comer menos sal y sodio.

Cuando compre

- Escoja frutas y vegetales para comer como bocadillos en vez de papas fritas saladas y galletas saladas.
- Lea las etiquetas de los alimentos. Compre los que tienen marcado "reducido en sodio", "bajo en sodio" o "sin sodio".
- Reduzca el consumo de alimentos enlatados y procesados, como chorizo, mortadela, peperoni, salami, jamón, sopas enlatadas o de sobre, pepino encurtido y aceitunas.

Cuando cocine

- Cada día disminuya un poco la cantidad de sal que usa. Con el tiempo se acostumbrará a comer menos sal.

- Use especias en vez de sal. Déle sabor a sus comidas con hierbas y especias tales como pimienta, comino, menta o cilantro.
- Use ajo en polvo y cebolla en polvo en vez de sal de ajo o sal de cebolla.
- Disminuya el uso de cubitos de caldo, salsa de soya y salsa de tomate (ketchup).

En la mesa

- Quite el salero de la mesa.

Para sazonar sus comidas pruebe estas especias en vez de sal.

- **Con carne de res . . .** pruebe hoja de laurel, ajo, mejorana, albahaca, pimienta, tomillo, cilantro.
- **Con pollo . . .** pruebe mejorana, orégano, romero, salvia, tarragón.
- **Con pescado . . .** pruebe curry en polvo, eneldo, perejil.

¡Se sorprenderá con el buen sabor de su comida!

Escoja dos o tres cosas que hará para comer menos sal y sodio

- Preparar las sopas caseras con menos sal.
- Leer las etiquetas de los alimentos al hacer las compras. Comprar los que están marcados como "bajo en sodio", "reducido en sodio" o "sin sodio".
- Sazonar las comidas con especias en vez de condimentos con sal y cubos de caldo.
- Quitar el salero de la mesa.
- Comer las frutas como el mango y la naranja sin sal.

¡Coma menos sal y sodio! *Más vale prevenir que lamentar.*

■ National Heart, Lung, and Blood Institute
NIH Publication No. 96-4042
Septiembre de 1996

¡CONOZCA SU NIVEL DE COLESTEROL!

(Learn Your Cholesterol Number)

"¡Mi nivel de colesterol en la sangre estaba alto arriba de 240! Yo pensaba que iba a tener que dejar las comidas sabrosas para comer alimentos saludables. Muy pronto aprendí el secreto de saber escoger alimentos saludables y es fácil. Las comidas saben muy sabrosas. ¡Mi nivel de colesterol en la sangre bajó a un número deseable en sólo 6 meses! Además perdí peso".

Alma Graciela González

Mantenga su colesterol a un nivel menos de 200

Su cuerpo produce todo el colesterol que necesita para que usted esté saludable. Además, el colesterol llega a su cuerpo cuando come alimentos con alto contenido de grasa saturada y colesterol. A través de los años, el exceso de colesterol en la sangre puede taparle las arterias. Esto aumenta su riesgo de sufrir un ataque al corazón.

Si usted es mayor de 20 años, mídase el nivel de colesterol en la sangre por lo menos cada cinco años. Las personas con números altos necesitan medirse el colesterol en la sangre como lo indica su médico.

Proteja su salud

- Pídale a su médico que le haga el examen para medir su nivel de colesterol en la sangre. El médico le dirá su número.
- **Conozca el significado de su número:**
  1. Un nivel de colesterol de **menos de 200 es deseable. ¡Buena noticia!** Manténgase activo. Coma alimentos con bajo contenido de grasa saturada y colesterol.
  2. Si su número se encuentra **entre 200 y 239, esté alerta.** Usted está en riesgo de tener un ataque al corazón. Usted necesita aumentar su actividad física y hacer cambios en su alimentación. Disminuya el consumo de alimentos con alto contenido de grasa saturada y colesterol.
  3. Si su número es **240 o más,** usted tiene un alto nivel de colesterol en la sangre. **¡Peligro!** Usted tiene un alto riesgo de sufrir un ataque al corazón. Su médico puede indicarle cómo bajarlo.

¿Cuál es el tipo de grasa que más aumenta su nivel de colesterol en la sangre?

La grasa saturada aumenta su nivel de colesterol en la sangre. Esta se encuentra en alimentos que provienen de animales tales como:

- Leche entera (regular), mantequilla, crema, quesos con alto contenido de grasa
- Manteca de cerdo y manteca vegetal
- Carnes con alto contenido de grasa como las costillas, las salchichas, los chorizos y los chicharrones.

¿Cuáles son los alimentos con más alto contenido de colesterol?

- Yemas de huevo
- Carnes de vísceras tales como hígado, sesos y riñones

Para la salud del corazón, estos pasos tomaré:
- Medirme el nivel de colesterol en la sangre.
- Aprender el significado de mi número.
- Comer menos alimentos con alto contenido de grasa saturada y colesterol.
- Comer más frutas, vegetales y granos.
- Mantenerme activo físicamente.

¡Mantenga su colesterol a un nivel menos de 200! *Más vale prevenir que lamentar.*

■ **National Heart, Lung, and Blood Institute
NIH Publication No. 96-4043
Septiembre de 1996**

¡CUIDE SU PESO!

(Watch Your Weight)

"Mi esposo Juan y yo tenemos dos trabajos. Estamos tan ocupados que comemos corriendo de un trabajo a otro. Por mucho tiempo, para el desayuno yo comía una 'dona' en el carro. Para el almuerzo Juan muchas veces sólo comía un dulce y un refresco. En la noche los dos estábamos tan hambrientos que comíamos de prisa grandes cantidades de carne frita y arroz. Comer estos alimentos con mucha grasa nos hizo subir de peso. Por eso, hicimos cambios en nuestra alimentación y le agregamos actividad física a nuestra rutina diaria. Al final, logramos poner nuestro peso bajo control".

Lupe Martínez

Éstos son algunos de los cambios que Juan y Lupe hicieron. ¡Estos consejos le pueden servir a usted también!

Haga un plan...

1. Levántese 15 minutos más temprano por la mañana y desayune en su casa. Incluya fruta, pan y leche descremada.
2. Prepare un almuerzo saludable la noche anterior. Incluya granos, frutas, vegetales y porciones pequeñas de la comida que sobró de la cena.
3. Lleve una fruta para comerla como bocadillo entre un trabajo y otro. Tome agua en vez de gaseosa.
4. Coma porciones pequeñas en la cena. Agregue vegetales y una ensalada con aderezo bajo en grasa.
5. Manténgase activo en el trabajo, en la casa y en su tiempo libre. Camine o use las escaleras en vez del ascensor.

Coma una variedad de alimentos.

Escoja alimentos bajos en grasa y calorías. Pruebe los siguientes alimentos:

- Leche descremada o con 1% de grasa
- Quesos marcados en el envoltorio "bajo en grasa" o "sin grasa"
- Frutas y vegetales sin mantequilla ni cremas
- Arroz, frijoles, cereales, tortillas de maíz y pastas
- Cortes de carne bajos en grasa, pescado, y pollo o pavo sin pellejo

Prepare las comidas de manera saludable.

- Hornee, ase o hierva los alimentos en vez de freírlos.
- Prepare los frijoles y el arroz sin manteca, tocino ni otras carnes con alto contenido de grasa.
- Use menos quesos con alto contenido de grasa, cremas y mantequilla al cocinar.
- Use aceite en aerosol (spray) o pequeñas cantidades de aceite vegetal o de margarina para cocinar.
- Prepare las ensaladas con mayonesa o aderezos que sean bajos en grasa o sin grasa.

Disminuya la cantidad de comida que se sirve.

- Sírvase porciones pequeñas y no repita.
- Coma comidas pequeñas y bocadillos saludables durante el día en vez de una sola comida grande.

¡Manténgase activo! Alto a las excusas.

- Haga su actividad física favorita, por lo menos 30 minutos cada día. Puede hacer la actividad durante 10 minutos, tres veces al día.
  Por ejemplo: Si no tiene 30 minutos seguidos, camine durante 10 minutos tres veces al día.

Trate de lograr un peso saludable.

- Si tiene sobrepeso, trate de no aumentarlo. Trate de bajar de peso poco a poco. Baje entre media y una libra por semana hasta lograr un peso saludable.
- Una manera sana de bajar de peso es comer menos grasa y calorías, comer porciones pequeñas y mantenerse activo.

¡Trate de mantener un peso saludable! *Más vale prevenir que lamentar.*

■ **National Heart, Lung, and Blood Institute**
  NIH Publication No. 964047
  Septiembre de 1996

LA GUÍA PARA SU DIETA

(Dietary Guide: Health and Nutrition)

La nutrición y la salud

¿Qué debemos comer para gozar de buena salud?

Todos los alimentos que la naturaleza ha puesto a nuestro alcance, están provistos de los nutrientes necesarios para gozar de buena salud. Vitaminas proteínas, minerales, vegetales y otros elementos debidamente combinados, forman parte de una dieta ideal, balanceada y saludable que unida al ejercicio físico, son el factor ideal para una vida larga, sana y productiva.

Sin embargo, este delicado balance se altera con el continuo consumo de algunos alimentos y substancias nocivas, trayendo como consecuencia problemas de la salud. Por ejemplo, no hay duda de que el exceso de grasa en la dieta—especialmente la saturada—aumenta el nivel del colesterol, aunque la reacción individual a ellas sea diferente.

La dieta de muchos ciudadanos es rica en calorías, grasas, sal y colesterol, lo cual explica el elevado número de personas que sufren de obesidad, enfermedades del corazón, presión arterial alta, diabetes y ciertas formas de cáncer. Por otro lado, el porcentaje de enfermedades causadas por insuficiencias vitamínicas y minerales es sorprendentemente bajo, lo cual presenta un interrogante interesante: ¿Cuál es la clave de la verdadera nutrición? ¿Cuál es la dieta más efectiva?

Lógicamente la salud perfecta no se logra únicamente comiendo bien. Hay otros factores que afectan el bienestar y la salud, como el medio ambiente, los hábitos adquiridos o heredados, cuidados personales y otros. ¿Qué debemos comer entonces para gozar de buena salud?

Comer es uno de los placeres más gratos de la vida

Esta guía describe algunas de las muchas y placenteras maneras de combinar los alimentos para encontrar dietas sensatas y saludables.

La dietas son muy importantes para la salud en todas las etapas de la vida. Ayudan a los niños a crecer sanos, física y mentalmente lo cual se refleja en el desarrollo personal y en las actividades escolares. Habilitan a las personas a trabajar más eficientemente, porque se sienten bien y contribuyen a evitar los peligros de algunas enfermedades crónicas, desordenes cardíacos, ciertos tipos de cáncer, osteoporosis, diabetes, derrames cerebrales y muchos otras dolencias causantes de incapacidad física y en ocasiones, hasta la muerte. También reducen los niveles altos del colesterol, el riesgo a la obesidad y la presión arterial alta.

Los alimentos son fuentes de energía, nutrientes y otros componentes, todos buenos para la salud

El cuerpo requiere energía y otros nutrientes para vivir. Estos nutrientes son esenciales porque el cuerpo no puede producirlos y por lo tanto tiene que obtenerlos de los alimentos.

Los alimentos contienen elementos que producen energías, nutrientes y otros componentes que influyen decisivamente en la conservación de la buena salud. En ellos están incluidas vitaminas, minerales, ciertos aminoácidos, ácidos grasos y fibra.

Aunque cada uno de los ingredientes de los alimentos tiene una función específica en el cuerpo, todos unidos forman la combinación ideal para la buena salud. Un ejemplo, el calcio es indispensable para formar y mantener huesos fuertes, pero también otros nutrientes son necesarios.

Los carbohidratos, las grasas y las proteínas en los alimentos, suministran energía la cual se mide en calorías. Los carbohidratos y las proteínas, proveen cerca de 4 calorías por gramo, mientras que la grasa contribuye con más del doble de las calorías, alrededor de 9 por gramo. El alcohol, aunque no es un nutriente, también produce energía—cerca de 7 calorías por gramo. El resultado es que los alimentos ricos en grasa, también lo son en calorías aunque algunos de ellos, con poca grasa o totalmente sin ella, pueden generar calorías.

La actividad física requiere una dieta saludable

La necesidad de calorías varía con la edad y el nivel de actividad. La mayoría de los adultos de edad avanzada necesitan menos alimento, en parte debido a que sus actividades físicas son menos aceleradas, comparadas a las de individuos más jovenes y más activos. Las personas que tratan de perder peso comiendo menos, necesitan seleccionar alimentos más nutritivos para poder compensar sus necesidades dentro de una dieta satisfactoria. Casi todos los americanos necesitan desarrollar un estado físico más activo, porque un estilo de vida sedentario no es saludable. Aumentando la eliminación de calorías por medio de las actividades diarias, ayuda a mantener la buena salud y permite el consumo de alimentos sanos y nutritivos incluidos en una dieta equilibrada y agradable.

¿Qué es una dieta saludable?

Una dieta saludable es la mezcla de ingredientes y calorías necesarias en los alimentos, que evita las deficiencias alimenticias y los excesos. Provee el balance equilibrado de fibra dietética, carbohidratos, grasa, minerales y proteínas para reducir los peligros de las enfermedades crónicas y es parte de un estilo de vida completo y productivo. Las dietas son el medio ideal para el consumo de una variedad de alimentos sanos, al alcance de todos.

Las cantidades diarias recomendadas en las dietas se refieren a los nutrientes

Las Cantidades Diarias Recomendadas (RDAs), representan el número de nutrientes adecuados para las necesidades de las personas saludables. Aunque la comida suministra los elementos nutritivos que necesitamos a diario, es precisa una variedad de alimentos todos los días, ya que un sólo tipo de comida no contiene todos los elementos nutritivos necesarios.

La guía para su dieta describe los alimentos que protegen la buena salud

La *Guía Para su Dieta* ha sido diseñada para ayudar a los americanos a escoger dietas que llenan los demandas de la nutrición, fomentan la salud, favorecen las vidas activas y reducen el riesgo de contraer enfermedades crónicas. Estudios experimentales han demostrado que algunas dietas aumentan el riesgo de ciertas enfermedades. Tales dietas son ricas en grasas saturadas, sal, colesterol y contienen más calorías de las que el cuerpo necesita. Al mismo tiempo carecen de suficientes granos, vegetales, frutas y fibra. Esta guía es de gran ayuda para la elección de alimentos, comidas, y dietas que pueden reducir los riesgos de enfermedades crónicas.

Las nuevas etiquetas y la Pirámide de los Alimentos son la mejor manera de ayudar a escoger sus alimentos

La Pirámide de los Alimentos y las nuevas etiquetas con los Datos Sobre Nutrición, son guías importantes y los mejores instrumentos educativos para poner en práctica la *Guía Para su Dieta*. La Pirámide es ideal para escoger diariamente los alimentos y la manera de combinarlos de acuerdo con los consejos de la *Guía Para su Dieta*.

Consuma una variedad de alimentos

Obtenga los elementos nutritivos y las substancias necesarias para la buena salud, variando los alimentos que consume

Los distintos alimentos disponibles para el cuerpo humano, contienen combinaciones de elementos nutritivos y otras substancias saludables. Sin embargo, no hay uno sólo de ellos que pueda suministrar todos los elementos nutritivos ni las cantidades que el cuerpo necesita. Por lo tanto, es preciso seleccionar entre los cinco grupos de alimentos exhibidos en la Pirámide, los más recomendados y en las porciones apropiadas (*Figura 1*). Compare el número de porciones recomendadas en el Cuadro 1, con lo que usted consume usualmente.

Cuadro 1

Escoja alimentos de cada uno de los cinco grupos de la pirámide

La Pirámide de los Alimentos

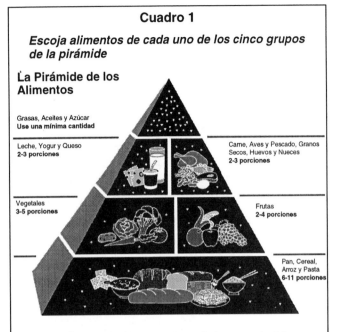

Grasas, Aceites y Azúcar
Use una mínima cantidad

Leche, Yogur y Queso
2-3 porciones

Came, Aves y Pescado, Granos Secos, Huevos y Nueces
2-3 porciones

Vegetales
3-5 porciones

Frutas
2-4 porciones

Pan, Cereal, Arroz y Pasta
6-11 porciones

La Pirámide de los Alimentos ilustra la importancia del equilibrio entre los diferentes grupos de alimentos diariamente. La mayoría de las porciones deben ser seleccionadas principalmente de los grupos más cercanos a la base de la Pirámide:

- Escoja la mayoría de sus alimentos del grupo de los granos (6 a 11 porciones), del grupo de los vegetales (3 a 5 porciones) y del grupo de las frutas (2 a 4 porciones).
- Coma cantidades moderadas del grupo de la leche (2 a 3 porciones) y del grupo de la carne y los frijoles (2 a 3 porciones).
- Alimentos con poco valor nutritivo, ricos en azúcar o grasa, no deben ser consumidos con frecuencia.

Las dietas vegetarianas

Algunos personas prefieren las dietas a base de vegetales por razones de cultura, creencias o estado de la salud. La mayoría de los vegetarianos consumen productos derivados de la leche y los huevos y como grupo, gozan de excelente salud, lo cual hace las dietas vegetarianas compatibles con la *Guía Para su Dieta*, y de acuerdo con las cantidades de nutrientes diariamente recomendados. Aunque es posible obtener suficientes proteínas de una dieta vegetariana, la cantidad de los alimentos consumidos debe ser adecuada y variada. El régimen alimenticio vegetariano está basado exclusivamente en vegetales y otras sustancias de origen vegetal. En vista de que los productos de animales son la única fuente de vitamina B12, los vegetarianos deben reforzar sus dietas con esta vitamina. La carne de res, el pescado y las aves de corral son importantes fuentes de hierro, zinc y vitaminas B en la mayoría de las dietas. Los vegetarianos deben prestar atención a estos nutrientes, especialmente en favor de las dietas de los niños, para

asegurar la suficiencia de vitamina D y calcio que la mayoría de los americanos obtienen de los productos lácteos.

De qué consiste "una ración"?

El Cuadro 2 presenta algunas sugerencias de raciones recomendadas en los diferentes grupos de la Pirámide de los Alimentos. Algunos de los tamaños de las raciones son más pequeños que otros. Por ejemplo, hay personas que consumen una taza de pasta o más en una comida, lo cual equivale a dos raciones o más. Por lo tanto, es fácil calcular el número de raciones recomendadas.

Los niños, niñas adolescentes y las mujeres necesitan ciertos nutrientes más que otros

Muchas mujeres y niñas en la adolescencia, necesitan más alimentos ricos en calcio para fortalecer los huesos a lo largo de sus vidas. La selección de leche descremada o por lo menos baja en grasa, junto con otras fuentes de calcio libres de grasa, permiten acumular una cantidad adecuada de calcio, manteniendo a la vez un nivel bajo de grasa (Cuadro 3). Mujeres en edad de concebir, niñas en la adolescencia y otros pequeños también deben comer suficientes alimentos ricos en hierro, como carnes magras, granos enteros y panes enriquecidos, para mantener las reservas del cuerpo a niveles normales (Cuadro 4).

Cuadro 2

¿Que cantidad hace una porcion?

Productos del grupo de los granos (pan, cereales, arroz y pasta)
- 1 tajada de pan
- 1 onza de cereal listo para comer
- 1 1/2 taza de cereal cocido, arroz o pasta

Grupo de vegetales

- 1 taza de vegetales de hoja crudos
- 1/2 taza de otros vegetalescocidos o crudos, cortados
- 3/4 de taza de jugo de vegetales

Grupo de frutas

- 1 manzana mediana, 1 banana, 1 naranja
- 1/2 taza de fruta cortada, cocida o enlatada
- 3/4 taza de jugo de frutas

Grupo lácteo (leche, yogur y queso)

- 1 taza de leche o yogur
- 1 1/2 onzas de queso natural
- 2 onzas de queso elaborado

Grupo de carnes y frijoles (carne de res, aves, pescado, frijoles secos, huevos y nueces)

- 23 onzas de carne magra cocida, pollo o pescado
- 1/2 taza de frijoles secos cocidos o 1 huevo equivalen a 1 onza de carne magra. Dos cucharadas de mantequilla de maní o 1/3 de taza de nueces equivalen a 1 onza de carne.

Cuadro 3

ALGUNAS BUENAS FUENTES DE CALCIO

- La mayoría de los alimentos del grupo lácteo
  - leche y platos hechos con leche, como pudines y algunas sopas
  - quesos, Mozzarella, Cheddar, Suizo y Parmesano
  - yogurt
- Pescado enlatado con huesos blandos como sardinas, anchoas, salmón y otros pescados.*
- Vegetales de hoja verde oscura como coles, mostaza verde, nabo y Bokchoy, una planta de hoja verde de la familia de la mostaza; se come cocida como vegetal o cruda en ensaladas.
- Tofu, un alimento hecho de leche de soya cuajada parecido al queso, muy rico en proteínas, elaborado con sulfato de calcio. Lea las etiquetas de los alimentos.
- Tortillas hechas de maíz elaborado con lima.

Algunos de los alimentos en este grupo tienen un contenido alto de grasa o colesterol, o ambos. Escoja frecuentemente alimentos bajos en grasas y colesterol. Lea las etiquetas de los alimentos.

¿Cómo se adaptan los suplementos de las vitaminas, minerales y fibra en la nutrición?

Los suplementos de las vitaminas, los minerales y la fibra pueden quizás ayudar a reforzar algunas necesidades en la nutrición. Sin embargo, no substituyen completamente todos los elementos nutritivos ni las substancias presentes en los alimentos indispensables para la salud. Conviene anotar que el uso excesivo y continuo de suplementos, puede ser perjudicial para la salud.

Algunas veces, los suplementos son necesarios para completar ciertas necesidades de la nutrición. Por ejemplo, personas de edad avanzada y otros, pueden carecer de suficiente contacto con los rayos solares y por lo tanto necesitar un suplemento de vitamina D, o mujeres en edad de concebir pueden reducir el riesgo de ciertos defectos de nacimiento de sus bebés, consumiendo alimentos ricos en folacina, un suplemento conocido como ácido fólico. Los suplementos de hierro también son recomendados para las mujeres embarazadas. Sin embargo, en vista de que los alimentos contienen muchos nutrientes y otras sustancias que estimulan la buena salud, el uso de los suplementos no puede substituir la selección de los alimentos apropiados.

Cuadro 4

Algunas buenas fuentes de hierro

- Carnes—de res, cerdo, cordero, hígado y otros órganos*
- Aves—pollo, pato y pavo, especialmente la carne oscura; hígado
- Pescado—moluscos, crustáceos, mariscos y ostras; sardinas, anchoas y otras clases de pescado*
- Hortalizas verdes de la familia de las coles, tales como el brécol, berza, nabo, y col rizada
- Legumbres como las habas y arvejas verdes; frijoles secos y arvejas verdes secas, frijol moteado, frijol de carete y frijoles horneados enlatados

- Pan de trigo entero, pan blanco enriquecido con hierro, pasta, arroz y cereales. Lea las etiquetas de los alimentos.

* Algunos de los alimentos de este grupo tienen un contenido alto de grasa, colesterol, o ambos. Escoja con frecuencia alimentos bajos en grasas y colesterol. Lea las etiquetas de los alimentos.

La actividad física y su dieta pueden mantener o mejorar su peso

Muchas personas ganan peso durante la edad adulta, aumentando el riesgo de la presión arterial alta, enfermedades del corazón, derrames cerebrales, diabetes, ciertos tipos de cáncer, artritis, problemas respiratorios y otras. Por lo tanto, es importante evitar ganar peso, pero si el suyo es excesivo y sufre alguno de los problemas mencionados, debe tratar de perderlo o al menos, no aumentarlo. Si usted no está seguro del peligro de desarrollar un serio problema de salud a causa del sobrepeso, debe consultar sin demora con un médico o profesional de la salud.

Cómo mantener un peso normal

Para mantener permanentemente el peso normal del cuerpo, es necesario balancear el número de calorías adquiridas de los alimentos y bebidas consumidas, con la cantidad de calorías que el cuerpo usa. La actividad física en una importante manera de hacer uso de esta energía. Un crecido número de personas gasta la mayoría del tiempo trabajando en actividades que requieren poca energía. Muchos de ellos desperdician su tiempo libre en completa inactividad, en frente del televisor o trabajando en la computadora. Para eliminar calorías, es preciso dedicar menos tiempo a las actividades sedentarias como estarse sentado, aprovechando más tiempo caminando al almacén o alrededor de la manzana o usando las escaleras en vez del elevador. Así encontrará que las actividades más vigorosas pueden ayudar a eliminar la grasa del cuerpo y reducir el peligro de las enfermedades sedentarias. Ensaye 30 minutos o más de actividad física moderada diariamente si es posible. Los resultados serán muy placenteros (Cuadro 5).

Cuadro 5

DISMINUYA LAS CALORIAS CON LA ACTIVIDAD FÍSICA

No olvide dedicar 30 minutos al día o más a la actividad física moderada.

Ejemplos de actividad física moderada para adultos saludables:

- caminando a paso vivo (3 a 4 millas por hora)
- calentamiento o calisténica en general
- limpiando la casa
- practicando deportes de raqueta, como el tenis de mesa
- podando el césped con una cortadora eléctrica o de mano
- jugando al golf
- pintando la casa o haciendo pequeñas reparaciones
- pescando de pie
- trotando en el vecindario
- hadando (moderadamente)

Cuadro 5 (cont.)
- montando en bicicleta (a 10 millas por hora)
- trabajando en el jardín
- remando despacio en una canoa (2 a 4 millas por hora)
- bailando

Mantener el peso normal es igualmente importante para las personas de edad avanzada, quienes comienzan a perder parte del peso a medida que envejecen. Una gran parte del peso perdido es músculo. Conservando el músculo por medio de la actividad física, ayuda a que las personas viejas se sientan mejor y a la vez reduzcan el peligro de las caídas y las fracturas de los huesos.

Cómo calcular el peso del cuerpo

Cuando el peso del cuerpo sobrepasa lo normal, no es saludable para la mayoría de las personas. Mientras la diferencia del peso normal con relación a la estatura del individuo sea más grande, mayor será el riesgo de contraer enfermedades relacionadas con el sobrepeso. Peso moderadamente por debajo de la escala normal, puede ser saludable para unos, pero en ocasiones puede resultar en problemas de la salud para otros, especialmente cuando la pérdida de peso no es voluntaria.

Distribución de la grasa en el cuerpo

Estudios sugieren que la distribución de la grasa del cuerpo es un factor importante con respecto a los riesgos de la salud en los adultos. Por ejemplo, el exceso de grasa en el área abdominal (estómago) es un riesgo mayor que el exceso en las caderas o en los muslos. La grasa en el área del estómago está vinculada a la presión alta de la sangre, diabetes, enfermedades del corazón y ciertos tipos de cáncer. Demasiado consumo de alcohol y tabaco, aumenta la cantidad de grasa abdominal y el riesgo de enfermedades relacionadas con la obesidad. Ejercicios vigorosos ayudan a reducir la grasa abdominal y disminuyen el peligro de dichas enfermedades.

Problemas de la pérdida de peso

El adelgazamiento excesivo puede ser causado por la pérdida del apetito, anorexia nervosa y otros desordenes alimentarios. También ha sido vinculado a irregularidades menstruales y osteoporosis en la mujer, y puede resultar en un serio peligro de muerte prematura en hombres y mujeres. Muchas personas—especialmente mujeres—se preocupan demasiado por el peso de su cuerpo, aunque sea normal. La demasiada preocupación relacionada con el peso puede conducir a hábitos nocivos como ejercicios extenuantes, vómitos autoinducidos y abuso de laxantes y otros medicamentos. Estos hábitos solamente agravan la preocupación acerca del peso. Sin embargo, cuando una persona pierde peso inexplicable o súbitamente por razones desconocidas, debe consultar con un médico sin demora, pues ésto puede ser señal de un serio problema de salud.

Cuándo y cómo perder peso

Usted no necesita perder peso si está dentro de los límites saludables de su figura, o si ha notado un aumento de peso de menos de 10 libras, después de haber llegado al máximo de su estatura y goza de buena salud. Pero si está sobrepasado de peso o tiene exceso de grasa en el estómago, un problema de salud relacionado con la gordura o un historial de familia de esta naturaleza, debe bajar de peso. Una dieta balanceada y saludable, unida a ejercicios físicos, puede ayudar a mantener un peso normal. Es muy importante reconocer que el sobrepeso es una condición crónica que solamente se puede controlar mediante cambios a largo plazo. Muchas personas no están muy seguras sobre la cantidad de peso que deben perder. Una pérdida de cinco a diez por ciento del peso total del cuerpo, puede favorecer muchos de los problemas asociados con el sobrepeso, como la presión alta de la sangre y la diabetes. Aún una pérdida de peso menor, puede ser significativa. Si usted está tratando de perder peso, hágalo despacio pero constantemente. De media libra a una libra semanal es un promedio general, hasta que logre alcanzar su objetivo. Evite las dietas aceleradas que restringen severamente las calorías o la variedad de alimentos. Esfuerzos exagerados para perder peso como vómitos y el uso de laxantes, diuréticos, y anfetaminas no son apropiados y pueden ser peligrosos para la salud.

Para reducir calorías, evite los alimentos grasosos y controle el tamaño de las porciones indicadas en el Cuadro 6. Si usted no es persona físicamente activa, emplee menos tiempo en actividades sendentarias como mirando la televisión y sea más activo durante el día. El aumento de las actividades físicas le ayudará a perder peso y la vez evitará ganar el peso perdido.

Cuadro 6

Como reducir el consumo de calorías

- Coma una variedad de alimentos bajos en calorías y ricos en elementos nutrivos.
- Coma menos alimentos con un contenido alto de grasa.
- Coma porciones más pequeñas y evite los alimentos con demasiada grasa.
- Coma más vegetales y frutas sin agregar azúcar o grasa durante la preparación o en la mesa.
- Coma pasta, arroz, panes y cereales sin añadirles grasa o azúcar durante la preparación o en la mesa.
- Coma menos azúcar y sus derivados (caramelos, galletas, sodas y bizcochos).
- Evite las bebidas alcohólicas pero si bebe, hágalo con moderación.

Regulando el peso en los niños

Los niños necesitan suficientes alimentos para un crecimiento apropiado. Para estimular el crecimiento y desarrollo e impedir el sobrepeso, se les debe enseñar a comer granos y sus productos, vegetales y frutas, leche descremada o libre de grasa, alimentos ricos en calcio, carnes magras, aves de corral, pescado y otros alimentos ricos en proteínas, y a participar en actividades vigorosas. Limitando el tiempo en frente del televisor y animándolos a participar en juegos activos en un medio sano, son pasos bastante saludables.

Escoja una dieta abundante en granos, vegetales y frutas

Los granos y sus derivados, los vegetales y las frutas son partes vitales de una dieta variada y bien balanceada. Estos productos son acentuados aquí, porque ellos proveen las vitaminas, minerales, carbohidratos complejos (almidón y fibra dietética) y otras substancias importantes para la buena salud. Generalmente son bajos en grasa, según la manera como son preparados y lo que se les añada en la mesa.

Plantas alimenticias suministran la fibra

La fibra dietética se encuentra solamente en alimentos derivados de plantas como los panes de granos enteros y cereales, frijoles, arvejas, vegetales y frutas. Siendo que hay diferentes tipos de fibra, escoja una variedad de alimentos diariamente. Los alimentos derivados de plantas que contienen fibra, son importantes para la función digestiva, reduciendo los síntomas del estreñimiento crónico, la diverticulosis, las hemorroides y disminuyendo el riesgo de enfermedades del corazón y algunos tipos de cáncer. Sin embargo, algunos de los beneficios de salud asociados con una dieta rica en fibra, puede derivarse de otros componentes presentes en estos alimentos, no necesariamente de la fibra misma. Por esa razón la fibra se obtiene mejor de los alimentos, que de los suplementos.

Las plantas suministran alimentos y una variedad de vitaminas, y minerales esenciales para la salud

La mayoría de las frutas y vegetales por naturaleza son bajos en grasas y contienen otros elementos nutritivos importantes para la salud. Estos alimentos son excelentes fuentes de vitamina C, vitamina B6, carotenoides, incluyendo los que forman la vitamina A (Cuadro 7), y folato (Cuadro 8). Los nutrientes antioxidantes presentes en alimentos vegetales (vitamina C, carotenoides, vitamina E y ciertos minerales) actualmente son de gran interés para los científicos y el público, debido al posible beneficio de reducir el peligro del cáncer y otras enfermedades crónicas.

Cuadro 7

Algunas buenas fuentes de carotenoides

- Vegetales de hoja oscura (espinaca, coles, berza común, hojas de mostaza, hojas de nabo)—brócoli, zanahorias, zapallo y calabaza, pimienta roja, batata y tomates
- Frutas de pulpa amarilla—mangos, papayas, duraznos, melones, piñas y otros.

Folato, también llamado Sal de Acido Fólico, es una vitamina B que además de sus muchas funciones, reduce el peligro de serios tipos de defectos de nacimiento (Cuadro 8). Minerales como el potasio, existente en una variedad de vegetales y frutas y el calcio, presente en ciertos vegetales, puede ayudar a controlar la presión alta de la sangre (Cuadros 3 y 14).

Cuadro 8

Algunas buenas fuentes de folato

- Frijoles secos (frijoles rojos, blancos y de soya), lentejas, garbanzos, frijoles de ojo negro y maní
- Vegetales, especialmente de hoja verde oscura (espinaca, repollo, col de Bruselas o bretones, lechuga Romana y de hoja suelta), arvejas, maíz dulce, remolachas y brócoli
- Frutas como moras, frambuesas, naranjas, plátanos, fresas, jugo de naranja y piña

---

Cuadro 9

Para una dieta con abundancia de granos, vegetales y frutas, coma diariamente

De 6 a 11 porciones* de productos derivados de los granos (panes, cereales, pasta y arroz)
- Coma productos elaborados de una variedad de granos enteros como trigo, arroz, avena, maíz y cebada.
- Prepare y sirva productos de granos con poca o ninguna grasa o azúcar

- **De 3 a 5 porciones de varios vegetales y sus jugos**
- Escoja con frecuencia vegetales amarillos y de hoja verde oscura
- Coma a menudo frijoles secos, arvejas y lentejas
- Incluya en su dieta vegetales con almidón como papas y maíz
- Prepare y sirva vegetales con poca o ninguna grasa

- **De 2 a 4 porciones de varias frutas y sus jugos**
- Elija con frecuencia frutas cítricas, melones y bayas
- Coma frutas en lugar de postres y meriendas
- Beba jugos de frutas
- Prepare y sirva frutas sin añadir azúcar, o muy poca si es necesario

*vea el Cuadro 2 para determinar qué es una porción

Escoja una dieta baja en grasa, grasa saturada y colesterol

Cierta cantidad de grasa dietética es necesaria para la buena salud. La grasa produce energía y ácidos grasos indispensables para la necesaria absorción de las vitaminas A, D, E y K. La mayoría de las personas están enteradas de que altos niveles de grasa saturada y colesterol, están vinculados al aumento del nivel de éste en la sangre, lo que significa un gran riesgo para las enfermedades del corazón. Sin embargo, muchos continúan consumiendo alimentos altos en grasas. El número de personas obesas cada día aumenta y el peligro de las enfermedades del corazón y ciertos cánceres (también asociados con el consumo de grasas) no disminuye.

El consumo de alimentos ricos en grasa debe ser muy escaso

Algunos alimentos y grupos de ellos en la Pirámide, contienen más grasa que otros. Las grasas y aceites en algunos postres y meriendas, suministran calorías pero muy pocos nutrientes. Muchos de los alimentos en el grupo lácteo y en los grupos de la carne y los granos (los que incluyen huevos y nueces, lo mismo que carnes de res, de aves y pescado), también son ricos en grasa, como lo son algunos de los elaborados en el grupo de los granos. Escogiendo las opciones de alimentos menos grasosos, será posible comer las porciones recomendadas en estos grupos, aumentado la variedad de productos de granos frutas y vegetales en la dieta, sin sobrepasar el número de calorías necesarias.

Escoja una dieta baja en grasa

La grasa, originada en plantas o animales, contiene más del doble de calorías de una cantidad igual de carbohidratos o proteínas. Escoja una dieta que no tenga más de un 30 por ciento de calorías de grasa. El máximo número de gramos de grasa en su dieta dependerá de las calorías que usted necesita (Cuadro 10). Una dieta baja en grasa ayuda a controlar las calorías.

Cuadro 10

Maximo total del consumo de grasa en diferentes niveles de calorias

Calorías	1,600	2,200	2,800
Grasa Total (en gramos)	53	73	93

Escoja una dieta baja en grasa saturada

Las grasa contiene dos clases de ácidos grasos (saturados y no saturados). La grasa saturada aumenta el nivel del colesterol en la sangre más que otras formas de grasa. Reduciendo la grasa saturada a menos del 10 por ciento de calorías, ayuda a bajar el nivel del colesterol en la sangre. Las grasas de la carne, la leche y los productos lácteos son la fuente principal de grasa saturada en la mayoría de las dietas. Muchos de los productos de panadería y pastelería, especialmente la última, son fuentes de grasa saturada. Los aceites vegetales contienen cantidades más pequeñas de grasa saturada. En la nueva etiqueta de los alimentos, Datos de Nutrición, se puede observar que 20 gramos de grasa saturada (con un 9 por ciento de calorías) corresponden al porcentaje del Valor Diario para una dieta de 2,000 calorías. Los valores diarios se aplican a personas cuyo consumo diario es de 2,000 calorías. Los valores diarios suben o bajan, según las necesidades del individuo. Si la persona necesita comer una cantidad mayor, el valor diario subirá y si es lo contrario, el valor diario bajará. Por lo tanto, para controlar la grasa, la grasa saturada, el colesterol y el sodio, consuma alimentos con un porcentaje (%) de valor diario bajo. Para carbohidratos, fibra dietética, vitaminas y minerales, el objetivo es lograr un porcentaje de valor diario del 100% en cada uno de ellos.

Escoja una dieta baja en colesterol

El colesterol es una substancia blanda, cristalina, elaborada en el hígado y esencial para el cuerpo humano. Se encuentra también en los alimentos de origen animal (carne de res, aves, pescados y en los productos lácteos) pero no en las plantas ni los vegetales. El cuerpo produce suficiente colesterol y por lo

tanto no es preciso aumentar su nivel, que de ser excesivo, puede ser causa de serios peligros representados en presión arterial alta, derrames cerebrales, ataques cardíacos y otros desordenes. Otros factores también pueden provocar estos ataques, pero de todos modos, el exceso de colesterol representa un peligro mayor.

La nueva etiqueta de los alimentos en su sección de Datos de Nutrición, recomienda tener cautela con el consumo del colesterol ya que una cantidad mayor de 300 miligramos diarios puede ocasionar enfermedades del corazón. El nivel de consumo del colesterol se puede mantener aún más bajo comiendo vegetales, frutas y granos y limitando el consumo de alimentos altos en esta substancia.

Consejos para los niños

Las recomendaciones y consejos anotados en las secciones anteriores, no son aplicables a bebés o niños menores de 2 años. Después de esta edad, la dieta de los niños debe ser tal, que a los 5 años de edad no debe pasar de un 30 por ciento de calorías de grasa.

Escoja una dieta moderada en azúcares

El azúcar se presenta en varias formas

Todos los tipos de azúcar son carbohidratos. Los carbohidratos dietéticos también incluyen los carbohidratos complejos almidón y fibra. Durante el proceso digestivo, todos los carbohidratos excepto la fibra, se desintegran y se convierten en azúcar. El azúcar y el almidón son partes naturales de muchos alimentos que a su vez suministran otros nutrientes. Ejemplos de algunos de estos alimentos incluyen la leche, algunas frutas y vegetales, panes, cereales y granos. Los norteamericanos consumen azúcar en varias formas y a muchas personas les gusta su sabor. Algunos se usan como preservativos naturales, espesadores y como ingredientes necesarios durante el horneo de bizcochos y golosinas. Con frecuencia se añaden a otros alimentos durante la elaboración o antes de comerlos. El cuerpo no puede notar la diferencia entre el sabor de los azúcares naturales o añadidos, porque químicamente ambos son iguales.

Los azúcares, el mantenimiento del peso y la salud

Evidencia científica indica que las dietas altas en azúcar no son causa de diabetes o excesiva actividad; los casos más comunes de diabetes ocurren en adultos con exceso de peso. Sin embargo, el exceso de peso no se corrige evitando los azúcares solamente. Para lograrlo es preciso reducir el número total de calorías de los alimentos consumidos, aumentando al mismo tiempo el nivel de actividad física.

Si usted desea mantener su peso comiendo menos grasa, reemplace las calorías perdidas, con calorías de frutas, vegetales y granos. Algunos alimentos que contienen bastante azúcar producen calorías, pero pocos o ningún nutriente. En el caso de personas muy activas y con mayor necesidad de calorías, los azúcares pueden ser una fuente adicional de energías. Sin embargo, ya que el mantener una dieta nutritiva

Cuadro 11

Para una dieta baja en grasa, grasa saturada y colesterol

Grasas y Aceites

- Use la mínima cantidad de grasas y aceites en la cocina y en la mesa.
- Use pequeñas cantidades de aderezos en la ensalada, lo mismo que mantequilla, margarina y mayonesa. Reemplácelos con aderezos bajos o completamente libres de grasa.
- Escoja aceites vegetales y margarinas blandas con más frecuencia, porque son más bajas en grasa saturada que las mantecas sólidas y las grasas de animales, aunque el contenido de calorías sea el mismo.
- Asegúrese de leer los Datos de Nutrición en las Nuevas Etiquetas para ver qué cantidad de grasas hay en una ración; siempre escoja los alimentos bajos en grasa y grasa saturada.

Productos de granos, vegetales y frutas

- Prefiera las salsas bajas en grasa con pasta, arroz y papas.
- Use la mínima cantidad de grasa posible para cocer vegetales y productos de granos.
- Sazone con hierbas, especias o jugo de limón y use aderezos para las ensaladas con poca o ninguna grasa.

Carne de res, aves, pescado, huevos, frijoles y nueces

- Seleccione diariamente dos o tres porciones de carne de aves, pescado u otra clase de alimento rico en proteínas como los frijoles. Consuma carnes "magras" o "extra magras". Elimine la grasa de la carne y la piel de las aves. Las mayoría de los frijoles y sus derivados son libres o casi libres de grasa y son buenas fuentes de proteína y fibra.
- Limite el consumo de carnes grasosas como salchichas, salchichón de tipo italiano, carnes frías y otros productos semejantes y prefiera las variedades bajas en grasa.
- Limite hasta donde sea posible el consumo de vísceras (tres onzas de hígado de pollo cocido contienen aproximadamente 540 miligramos de colesterol); use las yemas de los huevos con moderación (la yema de un huevo tiene aproximadamente 215 miligramos de colesterol, pero las claras no contienen grasa y por lo consiguiente pueden ser usadas libremente.

La leche y sus derivados

- Prefiera la leche descremada o sin grasa, y el yogur y el queso descremados.
- Goce dos o tres porciones diarias de leche sin grasa. Añada calcio a su dieta tomando leche y yogur sin grasa con más frecuencia. [Una taza de leche desnatada casi no tiene grasa; 1 taza de leche de 1 por ciento tiene 2.5 gramos de grasa, 1 taza de leche de 2 por ciento tiene 5 gramos (una cucharadita) de grasa y 1 taza de leche entera tiene 8 gramos de grasa. Si Ud. no consume ninguno de los alimentos de este grupo, hay otros alimentos ricos en calcio (Cuadro 3).

y saludable es algo muy importante, los azúcares deben ser usados con moderación por las personas saludables, y aún con más cautela por aquellos con poca necesidad de calorías. Esta guía previene a todos acerca del consumo excesivo de azúcares, mediante el control de frecuentes meriendas y refrigerios, acompañados de bebidas que contienen bastante azúcar con demasiadas calorías y pocos nutrientes.

Substitutos del azúcar

Los substitutos del azúcar, tales como el sorbitol, la sacarina y el aspartame son ingredientes de algunos alimentos. La mayoría de estos substitutos no producen suficientes calorías y por lo tanto pueden ser usados en las dietas de las personas que se preocupan por el control de las calorías. Al mismo tiempo, alimentos con substitutos del azúcar, quizás no sean lo suficientemente bajos en calorías como otros productos similares que contienen azúcar. En suma, a menos que el total de las calorías consumidas sea reducido, el uso de substitutos del azúcar no será causa de pérdida de peso.

Cuadro 12

En la etiqueta de un alimento los azucares incluyen:

- azúcar morena
- dulcificante de maíz
- almíbar de maíz
- fructosa (azúcar de frutas)
- jugo de fruta concentrado
- glucosa (dextrosa)
- almíbar de maíz (rico en azúcar de frutas)
- miel
- azúcar invertida
- lactosa
- maltosa
- melaza, miel
- azúcar crudo
- azúcar de mesa
- almíbar

Un alimento será considerado alto en azúcar si uno de los ingredientes enumerados figuran en primero o segundo lugar en la lista arriba, o si varios de ellos son mencionados.

Las caries dentales y el azúcar

El consumo frecuente de almidón y azúcar en la dieta, pueden estimular las caries dentales, y entre más tiempo permanezcan en la boca antes de cepillarse los dientes, mayor será el riesgo de los problemas dentales.

Cuadro 13

Para gozar de dientes y encias saludables

- Proteja sus dientes y encías evitando alimentos ricos en azúcar y almidones entre las comidas.
- Cepille sus dientes por lo menos dos veces diarias y use la seda dental después de comer.
- Use una crema dental a base de fluoruro.
- Pregúntele a su médico o dentista sobre la necesidad del uso del fluoruro suplementario, especialmente para los niños.

Escoja una dieta moderada de sal y sodio

El sodio y la sal se encuentran principalmente en alimentos elaborados con métodos especiales

El sodio y el cloruro de sodioambos conocidos por el nombre común de salse encuentran en forma natural en pequeñas cantidades en algunos alimentos. La sal y otros ingredientes que contienen sodio son comúnmente usados en la elaboración de ciertos alimentos. Algunas personas añaden sal y salsas saladas como la de soya a sus comidas, pero la mayoría de la sal en las dietas, viene de alimentos a los cuales les ha sido agregada durante la elaboración o cocimiento. Aunque mucha gente añade sal en la mesa para mejorar el sabor de los alimentos, su preferencia puede atenuarse consumiendo menos sal.

El sodio está asociado con la presión alta de la sangre

El sodio juega un papel esencial en la regulación de fluidos y la presión de la sangre. Estudios en diversas poblaciones han mostrado que un consumo alto en sodio está asociado con presión alta de la sangre. La mayoría de la evidencia sugiere que personas en peligro causado por la presión alta de la sangre, han podido controlar su condición reduciendo el consumo de sal o sodio. Algunos interrogantes continúan, en parte porque otros factores pueden mediar con el sodio para afectar la presión de la sangre.

Cuadro 14

Algunas buenas fuentes de potasio

- Vegetales y frutas en general, especialmente
  - papas y ñame
  - espinaca, acelga, brócoli, calabaza y pastinacas
  - dátiles, bananas, melones amarillos, mangos, plátanos, albaricoques secos, uvas pasas, ciruelas pasas, jugo de naranja y jugo de toronja
  - frijoles secos arvejas y lentejas

- La leche y el yogur son buenas fuentes de potasio con menos sodio que el queso; el queso carece de potasio y usualmente se le añade salo

---

Otros factores afectan la presión de la sangre

Siguiendo otros principios en la *Guía Para su Dieta* puede también ayudar a evitar la presión alta de la sangre. Un importante ejemplo es la pauta sobre peso y actividad física. El papel del peso del cuerpo en el control de la presión de la sangre está bien claro. La presión de la sangre aumenta cuando el peso sube y disminuye cuando el peso baja. El principio de que el consumo de una dieta a base de frutas vegetales y granos es válido, porque estos alimentos son por naturaleza bajos en sodio y grasa y pueden ayudar con la reducción y control del peso. El consumo de frutas y vegetales también aumenta el nivel del potasio, lo cual colabora con la reducción de la presión de la sangre. El aumento de la actividad física ayuda a bajar la presión arterial y a controlar

el peso. El consumo de alcohol también ha sido asociado con la presión alta de la sangre.

Otra razón para reducir el consumo de la sal, es el hecho de que el exceso de ésta puede aumentar la expulsión de calcio en la orina, aumentando la necesidad de este valioso mineral.

La mayoría de los americanos consumen más sal de lo necesario

Ya hemos visto que el sodio tiene un papel importante en el cuerpo. Sin embargo, la mayoría de los americanos consumen más sal de la que realmente necesitan. La nueva etiqueta de los alimentos, en la sección de Datos De Nutrición señala un Valor Diario de 2,400 miligramos de sodio por 6 gramos de cloruro de sodio (sal). De acuerdo con la medida casera, una cucharadita de sal equivale a 2,300 miligramos de sodio. La mayoría de la gente consume cada día más de esta cantidad.

Hasta el presente, no hay manera de asegurar quienes pueden llegar a desarrollar presión alta de la sangre por haber consumido demasiado sodio. Sin embargo, el consumo de menos sal o sodio no es perjudicial y sí puede ser recomendado a cualquier adulto normal y saludable.

Cuadro 15

Consejos para consumir menos sal y sodio

- Lea en la etiqueta los Datos De Nutrición para determinar la cantidad de sodio en los alimentos que compara. El contenido de sodio en los alimentos elaborado—tales como cereales, panes, sopas y aderezos para ensaladasa menudo varían bastante.
- Seleccione alimentos bajos en sodio y pídale a su bodeguero en el supermercado, más alimentos bajos en sodio. Cuando coma afuera o esté de viaje, ordene sus comidas con menos sal.
- Si desea añadir sal a los alimentos al cocinar, hágalo con moderación, en pequeñas cantidades. Aprenda a usar las especias y hierbas en lugar de la sal, si busca mejorar el sabor de la comida.
- Cuando piense en cocinar, recuerde que los vegetales frescos y la mayoría de los congelados tienen poco sodio.
- Si usa alimentos enlatados, escoja los preparados con poca sal, o sin ella.
- Recuerde elegir siempre los alimentos con un contenido de sodio bajo. Muchas de las comidas congeladas, paquetes de comidas mixtas, sopas enlatadas y aderezos para ensaladas contienen considerables cantidades de sodio. No olvide que los condimentos como la salsa de soya, pepinos escabechados y olivas son ricos en sodio. La salsa de tomate embotellada y la mostaza en grandes cantidades, también pueden contribuir al aumento de apreciables cantidades de sodio en la dieta.
- Seleccione frutas frescas y vegetales, como una alternativa a las meriendas de alimentos salados.

Si le gusta beber, hágalo moderadamente

Las bebidas alcohólicas suministran calorías pero ningún elemento nutritivo. El alcohol en estas bebidas causa efectos que son dañinos para el cuerpo, cuando se consumen en exceso. Los efectos del alcohol pueden alterar el discernimiento, conducir a la dependencia y subordinación del individuo, y a otros problemas serios de la salud. Las bebidas alcohólicas se han usado para aumentar el deleite de las comidas y otras actividades sociales a través de la historia humana. En todo caso, si la persona decide consumir bebidas alcohólicas, es recomendable hacerlo con moderación. (Cuadro 16).

Actual evidencia sugiere que el beber aún moderadamente, está asociado con un posible riesgo de enfermedades del corazón en algunos individuos. De todos modos, el consumo de bebidas alcohólicas a un nivel mayor, aumenta el riesgo de desarrollar presión arterial alta, derrames cerebrales, enfermedades coronarias, ciertos tipos de cáncer, accidentes, violencia, suicidios, defectos de nacimiento y hasta la muerte. Demasiado alcohol es causa de la cirrosis del hígado, inflamación del páncreas y daños irreversibles en el cerebro y el corazón. Los bebedores habituales también corren el riesgo de sufrir de desnutrición, porque las calorías en el alcohol pueden reemplazar las de los alimentos más nutritivos.

Cuadro 16

¿Que es moderación?

En éste caso, moderación se refiere al esfuerzo de limitarse a tomar tan sólo una bebida diaria para la mujer, y no más de dos durante el mismo período para el hombre.

Equivalentes de una bebida
* 12 onzas de cerveza regular (150 calorías)
* 5 onzas de vino (100 calorías)
* 1.5 onzas de licor fuerte (100 calorías)

¿Quiénes deben evitar las bebidas alcohólicas?

Algunas personas deben abstenerse de tomar bebidas alcohólicas por completo. Estas incluyen:

* Niños y adolescentes de ambos sexos.
* Individuos de cualquier edad, incapaces de controlar sus bebidas dentro de límites moderados. Esta es una preocupación muy especial de quienes sufren de alcoholismo y tratan de vencer su hábito, y de las personas cuyos familiares tienen problemas con el alcohol.
* Las mujeres embarazadas o que planean concebir. La mayoría de los defectos de nacimiento se atribuyen al excesivo uso de bebidas alcohólicas por parte de la madre durante el embarazo.
* Individuos que proyectan manejar vehículos o participar en tareas que demandan destreza y concentración. Se ha comprobado que parte del alcohol es retenido en la sangre de 2 a 3 horas después de consumido.
* Personas tomando medicamentos, recetados o adquiridos sin prescripción médica. El alcohol puede alterar la efectividad o toxicidad de éstos. Además, algunos medicamentos pueden aumentar el nivel del alcohol en la sangre o estimular sus efectos negativos en el cerebro.

(Adaptación del Inglés por Carlos E. Aranguren, FDA Office of Public Affairs.)

La Guía Para su Dieta fue adaptada por la Administración de Drogas y Alimentos, Oficina de Asuntos Públicos, de la publicación *Nutrition and Your Health: Dietary Guidelines for Americans*, Fourth Edition, 1995, U.S. Department of Agriculture.

■ **Administración de Drogas y Alimentos**
5600 Fishers Lane
Rockville, MD 20857
BGS 971
Enero de 1997

LA MUJER Y LA NUTRICIÓN: UN MENÚ DE NECESIDADES ESPECIALES

(Women and Nutrition: Diet for Special Needs)

---

por Dori Stehlin

Cáncer de los senos. Osteoporosis. Deficiencia de hierro. Pérdida de peso. ¿Qué tienen todas estas cosas en común?

Son únicas en la mujer, o por lo menos más frecuentes en ella afectando las recomendaciones corrientes sobre lo que deber ser una alimentación adecuada para gozar de buena salud.

Mientras que nueva información sobre lo que conviene y lo que no conviene parece mantenerse a flote casi a diario, ciertas guías básicas se han ido arraigando con firmeza durante los últimos años.

La base fundamental ha sido aptamente delineada en un folleto titulado *Nutrición y su salud: Una guía dietética para los americanos,* publicado por el Departamento de Salud y Servicios Sociales y el Departamento de Agricultura, así:

* coma una variedad de alimentos
* mantenga un peso normal y saludable
* escoja una dieta baja en grasas y colesterol
* mantenga una dieta balanceada a base de vegetales, frutas y granos
* use la sal y el azúcar con moderación
* si toma bebidas alcohólicas, hágalo moderadamente

No parece ser complicado. Solamente ...¿qué significa exactamente comer alimentos variados? Bizcochos hoy y galletas mañana? ¿En qué consiste una dieta baja en grasas y colesterol? ¿Cuáles son las partes de una dieta saludable que tienen importancia especial para la mujer?

Las vitaminas y los minerales

La combinación de varias vitaminas y minerales son los elementos esenciales para una dieta saludable, lo cual constituye las necesidades básicas del ser humano. Sin embargo, especialmente en el caso de la mujer y para asegurar una buena salud, se debe prestar especial atención a dos minerales muy importantes: el calcio y el hierro.

El calcio

Tanto el hombre como la mujer necesitan abundantes cantidades de calcio para fortalecer los huesos durante los primeros años de la vida. Reservas bajas de este mineral conducen a enfermedades como la osteoporosis en la vejez. La mujer tiene mayor vulnerabilidad para desarrollar la osteoporosis que el hombre.

` Esta condición durante la cual la pérdida progresiva de la masa ósea ocurre, hace que los huesos sean más susceptibles a las fracturas. Si la mujer logra un nivel elevado de fortaleza ósea cuando su esqueleto llega a la madurez, esto puede modificar el riesgo de desarrollar la osteoporosis. Por esta razón, particularmente durante la niñez y la juventud, la mujer debe tratar de aumentar el consumo de los alimentos ricos en calcio.

"La época ideal para el acumulamiento del calcio necesario ocurre durante el crecimiento y el desarrollo de los huesos, un período que continúa hasta los 30 o 35 años de edad. Esta función hace posible que algunos de los problemas creados por la pérdida progresiva de fortaleza ósea se logren evitar o por lo menos aplazar, los cuales se manifiestan durante la vejez por medio de porosidad y fracturas de los huesos", dice Marilyn Stephenson, dietista certificada de la Administración de Drogas y Alimentos.

La cantidad de calcio recomendado para una mujer entre los 19 y 24 años es de 1,200 miligramos diarios. Pasados los 25 años, la cantidad requerida baja a 800 miligramos diarios, pero aún así, es una cantidad adecuada. De todos modos, hay que recordar que la necesidad de proveerse de buenas fuentes de calcio en la dieta, continúa por el resto de la vida.

¿Cómo lograr obtener suficiente calcio y a la vez evitar las calorías y la grasa? Después de todo, los alimentos que contienen más calcio son los más ricos en éstos componentes. Por ejemplo, la leche, el queso, la crema y los helados no carecen de lo que se busca evitar.

Afortunadamente hay suficientes alimentos con pocas calorías y grasa. La leche totalmente descremada o apenas con el uno por ciento de grasa en lugar de la leche entera, es ideal. De la misma manera, hay una gran variedad de quesos, yogur y substitutos para los helados de crema bajos en grasa. Fuera de los productos lácteos hay otros alimentos ricos en calcio como el salmón, la cuajada de soya y vegetales como el brócoli, algunas legumbres, granos y nueces.

El hierro

Las necesidades normales de hierro de la mujer son de 15 miligramos diarios, mientras que las del hombre son de 10, o sea 5 miligramos menos. La mujer requiere mayor cantidad de este mineral debido a la necesidad de reponer el que pierde durante los períodos de la menstruación, un promedio aproximadamente de 15 a 20 miligramos mensuales. Sin el hierro suficiente, la mujer corre el riesgo de desarrollar anemia, cuyos síntomas son palidez, fatiga y dolores de cabeza.

Después de la menopausia o cambio de vida, el cuerpo comienza a aumentar el almacenamiento del hierro. Por lo consiguiente, una deficiencia del mineral en una mujer de 50 años o más, es indicativa de una pérdida de sangre que obedece a alguna otra razón, la cual debe ser investigada por un médico sin demora.

Buenas e importantes fuentes de hierro son los vegetales de hoja verde como las espinacas, las carnes de res, las aves, el pescado, las patatas, los granos enteros y los productos y cereales enriquecidos con hierro.

El control del peso y las calorías

El Consejo de Alimentos y Nutrición recomienda al promedio de mujeres entre los 23 y los 50 años de edad, consumir un total de 2,200 calorías al día para mantener un peso normal.

La mejor manera para determinar si una mujer está recibiendo en su dieta el número de calorías necesarias para una buena salud, es vigilando la balanza de pesos con frecuencia. Sin embargo, si es preciso perder peso, cortando el consumo de calorías únicamente no es la respuesta. El ejercicio físico controlado es la otra mitad del programa. La actividad física no solamente quema calorías sino que aumenta la proporción de la masa delgada del cuerpo en relación con la gorda, estimulando e paso la acción del metabolismo. Por lo tanto, la combinación del control de las calorías unido a la actividad física son cruciales para lograr un peso normal.

El colesterol

La mujer tiende a tener niveles más altos de un tipo de colesterol conveniente y deseable (lipoproteína de alta densidad) que el hombre, hasta la llegada de la menopausia. Sin embargo, ésto no la exime de los riesgos que envuelve una dieta alta en grasas saturadas y colesterol.

Para ambos, los niveles de colesterol en la sangre de menos de 200 miligramos son los más saludables; entre 230 y 239 miligramos se consideran como la línea entre lo normal y lo anormal y más de 240 miligramos es causa de alarma. Los niveles altos de colesterol en la sangre, aumentan el peligro de las enfermedades del corazón.

Para mantener los niveles de colesterol dentro de un grado normal es recomendable no consumir más de 300 miligramos de colesterol al día. El colesterol se encuentra únicamente en alimentos de origen animal, como las yemas de los huevos, los productos lácteos, carnes, aves, moluscos, crustáceos, conchas y en cantidades más pequeñas en pescados y algunos alimentos procesados conteniendo derivados de animales.

Tabla de Pesos Recomendados Para Los Adultos		
Estatura[1]	Peso (libras)[2] 19 a 34 años	35 en adelante
5'0"	97–128[3]	108–138
5'1"	101–132	111–143
5'2"	104–137	115–148
5'3"	107–141	119–152
5'4"	111–146	122–157
5'5"	114–150	126–162

Tabla de Pesos Recomendados Para Los Adultos		
Estatura[1]	**Peso (libras)**[2] **19 a 34 años**	35 en adelante
5'6"	118–155	130–167
5'7"	121–160	134–172
5'8"	125–164	138–178
5'9"	129–169	142–183
5'10"	132–174	146–188
5'11"	136–179	151–194
6'0"	140–184	155–199
6'1"	144–189	159–205
6'2"	148–195	165–210
6'3"	152–200	168–216
6'4"	156–205	173–222
6'5"	160–211	177–228
6'6"	164–216	182–234

[1]Sin zapatos

[2]Sin ropa

[3]Los pesos más altos en estas columnas son aplicables al sexo masculino, el cual tiende a tener musculaturas y esqueletos más desarrollados; las cifras menores se refieren más frecuentemente al sexo femenino cuyos cuerpos en generales, esqueleto, musculatura etc. son más pequeños. Pesos menores a los anotados en las columnas arriba corresponden a personas con estructuras óseas aún menos desarrolladas.

Aún más importante que limitar el consumo de colesterol a menos de 300 miligramos, "es manteniendo la grasa saturada a menos del 10 por ciento del total de calorías", dice Nancy Ernst, coordinadora de nutrición del Instituto Nacional de Sangre, Corazón y Pulmones, añadiendo: "ni siquiera piense acerca del colesterol en su dieta. Concéntrese en reducir el consumo de las grasas saturadas".

Las grasas

En los Estados Unidos, un promedio de 27 mujeres en 100,000, mueren cada año víctimas del cáncer de los senos. Mientras tanto, en el Japón, tan sólo 7 en 100,000 mueren por la misma razón. Algunos científicos creen que la diferencia del número de muertes puede estar estrechamente relacionada a los diferentes niveles de grasas en las dietas en ambos países, 40 por ciento en las mujeres americanas y apenas un 20 por ciento en las japonesas.

"Creemos firmemente que existe un vínculo entre las dietas en las grasas y el cáncer de los senos", dice Jeffrey McKenna, director del programa de la lucha contra el cáncer del Instituto Nacional de Cancerología.

Otros estudios también han vinculado las dietas altas en grasa con otros tipos de cáncer, particularmente el del colon.

Sin embargo la grasa tiene un fin determinado en la dieta, suministrando energías al cuerpo y ayudando a absorber ciertas vitaminas.

Para una dieta saludable, se recomienda reducir el consumo de grasa diario a un máximo de un 30 por ciento del número total de la calorías ingeridas (vea la tabla que indica cómo hacer el cálculo). Por éso no es todo. En términos de enfermedades del corazón, los tipos de grasas son tan importantes como las cantidades consumidas.

Hay tres clases de grasas saturadas, moderadamente saturadas y las no saturadas. Todas son iguales en lo que respecta al número de calorías, 9 por gramo (comparadas a 4 calorías por gramo en las proteínas y los carbohidratos). En cuanto a cómo afectan la salud, ahí termina la semejanza. Más que ningún otro ingrediente de una dieta, la grasa saturada puede aumentar el nivel del colesterol en la sangre peligrosamente. Debido a este riesgo, menos de una tercera parte de la dieta diaria (o sea, menos del 10 por ciento del total de las calorías ingeridas) deben ser obtenidas de las grasas saturadas.

Hasta ahí las malas noticias. La parte favorable es que las grasas ligeramente saturadas y las no saturadas, actualmente pueden reducir los niveles del colesterol en la sangre. La dieta y los reportes de salud recomiendan que apenas un máximo de un 10 por ciento del total de las calorías deben ser obtenidas de las grasas ligeramente saturadas y las no saturadas deben suministrar el 10 por ciento restante.

Los alimentos con un mayor contenido de grasas saturadas son los suministrados por animales: carnes, leche y sus derivados como cremas, mantequilla, quesos y otros. Fuera de los productos animales, los aceites de palma y coco contienen un alto porcentaje—90 por ciento—de grasa saturada.

Las mejores fuentes de grasas no saturadas se encuentran en el aceite de algunas plantas—soya, maíz, girasol, semilla de algodón, y cártamo.

Grasas moderadamente saturadas son obtenibles en los aceites de olivas, maní o cacahuete, palma y el grano de la palma.

Las fibras vegetales

Una manzana diaria—esto es, una manzana entera con corteza—suministra aproximadamente 3.6 gramos de fibra natural, lo cual no es de hacer a un lado, ya que el cuerpo humano requiere de 20 a 30 gramos de fibra al día junto con los carbohidratos (granos, vegetales, y frutas) como parte de una dieta saludable y balanceada. Una dieta rica en fibra ayuda a controlar el estreñimiento y está relacionada con el bajo porcentaje de cáncer del colon. Esta clase de alimentos generalmente son bajos en elementos grasosos y naturalmente buenos substitutos.

La fibra es obtenible en dos formas: soluble e insoluble. La fibra insoluble es muy común en los granos enteros y sus productos. Los vegetales y las frutas proporcionan el volúmen necesario para la formación de las materias fecales, facilitando su movimiento rápidamente a través del colon. Otro beneficio de la fibra es la creación de una sensación de llenura en el estómago, lo que controla la tendencia a comer demasiado.

La fibra soluble ha sido asociada con la disminución de los niveles de colesterol de la sangre, pero todavía hay mucho que investigar al respecto. Existen varias fuentes de fibra soluble, entre otras las arvejas y los frijoles, una gran variedad de vegetales y frutas, arroz, maíz, avena y salvado. También hay pequeñas cantidades de fibra en las pastas, algunas galletas y otros productos de pastelería y panadería. Aunque los alimentos que contienen fibra parecen ejercer cierta protec-

Academia Nacional de Ciencias/Consejo Nacional de Experimentación Cantidades Alimenticias Recomendadas (RDA—Recommended Dietary Allowances) para Mujeres de 19 a 50 Años de Edad (1989)

Vitaminas

A	800 microgramos
D	10 microgramos (10 a 24 años), 5 microgramos (25 a 50 años)
E	8 miligramos
K	60 microgramos (10 a 24 años), 65 microgramos (25 a 50 años)
C	60 miligramos
Tiamina	1.1 miligramos
Riboflavina	1.3 miligramos
Niacina	15 miligramos
B 6	1.6 miligramos
Ácido Fólico	180 microgramos
B 12	2 microgramos

Minerales

Calcio	1,200 miligramos (19 a 24 años), 800 miligramos (25 a 50 años)
Fósforo	1,200 miligramos (19 a 24 años), 800 miligramos (25 a 50 años)
Magnesio	280 miligramos
Hierro	15 miligramos
Zinc	12 miligramos
Yodo	150 microgramos
Selenio	55 microgramos

ción contra algunas formas del cáncer, la evidencia todavía no es concluyente. El reporte no aconseja el uso de suplementos de la fibra.

Preparación de los alimentos

El meticuloso esfuerzo de seleccionar una dieta balanceada puede terminar en tiempo perdido, si los mismos cuidados no se observan en la cocina al preparar los alimentos. A continuación, ofrecemos unas breves sugerencias dignas de tenerse en cuenta para obtener el máximo beneficio de los alimentos saludables:

- Para ayudar a reducir la cantidad de grasa, es más saludable hornear, asar, hervir o preparar los alimentos en el horno microonda en vez de freírlos en grasa.
- Cocine los vegetales en una mínima cantidad de agua y en lugar de hervirlos, trate de prepararlos al vapor. La canastilla de la vasija de cocinar al vapor mantiene los vegetales por encima de la línea del agua de manera que los nutrientes no se desperdician. Como el calor puede destruir algunos de los nutrientes en los alimentos, es mejor no cocinarlos demasiado.
- Los alimentos frescos deben ser usados lo más pronto posible, a fin de evitar la pérdida de las vitaminas.
- Se obtienen mejores resultados sazonando los vegetales con hierbas y especias en lugar de salsas grasosas, mantequilla o margarina.
- La crema agria y la mayonesa deben reemplazarse con yogur simple o quesos bajos en grasa. Usando leche descremada o muy baja en elementos grasosos en lugar de la leche entera en budines, dulces, sopas y platos horneados se obtendrán resultados más sanos e iguales de nutritivos.

Calcule el consumo de la grasa

La recomendación es que el total de calorías de la dieta diaria no debe exceder de un 30 por ciento del total de las calorías obtenidas de la grasa. Lo rótulos de los productos alimenticios incluyen la cantidad de la grasa en gramos. Para averiguar el total de la grasa en gramos a que Ud. debe limitarse, multiplique el total de sus calorías diarias por 0.30 (o sea el 30 por ciento y luego divida por 9 (el número de calorías en un gramo de grasa).

Ejemplo: 2,200 calorías x 0.30 = 660 calorías de grasa. 660 calorías por 9 = 73 gramos de grasa total

Escogiendo una dieta variada

La Guía Para su Dieta mencionada al comienzo de este artículo sugiere que los muchos elementos nutritivos necesarios para la buena salud se deben obtener de una variedad de alimentos y no de unos pocos productos fortalecidos o suplementarios. Una buena manera de asegurar una variedad, es eligiendo diariamente los alimentos pertenecientes a los siguientes grupos:

- vegetales de tres a cinco porciones
- frutas de dos a cuatro porciones
- panes, cereales, arroz y pasta de seis a once porciones
- leche, yogurt y quesos de dos a tres porciones
- carne de res, aves, pescado, frijoles secos y arvejas, huevos y nueces de dos a tres porciones.

Esta guía alimenticia es una manera simple y útil para la mujer de vigilar su dieta de cerca, variándola y mejorándola según sea el caso. Escogiendo diariamente diferentes alimentos de estos grupos, puede también ser la guía para "una dieta variada y el comienzo de una nutrición balanceada para otros", dice la dietista Stephenson.

Dori Stehlin escribe para la revista FDA Consumer.

■ **Administración de Drogas y Alimentos**
5600 Fishers Lane
Rockville, MD 20857
Publicación DHHS no. (FDA) 92-22475
Enero-Febrero de 1991

LA NUEVA ETIQUETA DE LOS ALIMENTOS: PREVENCIÓN CONTRA LAS ENFERMEDADES DEL CORAZÓN

(The New Food Labels: Prevention against Heart Disease)

por Paula Kurtzweil

En la búsqueda de una dieta buena para el corazón, lea las nueva etiquetas de los alimentos. La información sobre nutrición en ellas, le hará más fácil planear una dieta que le ayudará a evitar el riesgo del nivel alto del colesterol y las enfermedades del corazón.

La información más importante está en el contenido de grasa de los alimentos—especialmente la grasa saturada—la fibra y el nivel del colesterol. La grasa saturada es parte de la grasa total de los alimentos y el componente principal que aumenta el nivel del colesterol en la sangre.

El consumo alto de grasas saturadas y colesterol, está estrechamente ligado al riesgo de coronarias y otras enfermedades del corazón, causadas por obstrucciones en las arterias que llevan la sangre al corazón.

La Guía Dietética Para los Americanos recomienda un consumo de grasa con un límite del 30 por ciento del total de calorías diarias. Personas limitando su dieta a 2,000 calorías al día, deben vigilar que el consumo de grasa total no pase de 65 gramos y el de grasa saturada de 20 gramos. Un nivel de 2,000 calorías diarias es la base en que está calcula de el porcentaje (%) de Valores Diarios (Daily Values).

La fibra en los alimentos

El contenido de fibra de un alimento es de gran interés para todos, pero en especial para los que buscan alimentos "saludables para el corazón". Algunos estudios sugieren que la fibra dietética, existente en alimentos naturales como frutas, vegetales y granos, puede ayudar a disminuir el riesgo de las enfermedades del corazón. El Valor Diario de la fibra dietética es de 25 gramos.

La fibra es también muy importante en el control del peso. El exceso de peso es un factor decisivo para el riesgo de las enfermedades del corazón. Reduciendo el consumo de la grasa y aumentando el de la fibra dietética, es una manera de beneficiar a los que buscan perder algunas libras o mantener un peso normal.

Lo fundamental está en que los alimentos ricos en fibra tienden a ser bajos en calorías y como la mayoría de los carbohidratos, tienen poca o ninguna grasa. Un gramo de proteína y uno de carbohidratos producen 4 calorías cada uno, mientras que un gramo de grasa tiene 9 calorías.

Los alimentos ricos en fibra son más demorados para masticar, aumentando la sensación de llenura en el estómago, lo cual puede conducir a comer menos.

Lógicamente, a menos que una comida rica en fibra como el brócoli esté nadando en mantequilla, es señal de que la gente seguramente está consumiendo menos calorías.

Esta información sobre las calorías y la fibra, es de vital importancia para una dieta saludable.

Los interesados en alimentos "favorables para el corazón" que a la vez sufren de presión arterial alta, también deben buscar en las nuevas etiquetas, información sobre el contenido del sodio en los alimentos. Demasiada sodio o sal en los alimentos hace subir la presión de la sangre, convirtiéndose en un factor más para el riesgo de las enfermedades del corazón y los derrames cerebrales.

Cómo reducir la grasa y el colesterol

- Use harinas de granos enteros para mejorar el sabor de tortas y pasteles hechos con ingredientes con poca grasa y colesterol.
- Reemplace la leche entera con leche sin grasa o descremada en pudines, sopas y platos horneados.
- Substituya la crema agria y la salsa mayonesa con yogur sencillo sin aditivos ni grasa, o con requesón fresco con muy poca grasa, pasado por la licuadora.
- Los vegetales son más saludables hervidos, horneados o cocidos en el horno microonda, en vez de fritos.
- Sazone los vegetales con hierbas y especias en lugar de usar salsas grasosas, mantequilla o margarina.
- Ensaye el jugo de limón y los vinagres sazonados para dar a las ensaladas buen sabor, o use pequeñas cantidades de aderezos en una mínima base de aceite.
- Mientras sea posible, use aceite vegetal en lugar de margarina, mantequilla, o manteca usada en pastelería.
- Escoja los cortes de carne magros y deseche la grasa de la carne y de las aves, antes y después de cocerlos; elimine también la piel de las aves antes y después de cocinarlas.
- Ase a la parrilla, prepare al horno, o ponga a hervir a fuego lento todo tipo de carnes, aves o pescado en vez de freírla.
- Ponga a cocinar la carne de res o de aves sobre una parrilla para que la grasa escurra al fuego, o use una sartén con una capa de teflón y así no tendrá que añadir ninguna grasa.
- Enfríe el caldo de las carnes para que la grasa suba a la superficie y se endurezca. Antes de usar el caldo remueva la grasa.
- Cuando prepare huevos revueltos, limite el uso de las yemas de los huevos a una por porción. Si necesita porciones adicionales, use las claras de los huevos.
- Trate de usar las claras de los huevos en vez de las yemas en las recetas que recomiendan huevos completos. Use las claras de dos huevos en lugar de una yema entera en molletes, panecillos, galletitas y pudines.

(Fuente: Departamento de Agricultura de los Estados Unidos)

El porcentaje (%) de valores diarios

El que los alimentos sean altos o bajos en nutrientes se puede saber, buscando los Porcentajes (%) de Valores Diarios en el panel de Datos Sobre Nutrición (Nutrition Facts), en las nuevas etiquetas. Para quienes sufren de presión alta de la sangre o enfermedades del corazón, el porcentaje de grasa—especialmente la saturada, colesterol, fibra y sodio, es de gran importancia.

En el caso de ciertos alimentos, si el porcentaje (%) del Valor Diario es 5 o menos, el alimento es considerado bajo en ese nutriente. Mientras el número de alimentos escogidos con un porcentaje (%) de 5 o menos del Valor Diario de grasa total—grasa saturada, colesterol y sodio sea mayor, más fácilmente se podrá gozar de una dieta saludable. Por ejemplo, alimentos con un 10 por ciento o más del Valor Diario de fibra, se consideran como buenas fuentes del componente dietético.

El objetivo consiste en seleccionar alimentos que al juntarlos, no excedan el 100 por ciento del Valor Diario de la grasa total, grasa saturada, colesterol y sodio sino que mas bien, igual—en o sobrepasen un alto porcentaje de elementos nutritivos.

La información del rótulo

En algunos empaques de alimentos, hay rótulos que describen los beneficios nutritivos del producto. Con frecuencia aparecen en frente del empaque, a la vista de los consumidores. El objeto de los rótulos es el de informar qué elementos nutritivos tiene el producto, si es "bajo en grasa saturada", "cuánto colesterol o sal tiene", o si es "alto o bajo en fibra". Son conocidos también como "atributos nutritivos" y se usan para realzar sus cualidades nutritivas.

Hay otros que se refieren a la salud. La Administración de Drogas y Alimentos (FDA) ha aprobado ocho de ellos entre los cuales, dos se refieren a enfermedades del corazón y afirman:

- Una dieta baja en grasa saturada y colesterol, puede reducir el riesgo de las enfermedades del corazón.
- La dieta compuesta de frutas, vegetales, granos y productos que contienen fibra, particularmente fibra soluble, baja en grasa y colesterol, puede reducir el peligro de las enfermedades cardíacas.

Estas afirmaciones sobre la salud deben mencionar también, que el riesgo de las fallas cardíacas obedece a muchos otros factores.

Ambos tipos indican que los alimentos contienen niveles deseables de los nutrientes mencionados.

La sección de datos sobre nutrición de las nuevas etiquetas, también muestra la cantidad en pesogramos y miligramos de ciertos nutrientes, incluyendo la grasa, la grasa saturada, el colesterol y el sodio. Estas cantidades son de gran utilidad para quienes vigilan de cerca el consumo diario de esos nutrientes.

Cada vez que los consumidores consultan la nueva etiqueta en busca de los beneficios de los alimentos que forman sus dietas, encuentran información abundante que les permite seleccionar los alimentos que les ayuda a reducir el riesgo de estas enfermedades.

Paula Kurtzweil escribe para la revista FDA Consumer. Adaptación del inglés, por Carlos E. Aranguren, FDA Office of Public Affairs.

■ **Administración de Drogas y Alimentos**
5600 Fishers Lane
Rockville, MD 20857
BGS 951
Agosto de 1995

¡PROTEJA SU CORAZÓN—BAJE SU COLESTEROL!

(Protect Your Heart—Lower Your Cholesterol)

Haga cambios hoy. ¡Está a tiempo!

"Yo sabía que tenía que hacer algo para bajar mi nivel de colesterol alto en la sangre. Poco a poco hice algunos cambios al comprar y preparar los alimentos. Cada día trato de mantenerme activa, camino durante mi hora del almuerzo o salto cuerda con mis hijos. Vale la pena hacer cambios. ¡En tres meses uso dos tallas menos en los vestidos! Y poco a poco está bajando mi nivel de colesterol. ¡Me siento bien"!

Pilar Crespo

Siga estos consejos para disminuir su riesgo de tener un nivel alto de colesterol en la sangre.

Coma alimentos saludables para el corazón.

- leche descremada o con 1% de grasa
- helado de yogur bajo en grasa
- quesos bajos en grasa o sin grasa
- pescado
- pavo y pollo sin pellejo
- cortes de carne bajos en grasa
- cereales, pastas, lentejas y frijoles (habichuelas)
- tortillas de maíz, panes
- frutas y vegetales

Escoja sólo de vez en cuando estos alimentos.

- leche con un 2% de grasa
- aceites y margarina
- aguacates (paltas), aceitunas y coco
- nueces

Trate de evitar estos alimentos.

- leche entera o regular
- cremas y helados de leche (mantecados)
- quesos hechos de leche entera
- mantequilla
- cortes de carne con alto contenido de grasa y chicharrones
- chorizos, salchichas y mortadela
- hígado, riñones y otros órganos animales
- yemas de huevo
- manteca, aceite de coco, de palma o de pepita de palma

Manténgase activo físicamente todos los días.

¡Escoja actividades que usted y su familia puedan disfrutar?

- caminar
- hacer ejercicios aeróbicos
- trabajar en el jardín
- bailar
- practicar deportes
- saltar cuerda con sus hijos

Trate de lograr un peso saludable. Siga estos consejos para bajar de peso si tiene sobrepeso.

Trate de perder peso despacio.

- Evite las comidas con alto contenido de grasa y calorías.
- Sírvase porciones pequeñas de comida.
- Coma frutas y vegetales como bocadillos.
- Hornee, ase o hierva sus comidas.
- Manténgase activo todos los días.

¡Tome acción para bajar su colesterol en la sangre! *Más vale prevenir que lamentar.*

■ **U.S. Department of Health And Human Services, Public Health Service**
National Institutes of Health
National Heart, Lung, and Blood Institute
NIH Publication No. 96-4044
Septiembre de 1996

¡REDUZCA LA GRASA—NO EL SABOR!

(Cut Down on Fat—Not on Taste)

Proteja la salud de su corazón y el de su familia sirviendo alimentos bajos en grasa y grasa saturada.

Las comidas latinas, tales como los frijoles (habichuelas), los vegetales, las frutas, el arroz y las tortillas de maíz, son parte de una alimentación saludable. Prepárelas de manera saludable para su corazón y el de su familia. Ayude a su familia a comer menos grasa y grasa saturada.

Compre alimentos bajos en grasa.

- Leche descremada o con 1% de grasa.
- Quesos, crema agria, aderezos para ensalada y mayonesa **bajos en grasa o sin grasa.**
- Pescado y pollo o pavo sin pellejo. Cortes de carne bajos en grasa en vez de carnes con alto contenido de grasa.
- Frutas, vegetales y granos como frijoles, arroz, tortillas de maíz y pastas.

Cocine con menos grasa.

- Hornee, ase o hierva en vez de freír.
- Use un sartén, que no pegue, humedecido con aceite en aerosol.
- Use sólo poca cantidad de aceite vegetal o margarina, en vez de manteca o mantequilla.
- Cocine los frijoles y el arroz **sin** manteca, tocino ni otras carnes con alto contenido de grasa. Déle sabor a los frijoles con chile verde, cebolla, ajo, orégano o cilantro.

Elimine la grasa.

- Antes de cocinar la carne de res y de cerdo, córteles la grasa.
- Antes de comer pollo y pavo, quíteles el pellejo.
- Escurra la grasa que sueltan las carnes al cocinarlas.
- Enfríe las sopas y los caldos, y quite la capa de grasa antes de recalentar.

Usted puede hacer cambios poco a poco.

Marque los consejos que pondrá en práctica para comer menos grasa.

- Comer frutas **en vez** de postres altos en grasa como flan, helado de leche, pan dulce o bizcochos.
- Tomar leche descremada o con 1% de grasa.
- Comprar quesos bajos en grasa o sin grasa.

- Hornear, asar o guisar el pollo en vez de freírlo.
- Quitar el pellejo al pollo.

¡Coma alimentos bajos en grasa y grasa saturada! *Más vale prevenir que lamentar.*

■ **U.S. Department of Health and Human Services, Public Health Service**
National Institutes of Health
National Heart, Lung, and Blood Institute
NIH Publication No. 96-4045
Septiembre de 1996

PSORIASIS
(PSORIASIS)

■ ■ ■

UN BOSQUEJO DE LOS TRATAMIENTOS DE PSORIASIS

(Treatment Summary for Psoriasis)

Hasta como cinco millones de Americanos tendrán psoriasis en algún punto de sus vidas. La mayoría tendrá una forma leve de la enfermedad con sólo una o pocas lesiones. El resto tendrá psoriasis de moderada a severa. La psoriasis moderada abarca de 10 a 20 por ciento de la superficie de la piel (la palma de la mano es más o menos un por ciento). Personas con psoriasis severa pueden tenerla a través del cuerpo entero.

La información práctica presentada aquí le dará un bosquejo de las opciones de tratamiento y sugerencias para el cuidado de su piel.

Cuando decimos lesiones de psoriasis, queremos decir . . .

Cuando nos estemos refiriendo a la psoriasis, queremos decir la psoriasis de placa. Su nombre cientifico es psoriasis vulgaris (vulgaris significa común). Las lesiones de la psoriasis de placa tienen, usualmente, una base inflamada y rojiza cubierta por una escama plateada blanca. Los bordes de la lesión están bien definidos y no son contagiosos. Existen otras formas de psoriasis con nombres tales como de gota, pustular, inversa y eritodérmica. Estas otras formas de psoriasis están discutidas en el folleto de la Fundación Nacional de Psoriasis (FNP) llamado *Formas Especificas de Psoriasis,* disponible en inglés.

Cómo tratar la psoriasis

La meta del tratamiento es de aclarar la piel de las lesiones de psoriasis por periodos de tiempo. Esto se llama *aclaramiento* o *remisión.*

Existen muchos tratamientos de entre los cuales se puede escoger. Aunque todos los tratamientos contra la psoriasis son eficaces para algunas personas, ninguno de ellos son eficaces todo el tiempo para todas las personas con psoriasis.

Procedimiento de los pasos 1-2-3 hacia el tratamiento de la psoriasis

Las elecciones de tratamientos para la psoriasis son de un procedimiento de los pasos *1-2-3.* El paso No. 1 (remedios tópicos) se trata primero. Si las opciones del tratamiento del primer paso no son eficaces, o no son apropiadas por la severidad de la psoriasis, entonces se recomienda el paso No. 2 (fototerapia). Las opciones de tratamiento pueden saltar del paso No. 1 al paso No. 3, saltando el paso No. 2, si la fototerapia no está disponible o no es factible.

El paso No. 3 (remedios internos) es la última elección porque estas opciones de tratamientos tienen unos riesgos más altos de efectos secundarios internos.

Paso no. 1: Terapia topica

Esteroides tópicos

El uso de remedios de esteroides tópicos es una de las formas de terapias más comunes que se recetan para la psoriasis. Son simples de aplicar, no manchan la piel o la ropa y no tienen ningún olor ofensivo.

Los esteroides tópicos están disponibles en varias potencias. La potencia de un esteroide determina en qué parte del cuerpo se pueda usar y por cuánto tiempo la pueda usar. Generalmente, use esteroides débiles en lugares donde la piel es más delgada, como en la cara, y productos más fuertes en piel más gruesa.

Si se usa un esteroide de alta potencia por mucho tiempo en áreas grandes de la piel, pueden desarrollarse efectos secundarios internos. Esteroides tópicos potentes también pueden causar que se adelgace la piel y pueden dejar señales de piel estirada. Siga con mucho cuidado las órdenes de su médico.

Alquitrán de hulla

Medicamentos de alquitrán de hulla son remedios antiguos para la psoriasis. Muchas preparaciones de hulla se pueden comprar sin una receta médica y son de potencia menor que las hullas recetadas.

El alquitrán de hulla se aplica directamente a las lesiones de psoriasis, usado como una solución de baño, o en champú para la psoriasis del cuero cabelludo. La hulla puede causar irritaciones de la piel. El alquitrán de hulla hace la piel más sensitiva a la luz ultravioleta, de modo que puede ser usado con la fototerapia de luz ultravioleta B (UVB) o baños de sol. Se debe ejercer extrema cautela para evitar severas quemaduras, las cuales podrían empeorar la psoriasis.

Pasos 1-2-3

Para la Terapia de Psoriasis

Cada paso representa tratamientos comunes de psoriasis. Los tratamientos enumerados en cada paso no están enumerados en ningún orden de preferencia o eficacia.

Paso No. 1
Esteroides Tópicos
    Alquitrán de Hulla
Antralina
    Vitamina D$_3$
Oclusión
    Humectantes
Soluciones de Baño
    Baños de sol
Remedios que no Necesitan Recetas Médicas

Paso No. 2
Combinación de Terapias
PUVA
Luz Ultravioleta B (UVB)
Programa de Tratamiento de Día

Paso No. 3
Hidroxiurea
Sulfasalazina
Ciclosporina
Terapia Rotatoria
Retinoides (Etretinate, Isotretinoina, Acitretina)
Metotrexate

Cuadro No. 1

Antralina

La antralina es un compuesto tópico que se ha usado por muchos años para tratar la psoriasis. Puede irritar la piel normal y puede manchar la piel, la ropa o cualquier cosa que toque. Un producto que se vende en las farmacias sin necesitar receta médica llamado CuraStain Post-Treatment Skin Soothing Lotion, que es una loción que calma la piel después de los tratamientos, puede ayudar a disminuir las manchas de la piel y la quemadura causada por la antralina.

Vitamina D$_3$

La vitamina D$_3$, o calcipotriene, es un remedio tópico para casos de psoriasis leves a moderadas. Es un remedio recetado

que no huele, que no mancha y que tiene pocos efectos secundarios cuando se usa de la manera indicada. Generalmente, se aplica dos veces al día. Esta remedio no se debe usar en la cara o en los genitales porque puede ser irritante. No se recomienda para los niños o durante el embarazo.

La vitamina D$_3$, no es la misma como la vitamina D en los suplementos de vitaminas comerciales. Los suplementos de vitaminas no se deben usar para tratar la psoriasis, ya que dosis altas de vitamina D puede resultar en serios efectos secundarios.

Terapia de cinta de oculsión

Cubrir una lesión con una cinta hermética e impermeable se llama terapia de cinta de oclusión. La cinta se deja puesta por una semana o más. La terapia de oclusión se usa para tratar lesiones individuales, no para la psoriasis extensa. Puede usarse con remedios esteroides, o un humectante.

Humectantes

Algunas personas obtienen muy buenos resultados simplemente usando humectantes. Puede que los humectantes no aclaren la piel, pero pueden producir un resultado cosmético aceptable y ayudan a reducir el picazón. Manteniendo la piel húmeda ayudan a reducir la inflamación y a mantener la flexibilidad. La clave para el uso de los humectantes es de aplicarlos diariamente.

Los expertos en la piel dicen que los productos más pesados y grasosos funcionan mejor para capturar el agua en la piel. Algunos reportan que aceites para cocinar o manteca pueden ser substitutos eficaces de los productos de belleza.

Evite humectantes que contienen olores y agentes colorantes; estos ingredientes no proveen beneficios terapéuticos y pueden producir reacciones alérgicas o hipersensitivas. Los ingredientes que pueden causar dichas reacciones alérgicas son benzocaina y vitamine E.

Use cremas medicadas que contengan uno o más de los siguientes ingredientes: glicol de propileno, glicerina, ácido salicilílico, o ácido láctico. Pídale consejos a su médico o farmacéutico.

Soluciones de baño

Remojarse en agua puede ser beneficioso para mantener cómoda la piel afectada con la psoriasis, remover las escamas y parar el picazón. También prepara la escama para que se remueva dedicadamente, lo que de hecho mejora el funcionamiento de los productos tópicos. Una remojada de 20 minutos en agua tibia *hincha* la escama para que se pueda remover dedicadamente sobándose con una toallita mojada, una esponja de tipo *loofah* (lufa) o una piedra de pómez.

Añadirle al agua de baño aceites, soluciones de hulla, avena, sales de Epsom o del Mar Muerto pueden ayudar. Inmediatamente después de salir del baño, aplíquese un humectante.

Si usted no tiene una bañera, puede remojar las manos y los pies en poncheras, los codos en platos hondos o las piernas en cestos altos para papeles. Otra opción es la de aplicarse compresas mojadas y envolverlas en plástico.

Remedios que se obtienen sin receta médica

Hay muchos remedios para la psoriasis que usted puede comprar sin una receta médica para humedecer y calmar las lesiones. Ingredientes naturales, como aloe vera y jojoba, se usan con frecuencia. Algunos contienen alquitrán de hulla y/o ingredientes que eliminan la acumulación de escamas de psoriasis.

Baños de sol

Está bien documentado que la luz ultravioleta puede aclarar las lesiones de psoriasis. La luz ultravioleta B se encuentra en la luz natural del sol. Ponerse en un horario para tomar baños de sol en forma regular, sin quemarse, puede ayudar a eliminar las lesiones, o por lo menos a disminuir su actividad.

Paso no. 2—Fototerapia

Luz ultravioleta B (UVB)

La luz ultravioleta B (UVB) se usa para tratar las áreas extensas y localizadas de lesiones de psoriasis difíciles de tratar. La luz se le administra al paciente mientras está de pie dentro de una caja de luz o frente a un tablero de luz.

La mayoría de los tratamientos UVB se dan en el consultorio del médico bajo observación estricta. Sin embargo, existen cajas de luz UVB para el hogar que los pacientes pueden comprar. Con la supervisión de un médico, el paciente se puede administrar el tratamiento UVB en su hogar.

Programa de tratamiento de día

El Programa de Tratamiento de Día es un régimen de tratamiento intensivo realizado en establecimientos especiales para personas con extensa psoriasis. Los pacientes pasan de seis a ocho horas cada día de dos a cuatro semanas en un Programa de Tratamiento de Día. Son tratados con alquitrán, antralina y UVB. La Fundación Nacional de Psoriasis (sigla en inglés NPF) mantiene una lista de todas los Programas de Tratamiento de Día en los Estados Unidos.

PUVA

El usa del remedio psoralina con la luz ultravioleta A (UVA) se llama PUVA. El tipo de tratamiento PUVA más común es el de tomar píldoras psoralina por boca y más tarde recibir un tratamiento de luz ultravioleta A (UVA). La psoralina también puede ser un tratamiento tópico en vez de uno sistémico. Cualquiera de las lesiones se *pintan* con la psoralina, el área afectada queda empapada en él, o todo el cuerpo se sumerge en una bañera de agua que contenga psoralina.

Combinaciones de terapias

Cuando la psoriasis es resistente a una terapia estándar, la respuesta puede ser una combinación de terapias. La combinación de terapias puede resultar en una reacción más rápida al tratamiento y puede reducir el riesgo de obtener efectos secundarios.

Paso no. 3—Remedios internos

Metotrexate

Metotrexate es un remedio interno que se administra o en forma de píldoras o en forma de inyección para la psoriasis o la artritis psoriática. Metotrexate puede ser muy eficaz. Su uso require observación cuidadosa, como son las biopsias del hígado o frecuentes exámenes de sangre para evitar serios efectos secundarios internos.

Retinoides: Etretinate (Tegison), Isotretinoína (Accutane), Acitretina (Soriatane)

Etretinate es una droga parecida a la vitamina A que funciona particularmente bien para lo psoriasis pustular. Etretinate nunca debe ser tomado por mujeres a menos que estén seguras que ya han terminado de tener hijos. Etretinate causará defectos de nacimiento. Se queda en el cuerpo mucho tiempo.

Isotretinoína se usa a veces para tratar la psoriasis. Si se toma cuando una mujer ha concebido, puede causar defectos de nacimiento. Los embarazos futuros no quedan afectados después de darle suficiente tiempo al cuerpo para deshacerse de la droga.

Acitretina, el retinoide más nuevo, puede ser una opción para las mujeres con potencial de embarazo. Una vez que se haya parado de tomar la droga y se observe un tiempo suficiente para que el cuerpo se deshaga de la droga, una mujer puede concebir y dar a luz un hijo sin preocuparse de defectos de nacimiento. Consumir bebidas alcohólicas mientras esté tomando acitretina, o por dos meses después de haberla tomado, puede convertir la droga en etretinate y entonces el embarazo en cualquier momento no sería predente. Se espera que la acitretina sea aprobada muy pronto para el tratamiento de la psoriasis.

Hidroxiurea (Hidrea)

Hidroxiurea es un remedio oral con menos posibiliad de que le cause daño al hígado que metotrexate, pero no es tan eficaz como metotrexate.

Sulfasalazina

Sulfasalazina es un antibiótico oral que es eficaz en algunos pacientes con psoriasis. Es significativamente menos eficaz que metotrexate. Sin embargo, sulfasalazina tiende a tener menor efectos secundarios que metotrexate.

Ciclosporina

La ciclosporina puede ser muy eficaz en el tratamiento de la psoriasis, pero su uso require observación cuidadosa para evitar riesgos significativos a los funciones del hígado y a la presión sanguínea. El uso a corto plazo parece ser relativamente seguro, pero la seguridad de usarlo a largo plazo todavía se está investigando. Se espera que la ciclosporina sea aprobada muy pronto para el tratamiento de las psoriasis. Para más información, pregúntele a su médico.

Terapia rotatoria

La psoriasis es crónica y los pacientes a menudo la tratan continuamente. Sin embargo, la gente puede volverse resistence a un tratamiento después de usarse continuamente y el tratamiento deja de funcionar. Además, muchos, tratamientos tienen severos efectos secundarios de largo plazo.

En la terapia rotatoria, un tratamiento se usa de 12 a 14 meses y luego se rota al paciente a otra terapia. Si se para un tratamiento después de sólo uno o dos años, el riesgo de efectos secundarios de largo plazo pueden disminuir. Cuando vuelve a ocurrir la psoriasis, el ciclo se puede repetir con cualesquier o con todos los tratamientos para la psoriasis severa.

Sugerencials para mantener la psoriasis bajo control . . .

- **Evite las heridas a la piel**

    Aún heridas menores tales como quemaduras de sol, rasguños, o ropa apretada pueden causar en algunas personas, que se les empeore la psoriasis. Generalmente, las heridas que causan la presencia de la psoriasis ocurrirán cuando la psoriasis ya se está formando. Lo más seguro es que no ocurra cuando las lesiones psoriáticas estén estables.

- **Evite infecciones internas y de la piel**

    Infecciones, como la inflamación séptica de la garganta, pueden causar que se inflame la psoriasis en algunas personal. Tratar la infección lo más pronto posible puede reprimir la inflamación de la psoriasis.

- **Esté al tanto de los remedios para otras condiciones que puedan causar que se inflame la psoriasis**

    Ocasionalmente, ciertos remedios empeoran la psoriasis. Estos remedios incluyen los antimalariales como quinacrina y coloroquina, litio, inderal y otros remedios bloquedores de beta, quinidina (un remedio para el corazón), indometacina y esteroides.

    La supresión de esteroides sistémicos orales o inyectados puede empeorar la psoriasis y causar un brote de psoriasis pustular generalizada. Generalmente, esto no ocurrirá con esteroides inyectados directamente en las lesiones psoriáticas o con pomades esteróidicas a menos que se usen grandes cantidades de estroides tópicos de alta potencia y el tratamiento se para abruptamente.

- **Dése cuenta del factor de estrés**

    Algunas personas reportan una inflamación de la psoriasis después de sentir estrés. Hoy día existen muchas maneras de tratar el estrés (v.g.: remedios, modificaciones del comportamiento). Es probable que aquellos pacientes a quienes se les inflama la psoriasis después de un episodio de estrés, podrían sacarle beneficio a programas para controlar el estrés.

- **Cómo usar la luz ultravioleta**

    Aplíque aceite mineral a la piel antes de los tratamientos con luz ultavioleta. Las superficies de la piel que tengan protuberancias y estén secas, esparcen la luz ultravioleta, disminuyendo su eficacia.

- **Use los remedio frugalmente**

    Un producto usado frugalmente dejará una capa delgada sobre la piel. Si se aplican los productos con mucha frecuencia es lo mismo como usarlos demasiado. Aplique los remedios del más delgado al más grueso, usando sobadas hacia abajo: lociones (las más delgadas), cremas, pomadas y pastas (las más gruesas). Use humectantes después de que los remedios hayan tenido la oportunidad de penetrar la piel.

- **Escoja los jabones con cuidado**

    Jabones supergrasosos contienen varios emolientes o humectantes y pueden secar menos la piel que los jabones comunes y corrientes. Limpiadores que no contienen jabón son los recomendados para la piel sensitiva, seca o irritada.

- **Otras sugerencias más**

    Temperaturas extremas pueden causar que se deterioren los remedios. Por lo tanto, evite dejar los remedios en el carro, en los antepechos de las ventanas, etc., durante tiempo muy caliente o muy frío.

    Nunca comparta sus remedios, o use oclusiones (envolturas de plástico, esparadrapo u otras cobertural) sobre la piel medicada, a menos que sea bajo la dirección de un médico.

    Use un aparato humedecedor en su hogar para reemplazar la humedad en el aire. Esto hará que la piel se sienta más cómoda.

National Psoriasis Foundation (NPF): (Fundación Nacionales de Psoriasis [FNP]). En 1991, fue recipiente del premio Excelencia en la Educación de la Academia Americana de Dermatología.

Un Bosquejo de los Tratamientos de Psoriasis se publica como un servicio educacional y no es su intención de reemplazar el consejo que le pueda dar un médico. La FNP le aconseja que usted consulte con un médico antes de comenzar cualquier tratamiento. La FNP no respalda ningún remedio, producto, o tratamiento para la psoriasis.

La FNP es un organización 501(c)(3) no lucrativa, no profesional que trabaja para mejorar la calidad de la vida para las personas con psoriasis. Donativos deducibles de los impuestos apoyan la educación pública de la FNP y sus programa investigadores. El reporte anual de la FNP está disponible escribiendo o llamando a la FNP.

■ **Fundación Nacional de Psoriasis**
6600 SW 92nd Avenue, Suite 300
Portland, OR 97223-7195
(503) 244-7404
FAX: (503) 245-0626

RETARDO MENTAL
(MENTAL RETARDATION)

■ ■ ■

APOYO A LA FAMILIA

(Support for the Family)

¿Qué es un programa de apoyo a la familia?

Un programa de apoyo a la familia es aquel que provee servicios que ayudan a ésta a cuidar en el hogar a un miembro con un impedimento. El hogar es el mejor ambiente, usualmente, en el cual crecer, cualquiera que sea el impedimento del niño/a. Es por eso que apoyo a la familia se define "como cualquier forma de ayuda" necesaria para prevenir que una persona sea sacada de su hogar natural.

Los servicios de apoyo deben concentrarse en la familia. Deben permitir que ésta tome decisiones, deben mostrar sensibilidad a las necesidades de la misma y ser flexible, para así satisfacer las necesidades únicas de diferentes familias (Bradley,1990).

¿Qué servicios debe ofrecer un programa de apoyo a la familia?

Algunos de los servicios que se consideran de apoyo son:

- Entrenamiento
- Diagnóstico y evaluación
- Transportación
- Modificaciones al hogar
- Asesoramiento
- Manejo de conducta
- Servicio médico/dental
- Cuidado temporario
- Ropa especial
- Servicios de emergencia
- Ayuda económica
- Información/recomendación
- Recreación
- Modificación de vehículo

Cuidado temporario es el servicio de apoyo que más se ofrece; pero en una encuesta, las familias reportaron que lo que más necesitan es ayuda económica; seguido por una variedad de servicios con enfoque en sus necesidades individuales (US/GAO,1990).

¿Por qué se necesitan programas de apoyo a la familia?

Los servicios de apoyo pueden aliviar parte de la tensión que las familias sienten cuando tratan de satisfacer las necesidades únicas de un miembro con retardación mental. El proveer apoyo en el hogar natural para los niños con impedimentos ayuda a mantener su calidad de vida. También puede que sea más económico para la sociedad dejar que la familia provea el albergue y el sostén que la misma ofrece normalmente.

¿Cómo surgieron los programas de apoyo a la familia?

Durante los años '70, comenzó un movimiento hacia la desinstitucionalización. Muchas personas comenzaron a reconocer que los individuos con impedimentos tienen contribuciones que ofrecer y que "almacenarlos" en una institución era desperdiciar sus vidas. Los padres de niños con impedimentos comenzaron a criarlos en el hogar en vez de ponerlos en una institución. A raíz de estos cambios, la necesidad de programas de apoyo a la familia aumentó.

Movimientos entusiastas por todo el país lograron que los legisladores reconocieran la necesidad de hacer cambios en las leyes. A pesar de que estos movimientos continúan desempeñando un papel importante, muchos estados aún no han implementado leyes adecuadas con respecto a programas de apoyo a la familia.

¿Cómo son financiados los programas de apoyo a la familia?

En la mayoría de los estados, el presupuesto para los programas de apoyo es el 1 por ciento o menos del presupuesto total disponible para las personas que tienen retardación mental u otros impedimentos (Wieck,1985). Ejemplos de fuentes financieras son: programas públicos, programas estatales, seguro médico y ayuda federal.

Programas públicos: Muchas comunidades tienen programas que proveen apoyo a la familia. Algunos son por medio de:

- Escuelas
- Universidades
- Organizaciones como The Arc
- Corporaciones
- Agencias especializadas
- Iglesias

Las familias no deben olvidarse de los "recursos naturales" que pueden ofrecer otros miembros de la familia, las amistades y su comunidad. Muchas veces se establecen programas y servicios en una comunidad basados en las necesidades de las familias que viven en esa comunidad; una vez que éstas son expresadas por dichas familias

Programas estatales: La fuente financiera principal para los programas de apoyo es el estado. Según un informe, en el año 1990 todos los estados, menos Oklahoma, ofrecían algún tipo de programa de apoyo a la familia financiado por el estado (Bradley,1990).

En otro estudio, 11 programas estatales ofrecían ayuda económica a las familias; 33 ofrecían servicios de cuidado temporario, y 30 ofrecían otros tipos de programas de apoyo. California encabezaba la lista, entre todos los estados, en cuanto al número de personas que servía y también en el total de gastos (Braddock,1990).

Seguro Médico: Los seguros médicos privados cubren las necesidades médicas de una fracción de todos los niños con impedimentos y no son considerados una fuente financiera principal para pagar servicios de apoyo. Sin embargo, las familias que tienen seguro médico deberían revisar sus pólizas por si éstas cubren algunos de estos servicios.

Ayuda Federal: Muchas personas califican para los beneficios que ofrece el Seguro Social. Algunas personas que tienen retardación mental califican para recibir el Seguro de Ingreso Suplementario (SSI) o el Seguro por Incapacidad del Seguro Social (SSDI), o ambos. En muchos casos, los beneficios médicos que ofrece el "Medicaid" y el "Medicare" son parte de los beneficios que ofrece el SSI y el SSDI.

Para que una persona califique o no para estos programas depende del impedimento y del ingreso familiar. El impedimento de una persona mayor de 18 años debe limitarlo/a de manera que ésta no pueda participar en "actividades que le provean ganancia substancial", según la definición de la Administración del Seguro Social. Los niños menores de 18 años son evaluados en las áreas de comunicación, destrezas motoras, destrezas sociales, entre otras, según la capacidad de funcionamiento para su edad.

Aunque podría ser muy posible que estos beneficios se pierdan si la persona con el impedimento comienza a trabajar, todo o parte del ingreso y de los beneficios médicos pueden ser mantenidos si se planifica bien. Puede obtener información más detallada a través de su oficina local del Seguro Social (Administración del Seguro Social, junio 1991).

¿Cómo se obtiene apoyo?

Incorporarse al sistema puede ser complicado debido a que los servicios de apoyo y los criterios de elegibilidad varían de comunidad a comunidad. Puede obtener información acerca de los servicios a través del Comité de Planificación sobre Impedimentos de Desarrollo (DD Council) de su estado, del departamento de servicios sociales o de agencias locales vinculadas a la retardación mental. Si una agencia no le puede ayudar, pida que le refieran a una que sí pueda.

Coordinar servicios individualizados es muy importante, especialmente para aquellas familias o individuos con muchas necesidades. Debido a que no todos los servicios que se necesitan están disponibles a través de una sola agencia, obtenga ayuda de una persona que sepa cómo manejar el sistema.

¿Cuándo obtener ayuda económica para cubrir los gastos de los servicios de apoyo?

Las necesidades de cada familia son diferentes; por lo que obtener ayuda económica puede ser la opción adecuada. Ésta le da a la familia mayor control sobre los servicios que reciben. También es conveniente que los criterios de elegibilidad estén basados en las necesidades y no en el ingreso de la familia.

Algunos de los criterios que se usan para determinar si una familia califica para recibir servicios de apoyo a través de un programa de ayuda económica, son:

- El ingreso y el número de personas en la familia;
- La familia no recibe otra forma de asistencia pública;
- La familia carece de recursos;
- La familia no tiene suficiente dinero para cubrir los gastos de estos servicios;
- La persona con el impedimento podría ser sacada del hogar;
- La persona está regresando al núcleo familiar.

A pesar de que hay dinero disponible, una desventaja de proveer apoyo a la familia por medio de la ayuda económica solamente es que podría ser más difícil obtener servicios especializados. Por esta razón, podría resultar más práctico pagar por servicios privados para así crear los servicios de apoyo que se necesiten.

¿Qué programas de apoyo a la familia existen para adultos con retardación mental que viven en el hogar?

Existen muchos interrogantes acerca de este tema. Por ejemplo, ¿debe proveerse apoyo a la familia de igual forma para niños y adultos con impedimentos?, ¿es apropiado vivir con los padres una vez que se es adulto?

En los Estados Unidos, el 25 por ciento de los hijos adultos que no tienen un impedimento, viven con los padres. Esta es una costumbre común que se observa en muchas culturas a través de la historia. Que los hijos se vayan del hogar cuando son mayores de edad es una costumbre adquirida por la sociedad más recientemente. Por eso, puede ser una alternativa el que la sociedad provea algún tipo de apoyo a la familia para los hijos adultos con retardación mental que viven con sus padres.

¿Dónde puedo obtener más información acerca de programas de apoyo a la familia?

The Arc mantiene una biblioteca con información (ésta es limitada en español) acerca de este tema, al igual que un directorio de los recursos que existen a nivel nacional, estatal y local. Para más información comuníquese con The Arc al 1-800-433-5255, TDD (llame al 1-800-855-1155 y pídale a la operadora que cargue la llamada al 817-277-0553). Otras fuentes de información son:

Beach Center on Families,
The University of Kansas
Bureau of Child Research, 4138 Haworth Hall,
Lawrence, KS 66045
(913) 864-7600

Civitan International Research Center
University of Alabama at Birmingham,
P.O. Box 313 UAB Station
Birmingham, AL 35213
(205) 934-8900

Human Services Research Institute
2336 Massachusetts Ave.
Cambridge, MA 02140
(617) 876-0426

The Center on Human Policy
Syracuse University
200 Huntington Hall, 2nd Floor
Syracuse, NY 13244
(315) 443-3851

Referencias

Bradley, V.J. et al. (1990). *Family support services in the United States: An end of decade status report.* Boston, MA: Human Services Research Institute.

Braddock, D. et al. (1990). *The State of the States in Developmental Disabilities.* Baltimore, MD: Paul H. Brookes Publishing Co., Inc.

Respite Care: An Overview of Federal, Selected State, and Private Programs. Report number GAO/HRD-90-125, (1990). Washington, D.C.: United States General Accounting Office, (US/GAO).

Social Security Administration. (June 1991). *Red Book on Work Incentives.* Department of Health and Human Services.

Wieck, C. (1985). The development of family support programs. In: Agosta, J.M. & Bradley, V.J. (Eds.). *Family care for persons with developmental disabilities: A growing commitment.* Boston, MA: Human Services Research Institute.

Esta publicación se hizo posible, en parte, bajo el número de contrato 25200, según las estipulaciones del "Developmental Disabilities Act" de 1991(ley pública 101-496), a través del Departamento de Administración de Minnesota, Comité de Planificación sobre Impedimentos de Desarrollo, Oficina del Gobernador. Las opiniones aquí expresadas, no reflejan necesariamente la posición o las reglas de dicho departamento y/o oficina.

Versión original en inglés por Debby Ingram, Investigadora Asociada, "Proyecto Apoyo a la Familia-Fortaleciendo a las Familias Americanas a través del Apoyo Directo a nivel Nacional."

■ **The Arc**
National Headquarters
P. O. Box 1047
Arlington, Texas 76004
(817) 261-6003
(817) 277-0553 TDD
thearc@metronet.com (e-mail)
Spanish Interpretation of Family Support 101-16Sp
Agosto de 1993

EL RETRASO MENTAL

(Mental Retardation)

Definición

El desarrollo de las personas con retraso mental es tipicamente más lento. Además estas personas experimentan dificultades en el aprendizaje y el ajuste social. Las regulaciones del Acta para la Educación de los Individuos con Discapacidades (IDEA), anteriormente el Acta para la Educación de los Niños con Impedimentos (Ley Publica 94-142), provee la siguiente definición del termino "retraso mental":

"Las personas con retraso mental tienen un funcionamiento intelectual generalmente inferior al promedio existente al mismo tiempo que demuestran faltas en el comportamiento adaptivo que se manifiesta durante el período de desarrollo, e impiden el desarrollo de su educación".

El "funcionamiento general intelectual" se mide, generalmente, por medio de un examen de la inteligencia. Las personas con retraso mental tipicamente obtienen un promedio de 70 o menos. El "Comportamiento Adaptivo" se refiere al ajustamiento de la persona a la vida cotidiana. Pueden ocurrir dificultades en la comunicación, y en el aprendizaje de habilidades sociales, académicas, vocacionales y en la habilidad para vivir en forma independiente.

El retraso mental no es una enfermedad, ni debe ser confundido con las enfermedades mentales. Los niños con discapacidades intelectuales llegan a ser adultos; no permanecen "niños" toda la vida. Si aprenden, pero mas lentamente, y con dificultad.

La gran mayoría de los niños con retraso mental tienen anormalidades en los cromosomas. Otros factores biológicos incluyen (pero no se limitan en) la asfixia; la incompatibilidad sanguinea de la madre y el feto; y las infecciones maternas, tales como la rubéola o el herpes. Ciertas drogas también han sido enlazadas a los problemas en el desarrollo del feto.

Incidencia

Algunos estudios sugieren que aproximadamente el 1 por ciento de la población en general tiene discapacidades intelectuales (si se mide la inteligencia en combinación con la conducta adaptiva). De acuerdo a la información suministrada por los estados al Departamento de Educacion Estadounidense, en el año escolar de 1993-94, unos 553,992 alumnos entre las edades de 6-21 anos fueron clasificados con retraso mental y recibieron los servicios de las escuelas públicas. Esta figura no incluye a los alumnos con multiples discapacidades ni a los que participan en programas especiales pre-escolares, quienes también podrían tener retraso mental.

Características

Las autoridades están de acuerdo en que las personas con retraso mental se desarrollan en la misma forma que las personas normales, pero a un paso más lento. Otros sugieren que las personas con retraso mental tienen dificultades en ciertas areas de pensamiento y aprendizaje como, por ejemplo, el prestar atención, la percepción, o la memoria. De acuerdo al grado de retraso mental (leve, moderado, severo, o profundo), los individuos con discapacidades intelectuales se desarrollan en formas diferentes en cuanto a las habilidades académicas, sociales, y vocacionales.

Efectos en la educación

Las personas con retraso mental tienen la capacidad de aprender, desarrollarse, y crecer. La gran mayoría de estas personas puede lograr tomar parte productiva en la sociedad.

Los servicios educacionales apropiados que comienzan en la infancia y continuan a través del período de desarrollo y aun más allá permiten que el nino con retraso mental pueda desarrollarse al máximo.

Al igual que con todo tipo de educación, la modificación del tipo de instrucción, de acuerdo a las necesidades individuales, dará resultados positivos. Todo padre debe tomar parte en la enseñanza del niño.

Al educar a las personas con retraso mental, es importante:

- Utilizar materiales concretos que sean interesantes y apropiados a la edad del alumno;
- Presentar información e instrucciones por etapas, y revisar cada etapa con frecuencia;
- Elogiar a los niños en forma consistente;
- Ensenarle al niño, cuando sea posible, en la misma escuela a la cual asistiría si no tuviera retraso mental;
- Poner enfasís en los logros;
- Enseñar tareas o habilidades que el alumno usará de tal forma que puedan ser utilizadas fuera de la escuela;
- Recordar que las tareas que muchas personas aprenden sin instrucción pueden ser estructuradas por etapas, con especial atención a cada paso.

Los niños y los adultos con retraso mental necesitan los mismos servicios básicos que todas las personas necesitan para su desarrollo normal. Esto incluye la educación, preparación vocacional, servicios de salud, oportunidades para recreación, y mucho más. Ademas, muchas personas con retraso mental necesitan servicios especiales, de acuerdo a sus necesidades. Estos servicios pueden incluir los centros de diagnóstico o evaluación; oportunidades especiales para la educación, comenzando con programas de estimulación infantil hasta la etapa pre-escolar; programas educacionales que incluyen actividades apropiadas a la edad del niño, la enseñanza de las habilidades académicas básicas para ser parte de la sociedad, y entrenamiento transicional; y oportunidades para vivir en forma independiente y hasta obtener un empleo competitivo dentro de las máximas posibilidades.

Recursos

Smith, R. (Ed.). (1993). *Children with mental retardation: A parents' guide*. Bethesda, MD: Woodbine House. [Telefono: 1-800-843-7323.]

Trainer, M. (1991). *Differences in common: Straight talk on mental retardation, Down syndrome, and life*. Bethesda, MD: Woodbine House. [Telefono: 1-800-843-7323.]

Organizaciones

The Arc (antes conocido como la Asociación Para Ciudadanos con Retraso Mental)
500 East Border Street, Suite 300
Arlington, TX 76010
1-800-433-5255; (817) 261-6003; (817) 277-0553 (TTY)

A.P.N.I. (Asociación de Padres Pro-Bienestar de Niños Impedidos)
P.O. Box 21301
Rió Piedras, PR 00928
(809) 765-0345

Fundación Sindrome de Down de Cantabria
Avda. General Davila, 24 A-1 C
39005, Santander
España
942-278028

National Association for Down Syndrome
P.O. Box 4542
Oak Brooke, IL 60522
(708) 325-9112
Información en español.

National Down Syndrome Congress
1605 Chantilly Dr., Suite 250
Atlanta, GA 30324
(404) 633-1555; 1-800-232-6472 (Llamada gratis)
Una publicación en español.

National Down Syndrome Society
666 Broadway, Suite 810
New York, NY 10012
(212) 460-9330; 1-800-221-4602 (Llamada gratis)

El uso del término "discapacidad"

El término "discapacidad" fue aceptado por la Real Academia Española de la Lengua hace diez anos y aparece en el diccionario de la lengua española de ésta. En reconocimiento del gran poder del lenguaje para influir y crear impresiones, NICHCY utiliza el término "discapacidad" en todas sus publicaciones.

Otros términos quizás más comunes—como, por ejemplo, "incapacidad", "minusválido", e "inválido"—pueden dar a entender que las personas con discapacidades son personas "sin habilidad", de "menor valor", o "sin valor".

En comparación, discapacidad quiere decir una falta de habilidad en algún ramo específico. El uso del termino reconoce que todos los individuos con discapacidades tienen mucho que contribuir a nuestra sociedad y al mismo tiempo está de acuerdo con cambios similares en el lenguaje de la ley estadounidense.

Por favor comparta su ideas y comentarios con nuestro personal a través de la correspondencia con nuestra editora.

Este documento fue desarrollado a través del Acuerdo Cooperativo #H030A30003 entre la Academia para el Desarrollo Educacional (Academy for Educational Development) y la Oficina de Programas de Educación Especial del Departamento de Educación de los Estados Unidos. El contenido de este documento no refleja necesariamente las opiniones o políticas del Departamento de Educación, y el hecho de mencionar nombres registrados, productos comerciales, u organizaciones no implica el endorso por parte del gobierno de los Estados Unidos.

Fundada en 1961, la Academia para el Desarrollo Educacional (Academy for Educational Development) es una organización sin fines de lucro dedicada a los servicios para tratar las necesidades del desarrollo humano en los Estados Unidos y a través del mundo. En sociedad con sus clientes, la Academia aspira a enfrentarse con los desafíos sociales, económicos, y ambientales a través de la educación y desarrollo de recursos humanos; aplicar los mejores métodos existentes para la educación, entrenamiento, investigación, tecnología, administración, analisis de la conducta, y mercadeo social, para resolver problemas; y mejorar el conocimiento y destrezas a través del mundo como los más efectivos medios para estimular el crecimiento, reducir la pobreza, y promover los ideales democráticos y humanitarios.

■ **El Centro Nacional de Información Para Niños y Jovenes
con Discapacidades
PO Box 1492
Washington, DC 20013
1-800-695-0285 (Voz/TT)
(202) 884-8200 (Voz/TT)
E-mail: nichcy@aed.org
URL: http://www.nichcy.org
FS8-SP, en espanol
Octubre de 1996**

INTRODUCCIÓN A LA RETARDACIÓN MENTAL

(Introduction to Mental Retardation)

¿Qué es retardación mental?

De acuerdo a la definición nueva de la Asociación Americana sobre la Retardación Mental (AAMR), se considera que un individuo tiene retardación mental basado en los tres criterios siguientes: nivel de funcionamiento intelectual (IQ) está por debajo de 70-75; existen limitaciones significativas en dos o más áreas de destrezas de adaptación y la condición está presente desde la niñez (de 18 años o menos) (AAMR, 1992).

¿Cuáles son las destrezas de adaptación esenciales para el funcionamiento diario?

Áreas de destrezas de adaptación son aquellas destrezas en la vida diaria necesarias para vivir, trabajar y jugar en la comunidad. La definición nueva incluye 10 destrezas de adaptación: comunicación, cuidado personal, hogar, destrezas sociales, ocio, salud y seguridad, sentido de dirección, funcionamiento académico, uso de la comunidad y trabajo.

Destrezas de adaptación son evaluadas en el ambiente típico de la persona en todos los aspectos de la vida de un individuo. Una persona con limitaciones en el funcionamiento intelectual que no tiene limitaciones en las áreas de destrezas de adaptación puede que no sea diagnosticado con retardación mental.

¿Cuántas personas son afectadas por la retardación mental?

Se han llevado a cabo varios estudios en comunidades locales para determinar el predominio de la retardación mental. The Arc revisó muchos de estos estudios al principio de los años 1980 y concluyó que 2.5 a 3 por ciento de la población general tiene retardación mental (The Arc, 1982). Una revisión reciente de estudios de predominio confirmó de manera general esta distribución (Fryers, 1993).

Basado en el censo de 1990, se estima que de un 6.2 a un 7.5 millones de personas tienen retardación mental. La retardación mental es 12 veces más común que la parálisis cerebral y prevalece 30 veces más que los defectos neurales, como lo es la espina bífida. Afecta 100 veces más a las personas que la ceguera total (Batshaw & Perret, 1992).

La retardación mental sobrepasa las barreras raciales, étnicas, educacionales, sociales y económicas. Puede ocurrir en cualquier familia. Una de cada diez familias estadounidenses está directamente afectada por la retardación mental.

¿Cómo afecta la retardación mental a los individuos?

Los efectos de la retardación mental varían considerablemente entre las personas, de igual manera que la gama de habilidades varía considerablemente entre las personas que no tienen retardación mental. Cerca de un 87 por ciento será levemente afectado y serán solamente un poco más lento asimilando información y destrezas nuevas que el promedio.

De niños, su retardación mental no es aparente y puede que no sea identificada hasta que entren a la escuela. De adultos, muchos podrán llevar vidas independientes en la comunidad y no serán vistos como personas que tienen retardación mental.

El 13 por ciento restante de las personas con retardación mental, aquellos con cocientes intelectuales (IQs) por debajo de 50, tendrán limitaciones serias en su funcionamiento. Sin embargo, con intervención temprana, educación y apoyos apropiados cuando son adultos, todos pueden llevar vidas satisfactorias en la comunidad.

La definición nueva de AAMR no clasifica a los individuos de acuerdo a las categorías de retardación mental de leve, moderado, severo y profundo, según el nivel intelectual. En vez, mira a la intensidad y patrón de apoyos cambiantes que un individuo necesita a lo largo de su vida.

¿Cómo es diagnosticada la retardación mental?

El proceso de la AAMR para diagnosticar y clasificar a una persona con retardación mental contiene tres pasos y describe el sistema de apoyos que una persona necesita para superar los límites en las destrezas de adaptación.

El primer paso hacia un diagnóstico es el de llevar a cabo una o más pruebas establecidas de inteligencia y una prueba establecida de destrezas de adaptación, individualizadas, por una persona calificada.

El segundo paso es describir las fortalezas y debilidades de la persona a lo largo de cuatro dimensiones. Las cuatro dimensiones son:

1. Destrezas intelectuales y de adaptación de conducta
2. Consideraciones psicológica/emocional
3. Consideraciones físicas/salud/etiológica
4. Consideraciones ambientales

Las fortalezas y debilidades pueden ser determinadas por medio de pruebas formales, observaciones, entrevistando a personas claves en la vida del individuo, entrevistando al individuo, compartiendo con la persona en su vida diaria o combinando estos enfoques.

El tercer paso requiere un equipo interdisciplinario para determinar los apoyos que se necesitan a lo largo de las cuatro dimensiones. A cada apoyo identificado se le asigna uno de cuatro niveles de intensidad—intermitente, limitado, extensivo, difusivo.

Intermitente se refiere a ofrecer apoyo "cuando sea necesario". Un ejemplo sería el apoyo que necesita una persona para que pueda encontrar un trabajo nuevo en caso de que se quedara sin trabajo. Apoyo intermitente puede ser necesitado ocasionalmente por un individuo muy mayor de edad, pero no diariamente.

Limitado se refiere al apoyo ofrecido durante un tiempo limitado, como durante la transición entre la escuela y el trabajo o durante el entrenamiento limitado para un trabajo. Este tipo de apoyo tiene un límite en el tiempo que se necesita para proveer el apoyo apropiado al individuo.

Extensivo se refiere al apoyo diario, sin límite de tiempo, que necesita un individuo en un área de su vida. Esto puede envolver apoyo en el hogar y/o apoyo en el trabajo. Puede ser que los apoyos intermitente, limitado, y extensivo no sean necesarios para un individuo en todas las áreas de vida.

Difusivo se refiere al apoyo constante dentro del medio ambiente y áreas de la vida y puede incluir medidas de sustento. Una persona que requiere apoyo difusivo necesitará asistencia diaria en todas las áreas de la vida.

¿Qué significa el término "edad mental" cuando se usa para describir el funcionamiento de una persona?

El término edad mental es usado en pruebas de inteligencia. Significa que el individuo obtuvo el mismo número de respuestas correctas en una prueba establecida (IQ) que la persona promedio de la misma edad entre, la población examinada.

Decir que una persona mayor con retardación mental es como una persona de edad menor o que tiene la "mentalidad" o la "comprensión" de una persona más joven es usar el término incorrectamente. La edad mental se refiere solamente a la puntuación de la prueba de inteligencia. No describe el nivel y la naturaleza de la experiencia y funcionamiento de la persona en los aspectos de vida en la comunidad.

¿Cuáles son las causas de la retardación mental?

La retardación mental puede ser causada por cualquier condición que impida el desarrollo del cerebro antes del nacimiento, durante el nacimiento o durante la niñez. Cientos de causas han sido descubiertas, pero en cerca de un tercio de las personas afectadas, la causa permanece desconocida. Las tres causas principales de retardación mental, conocidas, son síndrome de Down, síndrome de alcoholismo fetal y cromosoma X.

Las causas pueden categorizarse de la siguiente manera

- Condiciones genéticas—Éstas son el resultado de la abnormalidad de genes heredados de los padres, errores cuando los genes se combinan o de otros desórdenes de los genes causados por infecciones durante el embarazo, exceso de exposición a rayos-X y otros factores. Errores innatos de metabolismo que pueden producir retardación mental, tales como "PKU" (phenylketonuria), caen en esta categoría. "PKU" es un síndrome causado por la acción recesiva de un gene que se caracteriza por la inhabilidad de metabolizar fenilamina (amino ácido básico presente en muchas sustancias que tienen proteina), entre otras cosas. Abnormalidades cromosomales han sido igualmente relacionadas a algunas formas de retardación mental, tales como síndrome de Down y cromosoma X.
- Problemas durante el embarazo—El uso del alcohol o drogas por la madre embarazada puede causar retardación mental. La mala alimentación, rubéola, desórdenes glandulares y diabetis, "cytomegalovirus" (miembro de la familia del virus que causa herpes) y muchas otras enfermedades de la madre durante el embarazo pueden resultar en el nacimiento de un niño con retardación mental. Malformaciones físicas del cerebro y la infección del virus-inmunodeficiencia-

humana (HIV) originados en la vida prenatal pueden resultar también en retardación mental.

- Problemas durante el nacimiento—A pesar de que cualquier condición de carácter excepcional puede lesionar el cerebro del bebé al nacer, el que un bebé nazca prematuro y que tenga un peso bajo al nacer puede tener serias implicaciones más frecuentemente que cualquier otra condición.

- Problemas después del nacimiento—Enfermedades de la niñez como lo son la tos ferina, viruelas, sarampión y el "Hib" (Hemofilia Influenza tipo B-una bacteria que causa varias enfermedades serias que pueden causar la muerte), como meningitis y encefalitis, pueden lesionar el cerebro, como lo pueden lesionar accidentes, como un golpe fuerte en la cabeza o casi ahogarse. Sustancias como el plomo y el mercurio pueden causar daños irreparables al cerebro y sistema nervioso.

- Pobreza y privación cultural—Los niños en familias pobres pueden desarrollar retardación mental debido a la mala alimentación, condiciones que producen enfermedades, cuidados médicos inadecuados y condiciones ambientales que pueden afectar la salud. También, los niños en áreas desventajosas pueden carecer de muchas experiencias comunes culturales y diarias que otros niños tienen. Las investigaciones sugieren que dicha falta de estímulo puede causar daños irreversibles que pueden conducir a la retardación mental.

¿Puede prevenirse la retardación mental?

Durante los pasados 30 años, adelantos significativos en las investigaciones han prevenido muchas de las causas de retardación mental. Por ejemplo, cada año en los estados unidos, prevenimos:

- 250 casos de retardación mental causada por "PKU," protegiendo mejor a los recién nacidos y con tratamientos dietéticos;
- 1,000 casos de retardación mental causada por condiciones congénitas de la tiroide, gracias a pruebas hechas a los recién nacidos y terapias a la tiroide usando hormonas;
- 2,000 casos de retardación mental o sordera inyectando Rhogam para prevenir el factor Rh y la ictericia severa en los recién nacidos;
- 3,000 casos de retardación mental causada por encefalitis debido al sarampión, gracias a la vacuna para el sarampión; y
- un sin número de casos de retardación mental causada por la rubéola durante el embarazo, gracias a la vacuna para la rubéola (Alexander, 1991).

Además, con la vacuna nueva para el "Hib," de 3,000 a 4,000 casos de retardación mental pueden ser prevenidos.

Nuevos intentos para el tratamiento de una variedad de causas están en desarrollo. Ahora existen mejores formas de tratar traumas en la cabeza, asfixia (falta de oxígeno) y enfermedades contagiosas para reducir sus efectos adversos en el cerebro. Programas de intervención temprana para bebés y niños con riesgos altos han mostrado resultados extraordinarios en la reducción de la incidencia predicha de funcionamiento intelectual subnormal.

Finalmente, el cuidado prenatal temprano y extenso y medidas de prevención antes y durante el embarazo aumentan las oportunidades de una mujer de prevenir la retardación mental.

Referencias

AAMR (1992). *Mental Retardation: Definition, Classification, and Systems of Supports,* 9th Edition.

Alexander, D. (1991). Keynote Address. In President's Committee on Mental Retardation, Summit on the National Effort to Prevent Mental Retardation and Related Disabilities.

Batshaw, M. and Perret, Y. (1992). *Children With Disabilities: A Medical Primer.* Baltimore: Paul H. Brookes Publishing Co.

Fryers, T. (1993). Epidemiological Thinking in Mental Retardation: Issues in Taxonomy and Population Frequency. In Bray, N.W., *International Review of Research in Mental Retardation,* Vol. 19. Novato, Calif: Academic Therapy Publications.

The Arc (1982). *The Prevalence of Mental Retardation* (esta publicación ya no está disponible).

¿Dónde puedo obtener más información?

Para más información acerca de la definición nueva y sistema de clasificación para retardación mental, llame a AAMR al 1-800-424-3688 para obtener los números de teléfonos de los autores que están disponibles para contestar preguntas específicas.

El personal en la oficina nacional de The Arc también puede ayudarle con una variedad de otros tópicos relacionados a la retardación mental.

O, llame a su capítulo local de The Arc.

The Arc
National Headquarters
P. O. Box 1047
Arlington, Texas 76004
(817) 261-6003
(817) 277-0553 TDD
thearc@metronet.com (e-mail)

Spanish interpretation of *Introduction to Mental Retardation,* Revised Sept. 1993.

■ **The Arc**
National Headquarters
P. O. Box 1047
Arlington, Texas 76004
101-2Sp
Diciembre de 1994

SALUD MENTAL
(MENTAL HEALTH)

■ ■ ■

CONSEJOS PARA SU SALUD: EL USO Y ABUSO DE LOS LAXANTES

(Advice for Your Health: Use and Abuse of Laxatives)

por Mike Cummings

Hay personas que viven bajo la impresión de qu la salud está serimente amenazada si no hay una evacuación intestinal diaria y por lo tanto, a la menor dificultad recurren a los laxantes y purgantes sin darse cuenta que están arriesgando el bienestar y la salud innecesariamente.

De acuerdo con estudios llevados a cabo, la evacuación intestinal normalmente varía entre un máximo de tres movimientos diarios y un mínimo de tres a la semana. Cuando el ritmo normal se altera, se dice que la personal sufre de diarrea si las evacuaciones intestinales son demasiado frecuentes, o de estreñimiento si es lo contrario. Lo último puede ser una irregularidad causada por una dieta inadecuada y en ocasiones por el estado de ánimo de la persona. El paciente puede aliviar los síntomas comiendo alimentos ricos en fibras como vegetales, pan integral, frutas, frijoles y otros granos, y aumentando el consumo de líquidos. Un cambio en la rutina diaria puede también ser de gran ayuda, relajando el estado de ánimo lo cual permite que la naturaleza siga su curso normal.

Los laxantes son considerados como medicamentos y están controlados por la Administración de Drogas y Alimentos. Sin embargo, si es preciso usar uno, asegúrese de hacerlo con moderación, siguiendo las instrucciones en la etiqueta. Los que creen que pueden usar estos productos sin la debida supervisión médica, deben pensarlo antes de hacerlo, porque el uso indiscriminado de los laxantes puede ocasionar serios disturbios y agravar el estado de la salud.

Los laxantes son de gran utilidad en ocasiones en que el paciente va a ser sometido a examenes que requieren observación detallada de los intestinos. Pero su uso frecuente para promover la evacuación intestinal, puede convertirse en una adicción y finalmente destruye el control neurológico y muscular del intestino grueso.

El uso prolongado de los laxantes disminuye las reservas de fluidos, sales, minerales y vitaminas esenciales para el cuerpo, impidiendo, a la vez la absorción y efectividad de algunas drogas. Además, pueden causar vértigo, desvanecimiento, fatiga, confusión, irritación de la piel, diarrea y otros efectos secundarios indeseables.

Prestando atención a la rótulos de los laxantes, el paciente podrá evitar aquellos que puedan afectarlo adversamente. Por ejemplo, personas enfermas de los riñones, deben mantenerse alejadas de laxantes salinos que contengan potasio, magnesio o fosfatos. Otros pacientes deben evitar tomar laxantes a base de aceites minerales. Estros aceites limitan la efectividad de otros medicamentos, impiden la absorción de las vitaminas A, D, E, K y pueden causar otros problemas de salud.

Uno de los mayores riegos del uso frecuente de laxantes y purgantes, es la evacuación total del intestino. Algunos días pasan antes de que nuevas materias fecales se formen y mientras tanto, el paciente puede pensar que el estreñimiento continúa y reanudar el uso de los laxantes. En corto tiempo los intestinos dejan de funcionar.

Si el medicamento produce erupciones de la piel, deshidratación, desvanecimiento, calambres musculares, asma, náusea u otros efectos secundarios adversos, el paciente debe discontinuar su uso y consultar con el médico inmediatamente.

Los laxantes deben ser usados como el último recurso, aún por quienes gozan de buena salud. Las personas que padecen de enfermedades del corazón, presión arterial alta, hernias, hemorroides, o son propensas a condiciones vinculadas con derrames cerebrales (apoplejía), quizá ocasionalmente puedan tomar un laxante para evitar esfuerzos intensos, pero únicamente si el médico lo ordena. Mujeres embarazadas y pacientes guardando cama a causa del estreñimiento en espera de examenes rectales o intestinales, no deben tomar laxantes a menos que estén bajo estricta supervisión médica.

El paciente debe ser advertido sobre el uso de los laxantes, particularmente si al hacerlo tiene dolores abdominales, naúsea o vómito, lo que significa que puede estar sufriendo un ataque de apendicitis.

Mike Cummings es un escritor independiente en Williamsport, Pa.

■ **Administración de Drogas y Alimentos**
5600 Fishers Lane
Rockville, MD 20857
BGS 93-3
Junio de 1993

CONSEJOS PARA SU SALUD: LA OBSESIÓN DE ADELGAZAR REQUIERE ATENCIÓN MÉDICA

(Advice for Your Health: The Obsession to Lose Weight Requires Medical Attention)

por Dixie Farley

Por razones no muy claras algunas personas—comúnmente mujeres jovenes—desarrollan desordenes nerviosos con detrimento de la salud que de no ser atendidos rápidamente, pueden traer serias consecuencias. Entre ellos, figuran la anorexia nervosa caracterizada por una obsesión a perder peso y una marcada aversión a la comida y la bulimia nervosa que consiste en impulsos por comer desenfrenadamente, para luego eliminar lo ingerido valiéndose de purgantes y diuréticos o provocando el vómito. Las víctimas de la anorexia limitan severamente el consumo de nutrientes y alimentos esenciales para la buena salud, presuntamente para "mantener un peso ideal" cuando en realidad es con el objeto de lucir delgadas. Estos desordenes se manifiestan con más frecuencia en la mujer que en el hombre y son más comunes en la raza blanca que en otros grupos étnicos.

Una vez establecidos, estos desordenes no pueden ser eliminados sin ayuda profesional. Sin tratamiento, se convierten en condiciones crónicas que resultan en serios problemas de salud que pueden llegar a causar la muerte.

Existen varias teorías sobre las causas de la anorexia y la bulimia. Una de ellas es la creencia en algunas mujeres, de que están obligadas a lucir tan delgadas como los figurines de las revistas de modas. Otra se refiere a defectos químicos de algunos componentes claves del cerebro, que contribuyen al desarrollo y persistencia de estos desordenes.

Secretos de la bulimia

Una vez que la persona ha comenzado a comer en exceso y a purgarse o vomitar con la idea de que lo que hace es necesario para una dieta ideal, el ciclo pierde el control fácilmente. Mientras que la mayoría de los casos tienden a desarrollarse durante los años de la adolescencia, muchos de los bulímicos logran ocultar sus síntomas con algún éxito hasta los 30 y aún hasta los 40 años, demorando toda posibilidad de ayuda por falta de atención médica. Un caso notable fue el la famosa actriz del cine Jane Fonda, quien comenzó a "practicar" la bulimia desde los 12 años hasta los 35, cuando finalmente logró reponerse.

Muchos bulímicos logran mantener un peso casi normal. Aunque en apariencia son saludables, normales y algunos son "perfeccionistas" en sus actividades, en realidad carecen de amor propio y orgullo, y se encuentran a menudo deprimidos. A lo anterior se añade una conducta compulsiva, tratando de ocultar así la culpabilidad y angustia que los envuelve. Un conocido médico reportó que una tercera parte de sus pacientes de bulimia regularmente se empeñan en cometer actos de pequeña ratería mientras que otros sufren las consecuencias del abuso del alcohol y las drogas.

Siendo que el consumo de calorías de un adolescente normalmente oscila entre 2,000 y 3,000 calorías diarias, un bulímico fácilmente puede interir 3,400 calorías en una hora y media, dice un estudio. Aunque parezca increíble, algunos de ellos han llegado a consumir 20,000 calorías en episodios que han durado hasta ocho horas comiendo con desenfreno para satisfacer su obsesión. Después, para perder el peso acumulado durante el incidente anterior, comienza el proceso de la elimnación por medio de laxantes, diuréticos y purgantes o simplemente vomitando.

La eliminación extremada de los alimentos, rápidamente descompensa el balance de minerales y substancias químicas vitales para la buena salud como el sodio y el potasio, lo que es causa de fatiga, palpitaciones irregulares, ataques de apoplejía, adelgazamiento de los huesos y muchos otros desordenes. Además, los repetidos vómitos pueden afectar seriamente el estómago y el esófago (el tubo que lleva los alimentos al estómago), encoge las encías y causa la erosión del esmalte de los dientes. Otros efectos incluyen erupciones de la piel en la cara e irregularidad de los ciclos menstruales.

Complejidades de la anorexia

Aunque la anorexia comúnmente comienza en la adolescencia, puede presentarse a cualquier edad y en efecto, casos entre los 5 y los 60 años de edad han sido reportados. En la actualidad la frecuencia de este desorden entre los 7 y los 11 años, parece estar aumentando rápidamente.

La anorexia puede ser un episodio aislado con una considerable pérdida de peso durante unos meses, seguido de una recuperación. También puede desarrollarse gradualmente y persistir por muchos años. La enfermedad puede alternar entre mejorar y empeorar, o lentamente puede agravarse por completo.

Las víctimas de la enfermedad suelen hacer ejercicios físicos en exceso para adelgazar. La preocupación con los alimentos impulsa a la persona a adoptar ciertos hábitos en la esa como mover la comida en el plato sin comerla, cortándola en trozos diminutos para prolongar su duración, o evitando compartir las horas de las comidas con la familia.

Obsesionada por el deseo de perder peso, la persona teme engordar y en lo normal de su cuerpo tan sólo ve "gordura" que debe ser eliminada. Cuanto del relleno natural del cuerpo desparece, el acto de sentarse o reclinarse no trae descanso sino incomodidad, lo cual dificulta en gran manera poder dormir. A medida que la enfermedad avanza, la víctima se aisla, retirándose en forma notoria de sus amistades y hasta de sus familiares inmediatos.

El cuerpo responde a la inanición retardando o eliminando algunas de sus funciones por completo. La presión arterial desciende, la respiración se hace más lenta, la menstruación desaparace y en niñas a punto de comenzar a menstruar nunca empieza. La actividad de la tiroides, la glándula que regula el crecimiento disminuye; la piel se reseca y el pelo y las uñas se tornan quebradizos. Mareo, aturdimiento, intolerancia al frío, estreñimiento e hinchazón en las coyunturas, se unen a otros síntomas. La falta de grasa en el cuerpo es causa de que la temperatura normal baje. Un vello muy suave llamado lanugo se forma en la piel que busca calor. Finalmente, el proceso regulador de la química del cuerpo se descompensa hasta el punto que causa entre otras, la falla del corazón.

Cómo obtener ayuda

Con lo anterior en mente, los interesados se pueden dar cuenta de la urgencia del momento. La situación si todavía no es desesperada por lo menos puede ser seria, lo que hace vital la inmediata asistencia médica. Mientras el tiempo transcurre, la enfermedad avanza rápidamente causando daños irreparables.

La cooperación de la familia es de gran importancia pues a ella se añaden otros factores decisivos como psicoterapia, dietética profesional, modificación de la conducta del paciente y sus familiares inmediatos y la participación de otros grupos que pueden ofrecer gran ayuda. El tratamiento puede ser necesario por un año o más y administrado sin necesidad de internar al paciente en un hospital, a menos que síntomas de orden psicológico señalen peligro inmediatro para el paciente y quienes lo rodean. Si se detecta un deterioro o hay indicación de que la persona no responde a la terapia, entonces es preciso establecer contacto con un profesional de la salud, especializado en estos casos.

Hasta el presente, no hay medicamentos específicamente aprobados para el tratamiento de bulimia o anorexia aunque varios, entre ellos algunos sedantes, están siendo investigados.

Si desea más información sobre la bulimia y la anorexia, envíe un sobre stampillado con su nombre y domicilio a las direcciones a continuación:

American Anorexia/Bulimia Association, Inc.
418 E. 76th Street
New York, N.Y. 10021
Tel. (212) 734-1114

Bulimia, Anorexia Self-Help
6125 Clayton Avenue, Suite 215
St. Louis, Mo. 63139
Tel. (1-800) 227-4785

National Association of Anorexia Nervosa and Associated Disorders, Inc.
P.O. Box 7
Highland Park, Ill. 60035
Tel. (708) 831-3438

Dixie Farley escribe para la revista FDA Consumer. (Adaptación del inglés por Carlos E. Aranguren, FDA Office of Public Affairs.)

■ **Administración de Drogas y Alimentos**
5600 Fishers Lane
Rockville, MD 20857
BGS 94-8
Octubre de 1994

DEPRESIÓN: LO QUE USTED NECESITA SABER

(Depression: What You Need to Know)

¿Qué es un trastorno depresivo?

Un trastorno depresivo es una enfermedad que afecta todo el cuerpo, es decir, su organismo, su estado anímico y sus pensamientos. Afecta la forma en que usted come y duerme, la opinión que tiene sobre sí mismo y su concepto de la vida en general. Un trastorno depresivo *no* es un estado melancólico pasajero; *tampoco* es una señal de debilidad personal ni un estado que se pueda superar a voluntad. Las personas que padecen un trastorno depresivo no pueden tan sólo "animarse" y sentirse mejor de inmediato. Si no reciben tratamiento, los síntomas pueden durar semanas, meses o años. En cambio, un tratamiento adecuado puede ayudar a más del 80% de las personas que sufren depresión.

Tipos de depresión

Los trastornos depresivos se presentan en distintas formas, de la misma manera que lo hacen otras enfermedades, tales como las del corazón. Esta información describe brevemente tres de los tipos de trastornos depresivos más comunes. Sin embargo, dentro de estos tipos existe una gran diversidad en cuanto a la cantidad, gravedad y persistencia de los síntomas. Si necesita más información con respecto al tipo de trastorno depresivo que usted padece, consulte a su médico.

Un *trastorno depresivo mayor* se manifiesta mediante una combinación de síntomas (véase la lista de síntomas) que afectan la capacidad del paciente para trabajar, dormir, comer e incluso disfrutar actividades que antes solían serle agradables. Estos episodios incapacitantes de depresión pueden presentarse una, dos o más veces en la vida.

Un tipo de depresión menos grave, la *distimia*, comprende síntomas crónicos a largo plazo, que no lo incapacitan, pero le impiden funcionar al máximo de su energía o sentirse bien. En ocasiones, las personas que padecen de distimia experimentan también episodios de trastornos depresivos mayores.

Otro tipo de trastorno depresivo es la *enfermedad maniacodepresiva,* que también se conoce como depresión bipolar. La enfermedad maniacodepresiva no es tan común como las otras formas de trastornos depresivos, y presenta ciclos de depresión y euforia o manía. En ocasiones, los cambios anímicos son drásticos y rápidos, pero, por lo general, se experimentan gradualmente. Cuando usted se encuentra en el ciclo depresivo, puede experimentar cualquiera de los síntomas de un trastorno depresivo, o todos. Cuando se encuentra en el ciclo maniaco, usted puede experimentar cualquiera de los síntomas clasificados como maníacos, o todos. Con frecuencia, la mania afecta el pensamiento, el juicio y la conducta social de tal manera que causa serios problemas y hasta momentos embarazosos. Por ejemplo, puede ser que cuando se encuentre en una fase de manía usted tome decisiones financieras o de negocios que resulten poco aconsejables.

Síntomas de depresión y de manía

No todas las personas que padecen depresión o manía experimentan la totalidad de los síntomas. Algunas experimentan unos cuantos síntomas, y otras una gran cantidad de síntomas. La gravedad de los síntomas varía con los individuos.

Depresión

- Estado anímico persistentemente triste, ansiedad o sensación de "vacío"
- Sensaciones de desesperación, de pesimismo
- Sentimientos de culpabilidad, de inutilidad, de incapacidad
- Pérdida del interés o del placer en pasatiempos y actividades que anteriormente se disfrutaban, incluyendo el acto sexual
- Insomnio, despertarse muy temprano o dormir más de lo necesario
- Pérdida del apetito y/o de peso, o comer con exceso y aumentar de peso
- Disminución de la energía, fatiga o decaimiento
- Ideas relacionadas con la muerte o el suicidio; intentos de suicidio
- Inquietud, irritabilidad
- Dificultad para concentrarse, para recordar y para tomar decisiones
- Síntomas físicos persistentes que no responden al tratamiento, tales como dolores de cabeza, trastornos digestivos y dolores crónicos

Manía

- Euforia inadecuada
- Irritabilidad inadecuada
- Insomnio grave
- Ideas de grandeza
- Hablar excesivamente
- Pensamientos caóticos y atropellados
- Aumento del deseo sexual
- Notable aumento de la energía
- Falta de sentido común
- Conducta social inadecuada

Causas de depresión

Cuando existen antecedentes familiares de depresión, existe el riesgo de que se desarrolle este trastorno, lo cual indica que es posible heredar cierta susceptibilidad biológica. Este riesgo puede ser algo mayor en el caso de las personas que padecen de depresión bipolar. Sin embargo, no todas las personas que presentan susceptibilidad genética desarrollan dicha enfermedad. Aparentemente, existen otros factores (posiblemente la tensión del medio ambiente y otros factores psicológicos) que pueden dar lugar al inicio de una depresión.

Aunque la depresión mayor parece presentarse, de generación en generación, en algunas familias, también puede presentarse en personas que no tienen antecedentes familiares de depresión. Independientemente de que la enfermedad sea o no hereditaria, es evidente que las personas que padecen una depresión mayor presentan con frecuencia un cuadro neuroquímico muy alto o muy bajo.

La composición psicológica de la persona también desempeña un papel importante en la susceptibilidad a la depresión. Son propensas a la depresión las personas que tienen un bajo nivel de autoestimación, que continuamente se juzgan a sí mismas o al mundo con pesimismo, o que se dejan abatir por la tensión.

Una pérdida importante, una enfermedad crónica, una relación problemática, los problemas financieros o cualquier cambio indeseable en la forma de vivir, pueden también provocar un episodio depresivo. Frecuentemente, al iniciarse un trastorno depresivo, se combinan los factores genéticos, psicológicos y ambientales.

Tratamientos

Para tratar los trastornos depresivos, pueden utilizarse diversos medicamentos antidepresivos y métodos de psicoterapia. Algunas personas experimentan alivio con la psicoterapia, mientras que otras lo logran con los antidepresivos. Aun otras requieren un tratamiento combinado, es decir, medicamentos para lograr un alivio sintomático relativamente rápido y psicoterapia para aprender a emplear medios más eficaces al enfrentarse a los problemas de la vida. El médico que lo atiende podrá recetarle medicamentos y/o alguna de las diversas formas de psicoterapia que han demostrado ser eficaces en el tratamiento de la depresión, de acuerdo con su diagnóstico y con la gravedad de los síntomas que usted presente. Es importante observar que la mayoría de las personas pueden recibir tratamiento antidepresivo eficaz como pacientes ambulatorios.

En pocas ocasiones, resulta útil emplear el tratamiento electroconvulsivo (TEC), particularmente en personas que padecen una depresión grave, o cuando el grado de la misma constituye una amenaza para la vida del paciente, y también en los pacientes que no pueden tomar medicamentos antidepresivos. El TEC resulta frecuentemente eficaz en aquellos casos en que los medicamentos antidepresivos no proporcionan un alivio suficiente de los síntomas.

Medicamentos antidepresivos

En el tratamiento de los trastornos depresivos se han utilizado tres grupos de medicamentos antidepresivos: los tricíclicos, los inhibidores de la monoamino oxidasa (IMAOs) y el litio. Se prefiere el litio para tratar los trastornos maniacodepresivos y algunas formas recurrentes de depresión mayor. En algunas ocasiones, es posible que el médico que lo atiende necesite experimentar con varios medicamentos antes de encontrar los que sean más eficaces para usted. A veces deberán aumentarse las dosis para obtener el resultado deseado.

Actualmente existen nuevos antidepresivos que no pertenecen al grupo de los tricíclicos ni al de los IMAOs, y que, por lo general, no producen los efectos secundarios asociados con estos dos tipos tradicionales de medicamentos. Uno de éstos, el inhibidor selectivo de recaptación de serotonina (ISRS), bloquea selectivamente la reasimilación de uno de los principales neurotransmisores, la serotonina. Se cree que otro tipo de antidepresivo actúa sobre la dopamina, otro neurotransmisor.

Muchas veces el paciente se siente tentado a descontinuar el medicamento antes de tiempo. *Es importante que, aunque se sienta mejor, siga tomando el medicamento hasta que el médico que lo atiende le diga que deje de tomarlo.* Algunos medicamentos deben dejar de tomarse gradualmente, a fin de que el organismo tenga tiempo para ajustarse al cambio. En los casos de trastornos maniacodepresivos y de depresión crónica grave, es posible que el medicamento llegue a formar parte de la vida diaria para evitar que se presenten síntomas incapacitantes.

Los medicamentos antidepresivos no crean hábito, de manera que no tiene que preocuparse por eso. Sin embargo, como sucede con cualquier tipo de medicamento que se receta por más de unos días, es necesario controlar cuidadosamente los efectos de los antidepresivos para ver si usted está tomando la dosis adecuada. El médico que lo atiende querrá verificar con regularidad la dosis y la eficacia del antidepresivo que usted toma.

Si usted toma IMAOs, deberá evitar comer ciertos tipos de alimentos, tales como quesos, vinos y pepinos encurtidos. Pídale al médico que lo atiende una lista completa de los alimentos que usted no deba comer y téngala siempre consigo. Otros tipos de antidepresivos no requieren estas restricciones en cuanto a la alimentación.

Nunca mezcle medicamentos de ningún tipo bien sean recetados, comprados sin receta o prestados—*sin antes consultar al médico que lo atiende.* Asegúrese de informarle al dentista, o a cualquier otro especialista que le recete algún medicamento en un momento dado, que usted toma antidepresivos. Algunos medicamentos que resultan benignos cuando se ingieren solos pueden causar efectos secundarios graves y peligrosos si se ingieren junto con otros. El alcohol, al igual que algunos medicamentos, reduce la eficacia de los antidepresivos, por lo que debe evitarse. Esto incluye el vino, la cerveza y los licores fuertes.

Los medicamentos ansiolíticos o sedantes no son antidepresivos. En algunas ocasiones se recetan para tomarse junto con antidepresivos, pero no deben tomarse solos en casos de trastornos depresivos. Las píldoras para dormir y los estimulantes, tales como las anfetaminas, son igualmente inapropiados.

No deje de llamar al médico que lo atiende si tiene dudas acerca de algún medicamento, o si tiene algún problema que usted crea que está relacionado con los medicamentos.

Efectos secundarios

En algunas personas, los antidepresivos pueden causar efectos secundarios leves y, en la mayoría de los casos, de carácter temporal. Por lo general, estos efectos son molestos, pero no son graves. Sin embargo, los efectos secundarios poco frecuentes, o aquéllos que interfieren en sus funciones normales,

deberán informarse al médico que lo atiende. A continuación presentamos los efectos secundarios más frecuentes que generalmente se asocian a los antidepresivos tricíclicos, así como las formas de contrarrestarlos:

- Resequedad—de la boca tome mucha agua; masque chicle sin azúcar; cepíllese los dientes diariamente.
- Estreñimiento—coma cereales de salvado, ciruelas y otros vegetales y frutas.
- Problemas de la vejiga—es posible que le cueste trabajo orinar y que el flujo de orina no tenga el volumen normal; si experimenta algún dolor, llame al médico que lo atiende.
- Problemas sexuales—es posible que su función sexual sufra algún cambio; si esto le preocupa, llame al médico que lo atiende.
- Vista borrosa—se le pasará pronto; no se compre lentes nuevos.
- Mareo—al levantarse de la cama o de una silla, hágalo despacio.
- Somnolencia—se le pasará pronto; no maneje ni opere ningún equipo pesado si se siente somnoliento o sedado. Los antidepresivos más recientes tienen diferentes tipos de efectos secundarios:
- Dolor de cabeza—por lo general, se le quitará pronto.
- Náusea incluso si se presenta, tendrá carácter transitorio.
- Nerviosismo e insomnio—pueden presentarse durante las primeras semanas; si persisten, llame al médico que lo atiende.
- Agitación—si se le presenta por primera vez después de ingerir el medicamento y persiste durante cierto tiempo, consulte al médico que lo atiende.

Formas de psicoterapia

Existen muchas formas de psicoterapia que se utilizan para ayudar a los pacientes deprimidos, entre éstas, algunos tipos de terapia a corto plazo (1020 semanas). La terapia "conversacional" ayuda a los pacientes a comprender y resolver sus problemas mediante un "intercambio" verbal con el terapeuta. Los especialistas en terapia "de la conducta" ayudan a los pacientes a aprender a obtener una mayor satisfacción y recompensa por medio de sus propias acciones, así como a eliminar los patrones de conducta que contribuyen a causarles la depresión.

Las investigaciones han demostrado que existen dos tipos de psicoterapia a corto plazo que resultan útiles para tratar algunas formas de depresión: la terapia interpersonal y la terapia cognoscitiva/de la conducta. Los especialistas en terapia interpersonal se concentran en las relaciones personales perturbadas del paciente que causan y exacerban la depresión. Los especialistas en terapia cognoscitiva/de la conducta ayudan a los pacientes a cambiar los patrones negativos de pensamiento y de conducta que a menudo se asocian con la depresión.

La terapia psicodinámica, que a veces se utiliza para tratar la depresión, se concentra en resolver los conflictos psicológicos internos que, por lo general, se supone que se originen en la infancia.

En general, para lograr resultados óptimos, los casos de trastornos depresivos mayores, particularmente los recurrentes, requieren medicamentos (o TEC en circunstancias especiales), conjuntamente con psicoterapia.

Cómo ayudarse a sí mismo

Los trastornos depresivos hacen que la persona se sienta agotada, inútil, desvalida y desesperanzada. Estos pensamientos y sentimientos negativos pueden hacer que algunas personas se den por vencidas. Es importante reconocer que estas ideas negativas son parte de la depresión, y que, por lo general, no reflejan con exactitud su verdadera situación. Los pensamientos negativos desaparecen a medida que el tratamiento empieza a surtir efecto. Pero, mientras tanto:

- No se fije metas difíciles ni adquiera grandes responsabilidades.
- Divida las tareas grandes en partes pequeñas, fíjese prioridades y haga lo que pueda, según le sea posible.
- No espere demasiado de usted mismo; si lo hace, solamente conseguirá aumentar su sensación de fracaso.
- Procure estar con otras personas; por lo general, esto es mejor que estar solo.
- Participe en actividades que lo hagan sentirse mejor. Por ejemplo, puede tratar de hacer ejercicios ligeros, ir al cine, asistir a un juego de pelota, o participar en actividades religiosas o sociales. Sin embargo, procure no excederse en estas actividades, ni molestarse si su estado anímico no mejora considerablemente de inmediato. La mejoría toma tiempo.
- No tome decisiones importantes para su vida, tales como cambiar de empleo, casarse o divorciarse, sin consultar con otras personas que lo conozcan bien y puedan emitir una opinión más objetiva de su situación. En cualquier caso, es prudente posponer las decisiones importantes hasta que su depresión haya disminuido.
- No espere salir de la depresión de inmediato; esto raramente sucede. Es mejor que se ayude lo más que pueda, y no se culpe por no estar totalmente bien.
- *Recuerde* que debe rechazar los pensamientos negativos; éstos son parte de la depresión y desaparecerán cuando el tratamiento surta efecto.

Cómo pueden ayudarlo sus familiares y amigos

Es probable que usted quiera y necesite la ayuda de otras personas, ya que la depresión lo hace sentirse agotado e inútil. Desafortunadamente, las personas que no han padecido un trastorno depresivo no comprenden totalmente el efecto que éste causa. Quizás no tengan la intención de herirlo, pero es posible que digan y hagan cosas que lo hieran. Sería recomendable que les mostrara esta información a las personas que a usted más le interesan, para que puedan comprenderlo mejor y ayudarlo más.

Cómo ayudar a la persona deprimida

Lo más importante que se puede hacer para ayudar a la persona deprimida es ayudarla a obtener un diagnóstico y un tratamiento adecuados. Esto puede significar darle ánimos a la persona enferma para que siga el tratamiento hasta que los síntomas comiencen a disminuir (es posible que esto tome varias semanas), o bien buscar un tratamiento distinto si no se aprecia mejoría alguna. A veces será necesario concertar una cita con el médico, y acompañar a la persona deprimida a la consulta. También puede incluir asegurarse de que la persona deprimida esté tomando su medicamento.

El segundo factor más importante consiste en ofrecerle apoyo moral. Esto requiere comprensión, paciencia, consideración y ánimo. Converse con la persona deprimida y escúchela atentamente. No le reste importancia a los comentarios que haga acerca del suicidio. Comuníqueselos siempre al médico.

Invite a la persona deprimida a dar un paseo o a hacer una excursión, a ir al cine o a realizar otras actividades. Si rechaza su invitación, insista con amabilidad. Anímela a participar en las actividades que antes disfrutaba como, por ejemplo, pasatiempos o actividades deportivas, religiosas o culturales, pero no la obligue a hacer demasiadas cosas antes de tiempo. La persona deprimida necesita diversión y compañía, pero si se le exige demasiado, puede aumentar su sensación de fracaso.

No acuse a la persona deprimida de fingir la enfermedad ni de ser perezosa, y tampoco espere que salga de la depresión por sí misma. Eventualmente, a medida que avanza el tratamiento, la mayoría de las personas deprimidas llegan a mejorar. Tenga siempre esto en cuenta y repítale a la persona deprimida que, con el tiempo y ayuda, logrará sentirse mejor.

■ **Departmento de Salud y Servicios Humanos de los Estados Unidos Instituto Nacional de Salud Mental Rockville, MD 20857 FL-1149-3**

DESORDEN DEFICITARIO DE LA ATENCIÓN
(Attention Deficit Disorder)

Definición

El Desorden Deficitario de la Atención/Hiperactividad (en inglés, Attention-Deficit/Hyperactivity Disorder, o AD/HD) es un desorden neurobiológico. Los niños con AD/HD típicamente exhiben un comportamiento inapropiado para su nivel de desarrollo, incluyendo escasas destrezas de atencion, impulsividad, e hiperactividad. Estas características surgen durante la ninez temprana, tipicamente antes de los 7 años de edad, son cronicas, y duran por lo menos 6 meses. Los niños con AD/HD pueden tambien experimentar problemas en las áreas de destrezas sociales y autoestima.

Incidencia

Se estima que AD/HD afecta de 3 a 5 por ciento de la población en edad escolar. Aunque se desconoce la causa exacta de AD/HD, se sabe que AD/HD es un desorden con base neurobiológica. La evidencia científica sugiere que AD/HD se transmite geneticamente y que en muchos casos resulta de un desequilibrio químico o deficiencia en ciertos neurotransmisores, que son substancias químicas que ayudan al cerebro a regular la conducta.

Características

AD/HD es diagnosticado de acuerdo a ciertas características descritas en la cuarta edición del Diagnostic and Statistical Manual of Mental Disorders (American Psychiatric Association, 1994), conocido como el DSM-IV. El niño con AD/HD a menudo se caracteriza por ser corto de atención y facilmente distraido. El niño tendrá dificultad con una parte o todo el proceso de la atención: el enfoque (escoger algo hacia lo cual dirigir su atención), sostener el enfoque (poner atención todo el tiempo necesario), y cambiar el enfoque (desviar su atención de una cosa a otra). De acuerdo al DSM-IV algunos sintomas de la falta de atención incluyen:

- a menudo no pone atención a los detalles, cometiendo errores de descuido en el trabajo escolar y otras actividades
- a menudo tiene dificultad en sostener su atencion en las tareas o actividades de juego
- a menudo no aparenta escuchar cuando se le habla directamente
- a menudo tiene dificultad al seguir las instrucciones; no completa el trabajo escolar, quehaceres, o deberes (no se debe ni al diagnóstico de negativismo desafiante ni a la inhabilidad para comprender las instrucciones)
- a menudo tiene dificultad al organizar sus tareas y actividades
- a menudo esquiva, le disgusta, o es reacio a participar en tareas que requieren un esfuerzo mental sostenido (trabajo escolar y tareas)
- a menudo pierde las cosas necesarias para completar sus tareas o actividades (por ejemplo, juguetes, tareas escolares, lapices, libros, o herramientas)
- a menudo se distrae facilmente por estimulos ajenos
- a menudo se olvida facilmente de las actividades diarias.

De acuerdo al DSM-IV algunos síntomas de la hiperactividad incluyen:

- a menudo mueve las manos o los pies o está inquieto en la silla

- a menudo deja su asiento en la sala de clases o en otras situaciones en las cuales se espera que se mantenga en su asiento
- a menudo corre o se sube excesivamente a los árboles u otros objetos en situaciones en las cuales es inapropiado
- a menudo tiene dificultad en jugar o participar tranquilamente en actividades de recreo
- a menudo esta movido por motor eléctrico y a menudo habla excesivamente.

La impulsividad con AD/HD aparece cuando los ninos actuan sin pensar. De acuerdo al DSM-IV algunos síntomas de la impulsividad incluyen:

- a menudo deja escapar las respuestas antes de que las preguntas hayan sido completadas
- a menudo tiene dificultad en esperar su turno
- a menudo interrumpe o se mete en los asuntos de otras personas (durante las conversaciones o juegos).

Todos los niños seran desatentos, impulsivos, y excesivamente activos de vez en cuando. En el caso de AD/HD, esta conducta es evidente todo el tiempo.

Repercusiones educacionales

La planificación de las necesidades educacionales comienza con un diagnóstico preciso. Los niños a quienes se les sospecha de tener AD/HD deben ser diagnosticados apropiadamente por un profesional clinico bien preparado (generalmente un pediatra que se especializa en el desarrollo del nino, un psicólogo en niños, un psiquiatra, o un neurólogo pediatra). Los planes para tratamiento pueden incluir intervenciones educacionales y de la conducta y, a veces, medicamentos. Los padres que sospechan un problema pueden solicitar los servicios de su distrito escolar local o un profesional privado para realizar una evaluacion. Para los niños menores de cinco años de edad, las familias pueden ponerse en contacto con programas de niñez temprana que se especializan en servir las necesidades de niños pequenos con discapacidades. Llame al sistema escolar publico local y pregunte acerca de los servicios para niños con discapacidades.

Muchos niños con AD/HD experimentan grandes dificultades en la escuela, donde la atención, control de impulsos, y control motriz son requisitos para éxito. Los niños con AD/HD tienden a sobre reaccionar a cambios en su ambiente. Ya sea en el hogar o la escuela, los ninos con AD/HD responden mejor en un ambiente estructurado y predecible. En el, las reglas y expectaciones son claras y consistentes, y las consecuencias se establecen antes de tiempo y se cumplen inmediatamente. Al establecer la estructura y rutina, los padres y maestros pueden cultivar un ambiente que estimule al nino a controlar su conducta y tener exito en sus estudios.

Algunas adaptaciones que podrán ayudar (pero no servirán para curar AD/HD) incluyen:

- mantenga a la vista los horarios y tareas diarias;
- llame la atencion a los cambios de horario;
- establezca horas especificas para tareas especificas;

- diseñe un lugar de trabajo tranquilo a ser usado de acuerdo a la necesidad;
- proporcione descansos frecuentes y regulares;
- utilice actividades de aprendizaje computarizadas;
- enseñe destrezas para la organización y estudio;
- suplemente las instrucciones verbales con instrucciones visuales; y
- modifique el sistema de exámenes.

Recursos

Fowler, M. (1995, junio). *Desorden deficitario de la atención* (2do ed.). NICHCY Briefing Paper, 1-16. (Disponible de: NICHCY, P.O. Box 1492, Washington, DC 20013. Teléfono: 1-800-695-0285; (202) 884-8200.)

Fowler, M. (1993). *Maybe you know my kid: A parent's guide to identifying, understanding, and helping your child with ADHD* (2nd ed.). New York: Birch Lane Press. (Disponible de: Birch Lane Press, 120 Enterprise Avenue, Secaucus, NJ 07094. Teléfono: 1-800-447-2665.)

Wodrich, D.L. (1994). *Attention deficit hyperactivity disorder: What every parent wants to know.* Baltimore, MD: Paul H. Brookes. (Disponible de: Paul H. Brookes Publishing, P.O. Box 10624, Baltimore, MD 21285-0624. Teléfono: 1-800-638-3775.)

Organizaciones

Attention Deficit Disorder Association (ADDA)
P.O. Box 972
Mentor, OH 44601
Teléfono: 1-800-487-2282; (313) 769-6690

CH.A.D.D. (Children and Adults with Attention Deficit Disorders)
499 NW 70th Avenue, Suite 101, Plantation, FL 33317
Teléfono: 1-800-233-4050; (954) 587-3700

El Uso del término "discapacidad"

El término "discapacidad" fue aceptado por la Real Academia Española de la Lengua hace diez anos y aparece en el diccionario de la lengua española de ésta. En reconocimiento del gran poder del lenguaje para influir y crear impresiones, NICHCY utiliza el termino "discapacidad" en todas sus publicaciones.

Otras términos quizás más comunes—como, por ejemplo, "incapacidad", "minusvalido", e "invalido"—pueden dar a entender que las personas con discapacidades son personas "sin habilidad", de "menor valor", o "sin valor".

En comparación, discapacidad quiere decir una falta de habilidad en algún ramo específico. El uso del término reconoce que todos los individuos con discapacidades tienen mucho que contribuir a nuestra sociedad y al mismo tiempo está de acuerdo con cambios similares en el lenguaje de la ley estadounidense.

Esta información fue desarrollado a traves del Acuerdo Cooperativo #H030A30003 entre la Academia para el Desarrollo Educacional (Academy for Educational Development) y la Oficina de Programas de Educación Especial del Departamento de Educación de los Estados Unidos. El contenido de este documento no refleja necesariamente las opiniones o políticas del Departamento de Educacion, y el hecho de mencionar nombres registrados, productos comerciales, u organizaciones no implica el endorso por parte del gobierno de los Estados Unidos.

Fundada en 1961, la Academia para el Desarrollo Educacional (Academy for Educational Development) es una organización sin fines de lucro dedicada a los servicios para tratar las necesidades del desarrollo humano en los Estados Unidos y a través del mundo. En sociedad con sus clientes, la Academia aspira a enfrentarse con los desafios sociales, económicos, y ambientales a través de la educación y desarrollo de recursos humanos; aplicar los mejores metodos existentes para la educación, entrenamiento, investigación, tecnología, administración, analisis de la conducta, y mercadeo social, para resolver problemas; y mejorar el conocimiento y destrezas a través del mundo como los más efectivos medios para estimular el crecimiento, reducir la pobreza, y promover los ideales democráticos y humanitarios.

■ **El Centro Nacional de Información Para Niños y Jovenes con Discapacidades**
PO Box 1492
Washington, DC 20013
1-800-695-0285 (Voz/TT)
(202) 884-8200 (Voz/TT)
E-mail: nichcy@aed.org
URL: http://www.nichcy.org
FS19SP, en español
Noviembre de 1996

EL AUTISMO/PDD

(Autism/Pervasive Development Disorder)

Definición

El autismo y el trastorno generalizado del desarrollo no especificado ("Pervasive Developmental Disorder-not otherwise specified", o PDD-NOS) son discapacidades del desarrollo que comparten muchas de las mismas características. Generalmente evidentes antes de los tres años de edad, tanto el autismo como el PDD-NOS son trastornos neurológicos que afectan la habilidad del niño en cuanto a comunicación, comprensión del lenguaje, juego, y su relación con los demás.

En el DSM-IV (Sociedad Americana de Psiquiatria, 1994), el manual diagnóstico utilizado para clasificar las discapacidades, el "trastorno autista" esta catalogado como categoría bajo el título de "trastorno generalizado del desarrollo". El diagnóstico de trastorno autista se hace cuando el individuo exhibe 6 o más de 12 síntomas catalogados a través de tres areas principales: intercambio social, comunicación, y conducta. Cuando los niños exhiben conductas similares pero no cumplen con los criterios del trastorno autista, pueden recibir el diagnóstico de trastorno generalizado del desarrollo no especificado (PDD-NOS). Aunque al diagnóstico se refiere de PDD-NOS, a través de esta publicación nos referiremos al diagnóstico de PDD, como se conoce comunmente en ingles.

El trastorno autista es una de las discapacidades especificamente definidas en el Acta para la Educación de los Individuos con Discapacidades (IDEA), la legislación federal bajo la cual los niños y jóvenes con discapacidades reciben servicios de educacion especial y servicios relacionados. IDEA, que utiliza el término "autismo", define el desorden como "una discapacidad del desarrollo que afecta significativamente la comunicación verbal y no-verbal y la interaccion social, usualmente evidente antes de los tres años de edad, que afecta adversamente el rendimiento escolar del niño. Otras características a menudo asociadas con el autismo son la exhibición de actividades repetitivas y movimientos estereotípicos, resistencia a todo cambio en el medio ambiente o cambios en la rutina diaria, y reacciones poco usuales a las experiencias sensoriales". (De acuerdo con IDEA y la manera en que se refiere a este desorden en el campo de las discapacidades, utilizaremos el termino "autismo" a través del resto de esta hoja informativa.)

Debido a la similaridad de las conductas asociadas con el autismo y PDD, el uso del término trastorno generalizado del desarrollo ha causado algo de confusión entre los padres y profesionales. Sin embargo, el tratamiento y las necesidades educacionales son similares para ambos diagnósticos.

Incidencia

El autismo y PDD ocurre en aproximadamente 5 a 15 de cada 10,000 nacimientos. Estos trastornos son cuatro veces mas comunes en los niños que en las niñas.

Se desconocen las causas del autismo y el PDD. Los investigadores están estudiando actualmente tales areas como el daño neurologico y los desequilibrios químicos dentro del cerebro. Estos trastornos no se deben a factores psicológicos.

Características

Algunas o todas de las siguientes caracteristicas pueden ser observadas de forma leve a severa:

- Problemas de la comunicación (por ejemplo, el uso y comprensión del lenguaje);
- Dificultad en relacionarse con las personas, objetos, y eventos;
- El uso de juguetes y objetos de una manera poco usual;
- Dificultad con los cambios de rutina o alrededores familiares;
- Movimientos corporales o comportamientos repetitivos.

Los niños con autismo o PDD varian en cuanto a sus habilidades, inteligencia, y conductas. Algunos niños no hablan; otros tienen un lenguaje que a menudo incluye frases o conversaciones repetidas. Las personas con destrezas mas avanzadas del lenguaje tienden a usar una cantidad limitada de temas y tienen dificultad con los conceptos abstractos. Las destrezas en juegos repetitivas, un campo limitado de intereses, y destrezas sociales impedidas son evidentes ademas. Tambien son comunes las reacciones insolitas a la informacion sensorial—por ejemplo, los ruidos fuertes, luces, y ciertas contexturas de la comida o tejidos.

Repercusiones educacionales

El diagnóstico temprano y los programas educacionales apropiados son muy importantes para los niños con autismo o PDD. La Ley Pública 101-476, el Acta para la Educación de los Individuos con Discapacidades (IDEA), anteriormente PL 94-142, incluye el autismo como categoría bajo discapacidades. A partir de los tres años, los niños con autismo y PDD son elegibles para un programa educacional apropiado a sus necesidades individuales. Los programas educacionales para alumnos con autismo o PDD se enfocan en mejorar las destrezas necesarias para la comunicación, conducta academica y social, y aquellas destrezas para la vida diaria. Aquellos problemas de la conducta y comunicación que interfieren con el aprendizaje a veces requieren la asistencia de un profesional que tenga conocimientos en el campo del autismo quien desarrolla y ayuda a implementar un plan que pueda llevarse a cabo en el hogar y en la escuela.

El ambiente escolar debe ser estructurado de tal manera que el programa sea consistente y predecible. Los alumnos con autismo o PDD aprenden mejor y se confunden menos cuando la información es presentada tanto visual como verbalmente. También se considera importante la interacción con compañeros sin discapacidades, ya que estos alumnos proporcionan modelos de destrezas apropiadas en el lenguaje, la interacción social, y la conducta. Para sobrepasar los problemas frecuentes en la generalización de destrezas aprendidas en la escuela, es muy importante desarrollar programas con los padres, para que las actividades de aprendizaje, experiencias, y enfoques puedan ser utilizadas en el hogar y la comunidad.

A través de programas educacionales diseñados para satisfacer las necesidades individuales del alumno y servicios especializados para el apoyo de adultos en el empleo y la vivienda, los niños y los adultos con autismo o PDD pueden vivir y trabajar en la comunidad.

Recursos

Hart, C.A. (1993). *A parent's guide to autism: Answers to the most common questions.* New York: Pocket Books. (Teléfono: 1-800-223-2336.)

New Jersey Center for Outreach and Services for the Autism Community (COSAC). (1994, December). *National directory of programs serving individuals with autism and related pervasive developmental disorders.* Ewing, NJ: Autor. (Teléfono: (609) 883-8100.)

Organizaciones

Autism Hotline, Autism Services Center
P.O. Box 507
Huntington, WV 25710-0507
Teléfono: (304) 525-8014.

Autism Society of America

7910 Woodmont Avenue, Suite 650
Bethesda, MD 20814
Teléfono: (301) 657-0881; (800) 328-8476
Ofrece varias publicaciones en español, incluyendo: Como empezar; Página de informacion médica; Comunicación facilitada; Derechos educacionales; Intervención temprana; Entrenamiento auditorio.

Institute for the Study of Developmental Disabilities
Indiana Resource Center for Autism
Indiana University
2853 East 10th Street
Bloomington, IN 47408-2601
Telefono: (812) 855-6508
Ofrece varias publicaciones en español, incluyendo: Hechos sobre autismo; Introducción al autismo: Modulo auto-instructivo; Como ayudar a las personas con autismo a manejar su comportamiento.

El uso del termino "discapacidad"

El termino "discapacidad" fue aceptado por la Real Academia Española de la Lengua hace diez años y aparece en el diccionario de la lengua española de ésta. En reconocimiento del gran poder del lenguaje para influir y crear impresiones, NICHCY utiliza el termino "discapacidad" en todas sus publicaciones.

Otras términos quizás más comunes—como, por ejemplo, "incapacidad", "minusvalido", e "invalido"—pueden dar a entender que las personas con discapacidades son personas "sin habilidad", de "menor valor", o "sin valor".

En comparación, discapacidad quiere decir una falta de habilidad en algun ramo específico. El uso del término reconoce que todos los individuos con discapacidades tienen mucho que contribuir a nuestra sociedad y al mismo tiempo está de acuerdo con cambios similares en el lenguaje de la ley estadounidense.

Esta información queda en manos y dominio del público a menos que se indique lo contrario. A los lectores se les anima a copiar y compartir la información, pero por favor den crédito al National Information Center for Children and Youth with Disabilities (NICHCY).

Por favor comparta su ideas y comentarios con nuestro personal a través de la correspondencia con nuestra editora.

Este documento fue desarrollado a través del Acuerdo Cooperativo #H030A30003 entre la Academia para el Desarrollo Educacional (Academy for Educational Development) y la Oficina de Programas de Educación Especial del Departamento de Educación de los Estados Unidos. El contenido de este documento no refleja necesariamente las opiniones o políticas del Departamento de Educación, y el hecho de mencionar nombres registrados, productos comerciales, u organizaciones no implica el endorso por parte del gobierno de los Estados Unidos.

Fundada en 1961, la Academia para el Desarrollo Educacional (Academy for Educational Development) es una organización sin fines de lucro dedicada a los servicios para tratar las necesidades del desarrollo humano en los Estados Unidos y a través del mundo. En sociedad con sus clientes, la Academia aspira a enfrentarse con los desafíos sociales, económicos, y ambientales a través de la educación y desarrollo de recursos humanos; aplicar los mejores métodos existentes para la educación, entrenamiento, investigacion, tecnología, administración, análisis de la conducta, y mercadeo social, para resolver problemas; y mejorar el conocimiento y destrezas a través del mundo como los más efectivos medios para estimular el crecimiento, reducir la pobreza, y promover los ideales democráticos y humanitarios.

■ El Centro Nacional de Información Para Niños y Jóvenes con Discapacidades
PO Box 1492
Washington, DC 20013
1-800-695-0285 (Voz/TT)
(202) 884-8200 (Voz/TT)
E-mail: nichcy@aed.org
URL: http://www.nichcy.org
FS1-SP, en español
Octubre de 1996

ESQUIZOFRENIA: PREGUNTAS Y RESPUESTAS

(Schizophrenia: Questions and Answers)

David Shore, M.D., Editor (Redactor)

Introducción

Se calcula que aproximadamente 3 millones de personas en los Estados Unidos desarrollarán la esquizofrenia durante el transcurso de su vida y aproximadamente 100,000 pacientes con esquizofrenia se encuentran internados en hospitales mentales públicos en un día cualquiera. Los tratamientos disponibles para la esquizofrenia, si bien son importantes para aliviar al menos parte del sufrimiento de muchos pacientes afectados, todavía no previenen el cuadro clinico tradicional de recaídas repetidas con incapacidades crónicas en el funcionamiento social y ocupacional. La esquizofrenia continúa siendo mal entendida y ampliamente temida por el público.

Esta información examina cinco preguntas fundamentales sobre la esquizofrenia: ¿Qué es? ¿Cuál es su causa? ¿Cómo se trata? ¿Pueden otras personas ayudar? ¿Cuáles son los tratamientos? Disponer de información correcta puede ayudar a eliminar las ideas erróneas y, por lo tanto, a disminuir el temor, la vergüenza y la desesperanza asociadas frecuentemente con esta enfermedad.

La esquizofrenia: ¿Qué es?

La esquizofrenia es un término utilizado para describir un estado extremadamente complejo y confuso la enfermedad mental más crónica e incapacitante. La esquizofrenia puede consistir en una sola enfermedad, o puede incluir muchas enfermedades con causas diferentes. Debido a la complejidad de esta enfermedad muy pocas generalizaciones pueden aplicarse a todas las personas que han sido diagnosticadas como esquizofrénicas.

Cuando aparecen de repente síntomas psicóticos muy severos se dice que el individuo tiene esquizofrenia aguda. "Psicótico" significa que ha perdido el sentido de la realidad, o que no puede distinguir entre las experiencias reales y las irreales. Algunas personas sufren de este tipo de episodio psicótico sòlo una vez; otras personas tienen varios episodios durante el transcurso de su vida pero llevan una vida relativamente normal durante los períodos intermedios. El individuo con esquizofrenia crónica (continua o recurrente) a menudo no recupera totalmente el funcionamiento normal y necesita generalmente tratamiento a largo plazo, el cual incluye medicamentos para controlar los síntomas. Algunos pacientes esquizofrénicos crónicos no pueden funcionar nunca sin algún tipo de ayuda.

Aproximadamente el 1 por ciento de la población desarrollará la esquizofrenia durante el transcurso de su vida. Este trastorno afecta con igual frecuencia a hombres y mujeres; la información contenida aquí se aplica a ambos. Los primeros síntomas psicóticos de la esquizofrenia aparecen a menudo durante la adolescencia o durante la década de los 20 años en los hombres y durante la década de los 20 años o principios de los 30 años en las mujeres. Otros síntomas menos evidentes, tales como aislamiento social, retraimiento, conversación, pensamiento o conducta anormales pueden preceder y/o seguir los síntomas psicóticos.

Algunas veces la gente tiene síntomas psicóticos debido a trastornos médicos no detectados. Por esta razón, se debe obtener una historia clínica y se deben efectuar análisis de laboratorio y un examen físico durante la hospitalización para descartar otras causas de los síntomas antes de concluir que una persona tiene esquizofrenia.

El mundo de las personas con esquizofrenia

Realidades no comunes

Así como individuos "normales" ven el mundo desde su propia perspectiva, las personas esquizofrénicas también tienen sus propias percepciones de la realidad. Sin embargo, su visión del mundo es a menudo sorprendentemente diferente a la realidad que usualmente es vista y compartida por las personas que les rodean.

Al vivir en un mundo que parece confuso, cambiante y faltándole los puntos de referencia confiables que todos nosotros usamos para anclarnos a la realidad, una persona con esquizofrenia puede sentirse ansiosa y confundida. Esta persona puede parecer distante, aislada o preocupada, incluso puede quedarse sentada durante horas sin moverse, rígida como una piedra y sin decir una sola palabra. O la persona puede moverse constantemente, siempre ocupada, bien despierta, vigilante y alerta. Una persona esquizofrénica puede manifestar tipos de conductas muy diferentes en distintos momentos.

Alucinaciones

El mundo de un individuo esquizofrénico está lleno de alucinaciones; una persona puede a veces percibir estimulos u objetos que en realidad no existen, tal como por ejemplo: escuchar voces que le dicen que haga determinadas cosas, o ver personas u objetos que no están realmente allí o sentir dedos invisibles que le tocan el cuerpo. Estas alucinaciones pueden producir miedo. Escuchar voces que otra gente no escucha es el tipo de alucinación más común en la esquizofrenia. Dichas voces pueden describir las actividades del paciente, mantener una conversación, alertar sobre peligros inminentes, o decirle a la persona lo que debe hacer.

Delirios

Los delirios son creencias personales falsas que no están sujetas a razonamiento o evidencia contradictoria y no forman parte de la cultura de la persona. Son síntomas comunes de la esquizofrenia y pueden por ejemplo referirse a temas de persecución o grandeza. A veces los delirios en la esquizofrenia pueden ser bien raros—como por ejemplo, creer que un vecino está controlando la conducta del individuo esquizofrénico con ondas magnéticas, o que la gente en la televisión le está enviando mensajes específicamente dirigidos a él o a ella, o que están transmitiéndole mensajes por medio de la televisión o que los pensamientos del individuo son oídos por otras personas. El delirio de persecución, el cual es común en la esquizofrenia paranoide, es la creencia falsa e irracional de que la persona es engañada, molestada, envenenada o que se conspira en contra de ella. El paciente puede creer que él o ella, o un miembro de la familia o de otro grupo, es el centro de dicha persecución imaginaria.

Pensamiento desordenado

A menudo el pensamiento de la persona esquizofrénica está afectado por este trastorno. La persona puede tener dificultad en "pensar bien" durante muchas horas. Los pensamientos van y vienen tan rápidamente que no es posible "agarrar" la idea. Puede ser que la persona no pueda concentrarse en un solo pensamiento durante mucho tiempo y que se distraiga fácilmente sin poder mantener la atención.

Es posible que la persona con esquizofrenia no pueda discernir entre lo que es y no es importante en una situación determinada. La persona no puede conectar los pensamientos en secuencias lógicas y los mismos se vuelven desorganizados y fragmentados. Al saltar de tema en tema el resultado puede ser que los demás queden totalmente confundidos.

Esta falta de continuidad lógica del pensamiento, denominada "trastorno del pensamiento", puede hacer dificultuosa la conversación y contribuir al aislamiento social. Si la gente no puede entender lo que un individuo está diciendo, lo más posible es que se sienta incómoda y tienda a dejar a dicho individuo solo.

Expresión de emociones

Las personas con esquizofrenia a veces manifiestan lo que se llama "afecto inapropiado". Esto significa mostrar una emoción que no tiene relación con lo que la persona piensa o dice. Por ejemplo, una persona esquizofrénica puede decir que lo están persiguiendo los demonios y después se ríe. Esto no debe confundirse con el comportamiento de personas normales que, por ejemplo, tienen una risa nerviosa después de que sucede un incidente poco importante.

A menudo las personas con esquizofrenia demuestran un aplanamiento affectivo. Esto se refiere a la disminución severa de la capacidad para dar una respuesta emocional. Un esquizofrénico puede no mostrar signos de emoción normal, mediante un tono de voz monótono y poca expresión facial.

Algunas personas con síntomas de esquizofrenia pueden manifestar períodos prolongados de estados extremos de júbilo o de depresión, y es importante determinar si dicho paciente es esquizofrénico o si en realidad sufre un trastorno bipolar (maníacodepresivo) o un trastorno depresivo mayor. Algunas personas a las cuales no se las puede categorizar con claridad se las diagnóstica a veces un trastorno esquizoafectivo.

Normal contra anormal

Algunas veces individuos normales pueden sentir, pensar o actuar en tal forma que se asemejan al esquizofrénico. A menudo la gente normal no puede pensar bien. Por ejemplo, uno puede sentirse extremadamente ansioso cuando tiene que hablar delante de un grupo de personas y puede llegar a sentirse confuso, incapaz de coordinar sus pensamientos y olvida lo que quería decir.

Así como las personas normales a veces pueden hacer cosas extrañas, muchos esquizofrénicos pueden a menudo pensar, sentir y actuar en una forma normal. A menos que se encuentre en un estado extremadamente desorganizado, una persona esquizofrénica tendrá un cierto grado de sentido de la realidad; por ejemplo, sabe que la mayoría de la gente come tres veces al día y duerme durante la noche. Estar fuera de contacto con la realidad (lo cual es una manera de describir los síntomas psicóticos de la esquizofrenia) no significa que el individuo está viviendo *totalmente* en otro mundo. Sino que más bien, hay ciertos aspectos del mundo del esquizofrénico que no son compartidos por los demás y estos aspectos parecen no tener ninguna base real. Escuchar una voz de alerta que nadie más puede oír no es una experiencia compartida por la mayoría de las personas y es, claramente, una distorsión de la realidad, pero es solamente la distorsión de una parte de la realidad. Por lo tanto, una persona esquizofrénica puede parecer normal una buena parte del tiempo.

Esquizofrenia no es "doble personalidad"

Existe una creencia común de que la esquizofrenia es lo mismo que "doble personalidad" un cambio de la personalidad del tipo Dr. Jekyll/Sr. Hyde. Esta *no* es una descripción correcta de la esquizofrenia. En realidad, este trastorno de personalidad doble o múltiple es completamente diferente y poco común.

¿Es la esquizofrenia una enfermedad nueva?

Aunque el término "esquizofrenia" no fue usado hasta principios del siglo XX, esta enfermedad ha existido por muchísimos años y se ha encontrado en todo tipo de sociedades.

En la sociedad occidental, la "locura" no fue considerada generalmente como un problema mental hasta principios del siglo XIX. En esa época, se inició un movimiento para brindar tratamiento más humanitario a los enfermos mentales, lo cual permitió que los mismos recibieran tratamiento médico más científico. Los enfermos mentales fueron desencadenados, liberados de las prisiones y recibieron atención más adecuada. Subsecuentemente, se identificaron varias categorías de en-

fermedades mentales. A comienzos del siglo XX la esquizofrenia había sido diferenciada de la enfermedad maníacodepresiva, y se habían descrito subcategorías. En 1911 el Dr. Eugen Bleuler, un psiquiatra suizo, utilizó por primera vez la expresión "el grupo de esquizofrenias". A pesar de la falta de acuerdo que existe entre los científicos con respecto a cuáles estados específicos deben o no deben incluirse en este grupo, el término ha sido comúnmente utilizado desde entonces.

¿Pueden haber niños esquizofrénicos?

Los niños mayores de 5 años pueden desarrollar esquizofrenia, pero esta es muy rara antes de la adolescencia. Más aún, se necesita más investigación para aclarar la relación entre la esquizofrenia que se produce durante la infancia y la esquizofrenia que se produce durante la adolescencia y la edad adulta. Aunque algunas personas que desarrollan la esquizofrenia más adelante en su vida pueden haber parecido diferentes a los otros niños a una edad temprana, los síntomas psicóticos de la esquizofrenia (por ejemplo, alucinaciones, delirios e incoherencia) son raramente vistos en niños.

¿Tienen una tendencia a ser violentas las personas que sufren de esquizofrenia?

Aunque en los medios informativos y en el mundo del espectáculo se tiende a relacionar la enfermedad mental a la violencia criminal, los estudios nos dicen que si separamos aquellas personas con antecedentes criminales antes de la hospitalización, las personas con enfermedades mentales en conjunto probablemente no son más propensas a la violencia criminal que el público en general. Se están llevando a cabo estudios para mejorar nuestro conocimiento sobre las distintas formas de las enfermedades mentales, para determinar si algunos grupos son más propensos a la violencia que otros.

Ciertamente la mayoría de los esquizofrénicos no son violentos; por el contrario, prefieren el retraimiento y que los dejen solos. Algunos pacientes con perturbaciones agudas pueden volverse físicamente violentos, pero estas manifestaciones violentas se han vuelto muy poco frecuentes después de la introducción de programas de tratamiento más efectivos, incluyendo el uso de medicamentos antipsicóticos. Existe un acuerdo generalizado de que los crímenes más violentos no son cometidos por esquizofrénicos y que la mayoría de los esquizofrénicos no cometen crímenes violentos.

¿Qué problema hay con el suicidio?

El suicidio es un peligro potencial para aquellos que sufren de la esquizofrenia. Si un individuo intenta suicidarse o manifiesta planes de suicidio, éste debe recibir atención médica inmediata. Las personas con esquizofrenia parecen tener una mayor incidencia de suicidio que la población en general. Desafortunadamente, es especialmente difícil predecir el suicidio en los pacientes esquizofrénicos.

¿Qué causa la esquizofrenia?

No se conoce ningún factor específico que cause la esquizofrenia. Como se analizará más adelante, parece que existen factores genéticos que producen una vulnerabilidad a la esquizofrenia, con los factores ambientales que contribuyen al desarrollo de los diferentes grados de severidad en diferentes individuos. Así como cada personalidad individual es el resultado de la interacción de factores culturales, psicológicos, biológicos y genéticos, una desorganización de la personalidad, como en la esquizofrenia, puede ser el resultado de la interacción de muchos factores. Los científicos no concuerdan con respecto a cuál es la fórmula particular necesaria para producir este trastorno. No se ha encontrado todavía ningún gene específico, no se ha demostrado la responsabilidad de ningún defecto bioquímico ni ningún episodio específico de tensión que parezca ser suficiente, por sí solo, para producir esquizofrenia.

¿Es hereditaria la esquizofrenia?

Se sabe desde hace mucho tiempo que la esquizofrenia se repite en las familias. Los parientes cercanos de pacientes esquizofrénicos tienen mayor probabilidad de desarrollar esquizofrenia que aquellos que no están relacionados a alguien con esquizofrenia. Los hijos de un padre esquizofrénico, por ejemplo, tienen cada uno el 10 por ciento de probabilidad de desarrollar la esquizofrenia. En comparación, el riesgo de desarrollar la esquizofrenia en la población general es aproximadamente el 1 por ciento.

Durante los últimos 25 años dos tipos de estudios cada vez más sofisticados han demostrado la importancia del factor genético en el desarrollo de esquizofrenia. Un grupo de estudios examinó la incidencia de esquizofrenia en gemelos idénticos y fraternos; el otro grupo comparó familias biológicas y adoptivas.

Los estudios recientes con gemelos han confirmado los hallazgos de otros estudios anteriores científicamente menos rigurosos. Los gemelos idénticos (los cuales son genéticamente iguales) tienen generalmente un índice más elevado de "concordancia" de la esquizofrenia que los gemelos fraternos (los cuales no son genéticamente más parecidos entre sí que hermanos comunes). La "concordancia" se produce cuando los dos miembros de un par de gemelos desarrollan esquizofrenia. Aunque los estudios con gemelos ofrecen evidencia que no da lugar a dudar de que existe un factor hereditario en la esquizofrenia, el hecho que la concordancia de la esquizofrenia en gemelos idénticos es sólo de 40 al 60 por ciento sugiere que deben intervenir también uno o varios factores ambientales.

Un segundo grupo importante de estudios examinó niños adoptados para analizar los efectos de la herencia y el medio ambiente. En Dinamarca se llevó a cabo una investigación exhaustiva del estado mental de niños de padres esquizofrénicos que fueron dados en adopción. Estos niños fueron comparados con niños adoptados cuyos padres biológicos no tenían antecedentes de enfermedad mental. También se llevó a cabo una comparación de los índices de enfermedad mental entre los parientes biológicos de dos grupos de adoptados, uno con esquizofrenia y el otro sin antecedentes de enfermedad mental. Los hallazgos de los estudios de adopción indicaron que el hecho de estar biológicamente relacionado con una persona esquizofrénica aumenta el riesgo de esquizofrenia, aún cuando el contacto personal entre los individuos relacionados hubiera sido poco o inexistente.

Estos estudios indican que la esquizofrenia tiene alguna base hereditaria, pero se requieren estudios adicionales para determinar el alcance exacto de dicha influencia genética. La mayoría de los científicos opinan que lo que se puede heredar es una vulnerabilidad o predisposición a este trastorno un potencial heredado que, dada una serie de factores, puede conducir a la esquizofrenia. Esta predisposición puede deberse a un defecto enzimático o a alguna otra anormalidad bioquímica, a un déficit neurológico sutil o a algún otro factor o combinación de factores.

No entendemos todavía cómo se transmite esta predisposición genética y no podemos predecir con certeza cuando una persona determinada va a desarrollar o no la enfermedad. Para algunas personas el factor genético puede ser crucial para el desarrollo del trastorno; en otras, puede carecer relativamente de importancia.

¿Es culpa de los padres?

La mayoría de los investigadores de esquizofrenia están completamente de acuerdo con que los padres *no* causan la esquizofrenia. En las décadas anteriores había una tendencia entre el personal de salud mental de culpar a los padres de la enfermedad de los hijos. En la actualidad esta actitud se considera por lo general errónea y contraproducente. Actualmente, los profesionales de salud mental tratan por lo general de incorporar a los miembros de la familia para ayudar con el programa terapéutico y a la vez son conscientes del sentimiento tan real de "carga" aislamiento que muchas familias sienten al tratar de atender a un miembro de la familia con esquizofrenia.

¿Es la esquizofrenia causada por un defecto químico?

A pesar de que no se ha determinado con certeza todavía ninguna causa neuroquímica de la esquizofrenia, el conocimiento básico sobre la química cerebral y su relación con la esquizofrenia se está expandiendo rápidamente. Desde hace mucho tiempo se piensa que los neurotransmisores—sustancias que permiten la comunicación entre las células nerviosas—intervienen en el desarrollo de la esquizofrenia. Es posible que este trastorno esté asociado con algún desequilibrio de los complejos sistemas químicos interrelacionados con el cerebro. Aunque no tenemos respuestas definitivas, esta área de la investigación es muy activa y existente.

¿Es la esquizofrenia causada por una anormalidad física en el cerebro?

Se ha desarrollado un gran interés en esta pregunta en la área de investigación con el desarrollo de los "CAT scans" (la escanografía cerebral) un tipo de técnica radiográfica utilizada para visualizar las estructuras de cerebros vivos. Algunos estudios efectuados utilizando esta técnica sugieren que los pacientes esquizofrénicos tienen una probabilidad mayor de presentar estructuras cerebrales anormales (por ejemplo, agrandamiento de las cavidades en el interior del cerebro) que las personas normales de la misma edad. Debe enfatizarse que algunas de las anormalidades reportadas son bastante sutiles. Se determinó que estas anormalidades no son características en *todos* los pacientes esquizofrénicos y no ocurren *solamente* en individuos con esquizofrenia.

Una técnica más reciente es "PET scan" (tomografía por emisión de positrones). A diferencia del "CAT scan", el cual produce imágenes de las estructuras cerebrales, el "PET scan" permite medir la actividad metabólica de áreas específicas del cerebro, incluyendo áreas profundas del mismo. Sólo se han efectuado investigaciones preliminares de la esquizofrenia con el "PET scan", pero esta técnica nueva utilizada en combinación con otros estudios radiodiagnósticos, promete brindar información importante sobre la estructura y la función del cerebro vivo.

Otros estudios radiológicos especiales que pueden aumentar nuestro conocimiento de la esquizofrenia incluyen "MRI", "rCBF", y EEG computarizado. "MRI" significa imágenes obtenidas por resonancia magnética, una técnica que permite medidas exactas de las estructuras cerebrales basadas en los efectos de un campo magnético sobre las diferentes sustancias en el cerebro. Esta técnica se denomina a veces también "NMR" (imágenes por resonancia magnética nuclear). En "rCBF", o flujo sanguíneo cerebral regional, se inspira un gas radioactivo y la velocidad de desaparición de esta sustancia de las diferentes áreas del cerebro brinda información sobre la actividad relativa de las regiones del cerebro durante varias actividades mentales. El EEG (electroencéfalograma) computarizado es un estudio de ondas cerebrales que muestra las respuestas eléctricas del cerebro al reaccionar a diferentes estímulos. Todas estas técnicas son utilizadas para la investigación. No son nuevas formas de tratamiento.

¿Como se trata la esquizofrenia?

Dado que la esquizofrenia puede no ser un solo estado y que sus causas no son aún conocidas, los métodos de tratamiento actuales se basan tanto en la investigación como en la experiencia clínica. Estos métodos se eligen en base a su efectividad para disminuir los síntomas esquizofrénicos y reducir la probabilidad de que dichos síntomas reaparezcan. Se han encontrado un número de tratamientos o combinaciones de tratamientos útiles y se están desarrollando más.

¿Qué sucede con las drogas antipsicóticas?

Los fármacos antipsicóticos (también llamados neurolépticos) se han utilizado desde mediados de la década de los años 50. Estos tratamientos han mejorado mucho el pronóstico de muchos pacientes individuales. Estos medicamentos reducen los síntomas psicóticos de las esquizofrenia y generalmente le permiten al paciente funcionar en forma más efectiva y apropiada. Las drogas antipsicóticas son el mejor tratamiento disponible en la actualidad, pero no "curan" la esquizofrenia ni garantizan que los episodios psicóticos no vuelvan a repetirse. El tipo y la dosis del medicamento deben ser escogidos solamente por un médico calificado, el cual esté bien entrenado en el tratamiento médico de enfermedades mentales. Las dosis varían con cada paciente, ya que cada paciente puede necesitar una dosis muy diferente para reducir los síntomas sin producir los efectos colaterales molestos.

Las drogas antipsicóticas son muy efectivas para tratar ciertos síntomas esquizofrénicos (por ejemplo, alucinaciones y delirios.) La gran mayoría de los pacientes experimentan una mejoría notable. Algunos pacientes, sin embargo, no parecen mejorar mucho con estas drogas y unos pocos no parecen necesitarlas. Es muy difícil predecir cuáles pacientes pertenecerán a estos dos grupos, así como también distinguirlos de la mayoría de los pacientes que sí se benefician con el tratamiento con drogas antipsicóticas.

A veces los pacientes y sus familiares expresan preocupación por el uso de estas drogas antipsicóticas para el tratamiento de la esquizofrenia. Además de la preocupación por los efectos colaterales, existe la preocupación de que el uso de dichas drogas puede producir adicción. Las drogas antipsicóticas, sin embargo, no producen un estado de euforia o una dependencia física mayor, como lo hacen otras drogas.

Otra idea errónea sobre las drogas antipsicóticas es que actúan como un tipo de control mental. Las drogas antipsicóticas no controlan los pensamientos de la persona; por el contrario, ayudan al paciente a diferenciar entre los síntomas psicóticos y el mundo real. Estos medicamentos pueden disminuir las alucinaciones, la agitación, la confusión, las distorsiones y los delirios, permitiendo que el individuo esquizofrénico tome decisiones en forma más racional. Es la esquizofrenia misma la que parece tomar control de la mente y la personalidad del paciente; las drogas antipsicóticas pueden ayudar a liberar al paciente de sus síntomas y le permiten al mismo pensar con más claridad y tomar decisiones más racionalmente. Algunos pacientes que toman estos medicamentos pueden experimentar sedación o disminución en la expresividad, pero las drogas antipsicóticas utilizadas en dosis apropiadas para el tratamiento de la esquizofrenia no son frenos químicos. Frecuentemente, con supervisión clínica apropiada, se puede disminuir la dosis para aliviar los efectos colaterales. Existe una tendencia ahora en psiquiatría de usar la dosis más baja posible, que le permita al esquizofrénico funcionar sin recaer en la psicosis.

¿Por cuánto tiempo deben tomar drogas antipsicóticas los pacientes esquizofrénicos?

Las drogas antipsicóticas también reducen el riesgo de episodios psicóticos futuros en los pacientes recuperados. Con tratamiento continuo con drogas, aproximadamente el 40 por ciento de los pacientes recuperados sufrirán recaídas dentro de los 2 años de su salida del hospital. Esta proporción, sin embargo, es mas favorable que la que ocurre cuando se interrumpe el medicamento, en estos casos el índice de recaída es del 80 por ciento. En la mayoría de los casos no sería acertado decir que el tratamiento continuo con drogas *previene* las recaídas, sino que más bien reduce su frecuencia. El tratamiento de los síntomas psicóticos severos requiere generalmente el uso de dosis más altas que las de mantenimiento. Si los síntomas reaparecen con una dosis más baja, un aumento temporal de la dosis puede prevenir una recaída severa.

Algunos pacientes pueden negar que necesitan los medicamentos y pueden interrumpir el uso de las drogas antipsicóticas por decisión propia o en base del consejo de otra persona. Esto generalmente aumenta el riesgo de una recaída (aunque los síntomas pueden no reaparecer inmediatamente). A veces es difícil convencer a algunos esquizofrénicos de que necesitan continuar tomando los medicamentos, especialmente porque al principio algunos se sienten mejor. En el caso de pacientes en los que no se puede confiar que tomen las drogas antipsicóticas, se puede utilizar una formulación inyectable de efecto prolongado. *Los pacientes esquizofrénicos no deben interrumpir el uso de las drogas antipsicóticas sin autorización y seguimiento médico.*

¿Cuáles son los efectos colaterales?

Las drogas antipsicóticas, al igual que casi todos los medicamentos, tienen efectos no deseables junto con sus efectos beneficiosos. Durante las primeras fases del tratamiento con drogas, los pacientes pueden experimentar efectos colaterales tales como somnolencia (sueño excesivo), inquietud, espasmos musculares, temblor, sequedad en la boca o visión borrosa. La mayoría de estos efectos pueden corregirse disminuyendo la dosis o pueden controlarse con otros medicamentos. Un paciente puede funcionar mejor con un medicamento que con otro.

Los efectos colaterales a largo plazo producidos por las drogas antipsicóticas pueden representar un problema considerablemente más serio. La diskinesia tardía (DT) es un trastorno categorizado por movimientos involuntarios que afectan frecuentemente la boca, los labios, la lengua y a veces el tronco u otras partes del cuerpo. Se produce por lo general en aproximadamente el 15 a 20 por ciento de los pacientes que han estado tomando drogas antipsicóticas por muchos años, pero la DT también puede producirse en pacientes que han sido tratados con dichas drogas durante períodos de tiempo más breves. En la mayoría de los casos los síntomas de la DT son leves y el paciente puede no darse cuenta de los movimientos.

La cuestión beneficio-riesgo es una consideración importante en cualquier tipo de tratamiento de esquizofrenia. En este contexto, el riesgo de DT—así como es de atemorizane—tedebe evaluarse cuidadosamente en contraposición con el riesgo de crisis repetidas que pueden perturbar terriblemente los esfuerzos del paciente de tratar de restablecerse en la escuela, el trabajo, el hogar y la comunidad. En el caso de pacientes que desarrollan DT, se debe revaluar el uso de medicamentos. Sin embargo, los estudios recientes sugieren que la DT, antes considerada irreversible, a menudo mejora

incluso cuando los pacientes continúan tomando drogas antipsicóticas.

¿Qué sucede con los tratamientos psicosociales?

Las drogas antipsicóticas han demostrado ser fundamentales para aliviar los síntomas psicóticos de la esquizofrenia, como por ejemplo, alucinaciones, delirios e incoherencia, pero no mejoran siempre *todos* los síntomas de esta enfermedad. Aún cuando los pacientes esquizofrénicos experimenten relativamente pocos síntomas psicóticos, muchos conservan una extraordinaria dificultad para establecer y mantener relaciones con otros individuos. Más aún, debido a que los pacientes esquizofrénicos se enferman generalmente durante los años críticos de aprendizaje de un oficio o preparación para una carrera (entre los 18 y 35 años), tienen menores posibilidades de completar el entrenamiento para un trabajo calificado. Como resultado, muchos pacientes esquizofrénicos no solamente sufren dificultades emocionales y de pensamiento sino que también carecen de preparación social y laboral.

El tratamiento psicosocial es especialmente útil para este tipo de problemas psicológicos, sociales y laborales. En general, las técnicas psicosociales tienen un valor limitado en pacientes con psicosis aguda (aquellos que están fuera de contacto con la realidad o tienen alucinaciones o delirios intensos), pero pueden ser útiles en aquellos con síntomas menos severos o aquellos cuyos síntomas psicóticos están bajo control. Hay muchas formas de terapia psicosocial apropiadas para pacientes con esquizofrenia, la mayoría de éstas se centran en mejorar el funcionamiento del paciente como sujeto social—ya sea en el hospital o en la comunidad, en el hogar o en el trabajo. Aquí se describen algunas de estas técnicas. Desafortunadamente, la disponibilidad de las diferentes formas de tratamiento varía considerablemente de un sitio a otro.

Rehabilitación

Una definición general de rehabilitación incluye una amplia variedad de procedimientos no médicos para aquellos individuos con esquizofrenia. Los programas de rehabilitación dan énfasis al entrenamiento social y vocacional para ayudar a los pacientes y expacientes a superar las dificultades en estas áreas. Los programas pueden incluir asesoramiento vocacional, entrenamiento para un trabajo, solución de problemas y administración del dinero, uso de transporte público y entrenamiento en relaciones sociales. Estas áreas son importantes para el éxito del tratamiento psicosocial de la esquizofrenia porque le brindan al paciente dado de alta los medios necesarios para tener una vida productiva fuera del ambiente supervisado de un hospital mental.

Psicoterapia individual

La psicoterapia individual consiste en charlas periódicas entre el paciente y un profesional especializado en salud mental, como por ejemplo, psiquiatra, psicólogo, trabajador social psiquiátrico o enfermera. Estas charlas pueden referirse a problemas pasados o presentes, experiencias, pensamientos, sentimientos o relaciones. El compartir sus experiencias con una persona entrenada y comprensiva y hablar sobre su mundo con una persona fuera del mismo, puede ayudar a que los individuos esquizofrénicos gradualmente se comprendan más a sí mismos y a sus problemas. También pueden aprender a distinguir entre lo real y lo irreal.

Los estudios recientes tienden a mostrar que la terapia de apoyo centrada en la realidad es generalmente más beneficiosa para los pacientes esquizofrénicos ambulatorios que la terapia indigatoria psicoanalítica o la psicoterapia introspectiva. En un estudio hecho en gran escala, los pacientes tratados con psicoterapia orientada hacia la adaptación a la realidad y el desarrollo de conductas intersociales prácticas se desenvolvieron igual e incluso mejor que los pacientes tratados con psicoterapia introspectiva más frecuente e intensa.

Terapia de familia

La forma usual de terapia familiar incluye al paciente, padres o cónyuge y el psicoterapeuta. También puede incluir hermanos, hijos y otros familiares. Los propósitos varían. Una reunión del grupo familiar puede ayudar a los miembros de la familia y al terapeuta a comprender los puntos de vista de cada uno. También puede ayudar en la planificación del tratamiento (por ejemplo cuando el paciente es dado de alta) y a obtener la colaboración de los miembros de la familia con un programa terapéutico. La terapia familiar puede representar también para el terapeuta una manera de brindarle a la familia la comprensión y el apoyo necesarios en una época de crisis.

Muy a menudo, los pacientes son dados de alta del hospital para ser cuidados por la familia, de modo que es importante que los miembros de la familia tengan un claro entendimiento de la esquizofrenia y que conozcan las dificultades y los problemas asociados a esta enfermedad. Es también útil para los familiares conocer las formas de reducir la posibilidad de futuras recaídas y estar informados sobre los diferentes tipos de servicios disponibles para la familia y para pacientes ambulatorios, después de salir del hospital.

Terapia de grupo

Las sesiones de terapia de grupo incluyen generalmente un número reducido de pacientes (por ejemplo: 6 a 12) y uno o dos psicoterapeutas entrenados. Aquí el objetivo es aprender de las experiencias de otros, comparar las percepciones de una persona con las de los otros y corregir las distorsiones y la conducta interpersonal desadaptada mediante las conversaciones con los otros miembros del grupo. Este tipo de tratamiento puede resultar muy útil después de que los síntomas hayan aminorado un poco y que los pacientes hayan salido de la fase psicótica aguda de la enfermedad, ya que los pacientes psicóticos a menudo están demasiado perturbados o desorganizados como para participar. Posteriormente, cuando los pacientes comienzan a recuperarse, la participación en la terapia de grupo los ayudará, a menudo, a prepararlos para enfrentar la vida comunitaria.

Grupos de autoayuda

Otro tipo de grupo que se está volviendo sumamente común es el grupo de autoayuda. Aunque no está dirigido por un psicoterapeuta profesional, estos grupos son terapéuticos porque los miembros—generalmente expacientes o miembros de la familia de personas con esquizofrenia—brindan apoyo mutuo continuo así como también la tranquilidad de saber que no son los únicos en tener que enfrentar el mismo tipo de problemas. Estos grupos cumplen también otras funciones importantes. Al trabajar juntas las familias, pueden abogar más efectivamente por más investigación y más programas de tratamiento a nivel comunitario y hospitalario. Los expacientes, como grupo, pueden tener una mejor posibilidad de hacer desaparecer el estigma y atraer la atención pública para denunciar abusos tales como la discriminación contra los exenfermos mentales.

Los grupos de familia y compañeros y los grupos de apoyo son ahora muy activos y brindan ayuda e información útiles para los pacientes y las familias de pacientes con esquizofrenia y otros trastornos mentales.

La National Alliance for the Mentally Ill (Alianza Nacional para los Enfermos Mentales) está compuesta exclusivamente por grupos de familia; a fines de 1985 contaba con 550 grupos y cada año se agregan a estos aproximadamente 150 a 200 más. La National Mental Health Association (Asociación Nacional de Salud Mental) es la organización voluntaria civil no gubernamental más grande y más antigua de todo el país norteamericano y se ocupa de todos los aspectos de los trastornos mentales y de la salud mental. La National Mental Health Consumers' Association (Asociación Nacional de Consumidores de Salud Mental) es una red nacional de organizaciones de autoayuda, tienen actualmente unos 150 afiliados y mantienen una Cámara de Compensación de Autoayuda. Estas asociaciones pueden contactarse en las siguientes direcciones:

The National Alliance for the Mentally Ill
1901 North Fort Myer Drive, Suite 500
Arlington, Virginia 22209
(703)524-7600

National Mental Health Association
1021 Prince Street
Alexandria, Virginia 223142971
(703)684-7722

The National Mental Health Consumers' Association
311 North Juniper Street, Room 902
Philadelphia, Pennsylvania 19017
(215)735-2465

Cuidado residencial

La hospitalización prolongada es ahora mucho menos común que hace 20 ó 30 años, cuando aproximadamente 300,000 pacientes esquizofrénicos residían en instituciones mentales estatales o de condado. A pesar de esta tendencia, una minoría de pacientes parecen necesitar atención hospitalaria a largo plazo. Para la mayoría de los pacientes no se recomiendan largas estadías en el hospital ya que éstas aumentan la dependencia del cuidado institucional y producen una pérdida de contacto social con la familia, los amigos y la comunidad. La estadía a corto plazo en residencias bien equipadas puede brindarle a los pacientes un alivio necesario de las situaciones de tensión, una atmósfera protectora para el paciente con problemas, puede permitir la reiniciación o ajuste de la medicación y disminuir la presión sobre la familia.

Muchas personas esquizofrénicas pueden beneficiarse de la hospitalización parcial (durante el día o durante la noche), el tratamiento ambulatorio (ir regularmente a una clínica o consultorio para terapia individual, grupal u ocupacional) o el vivir en casas de apoyo (designadas para ayudar a los pacientes a salvar la brecha entre la hospitalización de 24 horas y la vida independiente en la comunidad).

¿Cuáles otras técnicas de tratamiento hay?

Tratamiento por electrochoque y coma insulínico

Estos dos tipos de tratamiento son raramente utilizados en la actualidad para la esquizofrenia. Sin embargo, en situaciones particulares la electroterapia puede ser útil. Puede resultar de utilidad, por ejemplo, cuando se produce una depresión severa durante un episodio esquizofrénico. El tratamiento por coma insulínico prácticamente nunca se usa ahora porque existen otros métodos efectivos de tratamiento, los cuales tienen menos complicaciones potencialmente serias.

Psicocirugía

La lobotomía, una intervención quirúrgica cerebral utilizada en el pasado en algunos pacientes con esquizofrenia severa, se lleva a cabo en la actualidad solamente bajo circunstancias extremadamente raras. Esto se debe a que la cirugía puede producir serias e irreversibles alteraciones de la personalidad y al hecho que generalmente se pueden lograr resultados mucho mejores con otros procedimientos menos drásticos y peligrosos.

Dosis grandes de vitaminas

La buena higiene física, incluyendo una dieta nutritiva y ejercicio físico, es muy importante para la buena salud. Estudios llevados a cabo bajo controles muy rígidos han demonstrado que añadir grandes dosis de vitaminas a los regímenes de tratamiento convencionales *no* mejoran en forma significativa el tratamiento de la esquizofrenia. Además, aunque se creía que las vitaminas eran relativamente inofensivas, se han informado efectos colaterales, lo cual plantea la posibilidad de que estas sustancias tengan efectos perjudiciales cuando se las usa en dosis muy altas. El uso de altas dosis de vitaminas como tratamiento para la esquizofrenia no está científicamente comprobado y tiene riesgos.

Hemodiálisis

Los informes preliminares que algunos pacientes esquizofrénicos parecían mejorar después de la hemodiálisis, un procedimiento de limpieza de la sangre utilizado para ciertos trastornos renales, causó gran conmoción. Sin embargo varios estudios recientes científicamente controlados han reportado que este procedimiento no tiene ningún efecto beneficioso sobre los síntomas de la esquizofrenia. La evidencia científica indica ahora que la hemodiálisis *no* es útil en el tratamiento de la esquizofrenia.

¿Como pueden ayudar otras personas?

El sistema de apoyo del paciente puede provenir de varias fuentes, incluyendo la familia, el personal profesional de las instituciones de estadía permanente o periódica, el personal de los albergues, amigos o compañeros, encargados profesionales de casos, iglesias, sinagogas y otros. Dado que la mayoría de los pacientes viven con su familia, el siguiente análisis utiliza frecuentemente el término "familia". Sin embargo, esto no significa que las familias deben ser el sistema de apoyo primario.

Existen muchas situaciones en las cuales los pacientes con esquizofrenia pueden recibir ayuda de personas en sus sistemas de apoyo. En primer lugar, en el caso de pacientes que no se dan cuenta de que están enfermos, los familiares o amigos tendrán que adoptar un papel activo para lograr que sean vistos y evaluados por un profesional. A menudo, una persona esquizofrénica opondrá resistencia al tratamiento pensando que las alucinaciones y los delirios son reales y que no necesitan ayuda psiquiátrica. Dado que las leyes de internación involuntaria se han vuelto muy estrictas, las familias y las organizaciones comunitarias pueden ver frustrados sus intentos de que individuos severamente enfermos reciban la ayuda que necesitan. Estas leyes varían de estado a estado, pero en general las personas que son peligrosas para sí mismas o para otros, debido a un trastorno mental, pueden ser llevadas por la policía para una evaluación psiquiátrica de emergencia y, si fuera necesario, su hospitalización. En algunos casos, un miembro de un centro comunitario local de salud mental puede evaluar la enfermedad del individuo en su hogar, si el mismo se negara a ir voluntariamente.

A veces sólo la familia u otras personas cercanas al paciente se dan cuenta de que éste tiene ideas o conductas extrañas. Dado que el paciente esquizofrénico no proporcionará este tipo de información durante un examen, los miembros de la familia o amigos deben hablar con la persona que está evaluando al paciente para que esta información importante sea tomada en consideración.

También es importante asegurar que el paciente esquizofrénico continúe recibiendo tratamiento después de la hospitalización. Es posible que los pacientes interrumpan la medicación o el tratamiento de seguimiento—lo cual conduce, a menudo, a la reaparición de los síntomas psicóticos. Alentar, y ayudar al paciente para que continúe el tratamiento puede ser muy importante para la recuperación. Sin tratamiento, algunos pacientes esquizofrénicos se vuelven tan psicóticos y desorganizados que no se pueden encargar ni de sus necesidades básicas, tales como aliento, ropa y refugio. A menudo individuos con enfermedades mentales severas, tales como la esquizofrenia, acaban en las calles o las cárceles, donde raramente reciben el tipo de tratamiento que necesitan.

Aquellos personas cercanas a individuos con esquizofrenia no se sienten seguras, a veces, como actuar cuando los pacientes hacen afirmaciones que parecen extrañas o que son claramente falsas. Las creencias o alucinaciones extrañas del paciente esquizofrénico parecen reales—no son solamente "fantasías imaginarias". En lugar de aceptar los delirios del paciente, los miembros de la familia o amigos pueden decirle al paciente que ellos no ven las cosas de la misma manera o que no concuerdan con sus conclusiones, reconociendo al mismo tiempo que las cosas le pueden parecer diferentes al paciente.

También puede ser útil que aquellas personas que conocen bien al paciente lleven un registro de los tipos de síntomas que ha manifestado, de qué medicamentos (incluyendo la dosis) ha tomado y de cuales han sido los efectos de los variados tratamientos que ha recibido. Sabiendo cuales síntomas se han presentado en el pasado, los miembros de la familia pueden darse cuenta mejor de lo que puede suceder en el futuro. La familia puede incluso identificar algunos "de los primeros síntomas de alerta" de recaídas potenciales (como por ejemplo, aumento del retraimiento y alteraciones en el sueño) mejor y antes que los mismos pacientes. De esta manera el regreso a la psicosis puede detectarse en forma precoz y el tratamiento a tiempo puede evitar una recaída más severa. También, al saber cuales medicamentos lo han ayudado y cuales le han producido efectos adversos en el pasado, la familia puede ayudar a los que están atendiendo al paciente a encontrar el mejor tratamiento más rápidamente.

Además de su participación en la búsqueda de ayuda, los familiares, amigos y compañeros de la persona con esquizofrenia pueden alentarla para que recupere sus habilidades. Es importante que las metas sean obtenibles, porque el paciente que se siente presionado y/o continuamente criticado por otros sentirá probablemente estrés y esto puede llevar a un empeoramiento de los síntomas. Como todo el mundo, los pacientes con esquizofrenia necesitan saber que están haciendo bien las cosas. Un enfoque positivo puede ser más útil y probablemente más efectivo a largo plazo que la crítica, y este consejo se aplica a todos los que interactúan con el paciente.

Un tema común planteado por familiares y amigos es el de las "drogas callejeras". Como algunas personas que usan drogas callejeras pueden mostrar síntomas similares a los de la esquizofrenia, los individuos con esquizofrenia pueden ser acusados de estar "drogados". Para ayudar a comprender el comportamiento del paciente, en muchos hospitales y consultorios médicos se pueden hacer análisis de orina y de sangre para detectar las drogas callejeras. La mayoría de los investigadores no piensan que los pacientes esquizofrénicos desarrollan sus síntomas debido al uso de estas drogas, pero las personas con esquizofrenia a menudo presentan reacciones adversas a ciertas drogas callejeras. Los estimulantes (tales como anfetaminas o cocaína) pueden causarle grandes problemas a los pacientes esquizofrénicos, como así también otras drogas como PCP o marihuana. En efecto, algunos pacientes experimentan un empeoramiento de sus síntomas cuando usan estas drogas. Los pacientes esquizofrénicos también pueden abusar el uso del alcohol u otras drogas por razones engañosas o en un intento de aliviar sus síntomas. Esto puede causar problemas adicionales que requieran tratamientos múltiples. Tales pacientes pueden recibir ayuda mediante una combinación de tratamientos tales como medicamentos, rehabilitación, psicoterapia a Alcohólicos Anónimos u otros programas de ayuda para el abuso de drogas.

¿Cuales son las perspectivas?

Las perspectivas para las personas con esquizofrenia han mejorado durante los últimos 25 años. Aunque no se ha encontrado todavía un tratamiento totalmente efectivo, es importante recordar que muchos pacientes esquizofrénicos han mejorado suficiente como para llevar vidas independientes satisfactorias. Mientras más aprendamos sobre las causas y el tratamiento de la esquizofrenia, más podremos ayudar a pacientes esquizofrénicos a lograr resultados exitosos.

Los estudios que han analizado pacientes esquizofrénicos durante largos períodos de tiempo, desde la primera crisis hasta edad avanzada, muestran que los resultados posibles son muy variados. Una revisión de las historias de las vidas de casi 2,000 pacientes sugiere que el 25 por ciento logra una recuperación total, 50 por ciento se recupera al menos parcialmente y otro 25 por ciento necesita cuidado a largo plazo. Cuando se estudian grupos grandes de pacientes, ciertos factores tienden a asociarse a un mejor resultado—por ejemplo, una historia previa a la enfermedad de adaptación normal a la escuela, el trabajo y la sociedad. Sin embargo, nuestro estado de conocimiento actual nos impide efectuar una predicción suficientemente precisa sobre el resultado a largo plazo.

El desarrollo de una variedad de métodos y centros de tratamiento es de importancia fundamental porque las necesidades de tratamiento de los pacientes esquizofrénicos son muy variables. En especial, se necesitan mejores alternativas intermediarias entre el tratamiento relativamente no intenso ofrecido en las clínicas ambulatorias y el tratamiento estrictamente regulado (incluyendo supervisión durante las 24 horas) de los hospitales. Con una amplia variedad de centros de tratamiento, los profesionales de la salud mental podrían adaptar el tratamiento a las necesidades individuales de los pacientes. Algunos pacientes necesitan cuidado y atención constante, mientras que otros necesitan un lugar donde aprender a funcionar en forma más independiente sin supervisión constante.

Dada la complejidad de la esquizofrenia, lo más posible es que las preguntas fundamentales sobre esta enfermedad—su causa o causas, prevención y tratamiento no sean respondidas en un futuro cercano. El público debe cuidarse de aquellos que dicen conocer "la cura" (o "la causa") de la esquizofrenia. Dichas afirmaciones pueden crear falsas expectativas, las cuales, al no cumplirse producen más frustración. Aunque se han hecho progresos hacia un mejor entendimiento de la esquizofrenia, existe una necesidad urgente de establecer un programa amplio y riguroso de investigación básica y clínica. Los recientes descubrimientos científicos básicos han beneficiado mucho la investigación de la esquizofrenia y esperamos que durante la próxima década se logrará un mejor entendimiento de los factores neurobiológicos y psicosociales de la esquizofrenia.

Como suscribirse al Schizophrenia Bulletin (Boletín de Esquizofrenia)

El *Schizophrenia Bulletin* es una publicación trimestral preparada por la Schizophrenia Research Branch (Rama de Investigación de Esquizofrenia) del National Institute of Mental Health (Instituto Nacional de Salud Mental). Este boletín, concebido como un foro para el intercambio multidisciplinario de información sobre esquizofrenia, es la única publicación dedicada exclusivamente a la exploración de esta enfermedad severa y enigmática.

Frecuentemente, un artículo del *Bulletin* se centra en un tópico crítico. Algunos temas de ediciones pasadas han sido, por ejemplo: el papel de la herencia en la esquizofrenia, enfoques psicosociales de tratamiento, factores biológicos de la enfermedad, subtipos de esquizofrenia, psicosis de la infancia, sistemas de apoyo comunitarios, "stress" y factores sociales, pronóstico y resultados a largo plazo, progresos en procedimientos diagnósticos e investigación de individuos que tienen alto riesgo de desarrollar esquizofrenia.

El *Bulletin* publica artículos sobre todas las facetas de la investigación y tratamiento de la esquizofrenia. Se le da especial énfasis a la publicación de artículos detallados y actualizados que analicen áreas críticas en el estudio de la esquizofrenia. Aunque el *Bulletin* trata de atraer una variedad de suscriptores, la mayoría de los artículos publicados están dirigidos principalmente a la comunidad científica.

El costo de la suscripción anual, que incluye cuatro números, es $16.00 en el país y $20.00 en el exterior. El precio de cada número por separado es $4.75 en el país y $5.94 en el exterior. Este es el precio vigente al tiempo de la impresión. Los precios pueden cambiar. Aquellos que piensan suscribirse, envíen el formulario de suscripción lo más pronto posible. Su cheque u orden de pago, junto con el formulario de suscripción, deben hacerse a nombre de y enviarse a: Superintendent of Documents, U.S. Government Printing Office, Washington, D.C. 20402.

Partes de esta publicación fueron una contribución de Ann Reifman, PhD, y Loren R. Mosher, MD (primera edición), y Sherry Buchsbaum (primera revisión).

■ **Departamento de Salud y Servicios Humanos de los Estados Unidos**
Instituto Nacional de Salud Mental
5600 Fishers Lane
Rockville, Maryland 20857
DHHS Publication No. (ADM) 91-1457 (SP)
Printed 1988, Reprinted 1991

EXISTEN TRATAMIENTOS PARA LA DEPRESIÓN: GUÍA PARA EL PACIENTE

(Depression Is Treatable: A Guide for Patients)

Para encontrar ayuda

La depresión es una enfermedad seria, pero existen profesionales de la salud que la pueden tratar exitosamente. Si usted cree que padece de depresión, hay varios lugares en donde puede recibir la ayuda que necesita. Usted puede:

- Llamar a su médico de familia o a un profesional de la salud.
- Llamar al departamento de salud en su localidad, la clínica de salud mental de la comunidad, el hospital, o una clínica. En estos lugares le pueden ayudar, o le pueden decir a dónde ir para recibir ayuda.
- Llamar a la facultad de medicina de una universidad local (muchas de ellas cuentan con programas especiales para el tratamiento de la depresión).
- Llamar a una de las organizaciones nacionales que se presentan a continuación. Ellos pueden darle información sobre profesionales de la salud en su localidad. También le pueden dar más información sobre la depresión, enviarle libros y folletos sobre este tema, y darle información sobre grupos de apoyo.

National Alliance for the Mentally Ill (NAMI) (Alianza Nacional para los Enfermos Mentales)
2101 Wilson Blvd, Suite 302
Arlington, VA 22201
Teléfono gratuito: 800-950-6264

National Depressive and Manic Depressive Association (NDMDA) (Asociación Nacional de Depresión y Trastorno Maniaco Depresivo)
730 N. Franklin St., Suite 501
Chicago, IL 60610
Teléfono gratuito: 800-82N-DMDA

National Foundation for Depressive Illness, Inc. (NFDI) (Fundación Nacional de Enfermedades Depresivas)
P.O. Box 2257
New York, NY 10116-2257
Teléfono gratuito: 800-248-4344

National Mental Health Association (NMHA) National Mental Health Information Center (Asociación Nacional de Salud Mental, Centro Nacional de Información sobre la Salud Mental)
1021 Prince Street
Alexandria, VA 23314-2971
Teléfono gratuito: 800-969-6642

El propósito de esta publicación

Esta información trata sobre el trastorno depresivo mayor, que es sólo uno de los tipos de enfermedades depresivas. Si usted no está seguro de que padece de este tipo de depresión, esta publicación le puede ayudar a responder a sus preguntas y darle más información.

Hay dos secciones:

Sección 1: Que responde a las preguntas más comunes sobre la depresión y proporciona información básica.

Sección 2: Que proporciona información más detallada sobre la depresión y los tratamientos. También le proporciona espacio para que pueda escribir notas y otra información importante.

La información que se proporciona en esta publicación está basada en los resultados de estudios de evaluación de investigación científica. Existen otros tratamientos para la depresión que, a pesar de que son eficaces para ciertos pacientes, no se han estudiado ciudadosamente en una forma científica.

> **Aquí la palabra depresión describe el trastorno depresivo mayor.**

Sección 1

Lo que usted debe saber

¿Quiénes se deprimen?

El trastorno depresivo mayor—frecuentemente llamado simplemente depresión es una enfermedad común que puede afectar a cualquier persona. Aproximadamente 1 de cada 20 personas en los Estados Unidos padece de depresión cada año (más de 11 millones de personas). La depresión afecta a un número doble de mujeres que de hombres.

¿Qué es la depresión?

La depresión no es solamente un sentimiento de "tristeza" o de "estar recaído de ánimo". Es algo más que el sentirse triste o el sentimiento de tristeza después de haber perdido a un ser querido. La depresión es una enfermedad (igual que la diabetes, la presión arterial alta, o las enfermedades del corazón) que día tras día afecta sus pensamientos, sentimientos, salud física, y su forma de comportarse.

La depresión puede ser el resultado de muchas razones:

- La herencia genética (que corre en su familia).
- Otras enfermedades.
- Ciertos medicamentos.
- El uso de drogas o alcohol.
- Otros problemas mentales (psiquiátricos).

Ciertas situaciones de la vida (como muy alta tensión emocional, o el dolor por la muerte o pérdida de un ser querido), pueden desencadenar la depresión o provocar que el paciente no se pueda recuperar completamente. En algunas personas la depresión se presenta incluso cuando todo en sus vidas marcha bien.

La depresión no es la culpa de la persona que la padece. No es una debilidad de la personalidad. Es una enfermedad médica. La depresión es una enfermedad para la que existen tratamientos.

¿Cómo puedo saber si padezco de depresión?

Las personas que padecen de depresión tienen ciertos síntomas que les afectan casi todos los días, el día entero, por lo menos por un período de dos semanas. Estos síntomas casi siempre incluyen por lo menos uno de los siguientes:

- Perder interés en las cosas que antes disfrutaba.
- Sentirse triste, decaído emocionalmente o cabizbajo.

Probablemente tendrá por lo menos tres de los siguientes síntomas:

- Sentir que no tiene energía, o al contrario, sentirse inquieto y sin poder quedarse tranquilo.
- Sentir como que no vale nada o sentirse culpable.
- Que le aumente o disminuya el apetito o el peso.
- Tener pensamientos sobre la muerte o el suicidio.
- Tener problemas para concentrarse, pensar, recordar, o tomar decisiones.
- No poder dormir, o dormir demasiado.
- Perder su energía o sentirse cansado todo el tiempo.

Frecuentemente la depresión también tiene otros síntomas de tipo físico o psicológico, estos incluyen:

- Dolores de cabeza.
- Dolores y sentirse adolorido de otras partes del cuerpo.
- Problemas digestivos (del estómago).
- Problemas sexuales.
- Sentirse pesimista o desesperanzado.
- Sentirse ansioso o preocupado.

¿Qué debo hacer si tengo estos síntomas?

Frecuentemente, las personas no buscan ayuda para tratar la depresión porque no reconocen los síntomas, no saben cómo pedir ayuda, se culpan a sí mismas por los síntomas, o simplemente no saben que existen tratamientos para la enfermedad.

Los pacientes recurren primero al médico de familia, las clínicas, o las organizaciones de servicios de salud (en inglés "HMO"). Por lo general lo que sucede entonces es que:

- Se tratará de determinar si existe una razón física que provoque la depresión.
- Se proporcionará tratamiento contra la depresión.
- Se recomendará al paciente a un especialista de salud mental para que se realicen más evaluaciones y tratamientos.

Si usted no cuenta con un médico de familia, llame al departamento de salud de su localidad, o la clínica local de salud mental, o un hospital. Las facultades de medicina también tienen centros que proporcionan tratamiento para la depresión.

¿De qué manera me ayudará el tratamiento?

El tratamiento contra la depresión ayuda a reducir el dolor y sufrimiento de enfermedad. El tratamiento eficaz quita todos los síntomas de la depresión y permite que usted reanude su vida normal. Mientras más pronto reciba el tratamiento, más

- Hablar con su médico.
- Pedir una segunda opinión.
- Hablar con alguien en quien confíe.

Los médicos están interesados en su bienestar y le ayudarán. Puede ser necesario que pida una segunda opinión, o que busque un nuevo médico.

Medicamentos antidepresivos

Existen muchos tipos de medicamentos antidepresivos que se pueden usar en el tratamiento. Cada uno de estos medicamentos funciona de una manera diferente. Su historial médico, los síntomas, y el historial médico de su familia frecuentemente dan la información en cuanto al tipo de medicamento más indicado en su caso. Aún así, probablemente llevará algún tiempo para encontrar el medicamento más eficaz y que tenga menos efectos secundarios. Usted y su médico encontrarán el mejor medicamento y dosis.

> **Los medicamentos contra la depresión no crean una adicción. Sirven en el tratamiento contra la depresión severa y a veces son útiles en el tratamiento de la depresión moderada o leve.**

Muchas personas empiezan a notar los efectos de los medicamentos incluso en las primeras semanas después de iniciar el tratamiento. Después de 6 semanas, más de la mitad de las personas que toman antidepresivos empezarán a sentirse mejor.

Al iniciar su tratamiento, el médico probablemente lo va a querer ver con mayor frecuencia (probablemente cada semana). El propósito de estas visitas es revisar la dosis (cuánto y con qué frecuencia debe tomar el medicamento), para ver si presenta efectos secundarios (otros problemas que le puede causar el medicamento), y para ver el efecto del medicamento contra su depresión.

Una vez que se empiece a sentir mejor, probablemente visitará al médico menos frecuentemente. Durante el tratamiento de continuación, probablemente verá al médico una vez cada mes o cada dos meses. Durante el tratamiento de mantenimiento, las visitas serán una cada 2 o 3 meses.

Obtendrá mayores beneficios del tratamiento si hace las siguientes cinco cosas:

1. Vaya a todas sus visitas con el médico.
2. Dígale al médico todas sus preguntas.
3. Tome los medicamentos siguiendo las instrucciones de su médico.
4. Dígale al médico de inmediato sobre cualquier efecto secundario causado por el medicamento.
5. Dígale al médico cómo está funcionando el medicamento en su caso.

Vaya a sus visitas médicas aunque se sienta mejor o peor. Si está tomando medicamentos antidepresivos, debe mantener sus visitas médicas para revisar la dosis y los posibles efectos secundarios. Es probable que le sea útil escribir los datos de su medicamento y dosis diaria. Por ejemplo, puede hacer copias de esta tabla y pegarla en la puerta del refrigerador para que no olvide escribir sus notas.

Dígale al médico todas sus preguntas. Hable con su médico si tiene dudas en cuanto a su medicamento. Las respuestas a algunas de estas preguntas pueden ser importantes para que el médico encuentre el mejor tratamiento en su caso. Recuerde, no hay preguntas "tontas" cuando se trata de su salud.

Mis preguntas sobre los medicamentos

A continuación se presentan una serie de preguntas que los pacientes hacen frecuentemente cuando están tomando medicamentos.

Nombre del medicamento

_____

_____

Dosis/Instrucciones de uso

_____

_____

Preguntas que puede hacer cuando está tomando un medicamento

1. ¿Cuándo y con qué frecuencia debo tomar el medicamento?

   _____

   _____

2. ¿Cuáles son los efectos secundarios de este medicamento? ¿Estaré cansado, hambriento, con sueño?

   _____

   _____

   _____

3. ¿Cuáles alimentos **no** debo comer mientras que esté tomando este medicamento?

   _____

   _____

   _____

4. ¿Puedo tomar cerveza, vino, u otras bebidas alcohólicas?

   _____

   _____

5. ¿Puedo tomar el medicamento en combinación con las otras medicinas que estoy tomando ahora?

   _____

   _____

6. ¿Qué debo hacer si se me olvida tomar el medicamento?

   _____

   _____

Otras preguntas

7. ¿Por cuánto tiempo tendré que tomar este medicamento?

_____

_____

8. ¿Cuáles son las probabilidades de mejorarse si uno toma este medicamento?

_____

_____

9. ¿Cómo voy a saber si el medicamento está dando resultados o si no está funcionando?

_____

_____

10. ¿Cuánto cuesta el medicamento?

_____

_____

Tome el medicamento siguiendo las instrucciones de su médico, incluso si se empieza a sentir mejor. Es importante que continúe tomando el medicamento para que se siga sintiendo mejor.

Dígale al médico de inmediato sobre cualquier efecto secundario causado por el medicamento. A pesar que todos los medicamentos tienen algún tipo de efecto secundario, no todos los pacientes los padecen. Algunos pacientes presentan diferentes efectos secundarios que otros. Durante las primeras 4 a 6 semanas, los medicamentos antidepresivos causan efectos secundarios en aproximadamente el 50 por ciento de los pacientes que los toman. Normalmente, los efectos secundarios dejan de ser un problema después de este período de tiempo. En muy pocos pacientes los efectos secundarios son tan severos, que es necesario suspender el medicamento.

Los efectos secundarios que presenta cada persona pueden depender de muchas cosas.

Estas son:

- El tipo y dosis de medicamento.
- El balance químico del cuerpo.
- La edad.
- Otros medicamentos que esté tomando.
- Otros problemas médicos.

Si los efectos secundarios son un problema para usted, hay varias cosas que el médico puede hacer.

El puede:

- Cambiar la dosis del medicamento que está tomando. Algunas veces los efectos secundarios pueden disminuir al reducir la dosis del medicamento que toma el paciente.
- Cambiar el tipo de medicamento que está tomando. El médico puede cambiar a otro medicamento para ver si hay menos, o menos molestos, efectos secundarios.
- Cambiar la hora del día a la que toma el medicamento. A veces los efectos secundarios disminuyen si toma el medicamento en la noche en vez de la mañana.

- Cambiar la forma en que toma el medicamento. Su médico puede recomendarle que tome la dosis en pequeñas cantidades varias veces durante día.

Cambiar medicamentos es una decisión médica compleja. Es peligroso que el paciente trate de hacer estos cambios sin consultar con el médico.

Estos son algunos de los efectos secundarios de los medicamentos antidepresivos:

- Sequedad en la boca.
- Mareo.
- Estreñimiento.
- Urticaria (irritación de la piel).
- Sentir sueño.
- Dificultad para dormir.
- Subir o bajar de peso.
- Sentir inquietud.

Los efectos secundarios más severos son raros. Al igual que los otros efectos secundarios menores, éstos desaparecen después de unas cuantas semanas de tratamiento. Los efectos severos incluyen dificultad para orinar, problemas del corazón, problemas sexuales, convulsiones, desmayos y otros. Tanto los efectos secundarios severos como los leves casi siempre se pueden tratar.

Si usted presenta efectos secundarios, llame a su médico. No espere hasta que le toque su siguiente cita.

Una de cada diez personas que tiene un pariente cercano que ha padecido del trastorno bipolar puede presentar síntomas maníacos durante las primeras semanas de tomar el medicamento. Sólo 1 ó 2 personas de cada 100 que toman antidepresivos presentan este tipo de síntomas si no tienen un pariente que ha padecido de trastorno bipolar. Un síntoma de la manía es que el paciente se sienta con mucha energía y muy "alegre" o eufórico. Dígale a su médico sobre estos cambios de inmediato.

Dígale a su médico cómo está funcionando el medicamento. Una de las maneras de saber cómo está funcionando el medicamento es el mantener una lista escrita de sus síntomas. Si el medicamento no está funcionando, es decir que sus síntomas empeoran o no mejoran, su médico probablemente recomendará un examen de sangre para determinar si su cuerpo está recibiendo la cantidad correcta.

Si el medicamento no está surtiendo efecto, hay muchas cosas que se pueden hacer.

Entre ellas:

- Ajustar la dosis.
- Cambiar de medicamento.
- Agregar tratamiento de psicoterapia.
- Agregar otro medicamento.

Cuando el paciente se siente mejor

Tratamiento de continuación. Una vez que el paciente se empieza a sentir mejor, decidirá con su médico si el episodio depresivo ha pasado. En la mayoría de los casos, el paciente debe continuar tomando el medicamento antidepresivo por varios meses más. La investigación indica claramente que el tratamiento de continuación con medicamento ayuda a prevenir una recaída (o recurrencia) del episodio depresivo.

Si el paciente se sigue sintiendo bien después de tener el tratamiento de continuación por 4 a 9 meses, quiere decir que se ha recuperado de la depresión. Si sólo ha tenido un episodio depresivo, el tratamiento de continuación se puede suspender con una buena probabilidad de que el paciente seguirá bien. Casi todos los pacientes en tratamiento de continuación se sienten bien durante este período.

Tratamiento de mantenimiento. Algunos pacientes que padecen de depresión tienen que recibir tratamiento de mantenimiento (a largo plazo). Si el paciente ha padecido por lo menos de tres episodios depresivos o si padece de trastorno bipolar, necesitará tratamiento de mantenimiento para seguir sano. La investigación indica claramente que el tratamiento de mantenimiento previene un nuevo episodio depresivo. Algunos pacientes han tomado medicamentos antidepresivos por 30 años o más sin presentar efecto secundario alguno.

Antes de iniciar un tratamiento de mantenimiento, el paciente y el médico tienen que hablar sobre los costos y los beneficios.

Psicoterapia

El propósito del tratamiento intensivo con psicoterapia es quitar los síntomas de la depresión y ayudar al paciente a volver a su vida normal. Durante la psicoterapia, el paciente trabaja con un profesional de salud calificado (un terapeuta), quien se especializa en enfermedades mentales y quien escucha, habla, y ayuda al paciente a resolver sus problemas. La psicoterapia se proporciona por un período corto y limitado (por ejemplo, de 8 a 20 visitas).

Tipos de psicoterapia

La psicoterapia puede ser individual (sólo el paciente y el terapeuta); terapia de grupo (un terapeuta y un grupo de personas con problemas similares); terapia de familia o marital (el terapeuta, los miembros de la familia, los seres queridos, o el conyugue).

El terapeuta da las recomendaciones en cuanto al tipo de psicoterapia más adecuado en cada caso.

Los tres tipos de psicoterapia que se han estudiado más detalladamente en cuanto a su eficacia en el tratamiento de los trastornos depresivos son los siguientes:

- **Terapia de comportamiento**—Se concentra en los comportamientos del paciente en el momento de la terapia.
- **Terapia cognoscitiva**—Se concentra en los pensamientos y las creencias del paciente.
- **Terapia interpersonal**—Se concentra en las relaciones personales del paciente.

> **El uso de la psicoterapia como tratamiento único no es recomendable cuando se trata de depresión severa o trastorno bipolar (maniaco depresivo). En estos casos es necesario utilizar medicamentos.**

Para seleccionar un tipo de psicoterapia

Si elige la psicoterapia como tratamiento, tiene que:

- Acudir a sus citas.
- Ser honesto y abierto en sus conversaciones con el terapeuta.
- Tratar de hacer las tareas que se le den como parte de su psicoterapia.
- Decirle al terapeuta la manera en la que está funcionando el tratamiento.

Las terapias de comportamiento, cognoscitiva e interpersonal normalmente llevan tiempo antes de dar resultados. Aunque la psicoterapia puede empezar a dar resultados de inmediato, algunos pacientes no sienten su efecto total hasta que han pasado entre 8 a 10 semanas. Más de la mitad de los pacientes con depresión leve o moderada responden positivamente al tratamiento con psicoterapia.

De la misma manera que con el tratamiento con medicamentos, es importante recordar que diferentes personas tienen diferentes reacciones a tratamientos similares. Mientras que muchas personas encuentran que la psicoterapia les es benéfica, otras piensan que no lo es. Esto normalmente quiere decir que estas personas necesitan otro tipo de tratamiento.

Si no siente ninguna mejoría después de 6 semanas, o si no se siente totalmente mejor después de 12 semanas, hable con el terapeuta sobre el uso de otros tratamientos.

Psicoterapia de continuación. Si la depresión mejora con el uso de la psicoterapia, el paciente y el terapeuta decidirán si la terapia debe continuar y por cuánto tiempo.

Psicoterapia de mantenimiento. Por lo general, la psicoterapia de mantenimiento (a largo plazo) no se recomienda por sí misma a menos que existan razones por las cuales el paciente no puede tomar medicamentos; tales como el embarazo o el tener efectos secundarios severos.

Combinación del tratamiento de psicoterapia y medicamentos

En el tratamiento de combinación, los medicamentos se usan para tratar los síntomas de la depresión, y la psicoterapia se usa para ayudar al paciente a encontrar maneras de resolver los problemas que le causa la depresión en su vida personal. Para algunas personas la combinación de tratamientos es muy útil. Más de la mitad de los pacientes bajo terapia de combinación empiezan a sentirse mejor después de 6 a 8 semanas. La terapia de combinación probablemente es más útil: En el tratamiento de depresiones largas; para los síntomas que se presentan entre los episodios depresivos; o para los pacientes que no responden bien al tratamiento que usa sólo medicamentos o sólo psicoterapia.

Otros tratamientos

Terapia electroconvulsiva

La mayoría de las depresiones, incluso las severas, se pueden tratar con el uso de medicamentos, psicoterapia o una combinación de ambos. La terapia electroconvulsiva (en inglés "ECT") se usa para deshacerse de los síntomas de la depresión. Se usa principalmente en pacientes que no han respondido al tratamiento con medicamentos antidepresivos. También se puede usar en pacientes que tienen depresión severa y que a la vez tienen otras enfermedades graves. Este tratamiento es mucho menos peligroso que en años pasados. Durante el tratamiento electroconvulsivo, se usa anestesia general y medicamentos para relajar los músculos y evitar causar daño. El uso de este tratamiento y los posibles efectos secundarios se deben discutir con un psiquiatra. Al igual que con cualquier otro tratamiento, el psiquiatra se encarga de vigilar el procedimiento y los posibles efectos secundarios.

Terapia de luz

En la terapia de luz se usa una luz especial conocida como luz de espectro amplio para darle la impresión al paciente de que tiene varias horas más de luz del sol al día. Para crear esta luz se usan unas cajas o pantallas especiales. Esta terapia puede ser útil para las personas que padecen de depresión moderada o leve como resultado del invierno. Hasta que se haya estudiado su efecto más cuidadosamente, el tratamiento debe usarse bajo la recomendación de un especialista.

Cómo puede cuidarse a sí mismo el paciente de depresión

Cuando está deprimido, es importante que:

- No esté de prisa. No debe forzarse a realizar todas las actividades que hacía antes de deprimirse. Haga un itinerario con metas que pueda lograr ahora.
- Recuerde que tener pensamientos negativos es parte de la depresión (por ejemplo, culparse a sí mismo por algo, sentir desesperanza, creer que va a fracasar, etc.). Conforme se cure de la depresión, este tipo de pensamientos desaparecerá.
- Evite tomar decisiones importantes para su futuro cuando esté deprimido. Si debe tomar una decisión importante, pida la ayuda de alguien en quien confíe o de su médico.
- Evite usar drogas o alcohol. La investigación ha demostrado que el uso excesivo del alcohol o las drogas puede causar o empeorar una depresión. También puede disminuir el efecto de los medicamentos antidepresivos, o causar efectos secundarios peligrosos.
- Debe comprender que se llevó tiempo en que le diera la depresión, y que se llevará tiempo en sentirse mejor.

Existe cierta evidencia que el ejercicio, en combinación con el tratamiento, puede ayudar en los casos de depresión leve.

Puede solicitar más información sobre cómo puede cuidarse a sí mismo durante la depresión de las organizaciones que se presentan en la contraportada de esta publicación o en libros sobre la depresión que puede encontrar en su biblioteca pública.

Los beneficios y desventajas del tratamiento

Los tres tipos de tratamiento contra el trastorno depresivo mayor que se tratan en esta publicación son:

- Medicamentos antidepresivos.
- Psicoterapia.
- Combinación de medicamentos antidepresivos y psicoterapia.

El resultado de estos tratamientos depende del tipo de depresión, la severidad de la enfermedad, el tiempo que el paciente ha estado deprimido, la reacción de cada individuo al tratamiento, y otros factores.

Los riesgos y beneficios que se describen a continuación son el resultado del conocimiento médico actualizado, usando resultados de estudios de un gran número de pacientes y la opinión de expertos.

Tratamiento	*Medicamento antidepresivo**	*Psicoterapia*	*Combinación de medicamentos antidepresivos y psicoterapia*
Probabilidades que el tratamiento va a funcionar (ser benéfico)	50 a 65 por ciento	45 a 60 por ciento	50 a 65 por ciento
Probabilidad de efectos secundarios inmediatos o complicaciones (riesgos)	Efectos secundarios leves: 50 por ciento. Efectos secundarios lo suficientemente severos para suspender el tratamiento: 3 a 10 por ciento	Ninguna	Efectos secundarios leves: 50 por ciento. Efectos secundarios lo suficientemente severos para suspender el tratamiento: 3 a 10 por ciento.
Probabilidades de daños peligrosos a la salud (riesgos)	Menos de 1 por ciento (menos de 1 en cada 100)	Ninguna	Menos de 1 por ciento (menos de 1 en cada 100)

* Las probabilidades que se proporcionan son para el primer medicamento que se ha utilizado. Las probabilidades de que un segundo medicamento sea eficaz también son muy buenas.

Hablar sobre su tratamiento

Cuando las personas sufren de trastorno depresivo mayor, frecuentemente tienen dificultades en el trabajo, la escuela, o con miembros de su familia. Con el tratamiento, sin embargo, eventualmente vuelven a su vida normal.

En algunos trabajos (donde la seguridad de otras personas depende de usted) es importante que les comunique sobre su enfermedad. Usted y su médico pueden hablar sobre lo que les debe decir a su supervisor, maestro o amigos.

Su familia y sus amigos

Pídale a sus amigos que le den apoyo, comprensión y paciencia durante su enfermedad. Podría ayudarle el hablar con sus amigos sobre sus sentimientos y el tratamiento, y el pasar tiempo con ellos en actividades sociales. Tenga a la mano el teléfono de personas con quienes tenga confianza de hablar y que le puedan ayudar. Para algunas personas deprimidas, es difícil estar con gente, si usted se siente así, haga cualquier actividad que le ayude a sentirse más animado. Si usted está solo y no puede estar con otra gente, hable con su médico. Para muchos pacientes, la familia es un gran apoyo, especialmente cuando los parientes han aprendido sobre la depresión.

Pasar la depresión a los hijos

Los padres se preocupan sobre la probabilidad de que sus hijos van a heredar la depresión. La mayoría de los hijos de personas que padecen de depresión, no padecen de esta enfermedad. La investigación muestra que 1 de cada 7 niños que tienen un padre que ha padecido de varios episodios de trastorno depresivo mayor, lo padecerá. Por otra parte, 1 de cada 7 niños con un padre que padece de trastorno bipolar, lo padecerá. Si usted tiene cualquier pregunta en cuanto a la salud mental de sus hijos, hable con su médico.

Más recursos

Además de las organizaciones que se presentan en la contraportada, el Instituto Nacional de Salud Mental (National Institute of Mental Health), tiene publicaciones gratuitas en inglés y español sobre la depresión. Estas publicaciones son para personas de todas edades, incluyendo a los adolescentes y los ancianos. Escriba a:

DEPRESSION Awareness, Recognition, and Treatment (D/ART) Program
Department GL, Room 1085
5600 Fishers Lane
Rockville, MD 20857
Llame gratis al: **1-800-421-4211**

La Administración Federal de Abuso de Sustancias y Servicios Mentales puede informarle dónde conseguir ayuda en su comunidad. Escriba a:

SAMHSA Center for Mental Health Services
Office of Consumer, Family, and Public Information
Room 1581
5600 Fishers Lane
Rockville, MD 20857
Phone: **(301) 443-2792**

Lista semanal de actividades

Puede usar una tabla como esta para escribir los medicamentos, los efectos secundarios, y sus actividades durante la semana. Escribir la información en una tabla, y compartirla con su médico, ayudará a hacer más eficaz su tratamiento.

Día de la semana	Medicamento que tomé Nombre del medicamento:	Efectos secundarios Cómo me hizo sentir el medicamento	Síntomas Del 0 (sentirse mal) al 5 (sentirse bien), yo me siento: Mal Bien 0 5	Actividades Actividades del día, incluya los planes y las tareas que le dieron en psicoterapia.	Citas médicas
Ejemplo: Lunes 15 de mayo	*Una píldora a las 8 de la mañana y otra a las 8 de la noche*	Sequedad en la boca	*2—Me siento un poco mejor el dia de hoy que ayer.*	*Fui al mercado. Hice una lista de las cosas buenas en mi vida.*	*Cita con el doctor González a las 3 de la tarde.*
Domingo					
Lunes					
Martes					
Miércoles					
Jueves					
Viernes					
Sábado					

Para obtener más información

Esta información se tomó de *Clinical Practice Guideline on Depression in Primary Care, Volumes 1 and 2* (Guía de práctica clínica sobre la depresión en el cuidado primario, Volúmenes 1 y 2). La guía fue desarrollada por un panel privado y de expertos que no trabajan con el gobierno federal, incluyendo a médicos, psicólogos, psiquiatras, trabajadores sociales, enfermeras, consejeros, y personas que padecen depresión. La guía se desarrolló con el patrocinio de la Agency for Health Care Policy and Research (AHCPR), que es una agencia del Departamento de Salud Pública de los Estados Unidos (U.S. Public Health Service). Se están desarrollando otras guías en inglés y español sobre problemas comunes de la salud.

Para recibir más copias de esta publicación, o las guías sobre la depresión, llame gratis al:

1-800-358-9295 o escriba a:

AHCPR Publications Clearinghouse
P.O. Box 8547
Silver Spring, MD 20907

■ **Agency for Health Care Policy and Research**
Executive Office Center
2101 East Jefferson Street, Suite 501
Rockville, MD 20852
Publication No. AHCPR 93-0554
Octubre de 1993

PROBLEMAS DE APRENDIZAJE

(Learning Problems)

Definición

Las regulaciones para la Ley Publica (P.L.) 101-476, el Acta para la Educación de los Individuos con Discapacidades (IDEA), anteriormente P.L. 94-142, el Acta para la Educación de los Impedidos (EHA), define un problema del aprendizaje como un "trastorno en uno o mas de los procesos psicológicos básicos involucrados en la comprensión o en el uso del lenguaje, el escribir o hablar, el cual se puede manifestar en una imperfecta habilidad para escuchar, pensar, hablar, leer, escribir, ortografía, o hacer calculos matemáticos".

La definición federal dice, además, que los problemas del aprendizaje incluyen "tales condiciones como impedimentos perceptuales, daño al cerebro, disfunción mínima del cerebro, dislexia, y afasia en el desarrollo". De acuerdo a la ley, los problemas del aprendizaje no incluyen aquellos que principalmente son el resultado de impedimentos visuales, auditivos, o motores; retraso mental; o desventajas ambientales, culturales, o económicas. Las definiciones de los problemas del aprendizaje tambien varian entre los estados.

Para menos confusión se utiliza un solo término para la descripción de esta categoría de niños, pero existen muchas teorias conflictivas sobre las causas de los problemas del aprendizaje y el número total de estos. La calificación "problemas del aprendizaje" es un término general; describe un síndrome, no un niño especifico con problemas especificos. La definición asiste en la clasificación de niños, no en su aprendizaje. Los padres y profesores deben concentrarse en el niño individual. Necesitan observar como y cuan bien trabaja el niño, evaluar sus fortalezas y debilidades, y crear maneras de ayudar al niño para que este aprenda. Es importante recordar que existe un alto grado de interrelación y coincidencia en las areas de aprendizaje. Por lo tanto, los niños con problemas del aprendizaje pueden exhibir una combinación de características. Estas pueden impedir el proceso de aprendizaje en forma leve, moderada, o severa.

Incidencia

A través del tiempo se han publicado muchos diferentes cálculos aproximados del número total de niños con problemas del aprendizaje (entre 1 por ciento a 30 por ciento de la población norteamericana). En 1987, el Comité sobre Problemas del Aprendizaje (Interagency Committee on Learning Disabilities) concluyó que entre 5 por ciento y 10 por ciento es una estimación razonable del porcentaje de personas afectadas por los problemas del aprendizaje. El Departamento de Educación de Estados Unidos (1995) informó que más del 4 por ciento de todos los niños de edad escolar recibio servicios de educación especial por causa de problemas del aprendizaje y que en el año escolar de 1993-94 se ayudó a más de 2.4 millones de niños con problemas del aprendizaje. Las diferencias en estimaciones posiblemente reflejen variaciones en la definición.

Características

Los problemas del aprendizaje se caracterizan por una diferencia significativa en los logros del niño en ciertas areas, en comparación a su inteligencia en general.

Los alumnos que tienen problemas del aprendizaje pueden exhibir una gran variedad de características, incluyendo problemas con la comprensión, en lenguaje, escritura, o habilidad para razonar. La hiperactividad, falta de atención, y problemas en la coordinación y percepción pueden tambien ser asociados con los problemas del aprendizaje. Otras características que pueden estar presentes incluyen una variedad de síntomas, tales como dificultades perceptuales desniveladas e impredecibles en pruebas de actuacion trastornos motores, y comportamientos como la impulsividad, baja tolerancia de las frustraciones, y problemas en tolerar situaciones e interacciones de día a día.

Los problemas del aprendizaje pueden ocurrir en las siguientes areas académicas:

- Lenguaje hablado: Atrasos, trastornos, o discrepancias en el escuchar y hablar;
- Lenguaje escrito: Dificultades en leer, escribir, y ortografía;
- Aritmética: Dificultad en ejecutar funciones aritméticas o en comprender conceptos básicos;
- Razonamiento: Dificultad en organizar e integrar los pensamientos; y
- Habilidades para la organizacion: Dificultad en organizar todas las facetas del aprendizaje.

Implicaciones educacionales

El Programa de Educación Individualizado ("Individualized Education Program," o IEP) debe diseñarse detenidamente, puesto que los problemas del aprendizaje se manifiestan en una variedad de comportamientos. Para la educación del niño con un problema de aprendizaje es importante conducir todo el proceso de evaluación hasta el desarrollo del IEP con la colaboración de todos los profesores y los padres. Esta colaboración servirá para facilitar el desarrollo del niño con problemas del aprendizaje.

Según algunos profesores, las siguientes estrategias han sido efectivas con algunos estudiantes que tienen problemas del aprendizaje:

- Aprovechar las fortalezas del estudiante;
- Proveer un programa estructurado y expectaciones claras;
- Usar frases cortas y vocabulario simple;
- Proveer oportunidades para éxito en un ambiente de apoyo, a fin de ayudar a fomentar el amor propio;
- Permitir flexibilidad en los procedimientos de la sala de clases (por ejemplo, el uso de grabadoras magnetofónicas para tomar notas y pruebas, para los estudiantes que tienen dificultades con el lenguaje escrito);

- Usar materiales que permiten la correción propia, sin que el niño sienta vergüenza;
- Usar computadoras para instrucción y práctica y para enseñanza en el uso del procesador de palabras;
- Proveer fortalecimiento positivo de destrezas apropiadas en la escuela y hogar; y
- Reconocer que los estudiantes con problemas del aprendizaje pueden beneficiarse del tiempo para crecer y madurar.

Recursos

Fisher, G., & Cummings, R. (1990). *Supera tus dificultades de aprendizaje.* Minneapolis: Free Spirit. (Teléfono:1-800-735-7323.)

Journal of Learning Disabilities. (Pro-Ed, 8700 Shoal Creek Blvd., Austin, TX 78758. Teléfono: (512) 451-3246.)

Silver, L. (1991). *The misunderstood child: A guide for parents of children with learning disabilities* (2nd ed.). New York:McGraw Hill. (Ponerse en contacto con: McGraw Hill, 860 Taylor Station Road, Blacklick, OH 43004. Teléfono: 1-800-822-8158.)

Smith, S.L. (1981). *No easy answers: The learning disabled child. New York: Bantam.* (Ponerse en contacto con: Bantam, 2451 SouthWolf Rd., Des Plains, IL 60018.)

Organizaciones

Learning Disabilities Association of America (LDA)
4156 Library Road
Pittsburgh, PA 15234
(412) 341-1515; (412) 341-8077
Publicaciones en español.

National Center for Learning Disabilities
381 Park Avenue South, Suite 1420
New York, NY 10016
(212) 545-7510
Publicaciones en español.

Orton Dyslexia Society
Chester Bldg. #328
8600 LaSalle Rd.
Baltimore, MD 21286-2044
(800) 222-3123; (410) 296-0232
Publicación en español.

El uso del termino "discapacidad"

El término "discapacidad" fue aceptado por la Real Academia Española de la Lengua hace diez anos y aparece en el diccionario de la lengua española de ésta. En reconocimiento del gran poder del lenguaje para influir y crear impresiones, NICHCY utiliza el término "discapacidad" en todas sus publicaciones.

Otras términos quizás más comunes—como, por ejemplo, "incapacidad", "minusválido", e "invalido"—pueden dar a entender que las personas con discapacidades son personas "sin habilidad", de "menor valor", o "sin valor".

En comparación, discapacidad quiere decir una falta de habilidad en algún ramo específico. El uso del término reconoce que todos los individuos con discapacidades tienen

mucho que contribuir a nuestra sociedad y al mismo tiempo esta de acuerdo con cambios similares en el lenguaje de la la ley estadounidense.

Esta información queda en manos y dominio del público a menos que se indique lo contrario. A los lectores se les anima a copiar y compartir la información, pero por favor den crédito al National Information Center for Children and Youth with Disabilities (NICHCY).

Por favor comparta su ideas y comentarios con nuestro personal a través de la correspondencia con nuestra editora.

Este documento fue desarrollado a través del Acuerdo Cooperativo #H030A30003 entre la Academia para el Desarrollo Educacional (Academy for Educational Development) y la Oficina de Programas de Educación Especial del Departamento de Educación de los Estados Unidos. El contenido de este documento no refleja necesariamente las opiniones o políticas del Departamento de Educación, y el hecho de mencionar nombres registrados, productos comerciales, u organizaciones no implica el endorso por parte del gobierno de los Estados Unidos.

Fundada en 1961, la Academia para el Desarrollo Educacional (Academy for Educational Development) es una organización sin fines de lucro dedicada a los servicios para tratar las necesidades del desarrollo humano en los Estados Unidos y a través del mundo. En sociedad con sus clientes, la Academia aspira a enfrentarse con los desafiós sociales, económicos, y ambientales a través de la educación y desarrollo de recursos humanos; aplicar los mejores metodos existentes para la educación, entrenamiento, investigación, tecnología, administración, análisis de la conducta, y mercadeo social, para resolver problemas; y mejorar el conocimiento y destrezas a través del mundo como los más efectivos medios para estimular el crecimiento, reducir la pobreza, y promover los ideales democráticos y humanitarios.

■ **El Centro Nacional de Información Para Niños y Jovenes con Discapacidades**
PO Box 1492
Washington, DC 20013
1-800-695-0285 (Voz/TT)
(202) 884-8200 (Voz/TT)
E-mail: nichcy@aed.org
URL: http://www.nichcy.org
FS7-SP, en español
Octubre de 1996

PROBLEMAS EMOCIONALES

(Emotional Problems)

Definición

Hay muchos terminos para describir problemas emocionales, mentales o del comportamiento. En la actualidad, estos están calificados de "problemas emocionales serios" (serious emotional disturbance). De acuerdo a las regulaciones de la Ley Pública 101-476, el Acta para la Educación de Individuos con Discapacidades (IDEA), antes conocida como el Acta para la Educación de las Personas con Impedimentos (EHA), los problemas emocionales serios se definen como "una condición que exhibe una o mas de las siguientes características a través de un largo período de tiempo y hasta cierto grado, lo cual afecta desfavorablemente el rendimiento educacional del niño:

(A) Una incapacidad de aprender, que no puede explicarse mediante factores intelectuales, sensoriales, o de la salud;
(B) Una incapacidad de formar o mantener relaciones interpersonales con los compañeros y profesores;
(C) Comportamiento o sentimientos inapropiados, bajo circunstancias normales;
(D) Un estado general de descontento o depresión; o
(E) Una tendencia a desarrollar síntomas físicos o temores asociados con los problemas personales o colegiales."
[Código de Regulaciones Federales, Titulo 34, Sección 300.7(b)(9)]

La definición federal (tal como aparece en el Código de Regulaciones Federales) incluye a los niños con esquizofrenia. Los niños que se han identificado como socialmente malajustados (con excepción de los niños con problemas emocionales serios) son excluidos de esta categoría.

Es importante saber que el gobierno federal de los Estados Unidos está analizando la manera en la cual se define un problema emocional serio, y esta definición podría ser revisada.

Incidencia

Para el año escolar desde 1993 a 1994, unos 414,279 niños y jóvenes con problemas emocionales serios recibieron servicios en las escuelas públicas de los Estados Unidos (Decimoséptimo Informe Anual al Congreso, Departamento de Educación de los Estados Unidos, 1995).

Características

Hasta el momento, las causas de los problemas emocionales no han sido adecuadamente determinadas. Aunque algunas causas pueden incluir factores tales como la herencia, desórdenes mentales, dieta, presiones, y el funcionamiento familiar, ningún estudio ha podido demostrar que alguno de estos factores sea la causa directa de los problemas del comportamiento. Algunas de las características y comportamientos tipicos de los niños con problemas emocionales incluyen:

- La hiperactividad (la falta de atención, impulsividad);
- Agresiones/un comportamiento que puede resultar en heridas propias;
- Retraimiento (falta de iniciar intercambios con los démas; el retiro de los intercambios sociales; temores o ansiedades excesivas);
- Inmadurez (el niño llora en ocasiones inapropiadas; temperamento; habilidad inadecuada de adaptación);
- Dificultades en el aprendizaje (rendimiento académico por debajo del nivel correspondiente al grado).

Los niños con los problemas emocionales mas serios pueden exhibir un pensamiento distorcionado, ansiedad, actos motrices raros, y un temperamento demasiado variable. A veces son identificados como niños con una psicosis severa o esquizofrenia.

Muchos niños que no tienen un problema emocional pueden experimentar algunos de estos comportamientos durante diferentes etapas de su desarrollo. Sin embargo, cuando los niños tienen serios problemas emocionales, este tipo de comportamiento continua a traves de largos períodos de tiempo. Su comportamiento nos indica que no están bien dentro de su ambiente o entre sus compañeros.

Implicaciones educacionales

Los programas educacionales para los niños con problemas de comportamiento o emocionales deben incluir atención en los ramos académicos, el desarrollo de habilidades sociales, un mayor control, y amor propio. Los programas de preparación profesional, tanto vocacionales como académicos, constituyen una parte principal de la educación secundaria de estos niños. Se recomienda que la preparación profesional sea considerada como parte del Programa de Educación Individualizado ("Individualized Education Program," o IEP) de cada adolescente.

La modificación o control de comportamiento mediante refuerzos positivos es uno de los métodos más comunes para ayudar a los niños con problemas emocionales o del comportamiento. Sin embargo, hay muchos otros métodos que también han sido exitosos y pueden ser usados junto con la modificación de la conducta. Estos incluyen la Intervencion del Espacio Ambiental y la Resolucion de Conflictos.

Los Programas de Educación Individualizados (IEP) de los alumnos que son elegibles para recibir servicios de educación especial bajo la categoria de problemas emocionales serios pueden incluir servicios psicológicos o de asesoramiento. Estos importantes servicios relacionados éstan disponibles bajo ley y deben ser provistos por un trabajador social, psicologo, consejero escolar, u otro personal calificado.

Hoy en dia se reconoce que tanto las familias como los niños necesitan apoyo, cuidado para dar respiro a los padres, servicios intensivos para el manejo del caso, y un plan de tratamiento que incluya la participacion de varias agencias. Muchas comunidades están preparándose para proveer estos servicios, y cada día más agencias y organizaciones trabajan para establecer servicios de apoyo en la comunidad. Los grupos de apoyo para padres también son importantes, y ciertas organizaciones tales como Federation of Families for Children's Mental Health y Alliance for the Mentally Ill-Children and Adolescent Network (NAMI-CAN) tienen representantes y grupos en cada estado. Las direcciones y números de estas organizaciones se encuentran bajo la sección de recursos.

Otras consideraciones

Las familias de niños con problemas emocionales pueden necesitar ayuda para comprender la condición de su niño y aprender a trabajar efectivamente con el o ella. Pueden recibir ayuda de psiquiatras, psicólogos u otros profesionales en salud mental que trabajan en el sector público o privado. Los niños deben recibir servicios basados en sus necesidades individuales, y todas las personas que trabajan con ellos deben estar al tanto del cuidado que están recibiendo. Es importante coordinar todos los servicios entre hogar, escuela, y comunidad terapéutica, manteniendo abiertas las vías de comunicación.

Organizaciones

American Academy of Child and Adolescent Psychiatry
Public Information Office
3615 Wisconsin Avenue N.W.
Washington, DC 20016
(202) 966-7300; (800) 333-7636
Publicaciones en español.

ERIC Clearinghouse on Disabilities and Gifted Education
Council for Exceptional Children
1920 Association Drive
Reston, VA 22091-1589
(800) 328-0272

Federation of Families for Children's Mental Health
1021 Prince Street, 3rd Floor
Alexandria, VA 22314-2971
(703) 684-7710
Información en español.

National Alliance for the Mentally Ill (NAMI)
200 N. Glebe Road, Suite 1015
Arlington, VA 22203-3754
(703) 524-7600; 1-800-950-NAMI
Publicaciones en español, incluyendo: Esquizofrenia; Desorden del estado de animo o de talante. Las enfermedades mentales son asunto de todos.

National Institute of Mental Health
Information Resources & Inquiries Branch, Room 7C02
5600 Fishers Lane
Rockville, MD 20857
(301) 443-4513
Publicaciones en español, incluyendo: Plática franca sobre la tensión; Trastornos de pánico; Datos utiles sobre enfermedades depresivas; Depresión: Lo que usted necesita saber; La depresión: Existen tratamientos eficaces; Una guía sobre servicios de salud mental para los consumidores.

El uso del término "discapacidad"

El término "discapacidad" fue aceptado por la Real Academia Española de la Lengua hace diez anos y aparece en el diccionario de la lengua española de ésta. En reconocimiento del gran poder del lenguaje para influir y crear impresiones, NICHCY utiliza el término "discapacidad" en todas sus publicaciones.

Otras términos quizás más comunes—como, por ejemplo, "incapacidad", "minusválido", e "inválido"—pueden dar a entender que las personas con discapacidades son personas "sin habilidad", de "menor valor", o "sin valor".

En comparación, discapacidad quiere decir una falta de habilidad en algún ramo específico. El uso del término reconoce que todos los individuos con discapacidades tienen mucho que contribuir a nuestra sociedad y al mismo tiempo está de acuerdo con cambios similares en el lenguaje de la ley estadounidense.

Este documento fue desarrollado a través del Acuerdo Cooperativo #H030A30003 entre la Academia para el Desarrollo Educacional (Academy for Educational Development) y la Oficina de Programas de Educación Especial del Departamento de Educación de los Estados Unidos. El contenido de este documento no refleja necesariamente las opiniones o políticas del Departamento de Educación, y el hecho de mencionar nombres registrados, productos comerciales, u organizaciones no implica el endorso por parte del gobierno de los Estados Unidos.

Fundada en 1961, la Academia para el Desarrollo Educacional (Academy for Educational Development) es una organización sin fines de lucro dedicada a los servicios para tratar las necesidades del desarrollo humano en los Estados Unidos y a través del mundo. En sociedad con sus clientes, la Academia aspira a enfrentarse con los desafíos sociales, económicos, y ambientales a través de la educación y desarrollo de recursos humanos; aplicar los mejores métodos existentes para la educacion, entrenamiento, investigación, tecnología, administración, analisis de la conducta, y mercadeo social, para resolver problemas; y mejorar el conocimiento y destrezas a través del mundo como los mas efectivos medios para estimular el crecimiento, reducir la pobreza, y promover los ideales democráticos y humanitarios.

■ **El Centro Nacional de Información Para Niños y Jovenes con Discapacidades**
PO Box 1492
Washington, DC 20013
1-800-695-0285 (Voz/TT)
(202) 884-8200 (Voz/TT)
E-mail: nichcy@aed.org
URL: http://www.nichcy.org
FS5-SP, en español
Octubre de 1996

TRASTORNO DE PÁNICO

(Panic Disorder)

"Intempestivamente sentí una oleada de miedo sin que hubiera razón alguna. El corazón me latía apresuradamente, me dolía el pecho y se me dificultaba cada vez más respirar. Llegué a creer que me iba a morir".

"¡Tengo tanto miedo! Cada vez que voy a salir tengo esa horrible sensación en la boca del estómago y me aterroriza pensar que voy a sufrir otro ataque de pánico".

¿Cuáles son los síntomas de un ataque de pánico?

Como se describe arriba, los síntomas de un ataque de pánico se presentan intempestivamente sin causa alguna aparente. Los síntomas pueden incluir:

- Palpitaciones rápidas o violentas
- Dolores en el pecho
- Vértigo, mareo, náusea
- Dificultad para respirar
- Cosquilleo o entumecimiento en las manos
- Sofoco o escalofrío
- Sensación de estar soñando o deformación de percepción

- Terror — sentir que algo horrible va a pasar y que no puede uno evitarlo
- Miedo de perder el control y hacer algo que le cause a uno vergüenza
- Miedo de morir

Por lo general, un ataque de pánico dura varios minutos y se considera una de las situaciones más penosas que pueda experimentar una persona. Casi todos los que sufren un ataque sufrirán otros más. Cuando una persona sufre contínuos ataques o siente una fuerte ansiedad por miedo a tener otro ataque, se dice que sufre trastorno causado por pánico.

¿Qué es un trastorno causado por pánico?

Es un serio problema de salud en este país. Cuando menos, un 1.5 por ciento de los adultos americanos, o 3 millones de personas, sufrirán un trastorno causado por pánico en un momento dado en su vida. Este trastorno es bastante diferente a otros tipos de ansiedad en cuanto a que los ataques de pánico se presentan inesperadamente, aparentemente sin causa alguna y frecuentemente causan incapacidad.

Una vez que una persona sufre un ataque de pánico, por ejemplo mientras maneja un vehículo, hace compras en una tienda llena de gente, o se encuentra dentro de un elevador, puede crearse miedos irracionales llamados fobias, relacionados con esas situaciones, y comenzará a tratar de evitarlas. Con el tiempo, la necesidad de evitar esas situaciones y el grado de ansiedad por miedo a otro ataque puede llegar al punto en que esa persona que sufre trastorno causado por pánico no podrá volver a manejar un vehículo, ni siquiera dar un paso fuera de su casa. Cuando llega a este punto, se dice que la persona sufre trastorno causado por pánico con agorafobia. Es así como el trastorno causado por pánico puede tener un serio impacto en la vida diaria de una persona, tanto como cualquier otra enfermedad seria, a menos que la persona reciba tratamiento efectivo.

¿Es el trastorno causado por pánico una enfermedad?

Sí. El trastorno causado por pánico es una enfermedad real con posibilidades de causar invalidez, que puede controlarse por medio de tratamiento específicamente diseñado para este mal. Desafortunadamente, debido a los síntomas molestos que se presentan con el trastorno causado por pánico, frecuentemente se confunde este mal con afección cardíaca o cualquier otra enfermedad que amenaza la vida. Frecuentemente, las personas acuden a las salas de emergencia de los hospitales cuando son presas de un ataque de pánico donde posiblemente se les hagan pruebas exhaustivas para eliminar la existencia de estos otros males.

Por regla general, el personal médico trata de asegurar al paciente de que no está en grave peligro. Sin embargo, estos intentos de calmar al paciente pueden hacer más daño de lo que uno se imagina. Si el doctor usa expresiones tales como "no es algo serio", "es cosa de su imaginación" o "no es algo por qué preocuparse" puede dar al paciente la impresión equivocada de que el tratamiento no es posible o no es necesario.

¿Cuál es el tratamiento para un trastorno causado por pánico?

Gracias a la investigación que se ha llevado a cabo en este campo, existen varios tratamientos disponibles incluyendo diferentes medicamentos eficaces y distintas clases de psicoterapia. Frecuentemente, una combinación de psicoterapia y medicamentos da buen resultado en más o menos corto tiempo. Por lo tanto, un tratamiento adecuado para el trastorno causado por pánico puede prevenir ataques posteriores o hacer éstos menos severos y frecuentes, lo que trae consigo un gran alivio al 70 o 90 por ciento de las personas que padecen trastornos causados por pánico.

Además, las personas que padecen trastornos causados por pánico pueden necesitar tratamientos para otros problemas emocionales. La depresión se asocia frecuentemente con los trastornos causados por pánico de la misma manera que el abuso del alcohol o de las drogas. Recientemente se ha llegado a la conclusión de que el suicidio es más prevalente entre las personas que sufren trastornos causados por pánico. Afortunadamente los problemas asociados con los trastornos causados por pánico así como éstos mismos, pueden resolverse eficazmente.

Por desgracia muchas personas que sufren trastornos causados por pánico no reciben tratamiento alguno. Con objeto de estimular el reconocimiento y tratamiento de los trastornos causados por pánico, el Instituto Nacional de Salud Mental (National Institute of Mental Health [NIMH]) está patrocinando una gran campaña de información para familiarizar al público y a los profesionales de salud mental sobre este padecimiento. El NIMH es la agencia del gobierno de los Estados Unidos responsable de mejorar la salud mental de los americanos brindando apoyo a la investigación sobre padecimientos cerebrales y mentales así como instruyendo más al público para que comprenda mejor las enfermedades mentales y su tratamiento.

¿Qué sucede si no se atiende un trastorno causado por pánico?

El trastorno causado por pánico puede durar meses o años. Aunque por lo general éste comienza en la pubertad, en algunas personas los síntomas se presentan más tarde en su vida. Si no se atiende, puede empeorar al punto de que la vida de esa persona se afecte seriamente. De hecho, muchas personas han tenido problemas con sus amistades o con sus familiares o aún en sus trabajos debido al trastorno causado por pánico. Es posible que se presente cierta mejoría ocasionalmente pero por lo general no desaparece el mal a menos de que la persona reciba los tratamientos adecuados, diseñados para ayudar a quienes padecen trastornos causados por pánico.

¿Qué ocasiona un trastorno causado por pánico?

De acuerdo con una teoría existente sobre trastorno causado por pánico, el "sistema de alarma" normal de un cuerpo, o sea el conjunto de mecanismos mentales y físicos que le permiten a una persona hacer frente a una amenaza, entra en acción sin que sea necesario o sea cuando no hay peligro. Los científicos dedicados a esta clase de estudios no han podido saber exactamente cómo sucede o por qué algunas personas son más susceptibles que otras a este problema. Se ha llegado a determinar que el trastorno causado por pánico se extiende en la familia, lo que puede sugerir que es congénito o sea que los genes juegan un papel muy decisivo al determinar quién lo va a heredar. Sin embargo, algunas personas sin antecedentes familiaries de este mal llegan a sufrirlo. Frecuentemente los ataques se provocan por una enfermedad física, una seria tensión emocional en la vida o posiblemente por medicamentos que aumentan la actividad de la parte del cerebro responsable de las reacciones de miedo.

El NIMH apoya la investigación sobre ataques de miedo para llegar a saber más sobre los mecanismos responsables de esta reacción y conocer mejores maneras de controlarla.

¿Adónde puedo escribir para obtener mas información?

Anxiety Disorders Association of America
6000 Executive Blvd., Suite 200
Rockville, Maryland 20852-4004

American Psychiatric Association
1400 K Street, N.W.
Washington, D.C. 20005

National Institute of Mental Health
Panic Campaign
Room 7C-02
5600 Fishers Lane
Rockville, MD 20857

Escribió este folleto Mary Lynn Hendrix, autora en ciencias de la Oficina de Información Científicas (Office of Scientific Information, NIMH). De parte del Comité Asesor Científico sobre Trastornos causados por Pánico (Scientific Advisory Committee on Panic Disorder) contribuyeron con su experiencia: Lewis L. Judd, M.D., Presidente; Kenneth Altshuler, M.D., James Ballenger, M.D., David Barlow, Ph.D., Bernard Beitman, M.D., Dennis Charney, M.D., Jack Gorman, M.D., Robert Hirschfeld, M.D., Matig Mavissakalian, M.D., Larry Michelson, Ph.D., Jerilyn Ross, M.A. L.I.C.S.W., Gary Tucker, M.D., Myrna Weissman, Ph.D.; y el siguiente personal de NIMH: Alan I. Leshner, Ph.D., Hagop Akiskal, M.D., Jack Maser, Ph.D., Barry Wolfe, Ph.D., Susan Blumenthal, M.D., Marsha Corbett, Joan Abell y Lynn Cave.

■ **Departamento de Salud y Servicios Humanos de los Estados Unidos**
El Instituto Nacional de Salud Mental
NIH Publication No. 96-3508-5
Printed 1992, Reprinted 1996

TRASTORNOS DE ANSIEDAD

(Anxiety Disorders)

Todas las personas saben lo que es sentir ansiedad: los hormigueos en el estómago antes de la primera cita, la tensión que usted siente cuando su jefe está enojado, la forma en que su corazón late si usted esté en peligro. La ansiedad lo incita a actuar. Lo anima a enfrentarse a una situación amenazadora. Lo hace estudiar más para ese examen y lo mantiene alerta cuando está dando un discurso. En general, lo ayuda a enfrentarse a las situaciones.

Pero si usted sufre de trastorno de ansiedad, esta emoción normalmente útil puede dar un resultado precisamente contrario: evita que usted se enfrente a una situación y trastorna su vida diaria. Los trastornos de ansiedad no son sólo un caso de "nervios". Son enfermedades frecuentemente relacionadas con la estructura biológica y las experiencias en la vida de un individuo y con frecuencia son hereditarias. Existen varios tipos de trastornos de ansiedad, cada uno con sus características propias.

Un trastorno de ansiedad puede hacer que se sienta ansioso casi todo el tiempo sin ninguna causa aparente. O las sensaciones de ansiedad pueden ser tan incómodas que, para evitarlas, usted hasta suspenda algunas de sus actividades diarias. O usted puede sufrir ataques ocasionales de ansiedad tan intensos que lo aterrorizan e inmovilizan.

En el "National Institute of Mental Health" (NIMH), la agencia federal que lleva a cabo y apoya la investigación relacionada con trastornos mentales, la salud mental y del cerebro, los científicos están aprendiendo cada vez más y más respecto a la naturaleza de los trastornos de ansiedad, sus causas y cómo mitigarlos.

Muchas personas confunden estos trastornos y piensan que los individuos deberían sobreponerse a los síntomas usando tan sólo la fuerza de voluntad. El querer que los síntomas desaparezcan no da resultado, pero hay tratamientos que pueden ayudarlo. Es por esto que el NIMH ha preparado esta informació: para ayudarlo a comprender estas situaciones, describir los tratamientos y explicar el papel que juega la investigación en la lucha para vencer la ansiedad y otros trastornos mentales.

Este folleto le ofrece explicaciones breves de trastorno de ansiedad generalizada, de trastorno por pánico (que a veces se presenta acompañado de agorafobia), de fobias específicas, de fobias sociales, de trastorno obsesivo-compulsivo y de trastorno postraumático por tensión. Se puede obtener más información sobre algunos de estos trastornos de ansiedad a través del NIMH o de otras fuentes.

Trastorno de ansiedad generalizada

Yo siempre pensé que era aprensivo. Me sentía inquieto y no podía descansar. A veces estas sensaciones iban y venían. Otras veces eran constantes. Podían durar días. Me preocupaba por la cena que iba a preparar para la fiesta o cuál sería un magnífico regalo para alguien. Simplemente no podía dejar nada de lado.

Tenía serios problemas para dormir. Hubo ocasiones en que despertaba ansioso en la manaña o en la mitad de la noche. Me costaba trabajo concentrarme aún mientras leía el periódico o una novela. A veces me sentía un poco mareado. Mi corazón latía apresuradamente o me golpeaba en el pecho. Esto me preocupaba aún más.

El Trastorno de Ansiedad Generalizada (TAG) es mucho más de lo que una persona normal con ansiedad experimenta en su vida diaria. Son preocupación y tensión crónicas aún cuando nada parece provocarlas. El padecer de este trastorno significa anticipar siempre un desastre, frecuentemente preocupándose excesivamente por la salud, el dinero, la familia o el trabajo. Sin embargo, a veces, la raíz de la preocupación es difícil de localizar. El simple hecho de pensar en pasar el día provoca ansiedad.

Las personas que padecen de TAG no parecen poder deshacerse de sus inquietudes aún cuando generalmente comprenden que su ansiedad es mas intensa de lo que la situación justifica. Quienes padecen de TAG también parecen no poder relajarse. Frecuentemente tienen trabajo en conciliar el sueño o en permanecer dormidos. Sus preocupaciones van acompañadas de síntomas físicos, especialmente temblores, contracciones nerviosas, tensión muscular, dolores de cabeza, irritabilidad, transpiración o accesos de calor. Pueden sentirse mareadas o que les falta el aire. Pueden sentir náusea o que tienen que ir al baño frecuentemente. O pueden sentir como si tuvieran un nudo en la garganta.

Depresión

La depresión frecuentemente acompaña a los trastornos de ansiedad y, cuando esto sucede, también debe atenderse. Los sentimientos de tristeza, apatía o desesperanza, cambios en el apetito o en el sueño así como la dificultad en concentrarse que frecuentemente caracterizan a la depresión pueden ser tratados con efectividad con medicamentos antidepresivos o, dependiendo de la severidad del mal, con psicoterapia. Algunas personas responden mejor a una combinación de medicamentos y psicoterapia. El tratamiento puede ayudar a la mayoría de las personas que sufren de depresión.

Muchos individuos con TAG se sobresaltan con mayor facilidad que otras personas. Tienden a sentirse cansados, les cuesta trabajo concentrarse y a veces también sufren de depresión.

Por lo general, el daño asociado con TAG es ligero y las personas con ese trastorno no se sienten restringidas dentro del medio social o en el trabajo. A diferencia de muchos otros trastornos de ansiedad, las personas con TAG no necesariamente evitan ciertas situaciones como resultado de su trastorno. Sin embargo, si éste es severo, el TAG puede ser muy debilitante, resultando en dificultad para llevar a cabo hasta las actividades diarias más simples.

El TAG se presenta gradualmente y afecta con mayor frecuencia a personas en su niñez o adolescencia, pero también puede comenzar en la edad adulta. Es más común en las mujeres que en los hombres y con frecuencia ocurre en los familiares de las personas afectadas. Se diagnostica cuando alguien pasa cuando menos 6 meses preocupándose excesivamente por varios problemas diarios.

Padecer de TAG siempre quiere decir anticipar desastres, frecuentemente preocuparse demasiado por la salud, el dinero, la familia o el trabajo. Las preocupaciones frecuentemente se presentan acompañadas de síntomas físicos tales como temblores, tensión muscular y náusea.

En general, los síntomas de TAG tienden a disminuir con la edad. Un tratamiento acertado puede incluir un medicamento llamado buspirone. Se éstan llevando a cabo investigaciones para confirmar la efectividad de otros medicamentos como benzodiazepinas y antidepresivos. También son útiles la técnica de terapia de comportamiento cognoscitivo, las técnicas de relajamiento y de retroalimentación para controlar la tensión muscular.

Trastorno de pánico

Comenzó hace 10 años. Estaba sentada durante un seminario en un hotel y esta sensación salió de la nada. Sentí que me estaba muriendo.

Para mí, un ataque de pánico es casi una experiencia violenta. Siento que me estoy volviendo loca. Me hace sentir que estoy perdiendo el control en forma extrema. Mi corazón late con fuerza, todo parece irreal y hay una fuerte sensación de calamidad inminente.

Entre un ataque y otro existe este pavor y ansiedad de que van a regresar. El tratar de escapar a estas sensaciones de pánico puede ser agotador.

Quienes padecen de trastornos de pánico experimentan sensaciones de terror que les llegan repentina y repetidamente sin previo aviso. No pueden anticipar cuando les va a ocurrir un ataque y muchas personas pueden manifestar ansiedad intensa entre cada uno al preocuparse de cuando y donde les llegará el siguiente. Entre tanto, existe una continua preocupación de que en cualquier momento se va a presentar otro ataque.

Cuando llega un ataque de pánico, lo más probable es que usted sufra palpitaciones y se sienta sudoroso, débil o mareado. Puede sentir cosquilleo en las manos o sentirlas entumecidas y posiblemente se sienta sofocado o con escalofríos. Puede experimentar dolor en el pecho o sensaciones de ahogo, de irrealidad o tener miedo de que suceda una calamidad o de perder el control. Usted puede, en realidad, creer que está sufriendo un ataque al corazón o de apoplegía, que está perdiendo la razón o que está al borde de la muerte. Los ataques pueden ocurrir a cualquier hora aún durante la noche al estar dormido, aunque no esté soñando. Mientras casi todos los ataques duran aproximadamente dos minutos, en ocasiones pueden durar hasta 10 minutos. En casos raros pueden durar una hora o más.

Síntomas de un ataque de pánico

- Palpitaciones
- Dolores en el pecho
- Mareos o vértigos
- Náusea o problemas estomacales
- Sofocos o escalofríos
- Falta de aire o una sensación de asfixia
- Hormigueo o entumecimiento

- Estremecimiento o temblores
- Sensación de irrealidad
- Terror
- Sensación de falta de control o estarse volviendo loco
- Temor a morir
- Transpiración

> **Usted puede en realidad creer que está sufriendo un ataque al corazón, que está volviéndose loco o que está al borde de la muerte. Los ataques pueden ocurrir a cualquier hora aún durante la noche al estar dormido, aunque no esté soñando.**

El trastorno de pánico ataca cuando menos al 1.6 por ciento de la población y es doblemente más común en las mujeres que en los hombres. Puede presentarse a cualquier edad, en los niños o en los ancianos, pero casi siempre comienza en los adultos jóvenes. No todos los que sufren ataques de pánico terminan teniendo trastornos de pánico; por ejemplo, muchas personas sufren un ataque y nunca vuelven a tener otro. Sin embargo, para quienes padecen de trastornos de pánico es importante obtener tratamiento adecuado. Un trastorno así, si no se atiende, puede resultar en invalidez.

El trastorno de pánico frecuentemente va acompañado de otros problemas tales como depresión o alcoholismo y puede engendrar fobias, relacionadas con lugares o situaciones donde los ataques de pánico han ocurrido. Por ejemplo, si usted experimenta un ataque de pánico mientras usa un elevador, es posible que llegue a sentir miedo de subir a los elevadores y posiblemente empiece a evitar usarlos.

Las vidas de algunas personas han llegado a hacerse muy restringidas porque evitan actividades diarias normales como ir al mercado, manejar un vehículo o, en algunos casos hasta salir de su casa. O bien, pueden llegar a confrontar una situación que les causa miedo siempre y cuando vayan acompañadas de su cónyuge o de otra persona que les merezca confianza. Básicamente, evitan cualquier situación que temen pueda hacerlas sentirse indefensas si ocurre un ataque de pánico. Cuando, como resultado de este mal, las vidas de las personas llegan a ser tan restringidas como sucede en casi una tercera parte de las personas que padecen de trastornos de pánico, se le llama agorafobia. La tendencia hacia trastornos de pánico y agorafobia tiende a ser hereditario. Sin embargo un tratamiento oportuno al trastorno de pánico puede frecuentemente detener el progreso hacia la agorafobia.

Se han hecho estudios que demuestran que un tratamiento adecuado, un tipo de psicoterapia llamada terapia de comportamiento cognoscitivo, medicamentos o posiblemente una combinación de ambos, ayuda del 70 al 90 por ciento de las personas con trastornos de pánico. Se puede apreciar una significante mejoría entre 6 a 8 semanas después de iniciarse el tratamiento.

Los medios usados en la terapia de comportamiento cognoscitivo enseñan al paciente a ver las situaciones de pánico de manera diferente y enseñan varios modos de reducir la ansiedad, por ejemplo haciendo ejercicios de respiración o acudiendo a técnicas que dan nuevo enfoque a la atención. Otra técnica que se usa en la terapia de comportamiento cognoscitivo, conocida como terapia de exposición frecuen-temente puede mitigar las fobias resultantes de un trastorno de pánico. En la terapia de exposición, se expone poco a poco a las personas a la situación temida hasta que llegan a hacerse insensibles a ella.

Algunas personas encuentran el mayor alivio a los síntomas del trastorno de pánico cuando toman ciertos medicamentos recetados por el médico. Esos medicamentos, al igual que la terapia de comportamiento cognoscitivo, pueden ayudar a prevenir ataques de pánico o a reducir su frecuencia y severidad. Los dos tipos de medicamentos que se ha comprobado son seguros y efectivos en el tratamiento del trastorno de pánico son los antidepresivos y las benzodiazepinas.

Fobias

Las fobias suceden en distintas formas. Una fobia específica significa un miedo a algún objeto o situación determinada. Una fobia social es el miedo a colocarse en una situación sumamente vergonzosa en un medio social. Por último, la agorafobia, que frecuentemente acompaña al trastorno de pánico es el miedo que siente la persona de encontrarse en cualquier situación que pueda provocar un ataque de pánico o de la cual le sea difícil escapar si éste llegara a ocurrir.

Fobias específicas

Tengo miedo de viajar en avión y por lo tanto ya no lo hago. Es una sensación horrible la que siento cuando se cierra la puerta del avión y me siento metido en una trampa. Mi corazón late fuertemente y sudo la gota gorda. Si alguien comienza a hablarme me pongo tenso y me preocupo. Cuando el avión comienza a ascender no hace otra cosa que reforzar el miedo de que no puedo salir de ahí. Me imagino que estoy perdiendo el control, que mi mente danza como loca, que subo por las paredes, pero por supuesto, nunca lo hago. No me da miedo que el avión se estrelle o que nos toque clima turbulento. Es únicamente esa sensación de estar atrapado. Siempre que he querido cambiar de trabajo tengo que pensar "¿va a ser necesario viajar en avión"? Por el momento solamente voy a lugares a los que pueda ir manejando o por tren. Mis amigos siempre me dicen que, de todas maneras, no podría salirme de un tren que va viajando a altas velocidades así que ¿por qué los trenes no me molestan? Yo les contesto que éste no es un miedo racional.

Muchas personas experimentan fobias específicas, miedos intensos e irracionales a ciertas cosas o situaciones; algunos de los más comunes son: perros, espacios cerrados, alturas, escaleras eléctricas, túneles, manejar en carreteras, agua, volar y heridas que produzcan sangre. Las fobias no son únicamente miedo extremo, son miedo irracional. Usted puede esquiar en las montañas más altas con toda facilidad pero siente pánico de subir al 10° piso de un edificio de oficinas. Los adultos con fobias comprenden que sus miedos son irracionales pero frecuentemente enfrentarse a los objetos o a las situaciones que las ocasionan o siquiera pensar en enfrentarlos, ocasiona un ataque de pánico o ansiedad severa.

> **Las fobias no son únicamente miedo extremo, son miedo irracional. Usted puede esquiar en las más altas montañas con toda facilidad pero siente pánico de subir al 10º piso de un edificio de oficinas.**

Las fobias específicas atacan a más de una de cada diez personas. Nadie sabe exactamente qué las ocasiona aunque parece que son hereditarias y que son más comunes en las mujeres. Generalmente las fobias aparecen primero en la adolescencia o en la edad adulta. Comienzan repentinamente y tienden a ser más persistentes que las que se inician en la niñez; de las fobias de los adultos únicamente más o menos el 20 por ciento desaparecen solas. Cuando los niños tienen fobias específicas, por ejemplo, miedo a los animales, esos miedos por lo general desaparecen con el tiempo aunque pueden extenderse a la edad adulta. Nadie sabe por qué persisten en algunas personas y desaparecen en otras.

Las personas con fobias no sienten la necesidad de recibir tratamiento, si les es fácil evitar lo que les causa miedo. Sin embargo, en ocasiones tendrán que tomar decisiones importantes en su carrera o en lo personal para evitar una situación que les produzca fobia.

Cuando las fobias interfieren con la vida de una persona, el tratamiento puede servir de ayuda. Un tratamiento efectivo generalmente involucra cierto tipo de terapia de conocimiento cognoscitivo llamada insensibilización o terapia de exposición, en la cual los pacientes se exponen gradualmente a lo que los asusta hasta que el miedo comienza a desaparecer. Tres cuartas partes de pacientes se benefician grandemente con este tratamiento. Los ejercicios de relajamiento y respiración también contribuyen a reducir los síntomas de ansiedad.

No existe hasta ahora un tratamiento comprobado a base de medicamentos, para fobias específicas, pero en ocasiones ciertas medicinas pueden recetarse para ayudar a reducir los síntomas de ansiedad antes de que la persona se enfrente a una situación de fobia.

Fobia social

Yo no podía aceptar invitaciones ni ir a fiestas. Por un tiempo ni siquiera podía ir a mis clases. En mi segundo año de facultad tuve que quedarme en mi casa durante un semestre.

Mi miedo podía presentarse en cualquier situación social. Sentía ansiedad aún antes de salir de mi casa y aumentaba al irme aproximando a mi clase, a la fiesta o adonde quiera que iba. Sentía el estómago descompuesto y casi creía tener gripe. Mi corazón latía fuertemente, las palmas de las manos se me llenaban de sudor y tenía la sensación de estar separada de mí misma y de todos los demás.

Cuando entraba a un salón lleno de gente, me ruborizaba y sentía que todos los ojos estaban puestos en mí. Me daba vergüenza pararme en un rincón yo sola pero no podía pensar en qué decir a nadie. Me sentía tan torpe que me quería ir inmediatamente.

La fobia social es un miedo intenso de llegar a sentirse humillado en situaciones sociales, especialmente de actuar de tal modo que se coloque uno en una situación vergonzosa frente a las demás personas. Frecuentemente es hereditaria y puede estar acompañada de depresión o de alcoholismo. La fobia social frecuentemente comienza alrededor del principio de la adolescencia o aún antes.

Si usted sufre de fobia social tiene la idea de que las otras personas son muy competentes en público y que usted no lo es. Pequeños errores que usted cometa pueden parecerle mucho más exagerados de lo que en realidad son. Puede parecerle muy vergonzoso ruborizarse y siente que todas las personas lo están mirando. Puede tener miedo de estar con personas que no sean las más allegadas a usted. O su miedo puede ser más específico, como el sentir ansiedad si tiene que dar un discurso, hablar con un jefe o alguna otra persona con autoridad, o bien aceptar una invitación. La fobia social más común es el miedo de hablar en público. En ocasiones, la fobia social involucra un miedo general a situaciones sociales tales como fiestas. Menos frecuente es el miedo de usar un baño público, comer fuera de casa, hablar por teléfono o escribir en presencia de otras personas, como por ejemplo, escribir un cheque.

Aunque este trastorno frecuentemente se confunde con timidez, no son lo mismo. Las personas tímidas pueden sentirse muy incómodas cuando están con otras personas, pero no experimentan la extrema ansiedad al anticipar una situación social y no necesariamente evitan circunstancias que las haga sentirse cohibidas. En cambio, las personas con una fobia social no necesariamente son tímidas. Pueden sentirse totalmente cómodas con otras personas la mayor parte del tiempo, pero en situaciones especiales, como caminar en un pasillo con personas a los lados o dando un discurso, pueden sentir intensa ansiedad. La fobia social trastorna la vida normal, interfiriendo con una carrera o con una relación social. Por ejemplo: un trabajador puede dejar de aceptar un ascenso en su trabajo por no poder hacer presentaciones en público. El miedo a un evento social puede comenzar semanas antes y los síntomas pueden ser muy agotadores.

> **Las personas con fobia social no necesariamente son tímidas. Pueden sentirse totalmente cómodas con otras personas la mayor parte del tiempo, pero en situaciones especiales pueden sentir intensa ansiedad.**

Las personas con fobia social comprenden que sus sensaciones son irracionales. Sin embargo, experimentan una gran aprensión antes de enfrentarse a la situación que temen y harán todo lo posible para evitarla. Aún cuando puedan enfrentarse a lo que temen, generalmente sienten gran ansiedad desde antes y están muy incómodas todo el tiempo. Posteriormente, las sensaciones desagradables pueden continuar con la preocupación de haber sido juzgados o con lo que los demás hayan pensado u observado respecto a ellos.

Aproximadamente el 80 por ciento de las personas que sufren de fobia social encuentran alivio a sus síntomas cuando se les da tratamiento de terapia de comportamiento cognoscitivo, de medicamentos, o una combinación de ambos. La terapia puede involucrar aprender a ver los eventos sociales en forma diferente; exponerse a una situación social aparentemente amenazadora de tal manera que les sea más fácil enfrentarse a ella; además, aprender técnicas para reducir la ansiedad, adquirir habilidades sociales y practicar técnicas de relajamiento.

Entre los medicamentos que han probado ser efectivos están los antidepresivos llamados inhibidores MAO. Las personas que padecen de una forma específica de fobia social llamada fobia de actuación han recibido ayuda de unos medicamentos llamados bloques-beta. Por ejemplo, se puede recetar bloques-beta a músicos y otras personas con este tipo de ansiedad para que los tomen en día en que van a actuar.

Trastorno obsesivo-compulsivo

No podía hacer algo sin un ritual. Estos rituales trascendían a todos los aspectos de mi vida. Para mí, era muy importante contar. En la noche, cuando ponía mi despertador, tenía que hacerlo en un número que no sumara un "mal" número. Si mi hermana tenía 33 años y yo 24, no podía dejar la televisión en el canal 33 o en el 24. Me echaba champú tres veces en lugar de una porque tres era un número de suerte y uno no lo era. Me demoraba mucho al leer porque contaba las líneas de cada párrafo. Si estaba escribiendo una tarea para mi examen en la escuela no podía tener cierto número de palabras en una línea si sumaban un mal número. Siempre estaba preocupada pensando que si no hacía cierta cosa mis padres iban a morir. O me afligía hacer algo que causara daño a mis padres lo cual era totalmente irracional. No podía usar nada que dijera Boston porque mis padres eran de ahí. No podía escribir la palabra "muerte" porque me preocupaba que algo malo sucediera.

El vestirme en las mañanas era muy difícil porque yo tenía una rutina y si me desviaba de ella, tenía que volverme a vestir.

Yo sabía que esos rituales no tenían sentido pero no parecía que pudiera sobrepasarlas hasta que me sometí a terapia.

El trastorno obsesivo-compulsivo (TOC) es un trastorno caracterizado por presentar pensamientos o rituales de ansiedad que usted siente que no puede controlar. Si usted padece de TOC, como se le conoce, puede estar plagado de pensamientos o imágenes persistentes indeseables o por la necesidad urgente de celebrar ciertos ritos.

Usted puede estar obsesionado con los gérmenes o la mugre y en ese caso se lava las manos una y otra vez. Puede estar lleno de dudas y sentir la necesidad de reconfirmar las cosas repetidamente. Puede estar preocupado por pensamientos de violencia y teme hacer daño a las personas que están cerca de usted. Puede pasar largos períodos de tiempo tocando las cosas o contando; puede estar preocupado por el orden y la simetría; puede tener pensamientos persistentes de llevar a cabo actos sexuales que le son repugnantes; o puede afligirle tener pensamientos que van contra su religión.

Los pensamientos o las imágenes preocupantes se llaman obsesiones y los rituales que se celebran para tratar de prevenirlas o disiparlas se llaman impulsos. No es placentero celebrar estos ritos que se siente obligado a hacer; únicamente siente descanso temporal de la incomodidad causada por la obsesión.

Muchas personas saludables pueden aceptar tener algunos de estos síntomas de TOC, tales como revisar la estufa varias veces antes de salir de la casa. Pero se diagnostica el trastorno únicamente cuando dichas actividades consumen cuando menos una hora al día, son muy angustiosas o interfieren con la vida diaria.

Muchos adultos con este problema de salud reconocen que lo que están haciendo no tiene sentido pero no pueden evitarlo. Sin embargo, muchas personas, especialmente niños con TOC, pueden no comprender que su comportamiento está fuera de lo normal.

El TOC afecta a hombres y a mujeres aproximadamente en igual número y aflige a más o menos 1 de cada 50 personas. Puede aparecer en la niñez, en la adolescencia o en la edad madura pero como promedio se detecta en los jóvenes o en los adultos jóvenes. Un tercio de los adultos con TOC experimentaron sus primeros síntomas en la niñez. El curso que sigue la enfermedad es variable; los síntomas pueden ir y venir, mitigarse por un tiempo o empeorar progresivamente. La evidencia de que se dispone sugiere que el TLC puede venir de familia.

> **Los pensamientos o las imágenes preocupantes se llaman obsesiones y los rituales que se celebran para tratar de prevenirlas o disiparlas se llaman impulsos. No es placentero celebrar estos ritos que se siente obligado a hacer; únicamente siente descanso temporal de la incomodidad causada por la obsesión.**

La depresión u otros trastornos de ansiedad pueden acompañar al TOC. Además, algunas personas con TOC sufren de trastornos alimenticios. También pueden evitar las situaciones en las cuales tengan que enfrentarse a sus obsesiones. O pueden tratar, sin éxito, de usar alcohol o drogas para calmarse. Si el TOC se agrava seriamente puede interponerse entre una persona y su empleo o evitar que esa persona asuma responsabilidades normales en su casa, pero por lo general no llega a esos extremos.

La investigación de los científicos apoyados por el NIMH y otros investigadores ha dado como resultado obtener medicamentos y tratamientos de comportamiento que pueden beneficiar a las personas con TOC. Una combinación de los dos tratamientos casi siempre ayuda a la mayoría de los pacientes. Algunos individuos responden mejor a una terapia y otros requieren una distinta. Dos medicamentos que han probado ser efectivos en el tratamiento del TOC son la clomipramina y el fluoxetin. Sin embargo, varios más parecen ser prometedores y podrán obtenerse en un futuro cercano.

La terapia de comportamiento, específicamente una llamada prevención por exposición y respuesta también ha demostrado ser buena en el tratamiento del TOC. Consiste en exponer a la persona a lo que causa el problema y luego ayudar a el o la paciente a hacer a un lado el ritual acostumbrado; por ejemplo, hacer que el o la paciente toque algo sucio y después no se lave las manos. Esta terapia frecuentemente tiene éxito en pacientes que completan un programa de terapia de comportamiento, aunque los resultados han sido menos favorables en algunas personas con TOC y con depresión.

Trastorno postraumático por tensión

Fui violada a los 25 años. Por mucho tiempo hablé de esa violación a un nivel intelectual como si fuera algo que le hubiera pasado a otra personas. Yo sabía muy bien que me había pasado a mí, pero sencillamente no existía una sensación. Por un tiempo me saqué el bulto de encima.

Empecé a tener recuerdos retrospectivos. Me llegaban como un golpe de agua. Estaba aterrorizada. Repentinamente comencé a revivir la violación. Cada momento era sobrecogedor. Sentía que mi cabeza se movía un poco, sacudiéndose, pero eso no era verdad. Me sofocaba o se me secaba la boca y mi respiración cambiaba. Estaba como suspendida. No sentía el cojín sobre el cual estaba sentada o que mi brazo estaba tocando un mueble. Parecía estar dentro de una burbuja como si flotara. Era de dar miedo. Tener recuerdos retrospectivos puede causar opresión. Lo deja a uno agotado.

La violación tuvo lugar una semana antes de Navidad y me siento como un hombre loco cerca de esas fechas. El cambio a ansiedad y miedo es increíble.

El trastorno postraumático por tensión (TPT) es una condición debilitante que sigue a un evento de terror. Frecuentemente, las personas que sufren de TPT tienen persistentemente memorias y pensamientos espantosos de su experiencia y se sienten emocionalmente paralizadas, especialmente hacia personas que antes estuvieron cerca de ella. El TPT, conocido antes como sobresalto por proyectil o fatiga de batalla, fue traída a la atención pública por los veteranos de guerra pero puede ser el resultado de varios otros incidentes traumáticos. Incluyen rapto, graves accidentes como choques de automóviles o de trenes, desastres naturales como inundaciones o temblores, ataques violentos tales como asaltos, violaciones o tortura, o ser plagiado. El evento que desata este trastorno puede ser algo que amenace la vida de esa persona o la vida de alguien cercano a ella. O bien, puede ser algo que vio, como por ejemplo la destrucción en masa después de la caída de un aeroplano.

Cualquiera que sea la razón del problema, algunas personas con TPT repetidamente vuelven a vivir el trauma en forma de pesadillas y recuerdos inquietantes durante el día. Pueden también experimentar problemas de sueño, depresión, sensación de indiferencia o de entumecimiento o se sobresaltan fácilmente. Pueden perder el interés en cosas que antes les causaban alegría y les cuesta trabajo sentir afecto. Es posible que se sientan irritables, más agresivas que antes o hasta violentas. El ver cosas que les recuerdan el incidente puede ser molesto, lo que podría hacerles evitar ciertos lugares o situaciones que les traigan a la mente esas memorias. Los aniversarios de lo que sucedió frecuentemente son muy difíciles.

> **Sucesos ordinarios pueden servir de recordatorios del trauma y ocasionar recuerdos inquietantes o imágenes intrusas. Los aniversarios de lo que sucedió frecuentemente son muy difíciles.**

El TPT puede presentarse en cualquier edad, incluyendo la niñez. El trastorno puede venir acompañado de depresión, de abuso de substancias químicas o de ansiedad. Los síntomas pueden ser ligeros o graves; las personas pueden irritarse fácilmente o tener violentos arranques de cólera o de mal humor. En casos severos, los afectados pueden tener dificultad para trabajar o para socializar. En general, los síntomas pueden ser peores si el evento que los ocasiona fue obra de una persona, como en el caso de violación, a comparación de uno natural como es una inundación.

Los eventos ordinarios pueden traer el trauma a la mente e iniciar recuerdos retrospectivos o imágenes intrusas. Un recuerdo retrospectivo puede hacer que la persona pierda contacto con la realidad y vuelva a vivir el evento durante un período de unos segundos o por horas o, muy raramente, por días. Una persona que tiene recuerdos retrospectivos que pueden presentarse en forma de imágenes, sonidos, olores o sensaciones, generalmente cree que el evento traumático está volviendo a repetirse.

No todas las personas traumatizadas sufren un verdadero caso de TLT o experimentan TLT en lo absoluto. Se diagnostica TLT únicamente si los síntomas duran más de un mes. En aquellas personas que tienen TLT, los síntomas generalmente comienzan tres meses después del trauma y el curso de la enfermedad varía. Hay quienes se recuperan dentro de los siguientes 6 meses; a otros, los síntomas les duran mucho más tiempo. En algunos casos, la condición puede ser crónica. Ocasionalmente, la enfermedad no se detecta sino hasta varios años después del evento traumático.

Los medicamentos antidepresivos y los que se recetan para aminorar la ansiedad, pueden disminuir los síntomas de la depresión y los problemas de sueño; y la psicoterapia, incluyendo la terapia de comportamiento cognoscitivo, es una parte integral del tratamiento. En ocasiones el exponerse a lo que el trauma recuerda, como parte de la terapia, por ejemplo, regresar a la escena de una violación, puede ayudar. Además, el apoyo de los familiares y amistades puede agilizar la recuperación.

Tratamiento para trastornos de ansiedad

Muchas personas con trastornos de ansiedad pueden ayudarse con un tratamiento. La terapia para trastornos de ansiedad frecuentemente incluye medicamentos o formas específicas de psicoterapia.

Los medicamentos, aunque no son curaciones, pueden ser muy efectivos para mitigar los síntomas de ansiedad. En la actualidad, gracias a la investigación llevada a cabo por científicos en el NIMH y otras instituciones de investigación, existen más medicamentos disponibles que antes para el tratamiento de trastornos de ansiedad. De tal manera que, si un medicamento no da el resultado buscado, generalmente hay otros que se pueden probar. Además, se están descubriendo nuevos medicamentos para el tratamiento de los síntomas de ansiedad.

En casi todos los medicamentos que se recetan para el tratamiento de ansiedad, el médico generalmente inicia al paciente con una dosis baja y gradualmente se la aumenta hasta llegar a la dosis adecuada. Cada medicamento tiene efectos secundarios pero éstos por lo general se llegan a tolerar o disminuyen con el tiempo. Si los efectos secundarios llegan a ser un problema, el doctor puede aconsejar al paciente que deje de tomar el medicamento y que espere una semana, o más tiempo en el caso de ciertas drogas, antes de probar uno nuevo. Cuando el tratamiento está por terminarse, el doctor puede disminuir la dosis gradualmente.

Las investigaciones también han demostrado que la terapia de comportamiento y la terapia de comportamiento cognoscitivo pueden ser efectivas para el tratamiento de varios trastornos de ansiedad.

La terapia de comportamiento se concentra en cambiar acciones específicas y usa varias técnicas para disminuir o detener un comportamiento indeseable. Por ejemplo, una técnica entrena a los pacientes en respiración diafragmática, un ejercicio especial de respiración que consiste en respiraciones lentas, profundas, para reducir la ansiedad. Esto es necesario porque las personas que tienen ansiedad frecuentemente sufren de hiperventilación, respirando rápidamente cortas cantidades de aire que pueden provocar latidos rápidos del corazón, mareos y otros síntomas. Otra técnica: terapia de exposición expone gradualmente a los pacientes a aquello que los asusta y les ayuda a vencer sus miedos.

Al igual que la terapia de comportamiento, la terapia de comportamiento cognoscitivo enseña a los pacientes a reaccionar en forma diferente en las situaciones y sensaciones corporales que desatan los ataques de pánico y otros síntomas de ansiedad. Sin embargo, los pacientes también aprenden a comprender la forma en que su manera de pensar contribuye a sus síntomas y cómo cambiar sus pensamientos para disminuir la posibilidad de que los síntomas ocurran. Este entendimiento de los patrones de pensamiento se combina con la técnica de exposición y con otras terapias de comportamiento para ayudar a las personas a enfrentarse a las situaciones que les causan miedo. Por ejemplo, alguien que se siente mareado durante un ataque de pánico y teme que se va a morir puede recibir ayuda con la siguiente técnica que se usa en la terapia de comportamiento cognoscitivo: el terapista le pide al paciente que dé vueltas en un mismo lugar hasta que se maree. Cuando el paciente se alarma y comienza a pensar: "me voy a morir", él aprende a reemplazar ese pensamiento con otro más apropiado como "no es más que un pequeño mareo; yo puedo controlarlo".

Cómo recibir ayuda en los casos de trastornos de ansiedad

Si usted o alguna persona a quien usted conoce tiene síntomas de ansiedad, lo mejor que puede hacer inicialmente es ver al médico familiar. Un médico puede ayudarlo a determinar si los síntomas son debidos a un trastorno de ansiedad, a alguna otra condición médica o a ambos. Más frecuentemente, el siguiente paso para recibir tratamiento en un trastorno de ansiedad es ser recomendado a un profesional de salud mental.

Entre los profesionales que pueden ayudar están los psiquiatras, los psicólogos, los trabajadores sociales y los consejeros. Sin embargo, es mejor buscar a un profesional que tenga entrenamiento especializado en terapia de comportamiento cognoscitivo o en terapia de comportamiento y que esté dispuesto a usar medicamentos en caso de que sean necesarios.

Condiciones coexistentes

Muchas personas padecen de un sólo tipo de trastorno de ansiedad y nada más, pero no es raro que un trastorno de ansiedad venga acompañado de otra enfermedad como por ejemplo depresión, problemas alimenticios, alcoholismo, abuso de substancias químicas u otro trastorno de ansiedad. Frecuentemente quienes padecen de un trastorno de pánico o fobia social, por ejemplo, también experimentan la intensa tristeza y desaliento asociado con la depresión, o se hacen adictos al alcohol. En esos casos, estos problemas también necesitarán atenderse.

A veces los psicólogos, los trabajadores sociales y los consejeros trabajan unidos con un psiquiatra u otro médico, quien receta los medicamentos cuando éstos se requieren. Para algunas personas la terapia de grupo o la de grupos de autoayuda son una parte útil del tratamiento. A muchas personas les es más útil una combinación de estas terapias.

Cuando usted busca a un profesional de cuidado de la salud es importante que pregunte qué tipos de terapia usa generalmente o si tiene medicamentos disponibles. Es importante que usted se sienta cómodo con la terapia. De no ser éste el caso, busque ayuda en otro lado. Sin embargo, si usted ha estado tomando medicamentos, es importante no cortar abruptamente el uso de algunos de ellos, sino irlos rebajando bajo la supervisión de su médico. Asegúrese de preguntar a su médico cómo dejar de tomar un medicamento.

Recuerde, sin embargo, que cuando usted encuentra a un profesional del cuidado de la salud con el cual se siente satisfecho, ustedes dos están trabajando en equipo. Entre los dos podrán desarrollar un plan para su tratamiento del trastorno de ansiedad que pueda involucrar medicamentos, terapia de comportamiento, o terapia de comportamiento cognoscitivo, que consideren apropiado. Sin embargo, los tratamientos para trastornos de ansiedad no necesariamente dan resultado inmediatamente. Su médico o terapista puede pedirle que siga un plan específico de tratamiento por varias semanas para determinar si le está dando resultado.

El NIMH continúa su búsqueda de nuevos y mejores tratamientos para las personas con trastornos de ansiedad. El Instituto apoya un programa muy amplio y multifacético sobre trastornos de ansiedad; sus causas, diagnóstico, tratamiento y prevención. Esta investigación involucra estudios de trastornos de ansiedad en los humanos así como investigaciones de la base biológica sobre ansiedad y sus fenómenos, en los animales. Es parte de un esfuerzo masivo para vencer a los más grandes trastornos mentales; es un esfuerzo que se está llevando a cabo durante la década de los 90 que el Congreso ha designado como la Década del Cerebro.

Para más información

Anxiety Disorders Association of America
Dept. A, 6000 Executive Boulevard, Suite 513
Rockville, MD 20852
(301) 231-9350

Freedom from Fear
308 Seaview Avenue
Staten Island, NY 10305
(718) 351-1717

National Anxiety Foundation
3135 Custer Drive
Lexington, KY 40517-4001
(606) 272-7166

Obsessive Compulsive (OC) Foundation, Inc.
PO Box 70
Milford, CT 06460
(203) 878-5669

American Psychiatric Association
1400 K Street, NW
Washington, DC 20005
(202) 682-6220

American Psychological Association
750 1st Street, NE
Washington, DC 20002-4242
(202) 336-5500

Association for the Advancement of Behavior Therapy
305 7th Avenue
New York, NY 10001
(212) 647-1890

National Alliance for the Mentally Ill
200 N. Glebe Road, Suite 1015
Arlington, VA 22203-3754
(800) 950-NAMI (-6264)

National Institute of Mental Health
Información Gratuita:
Depresión: 1-800-421-4211
Pánico y Otros Trastornos de Ansiedad: 1-800-647-2642

National Mental Health Association
1201 Prince Street
Alexandria, VA 22314-2971
(703) 684-7722

National Mental Health Consumers'
Self-Help Clearinghouse
1211 Chestnut Street
Philadelphia, PA 19107
(800) 553-4539

Phobics Anonymous
PO Box 1180
Palm Springs, CA 92263
(619) 322-COPE (-2673)

Society for Traumatic Stress Studies
60 Revere Drive, Suite 500
Northbrook, IL 60062
(708) 480-9080

Folletos del NIMH sobre estos temas

Los siguientes folletos, que dan información más detallada sobre varios trastornos de ansiedad y los temas relacionados con ellos, se pueden conseguir dirigiéndose a:

NIMH, Room 7C-02, 5600 Fishers Lane
Rockville, MD 20857

Trastorno de pánico
(NIH Pub. No. SP-92-1869)

La depresión: Existen tratamientos eficaces
(NIH Pub. No. SP-91-1703)

No estás solo: Datos acerca de salud mental y enfermedades
(NIH Pub. No. SP-90-1178)

Una Guia Sobre Servicios de Salud Mental Para Los Consumidores
(NIH Pub. No. SP-90-0214)

El "National Institute of Mental Health" es parte de los "National Institutes of Health" (NIH), la principal agencia del gobierno federal para investigación biomédica y de comportamiento humano. El NIH es parte del Departamento de Salud y Servicios Humanos de los Estados Unidos.

Esta información fue escrito por Marilyn Dickey, escritora independiente en Washington, DC. La información científica y la revisión se obtuvieron de Hagop Akiskal, M.D.; Jack Maser, Ph.D.; Bary Wolfe, Ph.D.; y Susan Solomon, Ph.D., miembros del personal del NIMH. También prestaron sus servicios de revisión y asistencia Jim Broatch, M.S.W., OC Foundation; Stephen Cox, M.D., National Anxiety Foundation; Jack Gorman, M.D., Columbia University; Alec Pollard, Ph.D., St. Louis University; Jerilyn Ross, M.A., L.I.C.S.W., Anxiety Disorders Association of America; y Sally Winston, Psy.D., Anxiety and Stress Disorders Institute of Maryland. La dirección editorial corrió a cargo de Lynn J. Cave, NIMH.

Esta información está libre de restricciones de derechos de autor y puede copiarse, reproducirse o duplicarse sin permiso del Instituto; se agradecería que se mencionara como fuente de información.

■ **Departamento de Salud y Servicios Humanos de los Estados Unidos**
El Instituto Nacional de Salud Mental
NIH Publicación No. 95-3879-5
Agosto de 1995

SIDA Y ENFERMEDADES DE TRANSMISIÓN SEXUAL (AIDS AND SEXUALLY TRANSMITTED DISEASES)

■ ■ ■

¡AYÚDATE! APRENDE SOBRE LA PRUEBA DEL VIH (SIDA)

(Help: Learn about the HIV [AIDS] Test)

¿Qué es la infección por el VIH?

VIH quiere decir Virus de Inmunodeficiencia Humana. El VIH es un tipo de virus que cuando entra al cuerpo puede causar el SIDA (Síndrome de Inmunodeficiencia Adquirida). El virus del VIH ataca y destruye las defensas del cuerpo que ayudan a combatir infecciones y otras enfermedades. Una persona que tiene el VIH puede contraer enfermedades graves y algunos tipos de cáncer que normalmente no afectan a personas sanas. Una de estas enfermedades es el"PCP", conocido en español como pulmonía *Pneumocystis carinii*.

Muchas personas infectadas por el VIH se ven y se sienten sanas, pero pueden transmitirle el virus a otras personas a través de relaciones sexuales, o compartiendo las jeringas que usan para inyectarse drogas. La mujer embarazada también puede transmitirle el virus a su bebé de nacer, durante el parto (al da a luz), o al alimentar al bebé con su leche materna.

¿Te deberías hacer la prueba del VIH?

En esta publicación se discute la prueba del VIH, el virus que causa el SIDA. Para ayudarte a decidir si debes hacerte esta prueba, responde a las siguientes preguntas:

1. ¿Has tenido relaciones sexuales sin estar **absolutamente seguro(a)** que tu pareja o parejas no tienen el virus VIH?
2. ¿Has tenido relaciones sexuales con personas que tienen el virus VIH o el SIDA?
3. ¿Has sido contagiado(a) de una enfermedad por transmisión sexual como el herpes genital, la sífilis o la gonorrea? Si tienes estas enfermedades, es más fácil que te puedas contagiar con el VIH.
4. ¿Has tenido relaciones sexuales con varias personas, o con alguien que haya tenido relaciones sexuales con varias personas?
5. ¿Has tenido relaciones sexuales con alguien que se inyecta drogas?
6. ¿Has compartido jeringas u otros instrumentos que se usan para inyectar drogas?

Si tu respuesta es "si" a cualquiera de las preguntas anteriores, debes hacerte la prueba del VIH.

¿Por qué es importante hacerte la prueba del VIH?

Si los resultados de la prueba muestran que no tienes el VIH (VIH negativo), debes aprender cómo protegerte contra el virus. Habla con el doctor para recibir más información de cómo puedes protegerte y proteger a tu pareja de la infección del SIDA. Si los resultados de la prueba muestran que tienes el VIH (VIH positivo), debes recibir atención médica inmediatamente. Esto te ayudará a:

- Permanecer sano(a) por más tiempo
- Evitar contraer algunas enfermedades causadas por el VIH
- Recibir tratamiento lo más pronto posible contra las enfermedades que puedas contraer

La única manera de saber si tienes el virus que causa el SIDA es haciéndote la prueba del VIH. El resultado de esta prueba es el primer paso para recibir tratamiento médico, asesoría, y si lo necesitas, servicios de apoyo.

Antes de hacerte la prueba del VIH

Hacerte la prueba del VIH es una decisión importante y debes pensar de qué manera el virus podría afectar tu vida y la vida de tu familia o seres queridos. Los siguientes tres pasos te ayudarán a prepararte mejor para la prueba:

1. **Considera contarle a alguien de confianza sobre la prueba.** El apoyo de un miembro de tu familia o de un amigo cercano podría ser muy importante.
2. **Averigua si los resultados de la prueba serán confidenciales o anónimos.** Pregunta en la clínica si te darán los resultados de la prueba solamente a tí, o a alguien más. Hay clínicas que ofrecen la prueba en forma anónima, es decir, con un número o código, sin que tengas que dar tu nombre.
3. **Marca una fecha para recibir los resultados.** Preséntate a recibir los resultados el día que te indique la clínica. La única manera que la prueba te puede ayudar es si averiguas los resultados con tiempo.

¿Cómo funciona la prueba del VIH?

La prueba del VIH muestra si el virus que causa el SIDA está presente en tu sangre. La prueba consiste de tres pasos:

1. **Visita la clínica o la oficina del doctor.** El doctor, enfermera, o consejero te hablará sobre la prueba. Tendrás la oportunidad de hacer preguntas y discutir la cosas que te preocupan.
2. **Decide hacerte la prueba.** La prueba es sencilla. Una enfermera o asistente toma una muestra de sangre de tu brazo y con esta muestra se hace una primera prueba llamada "ELISA". Si la prueba resulta positiva, se vuelve a repetir con la misma muestra de sangre. Si los resultados de la segunda prueba vuelven a ser positivos, se realiza otra prueba llamada "Western blot" para confirmar los resultados.
3. **Recibe los resultados de la prueba en la clínica o la oficina del doctor.** El doctor, enfermera, o consejero te dará una fecha para que regreses a la clínica a recibir los resultados de la prueba. En esta visita te explicarán los resultados y te hablarán sobre tu cuidado personal.

¿Cómo puedo obtener más información?

Para recibir más información en español sobre el VIH y averiguar dónde puedes hacerte la prueba, llama gratis al:

- 1-800-344-7432
  Linea de Información del SIDA
  En este número puedes recibir más información sobre este tema.
- Departamento de Salud de tu localidad

Cuida tu salud...

Si el resultado de la prueba del VIH es positiva, quiere decir que tienes el virus VIH que causa el SIDA. Debes llamar al

doctor inmediatamente para recibir atención médica, y si los necesitas, servicios de apoyo.

Para obtener más copias, escribe a la Oficina de Comunicación del Instituto Nacional de Alergias y Enfermedades Infecciosas, Edificio No. 31, 7A50. Bethesda, Maryland 20892. O llama al:

- 1-800-458-5231
  Centro Nacional de Información sobre el SIDA
- 1-800-243-7012
  Línea de acceso para sordos (TDD)

Esta información fue preparado con la asistencia de diferentes miembros de las comunidades Hispanas en Estados Unidos y Puerto Rico, inclusive hispanos que trabajan en el campo de la salud.

■ **Departamento de Salud y Servicios Sociales de los Estados Unidos
Servicio de Salud Pública
Institutos Nacionales de la Salud
Bethesda, MD 20892
NIH Número de publicación 943322S
Mayo de 1994**

¡AYÚDATE! APRENDE SOBRE LA PRUEBA DEL VIH (SIDA) CUANDO RESULTA POSITIVA

(Help: Learn About an HIV/AIDS Test That Is Positive)

¿Qué es la infección por el VIH?

VIH quiere decir Virus de Inmunodeficiencia Humana. El VIH es un tipo de virus que cuando entra al cuerpo puede causar el SIDA (Síndrome de Inmunodeficiencia Adquirida). El virus del VIH ataca y destruye las defensas del cuerpo que ayudan a combatir infecciones y otras enfermedades. Una persona que tiene el VIH puede contraer enfermedades graves y algunos tipos de cáncer que normalmente no afectan a personas sanas. Una de estas enfermedades es el "PCP", conocido en español como pulmonía.

Pneumocystis carínii.
   Muchas personas infectadas por el VIH se ven y se sienten sanas, pero pueden transmitirle el virus a otras personas a través de relaciones sexuales, o compartiendo las jeringas que usan para inyectarse drogas. La mujer embarazada también puede transmitirle el virus a su bebé antes de nacer, durante el parto (al dar a luz), o al alimentar al bebé con su leche materna.

¿Qué significa cuando la prueba del VIH (SIDA) resulta positiva?

Cuando la prueba del VIH (SIDA) resulta positiva, quiere decir que el virus que causa el SIDA está presente en tu sangre. Un resultado positivo de la prueba del VIH no significa que tienes el SIDA. En muchos casos, hay personas que no presentan síntomas del SIDA hasta después de 8 o más años de haber sido infectados(as).

Si tu prueba del VIH (SIDA) sale positiva, debes de:

- Evitar transmitirle el virus a otras personas
- Cuidar bien de tu salud

Esta publicación te explica cómo hacerlo.

¿Cómo se transmite el virus del SIDA (VIH) a otras personas?

El virus del SIDA (VIH) se encuentra en la sangre, en el semen del hombre, en el fluido vaginal de la mujer, y en la leche materna. El virus se puede transmitir de varias formas.

- **Durante las relaciones sexuales vaginales o anales (anopene)**—Cuando tengas relaciones sexuales vaginales o anales, siempre debes de usar un condón de hule (látex) para prevenir la transmisión del virus a otra persona. El uso del condón es especialmente importante durante las relaciones sexuales anales porque durante esta práctica sexual es más fácil transmitir el virus del SIDA (VIH).
- **Cuando compartes las agujas y jeringas que usas para inyectarte drogas**
- **Durante el embarazo**—Si estás embarazada y estás infectada con el virus del SIDA (VIH), puedes transmitirle el virus a tu bebé durante el embarazo, durante el parto (al dar a luz), o al alimentarlo con tu leche materna.

Si tus resultados son positivos, debes de informarle a todas las personas con quienes has tenido contacto sexual. Aconséjales que se hagan la prueba del VIH (SIDA) lo más pronto posible.

¿Cómo puedo evitar transmitirle el virus del SIDA (VIH) a otras personas?

Los siguientes consejos te ayudarán a evitar que le transmitas el virus del SIDA (VIH) a otras personas

- Busca maneras de compartir momentos íntimos con tu pareja sin peligro de transmitirle el virus. Las caricias, los abrazos, y las miradas tiernas también son formas de demostrar cariño a tu pareja. Si necesitas más información sobre cómo tener relaciones sexuales con tu pareja sin peligro de contagio, habla con el doctor, enfermera, asesor, o algún miembro de un grupo de apoyo para personas con el virus del SIDA (VIH). El Servicio de Información Sobre el SIDA también puede ayudarte a contestar tus preguntas en español (1-800-344-7432).
- Usa condones de hule (látex) cuando tengas relaciones sexuales vaginales, orales, o anales.
- Abraza, besa, y toca a tus seres queridos. El virus **no se transmite** por medio de contacto casual.
- No compartas agujas, jeringas, o instrumentos para inyectarte drogas. Tampoco compartas navajas u ob-

jetos que puedan haber estado en contacto con tu sangre, semen, o fluido vaginal.
- No alimentes a tu bebé con tu leche materna porque puedes transmitirle el virus a través de la leche.
- No dones sangre.

Cuida tu salud...

Tu condición física puede empeorar si expones tu cuerpo a otros gérmenes al tener relaciones sexuales sin usar un condón de hule (látex) o al compartir jeringas infectadas.

¡Protégete!

¿Cómo puedo tomar control de mi vida y mi salud?

Si estás infectado(a) con el virus del SIDA (VIH), cuida tu salud y sigue estos consejos:

1. **Visita al doctor o clínica inmediatamente para hacerte un chequeo médico.** Después de esta primera consulta, debes de visitar la clínica regularmente para que el doctor o la enfermera puedan determinar si el tratamiento está funcionando en tu cuerpo.
2. **Pídele información al doctor sobre nuevos tratamientos que te puedan ayudar a permanecer sano por más tiempo.** Estos tratamientos incluyen medicamentos para prevenir la pulmonía y otras enfermedades. También existen otras medicinas que ayudan a controlar el avance del virus.
3. **Entre visitas al doctor, presta atención a tu estado de salud.**
4. **Cuídate mucho.** Las páginas siguientes explican lo que puedes hacer para cuidarte mejor. Habla con el doctor o la enfermera si deseas más información sobre este tema.

¿Cómo puedo cuidarme mejor?

1. Visita al doctor o la clínica regularmente

En la clínica te harán un chequeo médico completo incluyendo una prueba de sangre para detectar el número de células blancas T (células ayudantes) presentes en tu sangre. Estas células son importantes porque ayudan a combatir otras enfermedades que pueden atacar al cuerpo.

El chequeo médico debe incluir la prueba de la tuberculosis. Esta prueba es importante porque algunas personas que tienen el virus del SIDA (VIH) también tienen tuberculosis. Esta enfermedad debe ser tratada inmediatamente con medicamentos recetados por el doctor.

Antes de irte de la clínica, averigua la fecha, día, y hora de tu próxima cita. **No faltes a tu cita médica** si quieres recibir un buen tratamiento y evitar complicaciones relacionadas con tu enfermedad.

¿Cómo puedo cuidarme mejor?

2. Pregúntale al doctor sobre nuevos tratamientos

Hoy en día existen diferentes tratamientos que ayudan a combatir el virus del SIDA (VIH). Algunos medicamentos pueden ayudar a prevenir o retrasar el avance del virus y otras enfermedades causadas por el VIH.

- Pregúntale al doctor o enfermera si hay algún medicamento que puedas tomar ahora.
- Toma responsabilidad por tu propia salud. Infórmate sobre los tratamientos que hay para combatir el VIH.
- Si tienes problemas para pagar los gastos médicos, habla con el doctor, la enfermera, o el trabajador social de la clínica. Es posible que puedas recibir ayuda económica.
- Toma los medicamentos como lo indique el doctor. Es muy importante saber cómo y cuándo debes de tomarlos.

¿Cómo puedo cuidarme mejor?

La información en esta página te puede ayudar a recordar mejor las instrucciones del doctor.

Calendario de mi tratamiento

_____

Nombre del medicamento

_____

Cantidad de medicamento indicado por el doctor

Hora de tomar el medicamento
_____de la mañana
_____de la tarde
_____de la noche

Elimina las siguientes comidos o bebidos

_____
_____
_____

Efectos secundarios (posibles complicaciones) del medicamento que le debo reportar al doctor

_____
_____
_____
_____
_____
_____

¿Cómo puedo cuidarme mejor?

3. Presta atención al estado de tu salud

En personas infectadas con el virus del SIDA (VIH), algunos de los síntomas del SIDA pueden presentarse muy temprano. Llama al doctor o la clínica inmediatamente si tienes algunos de estos síntomas. Estos síntomas no significan que tienes el SIDA, pero es importante que recibas atención médica y tratamiento adecuado.

- inflamación en los ganglios del cuello, de las axilas, o de la ingle (entrepierna)
- Manchas blancas en la boca
- Moretones o llagas en la piel que no sanan
- Fiebre o diarrea
- Pérdida de peso sin haber hecho dieta
- Tos fuerte o falta de aire
- Sudores nocturnos
- Dolores de cabeza severos
- Infecciones vaginales que no sanan, aún después de tratamiento
- Sangrado menstrual (la regla) irregular y dolor constante en el abdomen

¿Cómo puedo cuidarme mejor?

4. Cuida tu condición física y mental

- Consume alimentos saludables. Pregúntale al doctor o la enfermera sobre alimentos que pueden ayudarte a sentirte mejor.
- Descansa lo suficiente para mantener tu cuerpo sano.
- Evita el uso de drogas, incluyendo bebidas alcohólicas y cigarrillos. Estas actividades pueden debilitar las defensas de tu cuerpo contra otras enfermedades.
- Practica ejercicio físico. El ejercicio te ayuda a permanecer fuerte ya calmar las tensiones emocionales.
- Comparte tus inquietudes con tus amigos y seres queridos. La familia o un buen amigo pueden ser de mucha ayuda.
- Pregúntale al doctor o la enfermera de la clínica acerca de grupos de apoyo para personas infectadas con el virus del SIDA (VIH), o llama al Departamento de Salud cerca de tu localidad. Busca un grupo de apoyo en el cual te sientas cómodo(a), donde te escuchen, y donde puedan responder a tus preguntas y tus necesidades. No te sientas defraudado(a). Mantén una actitud positiva.

Los estudios clínicos: La esperanza del futuro

A través de los estudios clínicos, los científicos están probando mejores métodos para prevenir, detectar, y dar tratamiento contra las enfermedades causadas por el VIH a las personas que tienen el virus del SIDA. Los científicos quieren combatir esta enfermedad y mantenerte sano(a) por más tiempo.

Si estás interesado(a) en participar en un estudio clínico, habla con el doctor para recibir más información. En la última página, también encontrarás un número de teléfono en donde podrás con seguir más información sobre estos estudios clínicos. Con tu participación en un estudio clínico te ayudas a tí mismo(a) y a otros que también tienen el VIH.

Cuida tu salud . . .

Si eres VIH positivo(a), debes cuidar tu salud y tomar tus medicamentos.

He aquí algunos consejos

- Protege a tu pareja contra el virus durante los momentos íntimos. Usa un condón de hule (látex).
- Visita al doctor o clínica regularmente.
- Toma los medicamentos como lo indique el doctor.
- Consume alimentos saludables.
- Aprende a mantener la calma. Evita las tensiones.
- Practica ejercicios físicos con frecuencia.
- Busca un grupo de apoyo para personas infectadas con el virus del SIDA (VIH), o habla con tus seres queridos.

¿Cómo puedo obtener más información?

Para recibir más información en español sobre el virus del SIDA (VIH), llama gratis a los siguientes números:

- **1-800-344-7432 Línea de Información del SIDA**
  En este número puedes pedir más información sobre el virus del SIDA (VIH). También puedes preguntar sobre los sitios cerca de tu vecindario en donde puedes recibir tratamiento y otros servicios disponibles para personas con el virus VIH.
- **1-800-874-2572 (1-800-TRIALS-A) Servicio de Información de las Pruebas Clínicas Sobre el SIDA**
  En este número te pueden informar acerca de los estudios clínicos sobre el SIDA y el VIH, y en los lugares donde se están llevando a cabo.

Para obtener más copias, escribe a la Oficina de Comunicación del Instituto Nacional de Alergias y Enfermedades Infecciosas, Edificio No. 31, 7A50, Bethesda, Maryland 20892. O llama al:

- 1-800-458-5231
  Centro Nacional de Información sobre el SIDA
- 1-800-243-7012
  Línea de acceso para sordos (TDD)

Esta información fue preparado con la asistencia de diferentes miembros de las comunidades hispanas en Estados Unidos y Puerto Rico, inclusive hispanos que trabajan en el campo de la salud.

■ **Departamento de Salud y Servicios Sociales de los Estados Unidos
Servicio de Salud Pública
Institutos Nacionales de la Salud
Bethesda, MD 20892
NIH Número de publicación 94-3323S
Mayo de 1994**

¡AYÚDATE! APRENDE SOBRE LA TUBERCULOSIS RELACIONADA CON EL VIH

(Help: Learn about Tuberculosis Related to AIDS)

¿Qué es la infección por el VIH?

VIH quiere decir Virus de Inmunodeficiencia Humana. El VIH es un tipo de virus que cuando entra al cuerpo puede causar el SIDA (Síndrome de Inmunodeficiencia Adquirida). El virus del VIH ataca y destruye las defensas del cuerpo que ayudan a combatir infecciones y otras enfermedades. Una persona que tiene el VIH puede contraer enfermedades graves y algunos tipos de cáncer que normalmente no afectan a personas sanas. Una de estas enfermedades es el "PCP", conocido en español como pulmonía *Pneumocystis carinii.*

Muchas personas infectadas por el VIH se ven y se sienten sanas, pero pueden transmitirle el virus a otras personas a través de relaciones sexuales, o compartiendo las jeringas que usan para inyectarse drogas. La mujer embarazada también puede transmitirle el virus a su bebé antes de nacer, durante el parto (al dar a luz), o al alimentar al bebé con su leche materna.

¿Qué es la tuberculosis?

La tuberculosis es una enfermedad que se transmite de persona a persona por medio de gérmenes en el aire. Esta enfermedad puede dañar los pulmones, el cerebro, o la columna vertebral (la espina dorsal).

Los gérmenes de la tuberculosis no siempre causan enfermedad. Sin embargo, las personas infectadas por el SIDA (VIH) tienen más riesgo de contraer la tuberculosis.

Las personas que tienen tuberculosis pueden tener algunos o todos los siguientes síntomas.

Síntomas de la tuberculosis

- Debilidad
- Pérdida de peso
- Fiebre
- Sudores nocturnos
- Tos de larga duración
- Dolor en el pecho
- Tos con sangre

El riesgo de la tuberculosis y el VIH

Las personas infectadas por el VIH tienen mayor riesgo de contraer la tuberculosis. Sin embargo, casi todos los tipos de tuberculosis se pueden curar.

Esta publicación explica lo que es la tuberculosis, cómo se transmite y lo que puedes hacer contra esta enfermedad.

¿Cómo se contagia la tuberculosis?

La tuberculosis se puede contraer cuando respiras por largo tiempo los gérmenes de una persona que tiene esta enfermedad. La tuberculosis se transmite a través de los gérmenes de la tos o el estornudo. Para proteger a los demás, siempre debes de cubrirte la boca y la nariz con un pañuelo cuando toses o estornudas.

¿Cómo me pueden ayudar los medicamentos?

Los medicamentos contra la tuberculosis te pueden ayudar de las siguientes maneras:

- Previenen que los gérmenes de la tuberculosis te causen más enfermedad
- Curan la mayoría de los tipos de tuberculosis

Si tomas los medicamentos contra la tuberculosis, te puedes mantener sano(a) por más tiempo y puedes evitar que la tuberculosis se contagie a otras personas.

¿Qué debo hacer si tengo síntomas de tuberculosis?

1. **Debes hacerte la prueba de la tuberculina regularmente.** Si la prueba muestra que estás infectado(a) con el germen de la tuberculosis, debes visitar al doctor y tomar los medicamentos como te lo indiquen.
2. **Debes tomar tus medicamentos contra la tuberculosis.** Para combatir la tuberculosis, puede ser necesario que tomes medicamentos durante un año o más. ¡No dejes de tomarles antes de lo indicado! Visita al doctor o la clínica regularmente para asegurar que el medicamento está funcionando en tu cuerpo y para revisar si está causando efectos secundarios.

¿Cómo debo tomar los medicamentos contra la tuberculosis?

Habla con el doctor sobre los medicamentos que estás tomando y escribe la información importante.

Nombre del medicamento: _____
Debo tomar el medicamento___ veces al día. _____
Debo tomar ___ (pastillas/tabletas) al día. _____
Debo tomar este medicamento _____ por _____meses.
Nombre del medicamento: _____
Debo tomar el medicamento_____ veces al día. _____
Debo tomar _____(pastillas/tabletas) al día.
Debo tomar este medicamento por _____meses

Los estudios clínicos: La esperanza del futuro

A través de los estudios clínicos, los científicos están probando mejores métodos para prevenir, detectar, y dar tratamiento contra la tuberculosis a las personas que tienen el virus VIH. Los científicos quieren combatir esta enfermedad y mantenerte sano(a) por más tiempo.

Si estás interesado en participar en un estudio clínico, habla con el doctor para recibir más información. En la última página, también encontrarás un número de teléfono en donde podrás recibir más información sobre estos estudios clínicos. Con tu participación en un estudio clínico te ayudas a tí mismo(a) y a otros que también tienen el VIH.

Cuida tu salud...

- La tuberculosis es una enfermedad muy grave que necesita tratamiento.
- Si tienes fiebre, tos de larga duración, tos con sangre, pérdida de peso, o dolor en el pecho, llama al doctor o visita la clínica inmediatamente.
- Si tienes tuberculosis, pregúntale al doctor o la enfermera cómo puedes evitar que otras personas se contagien.
- Debes tomar el medicamento como te indique el doctor y por todo el tiempo que sea necesario. Sigue el tratamiento como indicado, aún si no te sientas enfermo(a).

¿Cómo puedo obtener más información?

Para obtener más información en español sobre la tuberculosis, llama gratis a los siguientes números de teléfono.

- 1-800-344-7432
  Línea de Información del SIDA
  En este número puedes pedir más información sobre la tuberculosis relacionada con el VIH. También puedes preguntar sobre los sitios cerca de tu vecindario en donde puedes recibir tratamiento.
- 1-800-874-2572
  (1-800-TRIALS-A)
  Servicio de Información de la Pruebas Clínicas Sobre el SIDA
  En este número te pueden informar acerca de los estudios clínicos sobre la tuberculosis y el VIH y en los lugares donde se están llevando a cabo.

Para obtener más copias, escribe a la Oficina de Comunicación del Instituto Nacional de Alergias y Enfermedades Infecciosas, Edificio No. 31, 7A50, Bethesda, Maryland 20892. O llama al:

- 1-800-458-5231
  Centro Nacional de Información sobre el SIDA
- 1-800-243-7012
  Línea de acceso para sordos (TDD)

Esta información fue preparado con la asistencia de diferentes miembros de las comunidades Hispanas en Estados Unidos y Puerto Rico, inclusive hispanos que trabajan en el campo de la salud.

■ **Departamento de Salud y Servicios Sociales de los Estados Unidos**
Servicio de Salud Pública
Institutos Nacionales de la Salud
Bethesda, MD 20892
NIH Número de publicación 94-33275
Mayo de 1994

¡AYÚDATE! APRENDE SOBRE LAS ENFERMEDADES ASOCIADAS CON EL SIDA

(Help: Learn about the Diseases Associated with AIDS)

¿Qué es la infección por el VIH?

VIH quiere decir Virus de Inmunodeficiencia Humana. El VIH es un tipo de virus que cuando entra al cuerpo puede causar el SIDA (Síndrome de Inmunodeficiencia Adquirida). El virus del VIH ataca y destruye las defensas del cuerpo que ayudan a combatir infecciones y otras enfermedades. Una persona que tiene el VIH puede contraer enfermedades graves y algunos tipos de cáncer que normalmente no afectan a personas sanas. Una de estas enfermedades es el "PCP", conocido en español como pulmonía *Pneumocystis carinii*.

Muchas personas infectadas por el VIH se ven y se sienten sanas, pero pueden transmitirle el virus a otras personas a través de relaciones sexuales, o compartiendo las jeringas que usan para inyectarse drogas. La mujer embarazada también puede transmitirle el virus a su bebé antes de nacer, durante el parto (al dar a luz), o al alimentar al bebé con su leche materna.

¿Cómo puedo combatir las enfermedades asociadas con el VIH?

Muchas personas que tienen el VIH pueden contraer varias enfermedades llamadas infecciones oportunistas. Las enfermedades que resultan de estas infecciones pueden ser muy graves y deben ser tratadas por el doctor lo más pronto posible. Lo importante es que permanezcas sano(a) por más tiempo.

Estas páginas explica los pasos que debes seguir para prevenir y tratar las infecciones oportunistas del VIH (SIDA).

¿Qué puedo hacer para cuidar mi salud mejor?

1. Visita al doctor o clínica regularmente para recibir chequeos médicos. No faltes a tu cita médica. De esta manera, si hay complicaciones con tu enfermedad, podrás recibir tratamiento inmediatamente.

2. Cuida el sistema inmunológico (sistema de defensa) de tu cuerpo. Tu cuerpo tiene que estar fuerte para combatir las enfermedades del VIH. Para mantener tu energía, debes de comer alimentos saludables, descansar lo suficiente, hacer ejercicio físico, y evitar las drogas, incluyendo bebidas alcohólicas y cigarrillos. Si el doctor te ha recetado algún medicamento, debes de tomarlo como indicado, aún si te sientes bien.

3. Las mujeres contagiadas con el virus del SIDA (VIH) deben de hacerse exámenes de la pelvis regularmente. Pregúntale al doctor o enfermera con qué frecuencia te debes hacer el examen del Papanicolaou. Este examen es importante para detectar el cáncer en el cuello del útero.

¿Qué puedo hacer para cuidar mi salud mejor?

4. Llama al doctor o clínica inmediatamente si tienes síntomas de una posible infección. Estos síntomas no siempre significan que tienes una infección, pero lo más posible es que el doctor recomiende que te hagas pruebas de laboratorio para estar seguro.

Estos síntomas pueden incluir:

- Diarrea
- Tos por largo período de tiempo
- Llagas
- Dolores de cabeza severos
- Cansancio constante
- Fiebre
- Pérdida de peso
- Vista nublada
- Secreción, irritación, o picazón vaginal persistente
- Sangrado menstrual (la regla) irregular o dolor constante en el abdomen.

5. Pregúntale al doctor sobre los medicamentos que puedas tomar para prevenir o retrasar algunas de las infecciones oportunistas del VIH, como la pulmonía *Pneumocystis carinii* (PCP).

6. Tomas los medicamentos como te indique el doctor. Si dejas de tomarlos antes del tiempo indicado, puedes sufrir una recaída y la enfermedad será más difícil de curar.

Los estudios clínicos: La esperanza del futuro

A través de los estudios clínicos, los científicos están probando mejores métodos para prevenir, detectar, y dar tratamiento contra las enfermedades causadas por el VIH a las personas que tienen el virus del SIDA. Los científicos quieren combatir esta enfermedad y mantenerte sano(a) por más tiempo.

Si estás interesado(a) en participar en un estudio clínico, habla con el doctor para recibir más información. Aquí encontrarás algunos números de teléfono en donde podrás conseguir más información sobre estos estudios clínicos. Con tu participación en un estudio clínico te ayudas a tí mismo(a) y a otros que también tienen el VIH.

Cuida tu salud...

Para permanecer sano(a) por más tiempo debes de:

- Visitar al doctor o clínica regularmente
- Cuidar el sistema inmunológico (sistema de defensa) de tu cuerpo
- Llamar al doctor o clínica si tienes síntomas de posible infección
- Saber cómo y cuándo tomar los medicamentos que te ha recetado el doctor

---

¿Cómo puedo obtener más información?

Para recibir más información en español sobre las enfermedades asociadas con el virus del SIDA (VIH), llama gratis a los siguientes números:

- 1-800-344-7432. Línea de Información del SIDA. En este número puedes pedir más información sobre las enfermedades asociadas con el VIH. También puedes preguntar sobre los sitios cerca de tu vecindario en donde puedas recibir tratamiento y otros servicios disponibles para personas con el virus VIH.
- 1-800-874-2572 (1-800-TRIALS-A). Servicio de Información de las Pruebas Clínicas Sobre el SIDA. En este número te pueden informar acerca de los estudios clínicos sobre las enfermedades asociadas con el VIH y los lugares donde se están llevando a cabo.
- 1-800-243-7644 (1-800-AIDS-NIH). Información Sobre Estudios Clínicos. Puedes llamar a este número de lunes a viernes entre las 12:00 del mediodía y las 3:00 de la tarde (hora del este). Puedes preguntar sobre los estudios clínicos que se llevan a cabo en el Centro Clínico de los Institutos Nacionales de la Salud en Bethesda, Maryland.

Para obtener más copias, escribe a la Oficina de Comunicación del Instituto Nacional de Alergias y Enfermedades Infecciosas, Edificio No. 31, 7A50, Bethesda, Maryland 20892. O llama al:

- 1-800-458-5231
  Centro Nacional de Información sobre el SIDA
- 1-800-243-7012
  Línea de acceso para sordos (TDD)

Esta información fue preparado con la asistencia de diferentes miembros de las comunidades hispanas en Estados Unidos y Puerto Rico, inclusive hispanos que trabajan en el campo de la salud.

■ **Departamento de Salud y Servicios Sociales de los Estados Unidos
Servicio de Salud Pública
Institutos Nacionales de la Salud
Bethesda, MD 20892
NIH Número de publicación 94-33245
Mayo de 1994**

¡AYÚDATE! APRENDE SOBRE LAS INFECCIONES CAUSADAS POR MICOBACTERIAS Y SU RELACIÓN CON EL SIDA

(Help: Learn about Infections Caused by Mycobacteria and Their Relationship to AIDS)

¿Qué es la infección por el VIH?

VIH quiere decir Virus de Inmunodeficiencia Humana. El VIH es un tipo de virus que cuando entra al cuerpo puede causar el SIDA (Síndrome de Inmunodeficiencia Adquirida). El virus del VIH ataca y destruye las defensas del cuerpo que ayudan a combatir infecciones y otras enfermedades. Una persona que tiene el VIH puede contraer enfermedades graves causadas por micobacterias y algunos tipos de cáncer que normalmente no afectan a personas sanas.

Muchas personas infectadas por el VIH se ven y se sienten sanas, pero pueden transmitirle el virus a otras personas a través de relaciones sexuales, o compartiendo las jeringas que usan para inyectarse drogas. La mujer embarazada también puede transmitirle el virus a su bebé antes de nacer, durante el parte (al dar a luz), o al alimentar al bebé con su leche materna.

¿Qué son las infecciones causadas por micobacterias?

Muchas personas que tienen el virus VIH contraen infecciones causadas por micobacterias. Los gérmenes que causan estas infecciones son conocidos como el complejo *Mycobacterium avium.*

Esta publicación explica qué son las infecciones causadas por micobacterias y su relación con el SIDA e indica qué puedes hacer para prevenir y combatir esta enfermedad. Lo importante es que permanezcas sano(a) por más tiempo.

Los gérmenes del *Mycobacterium avium* abundan en la naturaleza y se encuentran frecuentemente en la tierra, en el aire, y en el agua. Los doctores también pueden encontrar estos gérmenes en tu cuerpo al hacerte exámenes de sangre, orina, saliva, o de otros tejidos del cuerpo que puedan haber sido infectados.

¿Qué son las infecciones causadas por micobacterias?

Normalmente, estos gérmenes no causan ningún problema a personas sanas. Pero si tienes el virus VIH, esta infecciones pueden convertirse en enfermedades muy graves porque el sistema inmunológico (sistema de defensa) se debilita y no puede combatir infecciones.

¿Alguien podría darme algunos consejos que debemos seguir diariamente para cuidarnos mejor?

Debemos:

- *Comer una dieta sana.*
- *Visitar al doctor frecuentemente.*
- *Tomar todos los medicamentos.*
- *Evitar el uso de bebidas alcohólicas y cigarrillos.*

Síntomas de infecciones causadas por micobacterias

Las infecciones por micobacterias pueden causar varios problemas, pero el más grave resulta cuando estas infecciones invaden órganos como la médula ósea, el hígado, o el bazo. Estos órganos son importantes porque limpian nuestra sangre y ayudan a producirla y mantenerla en suficientes cantidades. Cuando las infecciones causadas por micobacterias invaden el cuerpo, pueden provocar los siguientes síntomas:

- Fiebre
- Sudores nocturnos
- Pérdida de peso
- Cansancio constante
- Dolor de estómago
- Diarrea

¿Cómo me pueden ayudar los medicamentos?

Los medicamentos te pueden ayudar de las siguientes maneras:

- **Fortalecen tu sistema inmunológico.** Algunos medicamentos pueden ayudar a fortalecer el sistema inmunológico de tu cuerpo para poder combatir otras enfermedades. Para mantenerte sano(a) por más tiempo, es posible que el doctor te recomiende tomar medicamentos desde el momento en que seas diagnosticado con el virus VIH.
- **Previenen el desarrollo de las infecciones causadas por micobacterias.** Las personas que tienen el VIH y no han tenido infecciones causadas por micobacterias, pueden tomar medicamentos para ayudar a prevenir o retrasar el desarrollo de esta enfermedad.
- **Ayudan a combatir las infecciones causadas por micobacterias.** Hay varios medicamentos que se usan para combatir las infecciones causadas por micobacterias. Si tienes una de estas infecciones, es posible que el doctor te recomiende tomar más de una clase de medicamentos. Usualmente, la combinación de dos o más medicamentos puede ayudar a combatir esta enfermedad más efectivamente. Frecuentemente, los medicamentos usados para el tratamiento contra la tuberculosis son también usados para las infecciones causadas por micobacterias.

¿Cómo puedo cuidarme de las infecciones causadas por micobacterias?

1. **Visita al doctor o clínica para hacerte chequeos regulares.** Hay exámenes médicos que pueden indicar si estás en riesgo de contraer infecciones causadas por micobacterias. Si es así, el doctor inmediatamente te dará medicamentos para prevenir el desarrollo de la infección.
2. **Trata de fortalecer tu sistema inmunológico.** Debes de comer alimentos saludables, descansar lo suficiente, y hacer ejercicio físico. Evita el uso de drogas, incluyendo bebidas alcohólicas y cigarrillos.

¿Cómo puedo cuidarme de las infecciones causadas por micobacterias?

3. **Sigue el plan de salud indicado por el doctor.** Para que no sufras una recaída, toma todos los medicamentos recetados por el doctor a la hora correcta y en la dosis indicada, aún si no te sientes enfermo(a). Asegúrate de entender bien las instrucciones de cómo usar tus medicamentos. Si tienes dudas, pregúntale al doctor o personal de la clínica. Escribe las instrucciones del uso de los medicamentos en el espacio a continuación:

Nombre del medicamento _____
Hora indicada _____
Dosis indicada _____

Debo tomar este medicamento por (cantidad de tiempo)

¿Cómo puedo cuidarme de las infecciones causadas por micobacterias?

4. **Habla con el doctor o enfermera de la clínica si tienes síntomas de una posible infección causada por micobacterias.** Los síntomas pueden indicarle al doctor si estás infectado(a) con esta enfermedad y te ayudarán a decidir qué exámenes y medicamentos necesitas. La mayoría de los pacientes que sufren de esta enfermedad empiezan a sentirse mejor después de haber tomado medicamentos por 46 semanas.

Los medicamentos pueden causar efectos secundarios (posibles complicaciones) en tu cuerpo. Si es así, habla con el doctor para ver si es necesario cambiar el medicamento o la dosis.

Cuida tu salud...

- Toma los medicamentos como te indique el doctor.
- Visita al doctor para chequeos regulares.
- Repórtale al doctor o enfermera cualquier síntoma o efectos secundarios que pueden ser causados por los medicamentos que estás tomando.

Los estudios clínicos: La esperanza del futuro

A través de los estudios clínicos, los científicos están probando mejores métodos para prevenir, detectar, y dar tratamiento contra las infecciones causadas por micobacterias a personas que tienen el virus VIH. Los científicos quieren combatir esta enfermedad y mantenerte sano(a) por más tiempo.

Si estás interesado(a) en participar en un estudio clínico, habla con el doctor para recibir más información. En la página siguiente, también encontrarás algunos números de teléfono en donde podrás conseguir más información sobre estos estudios clínicos. Con tu participación en un estudio clínico te ayudas a tí mismo(a) y a otros que también tienen el VIH.

¿Cómo puedo obtener más información?

Para recibir más información en español sobre las infecciones causadas por micobacterias, llama gratis a los siguientes números:

- 1-800-344-7432
  Línea de Información del SIDA En este número te pueden responder a tus preguntas sobre las infecciones causadas por micobacterias. También te pueden informar sobre los sitios cerca de tu vecindario en donde puedas recibir tratamiento y otros servicios disponibles para personas con el virus VIH.
- 1-800-874-2572
  (1-800-TRIALS-A)
  Servicio de Información de las Pruebas Clínicas Sobre el SIDA. En este número te pueden informar acerca de los estudios clínicos sobre las infecciones causadas por micobacterias y su relación con el SIDA y los lugares donde se están llevando a cabo.
- 1-800-243-7644
  (1-800-AIDS-NIH)
  Información Sobre Estudios Clínicos. Puedes llamar a este número de lunes a viernes entre las 12:00 del mediodía y las 3:00 de la tarde (hora del este). Puedes preguntar sobre los estudios clínicos que se llevan a cabo en el Centro Clínico de los Institutos Nacionales de la Salud en Bethesda, Maryland.

Para obtener más copias, escribe a la Oficina de Comunicación del Instituto Nacional de Alergias y Enfermedades Infecciosas, Edificio No. 31, 7A50, Bethesda, Maryland 20892. O llama al:

- 1-800-458-5231
  Centro Nacional de Información sobre el SIDA
- 1-800-243-7012
  Línea de acceso para sordos (TDD)

Este folleto fue preparado con la asistencia de diferentes miembros de las comunidades Hispanas en Estados Unidos y Puerto Rico, inclusive hispanos que trabajan en el campo de la salud.

■ **Departamento de Salud y Servicios Sociales de los Estados Unidos**
Servicio de Salud Pública
Institutos Nacionales de la Salud
Bethesda, MD 20892

NIH Número de publicación 943719
mayo de 1994

¡AYÚDATE! APRENDE SOBRE EL CITOMEGALOVIRUS (CMV) RELACIONADO CON EL SIDA

(Help: Learn about Cytomegalovirus [CMT] Related to AIDS)

¿Qué es la infección por el VIH?

VIH quiere decir Virus de Inmunodeficiencia Humana. El VIH es un tipo de virus que cuando entra al cuerpo puede causar el SIDA (Síndrome de Inmunodeficiencia Adquirida). El virus del VIH ataca y destruye las defensas del cuerpo que ayudan a combatir infecciones y otras enfermedades. Una persona que tiene el VIH puede contraer enfermedades graves como el citomegalovirus y algunos tipos de cáncer que normalmente no afectan a personas sanas.

Muchas personas infectadas por el VIH se ven y se sienten sanas, pero pueden transmitirle el virus a otras personas a través de relaciones sexuales, o compartiendo las jeringas que usan para inyectarse drogas. La mujer embarazada también puede transmitirle el virus a su bebé antes de nacer, durante el parto (al dar a luz), o al alimentar al bebé con su leche materna.

¿Qué es la infección causada por el citomegalovirus?

Muchas personas que tienen el virus VIH tienen mayor riesgo de contraer infecciones causadas por el citomegalovirus. Esta publicación explica qué es la infección causada por el citomegalovirus e indica qué puedes hacer para prevenir y combatir esta enfermedad. Lo importante es que permanezcas sano(a) por más tiempo.

La infección por el citomegalovirus es causada por un germen que muchas personas tienen en su cuerpo. Normalmente, este germen no causa ningún problema a personas sanas. Pero si tienes el virus VIH, estas infecciones pueden convertirse en enfermedades muy graves porque el sistema inmunológico (sistema de defensa) se debilita y no puede combatir las enfermedades.

Síntomas de infecciones causadas por el citomegalovirus

Las infecciones causadas por el citomegalovirus pueden atacar y maltratar varias partes del cuerpo, inclusive los pulmones y el sistema digestivo. Estas infecciones comúnmente afectan los ojos, y sin tratamiento, pueden causar la pérdida de la visión.

Una prueba de sangre puede determinar si tienes el citomegalovirus en tu cuerpo. Otras pruebas también pueden determinar síntomas causados por el citomegalovirus. Un examen médico de los ojos puede determinar la presencia de la infección antes de que tengas cualquier síntoma.

Síntomas de la infección en los ojos

- Manchitas flotantes en frente de los ojos
- Visión nublada, como si vieras a través de un velo o pantalla
- Visión borrosa, o áreas de visión obstruídas

Síntomas de la infección en el sistema digestivo

- Diarrea
- Pérdida de apetito
- Fiebre
- Sangre en las heces
- Dolor estomacal (cólicos)
- Pérdida de peso
- Dolor al tragar
- Dolor en el centro del pecho

¿Cómo me pueden ayudar los medicamentos?

Los medicamentos te pueden ayudar de las siguientes maneras:

- Fortalecen tu sistema inmunológico. Algunos medicamentos pueden ayudar a fortalecer el sistema inmunológico de tu cuerpo para poder combatir otras enfermedades. Para mantenerte sano(a) por más tiempo, es posible que el doctor te recomiende tomar medicamentos desde el momento en que seas diagnosticado con el virus VIH.
- Ayudan a combatir las infecciones causadas por el citomegalovirus. Hay dos medicamentos que se usan para combatir las infecciones causadas por gérmenes del citomegalovirus: ganciclovir y foscarnet. Ambos medicamentos se usan por la vena. Para prevenir que la infección vuelva a recurrir, es probable que tengas que continuar usando los medicamentos.

¿Cómo puedo cuidarme de las infecciones causadas por el citomegalovirus?

1. Trata de fortalecer tu sistema inmunológico. Debes de comer alimentos saludables, descansar lo suficiente, y hacer ejercicio físico. Evita el uso de drogas, incluyendo bebidas alcohólicas y cigarrillos.
2. No faltes a tu cita médica. Visita al doctor o clínica para hacerte chequeos regulares. Es importante prevenir el desarrollo de la infección antes de que afecte a los ojos.

¿Cómo puedo cuidarme de las infecciones causadas por el citomegalovirus?

3. Habla con el doctor o en fermera de la clínica si tienes síntomas de una posible infección causada por el citomegalovirus. Visita al doctor inmediatamente si notas cambios visuales repentinos. Revisa los síntomas de infección en los ojos en las seccione anteriores.
4. Sigue el plan de salud indicado por el doctor. Para que no sufras una recaída, toma los medicamentos recetados por el doctor a la hora correcta y en la dosis indicada, aún si no te sientes enfermo(a). Asegúrate de entender bien las instrucciones de cómo usar tus medicamentos. Si tienes dudas, pregúntale al doctor o personal de la clínica.

¿Cómo puedo cuidarme de las infecciones causadas por el citomegalovirus?

5. Habla con el doctor si los medicamentos te están causando efectos secundarios. En algunas personas, los medicamentos que se usan para combatir las infecciones causadas por el citomegalovirus pueden causar efectos secundarios como fiebre, diarrea, náusea, cansancio excesivo, moretones, o hemorragias. Si los medicamentos te están causando estos problemas, habla con el doctor para que te cambie el medicamentos o la dosis.

Cuida tu salud...

- Las infecciones causadas por el citomegalovirus pueden causar pérdida de la visión y dañar otros órganos del cuerpo si no son tratados por el doctor.
- Habla con el doctor o enfermera inmediatamente si notas cambios visuales repentinos o si tienes síntomas de una posible infección.
- Toma los medicamentos como te lo indique el doctor.
- Visita al doctor para hacerte chequeos regulares.

Los estudios clínicos: La esperanza del futuro

A través de los estudios clínicos, los científicos están probando mejores métodos para prevenir, detectar, y dar tratamiento contra las infecciones causadas por el citomegalovirus a las personas que tienen el virus VIH. Los científicos quieren combatir esta enfermedad y mantenerte sano(a) por más tiempo.

Si estás interesado(a) en participar en un estudio clínico, habla con el doctor para recibir más información. En la siguiente seccion, también encontrarás un número de teléfono en donde podrás conseguir más información y un número de teléfono en donde podrás conseguir más información sobre estos estudios clínicos. Con tu participación en un estudio clínico te ayudas a tí mismo(a) y a otros que también tienen el VIH.

¿Cómo puedo obtener más información?

Para recibir más información en español sobre la infección por el citomegalovirus, llama gratis a los siguientes números:

- 1-800-344-7432
  Línea de Información del SIDA. En este número puedes pedir más información sobre las infecciones causadas por el citomegalovirus. También puedes preguntar sobre los sitios cerca de tu vecindario en donde puedas recibir tratamiento y otros servicios disponibles para personas con el virus VIH.
- 1-800-874-2572
  (1-800-TRIALS-A)
  Servicio de Información de las Pruebas Clínicas Sobre el SIDA. En este número te pueden informar acerca de los estudios clínicos sobre las infecciones causadas por el citomegalovirus y los lugares donde se están llevando a cabo.

Para obtener más copias, escribe a la Oficina de Comunicación del Instituto Nacional de Alergias y Enfermedades Infecciosas, Edificio No. 31, 7A50, Bethesda, Maryland 20892. O llama al:

- 1-800-458-5231
  Centro Nacional de Información sobre el SIDA
- 1-800-243-7012
  Línea de acceso para sordos (TDD)

Esta información fue preparado con la asistencia de diferentes miembros de las comunidades hispanas en Estados Unidos y Puerto Rico, inclusive hispanos que trabajan en el campo de la salud.

■ **Departamento de Salud y Servicios Sociales de los Estados Unidos**
Servicio de Salud Pública
Institutos Nacionales de la Salud
Bethesda, MD 20892
NIH Numero de publicación 94-37185
Mayo de 1994

HERPES GENITAL

(Genital Herpes)

No es una enfermedad sencilla...

Hace muchos años, en la antigua Grecia, los médicos ya comenzaron a estudiar las ampollas dolorosas que salen junto a los labios y las llamaron herpes. Posteriormente, cuando los médicos griegos empezaron a descubrir otras enfermedades similares, le pusieron el nombre de *herpes simplex*, o sea, herpes simple. Pero en 1967, un médico estadounidense descubrió que el herpes simple no era una sino más bien dos enfermedades.

El herpes simple no sólo produce ampollas en los labios sino también ampollas dolorosas en la región de los órganos genitales. A esas ampollas se las llama herpes genital.

¿Qué causa el herpes genital?

Al igual que el resfriado o la gripe, el herpes genital es causado por un virus: el "Virus Herpes Simplex Tipo 2 (HSV2)". Una persona que tiene herpes genital expulsa este virus a través de las heridas abiertas. Si otra persona toca esas heridas abiertas, puede contagiarse herpes genital. Esto generalmente ocurre durante las relaciones sexuales.

¿Cuáles son sus efectos?

Otros gérmenes pueden penetrar en las heridas abiertas del herpes y causar una segunda infección que puede empeorar los síntomas del herpes. Además, las heridas facilitan la penetración del virus del SIDA en el cuerpo durante las relaciones sexuales con una persona infectada con el VIH.

El contacto de la orina con las heridas abiertas también suele ser muy doloroso. Algunos hombres y mujeres empiezan a contener la orina sin querer (por temor al dolor). Tal vez sea necesario que la persona se interne en un hospital hasta que las heridas empiecen a curar y pueda orinar normalmente.

Una mujer que está embarazada o piensa quedar embarazada debe avisarle a su médico que ha tenido esta enfermedad. El médico probablemente la tendrá bajo una estrecha observación durante el embarazo y le hará pruebas especiales poco antes del parto para que el bebé no se infecte durante el alumbramiento. Esto es muy importante porque el recién nacido podría morir si contrae herpes genital.

Nadie sabe cómo ni por qué, pero algunas mujeres que han tenido herpes genital contraen posteriormente cáncer del cuello del útero (la abertura de la matriz). Este tipo de cáncer tarda muchos años en desarrollarse. Pero con la prueba de Papanicolau (frotis de Pap) el médico puede detectar el cáncer a tiempo y empezar el tratamiento inmediatamente. Por eso las mujeres que tienen herpes genital deben someterse al examen de Papanicolau todos los años durante el resto de su vida.

¿Cuáles son los síntomas?

Dos a 20 días después de que una persona contrae herpes genital, generalmente siente un prurito alrededor de los órganos sexuales. A veces suele sentir una picazón o sensación de ardor. Seguidamente aparecen uno o muchos grupos de ampollas pequeñas que frecuentemente son dolorosas. Las ampollas son grises o blancas con bordes rojos.

Además, tanto los hombres como las mujeres tal vez:

- sientan dolor cuando orinan;
- tengan dolor de cabeza y fiebre;
- se les hinchen los ganglios;
- tengan dolores musculares y sensación de cansancio;
- les salgan ampollas en los muslos y las nalgas.

Las ampollas se rompen, formando heridas rojas y abiertas. Cuatro o cinco días después, las úlceras causan menos dolor y empiezan a sanar. Se sanan completamente en unos 10 a 20 días sin dejar cicatrices.

Una mujer puede tener ampollas en sus órganos sexuales dentro de su cuerpo. Como no ve ni siente la presencia de estas ampollas, quizás ni siquiera sepa que tiene herpes genital.

Cualquiera que haya tenido relaciones sexuales con una persona que sufre de herpes genital o tiene pequeñas ampollas en los órganos sexuales o alrededor de los mismos, debería consultar al médico inmediatamente.

¿Como es la prueba para detectar el herpes genital?

El médico tomará muestras de los fluidos y las células de las heridas para que sean analizadas en un laboratorio médico. También se suelen analizar muestras de los fluidos extraídos del cuello del útero de las mujeres.

¿Quiénes conocerán el resultado del exámen?

El resultado de las pruebas y cualquier tratamiento que indique el médico tienen un carácter absolutamente confidencial. Las personas menores de 18 años pueden ser examinadas y recibir tratamiento sin el consentimiento de sus padres.

¿Hay cura para el herpes genital?

Aún no, pero se están probando medicamentos nuevos. Un medicamento llamado Acyclovir puede aminorar la gravedad y la duración de los síntomas.

El virus del herpes puede permanecer latente (oculto en el cuerpo sin síntomas ni dolor) durante un tiempo indefinido y los síntomas se pueden manifestar en cualquier momento.

Algunas personas no vuelven a tener una recaída, pero un gran número de pacientes de herpes vuelven a presentar los síntomas una y otra vez. La recaída del herpes genital es igual al primer ataque, pero los síntomas generalmente son más suaves y duran menos tiempo. Las recaídas se pueden presentar después de varias semanas, meses e inclusive años.

En la actualidad, los médicos sólo pueden tratar los síntomas del herpes genital. Pueden recetar cremas y píldoras para aliviar el dolor y evitar que las heridas se infecten. Se deben usar prendas de vestir sueltas hasta que las heridas empiecen a sanar y se debe mantener limpia y seca la región que rodea los órganos sexuales.

¿Qué causa una recaída?

No se sabe qué es lo que desencadena un nuevo ataque, pero la tensión nerviosa y la elevación de la temperatura del cuerpo parecen tener cierta relación. A veces cuando una persona está muy cansada, tiene fiebre, una infección, quemadura de sol, problemas emocionales o inclusive relaciones sexuales, le puede venir una recaída. A algunas mujeres les dan recaídas cada mes cuando les viene la menstruación y a otras cuando están embarazadas.

¿Se puede prevenir el herpes genital?

Con el uso de condones (gomas) durante las relaciones sexuales, se puede ayudar a prevenir el contagio del herpes genital, pero no hay garantías.

Si desea más información

Si quiere hacer más preguntas sobre el herpes genital o desea saber la dirección de la clínica que le queda más cerca, diríjase al departamento de salud de su localidad o llame al: 1-800-227-8922 (gratuitamente).

■ **Estado de Nueva York**
Departamento de Salud
Document No. 3809
Julio de 1995

LA INFECCIÓN POR EL VIH Y EL SIDA: ¿CORRE USTED EL RIESGO DE INFECTARSE?

(HIV and AIDS Infection: Are You at Risk?)

¿Qué es el SIDA?

SIDA significa "Síndrome de la InmunoDeficiencia Adquirida", una enfermedad en la que el sistema inmunológico se ve seriamente afectado. Normalmente el sistema inmunológico nos defiende de las infecciones y de varias enfermedades. Sin este sistema de defensa, la persona con SIDA puede llegar a desarrollar enfermedades graves que podrían poner en peligro su vida.

El VIH causa el SIDA

El SIDA es causado por un virus llamado *"Virus de la Inmunodeficiencia Humana"*, o VIH. Un virus es un germen muy pequeño que puede causar enfermedades.

¿Como se contrae el VIH?

Las dos formas más directas de contraer la infección por el VIH son:

- Tener relaciones sexuales (por el ano, la vagina o la boca) con una persona infectada sin protección, es decir, sin el uso sistemático y correcto del condón de látex (preservativo) en cada acto sexual;
- Compartir agujas y jeringuillas con una persona infectada.

Además, una mujer infectada con el VIH puede transmitir el virus a su bebé durante el embarazo, el parto o a través de la leche materna.

Algunas personas se han infectado al recibir transfusiones de sangre infectada. Sin embargo, esta posibilidad se ha reducido considerablemente desde el 1985, año en que se empezó a examinar toda sangre donada con pruebas de laboratorio. Usted no puede infectarse al donar sangre.

Usted puede estar infectado con el VIH y no tener ningún síntoma. Aunque se sienta perfectamente saludable, usted puede transmitir el virus a toda persona con la que tenga relaciones sexuales sin condón o a toda persona con la que comparta agujas y jeringuillas.

El VIH es una de varias infecciones que se contraen por contacto sexual. Durante las relaciones sexuales, el VIH puede transmitirse de hombre a hombre, de hombre a mujer, de mujer a hombre y de mujer a mujer.

Otras enfermedades de transmisión sexual (ETS), tales como gonorrea, sífilis, herpes y clamidia, también pueden ser contraídas a través del contacto sexual por el ano, la vagina o la boca. Si usted tiene una de estas enfermedades y toma parte en actividades sexuales que pueden transmitir el VIH, corre un riesgo aún mayor de infectarse con el VIH.

El VIH puede hallarse en la sangre, en el semen y en las secreciones vaginales de una persona infectada. El VIH puede entrar al cuerpo a través de la delicada piel de la vagina, el pene, el ano o la boca. Por lo tanto, toda herida o rasgadura en estas áreas del cuerpo, por insignificante que parezca, aumenta considerablemente el riesgo de infección.

La relación sexual por el ano con una persona infectada es la forma más común y frecuente de transmisión del VIH.

Otras formas de contacto sexual, incluyendo el contacto sexual por la boca, pueden transmitir la infección. En el contacto sexual por la boca, toda persona que reciba semen, sangre o secreciones vaginales en la boca está exponiéndose al riesgo de infectarse con el VIH.

Muchas personas infectadas no tienen ningún síntoma y no saben que están infectadas. Al tener relaciones sexuales sin condón, usted se está exponiendo al riesgo de contraer la infección por el VIH. Por lo tanto, cuanto más grande sea el número de sus parejas sexuales, tanto mayor será la probabilidad de encontrarse con una o más personas que estén infectadas y de quedar usted mismo infectado. La única manera segura de evitar contraer la infección por el VIH por vía sexual es absteniéndose de las relaciones sexuales o de tenerlas solamente con una persona que no esté infectada y que sólo tenga relaciones sexuales con usted.

Los condones de látex son altamente eficaces para prevenir la infección por el VIH

Pruebas científicas han demostrado que los condones de látex le protegen de la infección por el VIH y otras enfermedades de transmisión sexual. Sin embargo, para ser eficaces los condones de látex deben de usarse de manera correcta cada vez que se tengan relaciones sexuales por la vagina, por el ano o por la boca. Los condones de plástico (poliuretano) también pueden ofrecer un alto grado de protección. Los condones de membrana de cordero no ofrecen protección adecuada.

Usted puede contraer el VIH por compartir agujas

Compartir agujas y jeringuillas es una práctica sumamente arriesgada y peligrosa. Muchas personas han contraído el VIH y otras infecciones de esta manera. El VIH de una persona infectada puede quedar en una aguja o una jeringuilla y luego ser inyectado directamente en el cuerpo de la próxima persona que utilice esa aguja o jeringuilla.

Compartir agujas para otros fines también puede transmitir el VIH y otros gérmenes. Estos tipos de agujas incluyen las que se usan para inyectarse esteroides o vitaminas y las que se usan para el tatuaje o para hacerse agujeros en la orejas. Si usted quiere hacerse agujeros en las orejas u otra parte del cuerpo o un tatuaje, procure ir donde una persona experta que utilice equipo nuevo y esterilizado. No tema hacer preguntas. Un técnico responsable no dudará en explicarle qué medidas de seguridad emplea.

El VIH y los bebés

Una mujer infectada con el VIH puede transmitirle el virus al bebé durante el embarazo, el parto o a través de la leche materna. Uno de cada cuatro bebés de madres infectadas antes o durante el embarazo nacerá infectado con el VIH si la madre no recibe tratamiento médico. Si la madre recibe tratamiento con AZT durante el embarazo y el parto, el riesgo de infección se reduce a un bebé infectado de cada doce. Después de nacido, el bebé deberá recibir tratamiento con AZT durante sus primeras semanas de vida y la madre infectada no podrá amamantar al bebé. A pesar de estas precauciones, el riesgo de infectar al bebé no puede ser eliminado por completo.

Toda mujer que se proponga quedar embarazada y que sospeche estar infectada con el VIH, aunque esto haya ocurrido años atrás, debería buscar consejería y hacerse a la prueba del VIH antes de decidir quedar embarazada. Su departamento de salud local o la Línea Nacional de Auxilio del SIDA del CDC (servicio en español gratuito: 1-800-344-SIDA/1-800-344-7432) podrán informarle sobre el lugar más cercano donde obtener consejería y hacerse la prueba del VIH.

Las transfusiones de sangre y el VIH

En el pasado algunas personas quedaron infectadas con el VIH al recibir transfusiones de sangre infectada. Hoy en día este riesgo ha sido prácticamente eliminado, gracias a una disposición del Servicio de Salud Pública del 1983 mediante la cual se les pide a aquellos donantes que se exponen al riesgo de contraer el VIH no donar sangre. Desde el 1985 toda sangre donada es sometida a pruebas para detectar el VIH. La sangre que muestre evidencia del virus es eliminada. En la actualidad la probabilidad de contraer el VIH en los Estados Unidos por medio de una transfusión es muy remota.

Usted no puede infectarse con el VIH al donar sangre a un banco de sangre u otro centro de donación. Las agujas utilizadas para donar sangre son agujas nuevas esterilizadas. Estas agujas se usan una sola vez y luego se desechan.

Al estar infectado con el VIH, ¿desarrollará usted el SIDA?

Aunque la mayoría de las personas infectadas con el VIH desarrolla el SIDA en los diez años sucesivos a la infección, el período de tiempo entre el momento en que se contrae la infección por el VIH y el comienzo del SIDA puede variar bastante.

Asimismo, la gravedad de las enfermedades relacionadas con el SIDA puede variar de persona a persona y puede depender de muchos factores, incluyendo el estado de salud general del individuo. En la actualidad hay varios tratamientos médicos muy prometedores que pueden aplazar muchas de las enfermedades relacionadas con el SIDA. Esto representa un gran paso adelante y los científicos confían en que la infección por el VIH pronto podrá controlarse. Mientras tanto, las personas que reciben cuidado médico para el control y el tratamiento de la infección por el VIH pueden llevar una vida normal, e incluso trabajar, por mucho más tiempo.

Cómo no se contrae el VIH

La infección por el VIH no se "agarra" como un resfriado o la gripe.

Usted no puede contraer el VIH por el contacto diario con personas infectadas en la escuela, en el trabajo, en la casa o en cualquier otro lugar.

Usted no puede contraer el VIH de la ropa, las fuentes de agua, los teléfonos o los asientos de los retretes. El VIH no se transmite por usar los cubiertos, vasos u otros utensilios usados por una persona con el virus.

Usted no puede contraer el VIH por comer alimentos preparados por una persona con el virus.

Usted no puede contraer el VIH por la picadura de un mosquito. El VIH no puede vivir en un mosquito y no es transmitido por el mosquito como lo son, por ejemplo, los gérmenes que causan la malaria. Tampoco puede contraerse por medio de piojos, pulgas, chinches u otros insectos.

Usted no puede contraer el VIH por el contacto con saliva, sudor o lágrimas.

Usted no puede contraer el VIH por medio de un beso casual. Sin embargo, algunos científicos afirman que, aunque muy improbable, la transmisión del VIH es posible a través de un beso en la boca muy intenso y prolongado donde pueda haber potencial contacto con la sangre de la otra persona.

¿Quién corre realmente el riesgo de infectarse con el VIH?

Ha sido probado que el VIH, el virus que causa el SIDA, ha hecho su aparición en los Estados Unidos por lo menos a partir del 1978. La siguiente es una lista de factores de riesgo de contraer el virus. Usted podría estar infectado si ha participado en cualquiera de estas actividades desde el 1978:

¿Ha compartido agujas o jeringuillas para inyectarse drogas o esteroides?

Si es hombre, ¿ha tenido relaciones sexuales sin condón con personas de su mismo sexo?

¿Ha tenido relaciones sexuales sin condón con una persona sin saber si esta persona estaba infectada con el VIH?

¿Ha tenido muchas parejas sexuales en los últimos diez años?

¿Ha sufrido o sufre alguna enfermedad de transmisión sexual (ETS)?

¿Ha recibido una transfusión de sangre o factores coagulantes entre el 1978 y el 1985?

¿Ha tenido relaciones sexuales sin condón con alguien que contestaría "sí" a cualquiera de estas preguntas?

Si usted contestó "sí" a cualquiera de estas preguntas, debería hablar con un consejero con experiencia en asuntos del VIH y del SIDA acerca de la necesidad de hacerse la prueba del VIH. Si usted es mujer y planea quedar embarazada, la consejería y la prueba del VIH son aún más importantes para la salud de su bebé.

¿Y la prueba del VIH?

La única manera de saber si usted está infectado es haciéndose la prueba del VIH, un análisis específico que muestra evidencia de los anticuerpos al VIH en la sangre. Esta prueba debe ser llevada a cabo en un centro de pruebas, un consultorio médico o una clínica equipada para este fin. Tanto antes, como después de la prueba, es importante que hable con un profesional de la salud experto en el VIH y el SIDA para que le informe qué puede significar para usted el resultado de la prueba del VIH.

¿Necesita más información sobre el VIH o sobre consejería y prueba del VIH?

Usted puede recibir material informativo gratuito de los Centros de Control y Prevención de Enfermedades. Para recibir folletos o para cualquier pregunta acerca de la infección por el VIH y el SIDA, llame gratis al servicio en español de la Línea Nacional de Auxilio del SIDA (1-800-344-SIDA o 1-800-344-7432: En México llame al 918-009-0832). Personal especializado pondrá a su alcance una gran variedad de materiales informativos y contestará a sus preguntas sobre el VIH y el SIDA con prontitud y en forma confidencial.

Los grupos comunitarios de su ciudad también podrán ayudarle a obtener la información que usted necesita. Contacte a su departamento de salud, así como a las organizaciones de servicios del SIDA u otras organizaciones comunitarias que se ocupen del VIH y del SIDA. Los operadores de la Línea Nacional de Auxilio del SIDA le indicarán cómo ponerse en contacto con estas organizaciones cerca de usted.

Parte de la serie de folletos "América responde al SIDA". Este folleto ha sido preparado por el Departamento de Salud y Servicios Humanos, Servicio de Salud Pública, Centros de Control y Prevención de Enfermedades. Los Centros de Control y Prevención de Enfermedades son la agencia federal cuya responsabilidad es la de controlar y prevenir las enfermedades, entre ellas el SIDA, en los Estados Unidos.

■ **Departamento de Salud y Servicios Humanos**
Servicio de Salud Pública
Centros de Control y Prevención de Enfermedades

LA PREVENCIÓN DEL VIH Y DEL SIDA

(Prevention of HIV and AIDS)

¿Cómo le afecta el SIDA a usted?

Usted puede creer que el SIDA no afecta a su vida. Pero, si no conoce ya a alguna persona infectada con VIH, es muy posible que muy pronto la conozca.

Aproximadamente un millón de personas en los EE.UU., alrededor de 1 de cada 250 personas, están infectadas con el VIH. De 40,000 a 80,000 personas en los EE.UU. se infectan anualmente con el VIH.

El SIDA puede afectar a cualquiera: hombre o mujer, casado o soltero, joven o viejo, rico o pobre, en cualquier población del país, incluso las ciudades y pueblos más pequeños. Esto hace que el SIDA sea un problema que nos afecta a todos.

¿Qué puede hacer una persona?

Cada persona puede participar en la lucha para evitar la infección por VIH y el SIDA. En primer lugar, infórmese a sí mismo. Escoja las cosas que lo van a mantener sano y que hasta pueden salvarle la vida. Después, ayude a otros a informarse sobre la prevención del VIH. Trabajando juntos podemos detener uno de los problemas más graves de salud del país.

¿Cómo puede empezar usted?

Es fácil comenzar a participar. Todo lo que necesita es el deseo de aprender y ayudar. Esta información describe las actividades que cualquiera puede emprender. Usted puede participar en proyectos ya iniciados o iniciar proyectos para que participe su familia, su escuela, su comunidad, su lugar de trabajo, su congregación religiosa o los medios de comunicación.

Para evitar la difusión del SIDA, su primera prioridad debe ser protegerse a sí mismo contra, la infección por el VIH. Entienda la enfermedad. Aprenda y practique actividades de menor riesgo. Esto le ayudará a llevar una vida sana.

Qué puede hacer usted

- Aprenda la información básica acerca de cómo puede y cómo no puede infectarse con el VIH. El conocimiento de los hechos puede ayudarle a protegerse y reducir sus temores acerca de contraer el VIH por contacto casual.
- Evalúe su riesgo personal de contraer la infección por VIH. Evalúe cualquier comportamiento sexual y de uso de drogas tanto del presente como del pasado. Llame al teléfono del CDC línea nacional del SIDA, 1-800-342-7432, y pida una copia del folleto Infección por VIH y SIDA: ¿Corre usted riesgo?

- Busque consejería y hágase la prueba del VIH si cree que puede estar infectado. Para encontrar lugares que proporcionen estos servicios, póngase en contacto con su departamento de salud, una organización de servicio local para el SIDA o el teléfono del CDC línea nacional del SIDA.
- Evite actividades riesgosas y practique actividades sexuales de menor riesgo. Usted puede decidir no tener relaciones sexuales o limitar su número de compañeros sexuales a una persona no infectada, en que ambos son mutuamente fieles. Si su comportamiento sexual lo expone a riesgo, los condones de látex usados correctamente cada véz que tiene relaciones sexuales, puede reducir, aunque no elimina totalmente, su riesgo de contraer el VIH.
- Conozca los riesgos de compartir agujas hipodérmicas y otros equipos para inyectar drogas. Si usa drogas, inscríbase en un programa de tratamiento. Trate de dejarlas. Si no puede dejarlas inmediatamente, no comparta agujas ni jeringuillas hipodérmicas con nadie.
- Evite el alcohol en exceso y el uso de cocaína, marihuana y otras drogas que puedan afectar su buen juicio. Bajo su influencia usted puede practicar actividades riesgosas, poniéndose a riesgo de contraer la infección por VIH.

Ayude a sus seres queridos a evitar actividades que puedan ponerles a riesgo para contraer la infección por VIH. Comparta la información sobre el VIH y el SIDA. Tal vez hablando pueda ayudar a salvar sus vidas.

Qué puede hacer usted

- Si es usted un padre de familia, hable con sus hijos sobre el VIH y el SIDA. Explique el riesgo de usar drogas y mantener actividad sexual. Hable sobre cómo evitar la infección por VIH y otras enfermedades de transmisión sexual (ETS). Para obtener más información, llame al teléfono del CDC línea nacional del SIDA, para obtener una guía para la prevención del SIDA.
- Comparta la información sobre la prevención del VIH con sus amigos. Discuta la información básica con ellos. Puede iniciar una charla refiriéndose a alguna noticia sobre el SIDA.
- Hable francamente de la infección por VIH con su compañero sexual. Usted puede escoger opciones cuando haga decisiones acerca de la actividad sexual.
- Corrija la información equivocada sobre el VIH y el SIDA. Clarifique la información básica cuando su familia y sus amigos no la conozcan.

Muchas personas que actualmente tienen SIDA fueron infectadas con el VIH durante su adolescencia. Y los adolescentes frecuentemente se exponen a otras ETS, además del VIH. Las escuelas pueden desempeñar un papel importante en la educación de nuestra juventud acerca del VIH y el SIDA. Usted puede colaborar con los administradores, las juntas escolares o las organizaciones de padres y maestros para iniciar programas educativos.

Qué puede hacer usted

- Averigüe si las escuelas locales tienen programas de educación de la salud. Asegúrese de que los programas educativos contengan información sobre el VIH y el SIDA y sobre otras ETS. Si no existen programas, aliente a que se adopte uno.
- Recomiende a las escuelas que consulten con los padres cuando desarrollen un programa educativo que cubra la infección por VIH. Los padres deben de participar en la selección de temas, los niveles de grados apropiados para ciertos tópicos y los materiales para usar en las lecciones.
- Fomente los programas basados en los compañeros, donde participan personas de la misma circunstancia, por ejemplo, los que utilizan a adolescentes que enseñan a otros adolescentes acerca de las ETS, incluso la infección por VIH. Estos programas han demostrado ser eficaces.
- Asegure que los programas de estudios se ocupen del abuso de drogas y de alcohol. Los estudiantes necesitan conocer la manera en que tales sustancias afectan el buen juicio. Bajo su influencia, los adolescentes pueden exponerse al riesgo de infección por VIH.
- Recomiende a su junta escolar que adopte una política con respecto VIH/SIDA. La política debe incluir normas a seguir para desarrollar programas de prevención y guías para estudiantes y maestros infectados con VIH.
- Organice actividades educativos durante todo el año, que se enfoquen en la prevención del VIH. Invite a personas informadas para que hablen de los temas médicos y sociales de la enfermedad. Patrocine un concurso de carteles, ensayos, o canciones sobre el SIDA.

Muchas organizaciones cívicas y aquellas basadas en la comunidad proporcionan educación preventiva contra el VIH y servicios relacionados con el SIDA. Estas organizaciones necesitan apoyo de la comunidad y voluntarios. Únase con los esfuerzos comunitarios y ayude a detener la difusión de la enfermedad.

Qué puede hacer usted

- Ofrézcase como voluntario en una organización de servicio local del SIDA. No importa quién sea, usted posee habilidades valiosas. Puede ofrecerse como voluntario para impartir educación sobre el SIDA, ofrecer transporte a los pacientes para llevarlos a sus médicos, o compartir sus habilidades de trabajo de oficina.
- Comparta sus habilidades personales. Usted puede tener experiencia en trabajar con gente con impedimentos auditiva o visual, o puede hablar bien otro idioma extranjero. Averigüe si estas habilidades son útiles para una organización local de servicio del SIDA.
- Invite a un orador, como una persona infectada por VIH o que tenga SIDA, para hablar con grupos de jóvenes o con organizaciones de adultos. El orador puede personalizar la enfermedad y ofrecer información sobre la prevención del VIH. Colabore con una organización local del SIDA para conseguir a un orador.
- Pida a los grupos locales del SIDA que participen en actividades especiales o que los patrocinen. Ellos pueden proporcionarle información preventiva o mostrar un video durante funciones en la comunidad. Un grupo puede patrocinar una exhibición educativa en una escuela, institución religiosa, biblioteca o lugar de trabajo.
- Aliente a los negocios y oficinas locales a que muestren carteles, panfletos o folletos sobre la infección por VIH y el SIDA. Exprese su agradecimiento a los negocios que ya están exhibiendo información educativa.

Más de dos tercios de la población en EE.UU. trabaja fuera del hogar, lo que hace que el lugar de trabajo sea ideal para ofrecer educación sobre el SIDA. Una política y un programa definidos en el sitio de trabajo pueden responder a preguntas, acabar con mitos sobre el SIDA y reducir el temor sobre la exposición casual al VIH.

Qué puede hacer usted

- Aliente a su empleador a desarrollar una política sobre el VIH/SIDA en el trabajo. Las políticas en los sitios de trabajo normalmente cubren temas tales como educación de los empleados, discriminación, las reglas de contracción y despido, y beneficios a los empleados.
- Pida a su empleador que desarrolle un programa educativo sobre el SIDA para todos los empleados. Su organización de servicio local del SIDA o la Cruz Roja pueden proporcionar materiales educativos en el sitio de trabajo, incluso manuales de capacitación, videos y folletos.
- Organice actividades educacionales para el Día Mundial del SIDA (1° de diciembre) o una Semana dedicada a la Educación sobre el SIDA. Recomiende a su compañía y a sus compañeros de trabajo que apoyen las actividades de las organizaciones locales de servicio del SIDA.
- Promueva la información familiar. Aliente a los empleados y colegas a que eduquen a sus familias sobre la prevención de la infección por VIH.

Muchas personas buscan apoyo, consuelo y guía de sus comunidades religiosas. Las instituciones religiosas pueden ser sitios excelentes para la educación sobre el VIH y el SIDA. Su congregación pueda querer apoyar una organización local de servicio del SIDA proporcionando voluntarios y otras contribuciones.

Qué puede hacer usted

- Recomiende a sus líderes religiosos que promuevan la compasión y el apoyo a personas con VIH o SIDA. Apoye a los líderes religiosos que educan a sus comunidades sobre el VIH.

- Aliente los esfuerzos educativos. Las actividades pueden incluir la distribución de folletos y panfletos sobre la infección por VIH y el SIDA, la producción de un artículo para la publicación de la congregación u organizar un programa educativo.
- Comience un programa de servicio. Los miembros de su congregación pueden trabajar con un grupo local del SIDA para ofrecer servicios. Un programa de servicios puede proporcionar comidas, transporte, albergue o compañía a gente con infección por VIH o SIDA.

Todos necesitamos información exacta sobre la infección por VIH y SIDA. Todos obtenemos información por los medios de comunicación: los periódicos y revistas, la televisión y la radio. Ayude a asegurar que las noticias sobre el VIH y el SIDA se basen en la realidad y sean completas.

Qué puede hacer usted

- Opóngase a la información errónea. Si nota que se imparte información inexacta, exprese su preocupación escribiendo cartas o llamando por teléfono a los medios de noticias locales.
- Escriba cartas al editor. Informe a los encargados de los medios de comunicación que es importante impartir información exacta sobre la educación y prevención del SIDA.
- Muestre apoyo por los anuncios de servicios públicos. Las estaciones de radio y televisión frecuentemente ofrecen avisos educativos, llamados anuncios de servicios públicos. Cuando usted vea u oiga alguno sobre el SIDA, llame a la estación y exprese su agradecimiento, y apoyo.
- Exprese agradecimiento a los directores de los medios de comunicación de noticias. Agradezca a los medios de difusión cuando informen con exactitud sobre el VIH y el SIDA.

Teléfono del CDC línea nacional del SIDA

El Teléfono del CDC Línea Nacional del SIDA, de los Centros para el Control de Enfermedades, funciona gratis las 24 horas del día, los siete días de la semana. El Teléfono del CDC Línea Nacional del SIDA ofrece información anónima y confidencial sobre el SIDA al público. Los especialistas de información capacitados contestan preguntas sobre la infección por VIH y el SIDA. Pueden referirlo a usted a los servicios apropiados, incluso clínicas, hospitales, teléfonos de urgencia locales, servicios legales, departamentos de salud, sitios donde puede recibir consejería y hacerse la prueba, grupos de apoyo, organizaciones educativas y agencias de servicios de todo el país. Usted también puede ordenar publicaciones gratis a través del Teléfono del CDC Línea Nacional del SIDA.

Llame gratis a los siguientes teléfonos

1-800-342-AIDS (servicio en inglés)
1-800-344-7432 (servicio en español)
1-800-243-7889 (servicio en inglés para personas sordas)

El Centro Nacional de Distribución de Información sobre el SIDA, de los CDC

El Centro Nacional de Distribución de Información sobre el SIDA de los CDC, es una fuente completa de distribución de información y publicaciones para los profesionales de salud pública, los educadores, los trabajadores de servicios sociales, los directores de programas del SIDA, los proveedores de cuidado de la salud y otros. El Centro Nacional de Distribución de Información sobre el SIDA mantiene cuatro bases electrónicas de datos que ofrecen información sobre las organizaciones de servicio del SIDA, los materiales educativos, las fuentes de fondos y los estudios clínicos con fármacos. Póngase en contacto con el Centro Nacional de Distribución de Información sobre el SIDA para obtener copias adicionales de este folleto u otras publicaciones sobre la infección por VIH y el SIDA. El Centro Nacional de Distribución de Información sobre el SIDA también dispone de información sobre las organizaciones de servicios para VIH/SIDA y de materiales educativos.

Escriba a:

CDC National AIDS Clearinghouse
P.O. Box 6003
Rockville, MD 20849-6003.

El programa AMERICA RESPONDE AL SIDA fue creado por el Departamento de Salud y Servicios Humanos de EE.UU., Servicio de Salud Pública, y por los Centros para el Control de Enfermedades (CDC) con el objeto de informar y educar al pueblo acerca de la infección por VIH y del SIDA. La campaña está organizada y dirigida por el Programa Nacional de Información y Educación sobre el SIDA (NAIEP) de los CDC. Este folleto forma parte de la campaña de 1992, "El pueblo colabora para evitar el VIH y el SIDA".

■ **Centros de Control y Prevención de Enfermedades
CDC National AIDS Clearinghouse
D197**

LOS INHIBIDORES DE LA PROTEASA DEL VIH Y USTED

(HIV Protease Inhibitors and You)

Introducción

Este folleto le proveerá información acerca de unos medicamentos nuevos para tratar la infección por el VIH, llamados inhibidores de la proteasa. Ya que estos son nuevas medicinas, usted puede tener preguntas acerca de cómo trabajan y que debe esperar al tomarlos. Esta información le ayudará a comprender los fundamentos acerca de los inhibidores de la proteasa del VIH.

Las seis agencias del Departamento de Salud y Servicios Sociales que copatrocinan el Servicio de Información de los Tratamientos de la Infección por el VIH/SIDA (ATIS) proporcionaron apoyo a este folleto.1 ATIS es un servicio de referencia telefónica gratuito para personas que necesitan información acerca del VIH y tratamiento de SIDA. Especialistas de referencia en ATIS responden a preguntas y proporcionan información sobre tratamientos federalmente aprobados para el VIH y el SIDA.

ATIS es copatrocinado por: La Agencia para la Política e Investigación de la Atención de Salud, Los Centros Para el Control y Prevención de las Enfermedades, La Administración de Recursos y Servicios de Salud, El Servicio de Salud IndoAmericano, Los Institutos Nacionales de la Salud y la Administración de Servicios de Salud Mental y Abuso de Sustancias.

Usted puede contactar el Servicio de Información de los Tratamientos de la infección por el VIH/SIDA a:
1-800-448-0440 (Voz)
1-800-243-7012 (TTY)
1-301-519-6616 (Fax)
www.hivatis.org (Web site)
atis@cdcnac.org (e-mail)

¿Cómo funcionan los inhibidores de la proteasa?

Los inhibidores de la proteasa son medicamentos antivíricos que interrumpen la manera que tiene el VIH de destruir una célula sana para hacer más virus. Cuando el VIH entra a una célula sana, su única meta es hacer más virus para infectar a otras células sanas, haciendo que la célula elabore ciertas proteínas que el virus puede emplear para copiarse a sí mismo. Dos de las proteínas empleadas por el virus son la transcriptasa inversa y la proteasa.

La meta del inhibidor de la proteasa es evitar que la proteasa ayude a formar un virus nuevo. Algunos pasos en el proceso puede ser interrumpido por los inhibidores de la proteasa y otros medicamentos antivíricos (inhibidores de la transcriptasa inversa) se toman juntos con los inhibidores de proteasa.

¿Qué pueden hacer los inhibidores de la proteasa?

Los inhibidores de la proteasa son los medicamentos contra el VIH más potentes hasta el presente. Aunque hay factores diferentes que afectan cómo un medicamento surtirá efecto en un individuo, algunas personas que han tomado inhibidores de proteasa han tenido los siguientes beneficios:

- aumento en el recuento de las células CD4 (células T) que luchan contra las infecciones
- disminución en la cantidad de virus en la sangre (carga vírica), que puede retardar el proceso de enfermedades
- Una mejoría en la salud general y capacidad para hacer más de sus actividades diarias (trabajar, viajar, socializar)

Los investigadores no están seguros por cuánto tiempo los inhibidores de la proteasa ayudarán a una persona infectada por el VIH, pero han visto resultados prometedores en estudios que han llevado a cabo. Tienen esperanza de que las personas vivirán más tiempo, con vidas más saludables debido a los beneficios de estos medicamentos nuevos.

¿Representa esto una curación?

Los inhibidores de la proteasa no son una curación porque los investigadores todavía no saben que efecto tendrán en diferentes personas. En algunas personas la carga vírica ha disminuído a un nivel que no se puede detectar con las pruebas actuales. Aunque el virus no pueda encontrarse en su sangre, los médicos creen que el VIH está todavía en sus cuerpos y que se reproduciría rápidamente si cesan de tomar el inhibidor de la proteasa. En otras personas, los inhibidores de la proteasa quizás no funcionen tan bien o quizás no tengan beneficios duraderos. Los ensayos clínicos están tratando de ayudar a responder preguntas acerca de donde se esconde el VIH y por qué hay personas que tienen diferentes resultados con los inhibidores de la proteasa.

¿Cuántos inhibidores de la proteasa hay y cuál debo tomar?

Hay cuatro inhibidores de la proteasa aprobados para ser usados en adultos infectados con el VIH: *saquinavir* (Invirase), *indinavir* (Crixivan), *ritonavir* (Norvir) y *Nelfinavir* (Viracept). La decisión acerca de cuál medicamento debe tomar debe hacerse con la ayuda de un médico quién sabe su estado de salud y tiene conocimiento médico acerca de la enfermedad y de sus tratamientos.

¿Necesitaré tomar otros medicamentos?

Si usted toma *saquinavir* (Invirase) también necesitará tomar uno o dos medicamentos antivíricos, llamados inhibidores de la transcriptasa inversa. Los inhibidores de la transcriptasa inversa como AZT (Retrovir), ddI (Videx), ddC (Hivid), d4T (Zerit), o 3TC (Epivir) son medicamentos antivíricos que bloquean el VIH en un punto diferente en su ciclo de vida que los inhibidores de la proteasa. Aunque *indinavir* (Crixivan) y *ritonavir* (Norvir) pueden ser tomados solos, la mayoría de los médicos también prescribirán uno o dos inhibidores de transcriptasa inversa junto con el inhibidor de la proteasa. Las investigaciones han mostrado que la combinación de dos o más medicamentos antivíricos es más eficaz que un medicamento sólo. El Servicio de Información de los Tratamiento de la Infección por el VIH/SIDA puede suministrarle información sobre todos estos medicamentos contra el VIH.

¿Con qué frecuencia y por cuánto tiempo tomaré el inhibidor de la proteasa?

Su médico o su farmaceuta le pueden dar instrucciones específicas sobre como tomar sus medicamentos. Todos los inhibidores de la proteasa aprobados se toman por vía oral (por boca), con un horario diferente. Usted puede tomar su inhibidor de proteasa dos o tres veces cada día, según el que usted toma. Algunos medicamentos actúan mejor si se toman con el estómago vacío, mientras que otros deben tomarse con los alimentos, o con una cantidad de agua suficiente. Es importante tomar el inhibidor de proteasa a tiempo para que el medicamento permanezca al mismo nivel en su cuerpo. Debe tener una rutina y adherirse a ella cuando se está usando un inhibidor de la proteasa. Dejar de tomar el medicamento por un día o saltarse una dosis es muy peligroso. Si usted deja de tomar una o varias dosis del medicamento esto puede permitir que el virus se vuelva resistente, logrando que el virus cambie y evite el efecto de la medicación y pueda seguir multiplicandose. Usted debe tomar el inhibidor de la proteasa mientras sus pruebas muestran que es útil; su médico mantendrá un registro de su progreso basado en análisis de sangre que le hará en forma sistemática.

INHIBIDOR DE PROTEASA	DOSIS	INSTRUCCIONES ESPECIALES
saquinavir (Invirase)	3 cápsulas, 3 veces al día (total de 9 cápsulas cada día)	Tome antes de 2 horas después de una comida completa. Manténgase a temperatura ambiente.
indinavir (Crixivan)	2 cápsulas, 3 veces al día (total de 6 cápsulas)	Tome en estómago vacío 1 hora antes ó 2 horas después de comer. Beba al menos 1 1/2 litros de líquido cada día. Manténgase a temperatura ambiente en botella original.
ritonavir (Norvir)	6 cápsulas, 2 veces al día (un total de 12 cápsulas cada día) O 7.5 ml de Norvir, 2 veces al día	Tome con comidas. Manténgase refrigerado
Nelfinavir [1,2,3] (Viracept)	3 tabletas, 3 veces al día (un total de 9 tabletas por día)	Tome con las comidas o un aperitivo. Manténgase a temperatura ambiente.

1—Fenilketonúricos: el Viracept en polvo contiene 11.2mg de fenilalanina por gramo
2—Los hemofílicos deben ser vigilados por si aumenta el sangrado
3—Interfiere con la efectividad de las pastillas anticonceptivas; la mujer debe usar otro método para controlar la natalidad o usar dos métodos al mismo tiempo

Nelfinavir (Viracept) Tabla de las dosis para niños	
Peso Corporal	Dosis
15.5 lbs. a 18.5 lbs.	1 cucharadita ó 4 "scoops"
18.5 lbs. a 23.0 lbs	1 1/4 cucharaditas ó 5 "scoops"
23.0 lbs. a 26.5 lbs.	1 1/2 cucharaditas ó 6 "scoops"
26.5 lbs. a 31.0 lbs.	1 3/4 cucharaditas ó 7 "scoops"
31.0 lbs. a 35.0 lbs.	2 cucharaditas ó 8 "scoops"
35.0 lbs. a 39.5 lbs.	2 1/4 cucharaditas ó 9 "scoops"
39.5 lbs. a 50.5 lbs.	2 1/2 cucharaditas ó 10 "scoops"
50.5 lbs.	3 3/4 cucharaditas ó 15 "scoops"

Ritonavir (Norvir) Tabla de Dosis para Niños	
Peso Corporal[1]	Dosis
$0.25 m^2$	1.25 mL
$0.50 m^2$	2.5 mL
$1.00 m^2$	5 mL
$1.25 m^2$	6.25 mL
$1.50 m^2$	7.5 mL

[1]Calculado usando la siguiente fórmula: bsa(m2)= (Ht[cm]xWt[kg]/3600

Recuerde que usted puede estar tomando otros medicamentos antivíricos con el inhibidor de proteasa. Planifique cuando tomará los diferentes medicamentos, este proceso pueden ser difícil, revise las instrucciones cuidadosamente y pida ayuda a su médico o farmaceuta si tiene dificultades.

¿Cuáles medicamentos no debo tomar con los inhibidores de la proteasa?

Algunos medicamentos pueden causar problemas (interacciones) cuando se toman juntos. Estas interacciones pueden hacer que sus medicamentos sean menos eficaces, o podrían enfermarle. Algunos de los medicamentos que usted puede estar tomando para tratar una infección o para prevenirle una enfermedad oportunista (profilaxis) tal vez no debe tomarse con un inhibidor de la proteasa. Su médico puede decirle cuales son los medicamentos contraindicados. Por ejemplo, la rifamicina (rifampicina y rifabutina) que se usan para tratar la tuberculosis o el MAC (el complejo de Micobacterium avium) pueden interactuar con los inhibidores de la proteasa. En esta interacción, la rifamicina hace que el inhibidor de la proteasa sea menos eficaz y el inhibidor de la proteasa aumenta las posibilidades de los efectos colaterales de rifamicina.

Si usted tiene VIH y también tiene TB o MAC, su médico le informará acerca de cuál de estos regímenes debe seguir:

- Dejar el inhibidor de la proteasa cuando esté tomando rifampicina y otros medicamentos contra la tuberculosis o antiMAC;
- Dejar el inhibidor de la proteasa cuando esté tomando rifampicina y otros medicamentos contra la tuberculosis o antiMAC, luego dejar la rifampicina, pero seguir con los otros medicamentos contra la tuberculosis o antiMAC y el inhibidor de la proteasa;
- Tomar el tratamiento contra la tuberculosis o anti-MAC con rifabutina en vez de rifampicina (sólo

cuando el inhibidor de la proteasa es indinavir (Crixivan);

- Tomar la mitad de la dosis de rifabutina (sólo cuando el inhibidor de la proteasa es Nelfinavir (Viracept).

Además, le informará que si usted todavía no ha comenzado un inhibidor de proteasa, la recomendación es de finalizar el tratamiento con rifampicina y otros medicamentos contra la tuberculosis o antiMAC antes de comenzar el inhibidor de la proteasa.

Asegúrese que usted no está tomando otros medicamentos que son contraindicados. Asegúrese de conversar con su médico antes de dejar o comenzar un medicamento. Generalmente, su médico puede recetar un medicamento diferente que le ayudará a evitar una enfermedad o a tratar un síntoma.

¿Cómo sabré si está funcionando mi inhibidor de la proteasa?

Su médico le citará para chequeos y para vigilar sus análisis de sangre y ver cómo está funcionando su plan de tratamiento. Entre las pruebas que le harán está un recuento de las células CD4+ (célula T) y una prueba para medir la cantidad del VIH en su sangre (carga viral) para que su médico pueda saber si la medicación está trabajando contra el virus. También le pueden hacer pruebas para verificar cómo están funcionando su hígado y riñones y otras pruebas de su salud general.

¿Tendré efectos colaterales?

Las personas reaccionan a los medicamentos en diferentes maneras. Algunas personas tienen efectos leves o ningún síntoma, mientras otros pueden tener muchos efectos colaterales o síntomas severos. Aun cuando los efectos colaterales ocurren, pueden ser temporeros, o que mejoran con el transcurso del tiempo. Algunos de los efectos colaterales comunes se enumeran a continuación, pero complace recordar que usted puede tener solo algún o ninguno de estos efectos.

Problemas de el riñón y de la vejiga

Estos problemas son más comunes cuando se está tomando indinavir (Crixivan). Preste atención a los signos que pueden indicar un problema, como:

- orinar más de lo normal, o creer que necesita orinar más de lo usual
- dolor o sensación de ardor al orinar
- sangre en orina u orina de color rojizo
- fiebre o escalofríos
- dolor en la espalda o en los lados

Náusea y vómitos

Puede haber náusea ocasional o vómitos después de tomar la medicación, ambos pueden ser severos o duraderos. Si usted vomita por más de un día, o tiene dificultades reteniendo los líquidos, llame al médico.

Diarrea

Algunos medicamentos pueden causar diarrea. Si usted tiene retortijones severos, o la diarrea dura más de un día, pregunte a su médico acerca de las medicinas que le pueden ayudar.

Sensaciones de adormecimiento y cosquilleos

Algunas áreas que pueden doler, entumecerse o cosquillear son las dedos de la mano y del pie y los alrededores de la boca. Esto se conoce como neuropatía. Estos síntomas a veces se mejoran con el tiempo, pero pueden empeorar y pueden durar incluso después de que usted deje de tomar la medicación. Llame a su médico si usted tiene estos efectos colaterales.

Problemas de la piel

Algunos medicamentos pueden causarle irritación sequedad en la piel, urticaria ó comezón súbita o intensa. Esto puede indicar que usted es alérgico a un medicamento, por lo tanto, debe llamar a su médico de inmediato. Pregúntele a su médico o farmaceuta si su medicina puede hacerle más sensible a la luz solar, ya que usted puede quemarse en el sol más fácilmente.

Fatiga

Usted puede tener menos energía o sentirse cansado más a menudo. Esto puede ser el resultado del medicamento que le causa anemia al reducir el número de las células en su cuerpo que llevan oxígeno a sus tejidos y órganos. Informe a su médico si se marea o se siente con poco aliento.

Problemas de la boca

Algunos medicamentos pueden causar úlceras de la boca o heridas. Si tiene dificultad al comer o cepillar sus dientes, o si usted piensa que tiene signos de una infección, como parches rojo oscuro o blancos, usted debe llamar su médico.

Dolor abdominal

Algunas medicinas pueden causar dolor de estómago o malestar en su abdomen. Si usted tiene dolor severo, si el dolor es también en su espalda, o si su piel u ojos están amarillos informe a su médico.

Dolor de cabeza (cefalea)

Si el dolor de cabeza (cefalea) es severo o duradero, pregúntele a su médico qué puede usar para aliviarlo.

Cambios en el gusto

La medicación a veces puede dejar un mal sabor en su boca o hacer que los alimentos o líquidos tengan un sabor extraño. Debe probar alimentos diferentes o variar su dieta si encuentra que algunas cosas tienen un sabor desagradable.

¿Por cuánto tiempo duran los efectos colaterales?

A veces los efectos colaterales empeoran con el transcurso del tiempo, y otras veces se mejoran según su cuerpo se adapta a la medicación. Los efectos colaterales a menudo desaparecerán después que usted deja de tomar un medicamento, pero a veces pueden durar por mucho tiempo aún después de dejar el medicamento. Cualquier efecto colateral debe notificarse a su médico de inmediato, especialmente si son súbitos, severos o parecen estar empeorando. Su médico puede sugerir un cambio en el tratamiento si los efectos son dañinos. Los inhibidores de la proteasa son bastante nuevos y puede haber efectos colaterales que todavía no se saben.

Los efectos colaterales son un riesgo que usted debe considerar contra los posible beneficios de un medicamento

¿Qué hago si tengo más preguntas?

Es importante conseguir toda la información que usted necesita antes de comenzar el tratamiento médico para sentirse mejor con su decisión. Por lo tanto, le sugerimos que:

- Converse con un miembro de la familia, un amigo o un grupo de apoyo, ellos le pueden ayudar a tomar una decisión acerca de el tratamiento y pueden sugerirle preguntas para hacer a su médico.
- Llame a los especialistas de referencia del Servicio de Información de los Tratamiento de la Infección por el VIH/SIDA, ellos pueden responder a algunas de sus preguntas. Usted puede llamar de lunes a viernes desde 9:00 a.m. a 7:00 p.m. (Hora del este) al 1-800-448-0440.
- Si usted tiene preguntas específicas acerca de los siguientes inhibidores de la proteasa, usted puede llamar a la compañía farmacéutica que hace el medicamento enumerado a continuación:

Crixivan	Merck Research Laboratories
(indinavir sulfate)	1-800-379-1332
Invirase	HoffmannLaRoche,
(saquinavir mesylate)	Incorporated
	1-800-526-6367
Norvir	Abbott Laboratories
(ritonavir)	1-800-441-4987
Viracept	Agouron Pharmaceuticals
(Nelfinavir)	1-888-847-2237

Medicamentos que no deben tomarse con: *Saquinavir* (Invirase)

Clasificación del medicamento	Alternativas
Antimicobacteriano (Contra la tuberculosis o antiMAC): rifampicina (Rifadina, otros)	claritromicina (Biaxin) azitromicina (Zithromax) etambutol (Myambutol)
Antihistamínicos: astemizol (Hismanal), terfenadina (Seldane)	loratadina (Claritin)
Del tubo digestivo: cisapride (Propulsid)	experiencia clínica muy limitada

Indinavir (Crixivan) ó *Nelfinavir* (Viracept) +

Clasificación del medicamento	Alternativas
Antimicobacteriano (Contra la tuberculosis o antiMAC): rifampicina (Rifadin, otros)	claritromicina (Biaxin) azitromicina (Zithromax) etambutol (Myambutol)
Antihistamínicos: astemizol (Hismanal), terfenadina (Seldane)	loratadina (Claritin)
Del tubo digestivo: cisapride (Propulsid)	experiencia clínica muy limitada
Sedativo/hipnótico	midazolam (Versado) triazolam (Halcion)

Ritonavir (Norvir)

Clasificación del medicamento	Alternativas
Analgésico (alivia el dolor) petidina (Demerol) piroxicam (Feldene) dextropropoxifeno (Darvon, otros)	paracetamol (Tylenol, otros) aspirina (Bayer, otros) oxicodona (Percocet, otros)
Cardiovascular (para el corazón) amiodarona (Cordarone) flecainida (Tambocor) propafenone (Rythmol) quinidina (diversos)	experiencia clínica muy limitada
Antimicobacteriano (Contra la tuberculosis o antiMAC): rifabutina (Mycobutin)	claritromicina (Biaxin) azitromicina (Zithromax) etambutol (Myambutol)
Cardiovascular (bloqueador del canal de calcio para el corazón): bepridil (Vascor)	experiencia clínica muy limitada
Ergotamina (vasoconstrictor): dihidroergotamina (D.H.E. 45) Ergotamina (diversos)	
Antihistamínicos: astemizol (Hismanal), terfenadina (Seldane)	loratadina (Claritin)
Del tubo digestivo: cisapride (Propulsid)	experiencia clínica muy limitada
Sicotrópico (antidepresivo): bupropion (Wellbutrin)	fluoxetina (Prozac) desipramina (Norpramin)
Sicotrópico (neuroléptico): clozapina (Clozaril) pimozide (Orap)	experiencia clínica muy limitada
Sedativo/hipnótico: alprazolam (Xanax) clorazepate (Tranxene) diazepam (Valium) estazolam (ProSom) flurazepam (Dalmane) midazolam (Versado) triazolam (Halcion) zolpidem (Ambien)	Temazepam (Restoril) Lorazepan (Ativan)

*Sírvase tomar nota de que las alternativas quizás no sean terapéuticamente equivalentes

Referencias

Prospectos Médicos de: *Interacciones del medicamento:* Physician Guide

Invirase (6 de diciembre de 1995)
Crixivan (13 de marzo de 1996)
Norvir (1 de marzo de 1996)

Medicamentos que Pueden Interactuar con Ritonavir	
La siguiente es una lista de los medicamentos que podrían interactuar con ritonavir	
Clasificación del medicameto	**Drogas que pueden interactuar**
Analgésicos, narcóticos (alivian el dolor)	alfentanil (Alfenta) fentanil (Sublimaze)
antiarrítmicos (para el corazón)	disopiramida (Norpace) lidocaína (Xylocaine, otros)
Anticoagulantes (para la sangre)	Rwarfarina (Cumadina)
Anticonvulsivos	carbamazepina (Tegretol) clonazepam (Klonopin) ethosuximida (Zarontin)
Antihistamínicos	Ioratadina (Claritin)
Antidepresivos	Nefazodona (Serzone) sertralina (Zoloft) trazodona (Desyrel)
Antieméticos	dronabinol (Marinol) ondansetron (Zofran)
Antimicobacteriano (contra la tuberculosis o antiMAC	rifampicina (Rifadin, otros)
Antiparasíticos	quinidina (diversos)
Bloqueadores del canal de calcio	amlodipina (Norvasc) diltiazem (Cardizem, Diltiazem) felodipina (Plendil) isradipina (DynaCirc) nicardipina (Cardene) nifedipina (Adalat, Procardia) nimodipina (Nimotop) nisoldipina (Sular) verapamil (Calan, Isoptin)
Agentes quimioterapeúticos	etopósido (VePesid) paclitaxel (Taxol) tamoxifeno (Nolvadex, otros) vinblastina (Velban) vincristina (Oncovin)
Corticosteroides	dexametasona (Decadron, otros) prednisona (diversos)
Hipolipidémicos	Iovastatina (Mevacor) pravastatin (Pravachol)
Inmunodepresores	ciclosporina (Sandimmune, Neoral) tacrolimus (Prograf)

Referencias

Prospecto Médico de Norvir (1 de marzo de 1996)

Drogas que pueden interactuar con Nelfinavir (Viracept)	
Clasificación	**Drogas que pueden interactuar**
Anticonvulsivos	carbamazepina (Tegretol) Fenobarbital Fenitoína (Dilantin)
Inhibidores de la proteasa	Indinavir (Crixivan) Ritonavir (Norvir)
Contraceptivos Orales Etinil	Estradiol Noretindrona

Referencias

Prospecto Médico de Nelfinavir Marzo, 1997

Preguntas para hacer a mi médico:

¿Qué hago si me olvido tomar una dosis de medicina o si me siento demasiado enfermo al tomar mi medicina?

_____
_____
_____
_____
_____

¿Cuál es mi recuento de CD4+?_____¿Ha cambiado?_____
¿Cuál es mi carga vírica? _____¿Ha cambiado?____
¿Cuáles medicamentos me recetaron?

_____
_____
_____
_____

¿Cuántas veces al día debo tomarlos?

_____
_____
_____
_____

¿Cuáles son sus posibles efectos colaterales?

_____
_____
_____
_____
_____

Cosas importantes para discutir con mi médico

Tan pronto tome mi medicina, siento:

_____
_____

Antes de tomar mi próxima dosis de medicina, siento:

_____
_____
_____

He hecho los siguientes cambios en mis hábitos alimenticios:

_____
_____

He notado los siguientes cambios en mis hábitos de dormir:

_____
_____

He notado los siguientes efectos colaterales:

_____

_____

_____

¿Con cuánta frecuencia?

_____

_____

¿Cuánto tiempo duran?

_____

_____

_____

Las cosas que hago que me ayudan a reducir los efectos colaterales:

_____

_____

_____

Agradecimiento especial al personal del Servicio de Información de los Tratamientos de la infección por el VIH/SIDA y a Estelle Schwalb por la revisión y provisión de insumo para esta información.

■ **Servicio de Información de los Tratamiento de la Infección por el VIH/SIDA**
1-800-HIV-0440
Mayo de 1997

¿QUÉ ES LA CARGA VIRAL?

(What is Viral Load?)

Introducción

Los niveles sanguíneos de ARN del VIH (carga viral) cada vez están siendo más usados por los profesionales de salud para determinar cuando se debe comenzar o cambiar el tratamiento contra los retrovirus. Este examen es muy importante en el tratamiento de la infección por el VIH porque los estudios han revelado que el nivel de virus en la sangre es un factor predictivo del avance de la enfermedad. En otras palabras, las personas con altos niveles de ARN del VIH en su sangre, tiene mayor probabilidad de avanzar rápidamente al SIDA que las personas con bajos niveles del virus.

Puesto que la prueba que mide la carga viral es una parte importante del tratamiento de la enfermedad del VIH, es importante aprender lo que esta prueba es y cómo se emplea. Esta hoja informativa se desarrolló para ayudarle a aclarar información acerca de el examen que mide la carga viral.

¿Qué es la carga viral y cómo se cuantifica?

El examen de la carga viral mide la cantidad del ARN del VIH que está en la sangre. El ARN es el material genético del VIH que contiene la información necesaria para hacer más virus. Hay tres pruebas diferentes de la carga viral actualmente en uso:

- PCR (reacción en cadena de la polimerasa) es la más común de estas pruebas y es la única prueba aprobada por la FDA. Los resultados de la prueba se presentan como copias/ml de plasma.
- bDNA (análisis de la cadena ramificada del ADN) también se usa con frecuencia. Estos resultados se presentan como unidades/ml de plasma.
- NASBA (amplificación de la secuencia del ácido nucléico) se emplea con menor frecuencia y presenta resultados de la prueba como unidades/ml de plasma.

Dado que las pruebas no dan exactamente los mismos resultados, es importante hacer siempre el mismo tipo de prueba de la carga viral. Esto le dará al médico un punto de referencia contra el cual puede evaluar cambios. Los resultados de esta prueba pueden variar enormemente y deben interpretarse en el contexto del manejo clínico por un médico experimentado.

¿Cuándo debe hacerse el examen de la carga viral?

Un Panel de Expertos para la Sociedad Internacional del SIDA-USA[1] ha expedido normas que indican cuando se debe hacer la prueba de la carga viral. A continuación se incluye el cronograma para la prueba:

- Tomar dos muestras diferentes de la carga viral con una diferencia de 2-3 semanas para tener una base de referencia.
- Repetir cada 3-6 meses conjuntamente con el recuento de CD4 para vigilar la carga viral y el recuento de células T.
- Repetir la prueba 4-6 semanas después de iniciar o cambiar la terapia con los antiretrovirales para determinar el efecto en la carga viral.

Evite hacer la prueba de la carga viral 3-4 semanas después de una vacuna (incluyendo vacuna contra la gripe) y en menos de un mes de una infección, para reducir al mínimo los resultados falsos. Se debe evitar la prueba en estos casos, porque se ha visto un aumento temporal en la carga viral.

¿Cómo se expresan los cambios en la carga viral?

Los cambios en la carga viral a menudo se informan como cambios logarítmicos. Este término matemático denota un cambio en el valor de lo que está siendo cuantificado por un factor de 10. Por ejemplo, si la carga viral inicial por PCR fué de 20,000 copias/ml de plasma, luego un aumento de 1 registro equivale a unas 10 veces el aumento o 200,000 copias/ml de plasma. Un aumento de 2 registros equivale a 2,000,000 copias/ml de plasma, o un aumento de 100 veces.

Usando el mismo punto de partida de 20,000 copias/ml de plasma, una disminución de 1 registro significa que la carga viral ha descendido a 2,000 copias/ml. Una disminución de 2 registros equivale a una carga viral de 200 copias/ml de plasma. Una manera fácil de deducir cambios del registro es quitar el último 0 o agregar un 0 a el número original.

Cualquier cambio de menos de la mitad del registro se considera insignificante. Más sencillamente, si el resultado de la carga viral no ha triplicado o descendido a un tercio de su nivel anterior, la diferencia no es importante. Por ejemplo, si la primera carga viral fué de 20,000 copias, un aumento a 60,000 o una caída a 7,000 copias puede ser el resultado de cambios transitorios. Cuando se repite la prueba de una muestra puede dar dos resultados muy diferentes y la variabilidad biológica natural diaria de la muestra de la misma persona puede dar resultados que varían levemente. Los investigadores creen que las decisiones clínicas basadas en los cambios en la carga viral deben basarse en muestras tomadas 2-3 semanas aparte.

¿Qué significa tener un nivel de virus no detectable?

En muchos individuos después de tomar una combinación de medicamentos el virus no se detecta en la sangre. Esto no significan que la persona está curada o que ya no es infecciosa. Sólo significa que las pruebas actuales no son lo suficiente sensibles para medir niveles muy bajos de virus en la sangre, como por ejemplo menos de 400 copias/ml. Hay otras pruebas en investigación que son más sensibles y pueden detectar niveles de virus de sólo 20 copias/ml pero no están disponibles en los consultorios y las oficinas de los doctores.

Aunque la cantidad del virus sea menor de 20 copias/ml en la sangre, el VIH puede estar presente en la sangre, las secreciones genitales (como semen), los ganglios linfáticos, otros tejidos linfoides y en otros sitios en el cuerpo. No hay datos suficientes que indiquen que los individuos en los cuales el virus no se detecta ya no son infecciosos o que ya no hay riesgo de que la enfermedad avance en el futuro. Todavía no sabemos el significado a largo plazo de un nivel de virus no detectable. Los individuos con niveles no detectables de virus todavía necesitan ser vigilados por sus médicos regularmente y evitar riesgos innecesarios.

¿Todavía se necesita hacer un recuento de CD4?

Es importante vigilar los niveles de CD4+ a la misma vez que la carga viral. Los niveles de CD4+ proporcionan información acerca del estado del sistema inmunitario. Se ha demostrado que cuando la carga viral baja, los niveles de CD4+ generalmente aumentan. Sin embargo, la investigación para determinar si el aumento de niveles de CD4+ se debe a la presencia de células inmune con funcionamiento normal está en curso. Los niveles de CD4+ siguen siendo la base sobre la cual se decide que tipo de profilaxis debe recibir el paciente para prevenir las infecciones oportunistas.

Algunos médicos piensan que las decisiones acerca de la profilaxis deben basarse en el nivel más bajo de CD4+ registrado por una persona. Los niveles de células CD4+ también se usan para medir la respuesta a tratamiento contra los retrovirus, aunque la mayoría consideran que la carga viral es el indicador más importante. Es importante hacer pruebas de

carga vírica y medir los niveles de CD4+ para proporcionar al médico la mejor información posible acerca de el estado de la enfermedad del paciente.

¿Cúanto cuesta un examen de carga viral?

Otra consideración al hacer el examen de carga viral es el costo. Dado que la prueba es costosa (el precio oscila entre $63-$292 con un costo promedio de $200 por prueba), es importante hacer la prueba en el momento apropiado.

Referencia

[1]Saag MS, Holodniy M, Kuritzkes DR, et al. HIV viral load markers in clinical practice: Recommendations of an International AIDS Society-USA Expert Panel. *Nature Medicine*. 1996. 2:625-629. Marzo de 1997

Información adicional

Para información adicional acerca de los estudios de carga viral u otros temas de tratamiento, contacte:

Servicio de Información de los Tratamiento de la infección por el VIH/SIDA
1-800-448-0440 (Voz)
1-800-243-7012 (TTY)
1-301-738-6616 (Fax)
atis@cdcnac.org (e-mail)
http://www.hivatis.org

Si desea ordenar una copia de esta publicación (No. B575 de la lista), llame o envie un mensaje electrónico al HIV/AIDS Treatment Information Service.

■ **Servicio de Información de los Tratamiento de la Infección por el VIH/SIDA**
1-800-HIV-0440
No. de Inventario B57S
Marzo de 1997

¿QUÉ PAPEL JUEGA HACERSE LA PRUEBA DEL VIH EN CASA?

(What Is the Role of HIV Testing at Home?)

¿Será factible el examen casero para la detección del VIH?

A finales de los años ochenta, cuando por primera vez se planteó la posibilidad de poner al alcance del público un estuche casero para la detección del VIH, esa se encontró con oposición unánime.[1] Hoy en día los Centros para el Control de Enfermedades (CDC, por sus siglas en Inglés), destacados miembros del sector salud, activistas "gay" y los defensores de la lucha contra el SIDA apoyan la idea del estuche casero para detectar el VIH.[2,3] Actualmente, la entidad encargada de administrar las medicinas y los alimentos de los EEUU (FDA), está tomando en consideración las solicitudes para obtener una licencia. La FDA ha dicho que el examen casero "puede ser aprobado" pero todavía no ha otorgado una licencia.[4]

La venta libre del estuche casero para detectar el VIH puede estar violando la ley en ciertos estados en donde el apoyo psicológico cara a cara es obligatorio. Esta clase de obstáculos legales pueden ser superados, Florida y Texas ya están considerando un proyecto de ley para eliminar estas barreras legales que les impide la venta del examen casero.

Realmente, el nombre "examen casero" tiende a mal interpretarse puesto que la persona no obtiene resultados inmediatos, a como sucede con los estuches caseros para detectar el nivel de glucosa, colesterol, presión arterial y el embarazo. En realidad las pruebas son "estuches para ser recolectados" que se pueden comprar sin receta médica en cualquier farmacia o por medio del correo. El comprador del estuche se pincha el dedo, deposita una gota de sangre en un pedazo de papel absorvente, lo envía por correo y luego llama por teléfono (después de un tiempo específico) para obtener los resultados.

¿En qué forma es diferente?

Tradicionalmente, hacerse la prueba del VIH ha implicado tener que ir al doctor o a la clínica, sacarse sangre, y después regresar por los resultados y recibir apoyo psicológico. Con el nuevo examen casero se ahorrarían dos viajes. Este método hará posible que las personas que viven en áreas rurales o recónditas de la ciudad en donde las clínicas son escasas, con muchos pacientes o que impliquen un largo viaje en bus se hagan la prueba del VIH.

El exámen casero tambien brinda privacidad. Algunas personas no van al doctor o a la clínica por temor a ser vistos por algún vecino, familiar o amigo. En un cantidad de estudios, los individuos que están a riesgo han expresado su preferencia por un sistema anónimo al hacerse la prueba.[5,6] El examen casero ofrece el potencial de ser totalmente anónimo.

Ofrecer otra opción para hacerse la prueba significa avanzar un paso hacia la resolución del problema nacional que enfrenta el sistema de hacerse el examen del VIH. Una proporción alarmantemente alta de aquellos que están a riesgo (más del 60%) todavía no se han hecho la prueba del VIH.[7] Obtener resultados del VIH se vuelve cada vez más y más importante ya que el sistema inmunológico necesita fortalecerse y mantener bajo control a las infecciones oportunistas. A las mujeres embarazadas se les anima a hacerse la prueba voluntaria del VIH ya que los estudios demuestran que al suministrárseles Zidovudine (AZT), este puede reducir en dos tercios la tasa de transmisión del VIH de madre a feto, aunque todavía no se han determinado los efectos secundarios que a largo plazo esto pudiera ocasionar tanto en la madre como en el hijo.[8]

¿Los resultados, son confiables?

Millones de las pruebas realizadas para detectar la presencia de anticuerpos del VIH se han hecho por medio de una muestra de sangre seca.[9] Este tipo de pruebas es bastante exacto, siempre y cuando se siga muy de cerca el protocolo de laboratorio en cuanto a la confirmación de la prueba y los mecanismos que lo garantizan. Algunos de los estuches enviados al laboratorio para ser examinados puede que no contengan la cantidad de sangre necesaria para conducir la prueba; los consejeros telefónicos van a tener que ser entrenados para aconsejar al cliente cuando los resultados no estén claros o por si necesitan confirmación.

¿Quiénes se harán la prueba en casa?

La accesibilidad del examen casero puede brindar mayor seguridad a aquellas personas que aunque el riesgo de infección con el VIH sea bastante remota, andan buscando como reasegurarse. Si estas personas ya no pueden contar con las fuentes públicas para hacerse la prueba, puede ser que estos recursos sean utilizados para poner en práctica mas intervenciones dirigidas a los que se encuentran a mayor riesgo.

Veintinueve por ciento de los que respondieron al NHIS establecieron que podían sentirse "muy" o "algo" dispuestos a usar el examen casero para detectar el VIH si acaso este se vuelve una realidad. Aquellos que expresaron su interés en el estuche casero para hacerse la prueba fueron en su mayoría las personas de bajos ingresos y los menos estudiados. Los negros e hispanos, mas que otros grupos, dijeron estar dispuestos a usar el examen casero.[10]

¿Cuál es la preocupación?

Una de las preocupaciones es lo adecuado del apoyo psicológico. En una clinica u oficina del doctor, los resultados usualmente se entregan en persona. Si el paciente se siente sumamente abrumado por la noticia, hay un experto presente que le puede ayudar. Las compañías que venden el estuche casero también pondrán consejeros a la disposición, pero estos estarán a millas de distancia en la línea telefónica. A como lo expuso uno de los que critican el examen casero "el numero 1,800 no te puede abrazar cuando lloras".[11] Sin embargo, para otros, lo remoto y lo anónimo de la orientación por teléfono les permite revelar con mayor facilidad sentimientos de dolor o cierta información embarazosa. Además, ya existe una larga tradición en cuanto intervenir por medio del teléfono en crisis y en la prevención del suicidio.

La propuesta de brindar apoyo psicológico por teléfono debería ser comparado con experiencias que actualmente ocurren al hacerse la prueba del VIH. Para muchos, la consejería ni es la adecuada, ni existe. De acuerdo a las datos arrojados por la NHIS, un tercio de aquellos que se hicieron la prueba del VIH obtuvieron los resultados por correo (16%) o por teléfono (17%).[12] De los que acuden a los sitios alternativos donde hacerse la prueba, un tercio de ellos no regresan por los resultados.[13]

Otra de las preocupaciones es el potencial de abuso al que el estuche casero pudiera prestarse. Algunos temen que los patrones, familiares o proveedores al cuidado de salud puedan enviar muestras de sangre sin el consentimiento de la persona. Aunque ya existen leyes que protegen en caso de que se hagan sin el permiso de la persona ya sea por discriminación o por ser VIH positivos. Estos estatutos necesitan ser enforzados; nuevas leyes de protección deberán ser creadas a medida que se adquiere experiencia con el examen casero.

El costo propuesto al examen casero es de $30, este puede resultar muy caro para muchos de los individuos que están a riesgo, sin embargo pueden haber maneras de subsidiar el costo.

¿Cuáles son las limitaciones?

Un resultado positivo a la prueba no garantiza el acceso a los cuidados de salud necesarios. A como lo escribió la Comisión Nacional del SIDA "Es muy cruel que muchos de los pobres crean que van a obtener acceso al sistema de salud y servicios sociales por medio de un diagnóstico VIH positivo".[14] No obstante, esto no debería impedir que la gente busque como hacerse la prueba. "La falta de buenos servicios de salud y de servicios sociales para las personas infectadas con el VIH es argumento para incrementarlos, no para reducirlos".[15]

Hacerse la prueba del VIH no necesariamente significa el final. Una estrategia completo de prevención del VIH utiliza muchos elementos para proteger a cuantas personas sea posible. El reto mas importante se el de lograr un acceso seguro a servicios de cuidados de salud y de apoyo psicológico contínuo para todas aquellas personas que se hacen la prueba. Si estos resultan ser VIH positivos, deberían recibir los cuidados médicos necesarios para mantenerse saludables, y si el resultado es negativo deberán recibir el apoyo necesario para mantenerse negativos. El examen casero para detectar el VIH ofrece otro punto de partida.

Preparado por Lisa Krieger v Jeff Stryker, Traducción Romy Benard Rodríguez

1. Anon. Banned at home: An FDA ruling on AIDS test. *Time,* 1989; April 18:26.
2. Leary WE, Government panel hears call for expanded AIDS testing. *New York Times,* 1994; June 23:A1B.
3. Koop CE. Testimony. Washington, DC: FDA Blood Products Advisory Committee;1994: June 22.
4. Food and Drug Administration (FDA)/PHS/HHS. Home specimen collection kit systems intended for human immunodeficiency virus (HIV1 and/or HIV2) antibody testing: Revisions to previous guidance. Federal Register. 1995;60(Feb 23):10087.
5. Kegeles SM, Coates TJ, Lo B, et al. Mandatory reporting of HIV testing would deter men from being tested (letter). *Journal of the American Medical Association.* 1989; 261:1276.
6. Hirano D, Gellert GA, Fleming K, et al. Anonymous HIV testing: the impact of availability on demand in Arizona. *American Journal of Public Health.* 1994;84:2008-2010.
7. Berrios DC, Hearst N, Coates TJ. et al. HIV antibody testing among those at risk for infection. *Journal of the American Medical Association.* 1993;270:1576-1580.
8. Conner EM, Sperling RS, Gelber R, et al. Reduction of maternal-infant transmission of human immunodeficiency virus type 1 with zidovudine treatment. *New England Journal of Medicine.* 1994;331:1173-1180.
9. Gwinn M. Redus MA. Granade TC. HIV1 serologic test results for one million newborn driedblood specimens; assay performance and implication for screening. *Journal of Acquired Immune Deficiency Syndrome.* 1992;5:5055-12.
10. Phillips KA, Flatt SJ, Morrison KR, et al. Potential use of home HIV testing. *New England Journal of Medicine.* 1995;332:1308-1310.
11. Ocamb K. Home HIV testing is near. *POZ,* 1994;June-July:48-52, (quoting Dennis Ouellet, LA Free Clinic).
12. Schoenborn CA, Marsh Sl, Hardy AM. AIDS knowledge and attitudes for 1992. Data from the National Health Interview Survey. *Advance Data.* 1994;243:115.
13. Valdiserri RO, Moore M, Gerber AR, et al. A study of clients returning for counseling after HIV testing: Implications for improving rates of return. *Public Health Reports.* 1993;108:12-18.
14. National Commission on AIDS. *Report of the Working Group on Social and Human Issues.* Washington, DC: National Commission on AIDS, 1991.
15. Bayer R. Stryker J, Smith MD. Testing for HIV infection at home. *New England Journal of Medicine.* 1995;332:1296-1299.

■ **Centro de Estudios para la Prevención del SIDA**
Universidad de California, San Francisco
Center for AIDS Prevention
Copyright Abril 1996, University of California

¿SIRVE EL INTERCAMBIO DE JERINGAS?

(Does Needle Exchange Work?)

¿Para que necesitamos intercambiar agujas?

Más de un millón de personas en los Estados Unidos se inyectan drogas, con un alto costo a la sociedad (en cuidados de salud, pérdida de la productividad, accidentes y crímenes) de mas de $50 billones de dólares al año.(1) Las personas que se inyectan drogas ponen en peligro su propia salud. Si ellos contraen el VIH, los compañeros con quienes comparten agujas/jeringas, sus parejas sexuales y sus descendientes pueden estar en peligro.

Un tercio de todos los casos de SIDA están ligados al uso de drogas intravenosas. En las mujeres, el 64 por ciento de los casos del SIDA se deben al tener sexo con alguien que se inyecta drogas intravenosas. La fuente de infección de más de la mitad de los niños que nacen con VIH se debe al uso de drogas intravenosas.(2)

Alrededor del mundo y en más de sesenta localidades en los Estados Unidos, los programas de intercambio de agujas/jeringas han surgido para poder contrarrestar los riesgos al usar drogas intravenosas. Estos programas no solo distribuyen agujas/jeringas nuevas y eliminan en forma segura las agujas/jeringas que usan los usuarios de drogas intravenosas (UDIs), estos (los programas) generalmente ofrecen una variedad de servicios relacionados al caso, como son servicios de referencia a programas para tratamiento de drogas, pruebas del VIH y apoyo psicológico.(3)

¿Porque comparten las agujas/jeringas los que usan drogas?

En parte porque tal vez no hay suficientes agujas a su alcance. La gran mayoría de los UDIs saben que corren el riesgo de contraer o transmitir el VIH u otras enfermedades si ellos comparten equipo contaminado. Sin embargo, las agujas esterilizadas no siempre están al alcance de la mano o al alcance de sus bolsillos.

La mayoría de los estados en los Estados Unidos tienen leyes de paraphernalia lo que convierte en crimen poseer o distribuir cualquier clase de equipo relacionado con medicina que no sea con "propósitos médicos legítimos" lo cual sita a los que se inyectan drogas bajo acción judicial. Adicionalmente, diez de los estados y el Distrito de Columbia poseen leyes que requieren una receta médica para poder comprar una aguja/jeringa. An en lugares donde la ley permite la venta legal de jeringas, los farmacéuticos muchas veces se resisten a vendérselas a los UDIs.(4)

¿Como se puede reducir el riesgo al inyectarse?

Ubicar a las personas que se inyectan drogas en centros de tratamiento y mantener las drogas fuera de su alcance es la mejor solución. Desafortunadamente, aun aquellos UDIs que están muy motivados pueden encontrarse con pocos servicios disponibles. Los centros para el tratamiento de drogas muy frecuentemente tienen largas listas de espera y menos del 15 por ciento de los UDIs están bajo tratamiento en un momento dado.(5)

Para aquellos que no pueden o no dejarán de inyectarse drogas, la mejor forma de evitar la propagación del VIH es usando agujas esterilizadas al inyectarse o por lo menos dejar de compartir agujas. Los usuarios de drogas que comparten deben desinfectar su equipo (de inyección) minuciosamente usando cloro, aunque este proceso no sea tan seguro como usar siempre una jeringa o aguja esterilizada.(6)

¿El intercambiar agujas estimula el uso de las drogas?

No existen evidencias de que los programas de intercambio de agujas aumenten la cantidad de drogas que consumen los clientes de estos o entre la comunidad en general.(3) Al hacerse un estudio a un programa de intercambio de agujas/jeringas en San Francisco que se abrió en 1988 se encontró que entre 1987 y 1992, la frecuencia de inyección de drogas entre los UDIs reclutados en las calles declinó de un 1.9 a un 0.7 de inyecciones por día.(7) El aumento tanto en el uso de drogas como de nuevos iniciados y de usuarios mas jóvenes, no ocurrió en presencia de los intercambios; de hecho, los programas de intercambio pudieron haber sido los causantes de la reducción en la cantidad de abusos de drogas en el área.

¿Reducen la propagación del VIH?

Si, casi seguro. Los programas de intercambio de agujas/jeringas están basados en un principio de salud muy conocido— eliminar el movil que ayuda a transmitir la infección de una persona a otra, del mismo modo que se reduce la cantidad de mosquitos para ayudar a prevenir la malaria.

En New Haven, Connecticut, un estudio a las agujas que eran regresadas a los programas de intercambio, desarrolló un modelo matemático que calculó una posible reducción del 33 por ciento en la tasa de nuevos casos de infección con VIH entre los clientes de programas de intercambio de jeringas/agujas.(8) Una revisión a la literatura utilizada al desarrollar el modelo matemático, la cual fue patrocinada por el CDC llevado a cabo por un equipo de investigadores/científicos, sugieren que este estimado puede ser aun mas bajo.(3)

Un estudio muy minucioso a los programas de intercambio de jeringas/agujas de la ciudad de Nueva York encontró que la tasa de nuevas infecciones entre los participantes del intercambio era del 2 por ciento. Lo cual es mucho mas baja que lo estimado 4-7 por ciento entre los UDIs que no están en programas de intercambio.(9) El estudió tambien reveló que entre los clientes, el usar agujas/jeringas rentadas/alquiladas disminuyó un 75 por ciento, el usar agujas/jeringas usadas bajó un 62 por ciento, y el uso de algodones con alcohol subió hasta un 150 por ciento.

Los programas de intercambio de agujas/jeringas han logrado reducir la tasa de casos de hepatitis tipo "B", una infección que puede ser propagada al compartir agujas/jeringas. En Tacoma, Washington, los clientes en programas de intercambio de agujas/jeringas estaban hasta 8 veces menos propensos a contraer Hepatitis "B" y "C" que los UDIs que no estan en los programas.(10)

Los programas de intercambio de agujas/jeringas tienen tambien el potencial de actuar como puente para el tratamiento del uso de drogas, y puede proveer servicios de referencias, en algunos casos, servicios para hacer la prueba del VIH y apoyo psicológico, y cuidado médico general para detectar si hay tuberculosis o alguna otra enfermedad sexualmente transmisible. En Seattle, Washington, el programa de intercambio de agujas/jeringas, repartió 181 vales para el tratamiento de drogas de los cuales el 78 por ciento fueron exitósamente usados. El cincuenta y ocho por ciento iniciaron un programa de mantenimiento con methadone, y el 86 por ciento de estos estaban todavía bajo tratamiento tres meses después de la primera entrevista.(11)

¿El costo vale la pena?

Sí. El costo anual mediano para llevar a cabo un programa es de $169,000, con un promedio de entre $31,000-393,000. Lo que se traduce a entre $.71- $1.63 por jeringa distribuida.(3) Adicionalmente, los modelos matemáticos predicen que por 5 años, intercambiar agujas puede prevenir muchas infecciones del VIH entre los clientes, sus parejas sexuales y sus descendientes, a un costo de $9,400 por cada infección prevista.(3) Esto es mucho mas bajo que $119,000 lo que equivale al costo de por vida hacia una persona con la infección del VIH.

¿Que se debe hacer?

Los esfuerzos para incrementar un mayor acceso a jeringas esterilizadas deberá formar parte de una estrategia mucho mas amplia en el tratamiento del uso de drogas y en las tareas de prevención. Los datos hasta ahora obtenidos, revelan suficiente evidencia para revocar la prohibición del uso de fondos federales en el servicio de intercambio de agujas/jeringas. Los estados con leyes en cuanto a las prescripciónes o recetas deberán revocarlas; aquellos estados con leyes de paraphernalia deberán revisarlas ya que estas restringen el acceso a las agujas/jeringas. Las autoridades locales y los oficiales de salud deberán trabajar con los grupos comunitarios para desarrollar amplios programas de prevención para la entre los UDIs y sus parejas sexuales, incluyendo pero no limitándose a programa de intercambio de agujas.

Los programas de intercambio de jeringas/agujas se han convertido en una práctica de salud pública a nivel mundial. La falta de apoyo al el facil acceso de agujas esterilizadas han sido descritas como equivalentes a la negligencia médica.(12)

1. Rice DP, Kelman S, Miller LS. *Estimates of economic costs of alcohol and drug abuse and mental illness, 1985 and 1988.* Public Health Reports. 1991;106:280-292.
2. CDC. *HIV/AIDS Surveillance Report.* 1993;5:1-30.
3. Lurie P, Reingold AL, Bowser B, et al. *The Public Health Impact of Needle Exchange Programs in the United States and Abroad.* Prepared for the Centers for Disease Control and Prevention. September, 1993.
4. Compton W, Cottler L, Decker S, et al. Legal needle buying in St. Louis. *American Journal of Public Health.* 1992;82:595-596.
5. Wiley J, Samuel M. Prevalence of HIV infection in the USA. *AIDS.* 1989; 3(Suppl. 1):71-78.
6. Curran JW, Scheckel LW, Millstein RA. *HIV/AIDS Prevention Bulletin.* April 19, 1993.
7. Watters JK, Estilo MJ, Clark GL, et al. Syringe and needle exchange as HIV/AIDS prevention for injecting drug users. *Journal of the American Medical Association.* 1994;271:115-120.
8. Kaplan EH, O'Keefe E. Let the needles do the talking! Evaluating the New Haven needle exchange. *Interfaces.* 1993;23:7-26.
9. Lee FR. Data shows needle exchange curbs HIV among addicts. *The New York Times.* 1994;November 24:1, 9.
10. Friedman SR, Des Jarlais DC, Wenston J, et al. New injectors rein at high risk for HIV infection. Presented at the X International Conference on AIDS. 1994;Yokohama, Japan. 073C.
11. Seattle-King County Department of Public Health. *Update of the Seattle-King County needle exchange program.* March, 1992.
12. Kirp DL, Bayer R. The politics. In: Stryker J, Smith MD, eds. *Needle Exchange.* Menlo Park, CA: Kaiser Family Foundation;1993.

This information is drawn from two recent reports, single copies of which are available free from the following sources:

"The Public Health Impact of Needle Exchange Programs in the United States and Abroad" from the CDC National AIDS Clearinghouse, 800/458-5231.

"Dimensions of HIV Prevention: Needle Exchange" from the Kaiser Family Foundation Publication Request Line at 800/656-4533.

Preparado por Peter Lurie y Pamela DeCarlo, Traducción Romy Benard-Rodríguez.

Para obtener copias de esta información, llame por favor al Kaiser Family Foundation Publication Request Line al 800/656-4533, al National AIDS Clearinghouse al 800/458-5231. Estas hojas informativas están disponiblés en ingles. Cualquier comentario o pregunta acerca de esta hoja informativa puede ser electrónicamente dirigido al prevention_factsheets@quickmail.ucsf.edu.

SÍNDROME DE DOWN
(DOWN SYNDROME)

■ ■ ■

EL SÍNDROME DE DOWN

(Down Syndrome)

Definición

El síndrome de Down es las más común y fácil de reconocer de todas las condiciones asociadas con el retraso mental. Esta condición (antes conocida como mongolismo) es el resultado de una anormalidad de los cromosomas: por alguna razón inexplicable una desviación en el desarrollo de las células resulta en la producción de 47 cromosomas en lugar de las 46 que se consideran normales. El cromosoma adicional cambia totalmente el desarrollo ordenado del cuerpo y cerebro. En la mayor parte de los casos, el diagnóstico del síndrome de Down se hace de acuerdo a los resultados de una prueba de cromosomas que es suinistrada poco después del nacimiento del niño.

Incidencia

Cada año en los Estados Unidos, nacen aproximadamente 4,000 niños con síndrome de Down. Se podría decir que uno en cada 800 a 1,000 niños nace con esta condición. Los padres de cualquier edad pueden tener un niño con síndrome de Down. Aunque no importa si los padres sean jóvenes o mayores, la incidencia es mayor entre las mujeres sobre los 35 años de edad. Las formas más comunes del síndrome generalmente no ocurren más de una sola vez por familia.

Características

A pesar de que hay más de 50 síntomas reconocidos del síndrome de Down, es raro encontrar una persona con todos o una gran cantidad de éstos. Algunas características incluyen:

- Falta de tono muscular;
- Ojos alargados, con el cutis pliegado en el rabillo del ojo;
- Hiperflexibilidad (la habilidad de extender excesivamente las coyunturas);
- Manos chicas y anchas con una sola arruga en la palma de una o ambas manos;
- Pies anchos con los dedos cortos;
- El puente de la nariz plano;
- Orejas pequeñas, en la parte inferior de la cabeza;
- Cuello corto;
- Cabeza pequeña;
- Cavidad oral pequeña; y
- Llantos cortos y chillones durante la infancia.

Los individuos con síndrome de Down típicamente son más pequeños que sus compañeros normales, y su desarrollo físico e intelectual es más lento.

Aparte de un distintivo aspecto físico, los niños con síndrome de Down frecuentemente experimentan problemas relacionados a la salud. Por causa de la baja resistencia, estos niños son más propensos a los problemas respiratorios. Los problemas visuales, tales como los ojos cruzados y la miopía, son comunes en los niños con síndrome de Down, al igual que la deficiencia del habla y del oído.

Aproximadamente una tercera parte de los bebes que tienen síndrome de Down tienen además defectos en el corazón, la mayoría de los cuales pueden ser corregidos. Algunos invididuos nacen con problemas gastro intestinales que también pueden ser corregidos, por medio de la intervención quirúrgica.

Algunas personas con síndrome de Down también pueden tener una condición conocida como Inestabilidad Atlantoaxial (Atlantoaxial Instability), una desalineación de las primeras dos vértebras del cuello. Esta condición causa que estos individuos sean más propensos a las heridas si participan en actividades durante los cuales pueden extender demasiado o encorvar el cuello. A los padres se les pide una examinación médica en este respecto, para determinar si al niño se le debe prohibir los deportes y actividades que puedan dañar el cuello. A pesar de que esta desalineación puede ser una condición seria, un diagnóstico correcto podría ayudar en la prevención de las heridas serias.

En muchos casos los niños con síndrome de Down son propensos a subir de peso con el tiempo. Además de las implicaciones sociales negativas, este aumento de peso amenaza la salud y longevidad de estos individuos. Una dieta controlada y un programa de ejercicio podrían presentar una solución a este problema.

Efectos en la eduación y el empleo

Poco después de ser confirmado el diagnóstico del síndrome de Down, los padres deben ser dirigidos a un programa de desarrollo infantil e intervención temprana. Estos programas proveen a los padres instrución especial con el fin de que ellos aprendan la mejor forma de enseñar a su niño el lenguaje, medios de aprendizaje, formas de ayudarse a sí mismos, formas de comportamiento social, y ejercicios especiales para el desarrollo motriz. Los estudios handemostrado que mientras mayor la estimulación durante las primeras etapas del desarrollo del niño, es mayor la probabilidad de que el niño llegue a desarrollarse dentro de las máximas posibilidades. Se ha comprobado que la educación contínua, la actitud positiva del público, y un ambiente estimulante dentro del hogar toman parte en promover el desarrollo completo del niño.

Tal como en la problación normal, hay gran variedad en cuanto al nivel de las habilidades mentales, comportamiento, y el desarrollo de los individuos con síndrome de Down. Aunque el grado de retraso puede variar entre leve y severo, la mayor parte de los individuos con síndrome de Down caen bajo la categoría de leve a moderado. A causa de estas diferencias individuales, es imposible predecir los futuros logros de los niños con síndrome de Down.

Asímismo, debido a estas diferencias individuales, es importante que las familias y los miembros del equipo escolar no impongan limitaciones en cuanto a loas capacidades de cada individuo. Posiblemente sea más efectivo poner énfasis en los conceptos concretos ne lugar de en las ideas abstractas. Se ha comprobado que los programas de enseñanza con mayor éxito son los que están estructurados por etapas y con frecuentes alabanzas para el niño. La mayor aceptación de las personas con discapacidades, por parte del público, además de mayores oportunidades para que estas personas adultas ueden vivir y trabajar en forma independiente en la comunidad, has resultado en más posibilidades para los individuos con síndrome de Down. Se ha demostrado que los Centros de Vivienda Independiente (Independent Living Centers), que proveen apartamentos y servicios de apoyo a la comunidad, forman recursos importantes para las personas con discapacidades.

Recursos

Florez, J., y Troncoso, M.V. (1991). *Síndrome de Down y educación.* (Disponible de: Paul H. Brookes Publishing Company, teléfono: 1-800-638-3775.)

Florez, J., y Troncoso, M.V. (1988). *Síndrome de Down: Avances en acción familiar.* Fundación Síndrome de Down de Cantabria —Ver dirección más abajo)

Pueschel, S.M. (1993). *Síndrome de Down: Hacia un futuro mejor— Guía para los padres.* Baltimore, MD: Paul H. Brookes. (Teléfono: 1-800-638-3775.)

Organizaciones

APNI (Asociación de Padres Pro-Bienestar de Niños Impedidos)
Box 21301
Rio Piedras, Puerto Rico 00928-1301
(809) 765-0345

The Arc
500 East Border Street, Suite 300
Arlington, TX 76010
(817) 261-6003

Fundación Síndrome de Down de Cantabria
Avda. General Dávila, 24 A-1 C
39005, Santander
España
942-278028

National Association for Down Syndrome
P.O. Box 4542
Oak Brooke, IL 60522
(708) 325-9112 (Información en español.)

National Down Syndrome Congress
1605 Chantilly Dr., Suite 250
Atlanta, GA 30324
(404) 633-1555; (1-800) 232-NDSC (Llamada Gratis) (Una publicación en español.)

National Down Syndrome Society
666 Broadway, 8th Floor
New York, NY 10012
(212) 460-9330; (1-800) 221-4602 (Llamada Gratis) (Información en español.)

Este documento fue desarrollado por el Academy for Educational Development a través del Acuerdo cooperativo #H030A30003 con la Oficina de Programas de Educación Especial, Departamento de Educación de los Estados Unidos. El contenido de este documento no refleja necesariamente los puntos de vista o políticas del Departamento de Educación de los Estados Unidos, como tampoco la mención de productos comerciales u organizaciones implica su aprobación. Esta información no tiene derechos de publicación. Se puede hacer copias de este documento y compartirlo con otras personas. Por favor dé el crédito de publicación al NICHCY.

■ **Centro Nacional de Información para Niños y Jovenes con Discapacidades**
P.O. Box 1492
Washington, DC 20013-1492
e-mail: nichy@aed.org
url: http://www.nichcy.org
1-800-695-0285 (Voice/TTY)
FS4-SP
Febrero de 1997

TRASPLANTE DE MÉDULA ÓSEA (BONE MARROW TRANSPLANT)

■ ■ ■

TRASPLANTE DE MÉDULA ÓSEA CÉLULA TOTIPOTENCIAL DE SANGRE PERIFÉRICA

(Bone Marrow Transplantation and Peripheral Blood Stem-Cells)

Trasplante de médula ósea (TMO)

Es un procedimiento que mantiene la esperanza de una sobrevida prolongada y curación para pacientes que sufren de una creciente variedad de enfermedades. Actualmente se realizan aproximadamente 20,000 trasplantes de médula ósea al año en más de 300 centros alrededor del mundo. En la actualidad, pacientes con neoplasias hematológicas (leucemia, linfomas, mieloma múltiple), tumores sólidos en fases avanzadas, o resistentes a tratamiento (cáncer de mama), anemia aplásia grave, y algunos padecimientos de deficiencia inmune y errores congénitos de deficiencia inmune y errores congénitos cuentan con el TMO como una posibilidad detratamiento que ofrece una posibilidad significativa de curación. El TMO es ahora el tratamiento estándar para algunas de estas condiciones. El trasplante de células tronco de sangre periférica (TCTSP), con o sin TMO, está siendo estudiado por su utilidad en el tratamiento de algunas de estas enfermedades.

Por casi un siglo los médicos han tratado de curar pacientes anémicos o leucémicos alimentándolos o inyectándoles preparaciones de médula ósea de individuos sanos, o incluso de animales. Con la excepción de unos cuantos pacientes con anemia aplásica que se recuperaron después de la infusión de médula ósea de sus gemelos idénticos, los resultados fueron malos. No fue sino hasta los años 1960s que la importancia de la compatibilidad de tejidos fue entendida, y se desarrollaron métodos para determinar la compatibilidad. En 1968, un niño que padecía de síndrome de inmunodeficiencia severa combinada fue trasplantado satisfactoriamente con médula ósea de un hermano compatible. Después de este primer éxito, y con mejorías en los tratamientos preparativos y manejo de apoyo para los pacientes, se abrió la puerta para el desarrollo del tratamiento con TMO.

Introducción

El foco principal aquí es el TMO para leucemias y cánceres relacionados—linfoma no-Hodgkin, mieloma múltiple, y enfermedad de Hodgkin. La mayoría de los trasplantes se realizan en pacientes con leucemias y linfomas de alto riesgo, y la investigación en TMO para estas enfermedades ha resultado en la mayor parte de nuestros conocimientos y experiencia actuales. La sección de indicaciones habla de algunas de las otras enfermedades para las que el TMO puede ser apropiado.

Aunque el TMO no se considera ya un tratamiento experimental para los pacientes con leucemia y linfoma, se continúa con intensa investigación en este campo. Dado que el camp evoluciona continuamente, no hay dos centros que adopten exactamente los mismos tratamientos o políticas. Cuando algún método demuestra ventajas significativas, se convierte en estándar. Conforme hay más avances, las estadísticas mejoran. Más pacientes logran una sobrevida libre de enfermedad, y menos pacientes mueren a causa de las complicaciones y efectos adversos del procedimiento mismo.

Esta información da una descripción detallada del TMO en un lenguaje que es tan poco técnico como es posible. Explica los fundamentos del procedimiento, incluyendo procesos biológicos y tratamientos. Describe lo que el paciente debe esperar desde el primer día en que se considera un TMO, y durante la terapia de preparación, infusión de la médula ósea, inuerto de la médula, y recuperación, hasta su reincorporación a la vida normal.

Muchos síntomas clínicos y complicaciones del TMO son molestas y producen temor. A pesar de los grandes avances, el TMO es todavía un procedimiento drástico que puede hacer sentir mal a algunos pacientes y puede ser mortal. Además, los efectos a largo plazo del trasplante de médula ósea, especialmente en niños, pueden ser significativos. Es importante que el paciente que está ofreciendo un TMO, haga la decisión de que éste se lleve a cabo con suficientes conocimientos para sopesar adecuadamente los pros y los contras.

Al final de esta sección hay una lista de recursos destinados para los pacientes, con direcciones y teléfonos, un glosario de términos frecuentemente utilizados en el ambiente del TMO, y una lista de acrónimos comunes relacionados con el TMO. Las palabras en itálicas en el texto están definidas al final de la seccion.

¿Qué es?

Médula ósea, sangre, y hematopoyesis

La médula ósea es el material esponjoso que llena las cavidades de los huesos largos. La médula roja es el sitio de producción y crecimiento de las células de la sangre. En el feto y en los recién nacidos, la médula roja se encuentra en casi todos los huesos del cuerpo. Conforme el niño madura, la médula roja va siendo sustituida por médula amarilla, que consiste en células grasas y tejido conectivo. En un adulto sano, la médula roja está confinada a las cabezas de los huesos largos, la pelvis y huesos de los hombros, el esternón y los extremos de las costileas que se unen al esternón, y los huesos planos del cráneo.

Funciones y composición de la sangre

La sangre es un sistema de transporte que acarrea oxígeno, alimento, vitaminas y otros nutrientes vitales, hormonas, factores de coagulación, y otras sustancias necesarias a todas las células del organismo. Acarrea para su eliminación materiales de deshecho y sustancias tóxicas, está involucrada en el control de la temperatura, y es un componente fundamental en la defensa del organismo contra las infecciones.

La sangre total está formada por muchos componentes. Cada componente juega un papel específico en las funciones de la sangre. Los tres tipos principales de células de la sangre son los glóbulos rojos, las células de coagulación, y los glóbulos blancos. Todas ellas circulan por el torrente sanguíneo en un líquido amarillento llamado *plasma*.

Glóbulos rojos (Eritrocitos). Le dan a la sangre su color. Acarrean una proteína rica en hierro llamada hemoglobina que recoge el oxígeno de los pulmones, lo transporta y libera a los órganos y tejidos del cuerpo. Cuando una persona tiene pocos glóbulos rojos, está anémica. La amenia causa debilidad y falta de energía, mareos, falta de aire, dolor de cabeza, e irritabilidad.

Plaquetas (Células de coagulación o *Trombocitos).* Son pequeñas células en forma de disco que se requieren para que la sangre coagule y para prevenir sangrados excesivos después de lesiones a los vasos sanguíneos. La falta de plaquetas (*trombocitopenia*) puede causar sangrado espontáneo de las encías o la nariz y sangrado hacia otros tejidos. El desarrollo excesivo o inexplicado de hematomas ("moretones") en la piel también es característico de la trombocitopenia.

Glóbulos blancos (Leucocitos). Defienden al organismo de las bacterias, virus, parásitos, y hongos que causan enfermedades, y contra sustancias extrañas y células tumorales. Hay tres tipos principales de leucocitos:

- **Monocitos:** Defienden el organismo contra infecciones bacterianas, y también digieren glóbulos rojos viejos y en degeneración.
- **Granulocitos:** Combaten infecciones aumentando rápidamente en número en respuesta a la presencia de bacterias o cuerpos extraños. Los granulocitos se aglomeran alrededor de, digieren, y destruyen el objeto agresor. Este procesor se llama fagocitosis. Posteriormente los granulocitos mueren y sona su vez digeridos por monocitos. Cuando la infección está bajo control, su ritmo de producción regresa a lo normal.
- **Linfocitos:** Patrullan el torrente sanguíneo, el sistema linfático, y los órganos linfoides—que incluyen el bazo, el timo, la tiroides, y los ganglios linfáticos. El sistema linfático es un sistema de drenaje y filtrado conectado a la circulación sanguínea. La linfa es un líquido claro. Los glóbulos blancos suspendidos en ella le dan una apariencia lechosa. La linfa circula por una red de glándulas y vasos, recoge material de deshecho, y lo deposita en la circulación para ser removido del organismo. Mediante interacciones complejas, los dos tipos principales de linfocitos—*células B* (linfocitos derivados de la médula ósea) y *células T* (linfocitos derivados del timo o timocitos)—combinan fueras para regular la respuesta inmune.

Células B. Son responsables de la inmunidad humoral (líquida). Los *antígenos* son substancias capaces de estimular una respuesta inmune y pueden ser substancias químicas extrañas, o proteínas en la superficie de agentes infecciosos, délulas tumorales, o células de tejidos extraños, es decir, células que no son propias, como aquellas que se introducen por transfución sanguínea o transplante de órganos. Las células B responden a la presencia de antígenos mediante división y maduración hacia células plasmáticas. Las células plasmáticas producen anticuerpos, que son proteínas (inmunoglobulinas), y son liberadas a la circulación. Se puede pensar en un *anticuerpo* como una imagen en espejo de su antígeno específico.

Células T: Son responsables de la inmunidad celular. Atacan y destruyen células infectadas por virus y células T que interactúan entre ellas y se regulan unas a otras. También regulan la respuesta de las células B. Las células B ayudadoras avisan a las células B cuando deben iniciar el proceso de maduración hacia células T supresoras les avisan cuando interrumpir este proceso. Los anticuerpos neutralizan o marcan los agentes infecciosos o substancias extrañas para que puedan ser destruidas por células T *citotóxicas, células T asesinas,* granulocitos, o monocitos, en combinación con otros mecanismos complejos de defensa del organismo.

Hematopoyesis

Las células de la sangre crecen en general de la misma manera como lo hacen otras células del organismo. La mayoría de los tejidos y órganos del organismo contienen una reserva de células inmaduras—o indiferenciadas—conocidas como *células tronco.* En respuesta a las necesidades del organismo —como la necesidad de reemplazar células dañadas o viejas, las células tronco se dividen y maduran, y se hacen maduras y funcionales, i.e., *diferenciadas*. Cuando la necesidad se satisface, la producción de células nuevas disminuye o se detiene.

El proceso de crecimiento y desarrollo de las células de la sangre se conoce como *hematopoyesis*. En la médula ósea existen *células tronco pluripotenciales*. Estas células contienen la información genética que controla el desarrollo de las característica de todos los tipos de células de la sangre. Dependiendo del tipo de célula que se necesita en el organismo para reemplazar células viejas, o para responder a una necesidad inmediata como una infección, la célula tronco pluripotencial se divide y comienza a diferenciarse hacia esa línea celular en particular. La línea eritroide forma glóbulos rojos; la línea mieloide forma monocitos y granulocitos; la línea linfoide da origen a los linfocitos, y esta línea se divide muy temprano en el proceso de desarrollo en línea de células T y células B. Las distintas células de la sangre no se liberan de la médula hacia la circulación hasta que están totalmente diferenciadas, maduras, y listas para funcionar eficientemente. Se requieren varias divisiones celulares para que ello ocurra. La mayoría de las células B permanecen en la médula ósea y no se encuentran circulando en números significativos en la sangre en sujetos sanos. Se cree que las células T migran al timo en donde son "educadas" para convertirse en el tipo específico de células T que se requiere en ese momento.

Durante el proceso de desarrollo embrionario, la hematopoyesis se da primero en islotes de células sanguíneas, y después en el bazo, hígado, y médula ósea fetales. Al nacimiento, la formación de células de la sangre está confinada casi exclusivamente a la médula ósea; sin embargo, persiste una "memoria" en los otros órganos y en ciertas enfermedades, cuando el organismo está bajo presión para producir más células sanguíneas, reaparece tejido formador de sangre en estos órganos. Además, la médula amarilla puede ser reemplazada por roja bajo el estrés de una mayor demanda de células sanguíneas.

Células tronco de la sangre periférica

Cierto número de *células tronco de la sangre periférica* (CTSP) circulan en la sangre. Estas parecen ser las mismas que las células tronco pluripotenciales que se encuentran en la médula ósea y son capaces de repoblar una médula ósea dañada y restablecer la hema topoyesis. En un niño recién nacido, el número de CTSP es casi el mismo que el número de células tronco de la médula. Conforme se envejece, el número de CTSP disminuye.

Estroma de la médula ósea

El estroma es el tejido de soporte de la médula ósea. está compuesta de muchos tipos diferentes de células. Su función de soporte no es sólo física, sino también fisiológia y química. La salud del estroma es fundamental para el funcionamiento sano de las células hematopoyéticas.

Valores normales de las células sanguíneas

Las cuentas normales de glóbulos blancos son entre 5,000 y 10,000 células por milímetro cúbico, y los valores normales de plaquetas entre 150,000 y 300,000 células por milímetro cúbico. El valor del *hematocrito* se obtien centrifugando una muestra de sangre para compactar los glóbulos rojos. El volumen de los glóbulos rojos compactados se mide y se expresa como un porcentaje del volumen total de las muestra de sangre. Los valores normales del hematocrito son entre 37 y 47 por ciento para mujeres, 40 y 54 por ciento en hombres, 35 a 49 por ciento en niños, 45 a 70 por ciento para recién nacidos normales.

Razonamiento para el TMO

Los agentes quimioterapéuticos y las radiaciones ionizantes son tratamientos efectivos para la leucemia y muchos cánceres. Las células normales de la médula ósea son sin embargo también sensibles a estos tratamientos. Sin una médula ósea funcionante, una persona no tiene defensa contra las infecciones, y además desarrolla rápidamente anemia y falta de plaquetas. Por tanto, la dosis de *quimioterapia* convencional y/o radioterapia está limitada por la toxicidad medular, i.e., la dosis no puerde ser tan alta que la médula ósea no se pueda recuperar de ella. Frecuentemente la dosis que se requiere para destruir un tumor es mayor que la que la médula ósea puede tolerar.

Con el TMO, se puede administrar potencialmente una dosis lo suficientemente fuerte para eliminar completamente una enfermedad maligna. Después de las dosis altas de quimioterapia y/o radioterapia, el paciente es rescatado mediante la infusión de médula ósea sana. Esta médula encuentra el camino dentro de los huesos, *injerta* (se adhiere y empieza la replicación), y produce una nueva población de células de la sangre. Las dosis empleadas en este tratamiento deben ser suficientemente altas para erradicar por completo la médula ósea de al paciente. Si esto no se hace, las células T que sobreviven reconocen la nueva médula como extraña y la rechazan.

Además, la nueva médula require "espacio" para injertar. El espacio físico es importante, pero la erradicación de la médula del paciente también afecta funcionalmente el estroma de la méula de manera que estélisto para aceptar el injerto.

Después de injertar, si la nueva médula es de otra persona, las células T pueden reaccionar contra antígenos tumorales en células cancerosas residuales y eliminarlas. Esto se conoce como el *efecto injerto-contra-leucemia*. Las células inmunes (linfocitos) en el trasplante reaccionan contra las células malignas que sobrevivieron el tratamiento con dosis altas y las matan, aportando un efecto anti-leucémico adicional.

Tipos de trasplante

Los tres tipos de trasplante son *algonéico, sigenéico,* y *autólogo*. Estos términos se refieren a la fuente de la médula que se infunde. En el trasplante alogenéico, la médula es donada por un individuo cuya médula es genéticamente lo mas "parecida" posible a la del paciente; i.e., el donador y el receptor son *histocompatibles*. En el trasplante singenéico el donador es un gemelo idéntico del paciente; por definición, los gemelos idénticos comparten antígenos idénticos, y la compatibilidad genética es perfecta. En el trasplante autólogo se usa la médula ósea del propio paciente. La elección del tipo de trasplante es dictada por la enfermedad en cuestión, la disponibilidad de un donador, y el estado general de salud y edad del paciente.

Trasplante alogenéico

Antígenos leucocitarios humanos y tipificación tisular

La mayoría de las células del organismo, incluyendo los glóbulos blancos, tienen proteínas en su superficie llamadas *antígenos leucocitarios humanos* (siglas en inglés HLAs). Cualquier diferencia antigénica puede hacer que las células T avisen "extraño a la vista"!, pero los HLAs son los antígenos principales que hacen que las células inmunes entren en acción cuando encuentran tejidos extraños. Si las células T del donador atacan células antigénicamente diferentes del receptor del injerto, el resultado es la *enfermedad injerto contra huésped* (siglas en inglés GVHD), que puede ser muy grave. Afortunadamente para los pacientes trasplantados, las células T del donador habitualmente se hacen tolerantes después de aproximadamente seis meses y aprenden a vivir con las células del receptor. (Esto contrasta con los trasplantes de órganos sólidos; las células T del receptor nunca se hacen tolerantes y los recipientes de injertos sólidos deben tomar medicamentos inmunosupresores por el resto de sus vidas para prevenir el rechazo del injerto).

El sistema HLA fue descrito en 1965 y este descubrimiento abrió la puerta al trasplante alogenéico. Los genes que programan a las células a producir HLAs se encuentran en aun extremo del cromosoma 6. Los cromosomas se encuentran en pares. Un individuo hereda una mitad del par (un *haplotipo*) del padre y uno de las madre. Los genes HLA se heredan como un grupo intacto por herencia Mendeliana clásica. Esto significa que cada hermano o hermana tiene una posibilidad en cuatro de tener exactamente los mismos antígenos HLA que el paciente, i.e., de ser HLA idéntico. El siguiente diagrama hace esto más claro:

Diagrama

AB (Madre)		CD (Padre)		
AB		CD		
AC	AD	BC		BD

4 combinaciones son posibles.

Los biólogos moleculares han mapeado los genes HLA e identificaron cuatro sitios mayores principales: A, B, C, y D/DR. Se usan pruebas similares a las empleadas para definir el grupo sanguíneo ABO para definir estos cuatro grupos. Se han creado antisueros (sueros que contienen anticuerpos) para identificar más de 90 antígenos codificados en sitios específicos de los loci A y B. El locus C se encuentra en los loci A y

B en el cromosoma, por lo que un hermano HLA-A y HLA-B idéntico puede asumirse razonablemente que es también HLA-C idéntico.

Los antígenos del locus D/DR (también conocidos como antígenos clase II) se definen por un proceso similar (tipificación Dr) que utiliza células para tipificación predeterminadas. La identidad fue inicialmente definida por un estudio de *cultivo mixto de linfocitos* (siglas en inglés MLC). Los leucocitos del donador son mezclados y cultivados con leucocitos del receptor que han sido marcado con un compuesto radiactivo para que puedan ser identificados y diferenciados de las células del donador; al mismo tiempo, células del donador marcadas radioactivamente son cultivadas con células del receptor sin radioactividad. Los dos cultivos son observados para reacciones entre las dos poblaciones celulares. Si los cultivos muestran mutua falta de respuesta, el loci D/DR de las dos poblaciones es idéntico, o al menos no reactivo. Recientemente se usan pruebas moleculares mas específicas para definir la tipificación de la región D (tipos DR, DQ, y DP).

Al buscar un donador, si no existe un hermano HLA-idéntico, un hermano con diferencia en un solo antígeno es aceptable. Diferencias en dos antígenos son ocasionalmente aceptadas, pero una GVHD grave es más frecuentemente vista con tipificaciones menos compatibles. En ausencia de un hermano que sea donador compatible, el sitio más lógico para buscar es en la familia extendida. Habitualmente existen familiares con un haplotipo idéntico. Ocasionalmente se encontrará un donador compatible, especialmente si la familia ha vivido en la misma área por algún tiempo y los grupos de genes se concentran.

Aunque las posibilidades se calculan en 1 en 20,000, en ocasiones es posible enconrar un individuo no relacionado cuyos HLAs son iguales a los de un paciente. El primer trasplante de un donador no relacionado fue hecho en 1973 en New York. El paciente era un recién nacido con síndrome de inmunodeficiencia severa combinada. El donador fue encontrado en Copenhagen, Dinamarca.

Programa nacional de donadores de médula

El Programa Nacional de Donadores de Médula (siglas en inglés NMDP) fue establecido en 1986. Este programa administra los distintos centros de colección, trasplante, y donación en el país y obliga a estos centros a cumplir con estándares muy estrictos. Las primeras listas de donadores potenciales fueron inicialmente formadas de familiares de pacientes trasplantados que habían sido tipificados en busca de un donador para estos pacientes. El reclutamiento activo empezó primero con donadores de plaquetas, pero ahora se ha extendido para incluir la población general. Ahora se hacen esfuerzos especiales para obtener donadores de los grupos étnicos minoritarios. El número de donadores voluntarios crece día con día. Actualmente existen más de un millón de donadores potenciales registrados en 102 centros en los Estados Unidos. Además, el NMDP mantiene una relación formal con 15 países.

Se requieren alrededor de cuatro a seis semanas desde la primera solicitud para iniciar la búsqueda de un donador no relacionado hasta que la médula es entregada. Los objetivos del NMDP son espandir la reserva de donadores y disminuir el tiempo de búsqueda. Si los pacientes son referidos en las primeras fases de su enfermedad, se puede empezar una búsqueda mucho antes de que el trasplante se necesite. Es recomendable que los pacientes y sus familiares llamen a la Oficina de Ayuda a Pacientes del NMDP (1-800-MARROW-2) para recibir ayuda para iniciar una búsqueda en el registro.

Trasplante singenéico

El trasplante con la médula ósea sana de una gemelo idéntico parecería ideal. Dado que todos los genes son idénticos, la histocompatibilidad es perfecta y no hay peligro de GVHD. Sin embargo, pocas personas tienen un gemelo idéntico. Una desventaja adicional es que sin el estímulo que proporciona la diferencia antigénica, las células T singenéicas aparentemente aceptan los antígenos tumorales en las células cancerosas residuales sin problemas. No existe el efecto de injerto contra leucemia (siglas en inglés GVL) y los índices de recaída son mayores en pacientes que han recibido trasplantes singenéicos que en aquellos con trasplantes alogenéicos.

Transplante autólogo

En el TMO autólogo, el paciente es tanto donador como receptor de la médula ósea. Una ventaja del TMO autólogo es que, como en el singenéico, no existe el riesgo de GVHD. Esto es porque el paciente es de hecho su propio "gemelo idéntico" donador de la médula. El riesgo de infección es también menor en el TMO autólogo porque no se requieren las altas dosis de inmunosupresores que se utilizan en el trasplante alogenéico para prevenir la GVHD y el sistema inmune propio del paciente se puede recuperar. Por tanto, el período de recuperación es más fácil.

Estas características del TMO autólogo significan que pacientes de mayor edad pueden ser elegibles para el TMO autólogo, y de hecho estos trasplantes se han hecho en pacientes mayores de 60 años. El TMO autólogo ha dada también una nueva esperanza a muchos pacientes que sufren de leucemia y linfoma que antes no podían recibir un TMO porque no se les podía encontrar un donador compatible.

Al igual que con el trasplante singenéico, una desventaja del TMO autólogo es que no existe el efecto de GVL. En algunos pacientes la médula ósea y estroma medular están muy dañados por la quimioterapia previa lo que hace muy difícil obtener un número adecuado de células tronco sanas y la recuperación de las cuentas sanguíneas (establecimiento del injerto) puedo no ocurrir o verse retrasado significativamente.

La médula ósea para un TMO autólogo se colecta cuando está tan libre de enfermedad como es posible y se guarda congelada a -70 C hasta que el paciente está listo para el trasplante. In el proceso de congelamiento, se agrega a la médula dimetil sulfóxido (DMSO) u otros agentes para evita que se formen cristales de hielo dentro de las células que las puedan romper. Este proceso de congelamiento se llama criopreservación. Se puede guardar la médula ósea en este estado por muchos años.

A mucha gente le sorprende que el TMO autólogo sea una opción de tratamiento para pacientes con leucemia. Dado que se sabe que en los pacientes con leucemia pueden permanecer células malignas aún después de que se ha alcanzado una remisión completa, uno se pregunta como es que se colecta una médula ósea imperfecta y se re-infunde al paciente en un TMO autólogo.

Los investigadores no conocen la respuesta con certeza, pero algunos piensan que el número de células malignas que se reintroduce al paciente es tan pequeña que las defensas normales del organismo las pueden destruir antes de que proliferen. El régimen de congelación y almacenamiento de la médula ósea puede también dañar las células leucémicas. En algunos centros la médula ósea que se colecta es tratada en el laboratorio para reducir el número de células cancerosas que persisten en la muestra, un proceso llamado "purga".

Trasplante de células tronco de sangre periférica

Se han usado recolecciones de células tronco de sangre periférica (siglas en inglés PBSC), también llamadas progenitores de sangre periférica (siglas en inglés PBPC) en lugar de o además de trasplantes de médula ósea. Cuando el médico colecta médula ósea para usar en un trasplante va en busca de las células tronco que forman la sangre. Las células tronco, que originan todas las células de la sangre, semejan glóbulos blancos de tamaño mediano. Se estima que menos de una de cada 100,000 células en la médula ósea son células tronco. Aunque la mayor concentración de células tronco en el organismo se encuentra en la médula ósea, se pueden encontrar células tronco en la circulación o "sangre periférica". Estas células se conocen como células tronco de sangre periférica (siglas en inglés PBSC).

El que en un centro se use médula ósea, células tronco o ambas en un trasplante autólogo no afecta las tasas de curación. En pacientes cuya médula ósea está afectada por células malignas o dañada por tratamientos previos, se han logrado trasplantes exitosos usando únicamente PBSCs. También se han usado PBSCs es para trasplantes autólogos. Una ventaja del trasplante con PBSC es que se le evita al paciente la anestesia general necesaria para la colecta de médula ósea. Además, después de un trasplante con PBSC, se ha reportado que el receptor recupera sus cuentas de sangre más rápido que aquellos que reciben un trasplante de médula.

Las PBSCs se colectan por *aféresis*, un proceso de separación de la sangre en sus diferentes componentes. En este procedimiento la sangre se obtiene por un catéter intravenoso o una vena gruesa del brazo, y se pasa por una máquina que separa las células tronco. El resto de la sangre se le regresa al paciente. El procedimiento dura de dos a cuatro horas. Se realizan una o varias recolecciones de este tipo a lo largo de varios días. Frecuentemente se administran unos medicamentos llamados *"factores de crecimiento"* o "factores estimuladores de colonias" antes y durante el período de tiempo cuando las PBSCs están siendo colectadas para aumentar el número de células tronco en la sangre. Después de cada sesión las células son criopreservadas (congeladas en DMSO), y almacenadas en forma similar a la médula ósea.

La obtención de PBSC es bien tolerada. Ocasionalmente los pacientes tienen mareos, frío, hormigueo alrededor de los labios, o calambres en las manos. El tratamiento con factores de crecimiento (G-0CSF o GM-CSF) puede causar dolores óseos que desaparecen cuando se suspende el medicamento.

Después de lograr la *remisión* después del tratamiento los pacientes de TMO tienen un mayor número de PBSCs circulantes. Por lo tanto, actualmente se usa con frecuencia quimioterapia en pacientes que recibirán trasplantes autólogos específicamente para estimular el número de PBSC. Otros factores que estimulan estos números son el ejercicio, inyecciones de corticoesteroides, estos números son el ejercicio, inyecciones de corticoesteroides, aféresis repetidas, y la administración de factores de crecimiento.

Purga

Aun estando en remisión completa clinicamente, pueden persistir algunas cuantas células malignas en la médula ósea o en la sangre. La médula y/o las suspensiones de PBSC pueden ser purgadas después de ser colectadas para reducir la osibilidad de contaminación. Existe gran controversia acerca del beneficio real de purgar la médula para trasplantes autologos. La manipulación adicional de la médula puede reducir el numero de células tronco viables, y el tiempo de recuperación después del transplante puede ser prolongado. Se han obtenido buenos resultados tanto en centros en los que se purga la médula ósea como en aquellos en que no se purga.

Indicaciones

Dado que el TMO somete al organismo a un estrés considerable, solo es una opción para aquellos individuos que, fuera de su enfermedad, están en buen estado de salud. Cada centro de trasplante fija sus propios limites de edad. Las estadísticas demuestran que a los pacientes jóvenes les va mejor que a los pacientes mayores en todos los sentidos; i.e. los pacientes jóvenes injertan con mas facilidad, tienen menos efectos tóxicos secundarios al tratamiento de condicionamiento, complicaciones menos graves, y menos GVHD. En general, mientras mas pronto en el curso de la enfermedad se realice el trasplante, es mejor. Las células cancerosas tienden a hacerse resistentes a la quimioterapia y la radioterapia después de mucha esposición de manera que es mas difícil inducir remisiones tardías y mas difícil erradicar el cáncer aun con las dosis altas de quimioterapia que se usan como preparación para el TMO. Además, los cursos repetidos de quimioterapia afectan al organismo, incluyendo el hilado, los riñones, y el corazón. El daño al estroma de la médula ósea reduce las posibilidades de la nueva médula de injertar exitosamente.

Los criterios de selección de pacientes varían de centros a centro, y diferentes sesgos afectan las estadísticas de la tasa de éxito. En todos los centros, sin embargo, cada paciente es considerado de manera individual. Los riesgos y beneficios de someterese a un TMO deben ser calculado cuidadosamente para cada paciente. Algunos factores que deben ser considerados cuidadosamente al tomar la decisón de llevar a cabo o no un TMO incluyen el comportamiento esperado de la enfermedad de continuarse el tratamiento con vencional, la disponibilidad de un donador compatible, el estado general del paciente, y las probabilades de éxito del TMO en la enfermedad particular.

Enfermedades malignas

Leucemias

La leucemia se divide en dos categorías principales: agudas y crónicas.

Las leucemias agudas progresan rápidamente y son el tipo mas común en niños. Las leucemias crónicas ocurren más frecuentemente en adultos y tienden a progresar más lentamente, frecuentemente en un período de muchos años. La leucemia también se identifica por el tipo de globulos blancos afectados por la enfermedad: la leucemia linfocítica que afecta los linfocitos y la leucemia mielógena que afecta los granulocitos que se forman en la médula ósea. Las posibilidades de éxito del tratamiento convencional comparado con el TMO varían con cada tipo de leucemia y con el estadio de la enfermedad.

Leucemia mieloide aguda (siglas en ingles AML); también conocida como leucemia no-linfocíticia aguda (siglas en ingles ANLL): Aunque la quimioterapia para AML ha progresado significativamente, en la mayoría de los pacientes que logran una remisión la enfermedad finalmente regresa (recaída) en el transcurso de cinco años. El TMO ofrece otra opción de cura potencial para la AML. El TMO es posible para pacientes con AML menores de 55 años de edad.

Cual es el momento óptimo para llevar un paciente con AML a un TMO autólogo o alogenéico es una pregunta aun sin respuesta. Muchos médicos creen que estos pacientes deben recibir un TMO cuando están en primera remisión. Otros médico sugieren sin embargo retrasar el trasplante hasta que se presente una primera recaída o una segunda remisión.

La causa mas común de falla al TMO es la recaída de la enfermedad. El riesgo de recaída es menor si el TMO se hace en primera remisión en vez de en una segunda remisión o en recaída. Los mejores resultados con TMO alogenéico se han obtenido en pacientes trasplantados en primera remisión, con tasas de curación de 40 a 70 por ciento. El trasplante alogenéico cura aproximadamente 30 por ciento de pacientes en segunda remisión o trasplantados inmediatamente después de la primera recaída.

Aunque la mayoría de los pacientes con AML son trasplantados durante la primera remisión o inmediatamente después de la primera recaída, también se han usado con éxito los TMOS para tratar pacientes que no logran alcanzar una remisión completa, aquellos en segunda recaída, y los que recaen mas de un año después de su primer trasplante. Diez a 20 por ciento de estos pacientes pueden alcanzar una sobrevida libre de enfermedad a largo plazo después de un TMO alogenéico.

No todos los médicos coinciden en que un paciente debe someterse a un TMO autólogo en primera remisión. Tasas de curación de aproximadamente el 50 por ciento han sido reportados por los estudios mas recientes de trasplante autólogo realizados durante la primera remisión complete de AML. Sin embargo, algunos de los pacientes curados habrían sido curados también por quimioterapia estándar de consolidación.

Leucemia linfocítica aguda (siglas en ingles ALL): Los regímenes actuales de quimioterapia intensiva producen remisión en casi todos los niños con ALL. En general, el TMO es el tratamiento de elección para adultos y niños con ALL que han recaído con la enfermedad. Los pacientes adultos de alto riesgo (cuyas posibilidades de recaída después de quimioterapia convencional son altas) son considerados frecuentemente para trasplante después de alcanzar la primera remisión con quimioterapia estándar, ya que las posibilidades de obtener una sobrevida libre de enfermedad prolongada después de quimioterapia estándar en estos pacientes es solo de 30 a 35 por ciento.

El TMO es también una opción para niños que reacaen después de una primera remisión breve (habitualmente 18 a 36 meses después del tratamiento inicial) o aquellos que recaen cuando aun reciben quimioterapia. Si se trasplantan en recaída, 15 porciento de los pacientes logran una sobrevida libre de enfermedad a largo plazo.

Se ha reportado progreso en niños con ALL que recaen y son trasplantados con médula de donadores no relacionados. Aquellos pacientes que no tienen un donador compatible de médula ósea y que están en remisión pueden someterse a un trasplante auólogo. Se han reportado tasas de sobrevida de 20 a 40 por ciento en pacientes que se someten a un trasplante autólogo.

Leucemia mieloide crónica (siglas en ingles CML): El TMO autólogo es el tratamiento estándar y actualmente ofrece la única posibilidad de curación para los pacientes con CML. Si hay un donador de médula compatible en la familia, las posibilidades de curación son buenas (por arriba del 60 por ciento) en la fase estable o crónica de la enfermedad. Con un trasplante de un donador no relacionado las posibilidades de sobrevida son de 35 a 60 por ciento. El trasplante es mas efectivo en aquellos pacientes que se trasplantan dentro del primer año después del diagóstico. En la fase acelerada de la enfermedad las posibilidade de éxito son menos buenas, y en la fase blástica las posibilidades son malas. Un numero creciente de pacientes que no tienen un donador compatible de médula ósea están recibiendo recientemente trasplantes autólogos para CML.

Leucemia linfocítica crónica (siglas en ingles CLL): Aunque la mayoría de los pacientes con CLL son de una edad mayor a la que se considera segura para realizar un TMO, para los pacientes menores de 50 años de edad o menos con CLL avanzada, el TMO esta siendo estudiado con éxito como forma de tratamiento. También se puede hacer un trasplante autólogo usando médula colectada en remisión. Es probable que la purga sea importante en esta enfermedad dado que un numero pequeño de células leucémicas residuales pueden ser detectadas en las muestras de médula en remisión de la mayoría de los pacientes.

Ostras neoplasias hematológica

El TMO está indicado en algunos casos de mieloma múltiple, enfermedad de Hodgkin, linfomas no-Hodgkin, y síndromes mielodisplásicos (preleucemia).

Mieloma múltiple (MM): El TMO alogenéico es una opción para los pacientes con MM menores de 50 a 55 años de edad; se han hecho TMO autólogos en pacientes de hasta 70 años de edad. Los resultados son alentadores y un 30 por ciento de los pacientes trasplantados con médula autólogo han sobrevivido muchos años. Un estudio controlado reciente documento una mejor sobrevida, libre de mieloma detectable en receptores de trasplante autólogo.

Enfermedad de Hodgkin (siglas en ingles HD): Muchos pacientes con HD pueden ser curados con quimioterapia estándar. El TMO es una opción para los pacientes con HD que han recaído o no han tenido una respuesta completa con quimioterapia convencional. Habitualmente se hacen trasplantes autólgos de médula ósea y/o trasplantes de células tronco. La sobrevida no es significativamente diferente entre trasplantes autólogos y trasplantes alogenéicos. El pronóstico mejora significativamente si el procedimiento se hace temprano en el proceso de la enfermedad antes de que las células malignas se hagan resistentes a la quimioterapia.

Linfomas no-Hodgkin (siglas en ingles NHL): El trasplante autólogo o alogenéico de médula ósea y/o trasplante de células tronco puede ser una opción para pacientes con NHL de grado alto o intermedio si su neoplasia es sensible a quimioterapia. Habitualmente, la masa tumoral se reduce con quimioterapia o radioterapia antes del TMO.

Síndrome mielodsiplásico (siglas en ingles MDS): MDS es un término genérico para un grupo de enfermedades que incluyen la preleucemia (una forma de leucemia temprana que puede progresar a leucemia aguda en algunos casos) y las anemias refractarias. En MDS, la médula ósea no produce suficientes glóbulos blancos, glóbulos rojos y plaquetas. No se conoce cura actualmente para la mayoría de los casos de MDS, sin embargo el actualmente para la mayoría de los casos de MDS, sin embargo el TMO alogenéico ofrece una posibilidad de curación para algunos pacientes. Reportes recientes demuestran una tasa de sobrevida de 41 por ciento para pacientes con algún hermano donador compatible. Trasplantes de otros familiaries o donadores no relacionados compatibles pueden también ser exitosos. En pacientes menores de 40 años de edad, la sobrevida libre de enfermedad a large plazo es actualmente de 50 por ciento.

Tumores sólidos

El TMO se usa para tratar ciertos tumores sólidos, incluyendo cáncer de mama, testículo y ovario; y tumores sólidos pediátricos incluyendo neuroblastoma, rabdomiosarcoma, sarcoma de Ewing, y tumor de Wilms. Los tumores deben ser sensibles a quimioterapia y/o radioterapia. Idealmente, si se va a utilizar TMO en el tratamiento programado, y no un ultimo recurso después de que la enfermedad ha recaído y/o la aparición en tumores sólidos. Cuando un paciente es diagnosticado inicialmente, es imposible estar seguro que el cáncer no esta ya en la médula ósea inmediatamente. En adultos, el tumor primario se remueve quirúrgicamente y se le da al paciente un curso de quimioterapia y/o radioterapia.

El cáncer de mama es actualmente la indicación más frecuente para TMO autólogo. En cáncer de mama se han dado resultados alentadores en pacientes con enfermedad en estadios 2 ó 3, y se están realizando estudios controlados para comparar TMO autólogo con quimioterapia adyuvante estándar. Para pacientes con cáncer de mama metastásico (estadio

4), las dosis altas de quimioterapia producen altas tasas de remisiones completas y sobrevida a large plazo para una fracción de pacientes. Solo hay beneficio para los pacientes que responden a dosis estándar de quimioterapia.

En tumores sólidos pediátricos, como el neuroblastoma, la enfermedad se reduce habitualmente con tres o cuatro meses de quimioterapia antes del tratamiento quirúrgico. Después se biopsia la médula y si se ve limpia, se colecta, se purga en muchos casos, y se almacena congelada hasta la fecha planeada para el trasplante.

Enfermedades no malignas

Enfermedades hematológicas adquiridas

La médula ósea de pacientes con enfermedades hematológicas es defectuoso, sin células normales que usar para salvar, y por tanto los trasplantes deben ser alogenéicos. Las enfermedades hematológicas no malignas que han sido tradadas con TMO incluyen anemia aplásica, anemia de Fanconi, anemia de células falciformes, y el síndrome de Diamond-Blackfan.

Anemia aplásica grave: El TMO es el tratamiento de elección para pacientes (hasta la edad de 50 años) con anemia aplásica grave que tienen un hermano donador HLA-identico. Las posibilidades de falla para injertar (siglas en inglés FTE) son altas en anemia aplásica porque las células T que persisten en la circulación después del régimen de condicionamiento para TMO son funcionales y capaces de rechazar la médula donada. Las transfusiones múltiples antes del TMO tienden a sensibilizar a los pacientes y aumentar la posibilidad de FTE porque cada transfusión introduce antígenos extraños. Esto aumenta las posibilidades de que estos antígenos estén presentes en la médula del donador; las células T del receptor reconocen estos antígenos y viene el rechazo. Por lo tanto, si es posible, el TMO debe hacerse antes de que se necesiten muchas transfusiones.

El régimen de preparación es frecuentemente menos vigoroso que con enfermedades malignas; puede consistir en ciclofosfamida sola, o ciclofosfamida con globulina antitimocito o irradiación linfoide total (siglas en ingles TLI: un proceso en el que solo las regiones linfoides mayores del organismo son irradiadas). Esto significa que los efectos tóxicos del tratamiento son menores; sin embargo, las tasas de FTE son mayores. El condicionamiento con TLI reduce las tasas de FTE, pero aumenta la incidencia y gravedad del GVHD. Por lo tanto, en cada caso debe valorarse el riesgo de TLI comparado con otros condicionamientos menos agresivos.

Deficiencia inmune y genética

Todos los casos son pediátricos porque los niños afectados habitualmente no viven hasta la edad adulta. En la actualidad, el TMO es la única terapia curativa como ida para cualquiera de estas enfermedades, que incluyen el síndrome de inmunodeficiencia severa combinada (siglas en ingles SCIDS), talasemia, anemia de células falciformes, mucopolisacaridosis y otras enfermedades metabólicas de almacenamiento,

osteopetrosis, síndrome de Wiskott-Aldrich, síndrome de Lesch-Nyhan, y enfermedad de Niemann-Pick.

SCIDS: Los niños con SCIDS virtualmente carecen de células inmunes funcionantes capaces de rechazar un trasplante y se han hecho algunos trasplantes exitosos sin tratamiento preparativo para erradicar la médula del paciente. Sin embargo, la mayoría de los centros tienen mayor éxito usando ciclofosfamida con busulfán o algunas veces TBI.

Talasemia: Como con la anemia aplásica, el paciente se puede sensibilizar por las múltiples transfusiones previas al TMO y ello aumenta las posibilidades de FTE. Por ello es preferible un TMO lo mas temprano posible.

Mucopolisacaridosis: Este grupo de enfermedades metabólicas de almacenamiento tiende a producir daño irreversible al sistema nervioso central y deterioro mental. Un TMO en etapas tempranas de la enfermedad pueden prevenir esto.

Pre-evaluación de candidatos a TMO

Una vez que un paciente es considerado candidato para TMO, se inicia un proceso para asegurar que el procedimiento es apropiado, y que el centro propuesto puede ofrecer un tratamiento óptimo para el caso. Se hacen procedimientos de re-evaluación y consulta atravéz de las clínicas de cuidado ambulatorio de TMO que trabajan con la mayoría de los centros de trasplante.

El primer paso es habitualmente la tipificación tisular del paciente. También se tipifican los hermanos y si no existe ninguno que sea un donador HLA-identico, se inicia la búsqueda de un donador alternativo, o bien, se considera la opción de un trasplante autólogo.

Es importante que los pacientes, o en el caso de niños pequeños los padres, sepan que esperar del procedimiento del trasplante y se involucren activamente en la decisión final. Este es el proposito del *consentimiento informado*. El equipo de trasplante y/o el equipo médico que refiere al paciente explican y discuten con el paciente y la familia el razonamiento, riesgos y beneficios del TMO; los síntomas esperables por toxicidad del procedimiento; y los riesgos y beneficios de tratamientos alternativos. Estas consultas pueden llevar muchas horas, y es recomendable que el paciente lleve papel y lápiz o una grabadora para revisar lo que se ha discutido. Se debe sentir después con la libertad de preguntar cualquier pregunta y aclarar cualquier punto antes de firmar la hoja de consentimiento informado. La siguiente es una lista de ejemplos de preguntas que el paciente o la familia podría querer preguntar antes de firmar el consentimiento informado en el centro de TMO:

- ¿Cuantos procedimientos ha hecho el centro y desde cuando ha hecho TMO?
- ¿Que otros centros realizan el tipo específico de trasplante de médula propuesto?
- ¿El personal de enfermería tiene entrenamiento especializado en TMO?
- ¿Que tipo de aislamiento de protección utiliza el centro y es posible visitar la unidad y conocer al personal?

- ¿Cuales son las restricciones para los visitantes?
- ¿Como se puede hacer ejercicio dentro de los curatos de aislamiento?
- ¿Cuales son los estadísticas de cura y recaída para la enfermedad específica?
- ¿En el centro propuesto, cuales son las principales causas de morbilidad y mortalidad por TMO para la enfermedad específica, el tipo de trasplante, y el grupo de edad?
- ¿Cuales son los efectos agudos y crónicos a largo plazo del TMO?
- ¿Cuales son las posibilidades de almacenar esperma antes del procedimiento?
- ¿Cuales son los costos, cuanta cobertura puedo esperar por mi seguro, y cuales otros apoyos financieros existen?
- ¿Que otros servicios de apoyo están disponibles para apoyar a los pacientes o los miembros de la familia, y existe alguna ayuda para alojamiento temporal en el área?

Si el paciente es un niño, un psicólogo o trabajador social del equipo de TMO entrevista a los padres y al niño. El procedimiento es explicado en términos simples para que el niño los entienda. En ocasiones se emplean videocassettes. Frecuentemente los padres son puestos en contacto con otras familias cuyo hijo ha recibido un TMO. Los niños hasta de edad pre-escolar no toman parte en el proceso de consentimiento. Después de esa edad, si lo desean, deben tener la oportunidad de una entrevista en ausencia de los padres para expresar sus propios temores. Se toma un historia clínica completa. Esto incluye confirmación del diagnóstico, y una descripción detallada de los tratamientos previos y de los resultados y/o reacciones del paciente a ese tratamiento. Cualquier otro problema médico existente es evaluado, incluyendo la historia personal de alergias y enfermedades infecciosas.

Los pacientes habitualmente van a casa para el periodo de espera hasta que llega el tiempo apropiado para el trasplante, o las listas de espera para trasplante se completan, o se encuentra un donador. Durante este tiempo, se recomienda al paciente tomar fuerzas de todas formas posibles. Deben sentirse como atletas entrenando para una competencia, pero con la condición que deben consultar con su médico para estar seguros que la actividad elegida es adecuada y segura para ellos. El ejercicio y una que también mejoran las expectativas, la actitud del paciente y la esperanza.

Poco antes de que el paciente sea admitido a la unidad de trasplantes se hace una batería de estudios. Estos incluyen evaluación de la función de los riñones, hilado, corazón, pulmones y hormonas; se biopsia la médula ósea, y se hacen radiografías y tomografías computarizadas (siglas en ingles CAT) para verificar progresión y estadio de la enfermedad; se realiza una punción lumbar para ver que tipo de células esta presente en el liquido cefalorraquídeo.

Es fundamental que no exista ninguna infección por pequeña que ésta sea. Se hacen estudios de sangre para investigar la presencia de bacterias, hongos, y parasitos. Se hacen exámenes de la boca y dientes, ano y recto para buscar

ulceras y abscesos. Cualquier infección debe ser tratada y erradicada antes de que el TMO pueda llevarse a cabo.

Las infecciones virales son un riesgo agregado. Por tanto, la sangre es investigada para anticuerpos contra el virus de hepatitis, citomegalovirus (CMV), virus de herpes, y virus de inmunodeficiencia humana (VIH; el virus que causa SIDA— en ingles AIDS). Con análisis de enzimas y función hepática se investiga una hepatitis oculta.

Finalmente, se hace una evaluación del paciente para detectar, dentro de lo posible, que no existen factores psicológicos que impedirían el trasplante. Debe considerarse que el paciente es capaz de soportar el estrés y el aislamiento que son inevitables en un TMO. También se evalúa la estabilidad del sistema de soporte del paciente, i.e., esposa, padres, u otras personas capaces de proporcionar apoyo emocional y psicológico.

Se coloca un catéter central intravenoso periférico (siglas en inglés PICC) para proveer un acceso rápido a la circulación sanguínea, y para evitar la molestia de múltiples punciones venosas y canalizaciones. Este catéter consiste de un haz (similar a un cable telefónico) de por lo menos dos y habitualmente más (tantos como cinco) tubos flexibles de silicón que puedon ser dejados en el sitio de inserción por muchos meses.

Se hace una pequeña incisión en el cuello o en la parte superior del pecho bajo anestesia local o general. El PICC se lleva por debajo de la piel por varias pulgadas y después se lleva por una del las grandes venas hasta la aurícula derecha del corazón. La razón por la que se lleva por un tramo por debajo de la piel es que la infección en el sitio de entrada es relativamente común. Si un catéter via directamente a la vena, una infección puede alcanzar fácilmente la circulación y hacerse generalizada. La ruta indirecta da tiempo para controlarla antes de que se generalice.

El PICC se usa para obtener muestras de sangre para estudios y para infundir medicamentos, nutrientes, líquidos, transfusiones de sangre y de plaquentas, y la médula ósea misma; las múltiples vías o tubos del PICC permiten realizar varias de estas funciones simultáneamente. Se dan instrucciones al paciente para el cuidado y aseo de rutina del PICC para evitar infecciones y bloqueos. Los catéteres dejan cicatrices mínimas, pero si estas son una preocupación, habitualmente es posible colocarlos de manera que la cicatriz no sea visible.

Se determinan también el tipo sanguíneo ABO del donador y receptor. Si son incompatibles, los glóbulos rojos del donador son removidos de la médula antes de infundirla. Esto previene una reacción transfusional peligros que podría ocurrir si el antisuero del receptor aglutina y *lisa* (destruye) los glóbulos rojos del donador. Después del injerto, el tipo sanguíneo del receptor es el mismo del donador.

Evaluación del donador

La donación de médula ósea no representa prácticamente ningún peligro para el donador. Sin embargo, la colección de médula se hace bajo anestesia espinal o general. Cualquier ancestesia conlleva algún riesgo y el donador debe estar consciente de esto, y consciente de lo que el procedimiento representa. Después de una explicación detallada el donador debe recibir tiempo suficiente para considerar su decisión antes de comprometerse a realizar la donación. Al igual que el receptor, el donador firma una consentimiento informado.

Se realiza una historia clínca seguida de una exploración física meticulosa, incluyendo un electrocardiograma y radiografía de tórax. En el laboratoria se realiza una química sanguínea, y se determina el estado de anticuerpos contra CMV, hepatitis, HIV, y otras enfermedades transmitidas sexualmente. El donador recibe apoyo psicológico si es necesario apropiado.

Frecuentemente se pide a donador que haga donaciones de sangre y plaquetas durante la fase de recuperación. Es frecuente que se tome una unidad de sangre del donador una semana o dos antes de la colección de médula y se le reinfunde después del procedimiento.

Colección (cosecha) de médula

El día de la donación o el dón o el día previo el donador es admitido al hospital. La médula se obtiene de las crestas iliacas anteriores o posteriores de la médula. El médico utiliza una jeringa grande, con una aguja ancha y aspira la médula. Se requieren muchas *aspiraciones* porque sólo se pueden aspirar aproximadamente 5 ml en cada aspiración. El número de células tronco que se requieren depende del tamaño del receptor. La cantidad total que se toma varía con el tamaño del donador y promedia 10-15 ml por kilogramo de peso. Esta cantidad representa entre 3 y 5 por ciento del total de la médula del inviduo, y ésta se regenera en dos o tres semanas. El donador permanece en el hospital por uno o dos días para observación, y para recibir manejo de la molestia inicial en la región pélvica. Esta molestia es habitualmente el único efecto adverso, y la mayoría de los donadores expresan su disposición de volver a donar en el futuro.

La médula colectada es filtrada si es necesario para eliminar pequeños fragmentos de hueso y otros desechos, colada por una coladera de acero inoxidable para separar pequeños cúmulos de células, y transferida inmediatamente a una bolsa para transfusión de sangre. Esta médula se infunde dentro de las primeras 24 horas después de colectada, o se congela para usarse más tarde. si se planea un trasplante autólogo, el procedimiento es el mismo, pero los tiempos son diferentes. La médula se colecta al menos siete a diez días antes del día del trasplante, se trata, y se congela. Puede ser congelada por muchos años hasta que se necesite. Dado que la médula frecuentemente se depleta por los curos de quimioterapia previos, pueden requerirse mas aspiraciones y un volumen mayor de médula colectada que cuando ésta proviene de un donador. Como ya se mencionó, actualmente se colectan PBSCs frecuentemente para aumentar el número de células tronco.

Preparación

El régimen de preparatoria o *preparación* se conoce también como *ablació* medular o condicionamiento. Cualquiera que sea el término empleado, se refiere al régimen (sistema de tratamiento) empleado para destruir la médula y células tu-

morales propias del paciente. Los agentes condicionantes incluyen irradiación corporal total (siglas en inglés TBI), dosis altas de una serie de medicamentos que incluyen ciclofosfamida (Cytoxan), citarabina (ARAC), etopósido, y busulfán (Myleran). El mejor régimen no está aún establecido. Cada centro emplea el propio de acuerdo a su experiencia y sus protocolos. Lo que si se sabe es que se requiere de más de un agente; i.e., ya sea más de un agente químioterapéutico, o TBI más por lo menos un agente de quimioterapia. La razón de esto no está muy clara, pero cuando se usa un solo agente, las probabilidades de recaída aumentan. Igualmente no se sabe si se debe iniciar con quimioterapia primero seguida de TBI o viceversa.

El paciente se admite a la unidad de trasplantes para la preparación. El número de días que se requieren antes del trasplante depende del régimen de preparación. El día de la infusión de la médula se llama Día O, y los días previos reciben números negativos en una cuenta regresiva. Por ejemplo, si el régimen consiste de ciclofosfamida y TBI, el medicamento es probablemente administrado por cuatro días, los días -8 a -5. La TBI se da por 3 días, los días -4 a -2. Si se emplea ARA-C pueden requerirse 6 días de administración, por lo que la cuenta regresiva empieza en el día -10. El día -1 es habitualmente un día de descanso.

La dosis total de TBI es habitualmente entre 1,200 y 1,350 rads (o Gy). La TBI es fraccionada o hiperfraccionada; i.e., se da en muchas dosis pequeñas en vez de darla toda a una sola vez. Por ejemplo, 125 rads por dosis, tres veces al día por tres días. Mientras más se fracciona, menor el riesgo de desarrollar enfermedad pulmonar grave. El *fraccionamiento* también prácticamente elimina la náusea y el vómito que suelen ocurrir si se administra una dosis mayor de 300-400 rads en una sola administración.

La TBI ha sido empleada como parte del condicionamiento en muchos centros, pero el busulfán puede ser igualmente efectivo y está bajo investigación en *estudios clínicos* para definir los resultados a largo plazo. Dado que es menos tóxico que la TBI, permite aumentar el número probable de candidatos elegibles, particularmente entre personas de edad avanzada y en infantes. Actualmente debe tomarse por vía oral y la dosis consiste en un número grande de cápsulas. Frecuentemente se requiere de antieméticos (medicamentos para suprimir el vómito) como el Ativán, Zofran, o Kytril. En niños pequeños el medicamento de administra por una sonda nasogástrica.

Las reacciones a la terapia de preparación varían, al igual que como sucede con la quimioterapia convencional. La mayoría de los pacientes pierden su pelo y el sentido del gusto. La mayoría de los pacientes sufren náusea y vómito como una reacción a los medicamentos; sin embargo, existen muchos medicamentos actualmente para ayudar a controlar estos síntomas. Es muy importante que los pacientes mantengan una buena nutrición. Si pierden el apetito y la comida por va oral resulta problemática por la náusea y el vómito, los pacientes reciben *hiperalimentación*, también conocida como *alimentación parenteral total*; i.e., son alimentados con una mezcla cuidadosamente preparada con todos los nutrientes, vitaminas, y minerales por vía intravenosa através del catéter central.

Algunos medicamentos producen problemas específicos. Así, las dosis altas de ARA-C pueden producir cierta ataxia (incoordinación muscular); a veces también produce conjuntivitis dolorosa o dermatitis severa. Todos estos síntomas son temporales y reversibles. Las dosis altas de ciclofosfamida pueden producir cistitis hemorrágica (irritación de la pared de la vejiga que puede causar hemorragia importante). Los pacientes que reciben ciclofosfamida deben recibir abundantes líquidos para aumentar el flujo urinario; además se les da *mesna*, un medicamento que se combina con los metabolitos de la ciclofosfamida y los hace relativamente seguros. En ocasiones se inserta un catéter de tres vías que irriga continuamente a la vejiga, barriendo allí de la vejiga los metabolitos dañinos del medicamento antes de que se adhieran a la pared de la vejiga; sin embargo, en muchos centros se prefiere evitar insertar catéteres por el riesgo de infección. Así pues, los efectos inmediatos de la quimioterapia condicionante pueden ser molestos, pero son controlables y temporales, o incluso prevenibles.

La administración de la TBI suele ser descrita por los pacientes de muy diversas formas, desde incómoda hasta espantosa. Dependiendo del equipo con el que se cuente en el centro, el paciente puede tener que adoptar una postura incómoda, y permanecer inmóvil en esa posición mientras se completa la administración de la fracción mientras se completa la administración de la fracción de la dosis en algún tipo de caja o marco. Esto puede ser claustrofóbico. Los pacientes que reciben TBI también pueden experimenta náusea de la quimioterapia al altas dosis que recibieron anteriormente. Los niños pueden ser sedados o incluso anestesiados ligeramente para la TBA dada que no puede esperarse que permanezcan inmóviles. Habitualmente los únicos efectos adversos inmediatos de la TBI son calor y hormigueo de la piel.

Las células tumorales se esconden en ocasiones en el sistema nervioso central (siglas en inglés CNS; el cerebro y la médula espinal) y escapar el *régimen de condicionamiento*. En muchos centros se administra rutinariamente quimioterapia *intratecal*; es decir, se aplica quimioterapia en el canal espinal y de allí circula por todo el CNS. En los pacientes masculinos, las células tumorales pueden esconderse en los testículos. Por lo tanto, es frecuente irradiar los testículos uno o dos días antes de la TBI.

Si un paciente ha tenido radioterapia extensa a la cabeza por un episodio de leucemia en el CNS, se puede decidir proteger la cabeza para evitar la encefalomalacia ("reblandecimiento" del cerebro) que puede resultar de mucha radioterapia al cerebro, y esto puede afectar en forma permanente la función del cerebro. Para evitarlo, se puede reducir la dosis al cerebro o eliminarla por completo.

Aislamiento

Las defensas del paciente contra las infecciones son afectadas por el régimen condicionante. Desde el inicio de la preparación los pacientes son aislados para minimizar el riesgo de infección. Permanecen aislados hasta que injerta la médula y recuperan cierto grado de inmunidad. La forma de aislamiento varía de centro a centro. La mayoría de los centros usan cuartos en los que el aire a centro. La mayoría de los

centros usan cuartos en los que el aire es filtrado con filtros de partículas de aire de alta eficiencia (siglas en inglés (HEPA). Estos filtros eliminan cualquier partícula que puede incluir agentes infecciosos (bacterias, hongos, parásitos). Algunos centros usan cuartos con flujo de aire laminar (siglas en inglés LAF) especialmente diseña de estancia es roderda por flujos unidireccionales de aire. Algunos centros usan cuartos normales de aislamiento, con procedimientos estrictos de aislamiento reverso. Independientemente del tipo de habitación que se use, el personal de enfermería y los visitantes deben ponerse una bata antes de entrar al área del paciente, y usar ropa ultra-limpia, cubre bocas y guantes. Mientras injerta la nueva médula y se recupera cierto grado de inmunidad, debe minimizarse el contacto físico con otras personas.

Los padres de niños pequeños asumen muchas de las funciones del personal de enfermería. De esta manera, los niños no son deprivados del contacto físico con los padres, tan importante desde el punto de vista psicológico.

Un aseo personal riguroso es necesario. Se la dan instrucciones al paciente de cómo hacer esto dentro del pequeño espacio de su habitación y área de baño. Se dan también instrucciones especiales para aseo dental y de la boca y para aseo alrededor del ano y genitales.

Infusión de la médula día 0

Muchos pacientes describen el procedimiento mismo del trasplante como un anticlímax. No es más complicado que una transfusión a través del PICC. El procedimiento toma varias horas. Es infrecuente que haya reacciones adversas. Ocasionalmente se pueden observar falta de aire, hipotensión, escalofríos, fiebre, o erupciones cutáneas o ronchas menores; sin embargo, siempre se tienen el equipo y medicamentos necesarios para lidiar con estas complicaciones en caso de que se presenten.

Para los pacientes que reciben un trasplante autólogo, el Día 0 se describe como "veinticuatro horas de ajo". El DSMO en que se congela la médula da un aroma fuerte y persistente a ajo.

Post-trasplante

Después del trasplante empieza la espera hasta que injerte la nueva médula. La señal de que ésto ha sucedido es la aparición de nuevos glóbulos blancos en la circulación. En promedio esto sucede entre el día 14 y el día 30.

El primer día o dos después de la infusión de la médula los pacientes habitualmente se sienten razonablemente bien. Algunos todavía pueden comer. Sin embargo, en poco tiempo empieza a aparecer la toxicidad del régimen de condicionamiento. Además, los pacientes no tienen defensas contra las infecciones. Para lograr que el paciente pase esta fase crítica se requiere de los conocimientos y la cooperación de todo el personal involucrado, incluyendo el paciente. Los cuidados de enfermería adquieren una gran importancia. Las enfermeras de trasplantes son altamente especializadas y entrenadas para detectar el menor indicio de problemas. Para ello monitorizan al paciente veinticuatro horas al día y los someten a numerosos estudios.

El estado de la sangre se verifica constantemente. Frecuentemente se transfunden glóbulos rojos y plaquetas para evitar la anemia y los problemas de sangrado; el objetivo es mantener las plaquetas a mas de 20,000 y el hematocrito arriba de 30 por ciento. Para lograrlo, pueden requerirse plaquetas diariamente; los glóbulos rojos habitualmente se administran una o dos veces por semana, o cuando se necesitan. Todos los productos sanguíneos administrados a los pacientes trasplantados son irradiados para destruir linfocitos funcionales que podrían desencadenar o exacerbar GVHD. La función renal se monitoriza frecuentemente midiendo los niveles séricos de bióxido de carbón, patasio, nitrógeno ureico en sangre (siglas en inglés BUN), y creatinina. La funcòn del riñón es limpiar la sangre. La toxicidad inducida por medicamentos, infecciones y problemas circulatorios pueden afectar éstas funciones vitales. El daño es habitualmente reversible, pero puede ser necesario ajustar las dosis de ciertas drogas para mantener una función renal adecuada.

Las muchas funciones del hígado incluyen un papel importante en la digestión y utilización de los alimentos, en la coagulación de la sangre, el almacenamiento de vitaminas, y en la regulación del volumen sanguíneo. Niveles alterados de bilirrubina y enzimas hepáticas indican la posibilidad de problemas hepáticos.

Se realizan radiografías de tórax periódicamente para investigar problemas pulmonares incipientes. El balance nutricional es importante, y es monitorizado particularmente cuando los pacientes reciben hiperalimentación. También se monitoriza el balance de líquidos y electrolitos; ésto es particularmente delicado en niños.

Toxicidad

Para poder eliminar todas las células del paciente y las células del cáncer, el condicionamiento es tóxico. Si la ablación medular es insuficiente, es casi seguro que ocurrirá FTE o recaídas. Se han desarrollado métodos para reducir la toxicidad global pero aumentando la toxicidad a la médula ósea y al tumor (p. ej. Fraccionar la TBI, y utilizar busulfán en lugar de TBI), y aún continúa la investigación en esta area. Por ahora sin embargo, las células normales no escapan al daño. Al igual que con la quimioterapia convencional, se destruyen las células que están multiplicándose. Esta es la razón por la que pierden el cabello. Las células que cubren el tracto gastrointestinal también son susceptibles y los pacientes frecuentemente desarrollan úlceras en su boca, y dolor en el esófago y estómago, y en la región rectal. Este dolor es en ocasiones lo suficientemente grave para requerir morfina, y se proporciona a los pacientes bombas auto-reguladas para control del dolar.

Habitualmente las enfermeras dan una dosis extra antes de limpiar las úlceras orales. Este aseo es necesario para prevenir necrosis (destrucción de tejido) que podría ser tejido fértil para bacterias y otros agentes infecciosos. Es factible que los pacientes desarrollen diarrea; la región anal está dolorosa y cruenta y debe ser también mantenida escrupulosamente limpia.

Neumonitis interstical

La neumonitis intersticial (siglas en inglés IP) es una inflamación de los tejidos que rodean las vías aéreas. Puede ser causada por infección, pero es frecuentemente resultado de toxicidad del condicionamiento, y particularmente de TBI.

El ejercicio previene infecciones pulmonares superimpuestas a la IP, lo mismo que las respiraciones profundas y toser cada dos a cuatro horas. El ejercicio puede ser difícil para los pacientes en la primera semana o dos después del trasplante. También es complicado en los confines de los cuartos de aislamiento. Sin embargo, habitualmente se instala en la habitación un bicicleta de ejercicios o una máquina para aremar, y se establece un régimen de ejercicios que el paciente debe sequir.

Enfermedad veno-oclusiva

La enfermedad veno-oclusiva (VOD) ocurre en aproximadamente uno de cada cinco pacientes. Puede ocurrir en cualquier órgano, pero se ve más frecuentemente en el hígado. Las células del hígado tratan de limpiar las toxinas producidas con el condicionamiento y con ello se intoxican y se hinchan. Al hincharse los pequeños vasos del hígado se hacen más estrechos. En un intento por reparar el daño, el organismo deposita fibrina dentro de las venas, lo cual las estrecha aún más. Las paredes de los vasos se hacen cada vez más gruesas hasta que la vena se ocluye por completo. Esto resulta en retención de líquidos y el paciente desarrolla edema (exeso de líquido en los tejidos) y ascitis (líquido en la cavidad peritoneal). Los pacientes se ponen ictéricos porque el flujo biliar también se obstruye. Si el hígado no funciona bien, el cerebro puede verse afectado produciendo confusión, letargia, y desorientación. El tratamiento incluye aliviar los síntomas con medicamentos, y ajustar y mantener el balance de líquidos y electrolitos mientras el hígado mejora.

Síndrome de fuga vascular

El síndrome de fuga vascular también produce acumulación de líquido en los tejidos. Algunas linfocinas, que son sustancias liberadas por linfocitos sensibilizados por antígneos, hacen que la pared vascular pierda resistencia y elasticidad y que el líquido se fugue. El edema pulmonar en pacientes trasplantados es habitualmente resultado del síndrome de fuga vascular.

Infecciones

Dado que el condicionamiento suprime la médula ósea y el sistema inmune, y destruye las barreras naturales para la infección p.ej., piel, y recubrimiento de mucosas en la boca, intestino, nariz, etc., la mayoría de los pacientes desarrollan infecciones. El primer signo es fiebre alta. En la mayoría de los centros se espera hasta que se desarrolle fiebre para iniciar antibióticos otros empiezan en el Día 0, infundiendo antibióticos con la médula. Los antibióticos incluyen agentes antibacterianos de amplio espectro; el agente antimicótico (contra hongos) anfotericina; y medicamentos antiparásitos. Esta combinación de antibióticos debe ser manejada con cuidado porque aumenta la toxicidad y puede causar daño a los riñones. En algunos centros se administran medicamentos antiparásitos como profilaxis desde el Día 0, y después se suspenden hasta que sucede el injerto. Aún si los pacientes responden a los antibióticos, los medicamentos habitualmente se continúan hasta que las cuentas de glóbulos blancos están de regreso a entre 300 y 500.

Las infecciones son habitualmente oportunistas. Esto significa que son causados por organismos no patogénicos (organismos que habitualmente no causan enfermedad). Estos organismos pueden ser miembros de la flora normal (i.e., pueden habar estado viviendo en el paciente sin síntomas antes del trasplante), o pueden ser microorganismos del hospital. Las bacterias que pueden causar problemas incluyen la Pseudomona especie y la Escherichia coli. Las infecciones por hongos incluyen Candida, y la más peligrosa Asperguileus. Los parásitos incluyen Pneumosystis carinii y Toxoplasma.

Cuando se produce fiebre, se hacen múltiples cultivos de la sangre y los tejidos sospechosos para tratar de identificar el agente causal. Los pulmones, tracto gastrointestinal, riñones y vejiga son sitios comunes de infección. Ocasionalmente se producen infecciones del sistema nervioso central.

Los sitios de infección local en pacientes con trasplante se ponen rojos y dolorosos, pero no desarrollan pus o abscesos. Los pacientes no tienen los granulocitos que forman pus en los individuos normales. Los sitios de inserción de los catéteres venosos centrales deben ser vigilados cuidadosamente por signos atípicos de infección. Las infecciones locales deben ser tratadas con antibióticos tópicos apropiados.

Todo alimento que el paciente puede tomar por la boca hasta que las cuentas de glóbulos blancos regresan a lo normal debe ser cuidadosamente preparada para mantener el contenido de bacterias y hongos al mínimo. Por ello, deben evitarse frutas, verduras y ensaladas frescas. Los alimentos deben ser blandos para evitar más irritación a la boca e intestino, y suaves para que puedan ser deglutidos.

Si la fiebre no responde a antibióticos puede haber una infección viral o por hongos. Muchos virus son habitualmente portados en un estado latente (inactivo). Debido a la supresión del sistema inmune en el paciente trasplantado, estos virus pueden resultar muy patogénicos (capaces de causar enfermedad) o aún letales. El Herpes simple y Herpes zoster están habitualmente latentes en individuos sanos. Si los pacientes son positivios en pruebas para detectar Herpes antes del trasplante, se administra acyclovir (un medicamento antiviral) inmediatamente (antes del Día 0). La inmunidad pasiva puede ser incrementada con infusiones de preparados de gama globulina que contienen anticuerpos contra el herpes.

Muchas personls tienen estudios positivos para CMV. Este virus puede causar infecciones graves en casi cualquier sitio. La neumonitis intersticial por CMV es todavía frecuentemente fatal. Si los pacientes no tienen estudios positivos para CMV antes del trasplante, y reciben trasplantes negativos para CMV, debe asegurarse que todo producto sanguíneo que se transfunde es también negativo para CMB. Muchos pacientes reciben profilácticamente infusiones de preparados de gama-globulina que contienen anticuerpos contra CMV; ésta se continúan hasta el injerto. Estas medidas han disminuido la incidencia de IP por CMV.

El Ganciclovir es un nuevo agente antiviral. Es muy efectivo en profilaxis contra CMV y, en combinación con gama globulina inmune para CMV es el único medicamento efectivo contra una infección por CMV establecida. Tiene la desventaja de que reduce las cuentas de glóbulos blancos. Además, los agentes inmunosupresores usados para controlar GVHD aumentan la incidencia de infecciones virales, particularmente CMV.

Falla para injerta

La médula infundida habitualmente injerta ("pega") ya que la ablación de la médula y la inmunosupresión es generalmente suficiente para prevenir el rechazo. En un trasplante alogenéticos, y en trasplantes que han sido manipulados para reducir las células T en un esfuerzo para prevenir GVHID.

Ocasionalmente hay fallas o retrasos para injerta en trasplantes autólogos cuando hay demasiado pocas células tronco o están muy daúadas por la quimioterapia previa. Las infecciones pueden suprimir el injerto como lo hace el ganciclovir, el agente antiviral usado para combatir las infecciones por CMV. Las fallas o retrasos también suceden en trasplantes autólogos y alogenéicos si el estroma medular está muy dañado. Elestroma debe sanar de la toxicidad de la terapia previa y del condicionamiento antes de que pueda servir de apoyo a la nueva médula.

Enfermedad injerto contra huésped

Después de la que la médula injerta y aparecen los nuevos glóbulos blancos, puede desarrollarse la enfermedad de injerto contra huésped (siglas en inglés GVHD). Esta afecta aproximadamente al 50% de los pacientes que reciben un TMO alogenéico, y es fatal en aproximadamente 30 por ciento de los pacientes en quienes la GVHD es clinicamente significativa. Existen dos formas de presentación: la aguda y la crónica.

La gravedad de la GVHD depende del grado de diferencia entre los HLA del donador y el receptor, y de la habilidad de las células T del donador responden ante antígenos que identifican como extraños y atacan a las células del receptor que expresan estos antígenos. Las células lesionadas del receptor del trasplante liberan sustancias que avisan a otras células inmunes del donador (p.ej. monocitos y granulocitos) para que se unan a la batalla. Esto agrega aún más células T a la revuelta y con ello progresa la enfermedad.

La incidencia y gravedad de la GVHD, tanto aguda como crónica, aumenta conforme aumenta la edad del paciente. La tolerancia de las células T del donador hacia las células del receptor está mediada por células T supresoras del donador. El timo "educa" a las células T inmaduras para que se conviertan en supresoras. En pacientes de edad avanzada el timo se encoje y su función se ve reducida. Esto puede explicar el retraso en el desarrollo de tolerancia en pacientes de mayor edad. En apoyo a esta teoría, los timos de los niños que desarrollan GVHD crónica frecuentemente se encuentran dañados.

Algunos microorganismos comparten antígenos con células epiteliales del intestino, y su presencia puede desencadenar GVHD. Igualmente, los virus latentes intracelulares producen expresión de antígenos virales en la superficie celular, y las células T pueden reaccionar contra ellos.

GVHD aguda

La GVHD aguda afecta primordialmente la piel, hígado, y tracto gastrointestinal. Ocurre dentro de los primeros tres meses después del trasplante. La mediana del tiempo de aparición es de 25 días después del trasplante, pero se ha visto tan temprano como al noveno día. El primer síntoma es habitualmente una erupción cutánea o ardor y enrojecimiento de las palmas de las manos y plantas de los pies. Una erupción maculo-papular fina (similar al sarampión) se ve característicamente sobre el tronco y oídos, y después sobre todo el cuerpo. En la GVHD grave pueden oídos, y después sobre todo el cuerpo. En la GVHD grave pueden desarrollarse ampollas y úlceras que pueden progresar a descamación generalizada cuando áreas grandes de la piel mueren y se desprenden.

La elevación en los niveles séricos de bilirrubina y enzimas hepáticas indican afección del hígado. La ictericia, en ocasiones a compañada por dolor en el cuadrante superior derecho del abdomen y crecimiento del hígado son síntomas adicionales. No siempre es posible diferenciar entre GHVD en el hígado y VOD sin una biopsia.

La GVHD gastrointestinal ocasional náusea y vómito, dolor, y pérdida del apetito y de la capacidad para comer. La diarrea acuosa y la descamación de la *mucosa* intestinal (la capa que cubre la luz del intestino) puede causar desquilibrio de líquidos y electrolitos. Cuando se acompaña de infección, el vómito y la diarrea puede causar sangrado que puede ser peligroso si la cuenta plaquetaria del paciente está baja.

Un factor de riesgo asociado con el desarrollo de GVHD aguda es la disparidad en el sexo del donador y el receptor, especialmente si el donador es femenino y el receptor es maculino. Las células donadoras femeninas pueden reaccionar contra antígenos del cromosoma y en las células masculinas.

El pronóstico depende de la gravedad del ataque. Es favorable si los síntomas de GVHD son menores. En ataques graves de GVHD el pronóstico es pobre.

GVHD crónico

La GVHD crónica se presenta en cualquier momento después de aproximadamente 3 meses y ha llegado a presentarse hasta dos años después del trasplante. La incidencia global es de aproximadamente 27% (10 a 20% en pacientes menores de 20 años de edad; más de 50% en aquellos mayores de 40 años). Un episodio previo de GVHD agudo aumenta la posibilidad de contraer GVHD cróbuca.

La GVHD crónica semeja enfermedades autoinmunes como el escleroderma, lupus eritematoso sistémico, y artritis reumatoide. La inflamación en la GVHD crónica dura más y es más pronunciada que en la GVHD aguda, y puede resultar en fibrosis (i.e., tejido fibroso, que es un tejido duro y rígido similar a una cicatriz, y aparece en la piel y articulaciones).

La piel es el órgano más frecuentemente afectado. El pruruito es un síntoma temprano. Se desarrolla una erupción liquenoide. Esta es una condición descamativa que se parece al liquen. En casos graves la epidermis basal (la capa más profunda de la piel) se destruye y mueren áreas extensas de la piel. Estas son substituídas por tejido fibroso con cicatrización extensa y pérdida de pigmento. Los folículos pilosos se destruyen y el pelo se cae en parches. En ocasiones se pierde la capacidad de sudar, al menos temporalmente. Si la enfermedad persiste por varios meses la piel se pigmenta y se hace dur ay fija, i.e., no se mueve independientemente del tejido celular subcutáneo. Pueden ocurrir contracturas incapacitantes cuando el tejido fibroso rodeando a las articulaciones impide que el músculo funcione correctamente.

En la mayoría de los pacientes aparecen crecimientos liquenoides en la boca y la garganta. Estas lesiones son placas blanquecinas que semejan candidiasis oral (algodoncillo). La mucosa oral y esofágica se destruye y se reseca. Esto hace difícil el comer y el deglutir. La sequedad de la boca predispone a las caries y enfermedades de las encías. La mayoría de los pacientes también tienen escasas lágrimas. Los ojos se secan, se hacen muy sensibles a la luz, dolorosos, y susceptibles a infección. En casi todos los casos hay afección del hígado. Como sucede con la GVHD aguda, las enzimas hepáticas y la bilirrubina se elevan; a ello le siguen la colestasis (falla en el drenaje de la bilis) y hepatitis crónica.

En unos cuantos casos las vías aéreas más pequeñas de los pulmones son afectadas por la enfermedad; se acumula tejido fibroso y las ocluye causando daño respiratorio permanente. También se asocian en ocasiones con la GVHD crónica vaginitis y sequedad de la mucosa vaginal, o estrechez vaginal.

Como sucede con la GVHD aguda, el pronóstico depende de la gravedad. Si sólo se afectan la piel y el hígado, el pronóstico es favorable. El pronóstico es malo cuando la enfermedad es diseminada e involucra mucho órganos. El pronóstico también es desfavorable si el paciente ha tenido GVHD aguda previamente, particularmente si la forma aguda se convierte directamente en una forma crónica.

Desde el punto de vista estadístico, la menor proporción de recaídas se ven en pacientes que desarrollan GVHD crónica. Las células inmunes derivadas del donador pueden atacar la leucemia así como a las células del receptor y producir un efecto de injerto contra leucemia benéfico que reduce la incidencia de racaídas.

Prevención

Las alternativas para la prevención de la GVHD son farmacológicas o inmunológicas. La clave es prevenir la GVHD o reducir su gravedad pero conservando el efecto de injerto contra leucemia (siglas en inglés GVL). La ciclosporina es una sustancia producida por un hongo. Revolucionó el mundo de los trasplantes de órganos a principios de los 1980s porque suprime las células citotóxicas del receptor y previene el rechazo del órgano. Recientemente un nuevo medicamento, el Tracolimus (FK506) con propiedades similares ha sido desarrollado. En pacientes con TMO induce tolerancia en las células T del donador hacia las células del receptor inhibiendo el desarrollo de células T citotóxicas pero sin afectar las células T supresoras.

Hay evidencia de que la administración profiláctica de ciclosporina o FK506 reduce la incidencia de la GVHD grave y actualmente muchos centros la usan en forma preventiva, sola o con metotrexate y/o *esteroides* suprarrenales.

Si la médula del donador se depleta de células T antes de ser infundida se reduce marcadamente la incidencia de GVHD. Los métodos de depleción son similares a los usados para purgar células tumorales de la médula; hacen uso de las diferencias estructurales, biológicas, o antigénicas entre las células T y otras células de la médula ósea. Sin embargo, si no existen células T, la nueva médula ósea puede no injertar. Además, como el efecto de GVL está ausente, el índice de recaídas aumenta significativamente. Por ello, la sobrevida global de los pacientes trasplantados con médula depletada de células T no es diferente de la de aquellos que reciben médula no manipulada porque la reducción en el número de pacientes que mueren a consecuencia de la GVHD es balanceada por un mayor número de recaídas.

Los biólogos moleculares pueden actualmente distinguir el tipo específico de células T responsables del efecto antitumoral; se les conoce como células "CD4" por la presencia de un marcador celular específico. Las células T "CD8" son aparentemente las responsables del desarrollo de GVHD. Teóricamente, la eliminación de células CD8 de la médula sin alterar las CD4 resultaría en un trasplante ideal. Los estudios preliminares son promisorios. La eliminación selectiva de las células CD8 de la médula aparentemente reduce la incidencia de GVHD o su gravedad pero no afecta la capacidad de la médula de injertar. La tasa de recaídas no se aumenta sobre la obtenida con médulas no manipuladas, lo que indica que el efecto de GFL es retenido.

Tratamiento

El tratamiento de la GVHD es difícil porque este trastorno afecta la frágil inmunidad que el paciente ha empezado a recuperar. Los medicamentos que se usan para tratar la GVHD también son inmunosupresores. Por lo tanto, casi invariablemente se presentan infecciones; estas son frecuentemente graves y en ocasiones fatales.

Los corticoesteroides (prednisona) es el tratamiento primario si se presenta GVHD. Se administra primero una dosis alta y ésta se reduce progresivamente en varias semanas si el paciente responde. La mayoría de los centros empiezan el tratamiento con corticoesteroides solos y agregan otros medicamentos si la respuesta es inadecuada; otros centros tratan de inicio con dos o tres medicamentos. Si aún así no responde la enfermedad se pueden emplear la globulina antilinfocito u otros medicamentos. Para el tratamiento de la afección cutánea que ocurre en la GVHD crónica, el empleo de PUVA (Psoralenos-Luz Ultravioleta A) es con frecuencia efectivo. Este tratamiento fue inicialmente usado para psoriasis. Los psoralenos son extractos de plantas que aumentan la sensibilidad de las células a la luz ultravioleta. Se toma por vía oral y los pacientes se exponen posteriormente a la onda A de la luz ultravioleta en cámaras de bronceado.

Elefecto GVL en trasplantes autólogos y singenéicos

Debido a la falta del efecto GVL, la tasa de recaídas es mayor en trasplantes autólogos y singenéicos que en los alogenéi-cos. La administración de dosis bajas de ciclofosfamida después del injerto engaña a la células T para hacerse autocitotóxicas; i.e., para atacar células que comparten sus mismos antígenos. Aparece una erupción cutánea tipo GVHD que rara vez requiere tratamiento. Puede ser suficiente para conferir el efecto antileucémico deseado en estos pacientes.

Muy ocasionalmente se produce espontáneamente en pacientes que recibieron un trasplante autólogo o singenéico una condición que semeja GVHD crónica. Esto posiblemente ocurre cuando las células T reaccionan contra células que contienen virus latentes. Esto también puede producir el efecto GVL.

Recuperación y salida del hospital

Si no aparecen complicaciones, el injerto sucede rápido y las primeros nuevos glóbulos blancos aparecen tan temprano como el Día 14. Muchos receptores de médula ósea sufren retrasos en el injerto y no es infrecuente tener que esperar por un mes. El injerto de la médula ósea puede acompañarse de dolores óseos y articulares, pero en general, conforme injerta la médula, los pacientes empiezan a sentirse mejor.

La boca y el intestino sanan y el paciente puede empezar a comer. Si se recupera el sentido del gusto, el apetito puede regresar.

Desafortunadamente, el injerto de la médula se acompaña de la posibilidad de GVHD. Una GVHD leve no retrasa significativamente la salida del hospital. Sin embargo, ataques moderados o graves significan una estancia más prolongada. Los criterios de alta del hospital varían entre los diferentes centros. Primero, debe contarse con familia y otros elementos de apoyo y un sitio para vivir cerca del hospital. Los pacientes son dados de alta hasta que las cuentas de glóbulos blancos alcanzan entre 500 y 1,000. Otros criterios incluyen la ausencia de fiebre después de suspender los antibióticos parenterales al menos por dos días; y ausencia de náusea, vómito, y diarrea, o bien que sean controlables con medicamentos por vía oral. Si es posible, los pacientes no deben requerir y transfusiones de sangre y plaquetas, y deben de tener (habitualmente) una cuenta de plaquetas sostenida de por lo menos 30,000, y un hematocrito de más de 30 porciento en adultos y 25 porciento en niños.

Algo que frecuentemente imposibilita la salida del hospital es la dificultad para comer. En el hospital se intenta entrenar nuevamente al paciente para comer, pero si todos los demás criterios se cumplen, algunos pacientes son dados de alta antes de que coman porque en ocasiones el paciente sólo es capaz de comer cuando está fuera del ambiente hospitalario. El paciente es admitido de nuevo si aún así no puede comer porque debe mantenerse el balance de líquidos y electrolitos.

Las clínicas de cuidados ambulatorios con que cuentan la mayoría de centros de trasplante permiten que el paciente pueda ser egresado tempranamente. El egreso temprano no sólo reduce los costos, sino que los pacientes se sienten mejor cuando al menos duermen fuera del hospital. Antes de ser dados de alta, se instruye a los pacientes en cómo continuar las estrictas medidas de higiene en el ambiente del hogar. También se les enseña que síntomas indican la necesidad de asistencia inmediata en la sala de urgencias, y cuales pueden esperar hasta que abra la unidad de consulta de trasplantes.

Se requiere monitorización cercana en las clínicas ambulatorias de trasplantes por lo menos hasta el Día 100. La química sanguínea, el balance de líquidos, y el estado hematológico se checan frecuentemente. También se hacen regularmente punciones lumbares para células en el líquido espinal, biopsias de médula ósea, y radiografías de tórax.

Las clínicas ambulatorias de trasplante cuentan con instalaciones para atender urgencias y los expedientes de los pacientes se conservan allí. Están diseñadas cuidadosamente para que los pacientes nunca encuentren áreas congestionadas que signifiquen un riesgo de infección. Los primeros días después egreso es posible que los pacientes pasen la mayor parte de todos los días en la clínica. Hacia el Día 100 las visitas se han reducido habitualmente a una vez por semana. El catéter venoso central se retira habitualmente tres o cuatro meses después del trasplante. Si todo ha marchado bien, hacia el Día 100 los pacientes pueden verdaderamente irse a casa. Se les dan instrucciones de las medidas de precaución que aún deben observarse, y son enviados al cuidado de su médico primario.

Se require un adecuado entendimiento del porque la inmunidad se encuentra aún comprometida. La velocidad de recuperación de la inmunidad están influenciada por la edad, el régimen de condicionamiento, y la presencia y gravedad de la GVHD. Los siguientes datos son sólo aproximaciones [en el mejor de los casos] y no deben ser tomados como absolutos.

El número de linfocitos se recupera a lo normal en aproximadamente tres meses, pero la función de las células T maduras permanece afectada por más de un año. La depleción de células T de la médula hace aún más lenta la recuperación. La producción normal de anticuerpos por las células B toma hasta un año. Los neutrófilos aparecen 15 a 45 días después del trasplante, pero también están funcionalmente afectados por lo menos durante cuatro meses.

Los factores de crecimiento de células hematológicas (G-CSF y GM-CSF) son proteínas identificadas recientemente que se encuentran normalmente en el organismo y promueven el crecimiento y activación de glóbulos blancos que combaten infecciones. Actualmente se están usando inyecciones de estos factores de crecimiento para acelerar el proceso de injerto de la médula. Los resultados de los estudios clínicos de estos agentes son prometedores.

El número de plaquetas habitualmente es normal después de uno a tres meses. Los primeros glóbulos rojos aparecen después de dos a tres semanas, pero el paciente debe anticipa lo cierto grado de anemia por algunos meses.

Debido a que el sistema inmune continúa frágil, los pacientes deben evitar aglomeraciones los primeros seis meses después del trasplante. Esto significa no centros comerciales, no teatros, no juegos de football, no iglesias o sinagogas. Para los niños en edad escolar, habitualmente se pueden arreglar conecciones telefónes para que puedan mantener el contacto con la escuela. Las visitas se limitan a un máximo de una o dos personas simultáneamente.

En los siguientes seis meses las reglas se releajan un poco. La mayoría de los pacientes pueden regresar al trabajo o la escuela parte del día. Al final de un año completo, habitualmente es posible retornar a un trabajo o escuela de tiempo completo y se puede retomar una vida normal. Por todo un año los pacientes deben evitar contacto con personas que han recibido recientemente vacunas con virus vivos atenuados. Esta precaución debe continuar si los pacientes tienen GVHD crónica.

Aún si el donador ha sido inmunizado contra las enfermedades de la infancia la inmunidad habitualmente no es transmitida con el trasplante. Por lo tanto, se recomienda inoculación con toxiode tetánico y vacunación contra la difteria y el polio.

Aspectos sociales y psicológicos

Las perspectivas del paciente

Es imposible anticipar como va a reaccionar un individuo al trasplante. Muchas personas lo toleran extraordinariamente bien. Cuando se les pregunta como fue los pacientes recuerdan que fue difícil, que se sintieron terrible, que estaban en otro mundo alejados de la realidad. Pero también dicen que las partes difíciles se terminaron pronto. Muchos expresan su agradecimiento por el gran apoyo que recibieron de sus médicos y el personal de los centros de trasplante. Y todos los pacientes que se recuperan expresan el júbilo de haber recibido un futuro.

Cada paciente aborda el trasplante de manera diferente, pero muchos piensan que saber que esperar antes del trasplante fue muy útil. El conocer que era lo que pasaba y por qué ocurrían los síntomas les daba un sentimiento de control sobre una situación en la que de otra forma se hubieran sentido totalmente indefensos y dependientes.

Cuando un paciente con cáncer se acerca a un trasplante, es parte del espectro total detener una enfermedad grave. Son comunes las alteraciones del entorno familiar, el trabajo, o la escuela. Algunos pacientes han encontrado la reacción desafortunada de algunos familiares y amigos: el alejarse y evital al paciente porque "no saben que decir", y porque le temen al cáncer.

Sin embargo, el aspecto de "todo o nada" del TMO es único y psicológicamente intimidante. Al paciente se le presentan dos opciones:

1. Continuar con tratamiento convencional y arriesgarse a encontrar la inevitable, pero no necesariamente inminente, muerte por la enfermedad.
2. Ir por un TMO que ofrece una posibilidad razonable de curación, pero mediante un procedimiento doloroso e intimidante que puede ser fatal.

Cualquiera que se la decisión, se require de mucho valor para tomarla. Frecuentemente se debe tomar la decisión cuando el paciente y la familia se encuentran bajo estrés. El tiempo es muy importante y la decisión no puede esperar. Muchos equipos de TMO incluyen consejeros, psicólogos, psiquiatras, y trabajadores sociales para ayudar a los pacientes, sus familiares y otras personas cercanas tomar esta difícil decisión. Se se escoge la decisión del trasplante, estos miembros del equipo están entrenados para ofrecer apoyo práctico y psicológico a lo largo del estrés y los problemas que acompañan al procedimiento. Los pacientes y familiares deben sentirse confiados de aprovechar la experiencia de estas personas.

Si el centro de trasplantes está lejos de casa, el paciente y por lo menos la persona que proporciona apoyo emocional y físico deben mudarse cerca del hospital. Esto agrega el jaleo de vivir lejos de casa y el gasto de mantener dos casas a una situación ya de por sí estresante.

El costo del TMO es enorme, y las familias frecuentemente contraen deudas enormes. Los pacientes se preguntan: "¿Como puedo pedirle a mi familia que haga este sacrificio—especialmente cuando el resultado es incierto"? El equipo de trasplantes está dispuesto a escuchar estas preocupaciones y aconsejar en la obtención de ayuda financiera. Una vez en el hospital, además de la carga de una estancia prolongada y de la presencia de síntoma incómodos, el paciente debe soportar el aislamiento. El aislamiento elimina muchos de los mecanismos habituales de sortear situaciones difíciles. Los pacientes son alejados de sus amigos o compañeros de trabajo con los que suelen discutir los problemas. Aún cuando el contacto con el mundo exterior está limitado, la presencia y apoyo de un ser querido es más que recomfortante. Es invaluable. Muchos pacientes dicen que la presencia de su esposo o esposa u otra persona de apoyo fue su salvación.

Algunos pacients—especialmente los niños mayores y adolescentes—pueden sentirse incómodos con los cambios en la imagen corporal: pérdida de pelo, pérdida o ganancia de peso, la presencia prolongada de catéteres venosos centrales y las cicatrices que dejan. Es importante reconfrontarlos acerca de la naturaleza temporal de estos cambios.

La ansiedad aguda incrementa la náusea y el vómito. Miembros del equipo de trasplantes en muchos centros enseñan técnicas de relajación. En algunos centros se ha empleado la hipnosis para el control del dolor. Se han intentado sistemas de retroalimentación con algún resultado; aparatos electrónicos detectan respuestas fisiológicas y las convierten en señales como tonos audibles; al reconocer como están comportándoles mediante estas señales, el paciente aprende a controlar las respuestas. La retroalimentación ha sido usada para el dolor y para la náusea y el vómito.

Existen medicamentos que pueden ayudar al paciente durante los períodos de ansiedad estrema o depresión pero como el paciente se encuentra ya tomando multitud de medicamentos, algunos de los cuales pueden ya estar cambiando el estado mental, estos medicamentos se emplean con mucho cuidado y sólo como un último recurso.

Familiares u otras personas de apoyo

Hay un enorme estrés en las personas de apoyo. Es muy difícil ver a una persona querida sufrir, y ser incapaz de ayudar; es difícil ser positivo pero realista; es difícil ocultar el miedo y la ansiedad; muy dificil no poder hacer las cosas naturales como tocar o dar soporte físico al paciente para darle apoyo. Algunas personas se sienten incómodas con las situaciones que obligan a invertir los papeles. El esposo o esposa frecuentemente debe dejar a los niños en casa durante todo el período del trasplante; la culpa y preocupacín acerca de este predicamento puede ser enorme.

Los familiares o personas cercanas no deben menospreciar el enorme estrés al que son sometidas, y no deben dudar en buscar consejo tan pronto como surge la necesidad. Existen grupos de apoyo. El compartir los problemas con personas en la misma situación frecuentemente libera tensiones y ansiedades. El descubrir que las dificultades no son únicas es siempre útil.

Perspectivas pediátricas

Los niños toleran el TMO mejor que los adultos y su pronóstico es mejor. Los efectos del régimen condicionante son habitualmente menos graves, y la incidencia de GVHD es menor en niños que en adultos. Sin embargo, a pesar de la esperanza que da el TMO a un niño que de otra forma estaría desauciado, es muy difícil para los padres ver a su hijo someterse a este procedimiento.

Los niños muy pequeños experimentan dolor e incomodidades, pero no sufren el miedo y la anticipación que presentan los niños mayores y los adultos; en general les va bien mientras haya uno de los padres con ellos y los ayude. Los niños pueden introducir sus juguetes favoritos o sus "frazadas de seguridad" a la unidad de TMO. Estas deben esterilizarse, pero estas pertenencias personales ayudan mucho a la comodidad del niño.

De manera sorprendente, los niños pequeños entienden el concepto de muerte y saben que está en riesgo. Frecuentemente tratan de evitar que sus padres se den cuenta de ésto. Los consejeros pediátricos son personas en quienes el niño puede apoyarse cuando necesitan compartir sus pensamientos o necesitan tranquilizarse. Tranquilizar al paciente es importante, pero también lo es la honestidad. Si los niños hacen preguntas directas, merecen respuestas directas.

Las visitas de amigos y hermanos en las etapas finales del TMO son muy valiosas si son posibles. Sin embargo, muchos centros de trasplante no permiten visitas de niños menores de 12 años a la unidad.

Aspectos del donador

Para la mayoría de los donadores es muy emocionante el tener la oportunidad de dar o otra persona una segunda oportunidad de vida. Cuando por alguna razón falla el injerto, particularmente si el donador era una hermano, el donador puede tener sentimientos de impotencia y responsabilidad por la falla, además del sentimiento de pena. Los donadores deben estar conscientes de que no todos los TMO son exitosos. El equipo de TMO puede dar ayuda profesional para tranquilizar al donador, y una explicación de los que sucedió.

Sexualidad

Los regímenes de condicionamiento para el trasplante frecuentemente causan esterilidad que, dependiendo de la edad del paciente y los medicamentos y las dosis empleadas, puede ser permanente.

La mayoría de los niños en edad prepubere (tanto niños como niñas) tratados con dosis altas de quimioterapia sola, se desarrollan normalmente. Las mujeres jóvenes, menores de 26 años, se recuperan por lo menos para tener menstruaciones normales; unas cuantas llegan incluso a tener hijos. Las mujeres de mayor edad desarrollan menopausia precoz. Los hombres habitualmente recuperan la fertilidad y son capaces de tener hijos; sin embargo, las cuentas de esperma son habitualmente bajas.

Prácticamente todos los pacientes tratados con TBI son estériles permanentemente. Los ovarios fallan y los testículos dejan de producir esperma. La mayoría de las niñas que reciben condicionamiento con TBI antes de la pubertad nunca menstrúan o desarrollan caracteres sexuales secundarios. Unos cuantos niños en edad prepúber desarrollan caracteres sexuales secundarios aunque tradíamente. Los niños de edad prepuberal que recibieron irradiación a los testículos antes del condicionamiento se ven particularmente afectados.

Aunque los adultos pueden desarrollar esterilidad, es esperable que conserven sus funciones sexuales. Los problemas que se presentan son habitualmente de origen psicológico y pueden recibir ayuda. Las mujeres que desarrollan menopausia precoz recibirán terapia de sustitución con estrógenos. Los adolescentes y niños tratados con TBI antes de la pubertad pueden requerir terapia hormonal de sustitución para que puedan desarrollar caracteres sexuales secundarios.

Costos

El costo total del TMO actualmente va de $75,000 a más de $200,000. La información acerca de los riesgos financieros y obligaciones es parte del procedimiento de consentimiento informado. La mayoría de los centros requieren una garantía de pago antes de admitir a un paciente al programa. Se requiere obtener la aprobación para el procedimiento por parte de una tercera persona o agencia (p.ej. Compañía de seguros), de preferencia por escrito.

El límite de cobertura por hospitalización típico es de $500,000. La quimioterapia convencional previa puede haber consumido una parte sustancial de este cobertura total, y es difícil o imposible conseguir una cobertura extendida para el trasplante. Si los trasplantes son exitosos y se hacen temprano en el curso de la enfermedad (i.e., antes de que los recursos del paciente se consuman por la terapia convencional), el balance de costo-beneficio del TMO puede ser favorable.

El TMO es terapia estándar para algunas enfermedades. Las compañas de seguros habitualmente cubren los tratamientos estándar, pero no pagan por procedimientos en investigación. No hay estándares industriales para que las aseguradoras determinen los reembolsos. Un encuesta reciente realizada por centros de trasplante reveló que los TMOs autólogos frecuentemente no son reembolsados por las compañías de seguros. Los pacientes pueden obtener ayuda del equipo de TMO sobre la mejor forma para abordar las compañías de seguros. Muchos centros de TMO consideran que pueden revertir la negativa inicial de cobertura por la compañia de seguros cuando el médico de trasplantes interviene.

Problemas a largo plazo

"Pareciera que hemos inventado técnicas sofisticadas para salvar a la gente de ahogarse, pero una vez que los hemos sacado del agua los dejamos en la orilla tosiendo y sofocándose pensando que hemos hecho todo lo que hemos podido".

Esto fue escrito en 1985 por un sobreviviente del cáncer, Fitzhugh Mullan, M.D. Es un sentimiento que algunas personas tienen cuando han sido sometidas a un TMO y han regresado al mundo "real". Aparecen muchos problemas que no se esperaban, y el cuidado intensivo y apoyo que recibían durante los meses de su tratamiento ya no está disponible.

Los sobrevivientes no regresan a la vida exactamente como era antes de que la enfermedad les afectara. Las razones son psicológicas, físicas y sociales. En general, los pacientes menores de 30 años de edad tienen menos problemas de readaptación que los pacientes mayores. Sin embargo, aún los pacientes jóvenes es muy posible que sientan temor de regresar a casa al inicio. Es atemorizante el ser destetado de la seguridad de una monitorización continua, tanto para el paciente como para las personas de apoyo. Inevitablemente los pacientes se hacen dependientes de los miembros del equipo de trasplantes; el romper estas ligas es difícil. Por tanto, el júbilo del egreso del hospital está atenuado por el miedo.

Primero, el mundo real parece estar lleno de gérmenes. La mayoría de los pacientes temen mucho a las infecciones cuando dejan el centro de trasplantes por primera vez. El miedo de recaída de la enfermedad nunca se pierde por completo. Estadísticamente, el 30% de los pacientes con leucemia recaen en los primeros dos años; al final del segundo año la curva se aplana, de manera que a los dos años sólo 10% recaen. A los cinco años la cifra baja a menos del 2%.

Casi todo aquel que ha estado en una situación amenaza la vida encuentra que sus perspectivas de la vida cambian. Algunas veces se encuentran problemas en las relaciones interpersonales porque los amigos y los miembros de la familia siguen siendo iguales y psicológicamente no pueden "seguir al paciente hasta donde ha ido". Esto significa que los tan anhelados recursos para apoyo emocional pueden no estar al alcance.

Casi siempre persisten algunos efectos físicos del TMO, y algunos de ellos son permanentes. La GVHD crónica casi siempre se ha resuelto para el final del segundo o tercer año; sin embargo, algunos pacientes continúan con problemas hasta cinco años después del trasplante. La fuerza física y la energía pueden estar reducidas. Algunos pacientes tienen una función pulmonar reducida por el daño pulmonar que se produce durante el tratamiento del TMO. Pueden aparecer cataratas secundarias a la radiación entre 3 y 6 años post-trasplante, aunque la incidencia de ellas se ha reducido con el fraccionamiento de la TBI. Por estos factores, los pacientes que han recibido un TMO pueden estar físicamente incapacitados para regresar a sus antiguos trabajos y deben ajustarse a un trabajo alternativo. Al igual que otros pacientes sobrevivientes de cáncer, pueden encontrar discriminación en la búsqueda de trabajo por su historial médico. Además, es difícil, si no es que imposible, conseguir aun seguro de salud o de vida.

Los problemas a largo plazo de los niños trasplantados en sus primeros años de vida son severos. Estos incluyen disfunción tiroidea y detención del crecimiento. La terapia de sustitución con tiroxina es habitualmente efectiva, pero la hormona de crecimiento habitualmente da resultados sólo parciales. La talla baja puede ser problemática más adelante, tanto en términos de descriminación en el trabajo como en cuanto a la aceptación por los compañeros. La irradiación craneal y la terapia intratecal puede causar déficit neurológico en cerebros jóvenes, particularmente en los más jóvenes. Por tanto, algunos niños salen del TMO con algunas dificultades para el aprendizaje y necesitan una educación especial. Los problemas de sexualidad y esterilidad pueden ser severos cuando los niños alcanzan la adolescencia o son adultos jóvenes, y requieren un manejo especialmente cuidadoso.

Algunas organizaciones como la Coalición Nacional de Sobrevivientes del Cáncer, la Fundación de Cáncer Infantil Candlelighters, y la Sociedad Americana de Leucemia son capaces de ofrecer consejos prácticos. Un folleto noticioso iniciado por un paciente que recibió un TMO ofrece contactos con otros pacientes que pueden compartir preocupaciones y experiencias. Las direcciones y números telefónicos de estas organizaciones se encuentran en la sección de recursos al final.

Investigación actual

Estudios clínicos

Los pacientes de TMO frecuentemente son candidatos para estudios clínicos. Este es el medio por el que los investigadores identifican cuales alternativas son las mas efectivas. Después de una investigación exhaustiva en el laboratorio, grupos de investigadores y científicos en todo el país prueban nuevos regímenes y protocolos en cientos de pacientes voluntarios. Durante el estudio, los pacientes son cuidadosamente monitorizados y seguidos posteriormente para identificar los efectos a largo plazo. Antes de entrar al estudio, se les informa a los pacientes de la naturaleza y razonamiento del mismo, y éstos están en plena libertad de rechazarlo; si la naturaleza del estudio lo permite, también pueden retirarse en cualquier momento. Se fijan algunos objetivos específicos que limitan la inclusión de algunos pacientes. Algunos pacientes dudan en participar en estudios clínicos porque no quieren ser "conejillos de indias". Sin embargo, si el tratamiento resulta efectivo, ellos son los primeros en beneficiarse, además del invaluable servicio que proporcionan a pacientes futuros y a la comunidad médica.

Existen estudio clínicos y programas de investigación en todos los aspectos del TMO. Gracias a la investigación de la Sociedad Americana de Leucemia (siglas en inglés LSA) y otras, el pronóstico para los receptores de trasplantes es cada vez más esperanzador por los muchos avances en prevenir las complicaciones del transplante. Se han desarrollado numerosos medicamentos para reducir la incidencia de rechazo de la nueva médula. Nuevos tratamientos con medicamentos y agentes biológicos pueden prevenir y controlar las infecciones, incluyendo la neumonía, de manera eficaz. Los científicos de la LSA exploran también los usos de nueva tecnología para localizar células específicas para trasplante.

Dado que aún pequeñas cantidades de células cancerosas pueden crecer y causar una recaída después del trasplante, los investigadores de la LSA están desarrollando tecnología para detectar cáncer residual en pacientes con alto riesgo de recaída. Los investigadores de la sociedad también están tratando a algunos pacientes con recaídas después de un TMO con glóbulos blancos del donador que suprimen el crecimiento de las células leucémicas. Dado que una preocupación mayor es la permanencia de células tumorales en la médula ósea autólogo, se ha investigado extensamente en mecanismos para purgar la médula.

Una nueva alternativa en estudio en trasplantes alogenéicos es el uso de sangre de cordón umbilical, que habitualmente contiene concentraciones elevadas de células tallo. La factibilidad de almacenar sangre de cordón está en investigación. Otra alternativa promisoria es el desarrollo de técnicas de TMO que permitan trasplantes entre pacientes y donadores que no son genéticamente idénticos.

La esperanza y el objetivo de toda la investigación relacionada con el trasplante es hacer el procedimiento más seguro y confiable. Como consecuencias naturales, más pacientes serán elegibles, y el espectro de enfermedades para las que el TMO sea una opción terapéutica se ampliará. Se ha progresado mucho en poco tiempo; aún hay mucho más por venir.

Recursos

Leukemia Society of America, 600 Third Avenue, New York, NY 10016. (212) 573-8484; (800) 955-4LSA (línea para información al público). Las oficinas, direcciones, y números telefónicos de la LSA se encuentran en los directorios telefónicos locales.

Americana Bone Marrow Donor Registry. Un registro de donadores de médula ósea. Proporciona información sobre búsqueda y reclutamiento de donadores; (800) 726-2824.

Aplastic Anemia Foundation of America, P.O. Box 22689, Baltimore, MD 21203; (410) 955-2803; (800) 747-2820. Información de referencia de pacientes y apoyo emocional; contacto con otros pacientes; grupos de apoyo en 24 estados. Material educativo gratuito.

BMT Link, 29209 Northwestern Highway #624, Southfield, MI 48034; (800) LINK-BMT. Proporciona línea continua, apoyo de compañeros, biblioteca, ideas sobre apoyo financiera.

BMT Newsletter, c/o Susan Stewart, 1985 Spruce Avenue, Highland Park, IL 60035; (847) 831-1913. compilada por antiguos pacientes de TMO con contribuciones de personal médico. Publicado bimestralmente. También disponible referencias de abogados.

Candlelighters Childhood Cáncer Foundation, 7910 Woodmont Avenue, Suite 460, Bethesda, MD 20814; (301) 657-8401; (800) 366-2223. Publica una guía para trasplantes de médula ósea en niños.

International Bone Marrow Transplant Registry, Medical College of Wisconsin, P.O. Box 26509, 8701 Watertown Plank Road, Milwaukee, WI 53226; (414) 456-8325. Organización de investigación que reúne y analiza datos sobre TMO y centros de TMO. Cuenta con personal disponible para responder preguntas acerca del procedimiento.

National Cáncer Institute Cáncer Information Service (CIS); 1-800-4-CÁNCER. (800-422-6327). Publicaciones gratuitas sobre cáncer y TMO.

National Children's Cáncer Society, 1015 Locust Street, #1040, St. Louis, MO 63101; (800) 532-6459 ó (314) 241-1600. Asistencia financiera para trasplantes, búsqueda de donadores, colección de médula ósea, gastos familiares y consejos para conseguir fondos.

National Coalition of Cáncer Survivorship, 1010 Wayne Avenue Silver Spring, MD 20910; (301) 650-8868. Una organización que avoca por los pacientes con cáncer. Publicaciones recientes en cobertura de seguros y derechos de empleo.

National Marrow Donor Program, 3433 Broadway Street NE, Minneapolis, MN 55413; 800- MARROW-2 ó (800) 654-1247. Reclutamiento y registro de donadores de médula ósea. Publica un Directorio de Acceso a Centros de Trasplante y materiales educativos.

Organ Transplant Fund, 1027 S. Yates, Memphis, TN 38119; (800) 489-3863. Ayuda a los pacientes a organizar compañas para obtener fondos, y mantiene cuentas en beneficio de los pacientes.

Bibliografía

Publicaciones no técnicas

Dowie, M. *We Have a Donor* (Tenemos un donador), St. Martin's Press, New York, 1988. Un libro accesible sobre trasplante de órganos que contiene material de interés para pacientes de trasplante de médula ósea, incluyendo algo de historia, ética, y políticas del trasplante.

Leukemia Society of America. *Coping with Survival: Support for People Living with Adult Leukemia and Lymphoma.* (Lidiando con la Sobrevivencia: Apoyo para pacientes que viven con leucemia y linfoma). Un libro útil y práctico sobre los aspectos psicológicos del cáncer.

Marget, M. *Life's Blood* (La sangre de la vida), Simon & Schuster, New York, 1992. Historia de pacientes de TMO y la visión del procedimiento escrita por una escritora que sirvió como donadora de médula para su hermana.

Riley, S. *Borrowed Blood: Victory Over Leukemia* (Sangre Prestada: victoria sobre la Leucemia), Lion Press, Rochester, NY. Riley, quien fue diagnosticado con dos tipos de leucemia, cuenta su historia enfocada al TMO.

Thompson, F.M. *Going for Cure* (Llendo por la Cura). St. Martin's Press, New York, 1989. Una joven circujana ortopedista fue el primer paciente en el Dana-Farber Cáncer Institute que recibió un trasplante autólogo para un mieloma. Ella platica su historia en este libro entretenido, conmovedor, y muy fácil de leer.

Winningham, M.L., et al. *Rhythmic Walking: Exercise for People Living with Cáncer* (Andar rítmico: Ejercicio para personas que viven con cáncer). James Cáncer Hospital, Columbus, OH. Un libro escrito por un fisiólogo del ejercicio y dos enfermeras oncológicas del Arthur G. James Cáncer Hospital and Research Institute, de la Universidad del Estado de Ohio; un programa que ayuda a los pacientes con cáncer a desarrollar un programa de ejercicios seguro y regular.

Publicaciones técnicas

Bortin, M. M., et al. "Changing trends in allogeneic bone marrow transplantation for leukemia" (Tendencias cambiantes en el trasplante de médula alogenéico para leucemia). *Journal of the American Medical Association* 268 (5):607-612, 1992.

Buchsel, P.C., Kelleher, J., Bone marrow transplantation (Trasplante de médula ósea). En: Skelley, L., Fry, S.T., eds. *Nursing Clinics of North America: Ethics Part II Applications in Nursing Practice* 24(4): 907-938, 1989.

Champlin, R., editor. *Bone Marrow Transplantation* (Trasplante de médula ósea), Kluwer Academic Publishers, Boston, MA, 322 pp, 1990.

Ferrara, J.L.M. y Deeg, H.J. "Mechanisms of Disease: Graft-Versus-Host Disease" (Mecanismos de enfermedad: Enfermedad de injerto contra huésped). *The New England Journal of Medicine.* 324(10):667-674, 1991.

Gorss, S. Perspectives in marrow purging (Perspectivas en purga de médula ósea). En: Gross, S., Gee, A.P., Worthington-White, D.A., eds. *Bone Marrow Purging and Processing: Progress in Clinical and Biological Research* (Procesamiento y purga de médula ósea: Progresos en investigación clínica y biológica) 33, Alan R. Liss Inc., New York, pp. xxix-xxxiv, 1990.

Kernan, N.A., et al. "Analysis of 462 transplantations from unrelated donors facilitated by the national marrow donor program" (Análisis de 462 trasplantes de donador no relacionado facilitado por el programa nacional de donadores de médula). *The New England Journal of Medicine.* 328(0):593-602, 1993.

National Cancer Institute. *Bone marrow transplantation and peripheral blood stem-cell transplantation.* (Trasplante de médula ósea y trasplante de células tronco circulantes en sangre). Publicaciones del NIH 95-1178, 1994.

Whedon, M.D., editor. *Bone marrow transplantation: Principles, practice and nursing insights.* (Trasplante de médula ósea: Principios, práctica, y visión de enfermería). Jones & Bartlett, Boston, 462 pp, 1991.

Glosario

Trasplante alogenéico Trasplante en el que el donador y el receptor son de la misma especie pero no genéticamente idénticos.

Anemia Condición en la que existen pocos glóbulos rojos en la sangre, o no hay suficiente hemoglobina en esas células.

Anticuerpo Sustancia producidas en respuesta a la presencia de un antígeno.

Antígeno Sustancia extraña en el cuerpo capaz de estimular la producción de un anticuerpo.

Antisuero Suero que contiene anticuerpos.

Aféresis (féresis) Técnica para la separación de la sangre en sus diferentes componentes para colectar o desechar un componente.

Aspiración (de médula) Obtener la médula por succión usando una jeringa.

Autoinjerto Ver injerto.

Trasplante autólogo Trasplante en el que el tejido infundido se deriva del indiduo que lo recibe.

Células B Linfocitos responsables de la inmunidad humoral.

Biopsia Obtención de un pequeño fragmento de tejido para examen microscópico.

Inmunidad celular Inmunidad mediada por células, particularmente glóbulos blancos.

Quimioterapia Tratamiento con sustancias químicas, particularmente medicamentos anticáncer.

Estudio Clínico Un experimento cuidadosamente controlado y monitorizado para probar un nuevo medicamento o tratamiento en humanos.

Complemento Un sistema de proteínas en el suero normal que destruye células o bacterias que han sido sensibilizadas con anticuerpos específicos.

Régimen de condicionamiento Tratamiento diseñado para destruir completamente la médula ósea de un paciente de TMO en preparación para el trasplante; también se llama ablación de la médula ósea, preparación, o tratamiento de preparación.

Citotóxico Destrucción de las células mediante una toxina celular.

Diferenciación Proceso por el cual las células tallo pluripotenciales, después de muchas divisiones celulares, gradualmente asume características de células maduras específicas.

Descamación Desprendimiento de porciones de la piel (epidermis).

Injertar Proceso por el cual las células de la médula ósea trasplantada se establecen en el espacio de la médula del receptor y comienzan a dividirse y a funcionar.

Fraccionamiento (de la TBI) La dosis total de la TBI se divide en fracciones y es dada en varias sesiones de tratamiento.

Injerto Tejido tomado de un individuo e implantado o infundido en otro; un autoinjerto es tejido del mismo individuo movido de una parte del cuerpo a otra o, en TMO, infusión de la propia médula del paciente.

Enfermedad injerto contra huésped Condición que se presenta cuando las células T del donador atacan las células del paciente.

Efecto de injerto contra leucemia Las células T del donador destruyen las células leucémicas residuales del paciente y así previenen las recaídas.

Factores de crecimiento Sustancias naturales que estimulan la división crecimiento celular.

Haplotipo La mitad del total de cromosomas que es aportado por uno de los padres. Una mitad se encuentra en las células germinales (óvulo o espermatozoide) y las dos mitades se unen en la fertilización para formar el juego completo de cromosomas en las células del cuerpo.

Hematocrito El volumen total de glóbulos rojos en un volumen determinado de sangre después de centrifugación a una velocidad determinada por un tiempo determinado.

Hematológico Relacionado con la sangre y los tejidos formadores de sangre.

Hematopoyesis El proceso de producción y diferenciación de células de la sangre.

Histocompatible Tolerancia mutua de los tejidos de dos individuos.

Huésped En TMO, el paciente; el receptor de la médula.

Antígenos humanos leucocitarios Antígenos expresados en la superficie de los leucocitos y la mayoría de las células del organismo que son usadas para tipificar los tejidos del donador y del receptor.

Inmunidad humoral Inmunidad mediada por anticuerpos en los líquidos corporales.

Hiperalimentación Alimentación intravenosa de todos los nutrientes necesarios. También llamada nutrición parenteral total.

Hiperfraccionamiento (de la TBI) Ver fraccionamiento; el hiperfraccionamiento divide la dosis total de TBI en dosis aún menores.

Inmunosupresión Supresión de la respuesta inmune.

Inmunotoxinas Un veneno celular unido a un anticuerpo; el anticuerpo se dirige a células indeseables y lleva el veneno específicamente a ellas.

Consentimiento informado Una forma que debe ser firmada por el paciente antes de somterse a un procedimiento médico o quirúrgico como un TMO; primero deben entender todo lo que éstos involucran.

Infusión La introducción de un líquido al organismo através de una vena.

Intratecal Dentro del canal espinal.

Lisar Destruir una célula, habitualmente mediante desintegración de la membrana que le rodea.

Ablación medular Ver régimen de condicionamiento.

Cultivo mixto de leucocitos Se mezclan muestras de leucocitos del receptor y el donador potencial y se observa cualquier signo de una reacción. Esa reacción puede significar que el donador no es compatible.

Anticuerpos monoclonales Anticuerpos de especificidad excepcional usados para identificar antígenos en células específicas (p.ej., células tumorales, los tipos de sangre).

Mucosa Membranas mucosas; cubierta productora de moco de partes del cuerpo tales como boca, intestino, vagina.

Células asesinas naturales Células T que destruyen células tumorales, células infectadas, y células que se detectan como extrañas.

Infecciones oportunistas Infecciones por un organismo habitualmente inocuo que aprovecha la oportunidad de la falta de inmunidad para multiplicarse y causar enfermedad.

Células tallo de la sangre periférica Células tallo que circulan en la sangre.

Régimen preparativo Ver régimen de condicionamiento.

Fagocítico Destructivo mediante facocitosis.

Fagocitosis Destrucción de agentes infecciosos, células tumorales, o material extraño tragándolo y digiriéndolo.

Células tallo pluripotenciales Células tallo de las que surgen todas las células de la sangre: son indiferenciadas y capaces de desarrollarse hacia cualquiera de los tipos de células de la sangre.

Purga Tratamiento de la médula ósea autólogo para remover o destruir células tumorales viables.

Régimen Un sistema definido de tratamientos.

Remisión Desaparición complete o parcial de síntomas de una enfermedad en respuesta al tratamiento.

Células tallo Las células inmaduras de las que se derivan todas las células de la sangre.

Esteroides Hormonas producidas en forma natural por la corteza adrenal o sintetizadas en el laboratorio, que influencían o controlan las funciones del cuerpo, incluyendo atenuar la respuesta de las células T en la GVHD.

Trasplante singenéico Trasplante en el que el donador es un gemelo idéntico.

Células T Linfocitos responsables de la inmunidad celular.

Trombocitos Plaquetas; células de coagulación.

Trombocitopenia Condición caracterizada por muy escasas plaquetas en la sangre.

Nutrición parenteral total Ver hiperalimentación.

Lista de acrónimos

ALL lecuemia linfocítica (también conocida como linfática, linfoblástica, o linfógena) aguda

AGL leucemia granulocítica aguda

AML leucemia mielógena (también conocida como mielocítica, mieloblástica, o granulocítica) aguda

ANLL leucemia no-linfocítca aguda

ARA C citarabina

BMT trasplante de médula ósea

BUN nitrógeno de urea en sangre

CAT tomografía axial computarizada

CGL leucemia granulocítica crónica

CML leucemia mielógena (también conocida como mielocítica, o mieloide) crónica

CMV citomegalovirus

CNS sistema nervioso central

CT tomografía computarizada

DMSO dimetil sulfóxido

FTE falla para injertar

GVHD enfermedad injerto contra huésped

GVL enfermedad injerto contra leucemia

IP neumonitis intersticial

HEPA aire en partículas de alta eficiencia

HLA antígeno leucocitario humano

LAF flujo de aire laminar

LSA Leukemia Society of America (Sociedad Americana de Leucemia)

MLC cultivo mixto de leucocitos

MoAb anticuerpo monoclonal

NK aesinas naturales

BSC células tallo de sangre periférica

PICC catéter central intravenoso periférico

SCIDS síndrome de inmunodeficiencia combinada severa

TBI irradiación corporal total

TLI irradiación linfoide total

VOD enfermedad veno-oclusiva

Leukemia Society of America, Inc.

Es una organización de salud nacional, no lucrativa dedicada a acelerar curas para la leucemia y otros cánceres relacionados—linforma, mieloma múltiple y enfermedad de Hodgkin y a mejorar la calidad de vida para los pacientes y sus familias. La Leukemia Society ha aportado más de $115 millones para la investigación desde su fundación en 1949. La sociedad también patrocina programas de educación, defensa y servicio. Existe un reporte anual disponible para quien lo solicite.

Existe información disponible acerca de leucemia, linfoma, mieloma múltiple, y enfermedad de Hodgkin de los capítulos de la Leukemia Society localizados en los estados y ciudades enlistados a continuación. El número telefónico sin costo de la Leukemia Society es 1-800-944-4LSA. También puede contactar a la Oficina Nacional de la Leukemia Society of America, 600 Third Avenue, New York, NY 10016. El número telefónico es el 212-573-8484.

Alabama
Birmingham

Arizona
Phoenix

California
Los Angeles
Orange
Sacramento
San Diego
San Francisco

Colorado
Denver

Connecticut
Hamden
Stamford
Wethersfield

Delaware
Wilmington

Dist. of Columbia
Alexandria, VA

Florida
Hallendale
Jacksonville
Orlando
Tampa
West Palm Beach

Georgia
Atlanta

Illinois
Chicago

Indiana
Indianapolis

Kansas
Wichita

Kentucky
Louisville

Louisiana
New Orleans

Maryland
Baltimore

Massachusetts
Boston

Michigan
Detroit

Minnesota
Minneapolis

Missouri
Kansas City
St. Louis

Nebraska
Omaha

New Jersey
Mt. Ephraim
Springfield

New York
Albany
Melville
New York City
Syracuse
White Plains
Williamsville

North Carolina
Charlotte

Ohio
Cincinnati
Cleveland
Columbus

Oklahoma
Oklahoma City

Oregon
Portland

Pennsylvania
Harrisburg

Philadelphia
Pittsburgh

Rhode Island
Cranston

South Carolina
Lexington

Tennessee
Nashville

Texas
Dallas/Ft. Worth
Houston
San Antonio

Virginia
Hampton

Washington
Seattle

Wisconsin
Milwaukee

Para las direcciones locales y números telefónicos busque en su directorio telefónico.

■ **Sociedad Americana de Leucemia**
Home Office
600 Third Avenue
New York, NY 10016
Telephone: 800/955-4LSA Public Information Resource Line
212/573-8484
P040S 6/96 20M

TRASTORNOS DEL TEJIDO CONECTIVO Y MUSCULOESQUELÉTICO (MUSCULOSKETAL AND CONNECTIVE TISSUE DISORDERS)

■ ■ ■

DATOS SOBRE LA DISTROFIA MUSCULAR

(Facts about Muscular Dystrophy)

Introducción

Antes de la fundación de la MDA en 1950, se sabía muy poco de las enfermedades neuromusculares. De hecho, solamente *un* médico en los Estados Unidos dedicaba su práctica al cuidado de pacientes con estas enfermedades.

A través de los esfuerzos de la Asociación, ese panorama ha cambiado de manera drástica. La mayor parte del conocimiento acerca de las enfermedades neuromusculares que se han descubierto desde entonces—es decir, el conocimiento contenido en libros de texto y que se enseña en escuelas de medicina en todo el mundo—es el resultado del trabajo de científicos investigadores patrocinados por la MDA. Los programas de la MDA han logrado que se reconozca a la asociación como el lider mundial en el patrocinio de la investigación neuromuscular y como proveedor de servicios a pacientes afectados por estos trastornos y a sus familias.

Los importantes logros de los científicos patrocinados por la MDA han dado como resultado el descubrimiento de la causa de la distrofia muscular de Duchenne, la forma infantil más común del trastorno, y de la menos severa, aunque similar, distrofia muscular de Becker.

Los investigadores se están acercando, además, al descubrimiento de las causas de otras formas de distrofia muscular, al emplear las mismas técnicas de investigación genética que fueran precursoras en la identificación de los defectos genéticos relacionados con las distrofias musculares de Duchenne y Becker. El camino que llevará a tratamientos efectivos y curas requiere de la continuación de esos arduous esfuerzos, y la MDA se acerca cada vez más al logro de sus metas.

¿Qué es la distrofia muscular?

El término distrofia muscular se refiere a un grupo de enfermedades hereditarias caracterizadas por una debilidad progresiva y un deterioro de los músculos esqueléticos, o voluntarios, que controlan el movimiento.

¿Afecta la distrofia muscular a los niños exclusivamente?

No. Contrario a una creencia generalizada, la distrofia muscular puede afectar a personas de todas las edades. Mientras que algunas formas se manifiestan primero en la infancia o niñez, otras pueden no presentarse sino hasta la edad mediana o más tarde.

¿Cuáles son las formas de la distrofia muscular en orden de frecuencia?

1. Miotónica
2. De Duchenne
3. De Becker
4. Del anillo óseo
5. Facioescapulohumeral
6. Congénita
7. Oculofaríngea
8. Distal
9. De Emery-Dreifuss

¿En qué difieren las varias formas de distrofia muscular?

Difieren en el nivel de severidad, la edad en que principian, los músculos que son afectados primero y más frecuentemente y el paso al que avanzan los síntomas.

¿Quién tiene la culpa por la distrofia muscular?

Nadie. Todas las formas de la distrofia muscular son trastornos genéticos—enfermedades hereditarias que se pueden pasar de generación en generación—y que por lo tanto están fuera del control de los padres y de los hijos.

¿Es contagiosa la distrofia muscular?

No. Las enfermedades hereditarias no son contagiosas.

¿Es importante el historial médico de la familia?

Sí. Puesto que las distrofias musculares son trastornos hereditarios, es importante que el doctor sepa si cualquier miembro de la familia ha tenido alguna vez un trastorno similar.

¿Cómo se diagnostica la distrofia muscular?

El médico experto lleva a cabo una diagnosis a través de una evaluación del historial médico del paciente y de su familia, así como de un examen físico exhaustivo. Esenciales para la diagnosis son los detalles de cuándo se presentó la debilidad por primera vez, su nivel de severidad, y qué músculos están afectados. Se pueden llevar a cabo otros exámenes diagnósticos para ayudar al médico a distinguir entre las diferentes formas de la distrofia muscular, o entre un tipo de distrofia muscular y otro trastorno neuromuscular.

¿Cuáles son algunos exámenes diagnósticos comunes?

Se puede estudiar un pequeño trozo de tejido muscular que se ha tomado del paciente por medio de una *biopsia muscular.* Esto muchas veces le permite al médio determinar si el trastorno es distrofia muscular y cuál es la forma en que se presenta.

Otro examen diagnóstico es el *electromiograma* (EMG). Al colocar pequeños electrodos dentro de los músculos se puede crear una gráfica que indica el estado de salud de los músculos y nervios del organismo.

Los *exámenes de sangre* son útiles puesto que los músculos en deterioro sueltan enzimas que se pueden detectar en la sangre. La presencia de estas enzimas en la sangre en niveles mayores a los normales puede ser indicación de distrofia muscular.

¿Se puede hacer algo para aliviar los síntomas de la distrofia muscular?

Sí. Los programas de ejercicio y la terapia física reducen las *contracturas,* un estado común asociado a la distrofia muscular, que causa que se acorten los músculos alrededor de las articulaciones. Además, el ejercicio puede prevenir o retardar la *escoliosis,* o curvatura de la columna vertebral. Los aditamentos de rehabilitación, que van desde bastones hasta sillas de ruedas eléctricas, ayudan a mantener la capacidad de movilización y la independencia lo más posible. Los procedimientos quirúrgicos también pueden ser útiles para aliviar el acortamiento de los músculos causado por algunas formas de distrofia muscular.

¿Cuáles son las causas de la distrofia muscular?

Toda forma de distrofia muscular es causada por un defecto en un gene. Los genes son las unidades básicas de la herencia en el organismo y determinan características físicas hereditarias como la estatura, el color del cabello y el desarrollo muscular. Los científicos calculan que el ser humano tiene entre 50,000 y 100,000 genes, los cuales en conjunto forman el detallado plan de acción para el futuro desarrollo, crecimiento y funcionamiento del individuo.

¿Cómo puede un defecto genético causar la distrofia muscular?

El organismo está formado de células, las cuales necesitan de una gran variedad de proteínas diferentes para vivir y funcionar. En la mayoría de los casos, la tarea de un gene específico es decirle a las células cómo hacer una proteína específica. A través de toda su vida, una célula muscular fabrica 10,000 proteínas diferentes, cada una de las cuales tiene una función expecífica, esencial para el crecimiento, desarrollo o actividad muscular normales. Una anormalidad que se presente en uno sólo de esos genes, impidiendo la producción de una sóla de esas 10,000 proteínas, puede causar una enfermedad de los músculos como la distrofia muscular.

¿Cuáles son las caucas de la distrofia muscular?

Toda forma de distrofia muscular es causada por un defecto en gene. Los genes son las unidades básicas de la herencia en el organismo y determinan características físicas hereditarias como la estatura, el color del cabello y el desarrollo muscular. Los científicos calculan que el ser humano tiene entre 50,000 y 100,000 genes, los cuales en conjunto forman el detallado plan de acción para el futuro desarrollo, crecimiento y funcionamiento del individuo.

¿Cómo puede un defecto genético causar la distrofia muscular?

El organismo está formado de células, las cuales necesitan de una gran variedad de proteínas diferentes para vivir y funcionar. En la mayoría de los casos, la tarea de un gene específico es decirle a las células cómo hacer una proteína específica, esencial para el crecimiento, desarrollo o actividad muscular normales. Una anormalidad que se presente en uno sólo de esos genes, impidiendo la producción de una sóla de esas 10,000 proteínas, puede causar una enfermedad de los músculos como la distrofia muscular.

¿Dónde se encuentran los genes?

Los genes se encuentran virtualmente en cada célula del organismo—incluyendo las células musculares—en estructuras llamadas cromosomas. Cada persona tiene 46 cromosomas. De éstos, 44 en realidad forman 22 parejas, llamadas *autosomas,* que están formadas de grupos idénticos de genes. Un cromosoma de cada pareja se hereda de la madre, el otro del padre.

Los dos cromosomas restantes—el cromosoma X y el cromosoma Y—determinan si el individuo es hombre o mujer. El hombre lleva un cromosoma X, que hereda de la madre, y un cromosoma Y, que hereda del padre. La mujer lleva dos cromosomas X, una de la madre y otro del padre.

¿Cómo se hereda la distrofia muscular?

Las diferentes formas de la distrofia muscular se pasan de los padres a los hijos de acuerdo a uno de tres patrones de herencia—dominante, recesivo y ligado al cromosoma X.

¿Cómo funciona el patrón de herencia dominante?

Una enfermedad gobernada por el patrón dominante se desarrolla cuando sólo *uno de los padres* transmite un gene defectuoso. Los hijos tienen un 50 por ciento de probabilidades de heredar una enfermedad de herencia dominante.

¿Qué formas comunes de distrofia muscular siguen el patrón dominante?

La miotónica, la vacioescapulohumeral, la distral y la oculofaríngea.

La MDA y su búsqueda de una causa

Todas las formas de distrofia muscular son causadas por defectos genéticos. Lo que se ha mantenido lejos del alcance de los científicos durante décadas es la identidad de los genes y las proteínas que éstos producen, así como la manera en que esas proteínas son anormales en la enfermedad. Incluso se había cuestionado si realmente existe la posibilidad de que los investigadores lleguen a encontrar un día las causas de la distrofia muscular.

En 1986, investigadores patrocinados por la MDA hicieron logros médicos que pasaron a la historia. Un equipo de científicos de Boston descubrió el gene que, cuando es defectuoso, es causante de las distrofias musculares de Duchenne y de Becker. Un año después, el mismo equipo de investigadores identificó una proteína crucial—la *distrofina*—que, si no está presente o si es anormal, causa ambas enfermedades. Estos dos logros sobresalientes fueron la culminación de muchos años de arduo esfuerzo por parte de los becados de la MDA por todo el mundo.

Gracias a estos sólidos logros ha surgido una nueva era de optimismo y esperanza. Los científicos auspiciados por la MDA están utilizando las mismas avanzadas técnicas de investigación que condujeron a los descubrimientos del gene de la distrofia muscular de Duchenne y de la distrofina. De esta manera los estudiosos continúan su búsqueda de las causas de todos los tipos de distrofia muscular, así como de otras enfermedades neuromusculares hereditarias.

Otra rama de la investigación implica el estudio del músculo sano y la manera en que éste funciona, para lograr un mejor entendimiento de lo que sale mal cuando es afectado por enfermedades. Los científicos también están estudiando otros tejidos corporales en los que ciertas anormalidades pueden provocar enfermedades neuromusculares.

¿En qué se diferencia la herencia recesiva?

Ambos padres deben pasar el mismo gene defectuoso para que los hijos hereden una enfermedad de patrón recesivo. Si uno de los genes del grupo es normal y el otro es defectuoso, la persona es "portadora". Los portadores de defectos genéticos por lo general no son afectados por la enfermedad. Cuando ambos padres son portadores de un gene de la misma enfermedad recesiva, los hijos tienen un 25 por ciento de probabilidades de heredarla. Es frecuente que no haya ningún antecedente familar de la enfermedad.

¿Qué distrofias musculares siguen el patrón recesivo?

La del anillo óseo y la congénita.

¿Cuáles son las causas de las enfermedades ligadas al cromosoma X?

Las enfermedades ligadas al cromosoma X son causadas por defectos en los genes ubicados en el cromosoma X. Estos trastornos afectan a hombres, de manera casi exclusiva. Una mujer puede heredar un defecto genético ligado al cromosoma X en uno de sus dos cromosomas X. Aunque es poco probable que se vea seriamente afectada por el defecto, será, no obstante, portadora de la enfermedad. Esto quiere decir que ella puede pasar el gene defectuoso a sus hijos. Cada uno de sus hijos varones tendrá un 50 por ciento de probabilidades de heredar el gene anormal y de contraer la enfermedad. Cada una de sus hijas tendrá un 50 por ciento de probabilidades de heredar el gene y de ser portadora de éste.

¿Por qué son los varones vulnerables a las enfermedades ligadas al cromosoma X?

A diferencia de las mujeres, que tienen dos cromosomas X, los varones tienen un cromosoma X y un cromosoma Y. Esto hace al varón vulnerable a la enfermedad si hay un defecto en un gene de su cromosoma X, puesto que no existe otro cromosoma X—como lo hay en la mujer—que pudiera contener un gene normal y así compensar por el gene defectuoso.

¿Cuáles son las distrofias musculares ligadas al cromosoma X?

La de Duchenne, la de Becker y la de Emery-Dreifuss.

¿Existen exámenes que puedan detectar a portadores de distrofias musculares?

Sí. Los investigadores patrocinados por la MDA han desarrollado exámenes de deteccíon de portadores sumamente precisos, basados tanto en análisis genéticos como de proteínas, para familias afectadas por las distrofias musculares de Duchenne y de Becker. El estado de portador de estas dos distrofias musculares también se puede determinar algunas veces por medio de exámenes que miden el nivel de kinasa creatina y otras enzimas, el cual se encuentra elevado de manera significativa en los portadores. Por medio de estos últimos exámenes se puede identificar a portadores de un 70 a un 80 por ciento de las ocasiones.

Distrofia Muscular Miotonica			
Edad en que principia	Herencia/género afectado	Músculos que se afectan primero	Avance
20–40 años	Dominante/hombre y mujer	Cara, pies, manos, parte anterior del cuello	Lento

¿Cuáles son las principales características de las nueve distrofias musculares?

La distrofia miotónica, también conocida como enfermedad de Steinert, es la forma adulta más común de la distrofia muscular. Su nombre proviene del síntoma poco común que se encuentra solamente en esta forma de distrofia—la miotonía—la cual es similar a un espasmo o rigidez de los músculos después de usarlos.

La distrofia miotónica produce debilidad muscular y afecta el sistema nervioso central, el corazón, los ojos y las glándulas endocrinas. Aunque la debilidad muscular avanza lentamente, este síntoma puede variar mucho, encluso entre miembros de la misma familia. La mayoría de las veces la debilidad muscular no limita la vida cotidiana por muchos años después de que se manifiestan los primeros síntomas.

La distrofia miotónica congénita es una rara forma del trastorno, que se presenta casi exclusivamente en lactantes de madres que tienen la forma adulta de la enfermedad. Al nacer, los hijos pueden mostrar síntomas de la enfermedad, incluyendo debilidad severa, dificultad para succionar y tragar, y también para respirar. Aunque estos recién nacidos requieren de cuidado especial, su condición muchas veces mejora. Entre las características comunes de la distrofia miotónica congénita se pueden mencionar un desarrollo motor retardado y un retraso mental en la lactancia tardía y en el resto de la infancia.

Distrofia Muscular de Duchenne			
Edad en que principia	Herencia/género afectado	Músculos que se afectan primero	Avance
2–6 años	Ligada al c. X/hombres	Pelvis, parte superior de brazos y piernas	Lento con aumentos repentinos

La distrofia muscular de Duchenne es la forma infantil más severa de la enfermedad. Entre los primeros indicios de Duchenne se puede mencionar una tendencia a caerse, dificultad para levantarse de una posición sentada o acostada y una marcha como de pato. Otra seña importante es la seudohipertrofia, un agrandamiento de la pantorrilla y algunas veces de otros músculos debido a una acumulación de grasas y de tejido conectivo en el músculo.

Una característica adicional es un alto nivel de kinasa creatina (CK), también conocida como CPK (fosfokinasta creatina), en la sangre. La kinasa creatina es una importante enzima muscular que se suelta del músculo dañado y llega al torrente sangíneo en los niños que tienen la distrofia de Duchenne.

El avance de la enfermedad varía un poco de un niño a otro. El uso de aparatos ortopédicos especiales en conjunción con terapia física puede prolongar la habilidad para caminar. Es frecuente, no obstante, que se necesite una silla de ruedas hacia la edad de los 12 años.

La respiración se afecta durante las etapas tardías de Duchenne, llevando a infecciones respiratorias. Estas muchas veces se pueden tratar exitosamente con antibióticos y terapia respiratoria. Severos problemas respiratorios marcan las etapas finales de la enfermedad, la cual usualmente cobra la vida del paciente entre los 20 y los 30 años de edad.

Los investigadores patrocinados por la MDA han logrado identificar el gene que, cuando es defectuoso, es responsable de la distrofia muscular de Duchenne. También descubrieron recientemente que la incapacidad del gene de producir una importante proteína muscular llamadad distrofina es la causa de la enfermedad.

Distrofia Muscular de Becker			
Edad en que principia	Herencia/género afectado	Músculos que se afectan primero	Avance
2–16 años	Ligada al c. X/hombres	Pelvis, parte superior de brazos y piernas	Lento

Los indicios, los síntomas y el curso de la distrofia muscular de Becker son muy similares a los de la distrofia de Duchenne De hecho, un defecto en el gene relacionado con la distrofia muscular de Duchenne es también responsable por la distrofia de Becker. A diferencia de Duchenne, no obstante, Becker es causada por anormalidades en el gene que dan como resultado una reducida cantidad de distrofina, ó una anormalidad en la estructura de la proteína, en lugar de la falta de la proteína misma.

También hay otras diferencias notables. El principio de Becker puede ocurrir mucho más tarde que el de Duchenne, incluso hasta los 25 años. El avance es típicamente más lento y varía su nivel de severidad. Los pacientes de Becker tienen una expectativa de vida superior a la de los pacientes de Duchenne.

Distrofia Muscular del Anillo Oseo			
Edad en que principia	**Herencia/género afectado**	**Músculos que se afectan primero**	**Avance**
De la niñez tardía a la edad mediana	Recesiva/hombre y mujer	Anillo óseo del hombro y de la pelvis	Usualmente lento

El principio de la distrofia muscular del anillo óseo ocurre usualmente en la niñez tardía o en la edad adulta temprana, aunque en raros casos puede mostrar sus primeros síntomas en adultos mayores. La enfermedad puede producir debilidad progresiva, la cual es usualmente lenta, de manera que el individuo generalmente puede caminar por muchos años después del inicio de la enfermedad.

La MDA y su búsqueda de tratamientos y curas

De manera continua, la MDA ha patrocinado prometedoras investigaciones cientificas en busca de tratamientos y curas para la distrofia muscular. La asociación lleva a cabo todo posible esfuerzo para apoyar nuevos tratamientos experimentales, siempre que haya una base científica razonable que lo justifique.

Con el descubrimiento del gene de la distrofia muscular de Duchenne y su proteina, los cientificos pueden ahora intentar el diseño de terapias dirigidas a reparar el gene, substituir la proteina anormal o prevenir etapas clave en el desarrollo de la enfermedad. A medida que los investigadores identifican los genes que causan otras formas de distrofia muscular, se abre también la promesa de nuevas terapias genéticas.

Bajo los auspicios del Comité Asesor Médico de la MDA, investigadores patrocinados por la Asociación llevan a cabo una intensa búsqueda de terapias potenciales que puedan retardar, detener o invertir el avance de las distrofias musculares.

Además, el departamento de investigación de la MDA supervisa pruebas terapéuticas para distrofias musculares que se llevan a cabo en todo el mundo. Sirviendo de centro internacional de información relativa a estos estudios, el departamento coordina los esfuerzos de los cientificos dirigidos a encontrar nuevos tratamientos y curas.

Para más información acerca de la distrofia muscular, llame o escriba a su oficina local de la MDA, o escriba a la Oficina Nacional de la MDA (MDA National Office), 3561 East Sunrise Drive, Tucson, Az 85718.

Se presentan casos, no obstante, en los que el avance de la enfermedad puede ser más rápido. En estas situaciones se necesita asistencia para caminar después de sólo unos años del principio de la enfermedad. También se pueden ver afectadas las funciones respiratorias y los músculos puede acortar la duración de la vida.

Distrofia Muscular Facioescapulohumeral			
Edad en que principia	**Herencia/género afectado**	**Músculos que se afectan primero**	**Avance**
De la adolescencia a la edad adulta temprana	Dominante/hombre y mujer	Cara anillo óseo del hombro	Lento con aumentos repentinos

Por lo general, los primeros indicios de la distrofia muscular facioescapulohumeral son una inclinación de los hombros hacia adelante y dificultad en leventar los brazos por encima de la cabeza y en cerrar los ojos. El avance es lento, con largos periodos de estabilidad alternados con cortos periodos de deterioro muscular rápido y aumento en la debilidad. Aún cuando la enfermedad puede ser muy ligera, a veces puede provocar considerable incapacidad, deteriorando la habilidad para caminar. En su forma más severa, reduce la duración de la vida.

Distrofia Muscular Congenita			
Edad en que principia	**Herencia/género afectado**	**Músculos que se afectan primero**	**Avance**
Al nacer	Recesiva/hombre y mujer	Generalizados	Muy lento

La distrofia muscular congénita se caracteriza por una debilidad muscular generalizada, la cual ya se presenta en la infancia. Puede causar deformidades en las articulaciones desbído a un acortamiento de los músculos. La enfermedad varía en niveles de severidad y cuando avanza, lo hace lentamente. También puede acortar la duración de la vida.

Distrofia Muscular Oculofaringea			
Edad en que principia	**Herencia/género afectado**	**Músculos que se afectan primero**	**Avance**
40–70 años	Dominante/hombre y mujer	Ojos, garganta	Lento

Los párpados caídos son usualmente el primer indicio de la distrofia muscular oculofaringea. A esto le siguen otros indicios de debilidad muscular en los ojos y en la cara, así como dificultad para tragar. En las etapas tardías de esta enfermedad de avance lento, el individuo también puede sentir debilidad en los músculos de la pelvis y del hombro. La duración de la vida se puede ver afectada si los problemas para tragar conducen a la asfixia y a la neumonia recurrente.

Distrofia Muscular Distal			
Edad en que principia	**Herencia/género afectado**	**Músculos que se afectan primero**	**Avance**
40–60 años	Dominante/hombre y mujer	Manos	Lento

La distrofia muscular distal en una enfermedad relativamente ligera y de avance lento. Su primer síntoma es debilidad de los músculos de la mano, causando torpeza y dificultad para coordinar movimientos finos de la mano. Por otra parte, la enfermedad afecta los músculos de los pies y puede progresar a la parte inferior de brazos y piernas. La duración de la vida normalmente no se ve afectada.

Distrofia Muscular Emery-Dreifuss			
Edad en que principia	**Herencia/género afectado**	**Músculos que se afectan primero**	**Avance**
De la niñes a la adolescencia temprana	Ligada al c. X/hombres	Hombros	parte superior del brazo, espinilla

Emery-Dreifuss es un rara forma de distrofia muscular. Sus principales características incluyen un acortamiento de los músculos de los codos, las rodillas y los tobillos, así como un ritmo cardiaco anormal, el cual se puede regular con un marcapaso. La duración de la vida por lo general no se ve afectada si son tratadas las anormalidades en el ritmo cardiaco.

La MDA tiene el deseo de ayudar

Si su médico sospecha que la condición de usted o de su niño pudiera ser una forma de distrofia muscular, llame a la oficina local de la MDA inmediatamente para hacer una cita en la clinica más cercana. A través del programa de servicios al paciente y a la comunidad, se ofrece a personas con distrofia muscular y otras enfermedades neuromusculares una gran variedad de servicios, que abarcan desde cuidado médico hasta actividades recreativas.

El primer paso más importante es establecer una diagnosis definitiva, la cual se lleva a cabo por médicos expertos en cualquiera de las 230 clinicas de la MDA afiliadas a hospitales en todo el pais. Una diagnosis precisa de la distrofia muscular es de extrema importancia para proveer el mejor y más rápido cuidado posible.

Algunos síntomas de la distrofia muscular pueden ser aliviados mediante el manejo médico experto que se encuentra a su disposición en las clinicas de la MDA. Se pueden proporcionar aditamentos ortopédicos para mejorar la capacidad de movilización, y una variedad de terapias para enseñar al paciente a aprovechar sus habilidades al máximo.

Para una descripción detallada de los servicios de la MDA, por favor póngase en contacto con su oficina local de la MDA y solicite una copia de esta información. *Servicios de la MDA para el paciente, la familia y la comunidad.*

El objetivo de la MDA y sus programas

La Asociación para la Distrofia Muscular (MDA) combate 40 enfermedades neuromusculares a través de un esfuerzo de investigación sin paralelo a nivel mundial, asi como de un programa de servicios médicos a nivel nacional y de una campaña educativa profesional y pública de gran alcance. Se pueden contar cerca de 500 becas individuales de investigación que la MDA ha otorgado a investigadores tanto en Estados Unidos como en el extranjero. El Comité Asesor Médico y el Comité Asesor Científico de la Asociación supervisan proyectos que vendrán a aumentar nuestro conocimiento en el área neuromuscular y podrán conducir a tratamientos o curas para la distrofia muscular y trastornos relacionados. El Grupo de Investigación Genética de la MDA examina estudios relacionados con todo tipo de defectos genéticos implicados directa o indirectamente en las enfermedades neuromusculares. A través del programa de servicios a pacientes de la MDA se proporcionan servicios médicos completos a niños y adultos con enfermedades neuromusculares en aproximadamente 230 clínicas afiliadas a la MDA, asi comi en las sucursates de la asociación. El programa de la MDA incluye las siguientes enfermedades:

Distrofias Musculares
Distrofia muscular (seudohipertrófica) de Duchenne
Distrofia muscular de Becker
Distrofia muscular de Emery-Dreifuss
Distrofia muscular del anillo óseo
Distrofia muscular facioescapulohumeral (de Landouzy-Dejerine)
Distrofia miotónica (enfermedad de Steinert)
Distrofia muscular ocultofaringea
Distrofia muscular distal
Distrofia muscular congénita

Enfermedades de las Neuronas Motoras
Esclerosis lateral amiotrófica
Atrofia muscular espinal progresiva infantil (Tipo 1, enfermedad de Werdnig-Hoffmann)
Atrofia muscular espinal intermedia (Tipo 2)
Atrofia muscular espinal juvenil (Tipo 3, enfermedad de Kugelberg-Welander)
Atrofia muscular espinal adulta (tipo Aran-Duchenne)

Miopatias Inflamatorias
Polimiositis
Dermatomiositis

Enfermedades de la Union Neuromuscular
Miastenia grave
Síndrome (miasténico) de Eaton-Lambert

Enfermedades de los Nervios Periféricos
Enfermedad de Charcot-Marie-Tooth (atrofia muscular peroneal)
Ataxia de Friedreich
Enfermedad de Dejerine-Sottas

Enfermedades Metabólicas del Musculo
Deficiencia de fosforilasa (enfermedad de McArdle)
Deficiencia de maltasa acidca (enfermedad de Pompe)
Deficiencia de fosfofructokinasa (enfermedad de Tarui)
Deficiencia de enzimas bifurcadoras (enfermedad de Cori o de Forbes)
Miopatia mitocóndrica
Deficiencia de camitina
Deficiencia de transferasa de palmitil carnitina
Deficiencia de kinasa de fosfoglicerato
Deficiencia de mutasa de fosfoglicerato
Deficiencia de deshidogenasa de lactato
Deficiencia de desaminasa de mioadenilato

Miopatias Debidas a Anor-Malidades Endocrinas
Miopatia hipertiroidea
Miopatia hipotiroidea

Otras miopatias
Miotonía congénita
Paramiotonia congénita
Enfermedad del núcleo central
Miopatía nemalina
Miopatía miotubular
Parálisis periódica

■ **Asociación Para la Distofia Muscular**
Combatiendo 40 enfermedades neuromusculares
3561 East Sunrise Drive
Tucson, AZ 85718
Teléfono (520) 529-2000
P-187S-6191-30M

DESORDENES DE LA SANGRE EN LES

(Blood Disorders in SLE)

Robert S. Schwartz, MD, Profesor de Medicina, División de Hematología New England Medical Center, Traducción de Oscar Gluck, MD

Los hematólogos, especialistas en las enfermedades de la sangre, frecuentemente ayudan en el cuidado médico del enfermo con lupus sistémico eritematoso. No es raro que las primeras manifestaciones de la enfermedad aparezcan en la sangre. En algunos pacientes con lupus, un problema hematalógico predomina en el cuadro clínico. Las manifestaciones hematalógicas de lupus sistémico eritematoso (LES) incluyen: la anemia, la trombocitopenia (baja cantidad de plaquetas), los problemas de la coagulacion, y la baja cantidade de las células de la sangre. Cada uno de estos problemas serán descritos a continuacíon.

La anemia

La anormalidad sanguinea más común en el lupus sistémico eritematoso es la anemia, una reducción en el número de células rojas en la sangre. Se reconoce la anemia por cualquiera de las pruebas siguientes: el hematocrito, la concentración de la hemoglobina en la sangre, o la cantidad de las células rojas en la sangre. Casi la mitad de los enfermos con el lupus activo están anémicos, y la severidad es usualmente proporcional al nivel de actividad de la enfermedad. La fatiga, presente en muchos enfermos con lupus activo, puede ser atribuida, en parte, a la anemia.

La anemia no es una enfermedad específica, sino tiene muchas causes. En una persona con el lupus, la anemia puede ser causada por inflamación crónica, uremia prolongada, la deficiencia del hierro, o la anemia hemolítica.

La inflamación prolongada impide la producción de células rojas sanguineas por la médula osea, el tejido presente dentro de los huesos que produce las células sanguineas. El hierro, que es esencial para la producción de la hemoglobina, el pigmento rojo de las células, no actua normalmente cuando hay inflamación. el hierro se acumula, sin ser usado, en el tejido de medula. Por lo tanto, un tratamiento con hierro no es efectivo en la anemia causada por la inflamación. Solamente cuando se controla la inflamación se restaura la producción normal de las células rojas.

La uremia prolongada, causada por el deterioro de la función renal, también puede causar la anemia en las personas con el lupus. A diferencia de la anemia de inflamación crónica, este tipo de anemia puede responder a un tratamiento con androgenos (hormonas masculinas) o a la hormona recién desarrollada que estimula la producción de las células rojas, la eritropoietina. Ocasionalmente, formas severas de la anemia secundaria requieren transfusiones de sangre.

La causa principal de la insuficiencia de hierro, que es otra causa común de la anemia, es la pédida de sangre del cuerpo. Mujeres que menstruan frequentemte o abundantemente pueden tener deficiencia en hierro. En personas con el lupus, las drogas que irritan el estrómago tal como aspirina y la prednisona, pueden causar sangramiento interno, que resulta en la anemia debida a la insuficiencia de hierro. En algunos casos, la pérdida estomacal de sangre causa que las materias fecales se pongan de color oscuro; si esto ocurre, el enfermo debe llamar a su médico inmediatamente. En otros casos, la pérdida de sangre no es obvia y se observa solamente por un examen especial de materias fecales (el examen guaico). Todo paciente con anemia debe hacerse pruebas para demostrar si hay pérdida de sangre de los intestinos o del estómago, porque la fuente de la pérdida sanguinea (p.ej., una úlcera del estómago) requiere identificación y tratamiento. En contraste con la anemia debida a la inflamación crónica, el tratamiento a base de tabletas con hierro rápidamente corrige la anemia debida a la falta de este elemento.

La célula roja normalmente vive por 120 días después de que sale de la médula osea y entra a la corriente sanguinea. Las personas con lupus pueden desarrollar un tipo de anemia que se llama anemia hemolítica, en la que se destruyen prematuramente las células rojas. En vez de la vida usual de 120 días, las células rojas en la anemia hemalítica a pueden vivir sólo diez o quince días.

Hay muchas causas de anemia hemolítica, pero la más común, en las personas con lupus es causada por los anticuerpos que se adhieren a las células rojas; la anemia autoimune hemolítica. En esa condición, los auto-anticuerpos interactúan con las células rojas, causando que sean removidas en el bazo o el hígado por las células basureras (los macrofagos). Los esteroides como la Prednisona usualmente son eficaces en tratar este tipo de anemia. Sin embargo, algunos enfermos no responden satisfactoriamente y requieren cirugía para quitar el bazo. Una transfusión de sangre puede ser necesaria para el paciente severamente afectado por la anemia.

La trombocitopenia

Las plaquetas de la sangre (o trombocitos) son partículas pequeñas en la sangre que son esenciales para la coagulación. Una deficiencia de las plaquetas, llamado trombocitopenia, conduce al magullamiento excesivo de la piel o el sangrar de las encías, la nariz, o los intestinos. Petequías, o hemorragias pequeñitas en la piel, son una señal típica de la trombocitopenia. Hay muchas causes de la trombocitopenia; por eso el examen de la medula osea puede ser necesaria para verificar el diagnóstico. Se hace este examen por remover una muestra de la médula ósea con una aguja.

En el lupus sistémico eritematoso, la causa más común de la trombocitopenia es la trombocitopenia inmune. A menudo se conoce como "PTI", y es causado por los anticuerpos contra las plaquetas. Verdaderamente, la PTI puede ser la manifestación predominante o única, del lupus. En raros casos, la PTI (Purpura Trombocitopenica Inmune) y la anemia autoimune hemolíca se presenten juntas. Los anticuerpos destruyen las plaquetas de una manera semejante a la destrucción de las células rojas en la anemia autoimune hemalítica. La prednisona es el tratamiento de preferencia para PTI, pero una esplenectomia puede ser necesaria en algunos casos.

Durante el embarazo, anticuerpos anti-plaquentas pueden cruzar la placenta, entrar a la sangre del bebé y causar la trombocitopenia. Sin embargo, casi todos los bebés con una cifa baja de plaquetas pueden nacer sin problemas serios, vaginalmente o por cesárea. El buen cuidado prenatal y la ayuda de un pediatra en el momento de nacimiento son importantes para toda mujer embarazada con trombocitopenia.

El anticoagulante del lupus

Algunos enfermos con LES producen un anticuerpo que afecta el examen de la coagulación llamado el tiempo de tromboplastina ("PTT"). Sellama a este anticuerpo el anticoagulador del lupus. El término anticoagulador usualmente refiere a un agente que inteviene con los mecanismos de coagulación, resultando en el sangrar abundante o anormal. Curiosamente, casi nunca se asocia el anticoagulador del lupus con el sangrar anormal, aún después de una herida o de cirujía. Por el contrario, los enfermos con el anticoagulador del lupus suelen tener coagulación anormal, especialmente en las venas (trombosis de las venas). Hasta ahora no se ofrece ninguna explicación por esta paradoja.

La trombosis de las venas puede requerir tratamiento con una droga anticogulante como la Coumadin o la heparina, especialmente en los casos asociados con la embolia pulmonar. La embolia pulmonar es una condición en que los fragmentos de la coagulación venosa entran en la circulación y se fijan en los pulmones. El anticuagulador de lupus también puede ser detectado en los casos de los frecuentes abortos espontaneos. Cuando esto ocurre, el embarazo es interrumpido por el aborto espontáneo, usualmente durante los primeros 4 meses. No se sabe todavía si el anticoagulador de lupus es realmente la causa de los abortos frecuentes. El mejor tratamiento para esta situación de pérdida repetida del feto sigue bajo investigación. Los anticuerpos que atacan otras clases de factores coagulantes pueden presentarse en las personas con lupus, pero esto es bastante raro.

Granulocitopenia y linfopenia

Cualquiera de los dos tipos principales de células blancas de la sangre (granulocitos y linfocitos) pueden ser reducidos en el lupus sistémico eritematoso, causando, respectivamente, granulociotpenia (bajo número de granulocitos) y limfopenia (baja cifra de linfocitos). Por regla general, estas anormali-

dades son inofensivas y no causan síntomas. Ocasionalmente, sin embargo, severa granulocitopenia puede ocurrir, y producir una propensidad a las infecciones bacterianas. La granulocitopenia severa usualmente resulta en una reacción al medicamento. La cesación de la droga causante y el tratamiento con los antibióticos (si hay una infección) son necesarios.

Las transfusiones de la sangre

Existe una preocupación general por la transmisión del SIDA (Síndrome Inmune Deficiencia Adquirida) Hay mucho interés en la transmisión de la SIDA por medio de las transfusiones de sangre. El desarrollo de los exámenes para detectar los anticuerpos que atacan el virus que causa el SIDA ha mejorado grandemente la situación. Hoy se investiga cada donador de sangre para tales anticuerpos. Se descarta la sangre de un doador "positivo". El donador más seguro es el receptor mismo, pero el almacenaje de la sangre de uno mismo para transfusión más tarde no es siempre práctica. La circunstancia ideal para la "auto-transfusion" sería una operación planaeda. En algunos bancos de sangre, es posible señalar un donador de sangre (usualmente un miembro de la familia), pero esto no es posible si los donadores potenciales tienen tipos de sangre que son incompatibles con la del enfermo.

Las investigaciones recientes sugieren que tratamiento antes de la cirugía con eritoppoetina puede evitar la necesidad de ranfusiones en los casos de cirugía electiva. El uso casual de las transfusiones de sangre, sin consideración de los riesgos y los beneficios, sin duda se debe evitan.

Información acerca de la Fundación Americana de Lupus

La Fundación Americana de Lupus (FAL) fue fundada en 1977 como una agencia de salud y una corporación sin fines lucrativos. El propósito de la FAL es ayudar las organizaciones locales en sus esfuerzos para proveer servicios de apoyo a los individuos con lupus, educar al público acerca del lupus, y apoyar las investigaciones médicas en la causa y cura del lupus.

Desde su comienzo la fundación de Lupus ha sido una organización dirigida por voluntarios. Estos voluntarios, a través de más de 300 organizaciones locales, grupos de apoyo y los Grupos Internacionales Asociados, proveen la mayoría de los servicios que unen la fundación con miles de los pacientes con lupus y sus familias. El año pasado los voluntarios de la FAL contribuyeron más de 329,000 horas de servicio al nivel local y nacional. Con más de 43,000 miembros, la FAL es el grupo más grande de lupus en los EE.UU. La FAL y sus organizaciones locales aportaron, en los últimos dos años, más de $1,650,000 para investigaciones médicas sobre el lupus.

La FAL establece las normas y provee la dirección y apoyo general a sus organizaciones locales, dirigiendo los esfuezos para operar una agencia voluntaria de salud y orientada hacia el paciente en una manera ética y profesional. La

FAL ha desarrollado servicios y programas específicos para ayudar a las organizaciones locales a satisfacer las necesidades de los pacientes y las metas de la organización. Estos programas incluyen el apoyo para las organizaciones locales, el entrenamiento para el liderazgo voluntario, las investigaciones médicas, los programas de educación del paciente, las actividades de reconocimiento público, la educación profesional, el desarrollo de los recursos, y la lucha para mantener los derechos legales de los pacientes con lupus y conseguir fondos económicos para las investigaciones científicas.

Se agradece al Departamento de Salud y Servicios Humanos, Oficina de Derechos Civiles, por su ayuda en la traducción de esta serie de folletos.

■ Fundación Americana de Lupus
4 Research Place, Suite 180
Rockville, MD, USA 20850-3226
1-800-558-0231 (español); 1-800-558-0121 (inglés); 301-670-9292
Copyright 1994, Lupus Foundation of America, Inc.

LA ARTRITIS: TRATAMIENTO MODERNO PARA ESE VIEJO DOLOR EN LAS COYUNTURAS

(Arthritis: Modern Treatment for That Old Pain in the Joints)

por Ricki Lewis, Ph.D.

La artritis es un desorden de las articulaciones, o uniones de los huesos.

En la actualidad existen más de 100 diferentes tipos de artritis. Los síntomas varían desde el endurecimiento moderado de las coyunturas hasta la deformidad y la incapacidad total. Alrededor de 50 millones de personas en los Estados Unidos sufren de artritis y aunque un gran número de ellas son afectadas en forma intermitente, esta condición interfiere con las actividades normales de la vida diaria de muchos, de los cuales un millón y medio están completamente incapacitados por la enfermedad, según datos obtenidos del Instituto Nacional de Artritis.

Aunque todavía no existe la cura para la artritis, el progreso de la enfermedad puede ser controlado hasta cierto punto y sus síntomas aliviados. Con un creciente entendimiento sobre el desarrollo de algunas de las fases de esta dolencia, el panorama es prometedor gracias a los nuevos medicamentos, tratamientos más avanzados, diferentes hábitos en los pacientes y el reemplazo de algunas de las coyunturas.

Nuevas costumbres

El principal objetivo del tratamiento de la artritis es el de proteger las coyunturas afectadas manteniendo el mayor movimiento posible y fortaleciendo los músculos vecinos para minimizar la pérdida de su funcionamiento. Esto es posible siguiendo las recomendaciones del médico, ajustándose a las nuevas circunstancias, cambiando el estilo de vida y la dieta por una de pescados de aguas profundas como el salmón y otros ricos en ciertos aceites, tomando parte en programas de ejercicios especialmente escogidos para aliviar los síntomas y perdiendo peso si es necesario.

Algunos pacientes usan aparatos provistos de manijas largas para facilitar el manejo de objetos que están lejos de su alcance; anaqueles y estantes son cambiados de lugar con el fin de hacerlos más cómodos y asequibles; bastones y muletas son de gran ayuda para aquellos con problemas de artritis en las caderas, las rodillas y los pies; tablillas especiales para las manos, los dedos y las muñecas son obtenibles lo mismo que guantes especiales que rehabilitan y permiten el uso provisional de las manos afectadas. También el uso de ropas amplias puede evitar la presión en las articulaciones demasiado sensitivas.

Medicamentos

Las drogas del tipo antiinflamatorio generalmente son las primeras que un médico prescribe para aquellos con los síntomas de la artritis. Hoy existen alrededor de 15 diferentes drogas obtenibles en el mercado, siendo la aspirina una de las más usadas y recetadas por los médicos. Algunas de las más conocidas son: ibuprofen (Motrin), indometacina (Indocina), naproxen (Naprosin) y piroxicam (Feldene).

Otro tipo de droga antiinflamatoria, la cortisona, fué usada frecuentemente antes que las arriba mencionadas. En la actualidad, los médicos recetan la cortisona menos frecuentemente, debido a los efectos secundarios que causa, algunos de ellos bastante serios como son las cataratas en los ojos, la diabetes, el adelgazamiento de la piel, la retención de fluidos, la resistencia a la curación de heridas y la predisposición a las infecciones. La cortisona al ser injectada directamente en las coyunturas, puede también causar daños en los cartílagos. Al mismo tiempo, es una droga que puede traer gran alivio aunque en forma limitada—al dolor que producen los síntomas de la artritis.

Otros medicamentos usados en ocasiones incluyen el methotrexato, la cyclophosphamida—utilizados en el tratamiento del cáncer—y un compuesto con oro conocido como las cápsulas de Ridaura. Debido a que estas drogas pueden causar efectos secundarios serios, generalmente se usa únicamente en casos muy avanzados.

Reemplazando las articulaciones

Personas con artritis avanzada y articulaciones muy afectadas, han sido operadas para reemplazarlas quirúrgicamente con materiales sintéticos. Generalmente se usan metales en los casos de articulaciones mayores y polímeros tales como el silicón para las menores. Más de un millón de personas han recibido esta clase de substitutos particularmente en las caderas, con buenos resultados.

Tipos de artritis

Entre la mayoría de tipos de artritis existentes, los más comunes son la osteoartritis y la artritis reumatoidea.

Osteoartritis

La osteoartritis es conocida también como la degeneración de las articulaciones y ataca con preferencia a las personas de mayor edad, aunque también se puede presentar en pacientes jovenes como resultado de lesiones anteriores o problemas hereditarios. Cuando una persona sufre de osteoartritis, los cartílagos en los extremos de los huesos se desgastan y nuevo hueso comienza a formarse en los extremos expuestos; el movimiento de las coyunturas produce un intenso dolor causado por la fricción de los extremos secos de los huesos. Generalmente muy poca o ninguna inflamación se presenta con la osteoartritis.

¡Cuídese de los fraudes!

Los tratamientos para la artritis y otras enfermedades, ejercen una especial atracción en individuos inescrupulosos y sin ningún entrenamiento médico, quienes viven al acecho de los incautos e inocentes, con promesas falsas basadas en "curas milagrosas" cuyo único objetivo es el de despojarlos de su tiempo y dinero. Desde épocas remotas los pacientes de artritis han sido el blanco de tratamientos ridículos tales como untarse de estiércol de caballo, llevar en los brazos brazaletes de cobre, sentarse en minas de radio abandonadas y tomar elixires "mágicos". Ninguno de estos tratamientos han demostrado tener valores curativos y lo único que alivian es el peso del bolsillo de la víctima, robando no solamente su dinero sino el verdadero elemento que podría salvar su vida: el valioso tiempo para recibir un tratamiento efectivo.

Artritis reumatoidea

En los casos de artritis reumatoidea el sistema de inmunidad del cuerpo ataca las coyunturas como si fueran sus enemigos mortales. Las coyunturas se hinchan debilitando los ligamentos, empujando los dedos de las manos lejos del pulgar, por ejemplo, alterando el alineamiento de los músculos, lo cual conduce a la desfiguración y la incapacidad, hasta el punto de que simples tareas como destapar una botella, abrir una lata o estrechar la mano de alguien se convierten en pruebas muy dolorosas. La artritis reumatoidea puede avanzar progresivamente o permanecer estacionaria durante varios años antes de empeorar.

Para llegar a la conclusión de que un paciente sufre de artritis reumatoidea, el médico debe encontrar que aquel ha estado sufriendo los cuatro síntomas siguientes por un período mínimo de seis semanas:

- rigidez de las articulaciones al despertar, con duración de una hora por lo menos
- hinchazón en las coyunturas de los dedos o las muñecas
- hinchazón de los tejidos suaves alrededor de tres o más coyunturas
- hinchazón en ambos lados de una coyuntura con o sin dolor.

Además los médicos buscan en los rayos X, evidencia de posible erosión de los huesos, pequeñas protuberancias o nódulos debajo de la piel y mediante una muestra de la sangre del paciente, pueden saber si existe algún "anticuerpo con un factor reumático".

Espondiloartropatías

Este termino médico se refiere a una serie de desordenes que tienden a afectar la espina dorsal. El tipo más común es la anquilosis espondilodesis, en la cual los huesos de la espina dorsal se funden en uno solo. Otros tipos incluyen el síndrome de Reiter, artropatía intestinal, anquilosis juvenil, espondilosis y artropatía reactiva.

La infección de Lyme

La enfermedad de Lyme es una peligrosa infección causada por una bacteria en forma de espiral, trasmitida por las garrapatas en los ciervos o venados. El ser humano contrae esta enfermedad al ser mordido por las garrapatas. Las primeras señales incluyen síntomas similares a los de la influenza seguidos de una erupción circular en la piel. Días más tarde, algunas personas desarrollan otros síntomas semejantes a los de la artritis reumatoidea.

Es de gran importancia hacerse examinar de un médico si hay sospechas de estar desarrollando la enfermedad de Lyme. Antibióticos administrados sin pérdida de tiempo, pueden detener el avance de la infección. Sin embargo, si el tratamiento se demora, los antibióticos pueden resultar inefectivos y entonces el corazón, el cerebro y algunas coyunturas pueden ser seriamente afectados. Una vez que la artritis aparece, el dolor en las articulaciones y la rigidez de los miembros puede ser intermitente aún durante períodos de varios años. El diez por ciento de las personas que contraen esta enfermedad, pueden quedar permanentemente incapacitadas por la rigidez de las coyunturas.

Algunos Tipos de Artritis Más Comunes	
Tipo	**Frecuencia en Estados Unidos**
osteoartritis	15.8 millones
artritis reumatoidea	2.9 millones
espondiloartropatías	2.5 millones

Algunos Tipos de Artritis Menos Comunes			
Tipo	**Frecuencia en Estados Unidos**	**Edad al comienzo**	**Síntomas**
gota	1.6 millones (85% másculino)	mayores de 40 años	súbito y agudo dolor e hinchazón en las coyunturas
artritis reumática juvenil	250,000	menores de 18 años	rigidez de la coyuntura de la rodilla
esclerodermia	300,000	30 a 50 años	piel gruesa y endurecida

Algunos Tipos de Artritis Menos Comunes

Tipo	Frecuencia en Estados Unidos	Edad al comienzo	Síntomas
lupus sistemático eritematoso	más de 300,000 (90% femenino)	10 a 50 años	fiebre, debilidad erupción de la piel y dolor en las coyunturas
enfermedad de Kawasaki	cientos de casos locales	de 6 meses a 11 años	fiebre, dolores en las coyunturas, ronchas rojas en las palmas de las manos y los pies, problemas del corazón
infección de la garganta tipo A	100,000	todas las edades	confusión, dolor de cuerpo, presión arterial baja, vértigo, artritis, pulmonía

Esta información previamente publicado como "Arthritis: Modern Treatment for That Old Pain in the Joints" en La Revista FDA Consumer Publicacion DHHS No. (FDA) 921190S

■ Departamento de Salud y Servicios Sociales, Servicio de Salud Pública
Administración de Drogas y Alimentos
Oficina de Asuntos Públicos
Publicación DHHS No. (FDA) 92-11905
Julio-Agosto 1991

LA ESPINA BÍFIDA

(Spina Bifida)

Definición

Espina Bífida quiere decir una partidura en la espina, o sea que la columna vertebral no se ha cerrado completamente. Hay tres tipos de espina bífida (varian de leve a severo) y estos son:

1. Espina Bífida Oculta: Una apertura en una o más de las vertebras (huesos) de la columna espinal, sin ningun daño aparente a la médula espinal.
2. Meningocele: Los meninges (o cobertura protectiva que rodea la médula espinal) se han salido a traves de una apertura en las vertebras, en un saco llamado el "meningocele."
3. Myelomeningocele: Esta es la forma mas severa de espina bífida, en la cual una porción de la médula espinal sobresale a través de la espalda. En algunos casos, los sacos están cubiertos de cutis; en otros, los tejidos y nervios están expuestos. Generalmente, los términos "espina bífida" y "myelomeningocele" son usados en forma intercambiable.

Incidencia

En los Estados Unidos, aproximadamente el 40 por ciento de la población puede tener espina bífida oculta, aunque muy pocas de estas personas lo llegan a saber ya que esta condición carece de síntomas. Los otros dos tipos de espina bífida, meningocele y myelomeningocele, son conocidos como "espina bífida manifesta," y esto ocurre en aproximadamente uno de cada 1,000 infantes. De los infantes que nacen con "espina bífida manifesta", mas o menos el 4 por ciento tiene meningocele y el 96 por ciento tiene myelomeningocele.

Características

Los efectos de myelomeningocele, la forma más grave de la espina bífida, pueden incluir debilidad muscular o parálisis bajo el area donde ocurre la apertura (o hendidura), falta de sensación bajo la hendidura, e incontinencia. Existe el peligro, además, de una acumulacion anormal de líquidos en el cuerpo y por lo tanto en el cerebro (resultando en una condición llamada hidrocefalia). Un gran porcentaje (70 por ciento-90 por ciento) de los ninos que nacen con myelomeningocele tienen hidrocefalia. La hidrocefalia puede ocurrir sin la espina bífida, aunque frecuentemente se manifiestán juntas ambas condiciones. La hidrocefalia se controla mediante una intervención quirúrgica llamada procedimiento de derivacion (shunt). Este procedimiento consiste en la introducción de una punta de un tubo flexible en un ventriculo cerebral, sacando el tubo por una pequeña apertura en el craneo. Sin este puede resultar una acumulación de líquidos en el cerebro, y esta presion puede causar daño cerebral, ataques, o ceguera.

Implicaciones en la educación

Los estudiantes con espina bífida son elegibles para recibir servicios de educación especial bajo el Acta para la Educación de los Individuos con Discapacidades (antes conocido como el Acta para la Educación de los Impedidos, Ley Publica 94-142). La espina bífida se clasifica como "impedimento a la salud" (health impaired) y la escuela y los padres tienen que desarrollar un Plan de Educación Individualizado (Individualized Education Program, o IEP) a fin de especificar los servicios apropiados.

Aunque la espina bífida es relativamente común, hasta hace poco la mayoría de los niños que nacían con myelomeningocele morían poco después de nacer. Ahora que el procedimiento de derivación para drenaje de líquido espinal puede llevarse a cabo durante las primeras 48 horas de vida, existen mayores posibilidades de que los niños con myelomeningocele puedan sobrevivir. En muchos casos, estos niños deben ser sometidos a una serie de operaciones a través de su niñez. Los programas escolares deben ser flexibles para acomodar estas necesidades especiales.

Muchos niños con myelomeningocele necesitan entrenamiento para el control de la incontinencia. Algunos requieren un cateter, o un tubo de hule o de metal que se introduce por el extremo inferior de la uretra a la vejiga, para permitir que la orina fluya libremente por el tubo y el chorro de la orina pueda dirigirse a un recipiente.

El cateterismo, limpio e intermitente, es necesario para ayudar al niño a beneficiarse de y para tener acceso a la educación especial y servicios relacionados. Por lo tanto, de acuerdo a las cortes, la escuela debe proveer el cateterismo como servicio relacionado a todos los niños que lo requieren. Además, muchos niños aprenden a usar el cateter a una edad temprana.

En algunos casos, los niños con espina bífida que también tienen hidrocefalia experimentan trastornos del aprendizaje. Pueden tener dificultades con poner atención en la clase, en la comprensión o expresión, en leer, y en aritmética. Para los niños con trastornos del aprendizaje la intervención temprana les puede ayudar a prepararse para ir a la escuela.

La integración de un niño con espina bífida a la escuela con niños que no tienen discapacidades a veces requiere cambios en el ambiente colegial o al curriculo. Aunque el estudiante debe colocarse en un ambiente con un mínimo de restricciones, el horario colegial también debe ser lo mas normal posible. Varios factores arquitectónicos deben ser considerados antes de la adaptación del ambiente escolar. Hay que recordar que la Sección 504 del Acta de Rehabilitación de 1973 requiere que los programas que reciben fondos federales tengan accesibilidad para los niños con discapacidades. Esto puede incluir cambios estructurales (como, por ejemplo, agregar ascensores o rampas para sillas de ruedas) o mediante cambios de horario o ubicación de la sala de clases (por ejemplo, ofrecer la clase en el primer piso).

Los niños con myelomeningocele necesitan aprender destrezas de mobilidad, y frecuentemente requieren el uso de muletas, aparatos ortopédicos, o sillas de rueda. Es importante que tanto los miembros del equipo escolar como los padres comprendan las capacidades físicas del niño y sus limitaciones. Las discapacidades físicas como la espina bífida pueden tener un profundo efecto en el desarrollo socio-emocional del niño. Para promover el crecimiento personal las familias y los profesores deben alentar a los niños, dentro de los limites de la salud y bienestar, para que estos puedan ser independientes y participar en las mismas actividades que sus compañeros sin discapacidades.

Recursos

McLone, D. (1994). *Introducción a espina bífida*. Washington, DC: Spina Bifida Association of America. (Teléfono: 1-800-621-3141.)

Spina Bifida Association of America. (1984). *El niño con espina bífida*. Washington, DC: Spina Bifida Association of America. (Teléfono: 1-800-621-3141.)

Organizaciones

Spina Bifida Association of America
4590 MacArthur Boulevard N.W., Suite 250
Washington, D.C. 20007-4226
(202) 944-3285
(800) 621-3141

March of Dimes Birth Defects Foundation
1275 Mamaroneck Avenue
White Plains, NY 10605
(914) 428-7100

Maternal and Child Health Clearinghouse
2070 Chain Bridge Road, Suite 450

Vienna, VA 22182-2536
(703) 821-8955, Ext. 254 o 265
Información en español.

National Easter Seal Society
230 West Monroe Street, Suite 1800
Chicago, IL 60606
(312) 726-6200
(800) 221-6827

National Rehabilitation Information Center (NARIC)
8455 Colesville Rd., Suite 935
Silver Spring, MD 20910-3319
(301) 588-9284
(800) 227-0216

El uso del término "discapacidad"

El término "discapacidad" fue aceptado por la Real Academia Española de la Lengua hace diez años y aparece en el diccionario de la lengua española de ésta. En reconocimiento del gran poder del lenguaje para influir y crear impresiones, NICHCY utiliza el termino "discapacidad" en todas sus publicaciones.

Otras términos quizás más comunes—como, por ejemplo, "incapacidad", "minusvalido", e "inválido"—pueden dar a entender que las personas con discapacidades son personas "sin habilidad", de "menor valor", o "sin valor".

En comparación, discapacidad quiere decir una falta de habilidad en algun ramo específico. El uso del término reconoce que todos los individuos con discapacidades tienen mucho que contribuir a nuestra sociedad y al mismo tiempo está de acuerdo con cambios similares en el lenguaje de la ley estadounidense.

Por favor comparta su ideas y comentarios con nuestro personal a través de la correspondencia con nuestra editora.

Este documento fue desarrollado a través del Acuerdo Cooperativo #H030A30003 entre la Academia para el Desarrollo Educacional (Academy for Educational Development) y la Oficina de Programas de Educación Especial del Departamento de Educación de los Estados Unidos. El contenido de este documento no refleja necesariamente las opiniones o politicas del Departamento de Educación, y el hecho de mencionar nombres registrados, productos comerciales, u organizaciones no implica el endorso por parte del gobierno de los Estados Unidos.

Fundada en 1961, la Academia para el Desarrollo Educacional (Academy for Educational Development) es una organización sin fines de lucro dedicada a los servicios para tratar las necesidades del desarrollo humano en los Estados Unidos y a través del mundo. En sociedad con sus clientes, la Academia aspira a enfrentarse con los desafíos sociales, economicós, y ambientales a través de la educación y desarrollo de recursos humanos; aplicar los mejores métodos existentes para la educación, entrenamiento, investigación, tecnología, administración, análisis de la conducta, y mercadeo social, para resolver problemas; y mejorar el conocimiento y destrezas a través del mundo como los más efectivos medios para estimular el crecimiento, reducir la pobreza, y promover los ideales democráticos y humanitarios.

■ **El Centro Nacional de Información Para Niños y Jovenes con Discapacidades**
PO Box 1492
Washington, DC 20013
1-800-695-0285 (Voz/TT)
(202) 884-8200 (Voz/TT)

E-mail: nichcy@aed.org
URL: http://www.nichcy.org
FS12-SP, en español
Octubre de 1996

LA ESPINA BÍFIDA

Spina Bifida Association: General Information

¿Qué son los defectos del tubo neural?

Los defectos del tubo neural (NTDs) son serias malformaciones congénitas que ocasionan el desarrollo incompleto del cerebro, espina dorsal, o las cubiertas que protegen estos órganos. Hay tres tipos de NTDs: anencefalia, encephalocele, y espina bífida.

Los bebés que nacen con anencefalia tienen cerebros subdesarrollados y el cráneo incompleto. La mayoría de los infantes que nacen con anencefalia no llegan a sobrevivir por más de unas pocas horas después de nacer. Encephalocele resulta en un hoyo en el cráneo a través del cual sobresalen los tejidos del cerebro. Aunque la mayoría de los bebés con encephalocele no viven o quedan severamente retrasados, algunos niños se han salvado gracias a tempranas intervenciones quirúrgicas.

¿Qué es la espina bífida?

La espina bífida es la malformación congénita más frecuente que impide permanentemente a las personas. Afecta aproximadamente a 1 de cada 1,000 recién nacidos en los Estados Unidos. Hay más niños con espina bífida que con distrofia muscular y fibrosis química del páncreas combinados.

La espina bífida, el más común de los defectos del tubo neural, es una de las malformaciones congénitas más devastadoras. Esta resulta cuando el tubo neural no se cierra adecuadamente durante el primer mes del embarazo. En casos severos, la espina dorsal sobresale por la espalda y puede estar cubierta por el cútis o una membrana delgada. La intervención quirúrguca debe generalmente realizarse dentro de 24 horas después del nacimiento para cerrar la espalda del recién nacido, para así disminuir el riesgo de infección y para preservar la función existente en la espina dorsal.

Por causa del la parálisis que resulta del daño a la espina dorsal, la gente que nace con espina bífida puede necesitar intervenciones quirúrgicas y extenso cuidado médico. Esta condición puede también causar complicaciones en los intestinos y la vejiga. Un gran porcentaje de los niños que nacen con espina bífida tienen también hidrocefalia, la acumulación de líquido en el cerebro. La hidrocefalia se controla a través de válvulas (shunts) con un procedimiento quirúrgico llamado "shunting", para aliviar la acumulación de líquido en el cerebro y así dirigirlo al área abdominal. La mayoría de los niños que nacen con espina bífida llegan a ser adultos gracias a las sofisticadas técnicas médicas de la actualidad.

He oído decir que los niños con espina bífida tienen problemas de aprendizaje. ¿Es cierto?

Algunos niños con espina bífida sí experimentan problemas del aprendizaje. Pueden tener dificultad al poner atención, expresarse o comprender el lenguaje, organizarse, y con la secuencia y comprensión de lecturas y matemáticas.

¿Cómo podemos ayudar a aquellos niños con problemas del aprendizaje?

La intervención temprana puede ayudar considerablemente en la preparación de estos niños para ir a la escuela. Los alumnos deben estar en el ambiente menos restrictivo y sus actividades de día a día deben ser tan "normales" como sea posible. A menudo es útil que el niño tenga una evaluación psicológica para analizar su inteligencia, niveles académicos (lectura, ortografía, matemática, etc.), y las habilidades básicas para el aprendizaje (la percepción visual, y destrezas receptivas y expresivas para el lenguaje).

¿Y las limitaciones físicas?

Las personas con espina bífida necesitan aprender destrezas de movilidad, y a menudo con el uso de muletas, aparatos ortopédicos, o sillas de ruedas pueden lograr una mayor independencia. Los niños pueden además, con nuevas técnicas, lograr independizarse en el manejo de sus problemas con los intestinos y vejiga. Las discapacidades físicas como la espina bífida pueden tener efectos profundos en el desarrollo socio-emocional del niño. Es importante que el personal de los servicios de salud, maestros y padres comprendan las aptitudes y limitaciones físicas del niño. Para fomentar el crecimiento personal, deben estimular a los niños (dentro de los límites de la seguridad y salud) a ser independientes, a participar en actividades junto con sus compañeros sin discapacidades y a asumir la responsabilidad de su cuidado propio.

¿Cuales condiciones secundarias están asociadas con la espina bífida?

Se requiere atención especial para identificar y tratar condiciones secundarias. Debidos a la gran variedad de daño neurológico y movilidad impedida, puede ser difícil identificar algunas condiciones secundarias. Se debe enfocar mayor atención en el desarrollo psicológico y social de los niños y jóvenes adultos con espina bífida. Muchos estodios recientes, incluyendo la Encuesta de la Red de Adultos de Spina Bifida Association of America (SBAA) indican claramente la presencia de problemas emocionales que pueden resultar de factores tales como una baja autoestima y una falta de educación en destrezas sociales.

Algunos ejemplos de condiciones secundarias asociadas con la espina bífida son alergias a los productos que contienen látex, tendinitis, obesidad, trastornos del cutis, trastornos gastronómicos, impedimentos del aprendizaje, el lograr y mantener la movilidad, depresión, y asuntos sociales y sexuales.

¿Qué es la alergia al látex?

Son reacciones alérgicas a los productos que contienen látex (goma). Los síntomas típicos incluyen ojos llorosos, respiración ruidosa, garrotillo, salpullido, y en casos severos, anafilaxix (una reacción que pone en peligro la vida). Estas reacciones pueden ocurir cuando los productos que contienen látex 'tocan el cutis, las membranas mucosas (como la boca, las partes genitales, la vejiga o el recto), o áreas abiertas o el torrente sanguíneo (especialmente durante la cirugía).

¿Quien tiene reacciones alérgicas al látex?

Aunque no se sabe exactamente cómo se desarrolla esta alergia, cualquier persona puede desarrollar una reacción alérgica al tener contacto con látex. Sin embargo, ciertos grupos de individuos han sido identificados de tener una mayor propensidad de desarrollar alergias al látex. Aquéllos que corren un mayor riesgo incluyen las personas que con frecuencia están expuestas al látex, tales como los niños y adultos con espina bífida y los profesionales de los servicios de salud. Las investigaciones han demostrado que los pacientes con espina bífida tienen el otencial de desarrollar una alergia (hasta cierto punto) al látex. Cualquier persona con alergia al látex debe evitar estar expuesto a todos los productos que contienen látex.

¿Cuales son algunos productos comunes que contienen látex?

Algunos productos comunes que contienen látex incluyen los catéteres, vendas elásticas, pezónes de goma para biberón, chupetes y globos. Para recibir una lista completa de artículos que contienen látex que a menudo se encuentran en el hogar, en la comunidad y en los hospitales, comuníquese con SBAA. Si tiene alguna duda sobre un producto específico, comuníquese con el distribuidor o fabricante.

¿Acaso se puede hacer algo para prevenir la espina bífida?

Sí. Estudios recientes han indicado que un factor que aumenta el riesgo de tener un bebé con un defecto del tubo neural es un bajo nivel de ácido fólico antes de concebir y durante las primeras semanas del embarazo. Si todas las mujeres en edad de concebir consumieran 0.4 mg de ácido fólico antes de quedar embarazadas y durante el primer trimestre del embarazo, la incidencia de casos de espina bífida y anencefalia que podrían haberse prevenido a través de consumo de ácido fólico podría reducirse hasta un 75%!!

En septiembre de 1992, basándose en los resultados de pruebas de control al azar, el Servicio de Salud Pública de los Estados Unidos publicó una recomendación, manifestando que "todas las mjueres en edad de concebir en los Estados Unidos deben consumir 0.4 mg de ácido fólico al día para reducir el riesgo de tener un embarazo afectado por un defecto del tubo neural".

¿Qué es el Ácido Fólico?

El ácido fólico, una vitamina B común soluble en el agua, es esencial para el funcionamiento del cuerpo humano. Durante períodos de crecimiento rápido, tales como durante el embarazo y desarrollo del feto, el cuerpo require esta vitamina en mayores cantidades. Hay cuatro maneras por medio de las cuales las mujeres pueden recibir ácido fólico en suficientes cantidades a través de la dieta. El ácido fólico se encuentra en los suplementos de vitaminas, cereales de desayuno fortificados, y alimentos ricos en ácido fólico tales como el brócoli, la espinaca, las yemas de huevos, algunas frutas y jugos de frutas. Sin embargo, la típica dieta norteamericana incluye sólo la mitad del nivel de ácido fólico recomendado.

¿Qué es SBAA?

Spina Bifida Association of America (SBAA) fue fundada en 1973 para abordar las necesidades específicas de la comunidad de la espina bífida y sirve como representante nacional de más de 72 asociaciones locales a través del país. SBAA está compuesta de individuos con espina bífida y miembros de sus familias, padres de hijos con espina bífida, profesionales, adultos con espina bífida, y otras personas interesadas.

La misión de Spina Bifida Association of America es de promover la prevención de la espina bífida y mejorar la vida de todos los individuos afectados. Spina Bifida Association of America es una organización sin fines de lucro. Los esfuerzos de SBAA benefician a miles de infantes, niños, adultos, padres, y profesionales cada año.

¿Qué hace SBAA?

SBAA proporciona servicios tales como:

- Información y despacho por una línea telefónica gratis
- *Insights*, un boletín informativo bimestral
- Publicaciones en inglés y español
- Un consejo consultivo profesional
- Un consejo de enfermería
- Una conferencia nacional anual
- Una red de adultos
- Un fondo para becas
- Campañas de reconocimiento por el público
- Servicios para asociaciones afiliadas y socios
- Defensa para individuos y a través de sistemas
- Un fondo para investigaciones

Mañana

SBAA está dirigiéndose hacia muchas direcciones. Los años futuros prometen ser interesantes mientras trabajamos para prevenir la espina bífida y mejorar la vida de todos los invididuos afectados. Ayúdenos a realizar nuestras metas a través de un donativo deducible de la utilidad imponible o hágas socio de SBAA hoy mismo.

■ **Spina Bifida Association of America**
4590 MacArthur Blvd, NW, Suite 250
Washington, DC 20007-4226

(202) 944-3285 (800) 621-3141
Fax: (202) 944-3295
e-mail: sbaa@sbaa.org
http://www.infohiway.com/spinabifida
1997

¿QUÉ ES LUPUS?

(What Is Lupus?)

Robert G. Lahita, MD, PhD
Jefe, Division de Reumatologia y Enfermedades
de Tejidos Conectivos
St. Luke's/Roosevelt Hospital Center

El lupus es una enfermedad crónica e inflamatoria que puede afectar varias partes del cuerpo, especialmente la piel, las articulaciones, la sangre y los riñones. El sistema inmune del cuerpo normalmente fabrica proteínas, llamadas anticuerpas, que protegen el cuerpo contra los virus, la baceria y otros materiales extranjeros. Dichos materiales extranjeros se llamen "antígenos". En una enfermedad autoinmune como el lupus, el sistema inmune pierde su habilidad de distinguir entre las substancias extranjeras (antígenos) y sus propios células y tejidos. Por lo tanto el sistema immune fabrica los anticuerpos dirigidos contra el cuerpo de la persona. Estos anticuerpos, llamadas autoanticuerpos, reaccionan con las auto-antígenos para formar los complejos inmunes. Los complejos inmunes se acumulan en los tejidos, y pueden causar inflamación, daños a los tejidos, y dolor.

Más personas sufren de lupus que de otras enfermedades como el SIDA, paralisis cerebral, esclerosis multiple, sickle-cell anemia, y fibrosis cístico combinadas. Un estudio de mercados patrocinado por FAL, indica que entre 1,4000,000 y 2,000,000 de personas reportaron el diagnóstico de lupus. (Este estudio fue conducido por el centro de investigación Bruskin/Goldring en 1994.) En la mayoría de personas los casos de lupus son leves, afectando pocos organos. Para otros el lupus puede ser mas serio, hasta amenazar la vida. Miles de americanos mueren cada año de las complicaciones causadas por el lupus.

Los tipos del lupus

Hay tres tipos de lupus: el discoide, el sistémico, y el lupus inducido por una droga. El lupus discoide siempre se limita a la piel. Se identifica por una erupción que puede aparecer en la cara, la nuca, y el pericráneo. Se diagnostica el lupus discoide por medio de una biopsia de la erupción. En el lupus discoide, la biopsia muestra anormalidades que no se encuentran en la piel sin esa erupción. El lupus discoide no suele comprometer los órganos internos del cuerpo. Por consecuencia. El examen ANA, una prueba de la sangre usada para detector el lupus sistémico, puede salir negativo en los pacientes con el lupus discoide. Sin embargo, en muchos pacientes con el lupus discoide, el ANA sale positivo, pero a un nivel bajo (o "título bajo").

En approximadamente el 10 por ciento de los pacientes, el lupus discoide puede convertirse en la forma sistémica de la enfermedad, y afectar casi cualquier órgano o sistema del cuerpo. No se puede predicirlo o evitarlo. El tratamiento del lupus discoide no evita su progreso a la forma sistémica. Los individuos que progresan a la forma sistémica probablemente tenían el lupus sistémico desde el principio, la erupción siendo el síntoma predominante.

El lupus sistémico suele ser más serio que el lupus discoide, y puede afectar a casi cualquier órgano o sistema del cuerpo. En algunas personas, solamente la piel y las articulaciones están afectadas. Para otros, las articulaciones, los pulmones, los riñones, la sangre, o otros órganos y/u otros tejidos pueden ser afectados. Generalmente, no hay dos personas con el lupus que tengan síntomas idénticos. El lupus sistémico puede incluir temporadas cuando pocos, o ninguno, de los síntomas se presenta (la remisión), y otras temporadas cuando la enfermedad se manifiesta activa ("estallido"). Comúnmente, cuando una persona dice "lupus", se refiere a la forma sistémica de la enfermedad.

El lupus inducido por una droga ocurre después del uso de ciertas medicinas recetadas. Los síntomas del lupus inducido son similares a los del lupus sistémico. Las drogas comúnmente asociadas con el lupus inducido son la hidralazina (usada para tratar la presión sanguínea alta o la hipertensión) y la procainamida (usada para tratar los ritmos irregulares del corazón). No toda persona que toma estas medicinas desarrolla el lupus inducido por drogas. Solamente alrededor del 4 por ciento de las personas que toman estas drogas desarrollan los anticuerpos que sugieren el lupus. De este 4 por ciento, sólo un número muy pequeño desarrollan el lupus inducido por drogas. Los síntomas suelen desaparecer cuando discontinúan las medicinas.

Aunque el lupus inducido por drogas y el discoide tienen algunos característicos similares al lupus sistémico, lo siguiente primeramente describe el lupus sistémico.

La causa

Se desconocen la(s) causa(s) del lupus, pero hay factores del medio ambiente y genético que juegan un papel. Mientras los científicos creen que hay una disposición genética, se sabe que también los factores del medio ambiente son importantes en inducir el lupus. Varios factores del medio ambiente incluyen; las infecciones, los antibióticos (especialmente los de las familias de la sulfa y la penicilina), la luz ultravioleta, el estrés extremo, y ciertas drogas.

Aunque se sabe que el lupus ocurre dentro de familias, no se sabe de ningún gen o genes que se creen causar la enfermedad. Sólo el 10 por ciento de los pacientes con lupus tendrán un familiar cercano (pariente o hermano/a) que tiene o tendrá el lupus. Las estadísticas muestran que sólo alrededor del 5 por ciento de los hijos nacidos a pacientes con el lupus desarrollarán el lupus.

Muchas veces se llama el lupus "una enfermedad de las mujeres" aunque hay muchos hombres afectados con la enfermedad. El lupus puede ocurrir a cualquiera edad, y en ambos sexos, pero ocurre 10–15 veces más frecuentemente entre las mujeres adultas que entre los hombres adultos. Se creen que las personas de herencia africana, asiática, o los americanos indígenas desarrollan la enfermedad más frecuentemente que las personas caucásicas, pero los estudios que demuestran esto fueron hechos con pocas personas, y necesitan corroboración.

Factores hormonales tal vez pueden explicar por qué el lupus ocurre más frecuentemente en las mujeres que en los hombres. El aumento de los sintomas antes de la regla (menstruación) y/o durante el embarazo apoya la creencia que las hormonas, particularmente el estrogeno, pueden estar implicadas. Sin embargo, la razón hormonal exacta de la incidencia aumentada del lupus en las mujeres, y el aumento cíclico de los síntomas son desconoscidos.

El embarazo y el lupus

Una pregunta importante para muchas familias es si la mujer joven con el lupus debe tomar el riesgo de embarazarse. La opinión corriente es que no hay una razón absoluta para que una paciente con lupus no debe embarazarse, excepto que tenga el compromiso moderado o severo de los órganos (por ejemplo, el sistema nervioso central, los riñones, o el corazón y los pulmones) que la pondría al riesgo. Sin embargo, hay algún aumento del riesgo al iniciar un estallido de la enfermedad durante o inmediatamente después (3–4 semanas) del embarazo. Si se observa la paciente cuidadosamente, el peligro puede ser minimizado. Una mujer embarazada y con el lupus debe ser observada por ambos su obstetra y su "médico del lupus".

Los síntomas

Aunque el lupus puede afectar a cualquiera parte del cuerpo, la mayoría de los pacientes experimentan los síntomas en solamente algunos órganos. La tabla 1 presenta los síntomas más comunes para pacientes con el lupus.

Tabla 1

Tabla de los Síntomas

Síntoma	Por Ciento
Articulaciones dolorosas	95
Fiebre superior a 100ºF (38ºC)	90
Artritis (las articulaciones hinchadas)	90
Cansancio fuerte y persistente	81
Erupciones en la piel	74
Anemia	71
Compromiso renal	50
Dolor en el pecho al respirar profundamente (pleuresía)	45
Erupcíon de forma mariposa en las mejillas y nariz	42
Sensitividad a la luz (fotosensitividad)	30
Pérdida de los cabellos	27
El Síndrome de Raynaud (los dedos cambian de color al azul o blanco en el frío)	17
Convulsiones o ataques	15
Úlcera en la boca o la nariz	12

El diagnóstico

Porque muchos de los sintomas del lupus imitan los de otras enfermedades, a veces no son muy epecifícos, y pueden aparecer y desaparecer, el lupus puede ser muy difícil diagnosticar. Se hace el diagnóstico por medio de un repaso cuidadoso de la historia médica completa del paciente conjunto con el análisis de los resultados de los exámenes de laboratorio rutinarios y varios exámenes especializados relacionados con el sistema inmune. Hoy en día, no existe ningún examen que, por sí mismo, pueda determinar si una persona tiene el lupus o no. Para ayudar a médico en el diagnóstico del lupus, la Asociación Americana de la Reumatología publicó una lista de los 11 síntomas o signos que ayudan a distinguir entre el lupus y otras enfermedades (ver a la Tabla 2). El paciente debe tener cuatro o más de estos sintomas para sospechar el lupus. Los síntomas no tienen que ocurrir todos a la vez.

Tabla 2

Los Once Criterios Utilizados Para Diagnosticar el Lupus Eritematoso

Criterio	Definición
Erupción Malar	Una erupción en las mejillas
Erupción Discoide	Erupciones rojas y muy visibles
Fotosensibilidad	Una reacción a la luz del sol que resulta en el desarrollo o el aumento en la erupción en la piel
Úlceras orales	Úlceras en la nariz o boca, estas últimas usualmente sin dolor
Artritis	Artritis no erosiva que involucra dos o más articulaciones periféricas o coyunturas (artritis en la cual los huesos no sufren daño)
Serositis	La pleuritis o la pericarditis
Problemas renales	Protéina excesiva (más que .5 gramos al día ó 3+ en las pruebas de orina) y/o los cilindros celulares en la orina (elementos anormales en la orina derivados de las células rojas y/o blancas y/0 las células tubulares del riñón).
Problemas neurológicos	Ataques (convulsiones) y/0 neurológicos la psicosis en la ausencia de drogas o disturbios metabólicos que se saben que causan tales efectos.
Problemas hematológicos	La anemia hemolítica o la leucopenia (una cuenta baja de las células blancas menos de 4,000 células por milímetro cúbico) o la linfopenia (menos de 1,5000 linfocitos por milímetro cúbico) o trombocitopenia (menos de 100,000 plaquetas por milímetro cúbico). Hay que detectar la leucopenia y la linfopenia en dos o más ocasiones. Hay que detectar la trombocitopenia en la ausencia de las drogas que puedan causar la misma.
Problemas inmunológicos	El examen positivo de preparación de LE, el examen positivo inmunológicos del anti-DNA, el examen positivo del anti-Sm, o un positivo falso en la prueba del sífilis (VDRL).

Los Once Criterios Utilizados Para Diagnosticar el Lupus Eritematoso	
Criterio	Definición
Anticuerpos	Un examen positivo de los anticuerpos antinucleares en la ausencia de las drogas que se saben que causan lo mismo.

Adaptado de: Tan, E.M., et. Al. The 1982 Revised Criteria for the Classification of SLE. Arth. Rheum. 25: 1271-1277.

Los exámenes de laboratorio utilizados en el diagnóstico del lupus

El primer examen creado fue el LE (lupus eritematoso) examen celular. Cuando se repite este examen muchas veces, eventualmente resulta en un "positivo" en casi el 90 por ciento de los pacientes con el lupus sistémico. Desafortunadamente, este examen no es específico para el lupus sistémico (lo contrario de su nombre). Este examen también puede resultar positivo en hasta el 20 por ciento de los pacientes con la artritis reumatoide, el algunos de los pacientes con otras condiciones reumáticas, como el síndrome Sjogren o la escleroderma, en los pacientes con enfermedades del hígado, en las personas que toman ciertas drogas (tales como la procainamida, la hidralazina y otras).

El examen de anticuerpo antinuclear inmunoflorescene (ANA o FANA) es más específico para el lupus que el examen preparatorio celular LE. El ANA resulta positivo en casi cada paciente con el lupus sistémico, y es el mejor examen diagnóstico para el lupus sistémico disponible hoy en día. Si el examen resulta negativo, el paciente probablemente no tiene SLE. De otra manera, el ANA positivo, por si solo, no resulta en un diagnóstico del lupus dado que el examen también puede ser positivo en:

1) individuos con otras enfermedades de los tejidos conectivos;
2) Individuos sin síntomas;
3) pacientes tratados con ciertas drogas, incluyendo la procainamida, la hidralazina, la isoniazida y la cloropromazina;
4) individuos con condiciones otras que el lupus, como la escleroderma, la artritis reumatoide, la mononucleosis infecciosa y otras enfermedades crónicas e infecciosas, como la lepra lepromatosa, la endocarditis bacteriana subaguda, la malaria, etc., y enfermedades del hígado. Dado que puede ser positivo en condiciones no lúpicas, hay que interpretar los resultados del ANA considerando la historia médica del paciente, tanto como los signos y síntomas clínicos.

Los exámenes ANA incluyen una titulación indica cuántas veces hay que diluir la sangre para conseguir una muestra libre do los anticuerpos antinucleares. Entonces, una titulación de 1:640 indica una concentración más grande de los anticuerpos antinucleares que una titulación de 1:320 ó 1:160. La titulación siempre está más elevada en los pacientes que

tienen el lupus. Los pacientes con el lupus activo tienen resultados del examen ANA que son muy elevados.

Los exámenes de laboratorio que miden los niveles del complemento en la sangre también tienen valor. El complemento es una protéina en la sangre que, conjunto con los anticuerpos, destruye la bacteria. Es un "amplificador" de la función inmune. Si el nivel del complemento total está bajo, o si los valores de los complementos C3 o C4 está bajo, y el paciente también el ANA positivo, el diagnóstico del lupus es más seguro. Los niveles bajos de los complementos C3 y C4 en los individuos con el ANA positivo indican la posibilidad de la enfermedad renal del lupus.

Se han desarrollado nuevos exámenes de las reacciones de los anticuerpos antígenos individuales, y son muy útiles en el diagnóstico del SLE. Estos incluyen el examen para los anticuerpos anti-DNA, el de los anticuerpos anti-Sm, el de los anticuerpos anti-RNP, el de los anticuerpos anti-Ro, y exámenes que miden los niveles de complementos en el suero. El médico puede explicar más sobre estos exámenes.

Los exámenes de laboratorio son lo más útiles cuando son vistos conjunto con lo siguiente: Si el paciente tiene los signos y síntomas que surgieren el diagnóstico del lupus (p.ej., por lo menos cuatro de los criterios de la Asociación American del Reumatismo), un ANA positivo confirma el diagnóstico, y no se necesitan más exámenes. Si el paciente tiene solamente dos o tres del los criterios, el ANA positivo apoya el diagnóstico. En tales casos, excepto que los exámenes más específicos están positivos (p.ej., el andi-DNA, anti-Sm, anti-Ro), el diagnóstico del lupus no es cierto hasta que el paciente tenga más de los criterios de la Asociación Americana del Reumatismo, o los específicos ya mencionados están positivos.

Los médicos a veces hacen biopsias de la piel, utilizando la piel sana y la piel con la erupción. Estas biopsias pueden ayudar en el diagnóstica del lupus sistémico en hasta el 75 por ciento de los pacientes.

A menudo la interpretación de todos estos exámenes y su relación a los síntomas es difícil. Un examen puede resultar positivo una vez y negativo en otra ocasión, que refleja la actividad relativa de la enfermedad o otros variables. Cuando no se puede resolver la cuestión, consulte con un experto en el lupus.

Cuando una persona tiene muchos de los síntomas y signos del lupus y tiende resultados positivos en los exámenes, los médicos no tienen dificultad en llagar al diagnóstico correcto y empezar el tratamiento apropiado. Pero un problema más común ocurre cuando un individuo tiene síntomas vagos y no relacionados uno con otro, tales como el dolor articular, la fiebre, o otros dolores. Algunos médicos pueden creer que tal paciente es neurótico. Otros pueden probar varios medicamentos en la esperanza de suprimir las síntomas. Afortunadamente, como el concimiento del lupus está creciendo, más y más médicos consideran la posibilidad del lupus en su diagnóstico.

El paciente puede ayudar al médico siendo franco y honesto. Una discusión abierta entre el paciente y el médico resulta en un mejor tratamiento, no sólo para las personas con el lupus, pero para cualquiera que busca tratamiento médico.

¿A quién se debe ir para el diagnóstico del lupus? La mayoría de los pacientes usualmente buscan primero la ayuda de su médico familiar. Esto muchas veces es suficiente. Sin embargo, cuando hay cuestiones no claras o complicaciones, se recomienda la opinión de una especialista. Por ejemplo, se debe ver a un nefrólogo para problemas del riñón, o a un dermatólogo para la piel. Más a menudo, se recomienda a un reumatólogo o a un inmunólogo clínico que especializan en el lupus. Las referencias pueden ser de su médico familiar, la sociedad médica local, o el capítulo local de la Fundación Americana del Lupus.

Los estallidos—¿Qué dispara el lupus?

¿Qué dispara, o empieza, un ataque del lupus en una persona susceptible? Los científicos han notado caracteristicas similares en muchos pacientes del lupus. En algunos, el estar expuesto al sol causa el desarrollo rápido de una erupción en la piel, y después tal vez otros síntomas. En otros, una infección, sea una resfriado o una infección más seria, no se mejora, y las complicaciones empiezan. Estas complicaciones pueden ser los primeros signos del lupus. En otros casos, una droga ingerida para otra enfermedad produce los síntomas del lupus. En algunas mujeres, los primeros signos aparecen durante el curso del embarazo. En otras, los síntomas aparecen después del nacimiento. Muchos pacientes no pueden recordar ni identificar a ningún factor específico. Obviamente, hay muchos factores aparentemente no relacionados que pueden producir el comienzo de la enfermedad.

Tratamiento

Para la mayoría de las personas con lupus, un tratamiento eficaz puede minimizar los síntomas, reducir la inflamación, y mantener normal las funciones corporales.

Las medidas preventivas pueden reducir el riesgo de los estallidos. Para los pacientes con la fotosensitividad, el evitar estar expuesto al sol (excesivamente) y/o la aplicación regularmente de las cremas bloquedoras del sol normalmente previene las erupciones en la piel. El ejercicio regular ayuda en prevenir la debilidad muscular y la fatiga. La inmunización protege contra infecciones específicas. Los grupos de apoyo, el consejo, el hablar con los familiares, amigos y el médico puede ayudar en al olivio de los efectos del "stress." Los habitos negativos son peligrosos en las personas con el lupus. Estos incluyen fumar, beber excesivamente el alcohol, tomar las medicinas demasiado o no suficientemente, o posponer las visitas al médico.

Los métados del tratamiento se usan en los síntomas y las necesidades específicas de cada persona. Dado que las características y el curso del lupus puede variar significamente del paciente al paciente, es importante enfatizar que una evaluación completa y la supervisión regular son esenciales para asegurar el diagnóstico y tratamiento apropiado.

A menudo se recetan los medicamentos para las personas con el lupus dependiente de cuáles órganos están comprometidos, y la severidad del compromiso. Discusiones eficaces entre el paciente y el médico en cuanto a la selección de las medicinas, sus efectos secundarios, y cambios en dosis son vitales. Los medicamentos que a menudo se recetan son:

Drogas antiinflamatorias no esteroides (NSAIDs): Se recetan estos medicamentos para una variedad de enfermedades reumáticas, incluyendo el lupus. Los químicos usados incluyen el ácido acetilsalicilico (la aspirina), la ibuprofina (Motrin) la naproxena (Naprosyn), la indometacina (Indocin), el sulindac (Clinoril), tolemetin (Tolectin), y muchos otros. Usualmente se recomiendan estas drogas para el dolor en los músculos y las articulaciones, y la artritis. La aspirina puede causar en algunas personas dolor estomacal. Se puede reducir este efecto al tomando con la comida, leche a los antiácidos. Los demás de los NSAIDs funcionan en la misma manera que la aspirina, pero son menos irritantes al estómago que la aspirina, y usualmente se necesitan menos tabletas al día para tener el mismo resultado que la aspirina.

Acetaminofen: La acetaminofen (Tylenol) es un alagésico menor que se puede usar para dolor. Tiene la ventaja de causar menos iritación que la aspirina, pero es mucho menos eficaz que la aspirina en suprimir la inflamación.

Corticoesteroides: Los corticoesteroides (esteroides) son hormonas que tienen propiedades anti-inflamatorias e inmunoreguladorias. Normalmente la glándula ardrenal las produce en cantidades pequeñas. Esta hormona controla una variedad de funciones metabólicas en el cuerpo. Se usan los corticoesteroides sintéticos para reducir la inflamación y suprimir la activadad del sistema inmune. La droga de este tipo que se recetan más comúnmente es la prednisona.

Dado que los esteroides tienen una variedad de efectos secundarios, hay que regular la dosis para hacer el máximo de los buenos efectos anti-inflamatorios y anti-inmunes, y minimizar los efectos negativos. Los efectos secundarios ocurren más frecuentemente cuando se toman los esteroides por much tiempo y a una dosis alta (por ejemplo, 60 miligramos de la prednisona al día por un mes o más). Los efectos secundarios puede incluir el aumento del peso, la cara redonda, la acné, el magullar fácil, la osteoporosis, la presión alta sanguínea, las cataratas, el comienzo de la diabetes, un aumento en el riesgo de infecciones y úlceras del estómago.

Antimalariales: La cloroquina (Aralen) o hidroxicloroquina (Plaquenil), usualmente usadas para tratar la malaria, pueden ser útiles para personas con el lupus. Frecuentemente son recetadas para los sintomas de la piel y las articulaciones. Estas drogas pueden tomar varios meses antes de demostrar sus efectos beneficiosos. Los efectos secundarios son raros, y consisten de la diarrea o erpuciones. Algunas de las drogas antimalariales, como la quinina y la cloroquina, pueden afectar a los ojos. Consecuentemente, es importante visitar a un oftalmólogo regularmente. Los que manufacturan la droga recomiendan un examen antes de empezar la droga, y después, cada seis meses. Sin embargo, "el médico del lupus" puede sugerir que un examen al año es suficiente.

Las Drogas Citotóxicos: La azatioprina (Imuran) y la ciclofosfamida (Cytoxan) están en un grupo de agentes conocidos como drogas citotóxicas o inmunosupresivas. Estas drogas funcionan en una manera simlar a la de las cortiocoesteroides, en que suprimen la inflamación y el sistema inmune. Los efectos secundarios de estas drogas incluyen la anemia, la cuenta baja de las células blancas de la sangre, y un aumento en el riesgo de infecciones. Su uso también puede predisponer a un individuo que desarrolle el cáncer.

Los pacientes con lupus deben aprender a reconocer los primeros síntomas de la actividad de la enfermedad. En esa manera pueden ayudar al médico que sepa cuando se necesita un cambio en la terapia. El control regular de la enfermedad por medio de los exámenes de laboratorio puede ser muy valioso, porque los sántomas que se notan puede ocurrir solamente después de que la enfermedad haya estallado significantemente. Los cambios en los resultados de los exámenes de la sangre pueden indicar que la enfermedad se hace más activa aun antes de que el paciente desarrolle los síntomas de un estallido o brote. Generalmente, parece que lo más temprano que se detectan los estallidos, más fácilmente son controlados. También, el tratamiento temprano puede disminuir la posibilidad del daño permanente a los tejidos u órganos, y reducir la duración de tomar dosis altas de drogas.

La nutrición y la dieta

Aunque no se sabe mucho todavia acerca de los factores nutricionales en muchos tipos de enfermedades, nadie duda la necesidad de una dieta balanceada. Las dietas de la moda, que defienden un exceso o una exclusión de ciertos tipos de comida, son mucho más probables de que son dañinas que beneficiales, lo que sea la enfermedad, incluyendo el lupus. Los científicos han mostrado que ambos los anticuerpos y otras células del sistema inmune pueden ser afectados adversamente por las deficiencias nutricionales o por imbalances. Consecuentemente, las desviaciones significativas de una dieta balanceada puede tener efectos profundos en una red tan compleja como la del sistema inmune.

Han habido sugerencias acerca de varias comidas y el tratamiento del lupus. Un ejemplo es el aceite del pescado. Estas dietas han sido intentadas solamente en animales con un mínimo de éxito, y no se deben ser lo principal de la dieta del paciente.

El pronóstico

La idea de que el lupus suele ser fatal es una idea equivocado muy grave. Desde luego, el pronóstico del lupus es mucho mejor hoy que nunca antes. Es verdad que la ciencia médica no ha desarrollado todavía un método de curar el lupus, y algunas personas sí mueren de la enfermedad. Sin embargo, con los métodos corrientes de terapia, las muertes del lupus son raras, y el 80–90 por ciento de los pacientes con el lupus viven por más 10 años después del diagnóstico. Estos pacientes viven vidas normales si siguen las instrucciones del médico, toman sus medicamentos como son recetados, y saben cuándo buscar ayuda para los efectos secundarios no esperados de una medicina o de una nueva manifestación del lupus. Aunque hay pacientes con el lupus que tienen ataques severos y repetidos, y tienen que ser hospitalizados, la mayoría de los pacientes con el lupus raramente requieren una estadia en el hospital. Hay muchos pacientes con el lupus que jamás necesitan una estadia en el hospital, especialmente si toman cuidado y siguen las instrucciones del médico.

Las investigaciones nuevas cada año llevan descubrimientos no esperados. El progreso en el tratamiento y el diagnóstico durante la década pasada ha sido mayor que la de los cien años anteriores. Consecuentemente, es una buena idea mantener bajo control una enfermedad que mañana puede ser curable.

Información acerca de la Fundación Americana de Lupus

La Fundación Americana de Lupus (FAL) fue fundada en 1977 como una agencia de salud y una corporación sin fines lucrativos. El propósito de la FAL es ayudar las organizaciones locales en sus esfuerzos para proveer servicios de apoyo a los individuos con lupus, educar al público acerca del lupus, y apoyar las investigaciones médicas en la causa y cura del lupus.

Desde su comienzo la Fundación de Lupus ha sido una organización dirigida por voluntarios. Estos voluntarios, a través de más de 500 organizaciones locales, grupos de apoyo y los Grupos Internacionales Asociados, proveen la mayoría de los servicios que unen la Fundación con miles de los pacientes con lupus y sus familias. El año pasado los voluntarios de la FAL contribuyeron más de 375,000 horas de servicio al nivel local y nacional. Con más de 46,000 miembros, la FAL es el grupo más grande de lupus en los EE.UU. La FAL y sus organizaciones locales aportaron, en los últimos dos años, más de $1,000,000 para investigaciones médicas sobre el lupus.

La FAL establece las normas y provee la dirección y apoyo general a sus organizaciones locales, dirigiendo los esfuerzos para operar una agencia voluntaria de salud y orentada hacia el paciente en una manera ética y profesional. La FAL ha desarrollado servicios y programas específicos para ayudar a las organizaciones locales a satisfacer las necesidades de los pacientes y las metas de la organización. Estos programas incluyen el apoyo para las organizaciones locales, el entrenamiento para ed liderazgo voluntario, las investigaciones médicas, los programas de educación del paciente, las actividades de reconocimiento público, la educación profesional, el desarrollo de los recursos, y la lucha para mantener los derechos legales de los pacientes con lupus y conseguir fondos económicos para las investigaciones científicas.

Se agradece al Departamento de Salud y Servicios Humanos, Oficina de Derechos Civiles, por su ayuda en la traducción de esta información.

■ **Fundación Americana de Lupus**
 1300 Piccard Drive, Suite 200
 Rockville, MD 20850-4303
 1-800-558-0231 (español)
 1-800-558-0121 (inglés)
 301-670-9292
 Copyright 1996, Lupus Foundation of America, Inc.

VIVIR BIEN CON LUPUS

(Living with Lupus)

Escrito por T. Stephen Blach, MD, Director de Medicina, Jacquelyn McClure, Lupus Treatment Center, Inc. Traducido por Oscar Gluck, MD

Una persona con el lupus puede pensar a menudo que el "Vivir bien con el Lupus" es una tarea imposible. El término "bienestar" a menudo es maltratado. En realidad, una persona perfecta probablemente es tan rara como un automóvil que no requiere reparos. Cada persona se expone a una variedad de insultos psicológicos en su vida diaria. En muchos casos, nuestro estado functional depende del éxito con el cual enfrentamos estos obstáculos inevitables. Ya que los obstáculos siempre estarán allí, debemos continuar nuestra tarea y tratar dentro de le realidad de "vivir bien con lupus."

La alimentación

Frecuentemente las personal que sufren de cualquier enfermedad reciben recomendaciones con respecto a la dieta. Estos es especialmente cierto en una enfermedad tal como lupus, cuya causa es todavía desconocida. Debido a los misterios que rodean al lupus, se han propuesto muchas ideas no corroboradas sobre cómo curar o ayudar esta enfermedad. Dietas son sin duda un método común que se ofrece como un remedio potencial. Por ahora no existe ninguna dieta que ha sido inventada, comprobada y que cure, impida, o mejore el lupus. Sin embargo, esto no significa que la dieta y la nutrición no son factores importantes en su "vivir bien con el lupus". Las sugerencias siguientes respecto a su dieta pueden ser útiles.

Cafeína. Mantenga la cantidad de cafeína ingerida a un mínimo. La cafeína puede aumentar la palpitación del corazón, causar el espasmo de los vasos sanguíneos, y hace más susceptible las dificultades gastro-intestinales. Éste es especialmente importante a la persona con el lupus que tiene dolores frecuentes del estómago como resultado de ingerir medicinas.

La grasa y el colesterol. Siga una dieta con poca grasa y colesterol. Ha sido demostrado que una dieta con poco colesterol y grasa puede ayudar en mantener su cuerpo menos susceptible a ciertas enfermedades complicadas, tal como enfermedades del corazón. Además, muchos de los enfermos que toman Prednisona pueden ser susceptibles a un aumento en el nivel de colesterol. Esto se debe verificar con su médico y debe controlar su peso.

Dieta alta en fibra. Ha sido demostrado en algunos estudios que una dieta alta en fibra ayuda con los problemas gastrointestinales. Por ejemplo, frecuentemente personas con lupus tienen dificultad con lo que se llama "colon irritable". Esto puede resultar en hinchazón del estómago, constipación excesiva o diarrea. Una dieta alta en fibra puede ayudar a impedir algunos de estos problemas.

La proteína en la dieta. En algunos estudios, especialmente de enfermos que sufren de enfermedades de los riñones, la cantidad de proteína puede ser un factor importante en la dieta. Esto también, debe ser discutido con su médico.

El peso ideal del cuerpo. Puede ser muy difícil controlar el peso. Varios estudios recientes han enseñado que factores hereditarios contribuyen a la difficultad que una persona puede tener en lograr a un peso ideal. Una estimación del peso ideal del cuerpo para las mujeres permiten 100 libras para los primeros cinco pies de altura y 5 libras para cada pulgada adicional de altura. Para los hombres, se permite 106 libras para los primeros cinco pies de altura más 6 libras por cada pulgada adicional. Substraiga o agregue 10 por ciento de la cifra derivado para ajustar por un esqueleto pequeño o grande, respectivamente.

La ingestión de la sal. La limitación de la sal puede ayudar al control del lupus. Por ejemplo, en pacientes con lupus y enfermedad de los riñones, la limitación de la sal puede ser importante, particularmente cuando hay también alta presión arterial o hinchazón excesiva. Además, personas con lupus tienen demasiado líquido en su cuerpo debido a problemas cardíacos que pueden ser mejorados si reducen la ingestión de la sal.

Las vitaminas. Un cuerpo sano requiere docenas de alimentos. Muchas personas creen que si toman suplementos, su balance de salud será mejorada. En realidad, los suplementos son muchos más costosos que las comidas que suplen la nutrición necesaria. En la mayoría de los casos, es mejor gastar dinero en buena comida en vez de gastarlo en suplementos de vitaminas. Algunos suplementos de vitaminas, como las vitaminas A y D, pueden acumularse en el cuerpo y causar problemas serios de salud si se toman en cantidades excesivas.

Los minerales. Los minerales pueden tener un efecto en su salud. Por ejemplo, hay evidencia que dietas demasiadas bajas en calcio pueden contribuir a la osteoporosis. Algunos personas con el lupus pueden necesitar hierro; hay que preguntarle al médico. Recuerde, sin embargo, que los minerales están en una balanza apropiada en su cuerpo. Se se toman en cantidades excesivas, pueden ser dañinos.

El ejercicio

Personal con el lupus encaran un problema difícil con el ejercicio. Las recomendaciones sobre el ejercicio para la población en general no son las mismas para las personas con el lupus. Por ejemplo, muchos enfermos con el lupus están en mala forma física a causa de su enfermedad crónica. De tal manera que los músculos se atrofian o pierden firmeza después de estar no utilizados por demasiado tiempo, nuestros cuerpos pueden perder su forma si no son usados apropiadamente. Además, las personas con lupus pueden notar que se sienten peor después de hacer ejercicio. Sin embargo, es posible que personas con lupus mejoren su estado físico. En realidad, estudios recientes han demostrado que los programs apropiados de ejercicio, bajo la supervisión del médico, pueden mejorar el estado físico de personas con el lupus y, como resultado, afectan positivamente el curso de la enfermedad. Ejercicios tales como la natación y tomar paseos pueden mejorar el estado de salud. Una regla buena es no hacer demasiado, ni hacer demasiado poco. Como muchos otros aspectos del vivir con el lupus, la moderación es la llave del éxito. Se puede incorporar el ejercicio como una parte de un programa físico de terapia y se debe hablar de un método especializado con su médico y/o terapeuta físico.

El parecer bien

Seguramente cada persona con el lupus está cansada de oír la pregunta: "Te veo bien, ¿cómo puedes sentirte tan mal"?: ¡A veces se pregunta si no sería mejor tratar de parecer más enfermo! Esta manera de pensar no es, por supuesto, aceptable. La atención a los detalles sencillos puede ser muy importante para el mejoramiento global de la estimación propia y la confianza, y para que pueda uno vivir con éxito con el lupus. El maquillaje puede ser aplicado apropiadamente para cubrir varios de los efectos secundarios de las drogas, tal como la hinchazón facial de la prednisona, así como muchas de las lesiones de la piel. Una sesión sencilla de maquillaje puede enseñarle cómo usar este maquillaje, incluyendo la atención a los estilos de peinados. Se utiliza las cremas bloqueadoras del sol, requeridas por muchos personas con el lupus. La atención a la vestimenta no sólo ayuda a tener un mejor aspecto, pero también al sentirse mejor. Finalmente, una parte importante de tener un buen aspecto es el sentirse bien con sí mismo. La hermosura es, como debemos saber, no es sólo de la piel, sino interna. Esta manera de ver el mundo—mirando debajo de la superficie—afecta ambas nuestra imagen propia y nuestras impresiones de los otros.

Viviendo bien

Uno de los ajustes más difíciles que las personas con el lupus encuentran es él de la actitud. No es raro que personas con lupus sientan que no pueden más gozarse de la vida a causa de su condición crónica. El resultado es la depresión y una vida incompleta. Esta visión del mundo es viciosa y se puede evitar de varias maneras.

Con la familia y los amigos. Un verdadero y viejo dicho es que la familia y los amigos son las bendiciones más importantes que tenemos. Por eso, este punto es el número uno en una lista de surgerencias. A veces, personas con lupus equivocadamente sienten que son una carga en vez de ser una persona importante y de valor a su familia y amigos. Es importante recordar que para tener buenos amigos, es necesario ser un buen amigo. Amigos, en turno, son una fuente importantísmo de comprensión y apoyo. Manténgalos informados de los síntomas de su enfermedad para que puedan ayudarle.

Los medicamentos. A menudo, hay pequeños trucos que aumentan el provecho de las drogas y reducen sus efectos adversos. Por ejemplo, el tomar ciertas medicinas con las comidas puede reducir el dolor gastrointestinal que la medicina puede causar. Se debe hablar con su médico de los modos en que se puede reducir los efectos secundarios de las medicinas.

El involucrarse. Actividades más amplias que la vida diaria, tal como ofrecerse voluntario a la Fundación del Lupus, o su iglesia, o tener una afición, puede ser una manera imprescindible de crear y mantener una actitud positiva. Tales activades proveen un método para conocer a otras personas e involucrarse, y sentir satisfacción. Sin interés fuera de nosotros mismos, es probable que nos hacemos aburridos y no excitantes—a nosotros mismos así como a otros!

El buen cuidado médico. Un médico con experiencia en el tratamiento de lupus es esencial para su cuidado apropiado. Una parte muy importante de su buen cuidado médico es la continuación de su educación acerca de la enfermedad y el buen manejo de ella. Además, una buena relación "de equipo" entre Ud. y su médico es imperativo!

El sexo. No hay nada en lupus que evite que uno tenga una buena relación sexual. El sexo puede ser un componente importante en una vida de buena calidad. Algunos cónyuges pueden temer que la actividad sexual sea dañosa a la persona con lupus. En realidad, eso ocurre en muy pocos casos. Discusiones abiertas y francas respecto al sexo con el cóyuge puedan ser un paso hacia una relación más feliz.

El ayudar a los demás. La persona con el lupus a menudo se siente tan cansada que es una lucha simplemente tratar con las necesidades ordinarias de la vida. Pero mirar afuera de nosotros mismos es a menudo el primer paso a sentirse mejor. Mucha gente con el lupus ha mejorado grandemente la calidad de su vidas por dar ayuda a otros. Esto puede tomar la forma de participar en grupos de apoyo para pacientes de lupus o contestar el "teléfono de emergencias".

El consejo psicológico. El buscar y recibir consejo psicológico no implica que uno esté "loco". Al contrario, obtener ayuda es una señal de reconocimiento maduro de sus dificultades y acción para superarlas. Casi todo el mundo hoy en día experimenta períodos ocasionales de demasiada presión y "stress", y pueden beneficiarse de alguna forma de consejo psicológico. Esto se debe considerar cuando Ud. se siente bajo tensión o experimenta depresión.

La educación. La educación acerca de su enfermedad tiene un valor sin medida. Personas con el lupus, igual como profesionales de la salud, deben ponerse al día continuamente con la información más reciente acerca de la enfermedad.

Las sugerencias ofrecidas aquí pueden contribuir al vivir bien con lupus. Esta es una meta que se puede lograr. Cada persona con el lupus tiene la capacidad de vivir una vida realmente llena y productiva. No se convierta en la roca más grande de tropiezo que le evite llevar a cabo esta meta.

Información acerca de la Fundación Americana de Lupus

La Fundación Americana de Lupus (FAL) fue fundada en 1977 como una agencia de la salud y una corporación sin fines lucrativos. El propósito de la FAL es ayudar a las oficinas locales en sus esfuerzos para proveer servicios de apoyo a los individuos viviendo con lupus, para educar al público acerca del lupus, y para apoyar a las investigaciones médicas en la causa y la cura para el lupus.

Desde su comienzo la Fundación de Lupus ha sido una organización dirigida por los voluntarios. Estos voluntarios, a través de más de 300 oficinas locales, grupos de apoyo y los Grupos Internacionales Asociados, proveen la mayoría de los servicios que unen la Fundación con miles de los pacientes de lupus y a sus familias. el año pasado los voluntarios de la FAL contribuyeron más de 329,000 horas de servicio a los niveles local y nacional. Con más de 43,000 miembros, la FAL es el grupo más grande de lupus en los EE.UU. La FAL y sus oficinas locales contribuyeron más de $1,650,000 para investigaciones médicas sobre el lupus en los últimos dos años.

La FAL establece las normas y provee la dirección y apoyo general a sus oficinas locales, dirigiendo los esfuerzos para operar una agencia voluntaria de la salud y orientada al paciente en una manera ética y profesional. La FLA ha desarrollado servicios y programas específicos para ayudar a las oficinas locales a cumplir con las necesidades de los pacientes y con las metas de la organización. Estos programas incluyen el apoyo para la oficina local, el entrenamiento para el liderazgo voluntario, las investigaciones médicas, los pro-gramas de educación del paciente, las actividades del recono-cimiento público, la educación professional, el desarrollo de los recursos, y la lucha para mantener los derechos legales de los pacientes con lupus y conseguir fondos económicos para las investigaciones científicas.

Muchas gracias al Departamento de la Salud y los Servi-cios Humanos, Oficina de Derechos Civiles, por su ayuda en la traducción de esta información.

■ **Fundación Americana de Lupus**
1300 Piccard Drive, Suite 200
Rockville, MD 20850-4303
1-800-558-0231 (español); 1-800-558-0121 (inglés); 301-670-9292
20346-A/11-96

TRASTORNOS Y ENFERMEDADES GENITOURINARIAS (GENITOURINARY DISEASES AND DISORDERS)

■ ■ ■

INSUFICIENCIA RENAL CRÓNICA TERMINAL: ELECCIÓN DEL TRATAMIENTO QUE LE CONVIENE A USTED

(End-Stage Renal Disease: Choosing a Treatment That Is Right for You)

Introducción

Esta información está dirigido a aquellas personas cuyos riñones han dejado de funcionar. Este estado se llama insuficiencia renal crónica terminal, o en inglés "endstage renal diseases" (ESRD).

En la actualidad hay tratamientos nuevos y mejorados para la ESRD que sustituyen la función de los riñones sanos. Conociendo cuáles son las alternativas de tratamiento, Ud. puede colaborar con su médico para elegir la que más le beneficia. Cualquiera sea el tratamiento que Ud. elija, experimentará algunos cambios en su vida. Pero con la ayuda de su equipo de atención médica, de su familia y de sus amigos, podrá llevar una vida plena y activa.

Esta información describe las alternativas de tratamiento: hemodiálisis, diálisis peritoneal y trasplante de riñón. Informa sobre los pros y contras de cada uno. También trata de la dieta y del pago del tratamiento. Aconseja cómo colaborar con el médico, las enfermeras y los demás miembros de su equipo de atención médica. Proporciona una lista de los grupos que ofrecen información y servicios a los enfermos renales. También enumera las revistas, libros y folletos que Ud. puede leer para obtener mayor información acerca del tratamiento.

Ud. y su médico colaborarán en la elección del tratamiento que más le conviene a Ud. Esta información podría ayudarlo en esta decisión.

Cuando los riñones fallan

Los riñones sanos limpian la sangre filtrando los desechos del cuerpo y el exceso de agua. También producen hormonas que contribuyen a la fuerza de los huesos y a la salud de la sangre. Cuando fallan ambos riñones, el cuerpo retiene líquido. La presión sanguínea sube. Se acumulan desechos nocivos en el cuerpo. El cuerpo no produce suficientes glóbulos rojos. Cuando esto sucede, es necesario recurrir a tratamiento para sustituir el trabajo que los riñones ya no pueden cumplir.

Hemodiálisis

Propósito

La hemodiálisis es un procedimiento que limpia y filtra la sangre. Saca del cuerpo los desechos nocivos y el exceso de sal y líquidos. También controla la presión arterial y ayuda al cuerpo a mantener un equilibrio adecuado de ciertas sustancias químicas, como son el potasio, el sodio y el cloruro.

Cómo funciona

La hemodiálisis se hace con un dializador, o sea un filtro especial para limpiar la sangre. El dializador se conecta a una máquina. Durante el tratamiento, la sangre circula por unos tubos y va al dializador. Este filtra los desechos y el exceso de líquido. Luego la sangre purificada fluye por otro juego de tubos y vuelve al cuerpo.

Preparación

Antes de comenzar el primer tratamiento, es necesario tener acceso a su torrente sanguíneo. Este acceso permite que la sangre vaya de su cuerpo a la máquina de diálisis y que luego regrese a su cuerpo. El acceso puede ser interno (dentro del cuerpo generalmente debajo de la piel) o externo (fuera del cuerpo).

¿Quién la efectúa?

La hemodiálisis puede hacerse a domicilio o en un centro especializado. En el centro, el tratamiento es administrado por técnicos especializados o por enfermeras. La hemodiálisis a domicilio la efectúa Ud. mismo con la ayuda de un familiar o de un amigo. Si se decide por la diálisis domiciliaria, Ud. y su ayudante recibirán entrenamiento especial.

¿Cuánto tiempo toma?

La hemodiálisis generalmente se hace tres veces por semana. Cada sesión dura entre 2 y 4 horas. Durante el tratamiento, Ud. puede leer, escribir, dormir, conversar o mirar televisión.

Complicaciones

Los rápidos cambios en el balance de los líquidos y sustancias químicas del cuerpo que ocurren durante el tratamiento pueden causar efectos colaterales. Entre ellos son comunes los calambres musculares y la hipotensión. La hipotensión, o sea la caída brusca de la presión sanguínea, puede hacer que Ud. se sienta débil, mareado o con náuseas.

Acostumbrarse a la hemodiálisis generalmente lleva varios meses. Ud. puede evitar muchos de los efectos colaterales si sigue una dieta adecuada y si toma sus remedios según le indiquen. Siempre debe informar a su médico respecto a los efectos colaterales. Frecuentemente éstos pueden ser tratados rápida y fácilmente.

La dieta

La hemodiálisis, junto con una dieta apropiada, ayuda a reducir los desechos que se acumulan en la sangre. El dietista puede ayudarle a planear las comidas de acuerdo con las instrucciones de su médico. Al elegir los alimentos, recuerde lo siguiente:

- Coma cantidades balanceadas de alimentos ricos en proteínas, como carne y pollo. El cuerpo utiliza mejor las proteínas animales que las proteínas que se encuentran en las verduras y los cereales.
- Vigile la cantidad de potasio que come. El potasio es un mineral que se encuentra en los sustitutos de la sal común, algunas frutas, las verduras, la leche, el chocolate y las nueces. Muy poco o demasiado potasio puede perjudicar el corazón.
- Restrinja la cantidad de líquidos que bebe. Cuando los riñones no funcionan, los líquidos se acumulan rápidamente en el cuerpo. El exceso de líquido hace que los tejidos se hinchen. También puede causar presión alta y trastornos cardíacos.
- Evite la sal. Las comidas saladas causan sed y hacen que el cuerpo retenga líquido.
- Restrinja los alimentos como la leche, el queso, la nueces, los frijoles y las bebidas gaseosas. Estos alimentos contienen fósforo, otro mineral. El exceso de fósforo en la sangre le quita calcio a los huesos. El calcio contribuye a mantener los huesos fuertes y sanos. Para evitar problemas con los huesos, su médico podría darle medicinas especiales. Debe tomar esas medicinas todos los días, según instrucciones.

Pros y contras

Cada persona reacciona de manera diferente a situaciones similares. Lo que podría ser un factor negativo para una persona podría ser positivo para otra. No obstante, en general se acepta que cada forma de hemodiálisis tiene los siguientes pros y contras:

Hemodiálisis institucional

Pros

- Ud. tiene a su lado en todo momento a profesionales entrenados.
- Puede llegar conocer a otros pacientes.

Contras

- Las horas de tratamiento las fija el centro.
- Es necesario trasladarse al centro para recibir tratamiento.

Hemodiálisis domiciliaria

Pros

- Se puede hacer a la hora que Ud. decida (*pero aun así es necesario hacerla tan frecuentemente como lo indique el médico*).
- No es necesario trasladarse al centro.
- Ud. logra un sentimiento de independencia y de control sobre su tratamiento.

Contras

- Colaborar en el tratamiento podría ser causa de estrés para sus familiares.
- Se necesita entrenamiento.
- Necesita espacio en su casa para guardar la máquina y las provisiones.

Colaboración con su equipo de atención médica

Dudas que quizás Ud. tenga:

- ¿Constituye la hemodiálisis el mejor tratamiento para mí? ¿Por qué? En caso contrario, ¿por qué no?

- Si me hago tratar en un centro, ¿puedo elegir cuál de ellos?
- ¿Qué se siente durante la hemodiálisis? ¿Duele?
- ¿En qué consiste la diálisis autoadministrada (self-care)?
- ¿Cuánto se tarda en aprender a hacer la hemodiálisis domiciliaria? ¿Quién nos entrenará a mi ayudante y a mí?
- ¿Cuál es el tipo de acceso al torrente sanguíneo que más me conviene?
- ¿En mi condición de paciente de hemodiálisis, ¿podré continuar trabajando? ¿Puedo recibir tratamiento de noche si pienso continuar trabajando?
- ¿Cuánto ejercicio debo hacer?
- ¿Quién formará parte de mi equipo de atención médica? ¿En qué forma me pueden ayudar?
- ¿Con quién puedo hablar respecto a cuestiones sexuales, problemas de familia o preocupaciones financieras?
- ¿Cómo y dónde puedo hablar con otras personas que hayan tenido que afrontar esta misma decisión?

Diálisis peritoneal

Propósito

La diálisis peritoneal es otro procedimiento que reemplaza la función de los riñones. Saca el exceso de agua, los desechos y las sustancias químicas del cuerpo. Este tipo de diálisis aprovecha el revestimiento interior del abdomen para filtrar la sangre. Este revestimiento se llama la membrana peritoneal.

Cómo funciona

Una solución purificadora, llamada dializado (o solución para diálisis), se hace entrar al abdomen por medio de un tubo especial. Los líquidos, los desechos y las sustancias químicas pasan de los diminutos vasos presentes en la membrana peritoneal al dializado. Después de varias horas, el dializado se drena del abdomen y con él salen los desechos de la sangre. A continuación se vuelve a llenar el abdomen con dializado fresco y el proceso de depuración se repite.

Preparación

Antes de comenzar el primer tratamiento, el cirujano coloca en su abdomen un tubo pequeño y blando llamado catéter. Este catéter queda allí permanentemente. Permite la entrada y salida del dializado de la cavidad abdominal.

Tipos de diálisis peritoneal

Hay tres tipos de diálisis peritoneal.
1. **Diálisis Peritoneal Ambulatoria Continua ("Continuous Ambulatory Peritoneal Dialysis" [CAPD])**
   La CAPD es la forma más común de diálisis peritoneal. No necesita máquina. Puede llevarse a cabo en cualquier lugar limpio y bien iluminado. Con la

CAPD, la sangre está siendo depurada todo el tiempo. El dializado va de una bolsa de plástico por el catéter al abdomen. El dializado permanece en el abdomen mientras el catéter esté cerrado. Después de varias horas, Ud. drena la solución de regreso a la bolsa. Luego, por el mismo catéter, vuelve a llenar el abdomen con una solución fresca, y el proceso de depuración vuelve a comenzar. Mientras la solución está dentro del cuerpo, Ud. puede plegar la bolsa vacía y ocultarla debajo de la ropa, alrededor de la cintura o en un bolsillo.
2. **Diálisis Peritoneal Cíclica Continua ("Continuous Cyclic Peritoneal Dialysis"CCPD)**
   La CCPD es similar a la CAPD, excepto que se conecta al catéter una máquina que automáticamente llena y drena el dializado del abdomen. Esto se hace de noche, mientras Ud. duerme.
3. **Diálisis Peritoneal Intermitente ("Intermittent Peritoneal Dialysis" IPD)**
   La IPD emplea el mismo tipo de máquina que la CCPD para incorporar y drenar el dializado. La IPD puede llevarse a cabo en la casa, pero por lo general se hace en el hospital. La sesión de IPD generalmente tarda más que la de CCPD.

¿Quién la efectúa?

La CAPD es una forma de autotratamiento. No requiere ni máquina ni ayudante. Por el contrario, con la IPD y la CCPD se necesita una máquina y un ayudante (miembro de la familia, amigo o un profesional).

¿Cuánto tiempo se necesita?

En el caso de la CAPD, el dializado queda en el abdomen entre 4 y 6 horas, aproximadamente. El proceso de drenar el dializado y reemplazarlo con solución fresca toma de 30 a 40 minutos. La mayoría de las personas cambian la solución cuatro veces por día.

Con la CCPD, el tratamiento dura entre 10 y 12 horas, y se hace todas las noches.

Con la IPD, se hace el tratamiento varias veces por semana, por un total de 36 a 42 horas semanales. Las sesiones pueden durar hasta 24 horas.

Posibles complicaciones

Puede desarrollarse peritonitis, o sea una infección del peritoneo, si se llega a infectar el orificio por el cual entra el catéter al cuerpo. La peritonitis también puede desarrollarse si hay dificultades en conectar o desconectar el catéter de las bolsas. La peritonitis puede hacer que Ud. se sienta enfermo y provocarle fiebre y dolor de estómago.

Para evitar la peritonitis, es importante seguir el procedimiento estrictamente. Hay que conocer los primeros signos de peritonitis. Hay que fijarse si aparece enrojecimiento o hinchazón alrededor del catéter. Hay que notar además si el dializado se vuelve turbio. Es importante informar al médico de estos signos de manera que la peritonitis pueda tratarse rápidamente para evitar problemas serios.

La dieta

La dieta para la diálisis peritoneal es algo distinta de la dieta para la hemodiálisis.

- Permite ingerir más sal y líquidos.
- Permite comer más proteínas.
- Las restricciones relativas al potasio podrían ser diferentes.
- Podría ser necesario reducir el número de calorías que Ud. come. Esta limitación se debe a que el azúcar del dializado podría hacer que Ud. aumente de peso.

Pros y contras

Cada tipo de diálisis peritoneal tiene sus pros y contras:

CAPD

Pros

- Ud. puede administrarse el tratamiento por su cuenta.
- Puede elegir la hora que le convenga.
- Puede hacerla en distintos sitios.
- No se necesita una máquina.

Contras

- Le desorganiza el día.

CCPD

Pros

- Se puede hacer de noche, mientras uno duerme.

Contras

- Se necesita una máquina y un ayudante.

IPD

Pros

- Por lo general, el procedimiento es administrado por profesionales.

Contras

- Podría ser necesario concurrir a un hospital.
- Lleva mucho tiempo.
- Se necesita una máquina.

Colaboración con su equipo de atención médica

Dudas que quizás Ud. tenga:

- ¿Es la diálisis peritoneal el mejor tratamiento para mí? ¿Por qué? En caso contrario, ¿por qué no¿?Qué tipo?
- ¿Cuánto tiempo me llevará aprender a hacerme la diálisis peritoneal?
- ¿Cómo se siente uno cuando recibe la diálisis peritoneal? ¿Duele?
- ¿Cómo afectará la diálisis peritoneal mi presión arterial?
- ¿Cómo sabré si tengo peritonitis? ¿Cómo se trata la peritonitis?
- En mi condición de paciente de diálisis peritoneal, ¿podré seguir trabajando?
- ¿Cuánto ejercicio debo hacer?
- ¿Quién formará parte de mi equipo de atención médica? ¿En qué forma me pueden ayudar?
- ¿Con quién puedo hablar respecto a cuestiones sexuales y financieras o preocupaciones de familia?
- ¿Cómo y dónde puedo hablar con otras personas que hayan tenido que afrontar esta misma decisión?

La diálisis no es una cura

La hemodiálisis y la diálisis peritoneal son tratamientos dirigidos a sustituir la función de los riñones que han dejado de funcionar. Estos tratamientos le permiten a Ud. vivir más tiempo y sentirse mejor, pero no son una cura de la ESRD. Mientras que en la actualidad los pacientes con ESRD viven más tiempo que nunca, a lo largo de los años la ESRD puede causar problemas. Entre éstos están los trastornos de los huesos, la presión arterial alta, las lesiones de los nervios y la anemia (número insuficiente de glóbulos rojos en la sangre). Si bien no se pueden hacer desaparecer estos problemas con la diálisis, los médicos cuentan en la actualidad con mejores maneras de tratarlos o de evitarlos. Ud. debe hablar con su médico acerca de estos tratamientos.

Trasplante de riñón

Propósito

El trasplante de riñón es un procedimiento que consiste en colocar en su cuerpo un riñón sano proveniente de otra persona. Este riñón único cumple con todo el trabajo que sus dos riñones fallidos no pueden hacer.

Cómo funciona

El cirujano coloca el nuevo riñón dentro de su cuerpo, entre la parte superior del muslo y el abdomen, y conecta la arteria y la vena del nuevo riñón a una arteria y vena de su cuerpo. La sangre fluye a través del nuevo riñón y provoca la formación de orina, de la misma manera que lo hacían los riñones suyos cuando estaban sanos. El nuevo riñón podría comenzar a funcionar de inmediato o podría tardar varias semanas en comenzar a producir orina. Los riñones suyos se dejan en su lugar, salvo que causen infección o presión arterial alta.

Preparación

Ud. podría recibir un riñón de un miembro de su familia, o sea de un donante vivo emparentado. O podría recibir un riñón de una persona recién fallecida, o sea de un donante cadáver. Algunas veces el donante es el cónyuge o un amigo muy apegado, o sea un donante vivo no emparentado.

Es muy importante que la sangre y los tejidos del donante sean apareados con los suyos. Esta similitud evita que el sistema inmunitario de su cuerpo combata o rechace el nuevo riñón. Para determinar si el cuerpo suyo aceptará el nuevo riñón, se hacen en el laboratorio unas pruebas especiales de las células de la sangre.

Cuánto tiempo se tarda

El tiempo en que se tarda en encontrar un riñón varía. No hay suficiente número de donates cadáveres para todas las personas que necesitan trasplante. Debido a ello, Ud. tendrá que anotarse en una lista de espera para recibir un riñón de donante cadáver. Por otra parte, si un pariente le dona un riñón, la operación de trasplante puede hacerse antes.

La operación lleva entre 3 y 6 horas. La estadía en el hospital generalmente dura entre 10 y 14 días. Después de que Ud. deje el hospital, hará visitas periódicas a la clínica.

Si el riñón proviene de un pariente o de un amigo, el donante se quedará en el hospital por una semana o menos.

Posibles complicaciones

El trasplante no es una cura. Siempre existe la posibilidad de que su cuerpo rechace el nuevo riñón, por bueno que sea el apareamiento. Las probabilidades de que su cuerpo acepte el nuevo riñón dependen de su edad, raza y condición médica.

Normalmente, del 75 al 80 por ciento de los trasplantes de donantes cadáveres continúan funcionando al año de la operación. Por otra parte, los trasplantes de parientes vivos frecuentemente funcionan mejor que los trasplantes de donantes cadáveres. Esto se debe a que generalmente están mejor apareados.

Su médico le prescribirá medicamentos especiales para ayudarlo a evitar el rechazo. Estos medicamentos se llaman inmunosupresivos. Tendrá que tomarlos todos los días por el resto de su vida. Algunas veces estos medicamentos no logran evitar que el cuerpo rechace el nuevo riñón. Si ello sucede, Ud. volverá a algún tipo de diálisis y posiblemente a esperar otro trasplante.

El tratamiento con estos medicamentos puede provocar efectos colaterales. El más serio es el hecho de que debilitan el sistema inmunitario y facilitan el desarrollo de infecciones. Algunos medicamentos provocan cambios en el aspecto de la persona: la cara se le podría poner más llena, podría ganar peso o desarrollar acné o vello facial. No todos los pacientes tienen estos problemas, y los cosméticos y la dieta pueden ser de ayuda.

Algunos de estos medicamentos pueden causar problemas tales como cataratas, acidez gástrica y trastornos de la articulación de la cadera. En un número menor de pacientes, estos medicamentos pueden dañar el hígado o el riñón cuando se toman por períodos largos de tiempo.

La dieta

La dieta de los pacientes con trasplante tiene menos limitaciones que la de los pacientes en diálisis. Pero aún podría ser necesario reducir la ingestión de algunos alimentos. Su dieta probablemente cambiará a medida que cambian sus medicamentos, valores sanguíneos, peso y presión arterial.

- Podría ser necesario contar las calorías. Los medicamentos podrían aumentar su apetito y provocar un aumento de peso.
- Podría ser necesario limitar la ingestión de alimentos salados. Sus medicamentos podrían provocar retención de sal en el cuerpo, lo que sube la presión arterial.
- Podría ser necesario comer menos proteínas. Algunos medicamentos hacen subir el nivel de desechos en el torrente sanguíneo.

Pros y contras

El trasplante de riñón tiene pros y contras.

Pros

- El nuevo riñón funciona como un riñón normal.
- Lo ayudará a sentirse más sano.
- Impone menos restricciones en la dieta.
- No es necesaria la diálisis.

Contras

- Involucra una operación quirúrgica importante.
- Podría tener que esperar a que aparezca un donante.
- Podría ser que el trasplante no dure toda la vida. Su cuerpo podría rechazar el nuevo riñón.
- Tendrá que tomar medicamentos por el resto de su vida.

Colaboración con su equipo de atención médica

Dudas que quizás Ud. tenga:

- ¿Es el trasplante el tratamiento que más me conviene? ¿Por qué? En caso contrario, ¿por qué no?
- ¿Cuáles son mis posibilidades de tener un trasplante exitoso?
- ¿Cómo puedo averiguar si un miembro de mi familia o un amigo pueden donar?
- ¿Cuáles son los riesgos que corre el miembro de mi familia o el amigo que dona?
- Si un miembro de mi familia o un amigo no donan, ¿cómo hago para inscribirme en una lista de espera para recibir un riñón? ¿Cuánto tiempo tendré que esperar?
- ¿Cuáles son los síntomas de rechazo?
- ¿Quién formará parte de mi equipo de atención médica? ¿En qué forma me pueden ayudar?
- ¿Con quién puedo hablar respecto a cuestiones sexuales o financieras o preocupaciones de familia?
- ¿Cómo y dónde puedo hablar con otras personas que hayan tenido que afrontar esta misma decisión?

Conclusión

No es siempre fácil decidir qué tipo de tratamiento es el mejor para Ud. La decisión depende de su condición médica, estilo de vida y preferencias y aversiones personales. Discuta los pros y contras de cada uno con su equipo de atención médica. Si Ud. empieza con una forma de tratamiento y decide que le gustaría probar otra, hable con su médico. La clave es aprender todo lo posible acerca de las alternativas. Con ese conocimiento, entre Ud. y su médico eligirán el tratamiento que más le conviene.

Pago del tratamiento

El tratamiento de la ESRD es caro, pero el gobierno federal ayuda a pagar gran parte del costo. Frecuentemente, el resto lo pagan empresas de seguro privadas o programas estatales.

Medicare

Medicare paga el 80 por ciento del costo del tratamiento de diálisis o del trasplante, cualquiera sea su edad. Para recibir este beneficio es necesario que Ud.:

- haya trabajado por suficiente tiempo para estar asegurado por la Seguridad Social (o ser hijo/a de alguien que esté asegurado/a) o
- ya esté recibiendo beneficios de la Seguridad Social.

Ud. debe hacer su solicitud a Medicare tan pronto después de haber comenzado la diálisis como sea posible. Frecuentemente, un trabajador social de su hospital o centro de diálisis le ayudará con la solicitud.

Seguro privado

Frecuentemente, el seguro privado paga el costo del tratamiento en su totalidad. O podría pagar el 20 por ciento no cubierto por Medicare. El seguro privado también podría pagar por los medicamentos de prescripción.

Medicaid

Medicaid es un programa estatal. Para recibir fondos de Medicaid es necesario que sus ingresos estén por debajo de cierto nivel. Medicaid podría pagar por su tratamiento si Ud. no puede recibir beneficios de Medicare. En algunos estados, también paga el 20 por ciento que Medicare no cubre. También podría pagar algunas de sus medicinas. Para solicitar beneficios de Medicaid, hable con su trabajador social o póngase en contacto con el departamento de salud local.

Beneficios de la Administración de Veteranos (VA)

Si Ud. es un veterano, la VA podría ayudarle a pagar por el tratamiento. Póngase en contacto con la oficina VA local para mayor información.

Ingresos de la Seguridad Social (SSI) e Ingresos por Incapacidad de la Seguridad Social (SSDI)

Estos beneficios están disponibles por intermedio de la Administración de la Seguridad Social. Ayudan a pagar los gastos de vida diarios. Para averiguar si le corresponden hable con su trabajador social o llame a la oficina local de la Seguridad Social.

Organizaciones que pueden extender ayuda

Hay varios grupos que ofrecen información y servicios a los pacientes renales. Quizás Ud. quiera ponerse en contacto con los siguientes:

American Kidney Fund
(Fondo Renal Nacional)
Suite 1010
6110 Executive Boulevard
Rockville, MD 20852
(800) 638-8299

American Association of Kidney Patients
(Asociación Nacional de Pacientes Renales)
Suite LL1
1 Davis Boulevard
Tampa, FL 33606
(813) 251-0725

National Kidney and Foundation, Inc.
(Fundación Nacional del Riñón, Inc.)
30 East 33rd Street
New York, NY 10016
(800) 622-9010

National Kidney and Urological Diseases
Information Clearinghouse (Centro
Nacional Distribuidor de Información acerca de Enfermedades Renales y Urológicas)
Box NKUDIC
9000 Rockville Pike
Bethesda, MD 20892
(301) 468-6345

Material de lectura adicional

Si Ud. quiere aprender más acerca de ESRD y de su tratamiento, podría interesarse en el siguiente material de lectura:

Your New Life With Dialysis—A Patient Guide for Physical and Psychological Adjustment (Su nueva vida con la diálisis—guía de adaptación física y psicológica para el paciente). Edith T. Oberley, M.A., and Terry D. Oberley, M.D., Ph.D., Fourth edition, 1991. Charles C. Thomas Publishers, 2600 South First Street, Springfield, IL 62794-9265

Understanding Kidney Transplantation (Conocimiento del trasplante de riñón). Edith T. Oberley, M.A., and Neal R. Glass, M.D., F.A.C.S. Charles C., Thomas Publishers, 1987, 2600 South First Street, Springfield, IL 62794-9265

Kidney Disease: A Guide for Patients and Their Families (Enfermedad renal: Guía para el paciente y su familia). American Kidney Fund, (Fondo Renal Nacional), Suite 1010, 6110 Executive Boulevard, Rockville, MD 20852, (800) 638-8299

National Kidney Foundation Patient Education Brochures (Folletos educativos para pacientes de la Fundación Nacional del Riñón). Incluye información sobre el tratamiento, la dieta, el trabajo y el ejercicio. National Kidney Foundation, Inc. (Fundación Nacional del Riñón, Inc.), 30 East 33rd Street, New York, NY 10016, (800) 622-9010

Medicare Coverage of Kidney Dialysis and Kidney Transplant Services: A Supplement to Your Medicare Handbook (Cobertura de Medicare de la diálisis renal y de los servicios de trasplante de riñón: Suplemento a su manual Medicare). Publication Number HCFA02183. U.S. Department of Health and Human Services, Health Care Financing Administration, (Administración de Financiación de la Atención Médica), Suite 500, 1331 H Street, NW, Washington, DC 20005, (301) 966-7843

Renalife Magazine (Revista *Renalife*). American Association of Kidney Patients (AAKP), (Asociación Nacional de Pacientes Renales), Suite LL1, 1 Davis Boulevard, Tampa, FL 33606, (813) 251-0725. Se publica trimestralmente.

Family Focus Newsletter (Boletín Noticioso de Enfoque Familiar). National Kidney Foundation, Inc. (Fundación, Nacional del Riñón, Inc.), 30 East 33rd Street, New York, NY 10016, (800) 622-9010

For Patients Only Magazine (Revista *For Patients Only*). Suite 400, 20335 Ventura Boulevard, Woodland Hills, CA 91364, (818) 704-5555. Se publica seis veces al año.

■ National Institutes of Health
National Institute of Diabetes and Digestive and Kidney Diseases
NIH Publication No. 97-24125
Junio de 1992

LA INCONTINENCIA URINARIA EN LOS ADULTOS

(Urinary Incontinence in Adults)

La manera en que su cuerpo produce, guarda y desecha la orina

Cuando come y bebe, su cuerpo absorbe líquidos. Los riñones filtran los desperdicios de estos líquidos y producen la orina.

La orina se transporta a un saco de músculos llamado vejiga a través de unos tubos conocidos como ureters. La orina se acumula en la vejiga.

La orina sale de la vejiga a través de un tubo llamado uretra. Cuando orina, usted relaja el esfínter de la uretra y aprieta los músculos de la vejiga. El esfínter de la uretra es un grupo de músculos que se contraen para guardar la orina, y se relajan para dejarla salir.

El propósito de esta información

A muchas personas se les sale la orina cuando no lo quieren. Cuando esto sucede tan frecuentemente que se convierte en un problema, la condición se conoce como incontinencia urinaria.

La incontinencia urinaria es muy común, pero a algunas personas les da vergüenza buscar ayuda. Las buenas nuevas son que millones de mujeres y hombres han recibido tratamiento eficaz y se han curado de esta condición.

La información aquí le será útil, pero es muy importante que le diga a su médico o enfermera sobre este problema.

Las causas de la incontinencia urinaria

La incontinencia urinaria no es un aspecto normal de la edad avanzada.

Puede suceder a cualquier edad y puede ser el resultado de muchas condiciones físicas. Muchas causas de la incontinencia son temporales y se pueden controlar con tratamientos sencillos. Algunas de las causas de la incontinencia son:

- Infección de las vías urinarias.
- Irritación o infección vaginal.
- Estreñimiento.
- Efectos secundarios de algún medicamento.

La incontinencia puede ser el resultado de otras condiciones que no son temporales. Otras causas de la incontinencia urinaria son:

- Debilidad de los músculos que sostienen a la vejiga en su lugar.
- Debilidad de la vejiga misma.
- Debilidad de los músculos del esfínter de la uretra.
- Músculos de la vejiga demasiado activos.
- Un bloqueo de la uretra urinaria (puede resultar de la inflamación de la próstata).
- Problemas hormonales de la mujer.
- Desórdenes neurológicos.
- Inmobilidad (que la persona no se puede mover).

En casi todos los casos se puede dar tratamiento para estas condiciones. Su médico le ayudará a encontrar la causa exacta de su incontinencia.

Tipos de incontinencia

Existen varios tipos de incontinencia urinaria. Algunas personas padecen de más de uno. Comparar sus síntomas con la lista a continuación le debe ayudar a identificar el tipo de incontinencia que padece.

Incontinencia de urgencia

A las personas que padecen de incontinencia de urgencia se les sale la orina tan pronto cuando sienten la necesidad de ir al baño. Se les puede salir la orina:

- Cuando no pueden llegar al baño rápidamente.
- Cuando toman aunque sea una pequeña cantidad de líquido; o cuando oyen o tocan agua corriente.

También:
- Cuando van al baño frecuentemente. Por ejemplo, cada dos horas, tanto durante el día como en la noche. Probablemente también mojan la cama.

Incontinencia de tensión

A las personas que padecen de incontinencia de tensión se les sale la orina cuando hacen ejercicio o cuando se mueven de cierta manera. Se les puede salir la orina:

- Cuando estornudan, tosen o ríen.
- Cuando se levantan de una silla o la cama.
- Cuando caminan o hacen ejercicio.

También:
- Van al baño frecuentemente durante el día, para evitar accidentes.

Incontinencia por sensación de sobrecarga

Las personas que padecen de incontinencia por sensación de sobrecarga pueden sentir que nunca llegan a vaciar sus vejigas cuando van al baño. Los que la padecen pueden:

- Perder pequeñas cantidades de orina durante el día y la noche.
- Levantarse frecuentemente en la noche para ir al baño.
- Sentir que tienen que vaciar su vejiga frecuentemente, pero no pueden.
- Orinar sólo un poco, pero sentir como si la vejiga estuviera aún parcialmente llena.
- Estar en el baño por largo tiempo, pero producir sólo un flujo débil y escaso de orina.

Algunas personas que padecen de esta incontinencia no tienen la sensación de tener la vejiga llena, pero tienen accidentes durante el día y la noche.

Pasos para determinar la causa de la incontinencia urinaria

Una vez que haya hablado sobre su problema de incontinencia con el médico, el siguiente paso es determinar la causa. Su médico le hará preguntas sobre su historial médico y sus hábitos de ir al baño. Probablemente le pedirá que tome notas sobre su horario de ir al baño (vea el ejemplo de itinerario al final de la publicación). También es probable que le hagan un examen médico y exámenes de orina y otros exámenes indicados. Estos ayudarán a determinar la causa de su incontinencia urinaria y el mejor tratamiento. La tabla siguiente tiene una lista de algunos de los exámenes médicos más comunes.

Tratamientos para la incontinencia urinaria

Una vez que se ha determinado el tipo y la causa de su incontinencia urinaria, se puede empezar el tratamiento. La incontinencia urinaria se puede tratar de una de tres maneras: Técnicas de control, medicamentos y cirugía.

Técnicas de control

Estas técnicas le enseñan formas de controlar su propia vejiga y los músculos del esfínter de la orin. Estas técnicas son sencillas y eficaces en el tratamiento de ciertos tipos de incontinencia urinaria. Existen dos tipos de técnicas de con-

trol que se usan frecuentemente: *Entrenamiento de control de la vejiga y ejercicios del músculo pélvico.* También es posible que le pidan que cambie la cantidad de líquidos que bebe; ya sea para que beba más, o menos agua, dependiendo de su tipo de problema.

Entrenamiento de control de la vejiga. Se usa para dar tratamiento a la incontinencia de urgencia y también puede usarse en el tratamiento de la incontinencia de tensión. Las personas aprenden diferentes maneras de controlar su urgencia por orinar. Un ejemplo es la distracción (pensar en algo diferente). Otra técnica que también se usa es conocida como horario para vaciar la vejiga; que quiere decir que la persona tiene un horario específico para ir al baño. Esta técnica ha resultado ser muy eficaz para ayudar a los pacientes en asilos de ancianos.

Ejercicios del músculo de la pelvis. También conocidos como ejercicios Kegel, se usan para el tratamiento de la incontinencia de tensión. Estos ejercicios ayudan al paciente a fortalecer los músculos que rodean a la vejiga.

Medicamentos

Algunas personas necesitan tomar medicamentos para el tratamiento de las condiciones que causan el problema. Los que se usan con mayor frecuencia son para el tratamiento de: Infecciónes, para reemplazar hormonas, para evitar que el músculo de la vejiga tenga contracciones anormales, o para fortalecer los músculos del esfínter. Su médico le dirá si necesita usar medicamentos y cómo y cuándo tomarlos.

Cirugía

La cirugía (una operación) a veces es necesaria para ayudar a dar tratamiento a las causas de la incontinencia. La cirugía puede:

- Volver a colocar el cuello de la vejiga en su lugar adecuado (en las mujeres que padecen de incontinencia de tensión).
- Quitar el tejido que provoca un bloqueo.
- Componer los músculos débiles de la pelvis.
- Agrandar la vejiga para que pueda guardar más orina.

Existen muchos diferentes procedimientos de cirugía que se pueden usar en el tratamiento de la incontinencia urinaria. El tipo de operación que le recomendarán depende del tipo y causa de su incontinencia. Su médico le hablará sobre el procedimiento específico que es necesario para su tratamiento.

Haga todas las preguntas necesarias hasta que entienda claramente el procedimiento de la operación.

Otras medidas y materiales para la condición

Hay otros productos que puede usar para ayudar a controlar la incontinencia, tales como toallas sanitarias y catéters. Los catéters se usan cuando la persona no puede orinar. El catéter es un tubo que se introduce en la vejiga para sacar la orina a una bolsa de plástico fuera del cuerpo. Normalmente el catéter se deja dentro de la vejiga, pero no siempre. Los catéters se introducen o se sacan de la vejiga conforme es necesario vaciarla después de algunas horas. Los catéters de condón (que se usan principalmente en hombres) se prenden a la parte exterior del cuerpo y no se colocan directamente dentro de la vejiga. Existen toallas sanitarias especiales que usan los hombres y las mujeres para la incontinencia urinaria.

Los catéters y las toallas sanitarias no son los únicos tratamientos para la incontinencia. Sólo se deben usar para hacer que otros tratamientos sean más eficaces, o cuando otros tratamientos no han tenido éxito.

El siguiente paso

Su médico o enfermera le hablará sobre el tipo de incontinencia urinaria que padece y le dará recomendaciones de tratamiento. Mientras que recibe tratamiento, usted tiene que:

- Hacer preguntas.
- Seguir instrucciones.
- Tomar todos los medicamentos que le den.
- Llamar a su médico o enfermera y decirle sobre cualquier efecto secundario (molestia) que le ocasione el medicamento.
- Llame a su médico o enfermera y dígale sobre cualquier cambio, bueno o malo.

...y recuerde, la incontinencia urinaria no es una parte normal de avanzar en edad. En la mayoría de los casos, se puede dar tratamiento.

Riesgos y beneficios de los tratamientos

Se recomiendan tres tipos de tratamiento para la incontinencia urinaria:

- Técnicas de control
- Medicamentos
- Cirugía

La eficacia de estos tratamientos depende de la causa de la incontinencia y, en algunos casos, el esfuerzo del paciente. Los riesgos que se describen a continuación se basan en el conocimiento médico actual. El éxito del tratamiento también depende de cada individuo. Un tratamiento que ha sido eficaz con un paciente probablemente no lo sea con otro. Es por esto que es importante hablar con su médico sobre las opciones de tratamiento.

Técnicas de control. No existen riesgos para el paciente en este tipo de tratamiento.

Medicamentos. Como es el caso con cualquier medicamento, existe la posibilidad de tener efectos secundarios. Si está tomando medicamentos para otros problemas de salud, la combinación con la medicamentos para la incontinencia puede causar una reacción; por eso es importante que hable con su médico o enfermera sobre todos los medicamentos que toma, y que le diga de inmediato sobre cualquier efecto secundario que presente.

Cirugía. Como es el caso con cualquier cirugía, existe el riesgo de que se presenten complicaciones; por eso es importante que hable sobre estos riesgos con su cirujano.

Los exámenes médicos más comunes para diagnosticar la incontinencia urinaria

Nombre del examen	Propósito
Examen de la sangre	Analiza el nivel de ciertos químicos en la sangre.
Cistoscopía	Con este examen se buscan anormalidades en la vejiga o en la parte baja de las vías urinarias. El médico mira en el interior del sistema urinario usando un tubo que tiene un telescopio (una pequeña cámara) que se introduce en la vejiga.*
Medida de orina	Se mide la cantidad de orina después de orinar que queda en la vejiga después que la persona orina. Se usa un pequeño y suave tubo que se introduce en la vejiga o el ultrasonido (ondas de sonido).
Prueba de tensión	Se observa la pérdida de orina cuando se pone presión en los músculos de la vejiga, normalmente haciendo que la persona tosa, levante algo, o haga ejercicio.
Análisis de orina	Se analiza la orina para buscar infecciones, sangre, u otras cosas fuera de lo normal.
Prueba de dinámica vesical	Se examina el funcionamiento de la vejiga y el esfínter de la orina (probablemente se use un tubo que se introduce en la vejiga, o rayos-X).

*Como es probable que esta parte del examen le cause molestias, probablemente le darán medicamentos para relajarlo(a).

Organizaciones de apoyo para personas con incontinencia urinaria

Existen varias organizaciones nacionales que ayudan a las personas que padecen de incontinencia urinaria. Estas organizaciones le pueden poner en contacto con grupos locales que le proporcionarán más información, ideas, y apoyo emocional para tolerar la incontinencia urinaria. Pregunte si cuentan con servicios en español.

Alliance for Aging Research
2021 K Street, N.W.
Suite 305
Washington, DC 20006
(202) 293-2856

Bladder Health Council
c/o American Council
for Urologic Disease
300 West Pratt Street, Suite 401
Baltimore, MD 21201
(800) 242-2383
(410) 727-2908

Help for Incontinent People
P.O. Box 544
Union, SC 29379
(803) 579-7900

International Continence Society
The Continence Foundation
2 Doughty Street
London WC1N 2PH
44-71-404-6875

Simon Foundation for Continence
Box 835
Wilmette, IL 60091
(800) 237-4666

Para más información

La información en este folleto se tomó de la **Guía de práctica clínica sobre la incontinencia urinaria en los adultos.** La Guía fue escrita por un panel de médicos, enfermeras, otros profesionales de la salud y consumidores patrocinados por la "Agency for Health Care Policy and Research". En el futuro, la agencia escribirá y publicará guías sobre otros problemas de salud comunes. Para obtener más información sobre las guías, o para recibir más copias de esta información, llame o escriba a:

Agency for Health Care Policy and Research
Publications Clearinghouse
Post Office Box 8547
Silver Spring, MD 20907
(800) 358-9295
(301) 495-3453

■ **Agency for Health Care Policy and Reseach**
2101 East Jefferson Street, Suite 501
Rockville, MD 20852
AHCPR Publication No. 96-0685
Abril de 1996

TRATAMIENTOS PARA LA INFLAMACIÓN (CRECIMIENTO) BENIGNA DE LA PRÓSTATA

(Treatment for Benign Prostate Enlargement [BPH])

¿Qué es la próstata?

La próstata es la glándula del hombre que produce parte del líquido lechoso (semen en el que fluyen los espermatozoides para la reproducción. La próstata es del tamaño de una nuez y se encuentra debajo de la vejiga, que es en donde se acumula la orina. La próstata rodea a la uretra, que es el tubo que conduce la orina hacia la salida del pene.

Cuando el hombre tiene un orgasmo (satisfacción o clímax sexual), el esperma de los testículos y el líquido lechoso que produce la próstata entran en la uretra. El líquido transporta a los espermatozoides a través del pene.

El propósito de esta información

Esta información le ayudará a entender la inflamación (hiperplasia) benigna de la próstata y sus tratamientos. La inflamación de la próstata es una condición común en la que crece la próstata. La condición es común entre los hombres de edad mayor, pero a veces no causa ningún problema. Si usted tiene que decidir en cuanto a un tratamiento, esta publicación le explica los beneficios y las posibles desventajas de los tratamientos existentes.

Definición del problema

¿Qué es la inflamación benigna de la próstata?

Es una condición en la que la próstata crece a un tamaño más grande de lo normal.

La inflamación de la próstata no es una condición cancerosa y no causa cáncer.

La palabra "benigna" quiere decir que las células no son cancerosas; y la palabra "hiperplasia" quiere decir que existen más células de lo normal.

La probabilidad de que usted tenga problemas con la próstata aumenta con su edad y no se puede prevenir. La condición es más común entre los hombres mayores de los 50 años. Por ejemplo, más de la mitad de los hombres mayores de 60 años la padecen, y 8 de cada 10 hombres mayores de 80 años la presentan.

No es una condición cancerosa.

La inflamación de la próstata no siempre causa problemas. Menos de la mitad de los hombres que la tienen presentan síntomas; y sólo algunos de los que sí presentan síntomas necesitarán recibir tratamiento.

Nota: La definición clínica de inflamación no es el significado preciso para el término "hiperplasia", esta palabra se usa para facilitar la lectura del lector promedio.

¿Cuáles son los síntomas de la inflamación benigna de la próstata?

Muchos hombres que tienen la condición no presentan síntomas molestos. Entre los que la tienen, el síntoma más común es tener problemas para orinar.

- Siento que no puedo vaciar totalmente mi vejiga cuando termino de orinar.
- Orino frecuentemente.
- Cuando orino, el flujo empieza y se detiene varias veces.
- Siento una necesidad urgente de orinar, que es difícil de aguantar.
- Mi flujo de orina es muy débil.
- Para empezar a orinar, tengo que hacer mucho esfuerzo y empujar.
- Durante la noche, me despierto con la necesidad de orinar.

¿Qué causa los síntomas?

Conforme crece la próstata, ésta presiona el tubo de la uretra haciéndolo más estrecho. Este tubo más estrecho es lo que hace difícil orinar. A veces la inflamación de la próstata también puede causar infección o sangrado.

Durante las primeras etapas de la inflamación de la próstata, el paciente puede orinar con un mayor esfuerzo del músculo de la vejiga; empujando la orina a través del tubo estrecho de la uretra. Pero conforme progresa la condición, el músculo de la vejiga se va haciendo más fuerte, grueso y sensible. Esto es lo que causa la sensación urgente de tener que orinar.

En algunos casos, el paciente puede tener problemas al tratar de empujar la orina a través de la uretra, así es que no puede vaciar completamente su vejiga. En algunos otros casos, el paciente repentinamente no puede orinar (una condición conocida como retención de orina aguda). Con el transcurso del tiempo, algunos de los pacientes pueden presentar problemas de la vejiga o del riñón, o ambos.

En los casos en que se presenta una infección del sistema urinario, el paciente tiene una sensación de ardor y dolor al orinar. (El sistema urinario se deshace de la orina e incluye los riñones, uréteres, vejiga, y uretra.)

¿Cuándo debe visitar al médico?

Si tiene cualquier síntoma que le causa molestias, debe visitar al médico para que determine cuál es el problema, ya sea el crecimiento de la próstata o alguna otra enfermedad. Si usted tiene inflamación de la próstata, el médico también podrá determinar si ésta le ha causado otros problemas de salud.

¿Cómo se diagnostica la inflamación de la próstata?

Para diagnosticarle, el médico probablemente hará lo siguiente:

- **Le hará preguntas sobre sus síntomas.** Estas preguntas son importantes ya que le ayudarán a decidir si su problema es leve, moderado o severo.
- **Le preguntará sobre sus antecedentes médicos.** Hablarán sobre otros problemas de salud que ha padecido.
- **Le examinará la próstata.** Usando un guante con lubricación, palpará su próstata a través del recto.
- **Le hará un examen físico general.** Para determinar si alguna otra condición le está provocando los problemas.
- **Revisará su orina.** Para determinar si ésta tiene sangre u otras señales de infección (este examen se conoce como examen de orina).
- **Le hará un examen de la sangre.** Para determinar si el problema de la próstata ha llegado a afectar sus riñones. Probablemente el médico también recomendará un análisis de la sangre para detectar el cáncer de la próstata.

Estos exámenes no son molestos o costosos y ayudan a confirmar si usted tiene crecimiento de la próstata y los problemas que le ha causado. Sin embargo, si no recibe tratamiento ahora, estos exámenes no pueden predecir si la condición le provocará otros problemas en el futuro.

Su médico también le recomendará otros exámenes para determinar si la condición ha afectado su vejiga o sus riñones. También es necesario asegurarse de que los problemas no son el resultado del cáncer. Estos exámenes pueden ser de ayuda para algunos pacientes, pero no para todos:

- **La prueba de flujo de la orina** mide la rapidez y cantidad de orina que pasa por la uretra y determina el grado de bloqueo que se presenta.
- **La prueba de residuo de orina** mide la cantidad de orina que queda en la vejiga después que el paciente ha orinado y determina el efecto de la condición en la vejiga. Existen varios métodos para realizar esta prueba y usted y su médico deben hablar sobre el método más adecuado en su caso.
- **Las pruebas de presión y flujo** ayudan a determinar la presión que ejerce en su vejiga mientras orina. Algunos médicos piensan que éste es el mejor método para determinar el grado de bloqueo. Estas pruebas ayudan a clarificar los resultados de otros exámenes; o si el médico piensa que el paciente probablemente tiene problemas de la vejiga. Para realizar esta prueba, se introduce un pequeño tubo o catéter a través del pene y la uretra hasta la vejiga. Puede causar un poco de molestia y en algunos pacientes puede causar una infección urinaria.
- **El examen de antígeno específico de la próstata** es un examen de la sangre que ayuda a detectar el cáncer de la próstata. Como se ha dicho, la inflamación de la próstata no causa el cáncer, pero algunos hombres que la tienen pueden padecer de cáncer al mismo tiempo. Este examen de sangre no siempre es preciso y a veces puede indicar equivocadamente que un paciente tiene cáncer. A veces también puede indicar equivocadamente que un paciente que padece de cáncer no lo tiene.

  No todos lo médicos están de acuerdo que el recibir el examen de antígeno específico reduce la probabilidad de que un paciente muera de cáncer de la próstata. Cada caso es diferente, así que usted debe hablar directamente con su médico.

Probablemente su médico recomendará otros exámenes como rayos-X, cistoscopia, o ultrasonido. Muchos pacientes no necesitan hacerse estos exámenes que son costosos y no necesariamente útiles. Los rayos-X y la cistoscopia pueden causar problemas en algunos pacientes. Sin embargo, pueden ayudar a diagnosticar algunos problemas relacionados con la inflamación de la próstata, y ayudan a pacientes que tienen problemas tales como sangre en la orina.

- La cistoscopia le permite al médico mirar directamente dentro de la próstata y la vejiga. Si su médico y usted deciden que es necesaria una cirugía, este procedimiento permite decidir el tipo de operación más adecuada en su caso. Durante el examen se introduce un tubo a través del pene y la uretra hasta la vejiga. Algunos pacientes tienen molestias durante y después del examen. Algunos pueden presentar infecciones urinarias o sangre en la orina, y algunos pueden dejar de orinar por un corto período después del examen.
- Un rayos-X conocido como urograma permite que el médico vea el bloqueo en el ducto urinario. Durante el examen se inyecta una sustancia de contraste (tinte) en las venas que permite que se vea el sistema urinario

en las radiografías. Algunos pacientes son alérgicos a estas sustancias.

- El ultrasonido permite que el médico vea la próstata, los riñones y la vejiga sin la necesidad de usar un catéter o rayos-X. Un instrumento que se coloca sobre la piel envía ondas de sonido (ultrasonido) hacia el cuerpo. Los ecos producen imágenes de televisión de la próstata, los riñones o la vejiga. Este examen no causa molestias o daño. Para producir una mejor imagen de la próstata, se introduce un instrumento especial en el recto. Esto último se hace cuando el médico sospecha que existe cáncer de la próstata.

¿Cuándo es apropiado dar tratamiento?

Solamente es necesario dar tratamiento cuando:

- Los síntomas son lo suficientemente severos para causarle molestias.
- Si la condición ha afectado seriamente el sistema urinario.

Tener la próstata inflamada no es razón suficiente para recibir tratamiento. Es posible que su próstata no se inflamará más de lo que está en este momento y sus síntomas no empeorarán.

Hágase las siguientes preguntas en cuanto a sus síntomas:

- ¿Le impiden realizar actividades que usted disfruta, como acudir a eventos deportivos o practicar algún deporte?
- ¿Realizaría más actividades si no tuviera los síntomas?
- ¿Quiere que le den tratamiento ahora mismo?
- ¿Está dispuesto a correr algunos riesgos a su salud para mejorarse de los síntomas?
- ¿Sabe cuáles son los riesgos?

Las respuestas a las preguntas anteriores le pueden ayudar a elegir un tratamiento adecuado en su caso.
Los pacientes bien informados toman las mejores decisiones.

¿Cuáles son las opciones de tratamiento?

Actualmente existen cinco tratamientos para la inflamación de la próstata:

- Esperar sin dar tratamiento, sólo bajo observación médica.
- Tratamiento con un medicamento conocido como "bloqueador alfa".
- Tratamiento con un medicamento conocido como "finasteride".
- Dilatación con el uso de un globo (balón).
- Cirugía (una operación).

La cirugía es el mejor tratamiento para aliviar sus síntomas al orinar, pero al mismo tiempo tiene más riesgos que los demás tratamientos. Usted puede optar por varios tratamientos, y debe elegir la cirugía sólo cuando sufre complicaciones serias debidas al crecimiento de su próstata que hacen necesaria una operación. El tipo de tratamiento que elija depende de qué tanto le molestan los síntomas. Su decisión también depende de qué tanto riesgo está dispuesto a correr para aliviarse de los síntomas. Usted y su médico pueden decidir la mejor opción en su caso.

Sólo bajo observación médica

Si no presenta síntomas molestos, usted y su médico probablemente decidirán esperar sin dar tratamiento, es decir que no tomará ningún medicamento ni le harán una operación. Lo que le harán es un examen cada año, para determinar si la inflamación de su próstata ha empeorado o si causa otros problemas. El médico le preguntará si tiene algún otro problema y probablemente le recomendará algunos otros exámenes médicos para determinar si su condición le ha afectado los riñones o la vejiga.

Los problemas serios son poco comunes entre los pacientes que deciden no tener tratamiento. Estos incluyen infecciones, sangrado, o daño a los riñones y la vejiga. Unos pocos pacientes dejan de poder orinar.

Algunas de las recomendaciones del médico para controlar la condición son que el paciente beba menos líquidos antes de acostarse. También les aconsejan que **no tomen** medicamentos para el tratamiento de problemas de sinusitis y congestión nasal sin supervisión médica; ya que estos medicamentos pueden empeorar la condición de la próstata.

Los síntomas de los pacientes que no reciben tratamiento pueden mantenerse iguales, mejorar o empeorar. Si usted nota que su condición empeora, hable con su médico sobre las alternativas de tratamiento.

Tratamiento con medicamentos "bloqueador alfa"

Los bloqueadores alfa se toman por la boca una o dos veces al día. Estos medicamentos relajan los músculos en la próstata, de tal manera que algunos pacientes notan una mejoría en sus síntomas al orinar.

Probablemente el médico le verá con más frecuencia durante las 3 o 4 primeras semanas para asegurarse que el tratamiento va bien. El revisará sus síntomas y la dosis del medicamento (cuánto y cuándo lo toma). Después de esto, las visitas serán menos frecuentes, y entonces el médico lo revisará y le dará una receta médica para obtener más medicamento. No existe evidencia que los medicamentos bloqueadores alfa reduzcan el porcentaje de complicaciones causadas por la inflamación de la próstata o la probabilidad de que se tenga que hacer cirugía en el futuro.

Los efectos secundarios incluyen dolores de cabeza, mareo, cansancio o una baja en la presión de la sangre. Debido a que el uso de bloqueadores alfa es reciente, los médicos aún no conocen los riesgos y beneficios a largo plazo.

Los bloqueadores alfa incluyen el "doxozosin" ("Cardura"), el "prazosin" ("Minipress"), y el "terazosin" ("Hytrin"). "Hytrin" es el único medicamento bloqueador alfa aprobado por La Administración Federal de Alimentos y Drogas para el tratamiento de la inflamación de la próstata.

Tratamiento con el medicamento "finasteride"

El finasteride ("Proscar") es un medicamento que se toma por la boca una vez al día para reducir el tamaño de la próstata. Algunos pacientes notan una mejoría en sus síntomas para orinar. Pueden pasar 6 meses o más antes que usted note todos los beneficios del medicamento y es necesario que visite a su médico regularmente mientras que lo siga tomando. No existe evidencia que el medicamento "finasteride" reduzca el porcentaje de complicaciones causadas por la inflamación de la próstata o la probabilidad de que se tenga que hacer cirugía en el futuro.

Este también es un nuevo tratamiento, así es que los médicos aún no conocen los beneficios y riesgos a largo plazo. El finasteride reduce el nivel del antígeno específico de la próstata en la sangre; de tal manera que los médicos no saben si esto puede afectar los resultados del examen de sangre para detectar el cáncer de la próstata.

Los efectos secundarios del finasteride incluyen menor interés en tener relaciones sexuales, problemas en lograr una erección, y problemas para eyacular.

Dilatación con el uso de un globo (balón)

La dilatación se realiza en una sala de operaciones o en la oficina de un médico. Se le da anestesia al paciente (para que no sienta dolor) y el doctor inserta en el pene un catéter (tubo) con un globito desinflado en la punta. El catéter se pasa a través del pene y la uretra hasta la vejiga.

El médico infla el globito que, a su vez, abre la uretra en el lugar que ésta ha sido presionada por la próstata. Esto ayuda a algunos pacientes a orinar mejor.

El procedimiento puede causar sangrado o infección y algunos pacientes no pueden orinar por un período de tiempo. Si no hay ningún problema, el paciente puede irse a casa el mismo día, pero algunos pacientes se tienen que quedar en el hospital por una noche.

La dilatación es un procedimiento relativamente nuevo y los médicos aún no conocen sus beneficios y riesgos a largo plazo. En muchos de los pacientes este tratamiento sólo funciona por un corto período de tiempo.

Cirugía

La cirugía para tratar esta condición se ha realizado por muchos años, así es que los médicos conocen bastante bien los riesgos y beneficios. En comparación con los demás tratamientos, la cirugía da resultados más rápidos, pero también es más probable que cause problemas serios. Sin embargo, la mayoría de los hombres que se someten a la cirugía no presentan problemas.

El tener inflamación de la próstata no necesariamente quiere decir que necesita una operación, ya que es posible que la próstata no se inflamará más. Además, la operación para esta condición no tiene ningún efecto en la probabilidad de que el paciente padezca de cáncer de la próstata en el futuro.

La cirugía se recomienda en casi todos los casos en que los pacientes tienen los siguientes síntomas:

- No pueden orinar.

- Bloqueo y acumulación de orina que llega hasta los riñones y los daña.
- Infecciones urinarias frecuentes.
- Sangrado severo a través de la uretra (causado por el crecimiento de la próstata).
- Cálculos (piedras) en la vejiga.

Si usted no padece de estos problemas serios, pero aún tiene molestias causadas por el crecimiento de la próstata, probablemente considerará la posibilidad de la cirugía.

Existen tres tipos de cirugía:

- Resección transuteral de la próstata.
- Incisión transuteral de la próstata.
- Prostatectomía (una operación a través del abdomen).

La operación de resección transuteral es la operación más común y se ha comprobado que es eficaz en el tratamiento del crecimiento de la próstata. El paciente mejora cuando la operación reduce la presión de la próstata en la uretra.

Después de anestesiar al paciente, sin tener que cortar la piel, el médico introduce un instrumento especial a través del pene y hasta la uretra. Con este instrumento, el médico saca parte de la próstata.

Después de la cirugía el paciente tiene que usar una sonda para drenar la orina por 2 o 3 días y probablemente tendrá que quedarse en el hospital por ese período. La mayoría de los pacientes notan una pronta mejoría después de la cirugía y permanecen bien por muchos años.

La operación de incisión transuteral se puede recomendar cuando la próstata no está tan inflamada. En esta cirugía no se saca ningún tejido. Se introduce un instrumento a través de la uretra y se realizan dos pequeños cortes en la próstata. Estos cortes reducen la presión de la próstata en la uretra y ayudan a que el paciente pueda orinar. En ciertos casos esta cirugía tiene menores riesgos que la anterior.

La prostatectomía se usa cuando la próstata está muy crecida. Se realiza una incisión en la parte baja del abdomen del paciente y se saca parte del interior de la próstata.

La cirugía mejora los síntomas de la inflamación de la próstata en la mayoría de los pacientes, pero algunos síntomas pueden persistir. Por ejemplo, los músculos de la vejiga pueden quedar débiles después de la operación y esto quiere decir que el paciente probablemente seguirá teniendo problemas para orinar.

Nuevos tratamientos

Cada año surgen nuevos tratamientos como la cirugía con rayos láser, cirugía termal con microondas, férula prostática y nuevos medicamentos. La cirugía de rayos láser presenta los riesgos de cualquier cirugía y los médicos aún no saben si los beneficios y los riesgos de ésta son mayores o menores que los de las cirugías ya conocidas.

Aún no existe información definitiva que podamos incluir en esta publicación sobre estos y otros nuevos tratamientos. Si su médico recomienda un tratamiento nuevo, pídale que le explique los riesgos y beneficios de cada uno de la misma manera en la que se le presentan a continuación sobre los tratamientos ya conocidos.

¿Cuáles son los beneficios y los riesgos?

Cada uno de los tratamientos puede mejorar sus síntomas, pero cada uno de ellos tiene diferentes probabilidades de éxito. Todos los tratamientos, incluyendo la decisión de no dar tratamiento, tienen algunos riesgos.

Hágale al médico las siguientes preguntas sobre cada uno de los tratamientos:

- ¿Cuál es la probabilidad de mejorar?
- ¿Qué tanto mejoraré?
- ¿Cuáles son las probabilidades de que el tratamiento me cause problemas?
- ¿Por cuánto tiempo funcionará el tratamiento?

A continuación se presentan los beneficios y los riesgos de cada tratamiento para que los pueda consultar con su médico.

La Tabla 1 muestra que la probabilidad de que mejoren sus síntomas con la cirugía de resección transuteral es mejor que si decide que no le den tratamiento (sólo observación médica).

Tabla 1. Mejoría de los síntomas con cada tratamiento

Solo observación médica	31–55%
Bloqueador alfa	59–86%
Finasteride	54–78%
Dilatación con globo	37–76%
Resección transuteral	75–96%

Mayor probabilidad de mejoría

Incluso con la resección, sus probabilidades de mejoría no son definitivas. Esto es así porque los médicos no pueden saber las probabilidades exactas de mejoría de cada paciente. Por lo general, los pacientes que presentan la mayor mejoría después del tratamiento son los que tenían los peores síntomas. El éxito de la incisión transuteral y la prostatectomía son similares a los de la resección transuteral.

La Tabla 2 muestra el grado de mejoría de los síntomas con cada uno de los tratamientos. Nuevamente la resección proporciona la mayor mejoría, mientras que la observación médica da la menor mejoría.

Tabla 2. Grado de mejoría de los síntomas con cada tratamiento

——— Sólo observación médica

————————Bloqueador alfa

———————Finasteride

———————————Dilatación con globo

—————————————————-Resección transuteral

Nota:La mejoría con la observación médica sin tratamiento es desconcida, pero es menor que la que dan otros tratamientos.

La Tabla 3 muestra las probabilidades de que se presenten problemas durante o poco después que se proporciona el tratamiento.

En la mayoría de los casos, los tratamientos no ocasionan problemas y aquéllos que se presentan no son serios. Algunos de los problemas serios de la resección transuteral son: enfermedad del corazón, sangrado que requiere una transfusión, o bloqueo del flujo de la orina. Sólo unos pocos de los pacientes de la cirugía tienen estos problemas.

Tabla 3. Probabilidad de problemas inmediatos de cada tratamiento

Solo observación médica	(ninguno)
Bloqueador alfa	(3–43%)
Finasteride	(14–19%)
Dilatación con globo	(2–10%)
Resección transuteral	(5–31%)

Mayor probabilidad de problemas

Los efectos secundarios más comunes de los pacientes que toman los medicamentos bloqueadores alfa son mareo, cansancio y dolores de cabeza.

El finasteride causa problemas sexuales tales como un menor deseo sexual o problemas para lograr una erección en aproximadamente 5 de cada 100 pacientes.

Con la observación médica sin tratamiento no existe la probabilidad de que se presenten problemas de inmediato, pero el crecimiento mismo puede hacer que los síntomas empeoren, o causar otros problemas. Solamente la resección transuteral reduce significativamente este riesgo. Los doctores no saben si los medicamentos bloqueadores alfa, el finasteride, o la dilatación con globo pueden reducir las probabilidades de problemas futuros causados por la inflamación de la próstata.

> **Recibir sólo una cuidadosa observación médica es lo indicado para muchos pacientes.**

La Tabla 4 muestra las probabilidades de morir como resultado del tratamiento. Probablemente no hay mayor riesgo de morir con sólo la observación médica, los medicamentos bloqueadores alfa y el finasteride. No existe información a este respecto con el uso de la dilatación con globo.

Tabla 4. Probabilidad de morir durante los 3 meses después del tratamiento

Tratamiento	Riesgo
Sólo observación médica	No hay mayor riesgo
Bloqueador alfa	
Finasteride	
Dilatación con globo	No se sabe, probablemente menor que la cirugía
Resección transuteral	Menos de 2 de cada 100 hombres, menos de 1 si están en buena salud

La edad promedio de los pacientes que padecen de inflamación benigna de la próstata es 67 años. La probabilidad que una persona de esta edad muera por cualquier razón es de aproximadamente 8 en 1,000 en un período de tres meses. Existe una muy pequeña probabilidad de morir dentro de los tres meses después de la operación de resección transuteral (15 de cada 1,000) pacientes. Si usted tiene buena salud general, la probabilidad de morir debido a la cirugía es aún más baja.

Algunos de los tratamientos para la inflamación de la próstata pueden causar incontinencia urinaria, es decir, orinar cuando usted no lo quiere. Con el tiempo, el mismo crecimiento de la próstata puede ocasionar este problema de incontinencia urinaria. Los pacientes que reciben el tratamiento con bloqueadores alfa, finasteride, o la dilatación con globo también tienen el riesgo de tener incontinencia urinaria en el futuro.

Raramente, algunos pacientes presentan incontinencia urinaria severa después de recibir tratamiento (vea la Tabla 5). Aproximadamente entre 7 a 14 pacientes de cada 1,000 tienen este problema después de la operación de resección transuteral. Sólo los pacientes que no reciben tratamiento no presentan este problema.

Tabla 5. Probabilidad de tener incontinencia urinaria (orinar sin quererlo)

Tratamiento	Riesgo
Sólo observación médica	Ninguna
Bloqueador alfa	
Finasteride	
Dilatación con globo	No existe información, pero es posible
Resección transuteral	1 de cada 100 hombres

La probabilidad de tener que hacerse una operación en el futuro varía de un tratamiento a otro. Algunos de los pacientes que en un principio eligen sólo la observación médica sin tratamiento, o que usan medicamentos, pueden decidir más tarde que quieren hacerse la cirugía para aliviar los síntomas molestos. Algunas veces, los pacientes que ya se han hecho

una operación necesitan otra más porque la próstata vuelve a crecer. Otra razón es que el tejido de cicatrización de la primera cirugía bloquea el ducto urinario.

En el transcurso de los primeros 8 años después de la operación de resección, entre 5 a 15 pacientes de cada 100 necesitarán otra cirugía. Los médicos no están seguros de que el uso de los tratamientos con bloqueadores alfa, finasteride o la dilatación con globo reduzcan la probabilidad de que los pacientes necesiten la cirugía en el futuro.

La Tabla 6 muestra la posibilidad de sufrir de impotencia sexual (no poder tener una erección) debido al tratamiento para la inflamación de la próstata. Cada año, aproximadamente 2 de cada 100 hombres de 67 años de edad se vuelven impotentes, aunque no padezcan de la condición y, por lo tanto no reciban ningún tratamiento.

Probablemente no hay mayor riesgo de impotencia entre los pacientes que están sólo bajo observación médica o los que usan los medicamentos bloqueadores alfa. Los que usan el finasteride tienen un riesgo un poco más alto de sufrir de impotencia, pero el problema se debe aliviar después de suspender el medicamento. El riesgo para los pacientes de dilatación por globo es desconocido, pero probablemente bajo. Finalmente, la probabilidad de impotencia para los pacientes de la cirugía de resección es de entre 3 a 35 de cada 100.

Tabla 6. Impotencia sexual (no tener erecciones)

Tratamiento	Riesgo
Sólo observación médica	Probablemente no hay mayor riesgo
Bloqueador alfa	
Finasteride	4 de cada 100 hombres, pero puede desaparecer cuando se suspende el medicamento
Dilatación con globo	No existe información
Resección transuteral	En la mayoría de los casos, de 5 a 10 de cada 100 hombres. Más alto para los que tenían problemas sexuales antes de la cirugía

Para la mayoría de los pacientes de la operación que tienen función sexual normal, el riesgo probablemente no es más alto que el de los pacientes que no reciben ningún tratamiento.

La Tabla 7 muestra el número de días de incapacidad que probablemente tendrá que tomar de su trabajo o de su vida normal durante el primer año después de recibir el tratamiento. Esto incluye el tiempo que necesita para visitar al médico y los servicios en el hospital.

También se puede presentar otro problema conocido como eyaculación inversa. Este problema es común con los pacientes que han recibido la cirugía y raro entre los que reciben medicamentos bloqueadores alfa. Lo que sucede con la eyaculación inversa es que, durante el clímax sexual, el semen fluye inversamente hacia la vejiga en vez de salir a través del pene.

Tabla 7. Tiempo de incapacitación durante el primer año después del tratamiento	
Tratamiento	Días
Sólo observación médica*	1
Bloqueador alfa*	3.5
Finasteride*	2
Dilatación con globo	4
Resección transuteral	7–21
* Principalmente por visitas al médico.	

Los hombres que tienen este problema probablemente no podrán concebir hijos; pero no les afecta en su capacidad de tener una erección y lograr satisfacción sexual, y no ocasiona otros problemas. Probablemente deseará hablar más sobre este tema con su médico.

La eyaculación inversa se presenta entre 40 a 70 pacientes de cada 100 que reciben la cirugía. Entre 7 de cada 100 pacientes que reciben los bloqueadores alfa también se presenta el problema. Los pacientes sólo bajo observación médica y los que toman el finasteride no presentan el problema; a pesar de que algunos de los que toman el medicamento notan que producen menos semen de lo normal.

> **Considere cuidadosamente todos los beneficios y posibles problemas de cada uno de los tratamientos.**

La tabla presenta los beneficios y posibles riesgos de cada tratamiento. Puede usar esta tabla para comparar los tratamientos. Por ejemplo, tanto los pacientes que reciben los bloqueadores alfa como los que reciben la cirugía de resección tienen problemas, pero algunos de éstos son leves y otros son serios, la tabla le ayudará a compararlos.

¿Cuál es el siguiente paso?

Antes de elegir un tratamiento, dígale a su médico las siguientes dos preguntas importantes:

1. Si mi inflamación benigna de la próstata no me ocasiona problemas serios, ¿necesito algún otro tratamiento en vez de sólo recibir una cuidadosa observación médica?
2. Si quiero recibir tratamiento ¿cuál es el mejor en mi caso, tomando en cuenta los posibles beneficios y riesgos?

No importa lo que decida, consúltelo con su médico. Puede llevar esta publicación con usted para que le ayude. Dígale todas sus preguntas y, junto con él, tome su decisión final.

Otros recursos disponibles

Las siguientes organizaciones nacionales le pueden dar más información sobre la condición y sus tratamientos.

Prostate Health Council

American Foundation for Urologic Disease, Inc.
300 West Pratt Street
Baltimore, MD 21201
Teléfono gratis (800) 242-2383

National Kidney and Urologic Diseases Information Clearinghouse
Box NKUDIC
Bethesda, MD 20892
(301) 468-6345

Para obtener más información

Esta información se obtuvo de la *Benign Prostatic Hyperplasia: Diagnosis and Treatment. Clinical Practice Guideline.* La guía fue desarrollada por un panel de expertos patrocinados por la Agency for Health Care Policy and Research (AHCPR), una agencia del Servicio de Salud Pública de los Estados Unidos. Existen y se están desarrollando otras guías para pacientes en inglés y en español sobre diversos problemas de la salud.

Para más información llame gratis al (800) 358-9295, o escriba a:

AHCPR Publications Clearinghouse
P.O. Box 8547
Silver Spring, MD 20907

■ **Agency for Health Care Policy and Research**
Executive Office Center, Suite 501
2101 East Jefferson Street
Rockville, MD 20852
AHCPR Publication No. 94-0585
Febrero de 1994

Tabla de comparación: resultados de tratamientos					
Beneficio o riesgo	**Sólo observación médica**	**Bloqueadores alfa**	**Finasteride**	**Dilatación con globo**	**Cirugía de resección transuteral**
Probabilidad de mejoría en los síntomas	31–55%	59–86%	54–78%	37–76%	75–96%
Grado de mejoría	Desconocido, probablemente menor que con los otros tratamientos	51%	31%	51%	85%
Probabilidad de complicaciones o daño después de la cirugía	—	—	—	2–10% (incluye complicaciones durante la dilatación— sangrado, infección e incapacidad de orinar temporal)	5–31% (incluye complicaciones durante la cirugía— sangrado, infección e incapacidad de orinar temporal)
Probabilidad de complicaciones o daño de los tratamientos sin cirugía	1–5% (problemas por el advance de la condición)	3–43% (incluyendo mareo, cansancio y baja presión sanguinea)	14–19% (la mayoría son problemas sexuales)	—	—
Probabilidad de morir dentro de los 3 primeros meses después del tratamiento	Probablemente no hay mayor riesgo. La probabilidad de morir para los hombres de 67 años de 8 en cada 1,000 en un período de 3 meses.			Desconocida, probablemente menor que la de la resección transuteral	0.5–3.3%
Probabilidad de incontinencia urinara como resultado del tratamiento	0	0	0	Ningún reporte	0.7–1.4%
Probabilidad de sufrir impotencia sexual (no tener erección) como resultado del tratamiento	Aproximadamente 2% (1/50) de los hombres de 67 años sufren de impotencia cada año. No existe información a largo plazo sobre los efectos de los bloqueadores alfa.		2.5–5.3%	Desconocida, pero probablemente poco común	3–35% (poco común entre los hombres con funcionamiento completamente normal antes de la cirugía)
Número de días de incapacidad durante el primer año del tratamiento	1	3.5	2	4	7–21

TRASTORNOS Y ENFERMEDADES NEUROLÓGICAS (NEUROLOGIC DISEASES AND DISORDERS)

■ ■ ■

DATOS SOBRE LA ESCLEROSIS LATERAL AMIOTRÓFICA

(Facts about Amytrophic Lateral Sclerosis)

Introducción

La esclerosis lateral amiotrófica—una enfermedad neuromuscular que incapacita a adultos en la plenitud de su vida—ha intrigado a los médicos desde que se describió por primera vez en la literatura médica, hace más de 100 años. Desde entonces, la causa de esta mortal enfermedad ha sido—y sigue siendo—un misterio. La esclerosis lateral amiotrófica es comúnmente conocida como enfermedad de Lou Gehrig y también se conoce por sus siglas en inglés, ALS (*amyotrophic lateral sclerosis*).

Los esfuerzos de la Asociación para la Distrofia Muscular (MDA) para derrotar la esclerosis lateral amiotrófica empezaron desde que se estableció la Asociación en 1950. Desde entonces, la MDA se ha convertido en uno de los más importantes patrocinadores de estudios de la ALS y de servicios médicos a pacientes. Además de proveer fondos a un gran número de investigadores científicos dedicados al estudio de la ALS en todo el mundo, la MDA ha establecido un gran número de centros de investigación y de cuidado clínico cuya misión fundamental es encontrar la causa y la cura de esta enfermedad. La asociación también mantiene una red nacional de clínicas afiliadas a hospitales dedicadas a asistir a personas que padecen de ALS y otras enfermedades neuromusculares que cubren los programas de la MDA.

¿Qué es la ALS?

La esclerosis lateral amiotrófica, o ALS, es una enfermedad progresiva que ataca células nerviosas especializadas lla-

madas neuronas motoras, las cuales controlan el movimiento de los músculos voluntarios. La ALS hace que se desintegren gradualmente las neuronas motoras superiores, que se originan en el cerebro, y también las inferiores, que se originan en la columna vertebral. A medida que se van desintegrando, las neuronas dejan de entregar las señales químicas y los nutrientes esenciales de los que dependen los músculos para su desarrollo normal.

¿Cómo afecta al cuerpo la ALS?

El daño a las neuronas motoras superiores produce debilidad muscular generalizada y reflejos exagerados. El daño que se limita sobre todo a las neuronas motoras inferiores de la región bulbar—localizada en la parte superior de la columna vertebral y en la parte posterior inferior del cerebro—debilita los músculos responsables del hablar, masticar y tragar. El daño a otras neuronas motoras inferiores que van de la columna vertebral a los músculos de las extremidades producen debilidad en las extremidades, deterioro muscular y, a diferencia al daño de las neuronas motoras inferiores, una pérdida de reflejos. En la mayoría de los casos, con el tiempo se ven afectadas tanto las neuronas motoras superiores como las inferiores. Los sentidos y el intelecto, no obstante, permanecen inactos a través del curso de la enfermedad.

¿Cuándo se manifiestan los primeros indicios de la enfermedad?

La esclerosis lateral amiotrófica ataca generalmente a adultos de 35 a 65 años de edad. Aunque se presenta más frecuentemente en el hombre, la mujer también es vulnerable a la enfermedad.

¿Cuáles son los síntomas tempranos del trastorno?

Algunos pacientes de ALS primero experimentan debilidad en las piernas o brazos, lo cual dificulta que caminen normalmente o que desempeñen tareas que resquieran destreza manual. Otros empiezan a tener problemas para hablar o tragar. Muchos también punzadas musculares, espasmos y calambres, así como una pérdida de tejido muscular. Debido a que la ALS es una enfermedad progresiva, en la mayoría de los casos el paciente experimentará todos esos síntomas tarde o temprano. No existe dolor asociado a la ALS durante ninguna de las etapas de la enfermedad.

Si tengo uno o más de estos síntomas, ¿quiere decir que tengo ALS?

No necesariamente. Es necesario llevar a cabo un examen neurológico exhaustive para establecer una diagnosis y para confirmar que los síntomas indican ALS y no otros trastornos cuyos síntomas son muy similares a los de la ALS.

¿Cómo se diagnostica la ALS?

El médico experto establece una diagnosis llevando a cabo una cuidadosa evaluación del historial médico del paciente y un examen neurológico exhaustivo. Durante el examen, se hace un electromiograma (EMG) para estudiar la salud de los nervios del organismo y una biopsia muscular para determinar la salud del tejido muscular.

¿A qué paso avanza la ALS?

La ALS afecta virtualmente todos los músculos del organismo en un lapso de dos a cinco años a partir del principio de la enfermedad. En algunos pacientes, no obstante, la enfermedad avanza muy lentamente, algunas veces a lo largo de varias décadas.

¿Es hereditaria la ALS?

Todavía no hay manera de responder a esta pregunta con un "sí" o "no" definitivo. Aunque generalmente no se considera la ALS una enfermedad hereditaria, aproximadamente un 5% de aquellos en los que se presenta la enfermedad tienen un historial familiar en el que está presente el trastorno. En estos individuos, la ALS aparece en generaciones sucesivas, siguiendo un patrón hereditario regular. Debido a que es tan pequeño el porcentaje de personas que padecen de ALS "familiar", existe controversia entre los científicos en cuanto a si estos pacientes en realidad heredan un gene que produce la enfermedad o si heredan alguna característica que los hace más susceptibles a ella.

¿Es contagiosa la ALS?

No. No existe evidencia documentada de que a alguien se le pueda "pegar" la ALS.

¿Hay factores especiales que pueden desencadenar la ALS?

Los científicos están investigando reportes de varios posibles factores de riesgo que pudieran contribuir al inicio de la enfermedad, como un severo trauma físico o la exposición a metales pesados, pieles animales y ciertos fertilizantes. Hasta ahora, no obstante, los investigadores no han encontrado evidencia contundente que explique por qué algunas personas contraen ALS y otros no—incluso aquellos que vienen de la misma familia o medio ambiente.

La MDA y su búsqueda de una causa

Los cientificos patrocinados por la MDA se encuentran a la vanguardia en la investigación de la esclerosis lateral amiotrófica y están siguiendo pistas que con el tiempo llegarán a explicar las causas de esta enfermedad.

Algunos investigadores sugieren que la esclerosis lateral amiotrófica puede ser causada por un sistema de inmunidad defectuoso. En la esclerosis lateral amiotrófica el sistema de inmunidad puede destruir, por equivocación, partes del sistema nervioso, posiblemente los nervios que controlan el movimiento de los músculos voluntarios.

Otros investigadores sugieren que la esclerosis lateral amiotrófica es causada por toxinas. Se pueden encontrar algunas de estas substancias venenosas en el medio ambiente o en la comida. Por ejemplo, el envenenamiento producido por metales pesados produce síntomas parecidos a los de la esclerosis lateral amiotrófica. Sin embargo, no existen pruebas de que provoca la enfermedad.

Otra teoria es que las substancias que ocurren naturalmente en el cuerpo se transforman repentinamente en substancias mortales al ser alteradas, y conducen hacia la esclerosis lateral amiotrófica. Los investigadores están haciendo pruebas con varias substancias quimicas que en cantidades normales participan en la transmisión nerviosa, pero que en cantidades excesivas pueden matar las células nerviosas.

Otros estudios se refieren a la forma en que los músculos y los nervios influyen en el crecimiento y la actividad de unos a otros mediante substancias llamadas factores tróficos. Los científicos están conduciendo investigaciones para determinar si los niveles anormalmente bajos de estos factores tróficos o la interferencia en su uso pueden conducir a la destrucción nerviosa que caracteriza a la esclerosis lateral amiotrófica.

Más aún, otros científicos patrocinados por la MDA están tratando de encontrar el gene que, al ser defectuoso, es responsable de algunos casos de esclerosis lateral amiotrófica. Los investigadores ya saben cuál región de cuál cromosoma lleva el gene responsable. La identificación de tal gene debería conducir a los investigadores a la causa de esta forma de esclerosis lateral amiotrófica, y podría también entregar pistas para encontrar la causa del tipo no-genético de la enfermedad.

¿Se puede hacer algo para aliviar los síntomas de la ALS?

Sí. Hay drogas que pueden controlar los calambres y el crispamiento espasmódico involuntario de los músculos, así como la salivación excesiva. También hay aparatos para administrar respiración artificial que ayudan a aquellos que tienen dificultad para respirar debido al advance de la enfermedad. Otras soluciones sencillas—como el preparar alimentos fáciles de tragar cuando esta acción se dificulta debido a la debilidad de los músculos de la garganta—son de enorme ayuda al tratar los problemas asociados con la ALS.

La MDA y su búsqueda de tratamientos y curas

La MDA auspicia el programa comprensivo de ALS más grande del mundo y ha patrocinado, de manera interrumpida, prometedoras investigaciones cientificas en este campo durante casi cuatro décadas. La asociación desempeña todo esfuerzo posible para apoyar nuevos tratamientos experimentales, siempre que exista una base científica razonable para ello.

Bajo los auspicios del Comité Asesor Médico de la MDA, los científicos patrocinados por la asociación llevan a cabo una intensa búsqueda de terapias potenciales que puedan retardar, detener o invetir el avance de la enfermedad.

Por otra parte, el departamento de investigación de la MDA supervisa las pruebas de nuevas drogas a través de todo el mundo y sirve de centro internacional de difusión de información acerca de métodos experimentales que se llevan a cabo para identificar tratamientos y curas para la ALS.

La batalla que la Asociación ha declarado en contra de la ALS incluye el establecimiento de varios Centros de Investigación de ALS en importantes instituciones por todo Estados Unidos. En estos centros especiales, creados para estimular todavia más la investigación de la enfermedad, los científicos han unido fuerzas en esta iniciativa sin precedentes para derrotar a la ALS.

Si desea una mayor información acerca de la ALS, llame o escriba a su oficina local de la MDA, o escríbanos a nuestra Oficina Nacional (MDA National Office), 3561 East Sunrise Drive, Tucson, AZ 85718.

¿Con qué frecuencia se presenta la ALS?

La frecuencia con que se presenta la ALS es bastante constante en la mayor parte del mundo: de 5 a 7 casos en cada 100,000 personas. Existen, no obstante, unos cuantos "racimos" de ALS—áreas en las que se ha presentado un número de casos extraordinariamente alto. Los racimos de ALS más notables y más estudiados han aparecido en Guam y en otras islas del pacífico del sudoeste.

¿Cuántas personas en los Estados Unidos tienen ALS?

Se calcula que son 20,000 hoy en día. Aproximadamente 5,000 nuevos casos se diagnostican anualmente.

¿Hay racimos de ALS en los Estados Unidos?

Se han descubierto racimos de ALS en los Estados Unidos, pero éstos sólo afectan a un reducido número de personas. Por ejemplo, se ha reportado ALS en tres maestros que usaban la misma sala de clase, en unos pocos individuos que vivían en el mismo edificio de apartamentos y en tres ex-atletas que jugaban en el mismo equipo de futbol profesional. Estos casos presentan interés para los epidemiólogos, quienes tratan de encontrar un vínculo común de la vida de individuos a quienes afecta la enfermedad para explicar la existencia de los racimos de ALS.

¿Qué significan las palabras "esclerosis lateral amiotrófica"?

"Esclerosis" significa *endurecimiento* y se refiere al tejido cicatrizado que queda después de que los nervios se han desintegrado; "lateral" proviene de la palabra *lado* y se refiere a las líneas de nervios que recorren ambos lados de la columna vertebral, donde se encuentran muchas de las neuronas afectadas por la ALS; y "amiotrófica", que quiere decir *atrofia muscular,* se deriva de una palabra griega que significa *falta de alimentación a los músculos.*

¿Por qué la ALS también se conoce como enfermedad de Lou Gehrig?

La esclerosis lateral amiotrófica llamó la atención del público por primera vez en 1939, cuando acabó con la exitosa carrera de Lou Gehrig, primera base de los Yankees. Desde entonces, mucha gente usa el término "enfermedad de Lou Gehrig" para referirse a la ALS.

La MDA tiene el deseo de ayudar

Si su médico sospecha que usted podría tener ALS, llame inmediatamente a su oficina local de la MDA para que se le haga una diagnosis. A través de su Programa de Servicios al Paciente y la Comunidad, la MDA ofrece una gran variedad de servicios a las personas que tienen ALS y otras enfermedades neuromusculares. Estos servicios van desde cuidado médico y equipo ortopédico hasta actividades recreativas al aire libre.

El primer paso importante es establecer una diagnosis definitiva, llevada a cabo por un neurólogo experto en cualquiera de las 230 clinicas afiliadas a hospitales que tiene la MDA en todo el país. Una diagnosis precisa de la ALS es extremadamente importante, puesto que ésta algunas veces se puede confundir con otros trastornos neurológicos para los cuales—a diferencia de la ALS—ya existe tratamiento.

Se pueden aliviar algunos sinotomas de la ALS a través del manejo médico experto que ofrecen las clinicas de la MDA. También se pueden proporcionar aditamentos ortopédicos para mejorar la capacidad de movilización, asi como una gran variedad de terapias para enseñar a los pacientes a utilizar sus habilidades al máximo.

Si desea una descripción más detallada de los servicios que ofrece la MDA, por favor póngase en contacto con su oficina local de la MDA y solicite una copia del folleto *Servicios de la MDA para el paciente, la familia y la comunidad.*

¿Existen otros nombres para la enfermedad?

La ALS también se conoce como "enfermedad de las neuronas motoras", el cual es un término general que se refiere a un grupo de trastornos que también incluye a la enfermedad de Werdnig-Hoffmann, la atrofia muscular espinal intermedia, la enfermedad de Kugelberg-Welander y la atrofia muscular espinal de Aran-Duchenne.

El objetivo de la MDA y sus programas

La Asociación para la Distrofia Muscular (MDA) combate 40 enfermedades neuromusculares a través de un esfuerzo de investigación sin paralelo a nivel mundial, asi como de un programa de servicios médicos a nivel nacional y de una campaña educativa profesional y pública de gran alcance. Se pueden contrar cerca de 500 becas individuales de investigación que la MDA ha otorgado a investigadores tanto en Estados Unidos como en el extranjero. El Comité Asesor Médico y el Comité Asesor Científico de la Asociación supervisan proyectos que vendrán a aumentar nuestro conocimiento en el área neuromuscular y podrán conducir a tratamientos o curas para la distrofia muscular y trastornos relacionados. El Grupo de Investigación Genética de la MDA examina estudios relacionados con todo tipo de defectos genéticos implicados directa o indirectamente en las enfermedades neuromusculares. A través del programa de servicios a pacientes de la MDA se proporcionan servicios médicos completos a niños y adultos con enfermedades neuromusculares en aproximadamente 230 clínicas afiliadas a la MDA, asi comi en las sucursates de la Asociación. El programa de la MDA incluye las siguientes enfermedades:

Distrofias Musculares
Distrofias muscular (seudohipertrófica) de Duchenne
Distrofia muscular de Becker
Distrofia muscular de Emery-Dreifuss
Distrofia muscular del anillo óseo
Distrofia muscular facioescapulohumeral (de Landouzy-Dejerine)
Distrofia miotónica (enfermedad de Steinert)
Distrofia muscular ocultofaringea
Distrofia muscular distal
Distrofia muscular congénita

Enfermedes de las Neuronas Motoras
Esclerosis lateral amiotrófica
Atrofia muscular espinal progresiva infantil (Tipo 1, enfermedad de Werd-nig-Hoffmann)
Atrofia muscular espinal intermedia (Tipo 2)
Atrofia muscular espinal juvenil (Tipo 3, enfermedad de Kugelberg-Welander)
Atrofia muscular espinal adulta (tipo Aran-Duchenne)

Micopatias Inflamatorias
Polimiositis
Dermatomiositis

Enfermedades de la Union Neuromuscular
Miastenia grave
Síndrome (miasténico) de Eaton-Lambert

Enfermedades de los Nervios Periféricos
Enfermedad de Charcot-Marie-Tooth (atrofia muscular peroneal)
Ataxia de Friedreich
Enfermedad de Dejerine-Sottas

Enfermedades Metabólicas del Músculo
Deficiencia de fosforilasa (enfermedad de McArdle)
Deficiencia de maltasa ácida (enfermedad de Pompe)
Deficiencia de fosfofructokinasa (enfermedad de Tarui)
Deficiencia de enzimas bifurcadoras (enfermedad de Cori o de Forbes)
Miopatia mitocóndrica
Deficiencia de camitina
Deficiencia de transferasa de palmitil carnitina

Deficiencia de kinasa de fosfoglicerato
Deficiencia de mutasa de fosfoglicerato
Deficiencia de deshidogenasa de lactato
Deficiencia de desaminasa de mioadenilato

Miopatias Debidas a Anor-Malidades Endocrinas
Miopatía hipertiroidea
Miopatia hipotiroidea

Otras miopatias
Miotonía congénita
Paramiotonia congénita
Enfermedad del núcleo central
Miopatía nemalina
Miopatía miotubular
Parálisis periódica

■ **Asociación para la Distrofia Muscular**
3561 East Sunrise Drive
Tucson, AZ 85718
Teléfono (520) 529-2000
Copyright Asociación Para la Distrofia Muscular

DATOS SOBRE LA MIASTENIA GRAVE

(Facts about Myasthenia Gravis)

Introducción

En 1890, el profesor de medicina alemán Wilhelm Erb y dos de sus colegas le dieron el nombre de miastenia grave a una enfermedad neuromuscular que ya se había reportado con anterioridad en más de una ocasión. Los tres médicos indicaron que la "grave debilidad muscular" ya sea que afectara primero los músculos del ojo, o que creara dificultad en hablar, masticar o tragar, o en usar brazos y piernas no era hereditaria ni tampoco contagiosa.

La miastenia grave y el menos común síndrome (miasténico) de EatonLambert son enfermedades que afectan la manera en que los impulsos nerviosos se transmiten al músculo en la unión neuromuscular. Ambas son enfermedades "autoinmunes" en las que el organismo genera un ataque del sistema de inmunidad contra sus propios músculos esqueléticos. Aunque por lo general no son mortales, la miastenia grave y el síndrome de EatonLambert pueden representar una amenaza de muerte cuando la debilidad muscular interfiere con la respiración.

Un evento sobresaliente en el estudio de la miastenia grave ocurrió a principios de la década de 1970, cuando investigadores patrocinados por la Asociación para la Distrofia Muscular examinaron el efecto de inmunizar conejos con receptores de acetilcolina provenientes de anguilas eléctricas. Los receptores de acetilcolina moléculas de proteína que se encuentran en la superficie de la célula muscular contienen canales que permiten que los átomos de sodio cargados eléctricamente, llamados iones, fluyan hacia dentro de la célula. Cuando estos iones de sodio penetran la célula muscular, desencadenan una serie de eventos que conducen a la contracción del músculo. Los investigadores de la MDA descubrieron que un ataque del sistema de inmunidad en contra de los receptores de acetilcolina producía en la membrana muscular un daño característico de la miastenia grave humana.

Estas dos enfermedades de la unión neuromuscular se encuentran entre las 40 enfermedades que cubre el programa de la MDA. La asociación tiene el compromiso de asistir a pacientes con miastenia grave y síndrome de EatonLambert a través de una gran variedad de servicios, incluyendo cuidado médico y proyectos de investigación dirigidos a encontrar nuevos tratamientos y curas.

Estimados amigos:

Por ser la esposa de una persona que padece de miastenia grave, conozco muy bien los devastadores efectos que puede producir esta enfermedad. Y como presidenta de la División Miastenia Grave de la Asociación para la Distrofia Muscular, también estoy consciente del tremendo esfuerzo que la MDA está llevando a cabo para combatir esta enfermedad tanto al proporcionar un cuidado de primera calidad para el paciente, como en su incansable búsqueda de nuevos tratamientos y de una cura definitiva.

Esta información ha sido preparado para responder a las preguntas que pacientes y familiares hacen más frecuentemente en relación a la miastenia grave y al menos común síndrome (miasténico) de EatonLambert. Por medio de estas páginas usted podrá aprender de síntomas, causas, la manera en que estas enfermedades afectan las diferentes partes del cuerpo, y muchas otras cosas. También podrá enterarse de la manera en que la MDA está trabajando para asistir a los pacientes de miastenia grave y síndrome de EatonLambert, así como de los servicios que la asociación puede ofrecer si usted sospecha que usted o alguien que usted conoce podría tener una de estas enfermedades.

La MDA ha producido una gran diferencia en mi vida, así como en la de mi esposo Roger Smith. Estoy convencida que puede hacer lo mismo por usted.

Sinceramente,
Ann-Margret

¿Quiénes son más comúnmente afectados por la miastenia grave?

La miastenia grave puede afectar a cualquier persona sin importar la edad, raza, nacionalidad o sexo, pero es casi dos veces más común en la mujer y rara vez afecta a niños. La miastenia grave no es contagiosa y no se cree que sea hereditaria, aunque algunos estudios indican que en ciertas familias se presenta de manera más frecuente de lo que se puede explicar como mera casualidad.

¿Cuáles son las causas de la miastenia grave?

Los síntomas de la miastenia grave son causados por un defecto en la transmisión de impulsos nerviosos a los músculos, aún cuando los nervios y músculos en sí mismos pudieran parecer estar normales. (Si se desea una descripción más detallada de las causas de la miastenia grave, favor de ver la sección "Cómo se controlan los músculos".)

¿Qué papel juega la glándula timo en la miastenia grave?

Las células de la glándula timo forman parte del sistema de inmunidad del organismo. Ubicado en el pecho, el timo es normalmente grande en la infancia y posteriormente se encoge a tal punto que es difícil encontrarlo en el adulto normal. En adultos con miastenia grave, no obstante, el timo muchas veces se encuentra agrandado.

La mayoría de los pacientes de miastenia grave tienen anormalidades tímicas. Diez a quince por ciento de ellos tienen tumores.

La MDA y su búsqueda de una causa

Los científicos patrocinados por la MDA se encuentran a la vanguardia en la investigación de la miastenia grave y del síndrome (miasténico) de EatonLambert, siguiendo pistas que con el tiempo llegarán a explicar las causas de estos trastornos.

Los investigadores están estudiando la inmunobiología de la miastenia grave y la bioquímica del receptor de acetilcolina con el propósito de comprender más plenamente el proceso de la enfermedad. También han tratado de determinar si la genética constituye un factor en la miastenia grave o en el síndrome de EatonLambert, aunque hasta la fecha no se ha establecido una base genética para ninguna de las dos enfermedades.

Además, los investigadores han buscado evidencia de que bacterias invasoras o una infección virulenta pudieran desencadenar una respuesta autoinmune, si el agente microbiano tiene una estructura semejante a los componentes del tejido normal. Existe la posibilidad de que cuando se producen anticuerpos para repeler al microbio, estos anticuerpos podrían, de manera plausible, reconocer y atacar componentes de tejido normal que se asemejen al microbio una respuesta llamada "reactividad equivocada".

Usualmente estos tumores llamados timonas son relativamente benignos, pero se pueden convertir en malignos. Aunque no se comprende completamente la relación entre la glándula timo y la miastenia grave, parece que podría ser en el timo donde da principio la actividad del sistema de inmunidad en contra de los receptores de acetilcolina.

¿Qué es la miastenia grave?

La miastenia grave es una enfermedad neuromuscular crónica que produce debilidad y una fatiga anormalmente rápida en los músculos voluntarios. Esta debilidad es causada por un defecto en la transmisión de impulsos nerviosos a los músculos.

¿Qué músculos son afectados?

Pueden estar involucrados varios músculos esqueléticos, especialmente, aquellos que controlan los ojos, la cara, la lengua y las extremidades.

¿Cuándo se manifiestan los primeros indicios de esta enfermedad?

Es difícil establecer el comienzo de la enfermedad, pero ésta se presenta más frecuentemente antes de los 40 años de edad en la mujer y después de los 40 en el hombre.

¿Cuáles son los síntomas de la miastenia grave?

Frecuentemente, el primer síntoma notable es debilidad en los músculos de los ojos. En algunos casos la enfermedad se mantiene localizada allí, pero más frecuentemente ésta progresa a los músculos involucrados al sonreír, tragar, masticar, hablar, así como en mover las extremidades. Los síntomas varían de paciente a paciente, pero pueden incluir uno o ambos párpados caídos (ptosis); visión borrosa o doble; marcha inestable o como de pato; debilidad en brazos, manos y dedos; y dificultad para tragar y respirar.

Los problemas respiratorios que requieren hospitalización representan un peligro significativo para aquellos que padecen de miastenia grave, y pueden ser provocados por cualquier tensión importante en el organismo, como una infección o el embarazo.

¿Qué nivel de incapacidad produce la miastenia grave?

La debilidad muscular se puede desarrollar en el curso de unos días o semanas, o se puede mantener al mismo nivel por un largo periodo de tiempo. La severidad de la debilidad en esta enfermedad varía de paciente a paciente y puede variar de una hora a la siguiente. La debilidad tiende a empeorar con el ejercicio, a estar más pronunciada al final del día y, por lo general, se puede aliviar parcialmente por medio del descanso.

Los métodos de tratamiento modernos le proporcionan a muchos pacientes un marcado alivio de los síntomas y normalmente les permiten llevar una vida plena y productiva.

¿Cómo se diagnostica la miastenia grave?

El comienzo de la miastenia grave puede ser repentino, con debilidad muscular severa y generalizada. En la mayoría de los casos, no obstante, los síntomas en las etapas tempranas son sutiles y variables, haciendo de la miastenia grave una enfermedad difícil de diagnosticar correctamente.

El médico experto lleva a cabo una diagnosis por medio de una evaluación cuidadosa del historial familiar del paciente y de un examen físico exhaustivo. Se le presta especial atención a cualquier indicio de fatiga en los ojos y en las extremi-

dades. Después se puede confirmar la diagnosis clínica por medio de pruebas de laboratorio, incluyendo exámenes de sangre en busca de anticuerpos a receptores de acetilcolina.

La estimulación eléctrica de los nervios motores puede revelar un bloqueo de impulsos nerviosos a los músculos. Se pueden llevar a cabo exámenes eléctricos especiales utilizando un *electromiograma* de fibra sencilla, el cual mide la actividad eléctrica de las células musculares en forma individual. También de manera común al llevar a cabo una diagnosis se examina la respuesta a ciertas drogas que prolongan la transmisión neuromuscular. Además, debido a la coincidencia de la miastenia grave y las timonas, también pueden formar parte del procedimiento diagnóstico una radiografía de pecho, un gammagrama de pecho, o ambos.

La MDA y su búsqueda de un tratamiento o una cura

Los esfuerzos de la MDA para asistir a personas que sufren de miastenia grave y síndrome de EatonLambert no tienen paralelo en ninguna otra organización voluntaria de salud. La asociación es a nivel mundial el principal patrocinador no gubernamental de investigación en el campo de estas enfermedades, tanto en el número de proyectos como en el monto de los gastos.

Bajo los auspicios del Comité Asesor Médico de la MDA, se llevan a cabo investigaciones enfocadas hacia terapias potenciales que pudieran disminuir, detener o invertir el progreso de enfermedades de la unión neuromuscular. Por otra parte, el departamento de investigación de la MDA supervisa las pruebas de drogas para combatir la miastenia grave y síndrome de EatonLambert que se realizan en todo el mundo, y sirve, a nivel internacional, de centro de distribución de información acerca de estos trastornos así como de otras 38 enfermedades neuromusculares.

Entre las estrategias de tratamiento que se investigan actualmente se encuentran varias que están basadas en los diferentes tipos de glóbulos blancos que constituyen la parte esencial del sistema de inmunidad así como otras que contemplan maneras de eliminar, de manera selectiva, anticuerpos destructivos de la corriente sanguínea.

Para más información acerca de la miastenia grave o del síndrome de EatonLambert, llame o escriba a su oficina local de la MDA, o escríbanos a la Oficina Nacional de la MDA (MDA National Office), 3561 East Sunrise Drive, Tucson, AZ 85718.

¿Cómo se trata la miastenia grave?

El uso de drogas y de cirugía, ya sea de manera individual o combinada, ha tenido bastante éxito en el tratamiento de la miastenia grave, permitiendo que muchos pacientes lleven una vida casi normal. La primera línea de tratamiento usualmente utiliza drogas anticolinesterásicas como la piridostigmina que fortalecen la transmisión neuromuscular. Estas drogas no reparan la anormalidad básica en los receptores de acetilcolina, pero prolongan el periodo de tiempo en el que se encuentra disponible la acetilcolina, y por lo tanto aumentan las probabilidades de que se contraiga el músculo.

El tratamiento con agentes anticolesterásicos es benéfico, pero en la mayoría de los casos no es suficiente para permitir que el paciente regrese a una actividad completa. El siguiente paso puede ser la timectomía, la extirpación quirúrgica de la glándula timo. Después de la timectomía, la cual rinde mejores resultados si se lleva a cabo en las etapas tempranas de la enfermedad, se produce una remisión o mejoría significativa en más de la mitad de los casos.

· Otro método que también es efectivo en más de la mitad de los casos es el utilizar drogas corticosteroides como la prednisona. Otras drogas inmunosupresoras como la azatioprina también resultan efectivas para muchos pacientes de miastenia grave. Desgraciadamente, estas drogas pueden tener serios efectos secundarios, especialmente después de un uso prolongado.

Algunas veces, para aquellos que están severamente enfermos, se usa otro método de tratamiento llamado plasmaferesis.

Como se controlan los músculos

Los músculos esqueléticos se contraen como una respuesta a las señales eléctricas (o impulsos eléctricos) transmitidos desde el cerebro. Los impulsos viajan a través de nervios en la columna vertebral y son transmitidos a las neuronas motoras los nervios que conducen directamente a los músculos y controlan sus movimientos.

Las neuronas motoras tienen extensiones alargadas en forma de alambre llamadas axones, que se extienden desde la médula espinal hasta las fibras musculares individuales. Los impulsos son transmitidos al músculo en la unión neuromuscular (los puntos en los que las terminaciones nerviosas se unen a la célula muscular), donde se lleva a cabo una combinación de eventos eléctricos y químicos.

El impulso eléctrico estimula la descarga de la acetilcolina (ACh), una substancia química que cruza la estrecha separación entre la neurona y la superficie de la fibra muscular. Esta substancia química se adhiere a receptores en la membrana muscular.

A manera de respuesta, los receptores abren canales en la membrana muscular, permitiendo que entre sodio a la célula, el cual desencadena una contracción. La enzima, otra substancia química, descompone la acetilcolina que queda en la separación, restaurando la membrana muscular a su "estado de reposo". El proceso completo se lleva a cabo en cuestión de milésimas de segundo.

¿Qué es lo que sale mal?

En la miastenia grave, el sistema de inmunidad del organismo produce anticuerpos destructivos en contra de los receptores, de manera parecida a como lo hace al repeler bacterias y virus invasores. Estos anticuerpos bloquean los lugares de los receptores a los que normalmente se adhieren las moléculas de acetilcolina, deteriorando la función de los receptores. Los anticuerpos también producen la destrucción de la membrana muscular a través de otros elementos destructivos del sistema de inmunidad.

¿Qué es la plasmaferesis?

La plasmaferesis es un proceso de intercambio de plasma usado por primera vez por científicos patrocinados por la MDA, como tratamiento para la miastenia grave, el síndrome de EatonLambert y ciertas miopatías inflamatorias. Sirve

para limpiar la sangre de anticuerpos y otras substancias que pueden interferir con la transmisión de impulsos nerviosos.

El procedimiento implica sacarle sangre al paciente, por lo general de una vena del brazo, a través de un tubo. La sangre entra a una máquina especial donde las células sanguíneas son separadas del plasma por un filtromembrana o por fuerza centrífuga. Posteriormente las células sanguíneas son reconstituidas en un sustituto de plasma, regresando al paciente por otra vena.

Por lo general, la plasmaferesis se usa en el manejo médico de la miastenia grave solamente cuando la enfermedad podría producir la muerte o cuando es sumamente severa y han fallado las terapias estándard.

¿Qué es el síndrome de Eaton-Lambert?

El síndrome de Eaton-Lambert, también conocido como síndrome miasténico, es otro trastorno en el que el sistema de inmunidad ataca la unión entre los nervios y los músculos, produciendo debilidad muscular.

Aún cuando los pacientes del síndrome de EatonLambert tienen síntomas miasténicos como debilidad y fatiga anormal, estos síntomas por lo general aparecen primero en las extremidades y no en los ojos, como ocurre en la miastenia grave.

El principio del síndrome de EatonLambert generalmente se manifiesta por una sensación de debilidad y fatiga en las caderas. En esta etapa también se puede presentar un dolor ligero y no específico en la espalda y en los muslos. La debilidad se puede propagar a los músculos de las piernas, los hombros y los brazos, y puede involucrar, de manera menos común, los músculos de la cabeza y del cuello. Otro síntoma es una reducción en la salivación, produciendo resequedad en la boca. A diferencia de la miastenia grave, la debilidad muscular es peor cuando se levanta la persona en la mañana, con una tendencia a recuperar la fuerza a medida que avanza el día.

El síndrome de EatonLambert se presenta más comúnmente en el hombre que en la mujer, iniciándose por lo general después de los 40 años de edad.

Aproximadamente las tres cuartas partes de los varones y una cuarta parte de las mujeres que padecen del síndrome de EatonLambert tienen una malignidad asociada a la enfermedad. Más del 80 por ciento de estos tumores son pequeños carcinomas celulares del pulmón.

El tratamiento del síndrome de EatonLambert normalmente principia con una búsqueda y tratamiento de la malignidad muchas veces asociada a la enfermedad. También se utilizan una serie de drogas, como la prednisona y la droga experimental 3,4-diaminopiridina. Las drogas anticolinesterásicas no ayudan mucho. Se pueden utilizar otras drogas inmunosupresoras y la plasmaferesis como alternativas terapéuticas.

El objetivo de la MDA y sus programas

La Asociación para la Distrofia Muscular (MDA) combate 40 enfermedades neuromusculares a través de un esfuerzo de investigación sin paralelo a nivel mundial, así como de un programa de servicios médicos a nivel nacional y de una campaña educativa profesional y pública de gran alcance. Se pueden contar cerca de 500 becas individuales de investigación que la MDA ha otorgado a investigadores tanto en Estados Unidos como en el extranjero. El Comité Asesor Médico de la Asociación supervisa la investigación de agentes terapéuticos potenciales que puedan detener o invertir el progreso de la distrofia muscular y trastornos relacionados. El Grupo de Investigación Genética de la MDA examina estudios relacionados con todo tipo de defectos genéticos implicados directa o indirectamente en las enfermedades neuromusculares. A través del programa de servicios a pacientes de la MDA se proporcionan servicios médicos completos a niños y adultos con enfermedades neuromusculares en aproximadamente 230 clínicas afiliadas a la MDA, así como en las sucursales de la Asociación. El programa de la MDA incluye las siguientes enfermedades:

La MDA tiene el deseo de ayudar

Si su médico sospecha que usted o un miembro de su familia podría tener miastenia grave, síndrome de EatonLambert o cualquier otra enfermedad neuromuscular, es necesario llamar inmediatamente a la oficina local de la MDA para pedir una cita en la clínica más cercana.

En cualquiera de las 230 clínicas y hospitales afiliados a la MDA a través de toda la nación, un neurólogo experto puede entonces confirmar la diagnosis inicial de su doctor, haciendo posible que usted reciba una amplia variedad de servicios, los cuales van desde cuidado médico hasta actividades recreativas.

Es de suma importancia que la miastenia grave y el síndrome de EatonLambert se diagnostiquen de manera precisa para que se pueda proporcionar el mejor cuidado disponible lo más rápido posible.

Muchos de los síntomas de la miastenia grave y del síndrome de EatonLambert se pueden aliviar a través del manejo médico experto disponible en las clínicas de la MDA.

Si desea una descripción más detallada de los servicios que ofrece la MDA, por favor póngase en contacto con la oficina local de la MDA y solicite una copia del folleto *Servicios de la MDA para el paciente, la familia y la comunidad.*

Distrofias musculares

Distrofia muscular (seudohipertrófica) de Duchenne
Distrofia muscular de Becker
Distrofia muscular de EmeryDreifuss
Distrofia muscular del anillo óseo
Distrofia muscular facioescapulohumeral (de LandouzyDejerine)
Distrofia miotónica (enfermedad de Steinert)
Distrofia muscular oculofaríngea
Distrofia muscular distal
Distrofia muscular congénita

Enfermedades de las neuronas motoras

Esclerosis lateral amiotrófica
Atrofia muscular espinal progresiva infantil (Tipo 1, enfermedad de WerdnigHoffmann)
Atrofia muscular espinal intermedia (Tipo 2)

Atrofia muscular espinal juvenil (Tipo 3, enfermedad de KugelbergWelander)
Atrofia muscular espinal adulta (tipo AranDuchenne)

Miopatias inflamatorias

Polimiositis
Dermatomiositis

Enfermedades de la unión neuromuscular

Miastenia grave
Síndrome (miasténico) de EatonLambert

Enfermedades de los nervios perifericos

Enfermedad de CharcotMarieTooth (atrofia muscular peroneal)
Ataxia de Friedreich
Enfermedad de DejerineSottas

Enfermedades metabolicas del músculo

Deficiencia de fosforilasa (enfermedad de McArdle)
Deficiencia de maltasa acídica (enfermedad de Pompe)
Deficiencia de fosfofructokinasa (enfermedad de Tarui)
Deficiencia de enzimas bifurcadoras (enfermedad de Cori o de Forbes)
Miopatía mitocóndrica
Deficiencia de carnitina
Deficiencia de transferasa de palmitil carnitina
Deficiencia de kinasa de fosfoglicerato
Deficiencia de mutasa de fosfoglicerato
Deficiencia de deshidrogenasa de lactato
Deficiencia de desaminasa de mioadenilato

Miopatias debidas a anormalidades endocrinas

Miopatía hipertiroidea
Miopatía hipotiroidea

Otras miopatias

Miotonía congénita
Paramiotonía congénita
Enfermedad del núcleo central
Miopatía nemalina
Miopatía miotubular
Parálisis periódica

■ **Asociación para la Distrofia Muscular**
3561 East Sunrise Drive
Tucson, AZ 85718
Teléfono (520) 529-2000
Copyright Asociación Para la Distrofia Muscular

LA EPILEPSIA

(Epilepsy)

Definición

De acuerdo a la Fundación de Epilepsia de America (Epilepsy Foundation of America), la epilepsia es una condición física que ocurre cuando hay un breve pero repentino cambio en el cerebro. Cuando las celulas cerebrales no están funcionando bien, la conciencia, movimientos, o acciones de una persona pueden alterarse por un breve período de tiempo. Estos cambios físicos se conocen como un ataque epiléptico.

Aunque algunas personas pueden experimentar un ataque, esto no quiere decir que tienen epilepsia. Por ejemplo, muchos niños pequeños pueden sufrir convulsiones como resultado de una fiebre alta. Estas convulsiones febriles constituyen solo un tipo de ataque. Otros tipos de ataques no clasificados como epilepsia incluyen los ataques precipitados por un desnivel de los líquidos del cuerpo o por el abandono del hábito de drogas o alcohol. Un ataque único no quiere decir que la persona tenga epilepsia.

Incidencia

En los Estados Unidos, hay mas o menos dos millones de personas con epilepsia; y de los 125,000 casos nuevos que son descubiertos cada año, casi la mitad de estos son niños y adolescentes.

Características

Aunque los sintomas que aparecen abajo no son necesariamente indicativos de la epilepsia, es bueno consultar a un médico si Ud. o algun miembro de su familia experimenta uno o más de estos:

- Momentos de ausencia o periodos de confusión en cuanto a la memoria;
- Episodios de mirada fija o falta de atención, como si estuviera soñando despierto;
- Movimientos incontrolables de los brazos y piernas;
- Desmayo con incontinencia o seguido por fatiga excesiva; o
- Sonidos raros, percepción distorsionada, o inexplicables sentimientos de temor.

Los ataques pueden generalizarse, o sea que estos pueden comprender todo el cerebro. Un tipo de ataque generalizado consiste de convulsiones con una perdida de conciencia. Otro tipo aparenta un breve periodo de mirada fija.

Los ataques son clasificados de parciales cuando las celulas que no están funcionando bien se limitan a una parte del cerebro. Tales ataques parciales pueden causar períodos de "comportamiento automático" y conciencia alterada. Tipicamente, esto puede significar un comportamiento que aparenta tener un próposito, tal como abotonarse la camisa, pero que puede ser inconsciente y repetitivo, y que no se recuerda.

Implicaciones en la educación

Los estudiantes con epilepsia o que son propensos a los ataques son elegibles para recibir servicios de educación especial bajo el Acta para la Educación de los Individuos con Discapacidades (IDEA), anteriormente conocido como el Acta para la Educacion de las Personas con Impedimentos (Ley Publica 94-142). La epilepsia se clasifica como "impedimento a la salud" (health impairment) y la escuela y los padres tienen que desarrollar un Programa de Educacion Individualizado ("Individualized Education Program", o IEP) a fin de especificar los servicios apropiados. Es posible que algunos alumnos con epilepsia tengan ademas otras condiciones tales como problemas del aprendizaje.

Algunos ataques pueden interferir con las capacidades para el aprendizaje. Si el estudiante tiene el tipo de ataque caracterizado por un breve período de mirada fija, el o ella posiblemente pierda parte de lo que diga el profesor. Es importante que el profesor observe y documente esos episodios e informe a los padres y a la enfermera de la escuela.

Dependiendo del tipo de ataque o cuan seguido estos ocurran, algunos niños pueden necesitar ayuda para poder mantenerse al mismo nivel de los demás alumnos. Esta asistencia puede incluir adaptaciones en el estilo de instrucción dentro de la sala de clases, instruccion para los profesores sobre como asistir al niño durante un ataque, y asesoria. Todo esto deberá ser incluido en el Plan de Educación Individualizado.

Es importante que los profesores y personal de la escuela comprendan la condición del niño, los posibles efectos de los medicamentos, y que hacer en el caso de que el niño tenga un ataque en la escuela. La mayoría de los padres encuentran que una conversación con los profesores al comienzo del año da buenos resultados. Aunque el niño tenga ataques que son controlados mediante medicamentos, es mejor que el personal de la escuela este informado sobre la condición del niño.

El personal de la escuela y la familia deben trabajar juntos para controlar la efectividad de los medicamentos y cualquier efecto producido por estos. Es importante avisarle al doctor si se nota algun cambio en las destrezas fisicas o intelectuales del nino. Tambien pueden ocurrir problemas auditivos o en la percepción, por causa de cambios cerebrales. Las observaciones escritas por parte de la familia y personal de la escuela podrán ayudar en futuras discusiones con el doctor del niño.

Los niños y jóvenes con epilepsia deben también tratar con los aspectos psicológicos y sociales de la condición. Esto incluye la manera en que el público percibe los ataques, el miedo de ocurrencias desconocidas, la perdida de control durante el ataque, y cumplimiento con los medicamentos. Para ayudar a los niños a sentirse mas seguros de si mismos y para que estos acepten el hecho de tener epilepsia, la escuela puede proveer, al personal y alumnos, un programa de educación sobre la epilepsia, incluyendo como reconocer un ataque y primeros auxilios.

Los estudiantes pueden beneficiarse mas cuando la familia y la escuela trabajan juntos. Hay muchos materiales disponibles para las familias y profesores para que estos puedan trabajar efectivamente como equipo.

Organizaciones

Epilepsy Foundation of America (EFA)
4351 Garden City Drive, Suite 500
Landover, MD 20785
(301) 459-3700, (800) EFA-1000

Publicaciones en español, incluyendo:

- Epilepsia: Derrumbando las Paredes de la Incomprención (#E90);
- Porque Tú Eres Mi Amigo (#E91);
- Lo que Todos Debemos Saber Sobre la Epilepsia (#E92);
- Paquete Padre Latino (#E93);
- La Epilepsia y Su Niño (#E95);
- Sobre el Tratamiento Médico de la Epilepsia (#E96);
- Una Guía de Pruebas y Exámenes Médicos (#E97);
- Preguntas y Respuestas Sobre la Epilepsia (#E98);
- Reconocimiento de Síntomas Sutiles (#E99);
- El Empleo y la Epilepsia (#EE4)

El uso del término "discapacidad"

El termino "discapacidad" fue aceptado por la Real Academia Española de la Lengua hace diez años y aparece en el diccionario de la lengua española de ésta. En reconocimiento del gran poder del lenguaje para influir y crear impresiones, NICHCY utiliza el término "discapacidad" en todas sus publicaciones.

Otras términos quizás más comunes—como, por ejemplo,"incapacidad", "minusválido", e "inválido"—pueden dar a entender que las personas con discapacidades son personas "sin habilidad",de "menor valor", o "sin valor".

En comparación, discapacidad quiere decir una falta de habilidad en algun ramo específico. El uso del término reconoce que todos los individuos con discapacidades tienen mucho que contribuir a nuestra sociedad y al mismo tiempo esta de acuerdo con cambios similares en el lenguaje de la ley estadounidense.

Esta información queda en manos y dominio del público a menos que se indique lo contrario. A los lectores se les anima a copiar y compartir la información, pero por favor den crédito al National Information Center for Children and Youth with Disabilities (NICHCY).

Por favor comparta su ideas y comentarios con nuestro personal através de la correspondencia con nuestra editora.

Este documento fue desarrollado a través del Acuerdo Cooperativo #H030A30003 entre la Academia para el Desarrollo Educacional (Academy for Educational Development) y la Oficina de Programas de Educación Especial del Departamento de Educación de los Estados Unidos. El contenido de este documento no refleja necesariamente las opiniones o políticas del Departamento de Educación, y el hecho de mencionar nombres registrados, productos comerciales, u organizaciones no implica el endorso por parte del Gobierno de los Estados Unidos.

Fundada en 1961, la Academia para el Desarrollo Educacional (Academy for Educational Development) es una organización sin fines de lucro dedicada a los servicios para tratar las necesidades del desarrollo humano en los Estados Unidos y a través del mundo. En sociedad con sus clientes, la Academia aspira a enfrentarse con los desafíos sociales, económicos, y ambientales a través de la educación y desarrollo de recursos humanos; aplicar los mejores métodos existentes para la educación, entrenamiento, investigación, tecnología, administración, análisis de la conducta, y mercadeo social, para resolver problemas; y mejorar el conocimiento y destrezas a través del mundo como los más efectivos medios para estimular el crecimiento, reducir la pobreza, y promover los ideales democráticos y humanitarios.

■ **El Centro Nacional de Información Para Niños y Jóvenes con Discapacidades**
PO Box 1492
Washington, DC 20013
1-800-695-0285 (Voz/TT)
(202) 884-8200 (Voz/TT)
E-mail: nichcy@aed.org
URL: http://www.nichcy.org
FS6-SP, en español
Octubre de 1996

LA PARÁLISIS CEREBRAL

(Cerebral Palsy)

Definición

La parálisis cerebral es una condición causada por daño al cerebro, que usualmente ocurre antes, durante o después del parto. El término "cerebral" se refiere al cerebro y "parálisis" al trastorno de movimiento o postura. No es ni progresivo ni comunicable. Tampoco es "curable" en el sentido aceptado, a pesar de que la educación, terapia y tecnología aplicada puede ayudar a las personas con parálisis cerebral, a fin de que estás lleven a cabo vidas productivas. La parálisis cerebral no es una enfermedad ni debe tratarse como tal. Varía entre leve a severo.

Las causas de la parálisis cerebral pueden incluir las enfermedades durante el embarazo, parto prematuro, o falta de oxígeno o sangre al bebé; o puede ocurrir en la niñez como resultado de un accidente, saturnismo (envenenamiento con plomo), enfermedad, abuso infantil, u otros factores. La principal causa es la insuficiencia de oxígeno al cerebro del feto o del recién nacido. El abastecimiento de oxígeno puede ser interrumpido mediante la prematura separación de la placenta, una posición torpe o incómoda durante el parto, un parto demasiado largo o corto, o alguna interferencia con el cordon umbilical. Otras causas pueden estar asociadas con el nacimiento prematuro, la incompatibilidad de el factor RH o un conflicto de sangre de los padres, las enfermedades virosicas o la rubéola durante el embarazo, y microorganismos que atacan el sistema nervioso del recién nacido. La falta de un buen cuidado prenatal puede también ser un factor. Menos común es la parálisis cerebral adquirida; por ejemplo, aquella que es causada por las heridas en la cabeza como resultado de accidentes automovilísticos, caídas, o abuso infantil.

Incidencia

Entre 500,000–700,000 norteamericanos tienen cierto grado de pàrálisis cerebral. Unos 3,000 bebés nacen con este trastorno cada año, y otros 500 lo adquieren durante sus primeros años de vida.

Características

Hay tres tipos de parálisis cerebral: espástica (movimientos tiesos y difíciles); atetoide (movimientos involuntarios e incontrolados); y ataxica (falta de equilibrio y percepción). Cualquier individuo puede tener una combinacion de estos. Otros tipos también ocurren, aunque con menos frecuencia.

La parálisis cerebral se caracteriza por la incapacidad de controlar las funciones motoras. Dependiendo de que parte del cerebro ha sido dañada y en el grado de implicación del sistema nervioso, uno o más de los siguientes puede ocurrir: espasmos; falta de control muscular; movimientos involuntarios; ataques; sensación y percepción anormal; deterioro de la vista; problemas del lenguaje o audición; y retraso mental.

Implicaciones en la educación y el empleo

La identificación temprana de la parálisis cerebral puede disminuir los problemas de desarrollo y llevar a una intervención temprana, cuando sea más necesaria. Los programas de intervención temprana están orientados a la familia y son aquellos en los cuales profesionales y familias trabajan juntos con el niño en actividades específicas. Educadores, profesionales en terapia física, trabajadores sociales, patólogos de lenguaje, psicólogos y médicos pueden asistir a las familias mediante información y educación.

Actividades para los niños con parálisis cerebral pueden incluir:

- terapia de lenguaje y habla;
- terapia ocupacional;
- terapia física;
- intervención médica;
- servicios de apoyo familiar;
- educación temprana; y
- tecnología aplicada.

Mientras el niño crece y comienza a ir a la escuela, la intensidad de los servicios varia de acuerdo a las necesidades del individuo. Por lo general, las personas con parálisis cerebral pueden lograr un grado de independencia considerable, pero, en algunos casos, pueden necesitar asistencia. Los servicios para el niño escolar pueden incluir terapia continua, educación regular o especial, consejos, apoyo técnico, oportunidades para la integración en la comunidad y recreación, y posiblemente incluyan asistentes personales. El factor clave es una familia que apoya. Aun las personas mas limitadas logran ser funcionales e independientes. El Centro de Recursos HEATH, la oficina de compensación para la Educación y Entrenamiento de Adultos con Discapacidades, ha declarado que un numero significativo de alumnos con parálisis cerebral se ha inscrito en las universidades.

En los últimos 15 años han ocurrido importantes avances, los cuales han tenido un gran efecto en el bienestar de los niños que nacen con parálisis cerebral. Tecnologías avanzadas han sido aplicadas a las necesidades de las personas con parálisis cerebral, incluyendo computadoras y aparatos de ingenieria. Innovaciones tecnológicas han sido desarrolladas en las areas del habla y la comunicación, el cuidado propio, y la adaptación de viviendas y sitios de empleo. El futuro posiblemente traiga aun más aplicaciones significativas.

Otro desarrollo importante ha sido la mayor habilidad de las personas con discapacidades, incluyendo las personas con parálisis cerebral y otros impedimentos severos, para poder vivir en forma independiente en la comunidad. Hoy, muchos adultos con parálisis cerebral viven, con o sin asistencia, en sus propios apartamentos o casas. Los Centros de Vivienda Independiente son importantes recursos para las personas con discapacidades.

Recursos

Geralis, E. (1991). *Children with cerebral palsy: A parent's guide.* Rockville, MD: Woodbine House. [Teléfono: (800) 843-7323 (Linea gratuita).]

Weiss, S. (1993). *Each of us remembers: Parents of children with cerebral palsy answer your questions.* Washington, DC: United Cerebral Palsy Associations, Inc. [Teléfono: (202) 842-1266 (V/TT); (800) 872-5827 (V/TT).]

Organizaciones

United Cerebral Palsy Association, Inc.
1660 L Street N.W., Suite 700
Washington, D.C. 20036
(202) 842-1266 (V/TTY); (800) 872-5827 (V/TTY)
Ofrece una publicación en español: Lo que todos deben saber sobre la paralisis cerebral.

Independent Living Research Utilization Project
The Institute for Rehabilitation and Research
2323 South Sheppard, Suite 1000
Houston, TX 77019
(713) 520-0232; (713) 520-5136 (TTY)

National Easter Seal Society
230 West Monroe Street, Suite 1800
Chicago, IL 60606
(312) 726-6200; (312) 726-4258 (TTY)
(800) 221-6827 (Fuera de IL)

National Rehabilitation Information Center (NARIC)
8455 Colesville Road, Suite 935
Silver Spring, MD 20910-3319
(301) 588-9284 (V); (301) 495-5626 (V/TTY); (800) 346-2742

El uso del término "discapacidad"

El término "discapacidad" fue aceptado por la Real Academia Española de la Lengua hace diez años y aparece en el diccionario de la lengua española de ésta. En reconocimiento del gran poder del lenguaje para influir y crear impresiones,

P. ¿Cómo se clasifican los tics nerviosos?

R. Las dos categorias de tics del ST y algunos ejemplos comunes son:

Simples:

Motor—Parpadeo continuo de los ojos, sacudidas de la cabeza, encogimiento de hombros, y muecas faciales.

Vocal—Carraspeo de garganta, ruidos similares a ladridos, olfatear, chasquear con la lengua.

Complejos:

Motor—Saltos, tocar a las demás personas o cosas, olfatear, dar giros, y rara vez actos de autolastimarse, incluido el golpearse o morderse.

Vocal—La expresión de vocabulario o frases fuera de contexto, y coprolalia (el empleo de palabras obscenas en público).

La variedad de tics o síntomas parecidos a los tics que se pueden encontrar en los ST es enorme. La complejidad de algunos síntomas a menudo confunden a los miembros de la familia, amigos, maestros, y empresarios, quienes pueden encontrar difícil de creer que las acciones o las palabras emitidas sean involuntarias.

P. ¿Cómo se trata el TS?

R. La mayoría de las personas con ST no están significativamente incapacitadas por sus tics o por sus trastornos de conducta, y, por lo tanto, no necesitan medicación. No obstante, hay medicaciones disponibles para ayudar a controlar los síntomas cuando éstos interfieren en sus funciones. Los medicamentos incluyen haloperidol (Haldol), clonidina (Catapres), pimozide (Orap), flufenazina (Prolixin, Permitil), y clonazepan (Klonopin). Estimulantes tales como Ritalin, Cylert y Dexedrine, que se recetan para la hiperactividad, podrían aumentar los tics, y su uso es discutible. Para los rasgos obsesivos y las compulsiones que interfieren significantemente con las funciones de la vida diaria se prescribe fluoxetina (Prozac) y clomipramina (Anafranil).

Las dosis necesarias para conseguir el control máximo de los síntomas con el mínimo de efectos secundarios. Algunos de los efectos no deseados de la medicación son el aumento de peso corporal, la rigidez muscular, fatiga, inquietud motora y aislamiento social, la mayoría de los cuales se pueden reducir con medicaciones específicas. Algunos de los efectos secundarios, entre los que se incluyen la depresión y trastornos cognitivos, pueden aliviarse con la reducción de la dosis o con la sustitución del medicamento.

Otros tipos de terapias también pueden servir de ayuda. La psicoterapia pude ser útil a una persona con ST, y a su familia, y algunas terapias de comportamiento pueden enseñar a sustituir un tic por otro que sea más aceptable. La utilización de las técnicas de relajación y/o el biofeedback pueden servir para aliviar reacciones de stress que son las causantes de los aumentos de tis.

P. ¿Es importante tratar el Síndrome de Tourette en una etapa temprana?

R. Sí, en aquellos casos en los que las personas consideran la sintomatología de la enfermedad como extraña, perjudicial y causa de espanto. En algunas ocasiones el ST provoca burlas y rechazo por la sociedad, vecinos, profesores, y hasta algún que otro observador. Los padres se pueden sentir agobiados por las rarezas del comportamiento de sus hijos. El niño puede ser amenazadeo, excluido de las actividades familiares, e impedirle el disfrute de una relación personal normal. Estas dificultades pueden llegar a ser más graves durante la adolescencia, un período especial de prueba para personas jóvenes y aún más para una persona que esté padeciendo un trastorno neurológico. Para evitar daños psicológicos, *el tratamiento y diagnóstico temprano son cruciales*. Más aún, en casos graves es posible controlar los síntomas con medicación.

P. ¿Tienen las personas con ST algún otro comportamiento asociado además de los tics?

R. Sí. Problemas adicionales pueden incluir:

Obsesiones que consisten en repeticiones indeseadas de pensamientos molestos.

Compulsiones y Conduca Ritualista, por los que las personas sienten que deben hacer algo una y otra vez o hacerlo de una cierta forma. Ejemplos incluyen tocar un objeto con una mano después de haberlo tocado con la otra, sólo para "equilibrar las cosas" o revisar repetidamente si el fuego de la cocina está apagado. Los niños a veces les ruegan a sus padres que repitan una frase muchas veces hasta que "suene bien".

Trastorno de Déficit de la Atención, con o sin Hiperactividad (ADD o ADHD), que ocurre en muchas personas con ST. A menudo los niños muestran signos de hiperactividad antes de que aparezcan los síntomas del ST. Síntomas de hiperactividad y ADD pueden incluir: dificultad de concentración; no terminar lo que se empezó; aparentar que no se escucha; ser fácilmente distrable; actuar a menudo sin pensar; cambiar constantemente de una actividad a otra; necesitar mucha atención; e intranquilidad en general. Los adultos pueden tener signos residuales de ADHD tales como un comprotamiento impulsivo y dificultades en concentrarse, y la necesidad de moverse constantemente. ADD sin hiperactividad incluye todos los síntomas mencionados arriba excepto el alto nivel de actividad. A medida que los niños con ADHD crecen, la necesidad de moverse se expresa por intranquilidad y conducta inquieta. Las dificultades con la concentración y el deficiente control de los impulsos persiste.

Incapacidad de aprendizaje, tales como dislexia, trastornos artiméticos, y dificultades perceptivas.

Dificultades con el control de impulsos, que pueden resultar en casos raros, en comportamientos de agresividad excesiva o actuos inapropiados socialmente.

Trastornos del sueño, los cuales son bastante comunes en personas con ST. Entre éstos se incluyen despertares frecuentes y el caminar o hablar en sueños.

P. ¿Tienen los alumnos con ST necesidades educaciónales especiales?

R. Los niños en edad escolar con ST, como grupo, tienen el mismo nivel intelectual que la media de la población, pero muchos tienen necesidades educaciónales especiales. Se estima que muchos podrían tener algún tipo de dificultad para el aprendizaje. Esa condición, junto con las deficiencias para prestar atención, y los problemas que surgen de los continuos tics, a menudo es motivo para una ayuda educaciónal especial. Con frecuencia sirven de ayuda el uso de magnetófonos, máquinas de escribir u ordenadores en caso de problemas para la lectura y la escritura, exámenes sin control de tiempo (en salas privadas si los tics vocales son un problema), y permisos para salir del aula cuando los tics se convierten en algo irrestible. Algunos niños necesitan más ayuda como por ejemplo el acceso a una enseñanza tutorizada.

Cuando las dificultades en la escuela no se pueden resolver, se recomienda una evaluación educaciónal. Una identificación educational como "inválido", bajo las leyes federales, le daría derecho al estudiante a un Plan Educacional Individual (PEI) el cual va dirigido a corregir los problemas educaciónales específicos en la escuela. Esta clase de aproximación puede reducir significativamente los problemas de aprendizaje que impiden que el joven pueda trabajar al nivel de su potencial. El niño que no puede ser educado adecuadamente en escuelas públicas, con servicios especiales que se dirijan hacia sus necesidades individuales, puede recibir un mayor servicio en colegios especiales.

P. ¿Es el ST hereditario?

R. Los estudios genéticos indican que el ST es hereditario a través de un gen dominate que puede producir síntomas distintos en diferentes miembros de una familia con ST, y que existe un cincuenta por ciento de probabilidades de transmitir el gen a alguno de sus hijos. No obstante, ese gen que se hereda puede manifestarse como un ST o también en forma de tics leves o con rasgos de obsesión compulsiva sin ningún tic. Actualmente se conoce que existe una incidencia alta de lo normal de trastornos de tics leves y comportamientos obsesivo-compulsivos en las familias de pacientes con ST.

El sexo del niño también determina la expresión del genu. Las probabilidades de que un niño padezca un trastorno característico de las personas con ST, es de, por lo menos, tres veces más alto en el varón que en la hembra. Aún así, sólo alrededor del diez por ciento de los niños que heredan el genu tendrían síntomas lo suficientemente graves como para recibir tratamiento médico. En ciertos casos, el ST podría no ser hereditario y se identifica como ST esporádico. La causa es desconocida en estos casos.

P. ¿Existe la curación?

R. Todavía no.

P. ¿Habrá alguna vez una remisión?

R. Muchas personas experimentan una completa remisión o una marcada mejoría a finales de la adolescencia o cuando cumplen los veinte y pocos años. La mayoría de personas con ST mejoran, no empeoran, según van madurando, y pueden anticipar que llevarán una vida normal. Aproximadamente un tercio de los pacientes experimentan una disminución marcada de los tics en la edad adulta.

P. ¿Cuántas personas padecen de ST en los Estados Unidos?

R. Puesto que todavía faltan muchas personas por diagnosticar, no existen cifras concretas. La estimación oficial, según los Institutos Nacionales de la Salud, es que cien mil americanos tienen ST. Los estudios genéticos más recientes nos sugieren que esa cifra podría estar en la proporción de una de cada doscientas personas, si en la cuenta se incluyen a aquelos con tics crónicos múltiples y/o tics transitorios de la infancia.

P. ¿Cuál es la historia del ST?

R. En 1825 el primer caso de ST fue inscrito en la literatura médica con la descripción de la Marquesa de Dampierre, una mujer de la nobleza, cuyos síntomas incluían los tics involuntarios en muchas partes de su cuerpo y varias vocalizaciones incluyendo coprolalia y ecolalia. Ella vivó hasta los 86 años y su caso fue descrito por el Dr. George M. Gilles de la Tourette, el neurólogo francés que ha dada nombre a la enfermedad. Samuel Johnson y André Malraux figuran entre las personas famosas que se cree que han sufrido el ST.

P. ¿Cuál es el enfoque actual de la investigación?

R. Desde 1984, la TSA (Asociación del Síndrome de Tourette) ha subvencionado directamente investigaciones importantes en un gran número de áres cientificas relevantes para el ST. Recientemente, los estudios de han intensificado para poder comprender cómo el trastorno se transmite de una generación a la siguiente, y varios investigadores están trabajando en el camino de conocer la localización del marcador genético del ST. Ese enfoque ha sido reforzado por los esfuerzos de un grupo de apoyo de científicos internacionales del ST, quienes han formado una única red para compartir lo que se conoce sobre la genética del ST y su colaboración sistemática para descubrir lo desconocido. Se está obteniendo información adicional con los estudios de grandes familias con numerosos miembros que padecen el ST. A su vez, los investigadores continúan con su estudio específico sobre grupos de componentes químicos del cerebro para mejorar la comprensión del síndrome y para identificar nuevos y mejores medicamentos.

P. ¿Existen servicios de apoyo a familiares?

R. Los grupos de apoyo locales de la TSA permiten que las familias intercambien sus ideas y sentimientos en relación a sus problemas comunes. A menudo, la terapia en familia ayuda. Los padres de niños con ST tienen que pisar con pies de plomo para comprender la diferencia entre comprensión y sobreprotección. Ellos están constantemente decidiendo si algunas conductas se deben a una manifestación del ST o simplemente a mimo. Los padres entonces deben determinar cuál es la mejor respuesta. A los niños se les debe motivar para que controlen en lo que puedan conductas socialmente inaceptables, e intentar sustituirlas por conductas o tics socialmente aceptables. A los padres se les anima para que den a sus hijos con ST la oportunidad de conseguir tanta independencia como sea posible, y mientras tanto, suave pero firmemente, limitando los intentos de algunos niños de utilizar sus síntomas para controlar a aquellos que les rodean.

P. ¿Qué es la Asociación de Síndrome de Tourette?

R. La AST es la única organización voluntaria nacional, sin ánimo de lucro, dedicada a:

- Identificar la causa;
- Buscar la cura; y
- Controlar los efectos del ST.

Los asociados incluyen individuos con ST. sus familiares, y otros interesados y personas simpatizantes. La Asociación, fundada en 1972, desarrolla y distribuye material educativo a particulares, profesionales, y agencias que se dedican a los cuidados de la salud, educación y gobierno; dirige a grupos de apoyo y otros servicios para ayudar a las personas y a sus familares para que puedan soportar los problemas que surgen con el ST: estimulan y apoyan económicamente a las investigaciones que finalmente encontrarán la causa y cura para el ST mientras que, a su vez, siguen la búsqueda de mejores medicamentos y tratamientos.

La AST además:

- Ofrece ayuda directa a familias con el ST en situaciones de crisis (Servicio de Información Referencia).
- Organiza talleres y simposios para científicos, médicos y otros profesionales que trabajen en el campo del ST.
- Mantiene listados actualizados de aquellas personas diagnosticadas de ST.
- Patrocina el Programa de Banco de Cerebros del Síndrome de Tourette, involucrando a bancos de cerebros en las costas del este y oeste.
- Sirve a miles de miembros por todos los Estados Unidos y en el extranjero.
- Aumenta los conocimientos y sensibiliza a los profesionales de la salud hacia el ST a través de stands en conferencias, distribución de literatura, y organización de reuniones nacionales.
- Organiza y asiste a las organizaciones locales y apoya a grupos por todos los Estados Unidos y alrededor del mundo.
- Representa los intereses de los miembros ante el gobierno por medio de publicaciones políticas críticas, y apoyo a fármacos "huérfanos", seguros médicos y empleo.

P. ¿Por qué hacerse miembro de la Asociación del Síndrome de Tourette?

R. Para reunirse con otros pacientes y familiares en reuniones para discutir problemas comunes y ofrecerse apoyo mutuo.

- Para ayudar en la detección proecoz y el tratamiento adecuada del ST.
- Para obtener trimestralmente el Boletín del TSA, las informaciones más recientes sobre los tratamientos, programas de investigación, y los descubrimientos científifcos.
- Para recibir descuentos en los medicamentos a través del servicio de farmacia de la TSA.
- Para conseguir películas, cintas de video, y publicaciones a precios reducidos.
- Para apoyar a los programas de la TSA dedicados a los pacientes.
- Para tener derecho a los decuentos de incripción en las Conferencias Nacionales de la TSA.
- PARA AYUDAR A CONQUISTAR EL SÍNDROME DE TOURETTE.

La Asociación del Síndrome de Tourette tiene una extensa lista de publicaciones que hablan en detalle de muchos de los tópicos de los que se han mencionado en este filleto. Sus títulos aparecen en el listado del Catálogo de Material Educativo de la TSA.

La Asociación del Síndrome de Tourette es una organización nacional de salud, voluntaria, dedicada a la identificación de las causes, la búsqueda de las curas, y el control de los efectos del ST. Nuestros programas de investigación, educación profesional y pública, y servicios individuales y familares han sido posibles gracias a la generosidad de nuestros donantes.

AST agradece al Dr. Eduardo Tolosa, de Barcelona, España, por esta traducción. También agradece a la Asociación Española para Pacientes con Tics y Síndrome de Tourette, por su ayuda.

■ **Asociación del Síndrome de Tourette**
41-40 Bell Boulevard
Bayside, New York 11361-2874
(718) 224-2999
Fax: (718) 279-9596
e-mail: tourette@ix.netcom.com
Revisado 1997

ULCERAS POR PRESIÓN
(PRESSURE ULCERS)

■ ■ ■

LA PREVENCIÓN DE LAS LLAGAS POR CONTACTO: GUÍA PARA EL PACIENTE

(Prevention of Pressure Ulcers: Guide for the Patient)

¿Qué son las llagas por contacto?

Las llagas (úlceras) por contacto resultan de una presión constante que daña la piel y los tejidos debajo de la misma. Las llagas por contacto varían en gravedad desde las llagas leves (cuando la piel se enrojece un poco), hasta las llagas severas (úlceras profundas que llegan hasta el músculo y el hueso).

La presión constante en la piel oprime pequeños vasos sanguíneos que proveen a la piel de nutrientes y oxígeno. Cuando la piel no recibe nutrientes y oxígeno por un tiempo, los tejidos se mueren y se forma una llaga por contacto. El enrojecimiento de la piel que desaparece en cuanto se quita la presión es normal y no es una llaga por contacto.

También existen otros factores que producen llagas por contacto. Si una persona se desliza en la cama o en una silla, los vasos sanguíneos se estiran y esto puede causar llagas por contacto. Incluso una breve fricción puede causar llagas leves.

El propósito de este folleto

Las llagas por contacto son problemas serios que pueden causar dolor, una estadía más prolongada en el hospital o el asilo de ancianos, o una recuperación más lenta. Cualquier persona que debe permanecer en cama, en una silla, o en una silla de ruedas debido a una enfermedad o lesión puede desarrollar llagas por contacto.

Afortunadamente, la mayoría de las llagas por contacto se pueden prevenir y, cuando las llagas se llegan a formar, existen maneras de evitar que empeoren. Este folleto describe las partes del cuerpo en las que se forman las llagas por contacto y las personas que tienen riesgo de desarrollarlas.

También se presentan las precauciones que se pueden tomar para prevenir las llagas por contacto o evitar que empeoren, y se dan sugerencias para que el paciente coopere eficazmente con sus médicos y enfermeras.

¿En dónde se forman las llagas por contacto?

Las llagas por contacto se forman en las áreas del cuerpo en donde el hueso presiona fuertemente a la piel y el tejido contra una superficie exterior. Esto puede suceder cuando las partes huesudas (en donde los huesos sobresalen del cuerpo) están en contacto con otras partes del cuerpo, con us colchón o con una silla. Las personas que deben guardar cama presentan llagas por contacto en la parte baja de la espalda debajo de la cintura (el sacro), en el hueso de la cadera (trocánter), y en los talones. Las personas en sillas o sillas de ruedas presentan llagas dependiendo de la posición en que se sientan. Las llagas por contacto también se pueden presentar en las rodillas, los tobillos, los omóplatos (parte de atrás del hombro), la parte de atrás de la cabeza y la espina (columna vertebral).

Por lo general, los nervios le "informan" al cuerpo el momento en el que debe haber un cambio de posición para aliviar la presión contra la piel. Las personas que están en cama y no se pueden mover pueden desarrollar llagas por contacto en tan sólo 1 a 2 horas. Las personas que deben permanecer en sillas, y que no se pueden mover, pueden desarrollar llagas en menos tiempo, debido a que la presión contra la piel es aún mayor.

Su riesgo

Los factores que contribuyen al desarrollo de estas llagas son el estar reducida a cama o silla, o no poderse mover, falta de control de orina o excremento, mala nutrición, o falta de lucidéz mental. Su riesgo de sufrir depende del número y gravedad de los factores que contribuyen a la formación de úlceras.

1. **Estar reducida a cama o a silla.** Si debe permanecer en cama, en una silla, o silla de ruedas, su riesgo puede aumentarse.

2. **Falta de actividad.** Si no puede moverse o cambiar de posición sin ayuda, tiene mayor riesgo. Personas en estado de coma, las que están paralizadas, o las que se han fracturado la cadera, tienen mayor riesgo. El riesgo disminuye cuando las personas se pueden mover por si mismas.

3. **Falta de control de orina o excremento.** Usted tiene mayor riesgo de padecer llagas por contacto si no puede mantener su piel limpia de orina, excremento o sudor, ya que la humedad puede irritar la piel.

4. **Mala nutrición.** Si no puede mantener una alimentación adecuada, su piel no recibirá los nutrientes necesarios para mantenerse sana.

5. **Falta de lucidéz mental.** Cuando las capacidades mentales disminuyen, la persona no puede hacer no necesario para evitar las llagas. La lucidéz mental puede ser afectada por problemas de salud, medicamentos o anestesia.

Afortunadamente, si usted y sus médicos y enfermeras siguen las recomendaciones que se presentan en este folleto, pueden reducir su riesgo de padecer de llagas por contacto.

Recomendaciones

Las siguientes recomendaciones para prevenir y evitar que las llagas empeoren están basadas en investigación, conocimiento de profesionales y experiencia. Algunas recomendaciones son pertinentes para la prevención y otras se refieren a ciertas condiciones específicas. Su médico o enfermera pueden darle las recomendaciones apropiadas para su caso.

El cuidado de la piel

Se debe revisar la piel por lo menos una vez al día. Preste especial atención a cualquier área que permanezca enrojecida después de cambiar de posición. Esta revisión la puede realizar usted mismo o la persona encargada de su cuidado. Un espejo le puede ayudar a ver las áreas difíciles de revisar.

Debe limpiarse la piel tan pronto se ensucie. Limpiar la piel con un trapo o esponja suave reduce la posibilidad de lastimarla.

Dése un baño cuando sea necesario por razones de higiene o para ayudarlo a sentirse más cómodo. Si prefiere o necesita un baño o ducha diario, debe tomar más precauciones para reducir la irritación y resequedad de la piel. Use agua tibia (no caliente) y un jabón suave.

Para prevenir la resequedad de la piel:

- Use cremas o aceites.
- Evite el aire frío o seco.

Evite que la humedad de la orina, el excremento, el sudor o la supuración (pus) de una herida esté en contacto con la piél. Frecuentemente se puede dar tratamiento para la incontinencia urinaria. Para obtener una copia de "La incontinencia urinaria. Guía para el paciente" en español, llame al 1-800-358-9295 o escriba a AHCPR Publications Clearinghouse, P.O. Box 8547, Silver Spring, MD 20907.

Cuando la humedad no se puede controlar:

- Se deben usar toallas sanitarias o prendas interiores que absorban la orina y cuya superficie se seque rápidamente para que la humedad no esté en contacto directo con la piel del paciente.
- También puede ser útil usar un ungüento o una crema que proteja a la piel de la orina, el excremento o la supuración (pus) de una lesión.

Cómo proteger a la piel de las lesiones

Evite masajes de la piel en las partes huesudas de su cuerpo (en donde sobresalgan los huesos). El masaje puede hacer que se formen llagas por contacto.

Limite la presión en las partes del cuerpo en donde sobresalgan los huesos. Esto lo puede lograr cambiando de posición, o pidiéndole a la persona encargada de su cuidado que lo cambie de posición.

- Si está en cama, debe cambiar de posición por lo menos cada 2 horas.
- Si está en una silla, debe cambiar de posición por lo menos cada hora. (Si usted mismo puede cambiar su posición, hágalo cada 15 minutos).

Reduzca la fricción asegurándose que cuando lo cambien de posición lo levanten, en vez de que lo halen. La fricción puede desprender la capa exterior de la piel y dañar los vasos sanguíneos debajo de esta. Existen aparatos especiales que se pueden colocar encima de la cama de hospital para hacer más fácil el cambiarlo de posición. Las enfermeras u otras personas que le ayuden a cambiar de posición, pueden usar sábanas o aparatos especiales para levantarlo. Para evitar el daño a la piel por la fricción, también pueden cubrir su piel con maizena ("corn starch").

Evite sentarse en cojines en forma de anillo. Estos cojines pueden aumentar su riesgo de desarrollar llagas porque reducen el flujo de la sangre y pueden hacer que se inflamen los tejidos.

Para las personas que deben guardar cama

- Existen colchones (camas) especiales rellenos de espuma, aire, gelatina o agua que ayudan a prevenir las llagas por contacto. El costo y eficacia de estos productos varía, así es que es importante que hable con su doctor o enfermera para que le recomienden el colchón más apropiado para usted.
- La cabecera de la cama debe elevarse muy poco (vea la ilustración) y por corto tiempo, si es necesario debido a su condición de salud y otras restricciones. Cuando la cabecera se eleva más de 30 grados, usted se puede deslizar hacia abajo, dañando a la piel y a los pequeños vasos sanguíneos.
- Debe usar almohadas o cojines en forma de cuña para evitar que se rocen sus rodillas y sus tobillos.
- Cuando se acueste de lado, evite apoyarse directamente sobre el hueso de la cadera. También debe tratar de acostarse en una posición en la que el peso y

la presión se distribuyan en todo el cuerpo. Las almohadas pueden facilitar esto (vea la ilustración en la siguiente página).

- Si está totalmente inmóvil, le pueden colocar almohadas bajo sus piernas, de la mitad de la pantorrilla hasta el tobillo. Esto ayuda a evitar que los talones toquen la cama. Que **nunca** le coloquen almohadas detrás de las rodillas.

Para las personas en sillas o sillas de ruedas

- Para aliviar la presión, debe usar cojines rellenos de espuma, gelatina o aire. Pregúntele a su médico o enfermera cuáles son los apropiados para usted. Evite sentarse en cojines en forma de anillo.
- No permanezca sentado sin cambiar, o que le cambien, de posición.
- Es importante que se sienta cómodo y mantenga una buena postura.

Adaptada de J. Maklebust. Pressure ulcer update. RN, December 1991, pages 56–63. Ilustración por Jack Tandy. Usada con permiso.

Una buena alimentación

Las proteínas y calorías son muy importantes para mantener una buena alimentación y reducir la probabilidad de que desarrolle llagas por contacto.

Si no puede comer una dieta normal, hable con su médico sobre suplementos nutritivos que pudieran ser indicados en su caso.

Mejorar la capacidad de movimiento

Un programa de rehabilitación puede ayudar a ciertas personas a volver a moverse y a ser más independientes.

Tome parte activa en el cuidado de su salud

El mejor programa para prevenir las llagas por contacto debe tener en cuenta sus deseos y la condición de su salud. No todas las recomendaciones son apropiadas para todas las personas.

Asegúrese de:

- Hacer preguntas.
- Explicar sus necesidades, deseos y preocupaciones.
- Entender lo que se va a hacer y el porqué se va a hacer.
- Saber lo que es mejor para usted. Hable con su médico sobre lo que puede hacer para prevenir las llagas por contacto en casa, el hospital o el asilo para ancianos.

Usted puede ayudar a prevenir la mayoría de llagas por contacto.

Cuidados indicados dependiendo de los factores de riesgo	
Factores de riesgo	**Recomendaciones para la prevención**
1. La persona debe permanecer en cama o en una silla	• Revisar la piel por lo menos una vez al día. • Tomar un baño cuando sea necesario por higiene o para sentirse más cómodo. • Prevenir la resequedad de la piel. • Para las personas en cama: 1. Cambiar de posición por lo menos cada 2 horas. 2. Usar un colchón (cama) especial relleno de espuma, aire, gelatina o agua. 3. Elevar la cabecera de la cama unicamente cuando sea necesario • Para las personas en sillas: 1. Cambiar de posición cada hora. 2. Aliviar la presión usando cojines rellenos de espuma, gelatina o aire. • Reducir la fricción: 1. Levantar en vez de halar al paciente para cambiarlo de posición. 2. Usar maizena ("corn starch") en la piel. • Evitar el uso de cojines en forma de anillo (dona). • Participar en un programa de rehabilitación.
2. Si el paciente está incapacitado	• Cuando las personas deben permanecer en sillas y no se pueden mover por si mismas, se les debe cambiar de posición por lo menos cada hora. • Las personas reducidas a sillas que se pueden mover por si mismas deben cambiar de posición por lo menos cada 15 minutos. • Usar almohadas o cojines en forma de cuña para evitar que se rocen las rodillas y los tobillos. • Cuando el paciente está en cama, colocar una almohada debajo de las piernas, de la mitad de la pantorrilla al tobillo, para evitar que los talones toquen la cama.
3. Falta de control de orina o excremento	• Limpiar la piel apenas se ensucie. • Evaluar y tratar a la incontinencia urinaria. • Si no se puede controlar la incontinencia: 1. Usar toallas sanitarias o prendas interiores absorbentes cuya superficie seque rápido. 2. Proteger la piel con cremas o ungüentos.
4. Mala alimentación	• Comer una alimentación adecuada. • Si no es posible tener una dieta normal, hablar con el médico sobre los complementos de nutrición.
5. Falta de lucidéz mental	• Seleccionar las medidas de prevención apropiadas para las personas con falta de lucidéz. Por ejemplo, si la persona debe permanecer en una silla, lea las recomendaciones indicadas en el factor de riesgo 1.

Otros recursos

Existen organizaciones nacionales e internacionales que proporcionan una variedad de recursos. (Estas organizaciones no tienen información en español.)

International Association of Enterostomal Therapy
(Asociación Internacional de Terapia Enterostomal)
27241 La Paz Road, Suite 121
Laguna Niguel, CA 92656
(714) 476-0268
Proporciona referencias para encontrar enfermeras especializadas en terapia enterostomal.

National Pressure Ulcer Advisory Panel
(Consejo Nacional sobre las Llagas por Presión)
SUNY at Buffalo
Beck Hall
3435 Main Street
Buffalo, NY 14214
(716) 831-2143
Ofrece información para los profesionales de la salud, las familias que cuidan de pacientes en casa y otros.

Para más información

Esta información se tomó de la *Clinical Practice Guideline* on *Pressure Ulcers in Adults: Prediction and Prevention*. La guía fue escrita por un panel de médicos, enfermeras, otros profesionales de la salud y un representante de consumidores patrocinados por la Agency for Health Care Policy and Research. En el futuro, la agencia publicará guías sobre otros problemas de la salud. Para obtener más información sobre las guías, llame gratis al 1-800-358-9295 o escriba a:

Agency for Health Care Policy and Research
Publications Clearinghouse
P.O. Box 8547
Silver Spring, MD 20907

■ **Agency for Health Care Policy and Research**
Executive Office Center, Suite 501
2101 East Jefferson Street
Rockville, MD 20852
AHCPR Publication No. 93-0014
Marzo de 1993

TRATAMIENTOS PARA LAS LLAGAS POR CONTACTO

(Treatment of Pressure Ulcers)

¿Qué son las llagas por contacto?

Las llagas (úlceras) por contacto resultan de una presión prolongada que causa lesiones de la piel y los tejidos bajo ésta. Si una persona permanece sentada o acostada en la misma posición por un período prolongado, la presión constante en la piel oprime pequeños vasos sanguíneos (venas) que normalmente llevan oxígeno y nutrientes a los tejidos. Cuando la presión no permite que lleguen el oxígeno y los nutrientes por demasiado tiempo, el tejido se muere y esto es lo que forma una llaga.

Las llagas por contacto, también conocidas como escaras por decúbito, varían en gravedad dependiendo del grado de daño a la piel y al tejido. El daño puede variar desde un cambio en el color de la piel sin lesión externa (Grado I), hasta daño severo, con lesiones profundas que llegan hasta el músculo o el hueso (Grado IV). En los pacientes de piel clara, una llaga de Grado I puede hacer que la piel cambie a un color morado oscuro o rojo, que no palidece bajo la presión por el contacto de un dedo. En las personas de piel oscura, la piel puede ponerse más oscura de lo normal. El área afectada puede sentirse más caliente que el tejido que la rodea.

El propósito de esta publicación

Las llagas por contacto son problemas serios y no se deben ignorar. Con el tratamiento apropiado, la mayoría de estas lesiones sanarán. La curación depende de muchos elementos: La salud general del paciente, su dieta, aliviar la presión en el área de la úlcera, y mantener la llaga limpia y con un apósito (vendaje).

> *Esta información les ayudará a usted y la persona encargada de su cuidado a tratar las llagas por contacto. También le proporciona información sobre la prevención de las llagas.*

Muestre esta publicación a los miembros de su familia y las personas a cargo de su cuidado. En cooperación con los profesionales de la salud a cargo de su cuidado y siguiendo las recomendaciones que se dan a continuación, podrán proporcionar tratamiento adecuado para las llagas por contacto y prevenir que aparezcan otras.

La publicación presenta pasos específicos para ayudar a que sane una llaga por contacto. Aunque no todos los pasos son relevantes para todos los pacientes, es importante que usted:

- Aprenda a prevenir y tratar las llagas por contacto.
- Haga preguntas en caso que no entienda algo.
- Exprese sus necesidades y preocupaciones.
- Sepa cuáles son las mejores opciones en su caso.
- Desempeñe un papel activo en su cuidado de salud.

Tratamientos

El tratamiento de las llagas por contacto es un esfuerzo del grupo de profesionales de la salud a cargo de su cuidado, quienes desarrollarán con usted un plan de tratamiento. Este grupo puede incluir médicos, enfermeras, especialistas en dietética (alimentación), trabajadores sociales, farmacéutas, y terapistas ocupacionales y físicos. Los dos elementos más importantes de este grupo, sin embargo, son usted y la persona a cargo de su cuidado diario. Es importante que comparta cualquier pregunta o preocupación con los profesionales a cargo de su cuidado.

Su papel

Usted y la persona a cargo de su cuidado tienen que:

- Saber sus propias responsabilidades dentro del plan de tratamiento.
- Aprender a desempañar las tareas del tratamiento.
- Saber lo que le tiene que reportar al médico o a la enfermera.
- Saber evaluar si el tratamiento está funcionando.
- Ayudar a cambiar el curso del tratamiento si esto es necesario.
- Saber las preguntas que tiene que hacer.
- Recibir respuestas que pueda comprender.

El plan de tratamiento

Para desarrollar un plan que responda a sus necesidades, el médico o la enfermera necesita saber lo siguiente:

- Su estado general de salud.
- Las enfermedades que podrían hacer más lenta su curación (como la diabetes o el endurecimiento de las arterias).
- Los medicamentos que toma con o sin receta médica.
- El apoyo emocional y físico con el que cuenta por parte de su familia, amigos y otros.

El médico o la enfermera le hará un examen físico y examinará la llaga para decidir cómo tratarla. Si ya ha tenido una llaga por contacto en el pasado, dígale lo que ha ayudado y lo que no ha ayudado a sanarla.

Su bienestar emocional también es importante, así es que debe hablar con su médico sobre sus tensiones emocionales y sus creencias en cuanto a los tratamientos y las enfermedades. Esto le permitirá desarrollar un plan de tratamiento que responda a sus necesidades individuales.

El plan de tratamiento se desarrollará basándose en el examen físico, sus antecedentes de salud, sus circunstancias personales, y la condición de la llaga misma. El plan incluirá instrucciones específicas para:

- Aliviar la presión sobre la llaga.
- El cuidado de la lesión de la llaga, su limpieza, quitar el tejido muerto y otros desechos, y colocar apósitos y vendajes en el área para proteger la lesión mientras sana.
- Ayudar a su curación asegurándose que coma alimentos con suficientes caloriás, proteínas, vitaminas y minerales.

Nota para el proveedor de cuidado

A pesar que el paciente debe desempeñar el papel más activo posible en su propio cuidado de salud, es probable que sea usted quien proporcione la mayoría de este cuidado. Llame a los doctores, enfermeras, y otros profesionales de la salud para pedir su asistencia y apoyo.

Recuerde que los pacientes que tienen que permanecer en una silla o en una cama por períodos largos de tiempo **no** tienen paceder de llagas por contacto, ya que estas que se pueden prevenir. Las llagas ya existentes se pueden curar.

Cómo ayudar a sanar las llagas por contacto

La curación de las llagas por contacto depende de tres pasos: Aliviar la presión sobre la llaga, cuidar la lesión, y una nutrición adecuada.

Aliviar la presión

Las llagas por contacto se forman cuando hay presión prolongada en ciertas áreas del cuerpo. Los períodos largos de presión sin alivio pueden empeorar o hacer más lenta la curación una vez que se ha formado una lesión. Aliviar la presión sobre la llaga es el primer paso para la curación.

Las llagas por contacto se forman en las áreas del cuerpo en donde los huesos causan presión en la piel (como en las caderas y los talones), que son áreas que apoyan el peso del cuerpo por períodos prolongados.

Para reducir o aliviar la presión puede:
- Usar superficies de soporte especiales en donde apoyar su cuerpo.
- Colocar su cuerpo en ciertas posiciones.
- Cambiar de posición frecuentemente.

Superficies de soporte

Estas incluyen camas especiales, colchón, cubiertas para colchón, o cojines para asientos que apoyan su cuerpo cuando está en la cama o en una silla. Estas superficies reducen o alivian el grado de la presión y, al hacerlo, ayudan a sanar y prevenir las llagas por contacto.

Puede obtener diferentes tipos de superficies de soporte. La más adecuada depende de su salud, si puede cambiar de posición, el tamaño de su cuerpo, y la condición de la llaga. Usted y el médico o la enfermera pueden elegir la más apropiada.

Una manera de revisar si la superficie de soporte alivia la presión lo suficiente es que el proveedor de cuidado coloque la mano bajo el paciente. Coloque su mano bajo la superficie de soporte, bajo el punto de presión, con la palma hacia arriba y los dedos en una pulgada del material de la superficie de soporte entre el punto de presión en el cuerpo del paciente y su mano, la superficie no está proporcionando suficiente apoyo. Si este es el caso, el médico o la enfermera le dará otras sugerencias para superficies de soporte.

Los proveedores de cuidado deben saber que las llagas por contacto son frecuentemente dolorosas y que revisar la superficie de soporte puede aumentar el dolor. Deben preguntar al paciente si pueden hacer la revisión y hacerla tan suavemente como sea posible.

Posiciones adecuadas del cuerpo

Su posición es importante para aliviar la presión sobre la llaga y para prevenir otras llagas. Necesita cambiar de posición ya sea en la cama o en una silla.

En la cama. Siga estas instrucciones:

- No se apoye en la llaga. Use cojines o almohadas de hule espuma para aliviar la presión sobre la llaga.
- Cambie de posición por lo menos cada 2 horas.

- No se apoye directamente en el hueso de su cadera cuando se acueste de lado. Una inclinación de aproximadamente 30 grados es más adecuada.
- Cuando se acueste boca arriba, mantenga sus talones alejados de la cama. Coloque un cojín delgado de hule espuma o una almohada bajo sus piernas; de la pantorrilla al tobillo. El cojín o almohada debe elevar los talones sólo lo suficiente para poder pasar una hoja de papel entre los piel y la cama. No coloque el cojín o la almohada directamente detrás de la rodilla; ya que esto puede reducir la circulación de la sangre hacia la parte inferior de la pierna.
- No use cojines en forma de anillo, ya que reducen el flujo de la sangre al tejido.
- Use cojines o almohadas de hule espuma entre sus rodillas y tobillos para evitar que se toquen uno a otro.
- Levante la cabecera de la cama lo menos posible. Elévela no más de 30 grados de la posición horizontal (plana). Si tiene otros problemas, tales como problemas respiratorios, que se mejoran cuando se incorpora, hable con el médico sobre las mejores posiciones para su caso.
- Permanezca erguido mientras come, para evitar ahogarse. La cabecera de la cama se puede volver a reclinar una hora después de la comida.

En una silla o silla de ruedas. Cuando se siente, tiene que poder mantener una posición erguida y recta. Una buena postura le ayudará a moverse con más facilidad y así prevenir llagas.

Dependiendo de sus necesidades individuales, use cojines diseñados para aliviar la presión en las superficies de asiento. Incluso cuando la presión se pueda aliviar con cojines, debe de cambiar de posición por lo menos una vez cada hora. Recuerde:

- Evite sentarse directamente en una llaga por contacto.
- Mantenga la parte superior de sus muslos en una posición horizontal y los tobillos en una posición cómoda y "neutral" ya sea sobre el piso o los pedales para los pies del la silla de ruedas. Coloque sus codos y antebrazos en los brazos de la silla.
- Si no puedo moverse por sí mismo, trate que alguien le ayude a cambiar de posición **por lo menos cada hora.** Si se puede mover usted mismo, hágalo cada 15 minutos.
- Si su posición en una silla no se puede cambiar, haga que alguien le ayude a regresar a la cama para poder cambiar de posición.
- **No** use cojines en forma de anillo; ya que reducen la circulación de la sangre al tejido.

Cambiar de posición

Cambie la posición de su cuerpo frecuentemente por lo menos cada hora cuando esté en una silla y por lo menos cada dos horas cuando esté en la cama. Un horario de cambio de posición por escrito o un reloj que indique las posiciones en las horas apropiadas, puede ayudarle y a su proveedor de cuidado a recordar cambiar de posición, y la hora a la que

deben hacerlo. Probablemente un reloj de campana, como los que se usan en la cocina, también sea útil.

Asegúrese que su plan funcione en su caso. Debe tomar en consideración el estado de su piel, sus necesidades y preferencias personales, y su nivel de comodidad.

Cuidado de la lesión de la llaga

El segundo paso de la curación adecuada de las llagas por contacto es el cuidado de la lesión. Los tres aspectos de éste son:

- Limpieza.
- Quitar el tejido muerto y otros desechos.
- Colocar apósitos y vendar la lesión de la llaga.

El cuidado para la lesión de la llaga se resume en la Tabla 1.

Tabla 1. Pasos básicos de cuidado de las llagas por contacto

Tarea	Pasos específicos
Preparación	1. Lávese las manos con agua y jabón. 2. Busque los materiales necesarios: La solución salina, equipo para irrigar (jeringa u otro instrumento, vasija, una bolsa de plástico grande); apósito; cinta adhesiva; guantes de plástico desechables; una bolsita plástica pequeña; una toallá, lentes protectores, lentes, y delantal de plástico (opcional). 3. Coloque al paciente en una posición cómoda. 4. Coloque una bolsa de plástico grande sobre las sábanas para que no se ensucien.
Quite el apósito viejo	1. Coloque su mano dentro de una bolsa de plástico pequeña. 2. Tome el apósito viejo con la mano dentro de la bolsa y retírelo de la piel. 3. Voltee la bolsa al revés para cubrir el apósito sucio. 4. Cierre la bolsa bien antes de desecharla.
Irrigue la llaga	1. Póngase unos guantes de llaga plástico desechables. (Use lentes o lentes de plástico de protección y un babero si es que el líquido de la herida pudiera salpicar.) 2. Llene la jeringa u otro instrumento de irrigación con solución salina. 3. Coloque la vasija debajo de la llaga para recolectar el líquido que escurra. 4. Sostenga el irrigador de 1 a 6 pulgadas de la llaga e irrigue suavemente con solución salina. 5. Use suficiente fuerza en la irrigación para despegar el tejido muerto y la supuración; pero no dañe el tejido nuevo. 6. Quite la vasija sin derramar el líquido.
Irrigue la llaga	7. Seque la piel alrededor de la llaga llaga con toques suaves de una toalla limpia. 8. Después de evaluar la llaga y volver a vendarla, quítese los guantes, volteándolos al revés y disponga de ellos en una forma adecuada.
Evalué	1. Evalúe la curación. Conforme se alivie, la llaga disminuirá de tamaño lentamente y drenará menos. El tejido nuevo en el fondo de la llaga es de color rosa o rojo y apariencia bultosa y brillosa. No dañe este tejido. 2. Diga al médico o enfermera si la llaga es más grande, drena más, se infecta, o no hay señas de alivio en 2 a 4 semanas.

Tarea	Pasos específicos
Coloque un apósito en la llaga	Siguiendo las instrucciones del médico o la enfermera, coloque un apósito (vendaje de gasa) limpio sobre la llaga. Recuerde: • Use el apósito sólo una vez. • Mantenga los apósitos en la envoltura original, o en otro tipo de envoltura plástica cerrada. • Guarde los apósitos en un lugar seco y limpio. • Deseche todo el paquete de apósitos si se mojan, contaminan, o ensucian. • Lávese las manos antes de tocar apósitos limpios. • No vuelva a tocar el contenido del paquete de apósitos después de haber tocado la lesión.

Usted debe saber las instrucciones sobre el cuidado de la llaga, incluso si su proveedor de cuidado siempre se encarga de hacer las curaciones. Si usted sabe sobre esto, podrá tomar las decisiones adecuadas en cuanto a su cuidado.

1. Limpiar la llaga

Las llagas por contacto sanan mejor si están limpias. No deben tener tejido muerto (que se ve como una costra), demasiada secreción, u otros desechos. Si es así, el proceso de curación se hace más lento y existe el riesgo de una infección.

El médico o la enfermera les mostrarán a usted y la persona que lo cuida la manera de limpiar y/o enjuagar la llaga. Tiene que limpiar la lesión cada vez que cambie el apósito.

Limpiar la llaga normalmente incluye el "irrigarla" (humedecerla). Los tejidos o desechos sueltos también se pueden quitar con un pedazo de gasa. Es importante que use el equipo y métodos adecuados para limpiar la llaga. Cuando el tejido está sanando, se le puede lastimar si se usa demasiada fuerza cuando se le enjuaga y, por otro lado, si no se usa la suficiente fuerza al enjuagar, puede ser que no se limpie la llaga correctamente.

Sólo use las soluciones de limpieza que recomiende el médico o la enfermera, normalmente la solución salina es lo mejor para enjuagar la llaga. La solución salina se puede comprar en la farmacia o se puede hacer en casa (Tabla 2).

Advertencia: A veces el agua se contamina. Si el departamento de salud local da una advertencia sobre el agua para beber, tiene que comprar la solución salina en la farmacia, o usar agua embotellada para hacerla.

No use antisépticos como el agua oxigenada y el yodo. Estos pueden dañar el tejido sensible y evitar que la llaga sane.

Los métodos de limpieza son eficaces para mantener las llagas por contacto limpias. Sin embargo, en algunos casos, se requerirán otros métodos para remover el tejido muerto de la lesión.

Tabla 2. Receta para hacer solución salina

1. Use un galón de agua destilada, o hierva un galón de agua de la llave por 5 minutos. **No use agua de pozo o de mar.**
2. Agregue 8 cucharaditas de sal de mesa al agua hervida o destilada.

3. Mezcle la solución hasta que se disuelva la sal completamente. Asegúrese que el recipiente en que guardará la solución y el instrumento con el que la mezcle estén limpios (hervidos).

Nota: Enfríela a la temperatura ambiente antes de usarla. A esta temperatura, y en un recipiente de plástico o de vidrio bien cerrado, la solución se puede guardar por una semana.

2. Quitar tejidos muertos y otros desechos

El tejido muerto en la llaga por contacto puede hacer más lenta la curación y puede causar infección. Quitarlo frecuentemente es doloroso, así es que probablemente deseará tomar un medicamento contra el dolor de 30 a 60 minutos antes que realicen la curación.

Bajo la supervisión de un médico, el tejido muerto y otros desechos se pueden quitar de varias maneras:

- Enjuagando (para quitar el desecho con agua).
- Apósitos húmedos/secos. En este método especial, se colocan apósitos mojados sobre la lesión y se les deja secar. El tejido muerto y los desechos se quitan cuando se quita el apósito seco. Se usa este método únicamente para quitar el tejido muerto, nunca se usa en una lesión limpia.
- Medicamentos enzímicos que sólo disuelven los tejidos muertos.
- Ciertos apósitos especiales se dejan en la piel por varios días y éstos ayudan a las enzimas naturales del cuerpo a disolver lentamente los tejidos muertos. Este método no se debe usar si la llaga está infectada. Si es así se debe usar un método rápido para quitar el tejido muerto y otros desechos en las llagas infectadas.

El médico y otros profesionales capacitados pueden usar instrumentos quirúrgicos para quitar el tejido muerto de la piel.

Dependiendo de la salud general del paciente y la condición de la llaga, el médico o la enfermera recomendarán el mejor método para quitar el tejido muerto en cada caso.

3. Elegir y usar los apósitos

Elegir el apósito adecuado es importante para el cuidado de una lesión. El médico o la enfermera considerarán la ubicación y condición de la llaga cuando recomienden un tipo de apósito.

Lo más comunes son la gasa (humedecida con solución salina), la tela plástica (muy delgada y transparente), y el hidrocoloide (que retiene humedad y oxígeno). Las gasas se tienen que humedecer frecuentemente con solución salina y se tienen que cambiar por lo menos diariamente. Si no se mantienen húmedas, el tejido nuevo se quitará al mismo tiempo que se retire el apósito.

A menos que haya una infección, la tela plástica y el hidrocoloide se pueden dejar en la piel por varios días, para ayudarla a mantener su humedad natural.

La selección de apósito depende de:

- El tipo de material más conducente a la curación.
- La frecuencia con la que se tiene que cambiar el apósito.

- Si existe infección en la llaga.

Por lo general, el apósito debe mantener la lesión húmeda y el tejido alrededor de ella seco, pero conforme la llaga sane, puede ser necesario cambiar el tipo de apósito.

Cómo cuidar y guardar los apósitos

Generalmente se pueden usar apósitos limpios (no necesariamente estériles), siempre y cuando se mantengan secos y limpios. No existe evidencia que indique que usar apósitos estériles es mejor que usar apósitos limpios. Sin embargo, puede haber contaminación entre pacientes en ámbitos como hospitales y asilos de ancianos. Cuando se usan en instituciones, se deben seguir cuidadosamente ciertos procedimientos para evitar la contaminación entre pacientes.

En en hogar también se pueden usar apósitos limpios. Siga cuidadosamente las siguientes instrucciones para guardarlos, cuidarlos y cambiarlos.

Para mantener los apósitos limpios y secos:

- Guárdelos en su envoltura original (o en otras envolturas plásticas que se puedan cerrar) en un lugar seco y limpio.
- Lávese las manos con jabón y agua antes de tocar los apósitos limpios.
- Saque el apósito de la envoltura sóolo cuando lo vaya a usar.
- No toque los apósitos del paquete una vez que haya tocado la llaga.
- Deseche el paquete entero si cualquiera de los apósitos se han mojado o ensuciado.

Para cambiar el apósito. Pido al médico o la enfermera que le muestre cómo hacerlo. Si es posible, deje que el médico lo vea hacerlo por lo menos una vez.

Pida instrucciones por escrito si las necesita. Si tiene preguntas o problemas en cuanto a cómo hacerlo, hable con el médico o la enfermera.

Lávese las manos con agua y jabón antes y después de camiar el apósito. Use cada apósito sólo una vez. Debe revisar que el apósito permanezca en su lugar al cambiamar de posiciones. Después de cambiar el apósito, debe aseguararse de sesecharlo de tal manera que evite que se dispersen gérmenes.

Usar bolsas de plástico para retirar los apósitos. Una bolsa de plástico pequeña (como las que se usan para guardar emparedados) se puede usar para retirar el apósito de la llaga. Cierre la bolsa antes de tirarla. Si usa guantes, tírelos después de cada curación.

Una alimentación adecuada

Una alimentación adecuada es el tercer paso para la curación. Comer una dieta equilibrada le ayudará a que sanen las llagas y a prevenir que se formen llagas nuevas.

Usted y su médico, especialista en dietética o enfermera deben hablar sobre otras condiciones médicas que tenga (tales como la diabetes o problemas del riñón) antes de diseñar una dieta especial.

Pésese una vez a la semana. Si nota que no puede ingerir suficiente comida para mantenerse en peso, o nota un aumento o reducción de peso súbitos, probablemente necesitará una dieta especial o suplementos de vitaminas. Probablemente necesita más calorías como parte de una dieta equilibrada.

Dígale al médico o la enfermera sobre sus cambios de peso. Un aumento o reducción de 10 libras de peso en un período de 6 meses, sin haberlo intentado, tiene que ser evaluado por un médico.

El dolor y las infecciones

Incluso si cuida su llaga adecuadamente, pueden surgir problemas tales como una infección o el dolor. El dolor le puede impedir moverse o participar en su cuidado, y la infección puede hacer más lenta la curación.

El control del dolor

Dígale al médico o la enfermera si tiene dolor cerca o en el lugar de la llaga. Cubrir la llaga con un apósito o cambiar de posición podría ayudar a reducir el dolor.

Si tiene dolor cuando le limpian o cambian el apósito, puede tomar medicina ya sea de receta médica o que puede comprar sin receta. Tómela entre 30 y 60 minutos antes de la curación y hable con el médico o la enfermera si la medicina no le ayuda.

Tratamiento para la infección

Si se presenta una infección de la llaga puede tardar más en sanar. La infección de la llaga se puede expandir al tejido adyacente (celulitis), al hueso bajo la llaga (osteomielitis), o a todo el cuerpo (sepsis). Estas son complicaciones serias que requiren atención médica inmediata. Si nota cualquiera de los síntomas de *infección de la Tabla 3,* **llame a su médico de inmediato.**

Tabla 3. Síntomas de una infección

Llaga infectada	Infección generalizada
Secreción espesa verde o amarillenta.	Fiebre o escalofríos.
Mal olor.	Debilidad.
Tejido alrededor de la llaga caliente o rojizo.	Confusión mental o dificultad para concentrarse.
Sensibilidad al tacto en el área alrededor de la llaga. Inflamación.	Latidos acelerados del corazón

Revise su progreso

El médico o la enfermera debe revisar su llaga regularmente, con la frecuencia indicada de acuerdo a su progreso. Normalmente, una llaga por contacto se debe revisar una vez a la semana.

El examen de la llaga

El momento mejor para revisar la llaga es después que se ha limpiado. Debe notar señas de mejoría en 2 a 4 semanas y éstas incluyen que la llaga haya disminuido de tamaño o profundidad y que tenga menos secreción. Las llagas infectadas pueden llevarse más tiempo en sanar.

Síntomas que debe reportar

Diga al médico o la enfermera si:

- La llaga es más grande o profunda.
- Si fluye más secreción de la llaga.
- Si no empieza a sanar en 2 a 4 semanas.
- Si ve síntomas de infección (vea la Tabla 3).

También reporte:
- Si se no puede comer una alimentación equilibrada.
- Si tiene cualquier problema para seguir el plan de tratamiento.
- Si su estado de salud general empeora.

Cambiar el plan de tratamiento

Si se presentan cualesquiera de estos síntomas, es probable que tengan que cambiar el plan de tratamiento. Dependiendo de sus necesidades, puede que se cambie lo siguiente:

- Superficies de soporte.
- La frecuencia con la que cambia de posición al estar en la cama o sentado.
- Los métodos para limpiar la llaga y quitar el tejido muerto.
- El tipo de apósito.
- Su alimentación.
- El tratamiento contra las infecciones.

Otras opciones de tratamiento

Si no sanan las llagas, el médico podría recomendar la estimulación electrónica celular, en la que se usa una pequeña corriente eléctrica para ayudar a sanar la llaga. Este tratamiento es relativamente nuevo, así es que es posible que no existan el equipo o personal capacitado para realizarlo.

Si la llaga es grande o profunda o no sana, es probable que sea necesario realizar una operación para reparar el tejido dañado. Usted y el médico deben hablar sobre esta opción.

El cuidado de la piel sana

Tener la piel sana es importante en la prevención de las llagas por contacto, ya que ésta tiene menor posibilidad de lesionarse y sana más rápidamente que la piel que está en mala condición.

Puede prevenir nuevas llagas al mismo tiempo que cura las que ya tiene. Para mejorar la salud de su piel:

- Báñese cuando sea necesario para estar limpio y cómodo.
- Use jabón suave y agua tibia (no caliente).
- Use cremas humectantes (como cremas para la piel) para evitar que se reseque la piel.

Examine su piel por lo menos una vez al día para ver si tiene áreas enrojecidas u otros cambios del color de la piel, o alguna llaga. Preste especial atención a los puntos de presión en donde se podrían formar llagas.

Los problemas de la piel también pueden resultar de problemas de control de la orina o del excremento (incontinencia urinaria o fecal). Si tiene estos problemas, pida consejos de su médico o enfermera. Si no se puede controlar la pérdida:

- Limpie la piel en cuanto se ensucie.
- Use una crema o ungüento protector para evitar que se moje la piel.
- Use toallas sanitarias y/o ropa interior especial para absorber la humedad y proteger la piel.

Para obtener información más detallada sobre la prevención de las llagas por contacto en español, solicite la publicación de AHCPR titulada *La prevención de las llagas por contacto. Guía para el paciente*. Para solicitarla, vea la página 23.

Para obtener más información

La información en esta publicación se obtuvo de *Treatment of Pressure Ulcers. Clinical Practice Guideline, Number 15*. La guía fue escrita por un panel de expertos del sector no gubernamental patrocinado por la Agency for Health Care Policy and Reasearch (AHCPR), una agencia del Servicio de Salud Pública de los Estados Unidos. Existen y se están desarrollando otras Guías para pacientes en inglés y español sobre diversos problemas de salud.

Existen otras cuatro publicaciones para el paciente de la AHCPR que pueden ser de interés para las personas que tienen riesgo de padecer o padecen de llagas por contacto:

La prevención de las llagas por contacto: guía para el paciente (en español) que proporciona detalles sobre la prevención de esta condición (AHCPR Publication No. 93-0014).

La incontinencia urinaria en los adultos: guía para el paciente (en español) que describe el porqué de este problema y cómo prevenir las llagas por contacto si padece de esta condición (AHCPR Publication No.92-0089).

El control del dolor después de una operación: guía para el paciente (en español) que describe diferentes tipos de tratamiento contra el dolor y cómo cooperar con médicos y enfermeras para prevenir o aliviar el dolor (AHCPR Publication No.92-0068).

Existen tratamientos para la depresión: guía para el paciente (en español) que presenta información sobre los desórdenes depresivos mayores, que se pueden tratar con éxito con la ayuda de profesionales de la salud (AHCPR Publication No.93-0554).

Para más información sobre las Guías para el paciente o para recibir copias de esta publicación, llame gratis al 1-800-358-9295, o escriba a:

AHCPR Publications Clearinghouse
P.O. Box 8547
Silver Spring, Maryland 20907

Desempeñe un papel activo en su cuidado

Si entiende las conceptos básicos sobre cómo aliviar la presión sobre la llaga, el cuidado de la lesión, y la buena alimentación, usted puede tomar los pasos necesarios para sanar las llagas por contacto y prevenir que aparezcan otras. No todos los pasos son apropiados para todos los pacientes. El mejor programa depende de sus necesidades y la condición de las llagas.

Asegúrese de:

- Hacer preguntas.
- Explicar sus necesidades, deseos y preocupaciones.
- Entender lo que se tiene que hacer y por qué.
- Lo que es mejor en su caso. Hable con el médico sobre las maneras de prevenir y tratar las llagas por contacto en el hogar, el hospital, o el asilo de ancianos.

Desempeñe un papel activo en su cuidado de salud.

Otros recursos

Las siguientes organizaciones ofrecen una variedad de recursos a las personas que padecen o cuidan de alguien que padece de llagas por contacto.

Publicaciones e información para pacientes, proveedores de cuidado, y familiares que proporcionan cuidado en el hogar.

National Pressure Ulcer Advisory Panel (NPUAP)
SUNY at Buffalo
Beck Hall
3435 Main Street
Buffalo, NY 14214
(716) 881-3558

Para encontrar enfermeras en su área que son especialistas en terapia de enterostomía:

Wound Ostomy and Continence Nurses Society (WOCN)
(antes conocida como International Association of Enterostomal
Therapy)
27241 La Paz Road
Suite 121
Laguna Niguel, CA 92656
(714) 476-0268

Información sobre nutrición

National Center for Nutrition and Dietetics (NCND)
Línea gratuita de información al público:
(800) 366-1655

- **Agency for Health Care Policy and Research**
  Executive Office Center, Suite 501
  2101 East Jefferson Street
  Rockville, MD 20852
  AHCPR Publication No.95-0655
  Febrero de 1995

MISCELÁNEO
(MISCELLANEOUS)

■ ■ ■

DESPUÉS DE UN ASALTO SEXUAL

(After a Sexual Assault)

Cualquier persona puede ser victima de una violación o un ataque sexual. Después de un asalto, lo mejor que usted ha podido hacer es buscar tratamiento médico; ése es el primer paso hacia la recuperación. Debido al estrés al que usted estuvo sometida, quizás no recuerde qué tratamiento le hicieron ni los consejos que le dieron en el hospital. Este folleto puede ayudarle. Además, es necesario que busque ayuda para resolver los problemas que pudiera tener. A continuación, transcribimos una serie de preguntas y respuestas, que esperamos sean de utilidad, e incluimos varios números de teléfono a los que puede llamar para pedir más información.

¿Qué puedo hacer para evitar el contagio de enfermedades venéreas después del asalto sexual?

La mayoría de las enfermedades venéreas se curan con medicamentos. Si le han recetado algún medicamento, tiene que tomarlo hasta el final. Además, debe regresar al hospital para que le hagan otra prueba y esté completamente segura de que no está infectada. Si siente algún síntoma, por ejemplo, ardor, prurito, secreción anormal o úlceras en los órganos genitales, en la región del ano o en la boca, no espere hasta la fecha de su cita de seguimiento porque esos sintomas pueden deberse a alguna enfermedad o quizás sean efectos secundarios del medicamento que le dieron. Llame al número que le dieron en el hospital para que la atiendan inmediatamente o consulte a su médico o a su clínica.

¿Qué pasa si quedo embarazada?

Si la violación tuvo lugar en un momento de su ciclo menstrual en el que usted puede quedar embarazada, se puede prevenir el embarazo con medicamentos, pero tiene que tomarlos en un lapso de 72 horas después del asalto. Quizás en el hospital le dieron un medicamento conocido como "contraceptivo de emergencia" o "píldora de la mañana siguiente". Las píldoras de la "mañana siguiente" pueden causar náuseas y vómitos. Le pueden recetar un medicamento para evitar esas molestias. En algunos hospitales no se recetan contraceptivos de emergencia. Si no le ofrecieron contraceptivos de emergencia, deben remitirla a otro hospital o clínica. Si no la remiten a otro hospital, usted puede pedir ayuda al centro de asistencia para casos de violación que hay en su comunidad. Si no tiene el número de teléfono, llame al **1-800-522-5006** del Departamento de Salud del Estado de Nueva York.

Quizás prefiera esperar para ver si le viene su período o prefiera someterse a la prueba del embarazo posteriormente. Sólo usted puede tomar una decisión en lo que respecta a la posibilidad de quedar embarazada. Probablemente el médico que la atienda en el hospital le explique qué opciones hay. Si necesita más información, llame al centro de asistencia para casos de violación de su comunidad.

¿Me pueden contagiar SIDA?

El Sida es causado por VIH, el virus de la inmunodeficiencia humana. Aunque la persona que la asaltó haya estado infectada con el VIH, hay pocas probabilidades de que usted contraiga el virus a través de un solo contacto. Como usted no sabe si su atacante estaba infectado con el VIH, le recomendamos que se someta a la prueba para detectar los anticuerpos del VIH y busque más información sobre la infección del VIH.

Su médico puede aconsejarle y hacerle la prueba del VIH, pero también hay numerosas clínicas que administran esa prueba. En algunas clínicas le administran la prueba sin preguntarle su nombre. Para pedir información sobre las pruebas gratuitas, llame al **1-800-233-7432** del Departamento de Salud del Estado de Nueva York. El centro de asistencia para casos de violación de su comunidad también puede ayudarle a elegir un lugar adecuado para que la orienten y le administren la prueba.

¿Es peligroso tener relaciones sexuales sin tomar precauciones antes de saber el resultado de los análisis de sangre?

Sí, lo es. Usted no debe tener relaciones sexuales sin tomar precauciones hasta conocer el resultado de todas las pruebas que le hayan hecho. Cuando se tienen relaciones sexuales vaginales, la mejor manera de protegerse contra el VIH y las enfermedades venéreas es pedir a la pareja que use un condón de látex con espermaticida o usar un condón femenino. Si quiere saber cómo puede protegerse a sí misma y a su pareja durante otro tipo de actividades sexuales, hable con un médico, una enfermera, un consejero especializado en el VIH o un consejero especializado en casos de violación.

Su salud emocional

Es necesario recibir una buena atención médica después de un asalto sexual y es igualmente importante prestar atención a las reacciones psicológicas. Muchas veces una piensa que podía haber hecho algo para evitar el ataque. Es importante recordar que usted NO tuvo la culpa del asalto. La única persona culpable es la persona que la asaltó.

Muchas sobrevivientes se sienten culpables por no haberse resistido al ataque o por no haber podido escapar. Muchas veces eso es imposible. Usted hizo lo que pudo para sobrevivir. ¡Lo importante es que todavía está con vida! Ahora tiene que reunir fuerzas para recuperarse.

Mis familiares y mis amigos se fastidian cuando hablo del asalto. ¿Con quién puedo hablar?

Una de las cosas que más le pueden ayudar es hablar con un consejero o consejera que le den su apoyo. En todo el Estado de Nueva York hay centros de tratamiento psicológico para casos de violación. La institución médica que le prestó asistencia puede remitirla a uno de esos centros, o usted misma puede dirigirse al centro de asistencia para casos de violación de su comunidad. Puede hablar con un consejero o consejera personalmente o por teléfono.

¿Durante cuánto tiempo debo buscar apoyo psicológico?

A algunas sobrevivientes les basta el apoyo psicológico que reciben inmediatamente después del ataque. Otras necesitan hablar con un consejero o consejera por un período más largo. Sólo usted puede decidir si ese apoyo le sienta bien o no. No piense que está perdiendo el tiempo de su consejero o consejera porque ellos están ahí para ayudarle. Sin embargo, si después de un mes usted cree que necesita más ayuda de la que su consejero o consejera le pueden dar, pregúntele a su consejero o a su médico si le pueden recomendar a un terapeuta especializado en ayudar a las víctimas de asaltos sexuales.

¿Y los gastos que me ocasionó el asalto? ¿Hay algún organismo que me pueda ayudar a pagarlos?

La junta de Asistencia a las Víctimas de Crímenes creada por el Estado de Nueva York es un organismo gubernamental que ayuda a cubrir los gastos de las víctimas. Quizás pueda usted conseguir dinero para cubrir todos o algunos de los gastos siguientes: gastos de atención médica no cubiertos por el seguro, tratamiento psicológico, costo de cualquier prenda de vestir presentada como prueba, transporte para comparecer ante los tribunales, y reembolso de salarios perdidos. Para recibir esos beneficios, usted debe denunciar el crimen a la Policía y a la Junta de Víctimas de Crímenes. El departamento de policía de su localidad, el fiscal o el centro de asistencia para casos de violación pueden ayudarle a ponerse en contacto con un programa de asistencia para víctimas de crímenes en su comunidad.

Una última palabra . . .

Quizás necesite usted algunas semanas, meses e incluso años para recuperarse del trauma causado por esa experiencia. Tenga paciencia consigo misma. Con una buena atención médica, un apoyo emocional adecuado y con el transcurso del tiempo, usted *saldrá adelante.*

■ **Estado de Nueva York**
  Departamento de Salud
  Document No. 2003
  Junio de 1995

INFORMACIÓN SOBRE LOS PROBLEMAS AGUDOS DE LA PARTE BAJA DE LA ESPALDA

(Understanding Acute Low Back Problems)

Propósito

Esta publicación trata sobre los problemas agudos de la parte baja de la espalda en los adultos. Si usted padece de estos problemas, puede ser que sus síntomas incluyan:

- Dolor o molestia en la parte baja de la espalda.
- Dolor o adormecimiento (falta de sensación) que le baja a través de la pierna (ciática).

Los problemas de la parte baja de la espalda le pueden impedir realizar sus actividades diarias o realizar las actividades que usted disfruta.

> Un problema de la parte baja de la y espalda se puede presentar de súbito o gradualmente. Se define como agudo si dura un período corto de tiempo, normalmente de unos días a varias semanas. Un problema de la espalda que dura más de 3 meses ya no se define como agudo.

Si la parte baja de su espalda le ha dado problemas, usted no es el único. Ocho de cada 10 adultos presentarán uno de estos problemas en algún momento de sus vidas y, la mayoría de ellos tendrá más de un episodio que se defina como un problema agudo de la parte baja de la espalda. Entre episodios, las personas vuelven a su rutina normal de vida con pocos o ningún síntoma.

Esta publicación le dará más información sobre los problemas agudos de la parte baja de la espalda, lo que puede hacer, y lo que puede esperar si visita a un médico u otro especialista de la salud.

Causas de los problemas de la parte baja de la espalda

En muy pocos casos los expertos pueden encontrar la causa exacta de los problemas de la parte baja de la espalda. En la mayoría de los casos, los síntomas se atribuyen a tono muscular deficiente en la espalda, tensión o espasmo muscular, torceduras de la espalda, desgarramientos de los músculos o los ligamentos, o problemas de las coyunturas (articulaciones). A veces los nervios de la médula espinal se irritan debido a un disco "desviado" y esto causa dolor en la nalga o la pierna. También puede causar adormecimiento, hormigueo (picazón), o debilidad en las piernas.

Las personas que tienen una mala condición física y trabajan en áreas que requieren esfuerzo físico pesado, o pasan períodos prolongados de tiempo sentados o parados, tienen mayor riesgo de padecer de problemas de la parte baja de la espalda. La tensión emocional o los largos períodos de inactividad física hacen que los problemas de la espalda parezcan peores.

Los problemas de la parte baja de la espalda frecuentemente son dolorosos. Sin embargo, los pacientes raramente tienen una condición médica grave o problemas serios con los huesos o coyunturas de la espalda.

Lo que puede hacer para sus problemas de la parte baja de la espalda

Visite al médico o especialista de salud

Muchas personas que presentan una molestia menor en la parte baja de la espalda no visitan al médico de inmediato. Frecuentemente los problemas desaparecen dentro de unos días, sin necesidad de tratamiento. Sin embargo, visite al médico:

- Si los síntomas son severos.
- Si el problema le impide realizar las actividades normales de cada día.
- Si el problema no desaparece en unos días.

Llame al médico de inmediato si también tiene problemas en el control de su orina o excremento, si siente adormecimiento en la ingle (entrepierna) o el recto, o si tiene una debilidad severa de la pierna.

Su médico le examinará para ver si la causa de su problema de la espalda es una condición médica (lo más probable es que este no sea el caso). El médico le ayudará a obtener alivio de los síntomas.

El hará lo siguiente:

- Hablará con usted sobre sus síntomas y las actividades que éstos le impiden realizar.
- Le preguntará sobre sus antecedentes de salud.
- Le hará un examen físico.

Hable sobre sus síntomas

El médico hablará con usted sobre su problema de la parte baja de la espalda. Las siguientes preguntas son ejemplos de lo que probablemente le preguntará. Puede escribir las respuestas aquí para estar preparado.

- ¿Cuándo empezaron sus síntomas?
  _____
  _____
  _____

- ¿Cuáles actividades le impiden realizar las molestias de su espalda?
  _____
  _____
  _____

- ¿Hay algo que usted hace que mejora o empeora sus síntomas?
  _____
  _____
  _____

- ¿Tiene algún problema con sus piernas?
  _____
  _____
  _____

- Al mismo tiempo que se iniciaron los síntomas, ¿tuvo fiebre, o dolor o quemazón (ardor) al orinar?
  _____
  _____
  _____

Hable sobre sus antecedentes de salud

Asegúrese de informarle al médico sobre su estado general de salud y sobre las enfermedades que ha tenido en el pasado. Las siguientes son algunas preguntas que probablemente le hará el médico sobre sus antecedentes de salud. Puede escribir las respuestas aquí para estar preparado.

- ¿Ha tenido algún problema de la espalda en el pasado? Se es así ¿cuándo?
  _____
  _____

- ¿Cuáles enfermedades ha tenido en el pasado (por ejemplo, cáncer, artritis, o enfermedades del sistema inmune)?

_____

_____

- ¿Qué medicamentos toma regularmente?

_____

_____

_____

_____

- ¿Alguna vez ha usado drogas ilegales en forma intravenosa (que se inyectan en la vena)?

_____

_____

- ¿Ha bajado de peso recientemente, sin haber estado a dieta?

_____

_____

También dígale al médico sobre lo que ha hecho para tratar de aliviar sus síntomas o molestias: los medicamentos que ha tomado, cremas o ungüentos que ha usado, o cualquier otro remedio casero.

El examen físico

Su médico le examinará la espalda. Incluso un examen médico cuidadoso probablemente no indicará la causa exacta se su problema. Sin embargo, se podrá determinar que su problema no es el resultado de una condición médica grave. Esto sólo sucede en 1 de cada 200 pacientes. Si ha tenido su problema de la espalda por sólo unas semanas, es probable que no necesite otros exámenes médicos especiales.

Obtener alivio

El médico le ayudará a obtener alivio del dolor, molestia u otros síntomas. Existen muchos medicamentos y otros tratamientos que le pueden ayudar con los síntomas de la parte baja de la espalda. Las buenas nuevas son que la mayoría de los pacientes sienten mejoría pronto.

Tratamientos comprobados

Los medicamentos ayudan a aliviar los síntomas. El tipo de medicamento que le recomendarán depende de los síntomas y el nivel de molestia que le causan.

- Si sus síntomas son de leves a moderados, probablemente le aliviarán los medicamentos que puede obtener sin necesidad de receta médica, como el acetaminofén, la aspirina, o el ibuprofén. Estos medicamentos causan menos efectos secundarios (molestias) que los medicamentos de receta médica y son menos costosos.
- Si sus síntomas son severos, probablemente le darán medicamentos de receta.

En la mayoría de los casos los medicamentos ayudan a controlar el dolor y las molestias, pero todos los medicamentos tienen efectos secundarios. Por ejemplo, algunos pacientes no pueden tomar aspirina o ibuprofén porque les causan irritación estomacal e incluso úlceras. Muchos medicamentos de receta para el dolor de la espalda le pueden hacer sentirse somnoliento (con sueño). No se deben tomar si usted guía un vehículo o maquinaria pesada. Hable con el médico sobre los beneficios y desventajas de cualquier medicamento que le recomiende. Llame al médico de inmediato si tiene efectos secundarios (como náusea, vómito, irritación de la piel, o mareo) causados por el medicamento. Si éste es el caso, suspenda el uso del medicamento y llame a su médico de inmediato.

Existen otros tratamientos que por sí mismos, o en combinación con los medicamentos, podrían ayudar a aliviar sus síntomas. El médico probablemente le recomendará uno o más de los siguientes:

- **Compresas frías o calientes en su espalda.** Dentro de las primeras 48 horas desde que se han iniciado los síntomas, probablemente deseará colocar una compresa fría (una bolsa de hielo) en el área del dolor en su espalda por intervalos de 5 a 10 minutos a la vez. Si sus síntomas duran más de 48 horas, probablemente encontrará que un paño caliente (cojín eléctrico) o una ducha o baño caliente le ayudará a aliviar el dolor.
- **Manipulación de la columna.** Existe cierta evidencia que este tratamiento (que consiste en ejercer presión con las manos en la columna para "ajustarla") ayuda a algunos pacientes con dolor en la parte baja de la espalda durante el primer mes que se presentan las molestias. Sólo lo debe hacer un profesional de salud con capacitación en este tipo de tratamiento. Debe ir a ver al médico si los síntomas no han mejorado después de 4 semanas de este tratamiento.

Recuerde que cada paciente es diferente y que usted mismo tendrá que encontrar los tratamientos que funcionen mejor en su caso y para sus síntomas.

Otros tratamientos

También se usan muchos otros tratamientos para esta condición. A pesar que éstos probablemente proporcionan alivio temporal, ninguno de ellos ha comprobado ser más eficaz en la curación, o hacerla más rápida, o impedir que se repitan los síntomas. Además, pueden ser costosos. Estos incluyen:

- Tracción.
- La estimulación electrónica transcutánea de los nervios (TENS—transcutaneous electrical nerve stimulation).
- Los masajes.
- La biorretroalimentación ("biofeedback"una técnica que le enseña al paciente a controlar el dolor).
- La acupuntura (usar agujas en los nervios).
- Inyecciones en la espalda.
- Fajas y corsetes especiales para la espalda.
- Ultrasonido.

Actividad física

El médico le preguntará sobre sus actividades físicas diarias (en su trabajo o en casa). Mientras se recupera, el médico probablemente recomendará algunos cambios en sus actividades. Hable con él sobre su situación específica. En general, cuando el dolor es severo, le recomendará que evite:

- Cargar objetos pesados.
- Levantar objetos cuando su cuerpo no está en una posición frontal; cuando está inclinado; o cuando se estira tratando de alcanzar algo.
- Permanecer sentado por demasiado tiempo.

Lo más importante es que pueda regresar a su vida normal lo más pronto posible y cuando ya no hayan riesgos. Usted, el médico y su patrón (si trabaja) deben decidir lo que puede y no puede hacer sin riesgo y cuándo puede regresar al trabajo. Su horario puede ir aumentando gradualmente conforme mejore su espalda.

Reposo en cama

Si sus síntomas son severos, su médico probablemente le recomendará que se quede en cama. Sin embargo, el reposo en cama se debe limitar a 2 o 3 días. Quedarse acostado por períodos más largos puede debilitar los músculos y los huesos y hacer más lenta su recuperación. Si siente que tiene que permanecer en cama, asegúrese de pararse en unas horas y caminar, incluso si le duele. Sentir un poco de molestias conforme vuelve a su vida normal no quiere decir que se esté causando daño.

El trabajo y su familia

Los problemas de la espalda tardan en mejorarse. Si su trabajo y sus actividades de la vida diaria hacen que sus síntomas empeoren, es importante que se lo informe así a sus familiares, supervisores o compañeros de trabajo. Concentre su energía en realizar las tareas que no le causen molestias tanto en casa como en el trabajo. Sea productivo, pero también tiene que ser firme y hablar sobre las actividades que no puede realizar.

Lo que puede hacer ahora

Mientras espera mejoría, puede tratar de estar más cómodo:

- Usando zapatos sin tacón y cómodos.
- Asegurándose que su mesa de trabajo se encuentre a una altura adecuada para su estatura.
- Usando una silla que le brinde apoyo para la parte baja de la espalda y que se pueda reclinar un poco.
- Si tiene que estar sentado por largos períodos de tiempo, colocando sus pies en el suelo o en un banquito, lo que le sea más cómodo.
- Si tiene que estar de pie por períodos largos de tiempo, tratando de colocar uno de sus pies en un banquito bajo.

- Si debe guiar un vehículo por largas distancias, tratando de usar una almohada o una toalla enrollada en la parte baja (curva) de su espalda.
- Si tiene problemas para dormir, tratando de dormir boca arriba con una almohada bajo sus rodillas; o durmiendo de lado, con las rodillas dobladas y una almohada entre las rodillas

Ejercicio

Se recomienda que usted regrese gradualmente a las actividades normales de su vida, incluyendo el ejercicio. El ejercicio es importante para su salud general y puede ayudarle a bajar de peso (si es necesario). Incluso si sus síntomas son de moderados a leves, puede realizar las siguientes actividades físicas sin lastimar o tensionar su espalda:

- Caminar distancias cortas.
- Usar una bicicleta fija.
- Nadar.

Es importante que empiece cualquier tipo de programa de ejercicio lentamente y que, poco a poco, aumente la velocidad y el período de tiempo que hace ejercicio. En un principio probablemente notará que sus sintomas empeoran un poco cuando hace ejercicio o realiza más actividades. Normalmente esto no es causa para preocuparse. Sin embargo, si el dolor se hace severo, llame al médico. Una vez que se sienta agusto con sus actividades normales, el médico probablemente le recomendará más ejercicio de tipo aeróbico y ejercicios especiales para la espalda.

Si no se mejora

La mayoría de los problemas de la parte baja de la espalda de mejoran rápido, normalmente en un período de 4 semanas. Si sus síntomas no mejoran en este tiempo, debe de volver a llamar al médico.

Exámenes especiales

El médico le volverá a examinar y le hablará sobre algunos exámenes médicos especiales. Estos pueden incluir rayos-X, análisis de sangre y otros exámenes especiales como las imágenes por resonancia magnética (en inglés MRI [magnetic resonance imaging]), o una tomografía computada (en inglés CT [computerized tomography]). Estos probablemente le ayudarán al médico a determinar la razón por la que no mejora. Probablemente decida darle una referencia para que visite a un médico especialista en problemas de la espalda.

Ciertas situaciones, como la tensión emocional en el trabajo o en el hogar, problemas personales o emocionales, depresión, o problemas con el alcohol o las drogas, pueden hacer más lenta su recuperación, o hacer que los síntomas le parezcan peores. Si tiene cualquiera de estos problemas, hable con su médico.

La cirugía

Incluso el tener mucho dolor de espalda no quiere decir que necesite una operación. Se ha determinado que la cirugía de la parte baja de la espalda sólo ayuda a 1 de cada 100 pacientes. En algunas personas, la cirugía puede incluso causar más problemas. Esto es especialmente cierto para las personas cuyo único síntoma es el dolor.

La mayoría de los pacientes que requieren cirugía tienen ciertos problemas con los nervios o condiciones tales como fracturas o dislocaciones. En la mayoría de los casos, sin embargo, la decisión de operar no se tiene que tomar de inmediato; ya que la condición no empeora si se espera por varias semanas.

Si el médico recomienda una operación, asegúrese de preguntar la razón por lo que la recomienda y pida que le explique los beneficios y posibles desventajas. Probablemente también le convenga pedir una segunda opinión de otro médico.

La prevención de los problemas de la parte baja de la espalda

La mejor manera de prevenir los problemas es mantenerse en buena condición física. Si tiene que levantar objetos, incluso después que se haya mejorado, tiene que:

- Mantener el objeto cerca de su cuerpo.
- Evitar levantar algo mientras no esté en una posición frontal, o cuando esté inclinándose, o estirándose para alcanzar algo.

Debe seguir haciendo ejercicio incluso después que hayan desaparecido los síntomas. Existen muchos ejercicios que ayudan a mejorar la condición de los músculos del cuerpo y de la espalda. Debe hablar con su médico sobre los ejercicios que más le beneficiarían.

Cuando se vuelven a presentar los síntomas

Más de la mitad de las personas que se recuperan de un episodio de síntomas agudos de la parte baja de la espalda volverán a sufrir otro episodio dentro de los siguientes años. A menos que los síntomas sean muy diferentes a los que presentó la primera vez, o si tiene alguna otra condición de salud, es probable que también se recupere completamente de cada nuevo episodio.

Mientras se recupera su espalda

Es importante que recuerde que incluso si tiene un problema con su espalda en este momento, lo más probable es que mejorará pronto. Recuerde que usted mismo es la persona más importante en el cuidado de su espalda y en lograr recuperarse y volver a realizar sus actividades normales.

También le ayudará recordar que:

- La mayoría de los problemas de la parte baja de la espalda duran por períodos cortos de tiempo y me-

joran con poca o ninguna intervención médica o tratamiento.
- Los problemas de la espalda pueden ser dolorosos, pero esto no quiere decir que su espalda a sufrido un daño severo.
- El ejercicio le puede ayudar a sentirse mejor más rápido y a prevenir más problemas de la espalda. Un programa regular de ejercicio es bueno para su salud en general y le puede ayudar a recuperarse y reanudar su vida normal.

Para obtener más información

La información en esta publicación se obtuvo de "Clinical Practice Guideline, Acute Low Back Problems in Adults". La guía fue escrita por un panel de expertos del sector no gubernamental patrocinado por la Agency for Health Care Policy and Research. Existen y se están desarrollando otras guías en inglés y español sobre diversos temas de salud de interés para el público.

Para más información sobre las guías y para obtener copias gratuitas de esta guía, llame al: 800-358-9295

O escriba a:

Agency for Health Care Policy and Research
Publications Clearinghouse
P.O. Box 8547
Silver Spring, MD 20907

■ **Agency for Health Care Policy and Research**
Executive Office Center, Suite 501
2101 East Jefferson Street
Rockville, MD 20852
AHCPR Publication No. 95-0645
Abril de 1995

¡MANTÉNGASE ACTIVO Y SIÉNTASE BIEN!

(Stay Active and Feel Better)

La actividad física es buena para toda su familia.

¿Se parecen algunas de estas situaciones a su vida?

- "Me siento siempre muy cansado y sin energía".
- "Toda mi familia está aumentando de peso. Yo sé que debemos hacer algo pronto".
- "Cuando subo las escaleras al segundo piso siento que no puedo respirar".
- "Cuando mi esposo y yo estábamos recién casados íbamos a caminar todos los días y salíamos a bailar. Ahora todo lo que hacemos es sentarnos frente al televisor".
- "No tengo tiempo para hacer treinta minutos de ejercicio todo los días...pero sé que es bueno para mi salud".

¡Manténgase activo—siéntase bien!

Considere la actividad física como una solución para combatir el cansancio, el aburrimiento y el estar fuera de forma. ¡Acabe con las excusas! ¡Haga el tiempo! Nunca es tarde para decidirse a tener un corazón y un cuerpo sano. Agregue actividad física a su vida y a la de su familia.

- Tanto los niños como los adultos deben hacer cada día 30 minutos o más de actividad física moderada.

Comience agregando movimiento a su rutina diaria.

- Bájese del autobús una o dos paradas antes y camine.
- Estacione su auto lejos y camine hasta su destino.
- Suba las escaleras en vez de usar el ascensor.
- Baile al ritmo de su música favorita.

Es fácil acumular 30 minutos de actividad física al día.

- No tiene que hacer los 30 minutos de una sola vez. Puede caminar 10 minutos durante su hora de almuerzo. Puede caminar otros 10 minutos con sus hijos después del trabajo. Puede bailar al ritmo de su música favorita por 10 minutos más mientras la cena se cocina. Lo importante es que acumule los 30 minutos de actividad cada día.
- Convierta el tiempo de ejercicio en una actividad divertida y familiar. Salte cuerda, vaya a patinar o a caminar con su familia.

- Invite a algún amigo a hacer ejercicios aeróbicos.
- Comience despacio y aumente la intensidad de su actividad. Cuando menos lo piense usted va a tener la energía para hacer su actividad por 30 minutos seguidos.

Disfrute los beneficios que la actividad física le brinda a su vida.

- fortalecer el corazón y los pulmones
- bajar de peso y controlar el apetito
- bajar la presión arterial
- bajar el nivel de colesterol
- dormir mejor
- disminuir el estrés
- tener más energía

¿Está listo para comenzar?

- Puede comenzar poco a poco a hacer ejercicios si no tiene problemas de salud.
- Si tiene algún problema de salud, consulte a su médico antes de comenzar a hacer ejercicios.

¡Haga hoy la actividad física parte de su vida familiar! **Más vale prevenir que lamentar.**

■ **National Heart, Lung, and Blood Institute**
NIH Publication No. 964046
Septiembre de 1996

APENDICE A

PDQ (PHYSICIAN DATA QUERY)

■ ■ ■

¿Qué es el PDQ?

El PDQ (siglas en inglés) es un sistema computarizado que ofrece información actualizada sobre el cáncer y su prevención, detección, tratamiento y cuidado de soporte. Es un servicio del Instituto Nacional del Cáncer (NCI, siglas en inglés) para las personas con cáncer y sus familias, y para los médicos, enfermeras y otros profesionales de la salud.

Para asegurar que se mantenga corriente, la información en el PDQ es revisada y actualizada cada mes por expertos en los campos de tratamiento del cáncer, prevención, detección y cuidado de soporte. El PDQ también contiene información referente a investigaciones sobre nuevos tratamientos (pruebas clínicas), sobre los médicos que tratan el cáncer y sobre los hospitales con programas de cáncer. La información del tratamiento en este resumen está basada en la parte del PDQ que contiene el resumen de la información para profesionales de la salud sobre el tratamiento de este cáncer.

¿Cómo se usa el PDQ?

El PDQ puede ser usado para aprender mas acerca del tratamiento corriente de las diferentes clases de cáncer. Usted le podría ser de ayuda discutir esta información con su doctor quien lo conoce y conoce los datos relacionados con su enfermedad. PDQ también puede proveer los nombres de profesionales de salud adicionales que son especializados en tratar pacientes con cáncer.

Antes de comenzar su tratamiento, a usted le gustaría pensar en tomar parte en una prueba clínica. El PDQ puede ser usado para aprender mas acerca de estas pruebas clínicas. Una prueba clínica es basada en estudios de investigaciones que tratan de mejorar los tratamientos actuales o encuentra información acerca de nuevos tratamientos para pacientes con cáncer. Las pruebas clínicas son basadas en estudios pasados y en información descubierta en el laboratorio. Cada prueba responde ciertas preguntas científicas para encontrar nuevas maneras de ayudar a pacientes con cáncer. Durante las pruebas clínicas, se obtiene más y más información acerca de los nuevos tratamientos, sobre sus riesgos y sobre su eficacia. Si las pruebas clínicas muestran que el nuevo tratamiento es mejor que el empleado hasta ahora, el tratamiento nuevo puede convertirse en el tratamiento estándar. Las listas de pruebas clínicas forman parte del PDQ. Muchos médicos especialistas en cáncer que participan en pruebas clínicas están incluidos en el PDQ.

Para aprender más acerca del cáncer y de su tratamiento, o para aprender mas sobre pruebas clínicas para su tipo de cáncer, llame al Servicio de Información sobre el Cáncer del Instituto Nacional del Cáncer. El número (dentro de los Estados Unidos) es 1-800-4-CANCER (1-800-422-6237); TTY 1-800-332-8615. La llamada es gratis y usted podrá hablar con un especialista capacitado en información quien estará disponible para responder sus preguntas relacionadas con el cáncer.

PDQ es actualizado cuando haya nueva información. Verifique con el Servicio de Información sobre el Cáncer para asegurarse de que tiene la información más reciente.

APENDICE B

FUENTES DE LAS PUBLICACIONES SOBRE LA SALUD EN ESPAÑOL (SOURCES OF SPANISH-LANGUAGE HEALTH PUBLICATIONS)

■ ■ ■

AARP
601 E Street NW
Washington DC 20049

Agency for Health Care Policy and Research
2101 East Jefferson Street #501
Rockville, MD 20852

Alzheimer Association
919 N. Michigan Avenue
Chicago, IL 60611

Alzheimer's Disease and Referral Center (ADEAR)
P.O. Box 8250
Silver Spring, MD 20907-8250

Alzheimer's Disease Research Center
9500 Gilman Drive
La Jolla, CA 92093-0948

American Academy of Dermatology
930 N. Meacham Road
P.O. Box 4014
Schaumburg, IL 60168-4014

American Academy of Facial, Plastic and Reconstructive Surgery
1110 Vermont Ave NW #220
Washington DC 20005

American Academy of Otolaryngology-Head and Neck Surgery
One Prince Street
Alexandria, VA 22314-3357

American College of Obstetricians and Gynecologists
409 12th Street SW
Washington DC 20024-2188

American Diabetes Association
1660 Duke Street
Alexandria, VA 22314

American Digestive Health Foundation
1201 Connecticut Avenue NW
Washington DC 20036

American Heart Association
National Center
7272 Greenville Avenue
Dallas, TX 75231-4596

American Kidney Fund
6100 Executive Bvd #1010
Rockville, MD 20852

American Liver Foundation
1425 Pompton Avenue
Cedar Grove, NJ 07009

American Lung Association
1740 Broadway,
New York, NY 10019

American Parkinson Disease Association
1250 Hylan Boulevard
Staten Island,
New York, NY 10305

American Speech-Language-Hearing Association
1801 Rockville Pike
Rockville, MD 20852

American Tinnitus Association
P.O Box 5
Portland, OR 97207

The Arc National Office
National Headquarters
P.O Box 1047
Arlington, TX 76004

California Department of Health Services
Sacramento, CA

California Medical Association
P.O. Box 7690
San Francisco, CA 94120-7690

CDC National AIDS Clearinghouse
P.O. Box 6003
Rockville, MD 20849-6003

Centers for Disease Control and Prevention (CDC)
4770 Buford Highway
Atlanta, GA 30333

CFIDS Foundation of America
P.O. Box 220398
Charlotte, NC 28222-0398

COSSMO (National Coalition of Hispanic Health and Human Services Organizations
1501 Sixteenth Street NW
Washington, DC 20036

Crohn's and Colitis Foundation of America
386 Park Avenue South
New York, NY 10016-7374

Cystic Fibrosis Foundation
6931 Arlington Road
Bethesda, MD 20815

Dental Health Foundation
4340 Redwood Highway #319
San Rafael, CA 94903

Food and Drug Administration (FDA)
5600 Fisher's Lane
Rockville, MD 20857

Health Services Administration
Public Health Service
Rockville, MD 20857

Krames Communications
1000 Grundy Lane
San Bruno, CA 94066-3030

Leukemia Society of America
600 Third Avenue
New York, NY 10017

Eli Lilly and Co
8350 Allison Avenue
Indianapolis, IN 46209-6690

Lupus Foundation of America
1300 Piccard Drive #200
Rockville, MD 20850-4303

March of Dimes-Birth Defects Foundation
P.O. Box 1657
Wilkes-Barre, PA 18703

Muscular Dystrophy Association
3561 East Sunrise Drive
Tucson, AZ 85718

National Cancer Institute
Office of Cancer Communications
Bethesda, MD 20892

National Consumers League
815 15th Street NW
Washington, DC 20005

National Diabetes Information Clearinghouse
1 Information Way
Bethesda, MD 20892-3560

National Eye Institute
2020 Vision Place, Bethesda, MD 20892

National Heart, Lung, and Blood Institute
9000 Rockville Pike
Bethesda, MD 20892

National Hemophilia Foundation
110 Greene Street
New York, NY 10012

National Information Center for Children and Youth with Disabilities (NICHCY)
P.O. Box 1492
Washington, DC 200013

National Institute of Allergy and Infectious Diseases
Building 31
Bethesda, MD 20892

National Institute of Dental Research
Bethesda, MD 20892

National Institute of Mental Health
5600 Fisher's Lane
Rockville MD 20857

National Institute of Neurological Diseases and Stroke
P.O. Box 5801
Bethesda, MD 20824

National Institute on Aging
P.O. Box 8057
Gaithersburg, MD 20898-8057

National Institute on Deafness and Other Communication Disorders
1 Communication Avenue
Bethesda, MD 20892-3456

National Kidney and Urologic Diseases Information Clearinghouse
P.O. Box NKUDIC
9000 Rockville Pike
Bethesda, MD 20892

National Multiple Sclerosis Society
733 Third Avenue
New York, NY 20007-4226

National Oral Health Information Clearinghouse
1 NOHIC Way
Bethesda, MD 20892-3500

National Psoriasis Foundation
6600 SW 92nd Street
Portland, OR 97223-7195

National Safety Council
Environmental Health Center
1025 Connecticut Avenue NW
Washington DC 20036

National Stroke Association
8480 E. Orchard #1000
300 E. Hampden Avenue
Englewood, CO 80111

National Sudden Infant Death Syndrome Resource Center
8201 Greensboro Avenue #600
McLean, VA 22102

New York State Department of Health
Health Education Services
P.O. Box 7126
Albany, NY 12224

Office of Minority Health Resource Center
P.O. Box 37337
Washington, DC 20013-7337

Planned Parenthood Federation of America
810 Seventh Avenue
New York, NY 10019

Prevent Blindness America
500 East Remington Road
Schaumburg, IL 60173

Spina Bifida Association of America
4950 MacArthur Bvd NW #250
Washington DC, 20007-4226

Sunset Gerontology Center
University of S. Florida
12901 Bruce B. Downs Bvd
MDC Box 50
Tampa, FL 33612

The Thyroid Foundation of America
Ruth Sleeper Hall RSL-350
40 Parkman Street
Boston, MA 02114-2698

Tourette Syndrome Association Inc
42-40 Bell Bvd
Bayside, NY 11361-2820

Wisconsin Clearinghouse
P.O. Box 1468
Madison, WI 53701-1468

INDEXES

TITLE INDEX

■ ■ ■

DOCUMENT SOURCE INDEX

■ ■ ■

U.S. and State Government Agencies

SUBJECT INDEX
■ ■ ■

by Francine Cronshaw